Minimalinvasive Viszeralchirurgie

Springer Nature More Media App

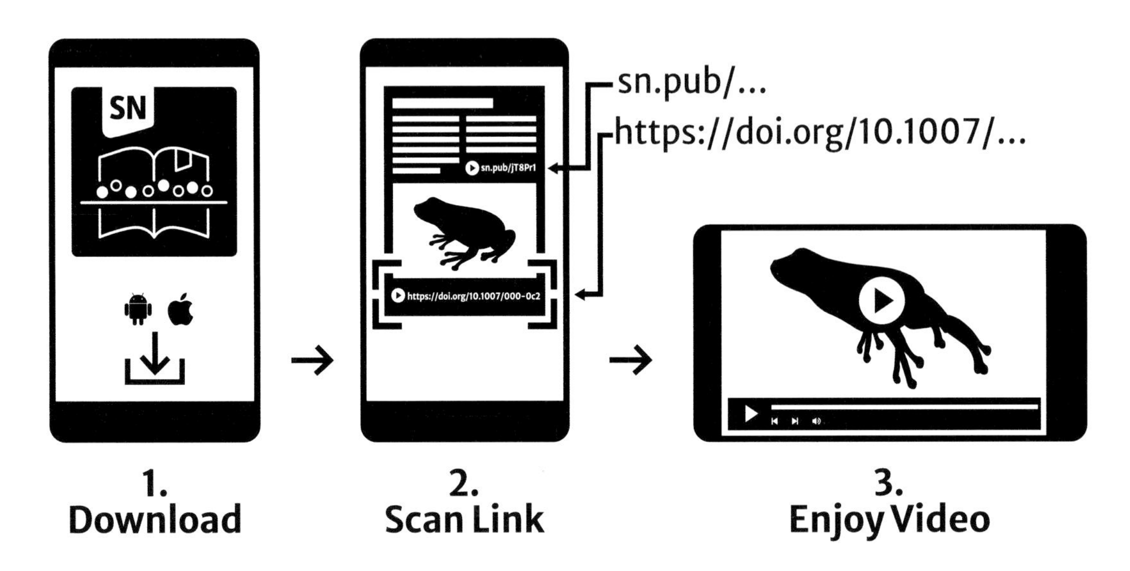

Support: customerservice@springernature.com

Tobias Keck • Christoph-Thomas Germer
Hrsg.

Minimalinvasive Viszeralchirurgie

Operative Expertise und Evidenz in Laparoskopie und robotergestützter Chirurgie

2., überarbeitete und erweiterte Auflage

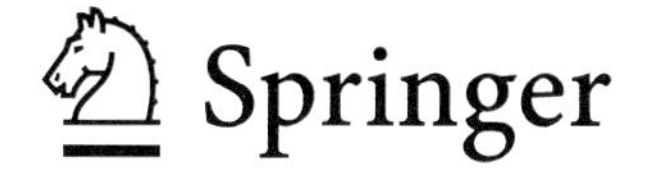
Springer

Hrsg.
Tobias Keck
Klinik für Chirurgie
Universitätsklinikum Schleswig-Holstein
Lübeck, Deutschland

Christoph-Thomas Germer
Klinik für Allgemein-, Viszeral-,
Gefäß- und Kinderchirurgie
Universitätsklinikum Würzburg
Würzburg, Deutschland

Die Online-Version des Buches enthält digitales Zusatzmaterial, das durch ein Play-Symbol gekennzeichnet ist. Die Dateien können von Lesern des gedruckten Buches mittels der kostenlosen Springer Nature „More Media" App angesehen werden. Die App ist in den relevanten App-Stores erhältlich und ermöglicht es, das entsprechend gekennzeichnete Zusatzmaterial mit einem mobilen Endgerät zu öffnen.

ISBN 978-3-662-67851-0 ISBN 978-3-662-67852-7 (eBook)
https://doi.org/10.1007/978-3-662-67852-7

Die Deutsche Nationalbibliothek verzeichnet diese Publikation in der Deutschen Nationalbibliografie; detaillierte bibliografische Daten sind im Internet über-https://portal.dnb.de abrufbar.

Planung/Lektorat: Fritz Kraemer
Springer ist ein Imprint der eingetragenen Gesellschaft Springer-Verlag GmbH, DE und ist ein Teil von Springer Nature.
Die Anschrift der Gesellschaft ist: Heidelberger Platz 3, 14197 Berlin, Germany

Vorwort

Minimal-invasive Viszeralchirurgie ist ein wichtiger Bereich der Chirurgie, der sich auf die Durchführung von Operationen durch kleine Schnitte oder Öffnungen konzentriert. Obwohl die erste Cholezystektomie in laparoskopischer Technik bereits in den 80er-Jahren durchgeführt wurde bleibt die minimal invasive Technik eine vergleichsweise relativ neue Technik, die in den letzten Jahrzehnten entwickelt wurde und sich schnell weiterentwickelt hat. Onkologische Sicherheit der Technik ist in vielen Bereichen bewiesen.

Minimal-invasive Viszeralchirurgie bietet viele Vorteile gegenüber traditionellen offenen Operationen. Dazu gehören kleinere Schnitte, weniger Schmerzen, eine schnellere Genesung und eine kürzere Krankenhausdauer. Es gibt jedoch auch einige Nachteile, wie z. B. längere Operationszeiten und höhere Kosten und eine flache Lernkurve.

Dieses Lehrbuch bietet einen umfassenden Überblick über die minimal-invasive und roboter-assistierte viszeralchirurgische Technik. Es enthält detaillierte Beschreibungen der verschiedenen Verfahren sowie der Instrumente und Geräte, die bei diesen Verfahren verwendet werden. Darüber hinaus werden die Vor- und Nachteile der minimal-invasiven und robotergestützten Chirurgie im Vergleich zur traditionellen offenen Chirurgie evidenzbasiert diskutiert.

Das Buch richtet sich an ChirurgInnen, die sich auf minimal-invasive und roboter-assistierte viszeralchirurgische Eingriffe spezialisiert haben oder sich dafür interessieren. Es ist auch für Studenten der Medizin und andere medizinische Fachkräfte geeignet, die mehr über diese Technik erfahren möchten. Zahlreiche Expertinnen und Experten haben mit Ihrem Fachwissen beigetragen.

Die robotergestützte Viszeralchirurgie ist ein weiterer wichtiger Bereich der Chirurgie, der in den letzten Jahren an Bedeutung gewonnen hat. Sie kombiniert die Vorteile der minimal-invasiven Chirurgie mit den technologischen Fortschritten der Robotik und wurde deshalb neu in diese zweite Auflage des Buches aufgenommen. Neben einer kompletten Überarbeitung der Kapitel und der Evidenz wurden auch zahlreiche neue didaktische Videos als Supplementmaterial integriert um die technischen Aspekte der oft komplexen Operationen noch besser zu vermitteln.

Wir hoffen, dass dieses Lehrbuch Ihnen dabei helfen wird, ein besseres Verständnis für die minimal-invasive und robotergestützte viszeralchirurgische Technik zu entwickeln und diese mit entsprechender Evidenz einzuordnen.

Mit freundlichen Grüßen,

Lübeck/Würzburg

Tobias Keck
Christoph-Thomas Germer

Inhaltsverzeichnis

Teil VI Minimalinvasive Eingriffe am unteren Gastrointestinaltrakt

Teil VII Minimalinvasive bariatrische und metabolische Eingriffe

Teil VIII Minimalinvasive Hernienchirurgie

Autorenverzeichnis

Prof. Dr. med. Ayman Agha Klinik für Allgemein-, Viszeral-, Endokrine und Minimal-invasive Chirurgie, München Klinik gGmbH, München Klinik Bogenhausen, München, Deutschland

Dr. med. Thorben Ahrens Frauenarztpraxis Dr. Ahrens, Bad Schwartau, Deutschland

Prof. Dr. med. Felix Aigner Abteilung für Chirurgie, Barmherzige Brüder Krankenhaus Graz, Graz, Österreich

Dr. Jörg Baral Klinik für Allgemein- und Viszeralchirurgie, Klinikum Karlsruhe, Karlsruhe, Deutschland

Univ.-Prof. Dr. med. Dirk Bausch MaHM Chirurgische Klinik, Marien Hospital Herne, Universitätsklinikum der Ruhr-Universität Bochum, Herne, Deutschland

Dr. med. Claudia Benecke Klinik für Chirurgie, Universitätsklinikum Schleswig-Holstein, Lübeck, Deutschland

PD Dr. med. Christian Benzing Chirurgische Klinik, Charité – Universitätsmedizin Berlin, Berlin, Deutschland

Prof. Dr. med. Stefan Benz Klinik für Allgemeine- Viszeral- und Kinderchirurgie, Klinikum Sindelfingen-Böblingen, Klinikverbund Südwest, Böblingen, Deutschland

Prof. Dr. Dr. med. Franck Billmann Klinik für Allgemein-, Viszeral- und Transplantationschirurgie, Universitätsklinikum Heidelberg, Heidelberg, Deutschland

PD Dr. med. Dirk R. Bulian Klinik für Viszeral-, Tumor-, Transplantations- und Gefäßchirurgie, Klinikum der Universität Witten/Herdecke, Campus Merheim – Kliniken der Stadt Köln gGmbH, Köln, Deutschland

PD Dr. med. habil. Sonja Chiappetta Bariatric and Metabolic Surgery Unit, Ospedale Evangelico Betania, Naples, Italien

Dr. med. Steffen Deichmann Klinik für Chirurgie, Universitätsklinikum Schleswig-Holstein, Lübeck, Deutschland

Prof. Dr. med. Ulrich A. Dietz Klinik für Viszeral-, Gefäss- und Thoraxchirurgie, Kantonsspital Olten, Olten, Schweiz

Prof. Dr. Jan-Hendrik Egberts Chirurgische Klinik/Viszeralonkologisches Zentrum, Israelitisches Krankenhaus Hamburg, Hamburg, Deutschland

PD Dr. med. David Ellebrecht Thoraxchirurgie, LungenClinic Großhansdorf, Großhansdorf, Deutschland

Prof. Dr. med. Martin Fassnacht Lehrstuhl Endokrinologie und Diabetologie, Zentrum für Innere Medizin, Universitätsklinikum Würzburg, Würzburg, Deutschland

Prof. Dr. med. Volker Fendrich Klinik für Endokrine Chirurgie, Schön Klinik Hamburg Eilbek, Hamburg, Deutschland

Prof. Dr. med. Jodok Fink Klinik für Allgemein- und Viszeralchirurgie, Sektion für Adipositas und Metabolische Chirurgie, Universitätsklinik Freiburg, Freiburg, Deutschland

Dr. med. Alexander Frank Allgemein-, Viszeral- und Transplantationschirurgie, Klinikum der LMU München, München, Deutschland

Univ.-Prof. Dr. med. Christoph-Thomas Germer Klinik für Allgemein-, Viszeral-, Gefäß- und Kinderchirurgie, Universitätsklinikum Würzburg, Würzburg, Deutschland

PD Dr. med. Torben Glatz Klinik für Chirurgie, Marien Hospital Herne, Universitätsklinikum der Ruhr-Universität Bochum, Herne, Deutschland

PD Dr. med. Gabriel Glockzin Klinik für Allgemein-, Viszeral-, Endokrine und Minimalinvasive Chirurgie, München Klinik gGmbH, München Klinik Bogenhausen, München, Deutschland

Univ.-Prof. Dr. med. Ines Gockel Klinik und Poliklinik für Viszeral-, Transplantations-, Thorax- und Gefäßchirurgie, Department für Operative Medizin, Universitätsklinikum Leipzig, Leipzig, Deutschland

Prof. Dr. med. Dr. h.c. Carsten N. Gutt Klinik für Allgemein-, Visceral-, Gefäß- und Thoraxchirurgie, Klinikum Memmingen, Memmingen, Deutschland

Prof. Dr. med. Stefan Heinrich Klinik für Allgemein-, Viszeral- und Transplantationschirurgie, Universitätsmedizin Mainz, Mainz, Deutschland

Prof. Dr. med. Markus M. Heiss Klinik für Viszeral-, Tumor-, Transplantations- und Gefäßchirurgie, Klinikum der Universität Witten/Herdecke, Campus Merheim – Kliniken der Stadt Köln gGmbH, Köln, Deutschland

PD Dr. med. Florian Herrle Chirurgische Klinik, Universitätsmedizin Mannheim, Mannheim, Deutschland

PD Dr. med. Friederike Hoellen Klinik für Chirurgie, Universitätsklinikum Schleswig-Holstein, Lübeck, Deutschland

Frauenklinik an der Elbe, Hamburg, Deutschland

Prof. Dr. med. Martin Hoffmann Allgemein-, Viszeral- und Minimalinvasive Chirurgie, Asklepios Paulinen Klinik Wiesbaden, Wiesbaden, Deutschland

Prof. Dr. med. Jens Höppner Klinik für Allgemein- und Viszeralchirurgie, Universitätsklinikum OWL der Universität Bielefeld – Campus Lippe, Detmold, Deutschland

Univ.-Prof. Dr. med. Richard Hummel MaHM Klinik für Allgemeine Chirurgie, Viszeral-, Thorax- und Gefäßchirurgie, Universitätsmedizin Greifswald, Ferdinand-Sauerbruch-Straße, Greifswald, Deutschland

Prof. Dr. med. Igors Iesalnieks Klinik für Allgemein-, Viszeral- und Gefäßchirurgie, Evangelisches Krankenhaus Köln-Kalk gGmbH, Köln, Deutschland

Prof. Dr. med. Christian Jurowich Klinik für Allgemein-, Viszeral- und Thoraxchirurgie, Innklinikum Altötting, Altötting, Deutschland

Dr. med. Mali Kallenberger Chirurgische Klinik, Israelitisches Krankenhaus Hamburg, Hamburg, Deutschland

Prof. Dr. med. Dr. hc. Konrad Karcz Allgemein-, Viszeral- und Transplantationschirurgie, Klinikum der LMU München, München, Deutschland

Univ.-Prof. Dr. med. Tobias Keck, MBA, FACS Klinik für Chirurgie, Universitätsklinikum Schleswig-Holstein, Lübeck, Deutschland

Prof. Dr. med. Andrej Khandoga Klinik für Allgemein-, Viszeral- und Gefäßchirurgie, Main-Kinzig-Kliniken, Gelnhausen, Deutschland

Prof. Dr. med. Peter Kienle Allgemein- und Viszeralchirurgie, Theresienkrankenhaus, Mannheim, Deutschland

Dr. med. Markus Kist Klinik für Chirurgie, Universitätsklinikum Schleswig-Holstein, Lübeck, Deutschland

Univ.-Prof. Dr. med. Ingo Klein Hepatobiliäre und Transplantationschirurgie, Klinik und Poliklinik für Allgemein- und Viszeralchirurgie, Gefäß- und Kinderchirurgie, Zentrum Operative Medizin, Universitätsklinik Würzburg, Würzburg, Deutschland

Dr. med. Franziska Köhler Klinik und Poliklinik für Allgemein-, Viszeral-, Transplantations-, Gefäß- und Kinderchirurgie, Universitätsklinikum Würzburg, Würzburg, Deutschland

PD Dr. med. Katica Krajinovic, MBA Klinik für Allgemein-, Viszeral-, Thorax-, und Gefäßchirurgie, Klinikum Fürth, Fürth, Deutschland

Dr. med. Anna Krappitz Klinik für Allgemein- und Viszeralchirurgie, Johanniter-Kliniken Bonn, Bonn, Deutschland

PD Dr. med. Felix Krenzien Chirurgische Klinik, Charité – Universitätsmedizin Berlin, Berlin, Deutschland

Dr. med. Holger Listle Klinik für Thoraxchirurgie, Evangelisches Klinikum Bethel, Bielefeld, Deutschland

Dr. med. Stanislav Litkevych Klinik für Chirurgie, Universitätsklinikum Schleswig-Holstein, Lübeck, Deutschland

Prof. Dr. med. Kaja Ludwig Klinik für Allgemein-, Viszeral-, Thorax- und Gefäßchirurgie, Klinikum Südstadt Rostock, Rostock, Deutschland

Prof. Dr. med. Goran Marjanovic Klinik für Allgemein- und Viszeralchirurgie, Sektion für Adipositas und Metabolische Chirurgie, Universitätsklinik Freiburg, Freiburg, Deutschland

Dr. med. Michael Meir Klinik für Allgemein-, Viszeral-, Gefäß- und Kinderchirurgie, Universitätsklinikum Würzburg, Würzburg, Deutschland

Prof. Dr. med. Kai Nowak Chirurgie Rosenheim, Klinik für Allgemein-, Gefäß- und Thoraxchirurgie, RoMed Klinikum Rosenheim, Rosenheim, Deutschland

Prof. Dr. med. Frank Pfeffer Klinik für Gastroenterologische Chirurgie, Institut für klinische Medizin, Haukeland Universitätsklinik, Universität Bergen Norwegen, Bergen, Norwegen

Univ.-Prof. Dr. med. Johann Pratschke Chirurgische Klinik, Charité – Universitätsmedizin Berlin, Berlin, Deutschland

Prof. Dr. med. Burkhard H. A. von Rahden, MSc Universitätsklinik für Chirurgie, Paracelsus Medizinische Privatuniversität (PMU), Salzburger Landeskliniken (SALK), Österreich

Dr. med. Joachim Reibetanz Klinik für Allgemein-, Viszeral-, Gefäß- und Kinderchirurgie, Universitätsklinikum Würzburg, Würzburg, Deutschland

Prof. Dr. med. Jörg-Peter Ritz Klinik für Allgemein- und Viszeralchirurgie, Helios Kliniken Schwerin GmbH, Schwerin, Deutschland

Univ.-Prof. Dr. med. Achim Rody Klinik für Chirurgie, Universitätsklinikum Schleswig-Holstein, Lübeck, Deutschland

Prof. Dr. med. Robert Schwab Klinik für Allgemein-, Viszeral- und Thoraxchirurgie, Bundeswehrzentralkrankenhaus Koblenz, Koblenz, Deutschland

Univ.-Prof. Dr. med. Florian Seyfried Klinik für Allgemein-, Viszeral-, Gefäß- und Kinderchirurgie, Universitätsklinikum Würzburg, Würzburg, Deutschland

Dr. med. Omar Thaher Klinik für Chirurgie, Marien Hospital Herne, Universitätsklinikum der Ruhr-Universität Bochum, Herne, Deutschland

PD Dr. med. Michael Thomaschewski Klinik für Chirurgie, Universitätsklinikum Schleswig Holstein Campus Lübeck, Lübeck, Deutschland

Prof. Dr. med. Andreas Türler Klinik für Allgemein- und Viszeralchirurgie, Johanniter-Kliniken Bonn, Bonn, Deutschland

Prof. Dr. med. Rudolf A. Weiner Klinik für Adipositaschirurgie und Metabolische Chirurgie, Sana Klinikum Offenbach GmbH, Offenbach, Deutschland

Dr. med. Sylvia Weiner Klinik für Adipositaschirurgie und Metabolische Chirurgie, Sana Klinikum Offenbach GmbH, Offenbach, Deutschland

Dr. med. Carolin Weitzel Klinik für Allgemein-, Viszeral- und Thoraxchirurgie, Bundeswehrzentralkrankenhaus Koblenz, Koblenz, Deutschland

Prof. Dr. med. Ulrich Wellner Klinik für Chirurgie, Universitätsklinikum Schleswig-Holstein, Lübeck, Deutschland

Univ.-Prof. Dr. med. Armin Wiegering Klinik für Allgemein-, Viszeral-, Gefäß- und Kinderchirurgie, Universitätsklinikum Würzburg, Würzburg, Deutschland

Dr. med. Markus Zimmermann Klinik für Chirurgie, Universitätsklinikum Schleswig-Holstein, Lübeck, Deutschland

Abkürzungsverzeichnis

AEG	Adenokarzinom des ösophagogastralen Übergangs
BPD	Biliopankreatische Diversion
BPD-DS	Biliopankreatische Diversion mit Duodenal-Switch
CAMIC	Chirurgische Arbeitsgemeinschaft Minimal-Invasive Chirurgie
CME	Komplette mesokolische Exzision
CRM	Zirkumferentieller Resektionsrand
DAG	Deutsche Adipositas Gesellschaft
DC	Ductus cysticus
DHC	Ductus hepaticus communis
DFS	Krankheitsfreies Überleben („disease free survival")
DGAV	Deutsche Gesellschaft für Allgemein- und Viszeralchirurgie
DGVS	Deutsche Gesellschaft für Gastroenterologie, Verdauungs- und Stoffwechselkrankheiten
DRESS	Digital Rectal Examination Scoring System
EMR	Endoskopische Mukosaresekton
ERAS	Konzept zur Steigerung der postoperativen Rekonvaleszenz („enhanced recovery after surgery")
ERCP	Endoskopisch retrograde Cholangiopankreatikographie
ERUS	Endorektaler Ultraschall
ESD	Endoskopische submukosale Dissektion
EUS	Endoskopische Ultraschalluntersuchung
FLS	Fundamentals of Laparoscopic Skills
GEM	Guided Endoscopic Module
GERD	Gastroösophageale Refluxkrankheit
GEP-NET	Gastrenteropankreatischer neuroendokriner Tumor
GIST	Gastrointestinaler Stromatumor
GOALS	Global-Operative-Assessment-of-Laparoscopic-Skills
HEEA	Handgenähte End-zu-End-Anastomose
HRM	Hochauflösende Manometrie („high resolution manometry")
IEHS	International Endohernia Society
IEN	Intraepitheliale Neoplasie
IOC	Intraoperative Cholangiographie
IPOM	Intraperitoneales Onlay-Mesh
IPMN	Intraduktale papillär-muzinöse Neoplasie
LAD	Lymphadenektomie
LAGB	Laparoscopic Adjustable Gastric Banding, Magenband
LARS	Anteriores Resektionssyndrom nach tiefer sphinktererhaltender Rektumresektion
LRA	Laterale retroperitoneale Adrenalektomie
MEN	Multiple endokrine Neoplasien
MISTELS	McGill Inanimate System for Training and Evaluation of Laparoscopic Skills
NASH	Nichtalkoholische Steatosis hepatis
NEN	Neuroendokrine Neoplasie

NERD	Nichterosive Refluxkrankheit
NOTES	Natural Orifice Translumen Endoscopic Surgery
ÖGD	Ösophagogastroduodenoskopie
ÖJA	Ösophago-Jejunale-Anastomose
OPSI	Overwhelming Post Splenectomy Infection
OS	Gesamtüberleben („overall survival")
OSATS	Objective-Structural-Assessment-of-Technical-Skills
PD	Pankreatoduodenektomie
PID	Pelvic Inflammatory Disease
pNEN	Pankreatische neuroendokrine Neoplasie
POEM	Perorale endoskopische Myotomie
POFP	Postoperative Pankreasfistelbildung
PPI	Protonenpumpeninhibitor
PRA	Posteriore retroperitoneale Adrenalektomie
PSC	Primär sklerosierende Cholangitis
PTFE	Polytetrafluorethylen
PVDF	Polyvinylidendifluorid
SAGES	Society of American Gastrointestinal and Endoscopic Surgeons
SG	Sleeve-Gastrektomie
SILS	Single Incision Laparoscopic Surgery
SSSA	Gestapelte Seit-zu-Seit-Anastomose
TAMIS	Transanale minimalinvasive Chirurgie
TAPP	Transabdominelle Patchplastik
TaTME	Transanale totale mesorektale Exzision
TEM	Transanale endoskopische Mikrochirurgie
TEO	Transanale endoskopische Operation
TEP	Total extraperitoneale Patchplastik
TME	Totale mesorektale Exzision
UFA	Uncinate First Approach
VATS	Video-assistierte thorakoskopische Chirurgie
VGB	Vertical Banded Gastroplasty
WOPN	Walled-off Pancreatic Necrosis

Teil I

Grundlagen der Minimalinvasiven Chirurgie

Instrumentarium, Trokare und Optiken in der Laparoskopie

1

Markus Zimmermann und David Ellebrecht

Inhaltsverzeichnis

▶ Die Durchführung laparoskopischer Eingriffe wurde erst durch die Entwicklung spezialisierter Instrumente und Optiken möglich. In diesem Kapitel werden daher zum einen die aktuellen Basisinstrumente, Sonderinstrumente und Trokare in ihren Anforderungen und Funktionen dargestellt. Zum anderen wird ein Einblick in die Auswahl von Optiken bis hin zur Fluoreszenzdarstellung und konfokalen Lasermikroskopie gegeben.

M. Zimmermann (✉)
Klinik für Chirurgie, Universitätsklinikum Schleswig-Holstein, Lübeck, Deutschland
e-mail: markus.zimmermann@uksh.de

D. Ellebrecht
Thoraxchirurgie, LungenClinic Großhansdorf, Großhansdorf, Deutschland
e-mail: d.ellebrecht@lungenclinic.de

1.1 Einführung

Der Zugang zu Operationen in Körperhöhlen wird erst durch den Einsatz besonderer Instrumente und Optiken möglich. Diese müssen zum einen kompakt und besonders stabil konstruiert sein, um minimale Invasivität und hohe Sicherheit zu gewährleisten. Zum anderen muss die Funktion und Ergonomie dem Operateur optimales Handling sowie bestmögliche Übersicht garantieren. In diesem Spannungsfeld hat die Entwicklung des laparoskopischen Armamentariums über das letzte Jahrhundert zu hochtechnologisierten Produkten geführt, welche die Grenzen laparoskopischer Eingriffe zu anfänglich ungeahnten Schwierigkeitsgraden verschoben haben.

T. Keck, C.-T. Germer (Hrsg.), *Minimalinvasive Viszeralchirurgie*, https://doi.org/10.1007/978-3-662-67852-7_1

1.2 Anforderungen an das Instrumentarium

Die laparoskopische Chirurgie muss sich mit dem Goldstandard des offenen Vorgehens messen. Somit hat das Instrumentarium laparoskopischer Eingriffe alle Möglichkeiten der offenen Chirurgie bereitzuhalten. Zudem müssen die Instrumente an die gängigen Trokarzugänge angepasst sein und trotz Miniaturisierung eine ausreichende Festigkeit besitzen, um der Verwindung der zwischen 20 cm und 45 cm langen Instrumentenschäfte standzuhalten.

1.3 Standardinstrumentarium

Zum Standardinstrumentarium in der laparoskopischen Chirurgie zählen, wie in der offenen Chirurgie, Scheren mit gebogenem Maul, die mit bipolarem oder monopolarem Strom versehen werden können. Zur Gewebemanipulation und zur Blutstillung eignen sich Overholt-Klemmen die ebenfalls mit bipolarem oder monopolarem Strom koagulationsfähig sind. Beide Instrumente sind durch ein Rändelrad in Griffnähe um 360° in beide Richtungen frei rotierbar. Zur Vermeidung von intraabdominellen Ableitungsschäden empfiehlt sich die ausschließliche Anwendung von bipolarem Strom. Hierbei ist auf die thermische Wirkung des Instrumentenschlosses zu achten und evtl. Brüche oder Defekte in der Isolierung am Instrumentenschaft auszuschließen.

Ferner steht ein breites Sortiment an atraumatischen Fasszangen zur Verfügung, welche eine verletzungsfreie Mobilisation und Traktion von Weichgewebe ermöglichen und ebenfalls um 360° rotierbar sind. Der Griff sollte arretierbar sein, um das Instrument als passives Halteinstrument einsetzen zu können. Zusätzlich können Taststäbe mit und ohne Tupferspitze eingesetzt werden, welche sich besonders zum Abschieben und Exponieren von Gewebe eignen.

Im Unterschied zur offenen Chirurgie ist in der laparoskopischen Chirurgie der Sauger meist mit der Spülung kombiniert. Entsprechende Instrumente eignen sich neben der Spülung und Evakuation des Situs auch zur Präparation. Der Spülzufluss kann durch Druckbeutel oder Rollenpumpen geregelt werden, welche eine konstantere Spülleistung erbringen.

Zum Verschluss größerer Gefäße und Gänge stehen auch in der Laparoskopie verschiedene Clipsysteme zur Verfügung. Hierbei kann zwischen Titanclips und resorbierbaren Clips unterschieden werden. Titanclips haben einen Kostenvorteil bezogen auf den einzelnen Clip, sind jedoch ein persistierender Fremdkörper und damit den resorbierbaren Clips unterlegen, die ebenfalls eine hohe Verschlusssicherheit gewährleisten.

Grundsätzlich ist zwischen Einmalinstrumentarium und resterilisierbarem Instrumentarium zu unterscheiden. Vorteile der Einmalinstrumente sind die ausbleibende Abnutzung und die fehlenden Aufbereitungskosten. Nachteilig wirken sich dagegen höhere Beschaffungskosten und geringere Materialqualität aus. Vorteile der resterilisierbaren Instrumente liegen v. a. in der nachhaltigeren Nutzung und Beschaffungskostenverteilung auf die Anzahl der durchgeführten Operationen. Voraussetzung ist jedoch eine adäquate Wartung und Aufbereitung, um eine gleichbleibende Materialqualität zu garantieren.

Als Zugangsweg haben sich Trokare in den Maßen 15 mm, 12 mm, 11 mm, 6 mm und 4 mm etabliert. Da die Trokare meist nach den Instrumentendurchmessern benannt werden, sind in der Praxis eher die entsprechenden Bezeichnungen 13-mm-, 10-mm-, 5-mm- und 3-mm-Trokar bekannt. Sie bestehen aus einem Kopfstück mit Ventil und Gasanschluss sowie einer Hülse, die mit Hilfe eines scheidenden oder stumpfen Inlays durch die Bauchwand eingebracht werden können. Die Hülsenlänge beträgt standardmäßig 130 mm und kann bei entsprechender Indikation bis 200 mm variieren. Der Zugang zum Abdomen erfolgt in der Regel über eine Minilaparotomie oder die Insertion des Trokars nach Anlage eines Pneumoperitoneums über eine Insufflationsnadel (z. B. Veres-Nadel). Eine besondere Rolle nehmen First-Entry-Trokare® ein, die über ein kleines Loch an der Spitze des Inlay verfügen, um die Bauchwand unter Kamerasicht zu durchdringen und das Pneumoperitoneum dann unter Kamerasicht anzulegen. Als Verschlussmechanismen werden Klappen-, Membran- und Kugelventile angeboten, die unterschiedlichste Anforderungsprofile erfüllen. Zu Vermeidung von Dislokation lassen sich aktuelle Trokargenerationen mit Luftkissen in der Bauchdecke (z. B. Applied Medical) fixieren.

1.4 Sonderinstrumentarium

Über die Standardinstrumentierung hinaus wurden mehrere Gruppen von Sonderinstrumenten entwickelt. Hierzu zählen Instrumente mit Überlänge die v. a. in der bariatrischen Chirurgie Verwendung finden, spezialisierte Halteinstrumente beispielsweise für Leber- oder Kolonchirurgie sowie Dissektoren zur versiegelnden Gewebedurchtrennung mittels Ultraschall oder bipolarem Strom (sog. Energy Devices). In besonderen Indikationen können monopolare Hakensysteme eingesetzt werden. Zur intraabdominellen Naht stehen laparoskopische Nadelhalter verschiedenster Bauart zur Verfügung. Wie in der offenen Chirurgie ist auch im laparoskopischen Vorgehen die Verwendung von Klammernahtgeräten möglich. Neue Bereiche der Laparoskopie wie Single-Port-Verfahren benötigen Sonderinstrumente mit abwinkelbaren Instrumentenköpfen, um eine Triangulation über den singulären Zugang zu erreichen. Zudem besteht die Möglichkeit des intraoperativen laparoskopischen Ultraschalls durch abwinkelbare laparoskopische Sonden.

1.4.1 Überlange Instrumente

Überlange Instrumente (45 cm) gleichen den Standardversionen im Instrumentenkopf, haben jedoch bei verlängertem Instrumentenschaft eine leicht veränderte Triangulation, die eine zusätzliche Lernkurve erfordert. Zudem ist bei verlängertem Schaft die Verwindungssteifigkeit reduziert, was zu einem veränderten Traktionsverhalten führen kann.

1.4.2 Halteinstrumente

Gesonderte Halteinstrumente (z. B. Leberfächer, Leberretraktor, Endo-Langenbecks) werden hauptsächlich in der Verdrängung parenchymatöser Organe, wie beispielsweise in der Reflux-, Magen- und Leberchirurgie eingesetzt. Seltener werden diese auch in der Kolonchirurgie oder am unteren Gastrointestinaltrakt eingesetzt.

1.4.3 Dissektoren

In der Gewebedissektion haben sich zwei Verfahren durchgesetzt. Hierzu zählt die Gewebedenaturierung durch bipolaren Strom oder durch ultraschallgetriebene Dissektoren. Bei der Ultraschalldissektion erzeugt eine Klinge, die piezoelektrisch angetrieben wird, eine Vibration in der Längsachse mit ca. 55.500 Hz, welche zu einer Gewebeerhitzung führt. Hiermit kann ein Gefäßverschluss von bis zu 5 mm sicher durchgeführt werden. Zudem ist die Schnittzeit im Vergleich zu bipolaren Systemen rascher. Bipolare Systeme versiegeln Gefäße bis zu 7 mm durch Hochfrequenzstromapplikation und haben einen separaten Schneidemechanismus, der die Trennung der Vorgänge Versiegelung und Dissektion ermöglicht. Des Weiteren ist die thermische Ausbreitung und somit kollaterale Traumatisierung bei biploaren Systemen geringer als bei ultraschallgestützten Geräten. Auch eine Verbindung von bipolarer und ultraschallgesteuerter Dissektion hat in bestimmten Dissektoren Anwendung gefunden (z. B. Thunderbeat®, Olympus; Milsom et al. 2012).

In gesonderten Indikationen (Cholezystektomie, Eröffnung von Hohlorganen) können Dissektionshaken eingesetzt werden, welche durch monoplaren Strom oder Ultraschall betrieben werden. Wie einleitend erwähnt, empfehlen wir die intraabdominelle Anwendung von monopolarem Strom jedoch heutzutage nicht mehr.

1.4.4 Nadelhalter

Zur laparoskopischen Naht werden gesonderte Nadelhalter benötigt. Um die Nadel sicher fassen zu können, muss das Maulteil entsprechend geformt sein. Der Handgriff muss arretierbar sein, damit ein sicherer Nadelsitz auch bei Durchstechung von festem Gewebe garantiert ist. Zum optimalen Handling sollten das Öffnen und Schließen des Nadelhalters ohne Umgreifen möglich sein. Passend zum Nadelhalter wird oft ein Gegennadelhalter angeboten, der keine Arretierung besitzt. Hiermit wird das Knüpfen v. a. in engen Räumen deutlich erleichtert. Zudem ermöglicht selbsthaltendes Nahtmaterial (z. B. V-Loc-System® oder Stratafix®) einen Zeitgewinn, da der Faden durch kleine Widerhaken seine Position hält und eine Knotung nicht mehr notwendig ist.

1.4.5 Klammernahtgeräte

Klammernahtgeräte für den laparoskopischen Zugang werden als schneidende Linearstapler in den gängigen Klammertiefen angeboten und erfüllen mit Durchmessern von 10–12 mm die Anforderungen der Trokarstandards. Aktuelle Modellreihen ermöglichen das Abwinkeln des Klammernahtkopfes, um die optimale Angulation zum Gewebe zu erreichen. Darüber hinaus ist der Antrieb des Schlittens und Messers in aktuellen Systemen motorgetrieben erhältlich, was ein stabileres Auslösen des Staplers ermöglicht und die Handhabung der Geräte für kleine Handgrößen vereinfacht.

1.4.6 Sonderinstrumente Single-Port

Instrumente für Single-Port-Systeme ermöglichen durch abwinkelbare Arbeitsköpfe Triangulation bei singulärem Zugang. Eine Mechanik im Schaft ermöglicht Kippwinkel über 90. Die Überkreuzung der Instrumente im Portsystem führt jedoch bei reduziertem Zugangstrauma zu einer verlängerten Lernkurve des Operateurs und einer neu zu erlernenden Hand-Augen-Koordination.

1.4.7 Laparoskopische Ultraschallsonden

Die Durchführung zunehmend komplexer Eingriffe in laparoskopischer Technik setzt nicht nur die Miniaturisierung der Instrumente, sondern auch der diagnostischen Mittel voraus. Hierzu zählen laparoskopische Ultraschallköpfe, die neben Staginguntersuchungen des Abdomens vor allem zur Darstellung von pathologischen Befunden in Leber und Pankreas genutzt werden. Hier ermöglichen sie die lokale Abgrenzung von umliegenden Strukturen und damit die exakte Festlegung notwendiger Resektionsausmaße. Marktübliche Schallköpfe unterstützen hierbei alle zeitgemäßen Scan-Modalitäten wie B-Mode, M-Mode, Color Flow Mapping (CFM), Doppler, Kontrastbildgebung und Elastografie. Neben der Unterstützung resezierender Eingriffe ermöglichen moderne Sonden durch lasergestützte Leitprofile diagnostische und therapeutische Punktionen durch Radiofrequenzablation (RFA), Ethanolinjektion, Kryoablation, und Mikrowellenablation. Die Schallköpfe lassen sich in der Regel in vier Richtungen abkippen und ermöglichen somit die optimale Gewebeankopplung auch im schwer zugänglichen Situs.

Aktuelle Veröffentlichungen zeigen die ständigen Indikationserweiterungen des laparoskopischen Ultraschalls, die von intraoperativer Anatomiebeurteilung bei schwierigen Cholezystektomien (PMID: 33471608 PMID: 31199880) bis zur Identifikation der linken Nebenniere bei laparoskopischer Resektion (PMID: 32775258) und ultraschallgesteuerten laparokopischen Magenwedgeresektionen (PMID: 33710601) reichen.

1.5 Anforderungen an die Optiken

Moderne Optiken müssen dem Operateur eine lichtstarke tiefenscharfe, kontraststarke und auflösungsreiche Darstellung des Operationssitus ermöglichen. Neben der klassischen Stablinsenoptik werden heute v. a. die Videoendoskope, bei denen an Stelle eines optischen Übertragungssystems ein elektronischer Bildaufnehmer an der Spitze platziert ist, immer bedeutender. Zudem muss durch Winkelung oder Abwinkelbarkeit der Optik eine ideale Einstellung des Situs zu erzielen sein. Kontinuierliche Fortschritte bei Sensor-Chips sowie in der Displaytechnologie führen zu einer stetigen Verbesserung der Bildqualität und damit zur Steigerung der Eingriffsgenauigkeit und Patientensicherheit.

1.6 Standardoptiken

Seit Beginn der Routinedurchführung laparoskopischer Eingriffe ist die 10-mm-Optik zum Standard im viszeralchirurgischen und gynäkologischen Setting geworden. Ebenso hat sich die Winkelung des Kamerakopfes um 30°als bestmögliche Konfiguration zur optimalen Darstellung auch komplexerer Operationssitus etabliert. Gleichzeitig werden 0°-Optiken angeboten, die zwar ein verringertes Sichtfeld bieten, jedoch nur eine begrenzte Expertise des kameraführenden Assistenten erfordern.

Als Lichtquelle dienen Xenonlampensysteme, die über einen Lichtleiter mit der Optik verbunden werden. Die Intensität kann abhängig vom Situs automatisch oder manuell angepasst werden.

Die laparoskopische Bildgebung kann dokumentiert werden. Dies erfolgt bei aktuellen Systemen auf Festplatten und ist auf Archivdatenträgern rücksicherbar. Gesetzliche Vorschriften zur dauerhaften Speicherung der Bilddaten bestehen nicht. Eine intraoperative Befunddokumentation, elektronisch oder in Papierform an der Krankenakte, ist jedoch aus forensischer Sicht empfehlenswert.

1.7 Sonderoptiken

Zur Minimalisierung des Zugangstraumas werden heute Optiken mit 5 mm und 3 mm Durchmesser angeboten. Damit verringert sich jedoch auch das Blickfeld des Operateurs. Darüber hinaus sind verschiedene Abwinkelmechanismen erhältlich, die Winkelungen bis 120° (z. B. EndoCAMeleon®, EndoEye®) erlauben und somit eine höhere Flexibilität im engeren Raum ermöglichen.

1.7.1 3D-Optiken

Zudem sind mittlerweile fortgeschrittene Systeme zur dreidimensionalen Darstellung des Operationssitus erhältlich. Hochauflösende Bilder, die dem natürlichen dreidimensionalen Sehen entsprechen, bieten eine bessere Tiefenwahrnehmung, wie sie bei konventioneller 2D-Videobildgebung nicht erreicht wird. Des Weiteren ermöglicht die räumliche Darstellung des Operationsfeldes dem Chirurgen eine bessere Hand-Augen-Koordination, indem sie das Einschätzen von Abständen anatomischen Strukturen sowie der Instrumente zueinander vereinfacht. Dies kann Ermüdungserscheinungen vorbeugen und erleichtert die kontrollierte Gewebepräparation. So ist beispielsweise die Ausrichtung der Nadel beim laparoskopischen Nähen wesentlich besser zu erkennen, wodurch der Nähvorgang schneller und präziser erfolgen kann (Martinez-Ubieto et al. 2015; Sinha et al. 2016).

1.7.2 Fluoreszenzdarstellung

Eine weitere Visualisierungsoption bieten Infrarotoptiken zur Wahrnehmung fluoreszierender Stoffe. Hier hat sich aufgrund der bereits langjährigen risikoarmen Anwendung in der Ophthalmologie Indocyaningrün als Fluoreszenzstoff durchgesetzt. Indocyaningrün ermöglicht die Fluoreszenzdarstellung von Blutgefäßen, Lymph- und Gallenwegen. Avisierte zukünftige Anwendungsgebiete sind die Beurteilung der Anastomosendurchblutung in der Kolorektalchirurgie (Ris et al. 2014; Abb. 1.1), die Beurteilung von Lymphabflusswegen kolorektaler Karzinome

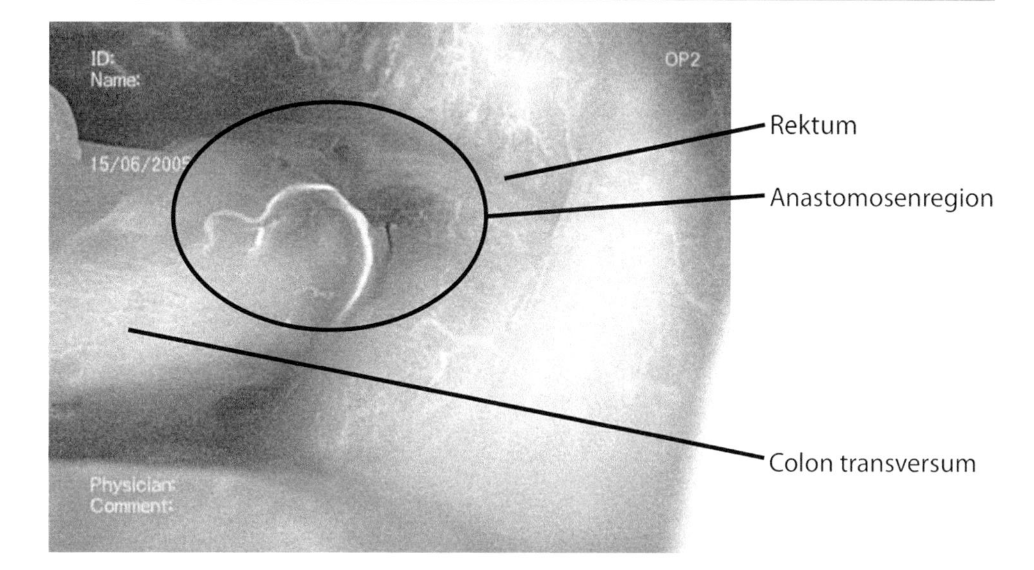

Abb. 1.1 Intraoperative Fluoreszenzdarstellung der Anastomosenregion bei Transversorektostomie

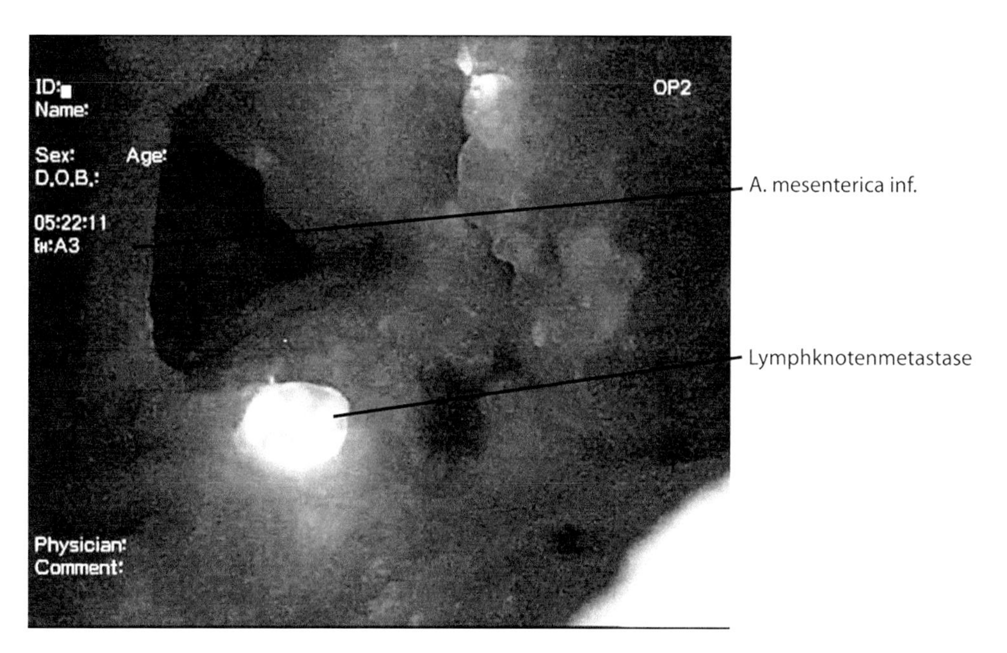

Abb. 1.2 Intraoperative Fluoreszenzdarstellung einer Lymphknotenmetastase bei Rektumkarzinom

(Abb. 1.2) bis hin zur Visualisierung von Gallenwegen bei erschwerter Cholezystektomie und Galleleckagen aus der Leberresektionsfläche (Kono et al. 2015; Osayi et al. 2015). Notwendig ist hier jedoch derzeit noch ein gesondertes Kamerasystem mit entsprechender Weißlicht-/Infrarotlichtumschaltung.

1.7.3 Konfokale Lasermikroskopie

Eine zukünftige Erweiterung der Laparoskopie im Sinne des Enhanced Imaging jenseits der optischen Wahrnehmung in der offenen Chirurgie stellt die konfokale Lasermikroskopie in der Laparoskopie dar. Diese Untersuchungsmethode wird bereits in endoskopischen Untersuchungen zur Beurteilung von Mukosaveränderungen im Ösophagus oder zur Analyse von Darmpolypen erfolgreich eingesetzt. Hierdurch können malignitätsverdächtige Strukturen bereits während der Untersuchung in Echtzeit analysiert werden (Abb. 1.3).

Das Prinzip der konfokalen Lasermikroskopie ist als ein modifiziertes Lichtmikroskop zu verstehen, in dessen Strahlengang monochromatisches Licht aus einem Laser eingespiegelt wird. Mittels eines Kollimators wird das monochromatische Licht parallelisiert und über einen Spiegel eingestrahlt. In der Probe wird durch das Laserlicht ein bestimmter Bereich in der Fokusebene angeregt, um das Emissionslicht mittels eines Detektors aufzuzeichnen. Durch die Verschiebung der Fokusebene können die Proben in vertikaler Richtung vermessen werden. Zudem kann das untersuchte Gewebe in Längs- bzw. Querrichtung zeilenweise abgebildet werden. Die entstehenden Einzelbilder werden mittels Software zu einem Gesamtbild akkumuliert.

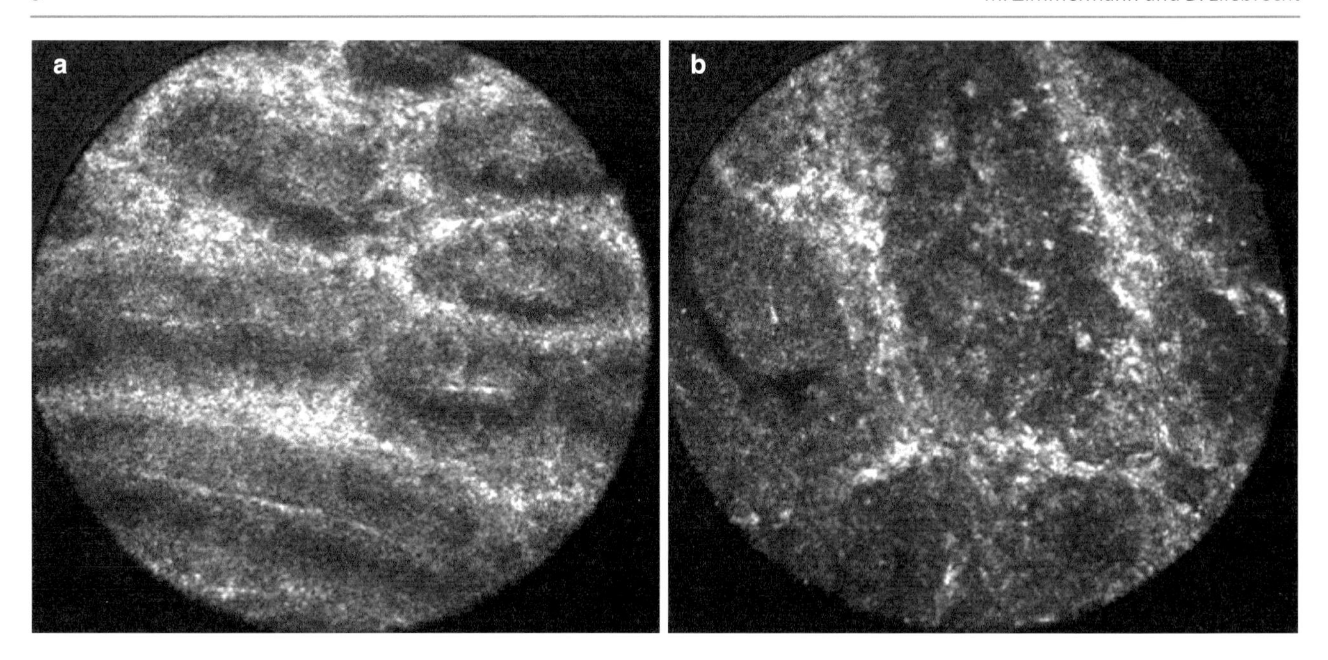

Abb. 1.3 Konfokale mikroskopische Darstellung eines Kolonkarzinoms. (**a**) Gesunde Mukosa, (**b**) Karzinom

Intraoperativ bietet die konfokale Lasermikroskopie die Möglichkeit bei Morphologiefragen, einen Pathologen mittels Telemedizin hinzuzuziehen. Da die intraoperative Schnellschnittuntersuchung bei unklaren Peritonealherden und Absetzungsrändern entscheidend ist für die Fortführung bzw. Änderung der beschrittenen Operationsstrategie, kann diesem Verfahren in Zukunft eine gewichtige Rolle zufallen (Nguyen et al. 2009; Ellebrecht et al. 2016).

Literatur

Ellebrecht DB, Gebhard MP, Horn M et al (2016) Laparoscopic confocal laser microscopy without fluorescent injection: a pilot ex vivo study in colon cancer. Surg Innov 23(4):341–346. https://doi.org/10.1177/1553350616637690

Kono Y, Ishizawa T, Tani K et al (2015) Techniques of fluorescence cholangiography during laparoscopic cholecystectomy for better delineation of the bile duct anatomy. Medicine 94(25):e1005. https://doi.org/10.1097/MD.0000000000001005

Martinez-Ubieto F, Jimenez-Bernado T, Martinez-Ubieto J et al (2015) Three-dimensional laparoscopic sleeve gastrectomy: improved patient safety and surgeon convenience. Int Surg 100(6):1134–1137. https://doi.org/10.9738/INTSURG-D-14-00287.1

Milsom J, Trencheva K, Monette S et al (2012) Evaluation of the safety, efficacy, and versatility of a new surgical energy device (THUNDERBEAT) in comparison with Harmonic ACE, LigaSure V, and EnSeal devices in a porcine model. J Laparoendosc Adv Surg Tech. Part A 22(4):378–386. https://doi.org/10.1089/lap.2011.0420

Nguyen NQ, Biankin AV, Leong RW et al (2009) Real time intraoperative confocal laser microscopy-guided surgery. Ann Surg 249(5):735–737. https://doi.org/10.1097/SLA.0b013e3181a38f11

Osayi SN, Wendling DJM et al (2015) Near-infrared fluorescent cholangiography facilitates identification of biliary anatomy during laparoscopic cholecystectomy. Surg Endosc 29(2):368–375. https://doi.org/10.1007/s00464-014-3677-5

Ris F, Hompes R, Cunningham C et al (2014) Near-infrared (NIR) perfusion angiography in minimally invasive colorectal surgery. Surg Endosc 28(7):2221–2226. https://doi.org/10.1007/s00464-014-3432-y

Sinha RY, Raje SR, Rao GA (2016) Three-dimensional laparoscopy: principles and practice. J Minim Access Surg. https://doi.org/10.4103/0972-9941.181761

Lagerung und Gravity Displacement

2

Markus Zimmermann

Inhaltsverzeichnis

Dieses Kapitel gibt einen Überblick über die wichtigsten Kriterien der Lagerung zu laparoskopischen Eingriffen. Hierzu gehören die Grundregeln der Lagerung, wie die Kenntnis über relevante Vorerkrankungen, Techniken zur druckstellenfreien Lagerung sowie lagerungsstrategische Erwägungen, die sich in vielen Punkten mit der Lagerung zur offenen Chirurgie decken. Des Weiteren wird ein Überblick über die zur Verfügung stehenden Lagerungsmittel und Operationstische gegeben. Diese werden insbesondere vor dem Hintergrund des „Gravity Displacements", der schwerkraftabhängigen Exposition des OP-Situs, dargestellt. Abschließend werden Lagerungsschäden, sowie ihre Präventionsmöglichkeiten und Folgen anhand aktueller Studien diskutiert.

2.1 Einführung

Die Lagerung in der laparoskopischen Chirurgie spielt im Vergleich zur offenen Chirurgie eine noch bedeutsamere Rolle. Dies resultiert aus der begrenzten Zahl an Retraktoren die im laparoskopischen Situs eingebracht werden können und der mangelnden Verfügbarkeit der Hand in der Assistenz oder durch den Operateur. Hieraus erwächst die Notwendigkeit des sog. Gravity Displacement. Hierunter versteht man die Nutzung der Schwerkraft zur Verdrängung von verdeckendem Weichteilgewebe durch Lagerungsmaßnahmen des Patienten auf dem Operationstisch. Die hierbei für den Patienten entstehenden, teils extremen Lagerungswinkel erfordern eine hohe Sorgfalt in der Lagerung und eine entsprechende Expertise in der intraoperativen anästhesiologischen Versorgung.

2.2 Basiskriterien der Lagerung

Die Vorbereitung der Lagerung sollte neben der Bereitstellung und Überprüfung der erforderlichen Hilfsmittel die genaue Kenntnis über relevante Vorerkrankungen (Allergien, Prothesen, Dekubitus, Kontrakturen, Amputationen) beinhalten, um frühzeitig mögliche Patientenrisiken zu erkennen.

Für den Lagerungsprozess gelten zunächst allgemeine Vorkehrungen zur Vermeidung von Lagerungsschäden. Zu diesen gehören: die Faltenbildung bei Tüchern und Polstern sowie das Überstrecken und Einschnüren von Körperteilen zu vermeiden, vor Auskühlung zu schützen, eine trockene Lagerung des Patienten und einen ungehinderten Zugang von Anästhesist und Operateur zu gewährleisten, einen direkten Hautkontakt der Hilfsmittel zum Patienten zu vermeiden, Ab- und Zuleitungen (Blasenkatheter, Infusionen)

M. Zimmermann (✉)
Klinik für Chirurgie, Universitätsklinikum Schleswig-Holstein, Lübeck, Deutschland
e-mail: markus.zimmermann@uksh.de

T. Keck, C.-T. Germer (Hrsg.), *Minimalinvasive Viszeralchirurgie*, https://doi.org/10.1007/978-3-662-67852-7_2

zu beachten und intraoperative Lagerungsveränderungen zu antizipieren. Insbesondere der letzte Punkt spielt eine wichtige Rolle in der Lagerung zur laparoskopischen Chirurgie und wird mit der präoperativen Lagerungsprobe, einer Überprüfung der Lagerung in den maximalen Neigungswinkeln, beim nichtabgedeckten Patienten gemeinsam mit der Anästhesie sichergestellt. Abschließend sollte eine lückenlose Dokumentation die Verantwortlichkeit für die Lagerung festlegen (Fleisch et al. 2015).

Strategisch sollte die Lagerung vom wichtigsten Fixpunkt aus begonnen werden. Beispielsweise empfiehlt sich in der Kolorektalchirurgie zunächst die Lagerung des Gluteal- und Analbereiches in Relation zur kaudalen Tischkante einzustellen, um eine problemlose intraoperative Anastomosierung oder Möglichkeit zur Einbringung eines Retraktors (z. B. Lone Star Retractor®) durch optimale Exposition zu gewährleisten. Erst dann können weitere Lagerungs- und Fixierungsmaßnahmen des Patienten sinnvoll fortgesetzt werden. Zudem muss die Verwendung von Wärmematten in das Lagerungskonzept integriert werden. Diese können unter dem Patienten platziert werden und je nach Eingriffsart durch thorakale Abdeckungen oder Abdeckungen der Extremitäten ergänzt werden.

2.3 Operationstisch und Lagerungsmaterial

Ein weiteres Kriterium ist die Wahl der Operationstischkonfiguration. Hierbei stehen Tische zur Rückenlagerung für Eingriffe wie Appendektomie, Cholezystektomie, Herniенchirurgie oder diagnostische Laparoskopie, sowie Tische mit Schellen zur Anbringung von Beinschalen für Operationen in Steinschnitt und Y-Lagerung zu Verfügung. Bei zu erwartender intraoperativer radiologischer Diagnostik (z. B. Cholangiographie) ist die Verwendung von strahlendurchlässigen Tischsystemen notwendig und muss präoperativ in der Planung Berücksichtigung finden. Bei adipösen Patienten ist die Verwendung von Schwerlasttischen ab einem Körpergewicht von 130 kg erforderlich. Hierbei ist die Lagerung in Neigungswinkeln nur eingeschränkt möglich.

Um Lagerungsschäden beim narkotisierten Patienten zu verhindern, sind die Operationstische mit Matratzen und Gelkissen gepolstert. Hierbei können neben Viskosematratzen auch Vakuummatratzen eingesetzt werden, die zusätzliche Lagerungs- und Fixierungsmöglichkeiten des Patienten bieten.

Zur freien Kippung des Patienten auf dem Operationstisch bedarf es verschiedener Sicherungsmaterialien. Dazu gehören Schulterstützen, Armstützen, Beinschalen und Gurtsysteme. Auf die Verwendung der Lagerungshilfsmittel wird im folgenden Abschnitt eingegangen (Abb. 2.1)

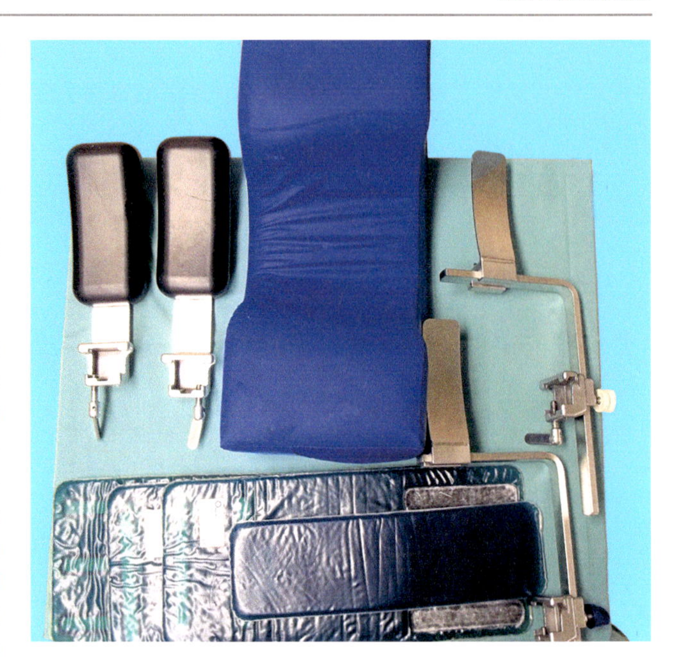

Abb. 2.1 Lagerungsmaterialien: Seitstützen, Schulterkissen und Gelmatten

2.4 Gravity Displacement

In der laparoskopischen Chirurgie muss die Exposition des Situs bei begrenzten Zugangswegen neben den eingebrachten Retraktoren durch Schwerkraft erfolgen. Dieses sogenannte Gravity Displacement betrifft v. a. die Präparation im Oberbauch und Unterbauch, also becken- und zwerchfellnah. Eingriffe in diesen Bereichen gehen mit der Notwendigkeit von Trendelenburg- und Anti-Trendelenburg-Lagerung zur idealen Exposition des Situs einher. Bei lateraler Präparation kommt zudem die kontralaterale Seitlagerung hinzu. Dies erfordert eine sichere und schonende Fixierung des Patienten auf dem Operationstisch. Hierzu stehen verschiedene Lagerungshilfsmittel zur Verfügung. Die Sicherung der Trendelenburg-Lagerung kann bei kurzen Eingriffen (Appendektomie, TAPP) durch gepolsterte Schulterstützen erfolgen. (Abb. 2.2). Bei komplexeren Eingriffen (Sigma-/Rektumresektion) sollte der Patient auf einer Vakuummatratze gelagert werden. Diese ermöglicht neben der besseren Wärmeisolation eine homogenere Schulter- und Seitenabstützung des Patienten. Davon profitiert vor allem die Mikrozirkulation, sodass das Risiko für Druckulzera an den exponierten Stellen sinkt. Auch die Gefahr für periphere Nervenläsionen sowie für Kompartmentsyndrome wird durch die bessere Druckverteilung verringert. Zudem führt sie durch die passgenaue Anmodellierung zu einer verbesserten Längs- und Querstabilität (Abb. 2.3, 2.4)

Eine Lagerung in Anti-Trendelenburg-Position, welche meist mit der Y-Lagerung (horizontale Abduktion der Beine,

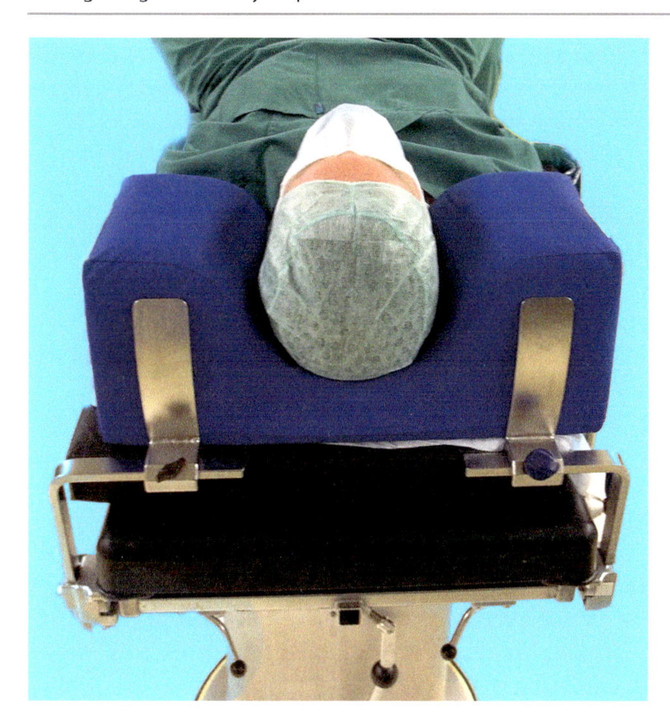

Abb. 2.2 Gepolsterte Schulterstützen

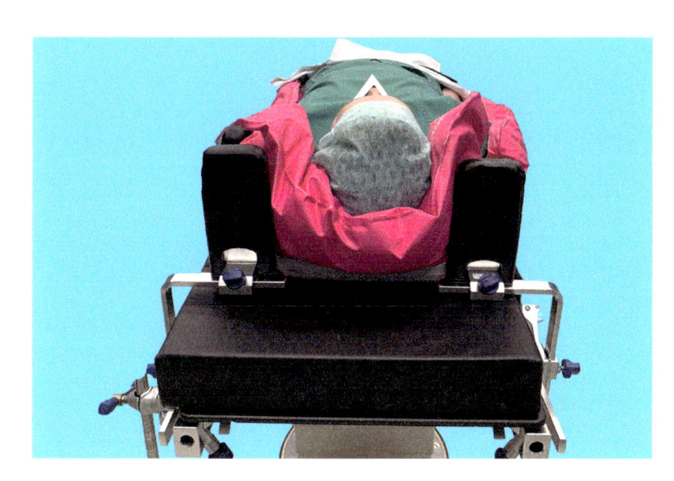

Abb. 2.3 Vakuummatratze mit Schulter- und Seitenabstützung

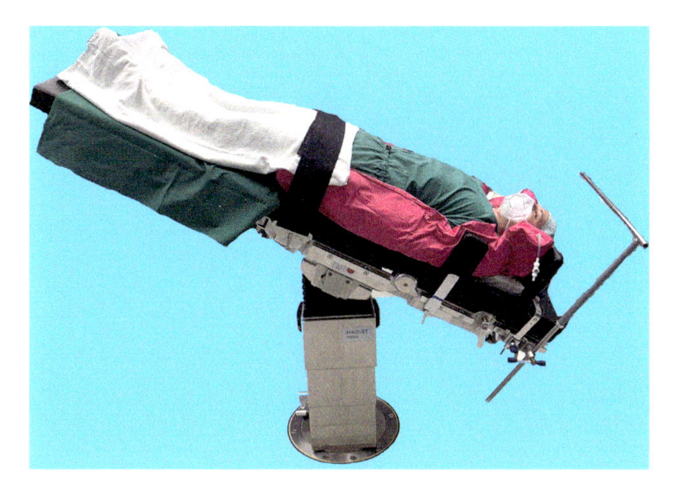

Abb. 2.4 Vakuummatratze mit passgenauer Anmodellierung für eine verbesserte Längs- und Querstabilität

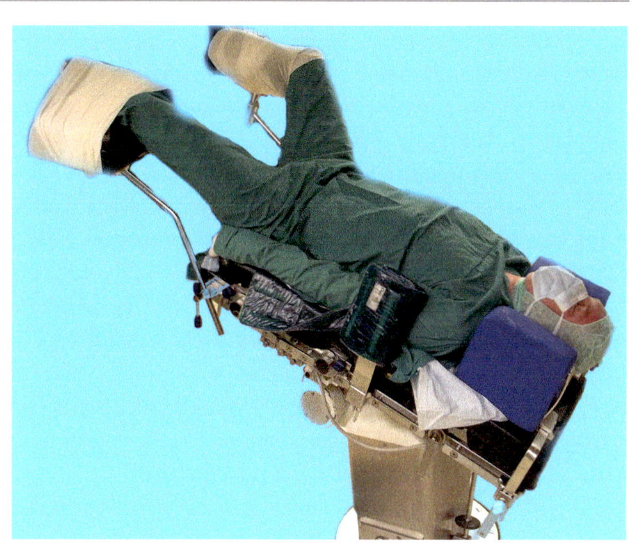

Abb. 2.5 Steinschnittlagerung mit an den Körper angelagerten Armen

französische Lagerung, French Position) verbunden wird, setzt eine vertikale Abstützung im Fußsohlenbereich sowie eine Rollenstützung im Sitzbeinbereich voraus.

Bei lateraler Abkippung sollte der Oberkörper mit Seitstützen gesichert sein. Hierbei ist darauf zu achten, diese im mittleren Oberarmbereich zu installieren, um Nervenläsionen (N. radialis und N. ulnaris) in Gelenknähe zu vermeiden. Zudem sollten die Stützelemente mittels Gelmatten bzw. durch eine Vakuummatratze zum Patienten abgepolstert sein. Im eigenen Vorgehen werden *beide* Arme nach Umwickelung mit Watte an den Körper angelagert. Dies ermöglicht zum einen eine gute Standfreiheit für den Operateur und Kameraassistenten. Zum anderen haben Untersuchungen aus der eigenen Klinik einen Vorteil der Anlagerung der Arme gegenüber der Auslagerung der Arme bezüglich lagerungsbedingter Nervenläsionen (Plexus brachialis, N. radialis und N. ulnaris) gezeigt. (Ellebrecht et al. 2015; Abb. 2.5).

Bei gerader Rückenlagerung sollten das Becken und die Beine durch gepolsterte Gurte gegen seitliches Abrutschen gesichert werden. In Steinschnittlagerung muss jedes einzelne Bein nach Umwicklung mit Watte in der Lagerungsschale mit Gurtsystemen oder elastischen Binden fixiert werden. Hierbei ist insbesondere auf eine Schonung des N. peroneus communis im Bereich des Fibulaköpfchens zu achten, um die imminente Peroneusläsion zu vermeiden.

2.5 Lagerungsschäden und ihre Folgen

Lagerungsbedingte Nervenläsionen stellen eine gefürchtete, jedoch oftmals vermeidbare Komplikation dar. Die Häufigkeit lagerungsbedingter Nervenläsionen ist in der Literatur nur ungenau untersucht und wird auf 0,1–0,5 % geschätzt. Es können daraus eine erschwerte Rehabilitation des Patienten und bleibende neurologische Defizite folgen.

Es wird angenommen, dass ein Großteil der lagerungsbedingten Nervenläsionen durch unmittelbare Druck- bzw. Zugbelastungen, die u. a. zu einer Ischämie der Vasa nervorum führen, hervorgerufen werden. Aufgrund der Ischämie der Nervenfasern wird die sensible bzw. motorische Leitung durch Demyelinisierung gestört oder in schweren Fällen sogar durch eine axonale Degeneration unterbrochen. Neben akuten Druck- und Zugbelastungen stellt insbesondere die lange Operationszeit eine Gefahr für lagerungsbedingte Nervenschäden dar. Als patientenspezifische Risikofaktoren für lagerungsbedingte Nervenschäden werden ein niedriger bzw. überhöhter BMI, ein Nikotin- bzw. Alkoholabusus, ein Diabetes mellitus und eine periphere arterielle Verschlusskrankheit angesehen (Sukhu und Krupski 2014).

An der oberen Extremität sind v. a. der Plexus brachialis, der N. radialis und der N. ulnaris bei nicht korrekter Lagerung des Patienten gefährdet. Der Plexus brachialis ist hierbei bei ausgelagertem Arm besonders exponiert. In der Regel tritt die Läsion infolge einer übermäßigen Abduktion des Armes auf. Bei der Steinschnittlagerung kann es zusätzlich durch Dehnung des N. ischiadicus infolge zu starker Flexion im Hüftgelenk oder durch Druckläsionen des N. peroneus in den Beinschalen zu lagerungsbedingten Nervenläsionen kommen. Darüber hinaus kann durch die Reduktion des arteriellen Blutflusses bei bestehender arterieller Verschlusskrankheit auch die Blutversorgung der Nerven kompromittiert werden.

Nachbeobachtungen im eigenen Kollektiv der Universitätsklinik Lübeck im Zeitraum zwischen 1992 und 2010 erbrachten bei 2698 Kolon- und Rektumoperationen 19 Fälle (0,7 %) mit neurologischen Symptomen, im Sinne einer lagerungsbedingten Nervenläsion. Bei rektalen Eingriffen lag die Inzidenz bei 1,08 %, bei Kolonoperationen bei 0,54 %. In der Patientengruppe mit postoperativen neurologischen Symptomen waren die mittlere Operationsdauer länger (267 ± 119 min vs. 185 ± 77 min; $p = 0{,}01$) und der mittlere BMI als Risikofaktor höher (27,93 ± 4,93 kg/m^2 vs. 25,79 ± 4,45 kg/m^2; $p = 0{,}033$) als bei den symptomfreien Patienten. Durch die Anlagerung des linken Armes als festen Standard im eigenen Kollektiv seit 2007 konnte der Anteil der Nervenläsionen der oberen Extremität, bezogen auf die durchgeführten laparoskopischen kolorektalen Operationen, von 0,23 % auf 0,1 % reduziert werden. In 89,4 % der Fälle waren die neurologischen Beschwerden vorübergehend und bildeten sich vollständig zurück (Ellebrecht et al. 2015).

Zusammenfassend zeigt sich, dass lagerungsbedingte Nervenläsionen trotz extremer Lagerungswinkel während Kolon- und Rektumoperationen nur in einem sehr geringen Maße auftreten und meist wieder vollständig abheilen. Gründe für die Nervenläsionen können neben der Lagerung durch die Operationsdauer und den BMI bedingt sein. Durch die Optimierung der Lagerung mit Anlagerung beider Arme kann eine Reduktion der Nervenläsionen an den oberen Extremitäten erzielt werden.

Literatur

Ellebrecht DB, Wolken H, Ellebrecht CT et al (2015) Positioning injuries to peripheral nerves during laparoscopic colon and rectum surgery. Zentralbl Chir 140(6):610–616. https://doi.org/10.1055/s-0032-1328178

Fleisch MC, Bremerich D, Schulte-Mattler W et al (2015) The prevention of positioning injuries during gynaecologic operations. guideline of DGGG (S1-Level, AWMF Registry No. 015/077, February 2015). Geburtshilfe Frauenheilkd 75(8):792–807. https://doi.org/10.1055/s-0035-1557776

Sukhu T, Krupski TL (2014) Patient positioning and prevention of injuries in patients undergoing laparoscopic and robot-assisted urologic procedures. Curr Urol Rep 15(4):398. https://doi.org/10.1007/s11934-014-0398-1

Laparoskopisches Training

3

Michael Thomaschewski

Inhaltsverzeichnis

Das Erlernen laparoskopischer Eingriffe ist im Vergleich zur offenen Chirurgie durch flache und längere Lernkurven gekennzeichnet. Die laparoskopische Chirurgie erfordert gegenüber der offenen Chirurgie zusätzliche motorische, sensorische und kognitive Fertigkeiten (Basisfertigkeiten), wie den Umgang mit der veränderten Haptik und den eingeschränkten Bewegungsgraden der laparoskopischen Instrumente. Bei einer 2D-Darstellung des Operationssitus müssen zudem Kompensationsmechanismen für die fehlende Tiefenwahrnehmung erlernt werden. In vielen Studien zum Training laparoskopischer Chirurgie konnte gezeigt werden, dass laparoskopische Fertigkeiten vor allem in der Anfangsphase des Trainings effektiv außerhalb des Operationssaals an (Video)boxtrainern und Virtual-Reality-Simulatoren erlernt werden können. Weiterhin konnte gezeigt werden, dass die erlernten laparoskopischen Fertigkeiten auf die Anwendung im Operationssaal am Patienten übertragbar sind und zu kürzeren Operationszeiten und geringeren intra- und perioperativen Komplikationen führen. Für ein effizientes Training außerhalb des Operationssaals haben sich Trainingscurricula etabliert, die ein kontinuierliches Training in regelmäßigen zeitlichen Abständen fordern und klare Zielvorgaben für das erfolgreiche Absolvieren der Übungen enthalten. Zudem sollten die Übungen idealerweise in ihrem Schwierigkeitsgrad und ihrer Komplexität aufeinander aufbauen. Das Erlernen organspezifischer Eingriffe wie der laparoskopischen Sigmaresektion kann durch Simulationsprogramme eines Virtual-Reality-Trainers und durch Kurse im *Wet Lab* oder im Tier-OP erfolgen. Im fortgeschrittenen Stadium erfolgt die Weiterbildung im Operationssaal durch die Durchführung von Teilschritten eines laparoskopischen Eingriffs unter Anleitung eines erfahrenen Chirurgen. Durch Videoanalysen der Operationen, einem Feedback der Ausbilder und einem *Self-Assessment* können die operativen Leistungen evaluiert und verbessert werden. Das Ende der Lernkurve stellt das Expertenlevel dar, in dem sich die perioperativen Messgrößen wie die Operationszeit,

M. Thomaschewski (✉)
Klinik für Chirurgie Universitätsklinikum Schleswig-Holstein, Campus Lübeck, Lübeck, Deutschland
e-mail: michael.thomaschewski@uksh.de

T. Keck, C.-T. Germer (Hrsg.), *Minimalinvasive Viszeralchirurgie*, https://doi.org/10.1007/978-3-662-67852-7_3

Konversionsrate und die patientenspezifischen Komplikationen kaum noch verbessern und ein Plateau erreicht haben. Klar strukturierte und zielorientierte Trainingsprogramme, die über Jahre begleitend eine kompetenzbasierte Ausbildung ermöglichen und die operative Fähigkeiten vergleichbar evaluieren, stellen derzeit die Idealform des laparoskopischen Trainings dar.

3.1 Einführung

In der Anfangsphase der laparoskopischen Chirurgie in den 1990er-Jahren bestand die Sorge, dass eine unkontrollierte Anwendung der neuen Methode ohne definierte Ausbildungscurricula und Richtlinien zu erhöhten Komplikationsraten führen und der Methode damit einen irreparablen Schaden zufügen könnte. Tatsächlich führten erhöhte Komplikations- und Mortalitätsraten, die sich aus der untrainierten Anwendung der laparoskopischen Operationsmethode ergaben, dazu, dass die Regierung des Bundesstaates New York in den USA im Jahr 1992 Vorschriften zur Etablierung und Zulassung der neuen Methode in den Kliniken erließ (Tang und Schlich 2016). Das negative historische Beispiel der Laparoskopie zeigt, dass die Einführung neuer Technologien in die klinische Praxis immer auch eine Entwicklung und Implementierung von Trainingsmethoden erfordert.

Das folgende Kapitel stellt die vorhandenen Methoden zum laparoskopischen Training dar. Die Gliederung des Kapitels orientiert sich dabei an dem schrittweisen Aufbau der Kompetenzlevel der laparoskopischen Chirurgie beginnend mit dem ersten laparoskopischen Eingriff (Anfängerlevel) bis hin zum Expertenlevel.

3.2 Der erste laparoskopische Eingriff (Anfängerlevel) – Der Erwerb laparoskopischer Basisfertigkeiten

3.2.1 Laparoskopische Basisfertigkeiten

Die laparoskopische Chirurgie erfordert gegenüber der offenen Chirurgie zusätzliche sensorische, motorische und kognitive Fertigkeiten, die als Basisfertigkeiten zusammengefasst werden:

1) **Umgang mit den laparoskopischen Arbeitsgeräten,**
2) **die Perzeption der veränderten Haptik,**
3) **die Gegensätzlichkeit der Bewegungen (*Fulcrum-Effekt*)**: Bei der Bewegung der Operationshand nach rechts bewegt sich durch die starre Trokarposition das laparoskopische Instrument im Operationssitus in die entgegengesetzte Richtung nach links.
4) **Erlernen von Kompensationsmechanismen der fehlenden Tiefenwahrnehmung** bzw. die kognitive Übertragung eines am Bildschirm erzeugten zweidimensionalen (2D-)Bildes auf den tatsächlichen Operationssitus.
5) **Die Hand-Auge-Koordination**: Im Gegensatz zum offenen Operieren befinden sich die eigenen Hände beim laparoskopischen Operieren nicht im Sichtfeld der/des Chirurg:in.
6) **Effiziente Koordination beider Hände zueinander**: Ein praktisches Beispiel stellt die diagnostische Laparoskopie dar, bei der der Dünndarm durch koordinierte Bewegungen beider Hände durchgemustert wird. Als weiteres Beispiel sollte beim laparoskopischen Operieren durch die nichtdominante Hand ein ständig angepasster Zug des Gewebes erzeugt werden, um hierdurch eine Exposition des Operationssitus zu erreichen, wodurch mit der dominanten Hand eine gezielte und sichere Durchtrennung des Gewebes ermöglicht wird.

Bei der Erlernung der laparoskopischen Basisfertigkeiten hat sich zudem die Kompetenz der **Beidhändigkeit** bei vielen laparoskopischen Eingriffen als Vorteil erwiesen – wie zum Beispiel die beidhändige Durchführung einer laparoskopischen Naht.

3.2.2 Erlernen laparoskopischer Basisfertigkeiten

In den letzten Jahren wurden Simulatoren und Trainingsprogramme entwickelt, die eine Ausbildung laparoskopischer Basisfertigkeiten außerhalb des Operationssaals ermöglichen können.

Das *Fundamentals of Laparoscopic Surgery* (FLS) ist das bekannteste Curriculum zur Vermittlung der Basisfertigkeiten der laparoskopischen Chirurgie. Das FLS hat sich aus dem *McGill Inanimate System for Training and Evaluation of Laparoscopic Skills* (MISTELS) entwickelt und umfasst derzeit eine webbasierte Didaktik, ein praktisches Training mit einem Videoboxtrainer und eine Evaluation der Basisfertigkeiten. Mit der Unterstützung der *Society of American Gastrointestinal and Endoscopic Surgeons* (SAGES) und des *American College of Surgeons* (ACS) ist die erfolgreiche Durchführung des FLS ein obligater Bestandteil der chirurgischen Weiterbildung in den USA geworden. Das FLS muss in den USA praktisch von jedem Chirurgen in der Weiterbildung erfolgreich durchgeführt werden (Zendejas et al. 2016).

Die Implementierung eines Simulationstrainings für laparoskopische Basisfertigkeiten in die chirurgische Weiterbildung erfolgte vor dem Hintergrund der überzeugenden Datenlage. In den Studien konnte gezeigt werden, dass sich durch das Simulationstraining die operative Performance und die Operationszeiten bei laparoskopischen Eingriffen am Patienten signifikant verbesserten (Zendejas et al. 2013). Darüber hinaus können durch das Simulationstraining operative und perioperative Komplikationen des Patienten, die im Rahmen der Lernkurve auftreten, signifikant verringert werden (Zendejas et al. 2013). Eine Übertragbarkeit (Transferabilität) der am Simulator erlernten Fertigkeiten in die Praxis bzw. in den Operationssaal am Patienten konnte in den Studien eindeutig belegt werden (Dawe et al. 2014).

Vor diesem Hintergrund gilt das Lernkonzept einer Ausbildung und praktischen Erlernung von laparoskopischen Basisfertigkeiten im Operationssaal am Patienten heutzutage als veraltet und obsolet. Neben ethischen Aspekten der Patientensicherheit ist eine Ausbildung von laparoskopischen Basisfertigkeiten im Operationssaal auch vor dem Hintergrund wirtschaftlicher Aspekte – wie dem Verbrauch von personellen und finanziellen Ressourcen – kritisch zu sehen.

3.2.3 Videoboxtrainer und Virtual-Reality-Trainer

Das Erlernen laparoskopischer Basisfertigkeiten ist in den Studien am besten durch (Video)boxtrainer und Virtual-Reality (VR)-Trainer untersucht. Im Folgenden werden beide Trainingsmethoden laparoskopischer Basisfertigkeiten genauer erläutert.

(Video)boxtrainer sind geschlossene oder halboffene Boxen mit Zugangsmöglichkeiten für Trokare bzw. laparoskopische Instrumente. Die (Video)boxtrainern beinhalten Trainingsmodule mit diversen Übungen wie dem beidhändigen Transfer von Hülsen, dem Stapeln von Elementen, dem Ausschneiden einer definierten Linie bzw. Form oder der Durchführung einer laparoskopischen Naht. Die Durchführung der Übungen erfolgt entweder durch eine direkte Sicht auf die Trainingsmodule (offene Systeme/Boxtrainer) oder die Darstellung der Trainingsmodule über eine Kamera oder Laparoskop (Videoboxtrainer/halboffene oder geschlossene Boxen). Ein klarer Vorteil von (Video)boxtrainern stellt die Verwendung von realen laparoskopischen Instrumenten dar, die ein direktes taktiles Feedback bieten und damit die veränderte bzw. eingeschränkte Haptik im Operationssaal simulieren. Zudem sind (Video)boxtrainer kostengünstig und einfach zu transportieren, sodass der Einsatz flexibel in einem *Skills Lab* oder auch in bereitgestellten Räumlichkeiten oder im OP erfolgen kann. An (Video)boxtrainern können zudem partielle und komplette Prozeduren trainiert werden. Hierfür können synthetische Organmodelle oder natürliche Organpakete (z. B. Leber-Gallenblasen-Organpaket) genutzt werden. Ein erheblicher Nachteil von Organmodellen und natürlichen Organpaketen ist, dass sie in der Regel nur für eine Trainingseinheit genutzt werden können und für jede weitere Einheit neu angeschafft werden müssen. Als Ausblick können bereits heute Organmodelle am 3D-Drucker erstellt und für das Training laparoskopischer Eingriffe genutzt werden. Dieses reduziert nicht nur den Aufwand, sondern erleichtert die Wiederholungen von Übungen laparoskopischer Eingriffe.

VR-Trainer sind gegenüber (Video)boxtrainern technisch aufwendiger und kostspieliger, da die Instrumentenbewegungen über eine Software in einen virtuellen Raum übertragen werden. Über eine Software können im virtuellen Raum verschiedene Übungsmodelle oder sogar ein anatomisches Umfeld generiert und auf einem Bildschirm visualisiert werden, in denen die ebenfalls virtuell dargestellten Instrumente im virtuellen Raum bewegt werden können. Die VR-Trainer bieten – analog zum Boxtrainer – Übungen zum Erlernen der Basisfertigkeiten. Darüber hinaus beinhalten die meisten VR-Trainer realitätsnahe Simulationsprogramme zur Durchführung partieller oder kompletter laparoskopischer Operationen wie einer laparoskopischen Cholezystektomie, Sigmaresektion oder Nephrektomie. Anders als beim (Video)boxtrainer sind für ein Training laparoskopischer Operationen beispielsweise einer laparoskopischen Cholezystektomie keine zusätzlichen Organmodelle oder Organpakete notwendig, was den Aufwand erheblich reduziert. Die laparoskopischen Simulationseingriffe können zudem beliebig oft wiederholt werden.

Die meisten VR-Trainer verfügen zudem über Instrumente mit motorgesteuerten Halterungen, die ein haptisches Feedback der virtuellen Umgebung softwaregesteuert auf die Instrumente übertragen. Interessanterweise zeigte sich in den meisten Studien kein zusätzlicher Nutzen des haptischen Feedbacks auf das Erlernen laparoskopischer Basisfertigkeiten (Zendejas et al. 2013). Dabei ist zu berücksichtigen, dass der softwaregestützte Feedbackmechanismus von VR-Trainern häufig nicht mit dem (realen) haptischen Feedback im (Video)boxtrainer oder im Operationssaal vergleichbar ist.

Die meisten VR-Trainer ermöglichen eine automatisierte Auswertung der operativen Performance bei der Durchführung der Übungen. Dabei werden z. B. die Genauigkeit, die Zeitdauer der Übungen, die Bewegungseffizienz und die Fehlerrate analysiert. Nach mehrfachen Wiederholungen der Übungen können Lernkurven der Basisfertigkeiten erstellt werden, was eine Vergleichbarkeit und ein Feedback des eigenen Trainings ermöglichen. Analog dazu wurden auch Videoboxtrainer mit einer automatisierten Erfassung der operativen Performance entwickelt. Aufgrund der zusätzlichen Sensoren sind diese Systeme jedoch deutlich kostenintensiver und deshalb kaum etabliert.

Ein klarer Vorteil der (Video)boxtrainer sind die erheblich geringeren Anschaffungskosten im Vergleich zu den VR-Trainern. Vor allem vor dem Hintergrund des finanziellen Drucks vieler Kliniken spielt dieser Faktor eine erhebliche Rolle. Beim Vergleich zwischen dem VR-Trainer und dem (Video)boxtrainer hinsichtlich des Erwerbs und der Übertragbarkeit laparoskopischer Basisfertigkeiten zeigte sich in den Studien keine Überlegenheit eines der beiden Trainingsmethoden. In den Studien zeigen beide Systeme gleichermaßen einen signifikanten Lernzuwachs laparoskopischer Basisfertigkeiten und eine Übertragbarkeit auf laparoskopische Eingriffe (Zendejas et al. 2013). In der Übersichtsarbeit von Zendejas et al. konnte zudem gezeigt werden, dass (Video)boxtrainer von den Auszubildenden tendenziell bevorzugt werden (Zendejas et al. 2013).

3.2.4 Effektive Lernstrategien

Das alleinige Vorhalten eines VR- oder (Video)boxtrainers in der Klinik hat sich in der Praxis als unzureichend erwiesen, um ein effektives Training außerhalb des Operationssaals sicherzustellen (Thinggaard et al. 2016). Stattdessen wird nach dem derzeitigem Forschungsstand ein klar strukturiertes, auf mehrere Übungseinheiten verteiltes und zielorientiertes Training gefordert, um einen effektiven Lernzuwachs, Übertragbarkeit und Adhärenz des Gelernten sicherzustellen. Ein Training durch zeitlich begrenzte Kurse, in denen die Fertigkeiten kompakt in 2–3 Tagen vermittelt werden, war dem kontinuierlichen Training in den Studien unterlegen (Thinggaard et al. 2016). Die Datenlage hinsichtlich der Frequenz und Dauer der Trainingseinheiten ist dabei sehr heterogen – von Trainingseinheiten von zweimal 30 min pro Woche bis zu täglichen Trainingseinheiten von einer Stunde (Thinggaard et al. 2016). Die Implementierung von Prüfungen zeigte in den Studien zudem einen positiven Effekt auf die Beibehaltung des Erlernten („*retention of skills*") (Kromann et al. 2009).

Die genannten Erkenntnisse zu effektiven Lernstrategien für den Erwerb laparoskopischer Basisfertigkeiten führten dazu, dass für die (Video)box- und VR-Trainer Trainingscurricula entwickelt wurden, die klar strukturierte und inhaltlich aufeinander aufbauende Übungen mit klaren Zielvorgaben enthalten.

Zur Anschauung wird hier als ein Beispiel für ein derartiges Trainingscurriculum laparoskopischer Basisfertigkeiten das **Lübecker Toolbox (LTB-)Curriculum** dargestellt (Laubert et al. 2018): Das LTB-Curriculum beinhaltet einen Videoboxtrainer mit einem strukturierten Trainingsprogramm, in dem die laparoskopischen Basisfertigkeiten in sechs aufeinander aufbauenden Übungen erlernt werden (Abb. 3.1). Mit einer neuen Übung wird nach Erreichen der Zielvorgabe der Vorübung begonnen. Für jede der 6 Übungen wurden genaue Zielvorgaben definiert, welche auf den (am System demonstrierten) Fähigkeiten von 15 Experten (Chirurgen) der laparoskopischen Chirurgie als Benchmark basieren. Die Zielvorgaben und die Lernkurven wurden in prospektiven Studien validiert (Laubert et al. 2018). Eine Übertragbarkeit der erlernten laparoskopischen Fertigkeiten auf laparoskopische Eingriffe konnte in Studien nachgewiesen werden. Beim LTB-Curriculum handelt es sich somit um ein strukturiertes und validiertes Trainingscurriculum mit klaren Zielvorgaben, welches das Erlernen laparoskopischer Basisfertigkeiten vergleichbar bis zum Expertenlevel ermöglicht. Das LTB-Curriculum beinhaltet zudem Instruktionsvideos und Lehrvideos (Tutorials) zu jeder Übung, in dem zum einen die korrekte Ausführung der jeweiligen Übung vermittelt werden und andererseits Tipps für eine effiziente und technisch saubere Handhabung der Instrumente und Durchführung der Übung vermittelt werden. Zur Gewährleistung der Präzision in der Durchführung der Übungen wurde zusätzlich zur Zielzeit ein Fehlerscore definiert: Die Fehler werden mit einem Zeitaufschlag geahndet, der zu der benötigten Zeit der jeweiligen Wiederholung addiert wird.

Die Übungen der Trainingscurricula sollten idealerweise durch Rückmeldungen und Anleitungen einer/eines erfahrenen Chirurg:in unterstützt werden. Begrenzte zeitliche und personelle Ressourcen gaben Anlass dazu, neue (alternative) Arten der Inhaltsvermittlung und des Mentorings zu entwickeln. **Lehrvideos oder E-Learning-Module** ermöglichen repetitiv und standardisiert bestimmte Schritte einer chirurgischen Übung oder Prozedur zu vermitteln. Sie können beispielsweise detailliert den korrekten und effektiven Umgang der Instrumente vermitteln. In Studien konnte gezeigt werden, dass Videotutorials und E-Learning-Module die personenbezogene Lehre teilweise ersetzen können (Mota et al. 2018; Pape-Koehler et al. 2013; Thomaschewski et al. 2019).

Feedback und Evaluation der laparoskopischen (Basis) fertigkeiten können durch validierte Bewertungssysteme wie dem *Global Operative Assessment of Laparoscopic Skills* (GOALS) oder dem *Objective Structured Assessment of Technical* Skills (OSATS) standardisiert und vergleichbar erfolgen (Chang et al. 2016; Kramp et al. 2015; Vassiliou et al. 2005) (Tab. 3.1). Die Bewertungssysteme umfassen mehrere Items wie die Genauigkeit, die Effizienz, den beidhändigen Einsatz der Instrumente und den Umgang mit dem Gewebe. Die Trainierenden erhalten so ein Feedback, in welchem Item sie bereits das Lernziel erreicht haben und in welchem Item sie sich weiter verbessern können. Idealerweise sollte das Feedback direkt durch erfahrene Chirurgen erfolgen, die die Übungsausführung begleiten. Eine Alternative stellt ein Feedback durch Videoanalysen dar. Vor dem Hintergrund der limitierten personellen und zeitlichen Ressourcen spielt die Bewertung der Leistungen durch die Trainierenden selbst (*self assessment*) eine immer wichtigere Rolle. In Studien konnte gezeigt werden, dass die alleinige Selbstbewertung der laparoskopischen Fertigkeiten ohne

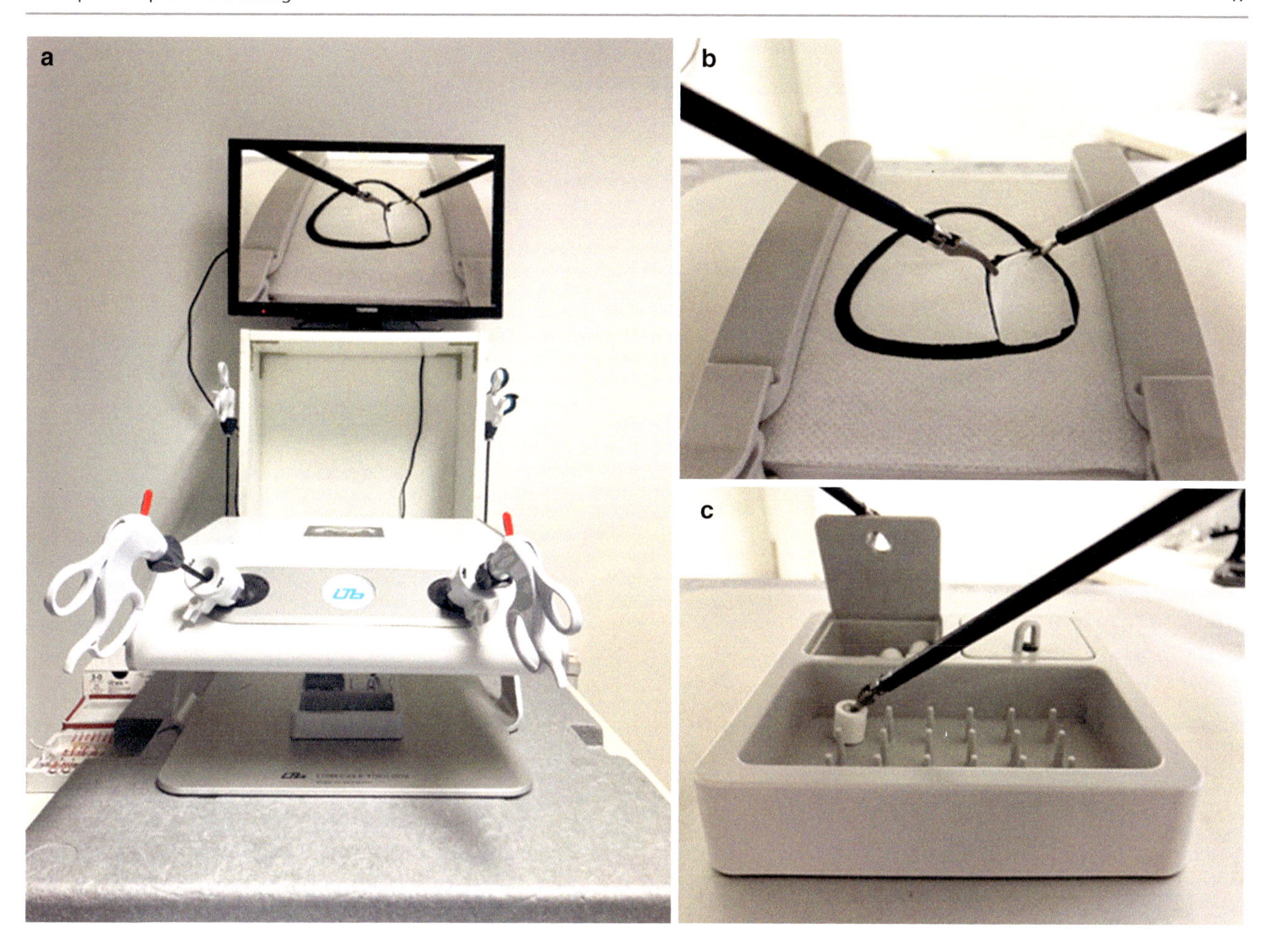

Abb. 3.1 Lübecker Toolbox (LTB-)Curriculum: **a** Der Videoboxtrainer „Lübecker Toolbox"; **b** Übung „Dreiecksschnitt"; **c** Übung „Kofferpacken"

Tab. 3.1 Global Operative Assessment of Laparoscopic Skills (GOALS). (Nach: Vassiliou et al. 2005)

Domaine	1 Punkt	3 Punkte	5 Punkte
Tiefenwahrnehmung	Langsame Korrekturen; konstant über das Ziel hinausschießende Bewegungen; ausfahrende Bewegungen	Teilweise überschießende Bewegungen bzw. teilweise vorhandene Bewegungen in der falschen Zielebene; schnelle Korrekturen	Zielgerichtete Bewegungen in der richtigen Ebene
Bimanuelle Geschicklichkeit	Nutzt nur eine Hand; ignoriert die nichtdominante Hand, schlechte Koordination beider Hände	Nutzt beide Hände, aber die Interaktion beider Hände wird nicht ausreichend genutzt, um Operationsschritte zu vereinfachen/optimieren	Nutzt beide Hände und ermöglicht dadurch einen optimalen Arbeitsfortschritt im Operationsprozess
Effizienz	Unsicher; viel vergebliche Mühe und Zeit; dauernder Wechsel des Operationsfokus; kein Fortschritt des Operationsprozesses	Langsam, jedoch andauernder Fortschritt des Operationsprozesses	Sicherer, schneller und effizienter Fortschritt, Wechsel des Operationsfokus, wenn sich dadurch ein effizienterer Fortschritt ergibt
Umgang mit dem Gewebe	Rau; starker Zug am Gewebe; Verletzung benachbarten Gewebes; ungezielte/unkontrollierte Elektrokoagulation; Abrutschen vom gefassten Gewebe	Größtenteils korrekter/schonender Umgang mit dem Gewebe; vereinzelt nur kleinere Verletzungen des benachbarten Gewebes; gelegentliches Abrutschen vom gefassten Gewebe	Korrekter/schonender Umgang mit dem Gewebe; angemessener Zug/Traktionskräfte am Gewebe; keine Verletzung des umliegenden Gewebes
Autonomie	Unfähig, die Prozedur/Operation – selbst unter einfachen Bedingungen und klaren Anweisungen – durchzuführen	Fähig, die Operation sicher unter verbalen Hilfestellungen durchzuführen	Fähig, die Operation sicher und allein ohne Hilfestellungen durchzuführen

die Rückmeldung eines Supervisors ebenfalls zu einem erfolgreichen Erwerb laparoskopischer Basisfertigkeiten führen kann (Halim et al. 2021; Al-Jundi et al. 2017; Snyder et al. 2009).

> **Wichtig** Vor der Durchführung der ersten laparoskopischen Operation am Patienten (z. B. einer laparoskopischen Appendektomie oder Cholezystektomie) sollten die laparoskopischen Basisfertigkeiten durch ein strukturiertes und zielorientiertes Trainingscurriculum außerhalb des Operationssaals an einem Videobox- oder VR-Trainer erlernt werden, um 1) die Ausbildung am Patienten im Operationssaal so effektiv wie möglich vorzubereiten, 2) personelle und wirtschaftliche Ressourcen der Kliniken zu reduzieren und 3) die Patientensicherheit nicht zu gefährden.

3.3 Eingriffe einfachen Schwierigkeitsgrads

Nach dem Erwerb laparoskopischer Basisfertigkeiten ist eine Ausbildung laparoskopischer Eingriffe am Patienten im Operationssaal möglich. Zu Beginn erfolgt die Durchführung von Teilschritten bis hin zu kompletten laparoskopischen Eingriffen einfachen Schwierigkeitsgrads. Hierzu eignen sich diagnostische Laparoskopien, Appendektomien, Cholezystektomien, transabdominelle präperitoneale Patch-Plastiken (TAPP) oder total extraperitoneale Patch-Plastiken (TEP). Wie bereits dargestellt, können diese Prozeduren auch am VR-Trainer trainiert werden. Die Übertragbarkeit der simulierten Operationen am VR-Trainer auf die operative Performance im OP-Saal ist in Studien jedoch bislang unzureichend untersucht.

3.3.1 Training am Tiermodell und am Körperspender

Ein Training am Tiermodell und am menschlichen Körperspender stellt eine Möglichkeit dar, nicht nur einfache, sondern auch komplexe laparoskopische Eingriffe zu trainieren. Das Training am Tiermodell kann an frischen Organpaketen oder im Tier-OP an narkotisierten Tieren oder am Tierkadaver erfolgen. Tiermodelle stellen ein zum Menschen physiologisch und anatomisch ähnliches Modell zum Training laparoskopischer Eingriffe dar. Ein klarer Vorteil eines Trainings mit einem menschlichen Körperspender gegenüber dem Tiermodell ist die reale Abbildung der menschlichen Anatomie. Das Verständnis der verschiedenen menschlichen anatomischen Ebenen, Strukturen und Räume ist für die Durchführung laparoskopischer Operation wichtig und kann nur am menschlichen Körperspender trainiert werden.

Die Verwendung von Tiermodellen zum Training laparoskopischer Eingriffe eignet sich daher hauptsächlich zum Training der laparoskopischen Fertigkeiten und zum Training einfacher laparoskopischer Eingriffe. Interessanterweise zeigte ein Review von Zendajas et al., dass das Training laparoskopischer Fertigkeiten am Tiermodell gleichwertig zu einem Training am VR-Trainer und (Video) boxtrainer ist (Zendejas et al. 2013). Ein Nutzen von lebenden bzw. narkotisierten Tieren für das Laparoskopietraining ist nach der vorhandenen Datenlage bislang nicht belegt. Insbesondere der enorme organisatorische Aufwand, die hohen Kosten, die Notwendigkeit spezieller Einrichtungen (inkl. Veterinärmediziner, Tierpfleger und Tierstalleinrichtungen) und die ethischen Bedenken sollten bei diesem Trainingsmodell berücksichtigt werden.

Nahezu alle laparoskopischen Eingriffe können an menschlichen Körperspendern realitätsnah simuliert werden. Beim Vergleich eines Körperspendertrainings mit einem VR-Training oder einem (Video)boxtraining wird das Training am menschlichen Körperspender über alle Kompetenzlevel hinweg (Anfänger- bis Expertenlevel) aufgrund des realitätsnahen haptischen Feedbacks und der realitätsnahen Anatomie von den Trainierenden am besten bewertet (Slieker et al. 2012; Sharma und Horgan 2012; Wyles et al. 2011).

> **Wichtig** Um ein effizientes Training am Tiermodell oder menschlichen Körperspender zu gewährleisten, sollten die laparoskopischen Basisfertigkeiten bereits erlernt worden sein.

Ein Training am menschlichen Körperspender eignet sich am ehesten zur Erlernung komplexer laparoskopischer Eingriffe. Es kann vor allem zu einem besseren anatomischen Verständnis in der Laparoskopie führen. Analog zum Tiermodell limitieren der hohe Aufwand, die hohen Kosten und die ethischen Bedenken die Verfügbarkeit eines derartigen Trainings. Trotz des offensichtlichen Vorteils eines realitätsnahen Trainingsmodells ist die Datenlage zum Simulationstraining am menschlichen Körperspender – insbesondere zur Übertragbarkeit in den OP-Saal –äußerst limitiert (James et al. 2019).

3.4 Eingriffe komplexen Schwierigkeitsgrads

Zu Eingriffen komplexen Schwierigkeitsgrads zählen die Fundoplicatio, Kolon- und Rektumresektionen, Adrenalektomien, Leberresektionen, Magen- und Ösophagusresektionen sowie Pankreasresektionen. Die Lernkurven komplexer laparoskopischer Eingriffe sind signifikant länger als die korrespondierenden offenen Verfahren. Komplexe laparoskopische Eingriffe können in der Regel nur in spezialisierten Zentren erlernt werden, die diese Eingriffe in hohen Fallzahlen durchführen. Diese Zentren besitzen sowohl die operative als auch perioperative Expertise, diese Eingriffe sicher durchzuführen und auszubilden. Ein nicht zu vernachlässigter Aspekt ist zudem, dass durch die hohen Fallzahlen in den Zentren eine geeignete Patientenselektion für das Erlernen komplexer laparoskopischer Eingriffe erfolgen kann.

Ein interessanter Aspekt in der Erlernung chirurgischer Eingriffe im Allgemeinen und vor allem bei komplexen chirurgischen Eingriffen wurde von Herrn Spencer im Jahr 1978 formuliert: Zu einer gut durchgeführten Operation gehören 75 % Entscheidungsfindung und 25 % operative Performance, wobei letztere ein gewisses Maß an Geschicklichkeit beinhaltet (Spencer 1978). Das Erlernen, die richtigen Entscheidungen im Rahmen einer Operation zu treffen, erfolgt durch das Sammeln von Erfahrungen, die in der Regel nur im Operationssaal am Patienten gemacht werden können. Bei der Entwicklung von Trainingsmethoden komplexer laparoskopischer Eingriffe geht es daher vornehmlich darum, effiziente und gleichzeitig sichere Trainingsbedingungen im Operationssaal am Patienten zu schaffen. Erfahrungen in der Durchführung komplexer laparoskopischer Eingriffe können vor allem aber auch durch die Assistenz dieser Eingriffe am Laparoskop gesammelt werden. In der Literatur gibt es jedoch kaum Analysen, inwieweit die Anzahl der zuvor durchgeführten Assistenzen die Lernkurven komplexer laparoskopischer Eingriffe beeinflussen.

3.4.1 Trainingsprogramme zum Erlernen komplexer laparoskopischer Eingriffe – Das LAPCO-NT-Programm

Das ***Laparoscopic Colorectal National Training Program* (LAPCO-NTP))** ist ein berühmtes und erfolgreiches Beispiel für ein effizientes und sicheres Trainingsprogramm zum Erlernen komplexer laparoskopischer Eingriffe. Das LAPCO-NTP beinhaltet ein stufenweises, multimodales und kontinuierliches Training, mit dem Ziel, sicher und eigenständig laparoskopische Kolonresektionen am Patienten durchführen zu können. Das Training beim LAPCO-NTP erfolgt über einen Zeitraum von 5 Jahren und umfasst aufeinander aufbauend 2 Phasen:

1. Eine präklinische Phase mit einem Hands-on-Training und einem Training am menschlichen Körperspender, welches durch Vorträge und (Lehr)videos begleitet wird, und
2. eine klinische Phase mit einer Ausbildung im OP-Saal am Patienten unter einer Supervision.

Das Training beinhaltet zudem eine regelmäßige Evaluation (*Assessment*) der operativen Performance und eine Prüfung zum Ende des Programms. Bei dem Programm wurde ein Minimum von 20 durchgeführten laparoskopischen Kolonresektionen definiert, um das Kompetenzlevel der laparoskopischen Kolonchirurgie zu erreichen (Coleman et al. 2011).

Das LAPCO-NTP wurde 2008 in England vom *National Cancer Action Team* eingeführt und finanziert. Der Hintergrund für die Einführung des nationalen Ausbildungsprogramms war der niedrige Anteil der Laparoskopie in der Kolonchirurgie von ca. 5 % gegenüber der offenen Chirurgie. Die lange Lernkurve laparoskopischer Kolonresektionen, die fehlenden Ausbildungsprogramme und die Gefahr einer Zunahme der Komplikationen im Rahmen der Lernkurven verhinderten in England die Implementierung der Laparoskopie in der Kolonchirurgie. Durch das LAPCO-NTP sollten Chirurgen strukturiert in der laparoskopischen Kolonchirurgie ausgebildet werden, um den Anteil der Laparoskopie in der Kolonchirurgie in England signifikant zu steigern. Tatsächlich stieg nach der Einführung des LAPCO-NTP der Anteil laparoskopischer Kolektomien innerhalb weniger Jahre von 5 % auf 23 % (Coleman et al. 2011). Im Rahmen des LAPCO-NTP kam es zu keiner Erhöhung der operativen und perioperativen Komplikationsraten, sodass durch das LAPCO-NTP auch die Patientensicherheit sichergestellt war. Bei den Teilnehmern in dem Programm handelte es sich um Fachärzte, die eine entsprechende Erfahrung in der offenen Chirurgie besaßen.

In der klinischen Phase des LAPCO-NTP erfolgt die Ausbildung entweder in der eigenen Klinik des Teilnehmers oder in klinischen Zentren für laparoskopische Kolorektalchirurgie, wenn z. B. die Expertise für eine Supervision oder die Infrastruktur für die Ausbildung in der eigenen Klinik nicht gegeben ist. Derartige **Fellowship-Trainingsprogramme**, bei denen eine Ausbildung in einem externen spezialisierten Zentrum erfolgt, haben sich nicht nur im LAPCO-NTP als effiziente Ausbildungsmethode komplexer laparoskopischer Eingriffe etabliert. In einem systematischen Review von Johnsten et al. konnte gezeigt werden, dass Chirurgen, die ein Fellowship-Trainingsprogramm absolviert haben, signifikant bessere onkologische Ergebnisse erzielten. Zudem waren die Komplikationsraten nach einem Fellowship-Trainingsprogramm bei der Durchführung der Eingriffe in der eigenen Klinik signifikant niedriger (Johnston et al. 2015; Hamdan et al. 2015). Zusammenfassend ermöglichen derartige Trainingsprogramme komplexe laparoskopische Eingriffe effizient zu erlernen, ohne dabei die Komplikationsraten zu erhöhen. Leider sind das Angebot und die Förderung derartiger Fellowships äußerst limitiert.

Die **Evaluation (*Assessment*)** der operativen Performance der Teilnehmer spielt auch beim LAPCO-NTP eine wichtige Rolle. Wie schon im Abschnitt zur Erlernung der laparoskopischen Basisfertigkeiten beschrieben, können Evaluationen bzw. Bewertungen der operativen Performance signifikant dazu beitragen, die laparoskopische Kompetenz zu verbessern. Im Rahmen des LAPCO-NTP wurde ein *Competency Assessment Tool* (CAT) zur Beurteilung der operativen Performance und zur Differenzierung der laparoskopischen Kompetenz integriert und validiert (Miskovic et al. 2013). Das CAT bewertet jeweils 4 Teilschritte einer laparoskopischen Kolonresektion: 1) Exposition, 2) Präparation und Dissektion der vaskulären Pedikel, 3) die Mobilisation und 4) die Resektion und Anastomose. Für jede dieser Teilschritte wird a) der Umgang mit den laparoskopischen Instrumenten, b) der Umgang mit dem Gewebe, c) die Fehlerrate und d) das erfolgreiche Erreichen des Ziels des Operationsteilschritts bewertet. Eine relevante Frage vieler Bewertungssysteme zur laparoskopischen Chirurgie – wie auch dem CAT – ist, wie die Grenzen oder Standards für ein Bestehen oder Nichtbestehen definiert werden. Die Literatur liefert hierzu kaum Daten. Dieses stellt ein relevantes Defizit vieler Bewertungssysteme dar – vor allem im Rahmen von Zertifizierungen.

Die **Unterteilung einer gesamten laparoskopischen Operation in Teilschritte** mit Definitionen von Zielen der jeweiligen Teilschritte stellt eine geeignete Methode zum Training komplexer laparoskopischer Eingriffe am Patienten im Operationssaal dar. In der Anfangsphase des Trainings werden vom Trainierenden nur die einfachen Teilschritte einer komplexen Operation trainiert. Im Laufe des Trainings werden alle weiteren Teilschritte erlernt, bis schließlich am Ende der Ausbildung die Teilschritte zusammengefügt werden und eine gesamte Operation unter Aufsicht durchgeführt wird. Ein Beispiel für eine Unterteilung einer komplexen laparoskopischen Operation in Teilschritten ist in Abb. 3.2 dargestellt. Für die Teilschritte sollten idealerweise Ziele und Maximalzeiten definiert werden, um eine adäquate Planung und Kontrolle der Operationszeiten zu ermöglichen. Bei dem ungünstigen Fall einer Überschreitung der Maximalzeit eines Teilschritts durch den Trainierenden kann eine Übernahme der Operation durch den begleitenden erfahrenen Chirurgen erfolgen, um einer unkontrollierten Verlängerung der Operationsdauer gegenzusteuern. Hierbei sollten dem Trainierenden die Gründe und die Fehler rückgemeldet werden, die zu einer signifikanten Verlängerung der Operationsdauer des Teilschritts führten. Nur so kann eine Verbesserung bzw. ein Lernprozess ermöglicht werden.

▶ **Wichtig** Eine Unterteilung einer Operation in Teilschritte mit klarer Definition von Zielen und Maximalzeiten ermöglicht eine strukturierte, effiziente und transparente Ausbildung komplexer Eingriffe im Operationssaal. Die Evaluation (Assessment) der operativen Performance der Teilschritte oder der gesamten Operation ermöglicht dabei einen zusätzlichen Lernerfolg.

3.4.2 Lernkurven

In den Studien wird der Lernfortschritt oder der Lernerfolg operativer Eingriffe zum einen an Messgrößen des chirurgischen Eingriffs und zum anderen an Messgrößen des perioperativen Verlaufs eines Patienten bewertet (Hopper et al. 2007). Zu den Messgrößen des chirurgischen Eingriffs gehören die Operationszeit, die intraoperative Komplikationsrate, die Konversionsrate und die Radikalität und Lymphknotenausbeute bei onkologischen Eingriffen. Zu den Messgrößen des perioperativen Verlaufs eines Patienten gehören die Dauer des Krankenhausaufenthalts, die Morbiditäts- und die Mortalitätsrate. Idealerweise sollte bei onkologischen Patienten zusätzlich das onkologische Langzeitüberleben und das rezidivfreie Überleben berücksichtigt werden. Dieses erfordert jedoch eine Datenerfassung über einen langen Zeitraum und eignet sich daher in der Praxis nicht zur Beurteilung der operativen Performance von Chirurgen.

Lernkurven stellen in der Literatur eine häufig verwendete Methode dar, um vorherzusagen, wie viele Eingriffe notwendig sind, bis ein Expertenlevel eines komplexen laparoskopischen Eingriffs erreicht werden kann. Die Lernkurven berücksichtigen in der Regel die genannten Messgrößen (Operationszeiten, Konversionsraten, Komplikationsraten etc.). Ein hypothetisches Modell einer Lernkurve ist in Abb. 3.3 dargestellt. Das Modell einer Lernkurve umfasst 3 Phasen.

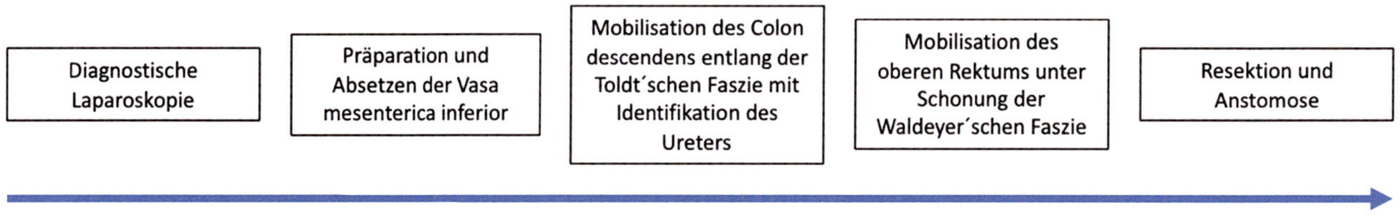

Abb. 3.2 Didaktische Unterteilung einer laparoskopischen anterioren Resektion in Teilschritte

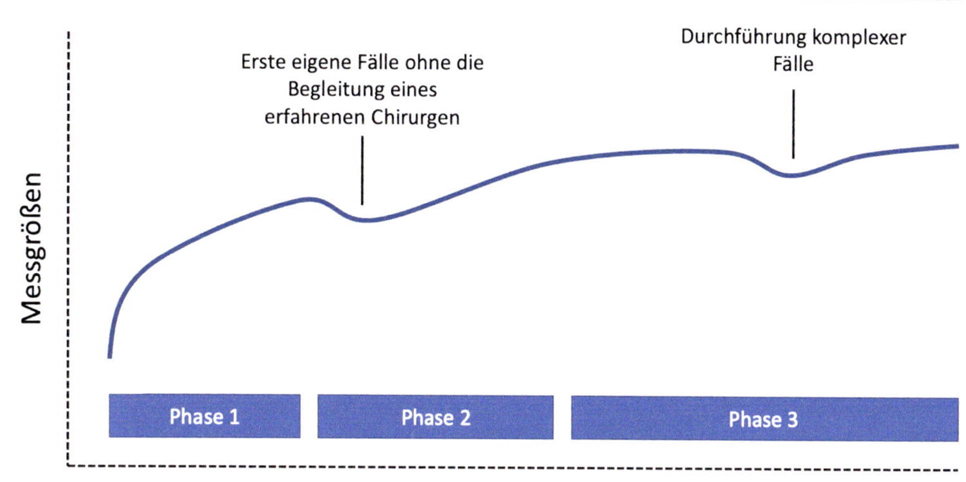

Abb. 3.3 Hypothetisches Modell einer Lernkurve laparoskopischer Eingriffe

Tab. 3.2 Risikofaktoren für eine Konversion in der laparoskopischen Kolorektalchirurgie (*Signifikanzlevel <0,05). (Nach Bhama et al. 2016)

		Referenz	Odds ratio (95 % Konfidenzintervall)
Adhäsionen	Moderat	Keine oder kaum	2,30 (1,80–2,94)*
	Schwer		8,4 (6,67–10,64)*
Aszitis	Ja	Nein	5,81 (1,12–30,3)*
BMI	Untergewicht	Normal	1,12 (0,61 –2,05)
	Übergewicht		1,11 (0,87 –1,42)
	Fettleibig		1,43 (1,12 –1,82)*
Diagnose	Adenome oder Polypen	Divertikelerkrankung	0,96 (0,69 –1,32)
	Adenokarzinom		1,37 (1,07 –3,05)*
Arterielle Hypertonie	Ja	Nein	1,34 (1,11 –1,63)*
Lokalisation	Rektum	Kolon	1,41 (1,13 –1,77)*
Nikotinabusus	Ja	Nein	1,44 (1,16 –1,78)*

- In der ersten Phase steigt die Lernkurve (Phase 1). Die Messgrößen wie Operationszeiten und Konversionsraten verbessern sich mit der zunehmenden Anzahl an durchgeführten Eingriffen. Die Steigung dieses Anstiegs zeigt an, wie schnell sich die Leistungen des Trainierenden verbessern. Zu Beginn einer Lernkurve wird häufig ein steiler Anstieg der Lernkurve beobachtet. Dieser wird im weiteren Verlauf zunehmend flacher. In dieser Lernphase erfolgen Optimierungen in der Operationsdurchführung, die sich geringfügiger auf die operativen und perioperativen Messgrößen auswirken.
- In der zweiten Phase (Phase 2) wird die Kompetenz erreicht, die komplexen laparoskopischen Eingriffe erstmalig eigenständig ohne die Supervision eines erfahrenen Chirurgen:in durchzuführen. In dieser Phase kann durchaus ein leichter Abfall der Lernkurve bzw. eine Verschlechterung der operativen und perioperativen Messgrößen beobachtet werden. Dieses kann u. a. dadurch erklärt sein, dass die Operateure bei den ersten eigenständigen Eingriffen bei gewissen Operationsschritten unsicher sind und sich in diesen Situationen nicht auf eine Rückmeldung eines Supervisors verlassen können. Dadurch können sich u. a. die Operationszeiten kurzfristig im Verlauf der Lernkurve verlängern oder die Konversionsraten steigen. Mit zunehmender Sicherheit in der eigenständigen Durchführung der komplexen Eingriffe wird dann wieder ein Anstieg der Lernkurve beobachtet.
- Mit zunehmender Erfahrung verbessern sich die Eingriffe in kleinen Schritten, bis ein Plateau erreicht wird oder sich die Lernkurve der Asymptoten nähert. In dieser Phase wird das Expertenlevel erreicht (Phase 3). Durchaus können im Rahmen dessen auch wieder kurzfristige Abfälle der Lernkurve bzw. Verschlechterungen der operativen und perioperativen Messgrößen beobachtet werden, wenn zunehmend „schwierige" Fälle durchgeführt werden wie z. B. Patienten, die ein hohes Konversionsrisiko besitzen (Tab. 3.2).

Die Patientenselektion spielt bei den Lernkurven komplexer laparoskopischer Eingriffe eine relevante Rolle. Vor allem in den frühen Phasen der Lernkurven sollten vorwiegend „einfache" Patienten gewählt werden, die sich durch ein niedriges Konversionsrisiko definieren (Tab. 3.2). In der Literatur wird häufig für die Lernkurve eines laparoskopischen Eingriffs eine Anzahl an Eingriffen angegeben, die ein Operateur durchführen muss, um die Plateauphase (Phase 3) zu erreichen. Für laparoskopische Kolonresektionen wird zum Beispiel eine Lernkurve von 88–152 Eingriffen angegeben (Miskovic et al. 2012).

Der Vergleich und die Übertragbarkeit von Lernkurven ist jedoch schwierig, da viele Faktoren die Lernkurven beeinflussen. Neben der Patientenselektion hat vor allem auch das gesamte Operationsteam einen Einfluss auf die Lernkurve eines Operateurs. Je nach Erfahrungsgrad des Operationsteams kann sich beispielsweise die Lernkurve verlängern, wenn das Operationsteam gemeinsam mit dem Operateur die Lernkurve durchläuft, oder auch verkürzen, wenn das Operationsteam bereits zuvor die Lernkurve mit einem anderen Operateur durchlaufen hat und somit erfahren in der Durchführung des komplexen Eingriffs ist. Nicht zu vernachlässigen ist auch das perioperative Management der Patienten in einer Klinik, das ebenfalls einen relevanten Einfluss auf die o. g. perioperativen Messgrößen hat.

Experimentelle Studien arbeiten derzeitig an der Entwicklung neuerer Marker zur objektiven Beurteilung der operativen Performance und der Lernkurve. Ein Beispiel hierfür stellt die neurophysiologische Messung mentaler Ressourcen bei laparoskopischen Eingriffen durch ereignisevozierte Potenziale (ERP) in der Elektroenzephalografie (EEG) dar. Der Erwerb laparoskopischer Fertigkeiten führt zu Veränderungen der Verteilung mentaler/kognitiver Ressourcen, welche durch ERP (z. B. der P300 Komponente) im EEG gemessen werden können. Anhand der Amplitude der P300-Komponente in der EEG-Messung kann so zwischen einem trainierten und einem untrainierten Chirurg:in unterschieden werden (Thomaschewski et al. 2021).

Literatur

Al-Jundi W, Elsharif M, Anderson M, Chan P, Beard J, Nawaz S (2017) A randomized controlled trial to compare e-feedback versus 'standard' face-to-face verbal feedback to improve the acquisition of procedural skill. J Surg Educ 74(3):390–397

Bhama AR, Wafa AM, Ferraro J, Collins SD, Mullard AJ, Vandewarker JF, Krapohl G, Byrn JC, Cleary RK (2016) Comparison of risk factors for unplanned conversion from laparoscopic and robotic to open colorectal surgery using the Michigan Surgical Quality Collaborative (MSQC) Database. J Gastrointestinal Surg 20(6):1223–1230

Chang OH, King LP, Modest AM, Hur H-C (2016) Developing an objective structured assessment of technical skills for laparoscopic suturing and intracorporeal knot tying. J Surg Educ 73(2):258–263

Coleman MG, Hanna GB, Kennedy R, National Training Program Lapco (2011) The National training program for laparoscopic colorectal surgery in England: a new training paradigm. Colorectal Dis 13(6):614–616

Dawe SR, Windsor JA, Broeders JAJL, Cregan PC, Hewett PJ, Maddern GJ (2014) A systematic review of surgical skills transfer after simulation-based training: laparoscopic cholecystectomy and endoscopy. Ann Surg 259(2):236–248

Halim J, Jelley J, Zhang N, Ornstein M, Patel B (2021) The effect of verbal feedback, video feedback, and self-assessment on laparoscopic intracorporeal suturing skills in novices: a randomized trial. Surg Endosc 35(7):3787–3795

Hamdan MF, Day A, Millar J, Carter FJC, Coleman MG, Francis NK (2015) Outreach training model for accredited colorectal specialists in laparoscopic colorectal surgery: feasibility and evaluation of challenges. Colorectal Dis 17(7):635–641

Hopper AN, Jamison MH, Lewis WG (2007) Learning curves in surgical practice. Postgrad Med J 83(986):777–779

James HK, Chapman AW, Pattison GTR, Griffin DR, Fisher JD (2019) Systematic review of the current status of cadaveric simulation for surgical training. Br J Surg 106(13):1726–1734

Johnston MJ, Singh P, Pucher PH, Fitzgerald JEF, Aggarwal R, Arora S, Darzi A (2015) Systematic review with meta-analysis of the impact of surgical fellowship training on patient outcomes. Br J Surg 102(10):1156–1166

Kramp KH, van Det MJ, Hoff C, Lamme B, Veeger NJGM, Pierie J-PEN (2015) Validity and reliability of global operative assessment of laparoscopic skills (GOALS) in novice trainees performing a laparoscopic cholecystectomy. J Surg Educ 72(2):351–358

Kromann CB, Jensen ML, Ringsted C (2009) The effect of testing on skills learning. Med Educ. https://doi.org/10.1111/j.1365-2923.2008.03245.x

Laubert T, Esnaashari H, Auerswald P, Höfer A, Thomaschewski M, Bruch H-P, Keck T, Benecke C (2018) Conception of the Lübeck toolbox curriculum for basic minimally invasive surgery skills. Langenbeck's Arch Surg/Deutsch Gesells Chirur 403(2):271–278

Miskovic D, Ni M, Wyles SM, Tekkis P, Hanna GB (2012) Learning curve and case selection in laparoscopic colorectal surgery: systematic review and international multicenter analysis of 4852 cases. Dis Colon Rectum 55(12):1300–1310

Miskovic D, Ni M, Wyles SM, Kennedy RH, Francis NK, Parvaiz A, Cunningham C et al (2013) Is competency assessment at the specialist level achievable? A study for the national training programme in laparoscopic colorectal surgery in England. Ann Surg. https://doi.org/10.1097/sla.0b013e318275b72a

Mota P, Carvalho N, Carvalho-Dias E, Costa MJ, Correia-Pinto J, Lima E (2018) Video-based surgical learning: improving trainee education and preparation for surgery. J Surg Educ 75(3):828–835

Pape-Koehler C, Immenroth M, Sauerland S, Lefering R, Lindlohr C, Toaspern J, Heiss M (2013) Multimedia-based training on internet platforms improves surgical performance: a randomized controlled trial. Surg Endosc 27(5):1737–1747

Sharma M, Horgan A (2012) Comparison of fresh-frozen cadaver and high-fidelity virtual reality simulator as methods of laparoscopic training. World J Surg 36(8):1732–1737

Slieker JC, Theeuwes HP, van Rooijen GL, Lange JF, Kleinrensink G-J (2012) Training in laparoscopic colorectal surgery: a new educational model using specially embalmed human anatomical specimen. Surg Endosc 26(8):2189–2194

Snyder CW, Vandromme MJ, Tyra SL, Hawn MT (2009) Proficiency-based laparoscopic and endoscopic training with virtual reality simulators: a comparison of proctored and independent approaches. J Surg Educ 66(4):201–207

Spencer F (1978) Teaching and measuring surgical techniques: the technical evaluation of competence. Bull Am Coll Surgeon 63(3):9–12

Tang CL, Schlich T (2016) Surgical innovation and the multiple meanings of randomized controlled trials: the first RCT on minimally invasive cholecystectomy (1980–2000). J Hist Med Allied Sci 72(2):117–141

Thinggaard E, Kleif J, Bjerrum F, Strandbygaard J, Ismail Gögenur E, Ritter M, Konge L (2016) Off-site training of laparoscopic skills, a scoping review using a thematic analysis. Surg Endosc 30(11): 4733–4741

Thomaschewski M, Heldmann M, Uter JC, Varbelow D, Münte TF, Keck T (2021) Changes in attentional resources during the acquisition of laparoscopic surgical skills. BJS Open 5(2). https://doi.org/10.1093/bjsopen/zraa012

Thomaschewski M, Esnaashari H, Höfer A, Renner L, Benecke C, Zimmermann M, Keck T, Laubert T (2019) Video tutorials increase precision in minimally invasive surgery training – a prospective randomised trial and follow-up study. Zentralblatt Für Chirurgie-Zeitschrift Für Allgemeine, Viszeral-, Thorax-Und Gefäßchirurgie 144(02):153–162

Vassiliou MC, Feldman LS, Andrew CG, Bergman S, Leffondré K, Stanbridge D, Fried GM (2005) A global assessment tool for evaluation of intraoperative laparoscopic skills. Am J Surg 190(1):107–113

Wyles SM, Miskovic D, Ni Z, Acheson AG, Maxwell-Armstrong C, Longman R, Cecil T, Coleman MG, Horgan AF, Hanna GB (2011) Analysis of laboratory-based laparoscopic colorectal surgery workshops within the english national training program. Surg Endosc 25(5):1559–1566

Zendejas B, Brydges R, Hamstra SJ, Cook DA (2013) State of the evidence on simulation-based training for laparoscopic surgery: a systematic review. Ann Surg 257(4):586–593

Zendejas B, Ruparel RK, Cook DA (2016) Validity evidence for the fundamentals of laparoscopic surgery (FLS) program as an assessment tool: a systematic review. Surg Endosc 30(2):512–520

Setup, Lagerung und Port Placement in der robotergestützten Chirurgie

4

Markus Kist

Inhaltsverzeichnis

▶ Die Robotik stellt die neueste und innovativste Technologie in der minimalinvasiven Chirurgie dar. Durch die vermehrte Anzahl an Bewegungsgraden der robotischen Arme und Instrumente verfügt diese neue Technik über das Potenzial, die Vorteile der offenen Operationstechniken mit denen der laparoskopischen Zugangswege zu kombinieren und die Limitationen der laparoskopischen Chirurgie zu überwinden. Das robotisch-gestützte Operieren stellt dabei eine gänzlich neue Art von chirurgischen Eingriffen dar. Hieraus ergeben sich neue Herausforderungen für das Setup, die Lagerung des Patienten sowie dem Trokar Placement und stellen die Grundlage für einen erfolgreichen Eingriff dar. Das folgende Kapitel befasst sich mit diesen Herausforderungen.

4.1 Lagerung, Gravity Displacement und Trokar Placement – Überblick

Grundsätzlich muss der Patient für einen robotischen Eingriff geeignet sein und entsprechende perioperative Vorbereitungen getroffen werden. Hierbei spielen Faktoren wie das Gewicht des Patienten sowie ein voroperierter Situs eine entscheidende Rolle. Der Schlüsselaspekt wird jedoch durch die zu operierende Zielanatomie bestimmt. Hiervon ist die gesamte Platzierung des Robotersystems, die Raumanordnung des beteiligten Klinikpersonals im Operationssaal, die Lagerung des Patienten sowie die Platzierung der robotischen Trokare abhängig.

4.1.1 Lagerung und Gravity Displacement

Nach erfolgter Indikation und Vorbereitung des Saals sowie des Teams erfolgt zunächst die Lagerung des Patienten. Hierbei ist auf hohe Standardisierung zur Ökonomisierung und Verkürzung der Abläufe zu achten. Der Patient wird meist auf einer Vakuummatratze und in Y-Position (Oberbauch) bzw. Steinschnittlage (Unterbauch) unter Ermöglichung einer Trendelenburg- oder Anti-Trendelenburg-Position gelagert (Müller-Debus et al. 2020). In diesem Zusammenhang kommt der Begriff des sog. Gravity Displacement zu tragen. Hierbei wird mit Hilfe der Schwerkraft die gewünschte Zielanatomie durch entsprechende Lagerungsmanöver dargestellt. Dies geschieht durch das schwerkraftbedingte Verschieben von Organen und Weichteilen (Zimmermann 2017). Da Lageänderungen in der robotischen Chirurgie zeitaufwändig sind, muss das optimale Gravity Displacement für die Operation zu Beginn derselben eingestellt werden.

M. Kist (✉)
Klinik für Chirurgie, Universitätsklinikum Schleswig-Holstein, Lübeck, Deutschland
e-mail: markus.kist@uksh.de

T. Keck, C.-T. Germer (Hrsg.), *Minimalinvasive Viszeralchirurgie*, https://doi.org/10.1007/978-3-662-67852-7_4

Es ist von Nöten auf eine druckstellenfreie Lagerung zu achten, um Schäden am Patienten zu vermeiden (Ellebrecht et al. 2013). Beide Arme werden mit Watte umwickelt und angelagert. Der Patient wird auf der individualisiert anmodellierten Vakuummatratze mit Seitenstützen auf der rechten und linken Patientenseite sowie an den Schultern stabilisiert. Der Kopf des Patienten wird auf ein Gelkissen mit Kopfschale gelagert. Anschließend erfolgt die Lagerung der Beine: An den Fußenden werden vertikale Stützen angebracht und die Füße mit Silikonmatten umwickelt. Zudem werden beide Beine mit Stützbinden am OP-Tisch fixiert. Über die proximalen Oberschenkel wird in der Y-Positionen zusätzlich ein Gurt angebracht, um eine weitere Stabilisierung des Patienten auf dem OP-Tisch sicherzustellen. Die Vakuummatratze vereinbart mehrere Vorteile miteinander: Sie stützt den Rücken physiologisch ergonomisch individuell und stabilisiert den Patienten auf dem OP-Tisch, insbesondere bei extremen Lagerungsbedingungen wie der Trendelenburg- oder Anti-Trendelenburg-Position. Nach abschließender Lagerungsprobe erfolgt das sterile Abwaschen und Abdecken des Patienten.

4.1.2 Trokar Placement – Allgemein

Nach erfolgtem sterilem Abwaschen und Abdecken, wird zunächst der Assistententrokar platziert und der Situs mittels der endoskopischen Kamera inspiziert. Anschließend kann nach Insufflation des Kapnopneumoperitoneums und Sichtung der Zielanatomie unter ggf. erneuter Lagerung, die restliche Trokarplatzierung erfolgen. Diese Abfolge ist von Bedeutung, da sich aufgrund des gezielten Verschiebens von Weichteilmassen und Organen in Abhängigkeit der Lagerung die Zielanatomie verändert (Abschn. 4.1.1). Unter Berücksichtigung dieser Faktoren ist eine ideale Trokarplatzierung gegeben und ein optimaler Abstand zwischen dem Operationsgebiet und den robotischen Instrumenten gewährleistet.

▶ **Praxistipp** Bevor die Platzierung der endgültigen Trokarpositionierung erfolgt, sollte zuvor das Kapnopneumoperitoneum insuffliert und die Zielanatomie im endgültigen Lagerungszustand gesichtet werden. Hiermit wird das Operationsgebiet in seiner finalen Lage aufgezeigt (Gravity Displacement) und schlussendlich eine ideale Trokarpositionierung ermöglicht.

Die nachfolgend beschriebenen Abläufe spiegeln den Einsatz mit dem Da Vinci Xi System wieder. Unabhängig von der Lage des Operationsgebiets ist es sinnvoll die Trokarplatzierungen mit einem sterilen Marker unter der Verwendung eines Zentimetermaßes anzuzeichnen. Zur Orientierung der Trokarplatzierung können weiterhin die Landmarken des Körpers verwendet werden, z. B. das Xiphoid, die Rippenbögen, die Spinae iliacae anteriores superiores, den Mons pubis sowie den Umbilicus. Zwischen den Trokaren sollte ein Abstand zwischen 6–10 cm (idealerweise 8 cm) liegen, um eine externe Kollision der robotischen Arme zu vermeiden. Zur Kollisionsvermeidung empfiehlt sich eine lineare Trokaranordnung. Bei Abweichung von dem linearen Vorgehen ist zu beachten, dass eine zur Zielanatomie konkave Trokaranordnung eine Kollision der robotischen Arme verhindert und eine konvexe Trokaranordnung eine Kollision begünstigt.

▶ **Praxistipp** Es sollte darauf geachtet werden, dass zwischen den eingebrachten Trokaren ein Abstand von ca. 8 cm besteht, welches in etwa einer Handbreite entspricht. Dies ist notwendig, um intraoperative externe Kollisionen zwischen den Armen des robotischen Systems zu vermeiden.

Das gesamte robotische System des Da Vinci Xi setzt sich aus drei Komponenten zusammen: Zum einen aus der Konsole (Surgeon Console), dem Patientenwagen (Patient Cart) und dem Bildschirmwagen (Vision Cart).

Der Patientenwagen stellt diejenige Einheit dar, welche mit den eingebrachten Trokaren verbunden wird. Dieser wird, nachdem die Arme steril abgedeckt wurden, über ein lasergeführtes Fadenkreuz in die gewünschte Position über den Patienten zum Kameratrokar gefahren und ermöglicht durch verstellbare Arme ein flexibles Operationsumfeld. Nachdem der Patientenwagen an den Trokaren angedockt wurde, ist auf einen ausreichenden Abstand (ca. 8–10 cm) zwischen den Gelenken der robotischen Arme zu achten. Es empfiehlt sich eine radiäre Anordnung, um die gedachte Zielanatomie zu wählen und es sollte mindestens eine Handbreite zwischen den robotischen Armen Platz finden. Um eine spannungsfreie Lage der Trokare in der Bauchdecke zu gewährleisten ist die Durchführung des sog. Burping – kurze Entlastung der Spannung an der Bauchdecke – sinnvoll.

▶ **Praxistipp** Nach dem erfolgreichen Platzieren des Trokars und anschließendem Einführen des Instruments, sollte auf eine spannungsfreie Lage des Trokars in der Bauchdecke geachtet werden. Hierfür ist das Durchführen des sog. Burping, der Entlastung der Bauchdecke am Trokar, sinnvoll.

4.2 Das organspezifische robotische Trokar Placement und Setup

Die Tab. 4.1 stellt einen Überblick über die für die entsprechenden Trokare (P1–P4) zu verwendenden Operationsinstrumente dar. Dabei ist im Folgenden das Trokar Placement für Rechtshänder dargestellt. Bei Linkshändern befindet sich die Kamera auf P3 und die Instrumente analog dazu mit einem Dissektionsinstrument auf P2, der bipolaren Fasszange auf P4 und der großen Fasszange auf P1 (Thomaschweski et al. 2020).

Tab. 4.1 Trokar Placement und entsprechendes Operationsinstrumente für robotische Eingriffe (Da Vinci Instrumentarium)

P1	Fenestrated Bipolar Forceps, Large Needle Driver
P2	Kamera
P3	Monopular Curved Scissors, Permanent Cautery Hook Vessel Sealer Extend Large and Medium-Large Clip Applier Maryland Bipolar Foreps SutureCut Needle Driver, Black Diamond Micro Forceps
P4	Tip-up Fenestrated Grasper, Small Graptor

4.2.1 Robotische Trokarplatzierung und Setup für Eingriffe im rechten Oberbauch

Bei der Durchführung robotergestützter Eingriffe im rechten Oberbauch (beispielsweise an Pankreaskopf und Leber) ist es hilfreich einen zusätzlichen Hilfstrokar (H1) zur Unterstützung der vier Roboterarme zu etablieren (Abb. 4.1). Intraoperativ wird der Operateur dabei mittels Fasszangen oder Spül-/Saugmanövern unterstützt. Bevor die eigentliche Trokarplatzierung erfolgt, wird zunächst der Hilftrokar (H1, 12 mm) etabliert. Dieser kommt aus Patientensicht 4 cm rechts des Umbilicus und 4 cm orthogonal nach kaudal zwischen P2 und P3 zu liegen, um intraoperative Trokarkollisionen zu vermeiden. Die robotischen Trokare werden auf einer horizontalen Linie ca. 20 cm vom Operationsgebiet entfernt in einem Abstand von ca. 8 cm platziert (Müller-Debus et al. 2020). In einem Abstand von ca. 2–5 cm supraumbilical erfolgt die Anlage in der Trokarebene. Die Trokare P3 und P4 werden auf dieser Ebene jeweils 4 cm aus Patientensicht rechts- und linkslateral des Umbilicus etab-

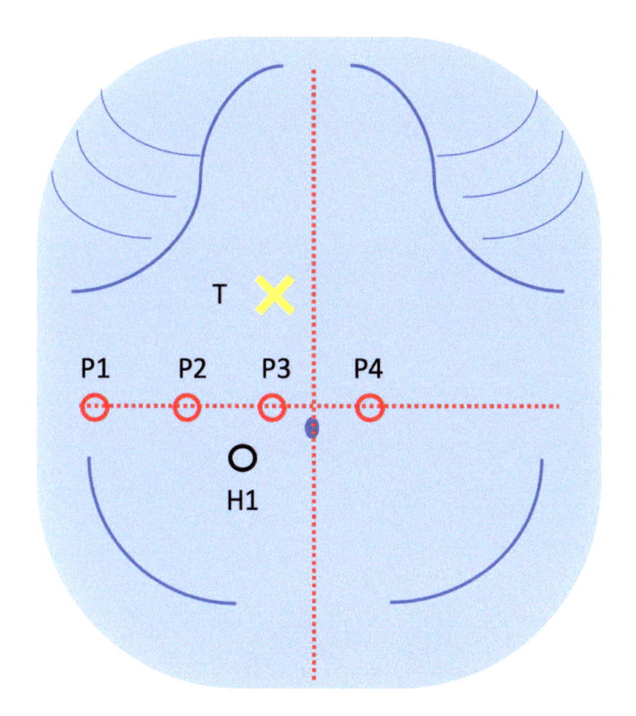

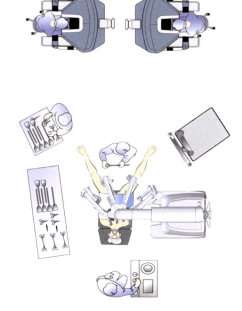

Abb. 4.1 Robotische Trokarplatzierung und Setup für Eingriffe im rechten Oberbauch (Pankreaskopf, Leber). *Links*: Trokarplatzierung; T = Zielanatomie; P1–P4 = Robotertrokare; H1 = Hilfstrokare; rechts: Raumanordnung bei robotischen Eingriffen im rechten Oberbauch

liert. Hierbei dient der Trokar P3 (8 mm) für die Dissektioninstrumente (monopolare Schere oder Vessel Sealer) und Trokar P4 (8 mm) für den vierten robotischen Arm (Haltearm) unter Verwendung des Pro Grasp oder der Cadiere. Der Kameratrokar (P2, 8 mm) kommt dabei weitere 8 cm aus Patientensicht rechts zwischen P1 und P3 zu liegen. Schlussendlich wird eine Ebene weiter 8 cm rechtslateral des Kameratrokars (P2, 8 mm) der Trokar für ein weiteres OP-Instrument (Fenestrated Bipolar Forceps oder Large Needle Drive) (P1, 12 mm) gesetzt.

Die Raumanordnung für das operative Setup ist in Abb. 4.1 dargestellt. Das Patient Cart und das Vision Cart werden aus Patientensicht rechts platziert. Der Assistent befindet sich zwischen den Beinen des in Y-Form gelagerten Patienten. Am Kopfende des Patienten befindet sich das Anästhesieteam. Aus Patientensicht links positioniert sich das OP-Personal. Der Patient wird in 15° Anti-Trendelenburg-Position und 5° patientenseitig links final gelagert. Bei Eingriffen an der Leber erfolgt die linkslaterale Lagerung bis zu 10°.

4.2.2 Robotische Trokarplatzierung und Setup für Eingriffe im linken Oberbauch

Die robotische Trokarplatzierung für Eingriffe im linken Oberbauch (beispielsweise Ösophagus, Magen und Pankreasschwanz) ist in Abb. 4.2 dargestellt. Zunächst wird der Hilfstrokar (H1, 12 mm) platziert, das Kapnopneumoperitoneum insuffliert und der Patient gelagert. Dieser kommt aus Patientensicht 4 cm links des Umbilicus und 4 cm orthogonal nach kaudal zwischen P2 und P3 zu liegen, um intraoperative Trokarkollisionen zu vermeiden. Über diesen kann intraoperativ der Operateur durch Fasszangen und Saug-/Spülvorgänge unterstützt werden. Anschließend erfolgt die Darstellung des gesamten Abdomens sowie der Zielanatomie (T) und die robotischen Trokare werden unter Sicht sowie Diaphanoskopie eingeführt. In einem Abstand von ca. 2–5 cm supraumbilical erfolgt das Einbringen des Kameratrokars (P2, 8 mm). In jeweils 8 cm Abstand erfolgen die Platzierungen 4 weiterer Trokare. Aus Patientensicht rechtslateral des Kameratrokars (P2, 8 mm) wird 8 cm weiter der Trokar für die Fenestrated Bipolar Forceps und den Stapler (P1, 12 mm) gesetzt. Weitere 8 cm rechtslateral kommt der zweite Hilfstrokar (H2, 15 mm) für den Leberretraktor, welcher über den Martin-Arm befestigt ist, zu liegen. Dieser wird bei Eingriffen am Ösophagus und Magen benötigt, um die Leber mittels eines Retraktors oder Paddel aus dem Operationsgebiet zu verlagern. Aus Patientensicht linkslateral erfolgen im Abstand von 8 cm zwei weitere Trokare. Zum einen der Trokar (P3, 8 mm) für die „monopolare Schere“ sowie den Vessel Sealer und den Trokar (P4, 8 mm) für den vierten robotischen Arm, dem Pro Grasp oder der Cadiere.

Die Raumanordnung für das operative Setup ist in Abb. 4.2 dargestellt. Das Patient Cart und das Vision Cart

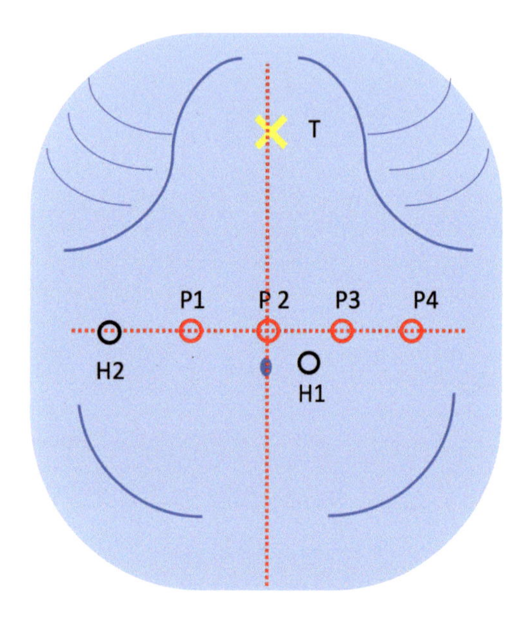

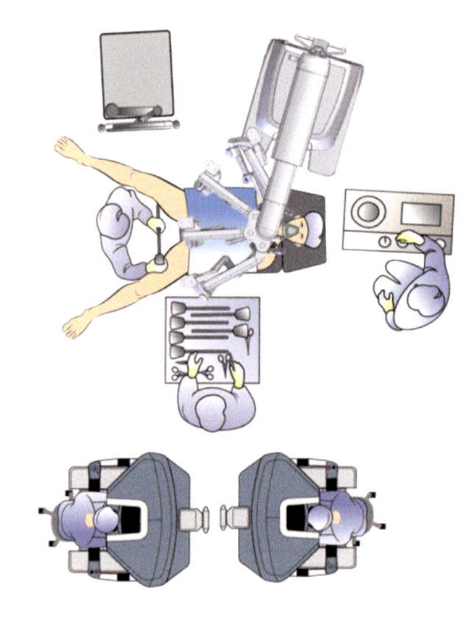

Abb. 4.2 Robotische Trokarplatzierung und Setup für Eingriffe im linken Oberbauch (Ösophagus, Magen, Pankreasschwanz). *Links*: Trokarplatzierung; T=Zielanatomie; P1–P4=Robotertrokare; H1, H2=Hilfstrokare; rechts: Raumanordnung bei robotischen Eingriffen im linken Oberbauch

werden rechts vom Patienten platziert. Der Assistent befindet sich zwischen den Beinen des in Y-Form gelagerten Patienten. Am Kopfende des Patienten befindet sich das Anästhesieteam. Aus Patientensicht links positioniert sich das OP-Personal. Der Patient wird in 18°-Anti-Trendelenburg-Position und 5° zur rechten Seite in die finale Lagerungsposition überführt. Bei Eingriffen am Pankreasschwanz erfolgt die rechtslaterale Lagerung bis zu 10°.

4.2.3 Robotische Trokarplatzierung und Setup für Eingriffe am Rektum, Sigma, Links-/und Rechtskolon

Die zunehmende Akzeptanz der robotergestützten Rektumchirurgie spiegelt sich in wachsenden veröffentlichten Studien zu diesem Thema wieder (AlAsari und Min 2012; Araujo 2014; Mak et al. 2014). Die Vorteile der robotischen Chirurgie greifen insbesondere durch die Möglichkeit der präzisen Präparation in engem Raum, wie dem kleinen Becken (Xiong et al. 2014; deSouza et al. 2010).

Die robotische Trokarplatzierung für Eingriffe am Rektum ist in Abb. 4.3 dargestellt (Panteleimonitis et al. 2018). Zunächst wird der Hilfstrokar (H1, 12 mm) 4 cm hinter und zwischen den Trokaren P3 und P4 platziert, das Kapnopneumoperitoneum insuffliert und der Patient gelagert. Über den Hilfstrokar kann der Operateur durch Fasszangen und Saug-/Spülvorgänge intraoperativ unterstützt werden. Anschließend erfolgt die Darstellung des gesamten Abdomens sowie der Zielanatomie (T) und die robotischen Trokare werden unter Sicht eingeführt. Die Trokare P1–P4 werden mit einem Abstand von 8 cm in einer geraden Linie im rechten Hemiabdomen schräg zur Medianlinie mit einem Abstand von 4 cm zum Umbilicus platziert. Wegweisend für die Trokarplatzierung ist dabei der Trokar P4, welcher 2 cm oberhalb der rechten Spina iliaca anterior superior eingebracht wird. Das Instrumentarium für die entsprechenden Trokare kann Tab. 4.1 entnommen werden. Die Raumanordnung für das operative Setup ist in Abb. 4.3 dargestellt.

Das Patient Cart wird aus Patientensicht links platziert. Das Vision Cart befindet sich zwischen den Beinen des in Steinschnittlagerung positionierten Patienten. Am Kopfende des Patienten befindet sich das Anästhesieteam. Aus Patientensicht rechts befinden sich sich das OP-Personal und der Assistent. Der Patient wird in 20°-Trendelenburg-Position und 8° zur rechten Patientenseite in die finale Lagerungsposition gebracht.

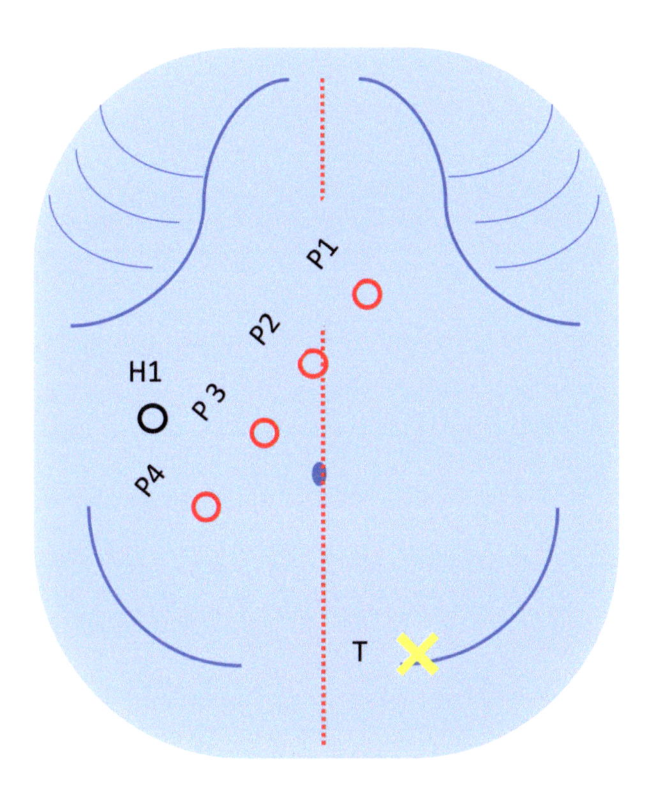

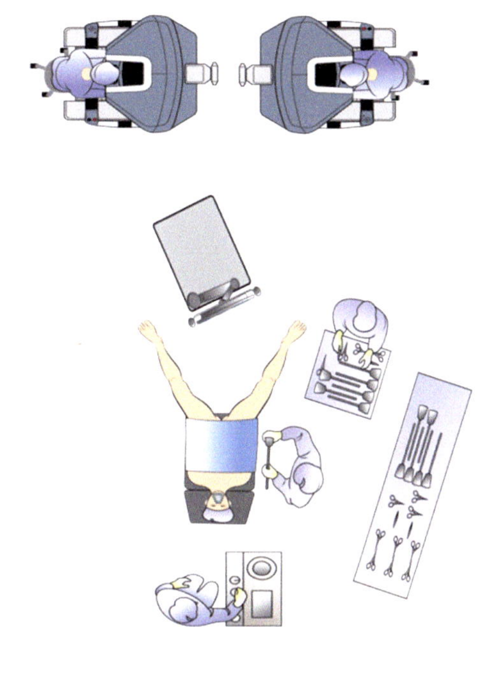

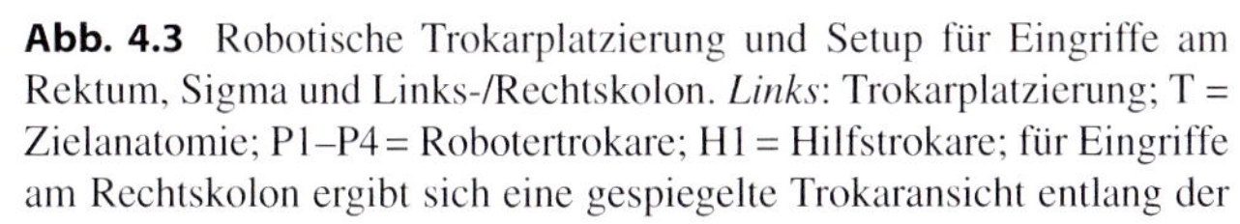

Abb. 4.3 Robotische Trokarplatzierung und Setup für Eingriffe am Rektum, Sigma und Links-/Rechtskolon. *Links*: Trokarplatzierung; T = Zielanatomie; P1–P4 = Robotertrokare; H1 = Hilfstrokare; für Eingriffe am Rechtskolon ergibt sich eine gespiegelte Trokaransicht entlang der vertikalen Medianlinie. *Rechts*: Raumanordnung bei robotischen Eingriffen am Rektum, Sigma und Linkskolon. Für Eingriffe am Rechtskolon ergibt sich eine gespiegelte Raumanordnung

Für Eingriffe am Rechtskolon ergibt sich eine gespiegelte Ansicht der in Abb. 4.3 aufgezeigten Trokar Platzierung entlang der vertikalen Medianlinie und der Raumanordnung. Der Patient wird ebenfalls in 20°-Trendelenburg-Position, jedoch in 8° patientenseitiger Linkslagerung final positioniert.

Literatur

AlAsari S, Min BS (2012) Robotic colorectal surgery: a systematic review. ISRN Surg 2012:1–12

Araujo SEA (2014) Robotic surgery for rectal cancer: Current immediate clinical and oncological outcomes. World J Gastroenterol 20(39):14359

deSouza AL, Prasad LM, Marecik SJ, Blumetti J, Park JJ, Zimmern A, u. a. (2010) Total mesorectal excision for rectal cancer: the potential advantage of robotic assistance. Dis Colon Rectum 53(12): 1611–1617

Ellebrecht D, Wolken H, Ellebrecht C, Bruch HP, Kleemann M (2013) Lagerungsbedingte Nervenläsionen in der laparoskopischen kolorektalen Chirurgie. Zentralblatt Für Chir – Z Für Allg Visz Thorax-Gefäßchirurgie 140(06):610–616

Mak TWC, Lee JFY, Futaba K, Hon SSF, Ngo DKY, Ng SSM (2014) Robotic surgery for rectal cancer: a systematic review of current practice. World J Gastrointest Oncol 6(6):184

Müller-Debus CF, Thomaschewski M, Zimmermann M, Wellner UF, Bausch D, Keck T (2020) Robot-assisted pancreatic surgery: a structured approach to standardization of a program and of the operation. Visc Med 36(2):104–112

Panteleimonitis S, Harper M, Hall S, Figueiredo N, Qureshi T, Parvaiz A (2018) Precision in robotic rectal surgery using the da Vinci Xi system and integrated table motion, a technical note. J Robot Surg 12(3):433–436

Thomaschewski M, Zimmermann M, Müller-Debus CF, Windisch V, Wellner UF, Hummel R (2020) u. a. Robotisch assistierte obere gastrointestinale und hepatopankreatobiliäre Chirurgie: Etablierung durch einen Stepwise Approach und eine Analyse der ersten 100 Operationen. Zentralblatt Für Chir – Z Für Allg Visz Thorax- Gefäßchirurgie 145(03):234–245

Xiong B, Ma L, Zhang C, Cheng Y (2014) Robotic versus laparoscopic total mesorectal excision for rectal cancer: a meta-analysis. J Surg Res 188(2):404–414

Zimmermann M (2017) Lagerung und Gravity Displacement. In: Keck T, Germer CT (Hrsg) Minimalinvasive Viszeralchirurgie [Internet]. Springer, Berlin/Heidelberg, S 9–12. http://link.springer.com/10.1007/978-3-662-53204-1_2. Zugegriffen am 06.06.2022

5 Ausbildung in robotischer Chirurgie

Richard Hummel

Inhaltsverzeichnis

▶ Die robotische Chirurgie stellt ein neues Level der minimalinvasiven Hochpräzisionschirurgie dar – mit großem Potenzial aber auch mit neuen Herausforderungen. Das Training des gesamten OP-Teams ist bei dieser neuen Technik unumgänglich. Gegenwärtig stehen wir erst am Anfang einer strukturierten, evidenzbasierten Ausbildung. Verschiedene Trainingsmodalitäten werden auf ihre Eignung für das Erlernen der robotischen Chirurgie überprüft und neue Wege des Trainings werden evaluiert. Hierbei stehen auch Fragen zum Nutzen der unterschiedlichen Trainingsmethoden im Fokus der Forschung.

R. Hummel (✉)
Klinik für Allgemeine Chirurgie, Viszeral-, Thorax- und Gefäßchirurgie, Universitätsmedizin Greifswald, Greifswald, Deutschland
e-mail: richard.hummel@med.uni-greifswald.de

5.1 Die robotische Chirurgie – ein neues Level der minimalinvasiven Hochpräzisionschirurgie mit großem Potenzial aber auch neuen Herausforderungen

Die minimalinvasive Chirurgie hat in den letzten Jahrzehnten einen unvergleichlichen Siegeszug angetreten und zu tiefgreifenden Veränderungen in der modernen Chirurgie geführt. Die robotische Chirurgie stellt nun die neueste Weiterentwicklung dar und präsentiert ein neues Level der minimalinvasiven Hochpräzisionschirurgie mit großem Potenzial. Da es sich bei robotischen Operationssystemen um hochkomplexe Geräte handelt, ist deren Anwendung mit einer Reihe von neuen Herausforderungen und auch bisher unbekannten Gefahren verknüpft. So berichtete Alemzadeh 2016 in einer Analyse der FDA MAUDE („The Manufacturer and User Facility Device Experience“) Datenbank, dass die zunehmende Benutzung der robotischen Systeme auch nach 14 Jahren immer noch mit einer nicht zu vernachlässigenden Rate an technischen Schwierigkeiten/Kom-

T. Keck, C.-T. Germer (Hrsg.), *Minimalinvasive Viszeralchirurgie*, https://doi.org/10.1007/978-3-662-67852-7_5

plikationen einhergeht (Alemzadeh et al. 2016). Dies spiegelt sich auch in der Einschätzung der ECRI wider, welche 2015 Komplikationen in der robotischen Chirurgie aufgrund eines insuffizienten Trainings als 8-ten der „Top 10 Health Technology Hazards" angab (www.ecri.org/2015hazards). Sogar im Jahr 2020 wurde die Robotik als Hazard #5 der „Top 10 Health Technology Hazards" geführt und eine klare Identifikation von geeigneten Prozeduren sowie ein umfassendes Trainings- und Evaluierungsprogramm gefordert (www.ecri.org/2020hazards).

▶ **Praxistipp** Aus der Komplexität von Robotersystemen ergeben sich neuen Anforderungen an Chirurgen und das OP-Team. Der strukturierten Ausbildung vor dem Einsatz des Geräts am Patienten kommt eine herausragende Rolle zu.

5.2 Trainingsmodalitäten

5.2.1 Virtual Reality (VR-)Simulatoren

Simulationstrainer auf der Basis von VR-Simulatoren sind die aktuell am meisten benutzten Trainingsmodalitäten für die robotische Chirurgie. Hierzu zählen beispielsweise die Simsurgery Education Platform (SEP), das Robotic Surgical System (RoSS), der Mimic dV-Trainer, der Da Vinci Skills Simulator (dVSS), das RobotiX Mentor oder dar ProMIS simulator (ProMIS; Moglia et al. 2016; Costello et al. 2021; Azadi et al. 2021). Gemeinsam ist allen verfügbaren Systemen hierbei die relativ einfache Nutzung der Systeme bei dem Erlernen von Basisfertigkeiten. Die Systeme benötigen keine besonderen Vorbereitungen, anders als beispielsweise Tiermodelle. Sie können oft sogar ohne das eigentliche Robotersystem außerhalb des OP aufgebaut werden, sie ermöglichen eine direkte Kontrolle des Lernerfolgs durch die Scoring-Systeme der Simulatoren und die Lernenden können in ihrer eigenen Geschwindigkeit lernen. Allerdings weisen diese Systeme auch einen relevanten Kostenfaktor auf (Costello et al. 2021; Azadi et al. 2021).

Einige VR-Systeme ermöglichen über das Erlernen von Basisfertigkeiten hinaus zudem das Erlernen von ganzen (oder unterteilten) Prozeduren. Diese Modelle existieren aktuell zum Beispiel für urologische Anwendungen und werden von den Anwendern oft als sehr realistisch erachtet (Moglia et al. 2016).

5.2.2 Training im Dry Lab/Wet Lab

Tiermodelle und Kadavermodelle werden seit langem zur Ausbildung von Chirurgen eingesetzt. Vorteile der Tiermodelle beinhalten realistische intraoperative Bedingungen inklusive Gewebehandling oder das Vorhandensein von anatomischen Ebenen (Costello et al. 2021). Bei Kadavermodellen steht die genaue menschliche Anatomie im Vordergrund. Nachteilig bei beiden Modellen ist, dass entsprechende Übungen nur unter Verwendung des eigentlichen Robotersystems und unter bestimmten hygienischen Bedingungen durchgeführt werden können, also entweder direkt im OP unter strengen hygienischen Voraussetzungen oder in Übungs-OP. Hierzu kommen Kostenaspekte und ethische Aspekte (Costello et al. 2021).

Aus diesen Gründen wurde in den letzten Jahren vermehrt an der Entwicklung künstlicher Organmodelle gearbeitet. Hierbei sind aktuell urologische Modelle am weitesten entwickelt. Einer der Hauptvorteile solcher Modelle – neben den ethischen und technischen Vorteilen – liegt in der Anwendbarkeit dieser Modelle im OP am eigentlichen Robotersystem. Die initialen Hauptprobleme dieser Modelle umfassten das unnatürliche Gewebehandling, unnatürliche Farben, fehlende Blutungen, fehlende anatomische Korrektheit, die Einbettung in umgebende Strukturen, die fehlende Nutzbarkeit von elektrochirurgischen Anwendungen sowie die kosteneffektive Herstellung der Präparate. Allerdings wurden zuletzt komplexe und realistische Modelle zum Beispiel zur Prostatektomie oder Nephrektomie beschrieben, welche schrittweise Operationen nachempfinden lassen (Costello et al. 2021).

5.2.3 Trainingscurricula

In den letzten Jahren wurden eine Reihe von strukturierten Trainingscurricula für das robotische Training entwickelt. Hierzu zählen individuelle oder nationale konsensusbasierte Trainingsprogramme sowie Programme der Hersteller. Diese Curricula kombinieren mehrere Komponenten (z. B. Onlinetraining, didaktische Lerneinheiten, intraoperatives Training oder verschiedene Trainingsmodalitäten) (Azadi et al. 2021). Ein Beispiel für ein fachspezifisches Curriculum ist das von der European Association of Urology EAU angebotene ERUS-Curriculum, ein strukturiertes Fellowship Programm zum Erlernen der roboterassistierten Prostatektomie (https://uroweb.org/erus-robotic-curriculum). Ein weiteres Beispiel ist das Pilot Curriculum von der Society of European Robotic Gynaecological Surgery SERGS mit theoretischen und praktischen Anteilen (Rusch et al. 2018). Als Beispiel für nationale konsensusbasierte Trainingsprogramme ist das Robotic Training Network Curriculum zu nennen, welches aktuell 2 Phasen (Bedside Assistance und Surgeon Console) beinhaltet (http://robotictraining.org/curriculum/).

Das am weitesten entwickelte Programm ist das Fundamentals of Robotic Surgery (FRS) des Institute for Surgical Excellence (ISE) (https://www.surgicalexcellence.org/fundamentals-of-robotic-surgery-frs), welches nicht spezifisch für eine chirurgische Plattform entwickelt wurde und alle Anforderungen an den Chirurgen und das Team vom Eintreten des Patienten in den OP bis zum Verlassen des OP abbildet. Hierzu zählt unter anderem ein didaktischer/kognitiver Online-Kurs, ein Training für psychomotorische Fertigkeiten mit Entwicklung eines spezifischen Trainingsmodell (Physical DOME) sowie ein Team- und Kommunikationstraining (Smith et al. 2014; Azadi et al. 2021). Eine kürzlich veröffentlichte randomisierte, kontrollierte Studie belegte die Effektivität des FRS durch den Nachweis einer besseren Performance hinsichtlich OP-Zeit und Fehlerquoten (Satava et al. 2020). Das am häufigsten benutzte Curriculum ist gegenwärtig allerdings aufgrund der noch bestehenden Quasi-Monopol-Situation das von der Firma Intuitive für ihre Robotersysteme angebotene Trainingsprogramm (https://www.intuitive.com/en-us/products-and-services/da-vinci/education).

5.2.4 Neue Wege des Trainings

Bedingt durch die hohe Technisierung der Robotersysteme werden zunehmend neue Wege des Trainings evaluiert. Untersuchungen zu einem kognitiven Training zum Beispiel konnten keinen positiven Effekt auf chirurgische Fertigkeiten am Simulator belegen (Schönburg et al. 2021). Auch zeigten verschiedene eLearning-Modelle mit nachfolgendem Simulatortraining keine alleinig ausreichende Vorbereitung durch eLearning auf chirurgische Skills (Puliatti et al. 2022). Auch führte eine präoperative „Aufwärmübung" nicht zu einer Verbesserung der intraoperativen chirurgischen Performance von erfahrenen Roboterchirurgen (Kelly et al. 2021). Gupta konnte allerdings belegen, dass Erfahrungen mit Computerspielen und ein Video-Spiel-basiertes Training mit verbesserten Metriken in der robotischen Chirurgie einhergehen (Gupta et al. 2021).

> **Praxistipp** VR-basierte Plattformen sind die am meisten genutzten Trainingsmodelle in der Robotik. Übungen im Dry Lab/Wet Lab weisen sowohl Vor- als auch Nachteile gegenüber den VR-Plattformen auf. Sehr vielversprechend sind aktuell neue Entwicklungen zu synthetischen Trainingsmodellen und komplexen Operationsübungen. Trainingscurricula kombinieren mehrere Komponenten des Trainings.

5.3 Nutzen des Trainings

5.3.1 Lernkurve

Als potenzieller Vorteil der robotischen Chirurgie wird immer wieder eine möglicherweise steilere Lernkurve im Vergleich zur Laparoskopie angeführt. In der Literatur sind die Daten hierzu nicht eindeutig. So zeigte eine randomisierte kontrollierte Studie zum präklinischen Training, dass bei einfachen 2-Hand-Übungen zur Koordination beispielsweise in der Phase des frühen Trainings eine Überlegenheit zugunsten der robotischen Chirurgie vorlag, im späteren Trainingsverlauf glichen sich die Lernkurven an (Kanitra et al. 2021). Ein systematisches Review aus dem Jahr 2021 zur kolorektalen Chirurgie zeigte bei insgesamt 8 von 11 Simulationsstudien, dass in jeweils der Hälfte der Studien eine schnellere Lernkurve entweder beim robotischen oder laparoskopischen Training vorhanden war, 3 Studien zeigten keinen Unterschied zwischen den Lernkurven der beiden Verfahren (Flynn et al. 2021).

Allerdings ist die Übertragbarkeit von Simulationsstudien in die Klinik fraglich. So konstatiert Kassite in einem systematischen Review über die Lernkurve in der robotischen Chirurgie, dass die gewählten Parameter in den bisherigen Studien sehr heterogen sind und meistens chirurgisch-technische und nicht klinische Indikatoren beinhalten, sodass bisher kein einzelner Parameter den chirurgischen Erfolg am besten darstellt (Kassite et al. 2019). Auch gibt es viele Faktoren wie zum Beispiel die Komplexität der Fälle, die chirurgische Erfahrung oder die Anwendung von Hybridverfahren, die die Lernkurve beeinflussen (Wong und Crowe 2022). Untersuchungen zu Lernkurven der Robotik im klinischen Einsatz scheinen bisher keinen klaren Vorteil der Robotik zu bestätigen. So fand sich in 2 klinischen nicht-randomisierten Studien für die anteriore Resektion kein Vorteil der Robotik hinsichtlich der Lernkurve, nur bei der rechtsseitigen Hemikolektomie war eine schnellere Lernkurve in der Robotik zu verzeichnen (Flynn et al. 2021). Auch konnte bei komplexen Eingriffen wie beispielsweise der Pankreaskopfresektion oder Pankreasschwanzresektion in einem systematischen Review kein Unterschied in der Lernkurve zwischen robotischer und laparoskopischer Chirurgie identifiziert werden (Chan et al. 2021).

> **Praxistipp** Bisher ist eine schnellere Lernkurve in der Robotik gegenüber der Laparoskopie nicht eindeutig belegt. Die Identifizierung von geeigneten (am besten klinischen) Parametern zur Evaluation der Lernkurve ist wünschenswert.

5.3.2 Transfer des Trainingserfolgs in die Klinik

An Tiermodellen konnte gezeigt werden, dass in 5 von 7 Studien Probanden nach einem VR-Training nichttrainierte Probanden in der abschließenden Performance übertrafen (Moglia et al. 2016). Darüber hinaus belegte eine Metaanalyse hinsichtlich eines VR-basierten Trainings den Transfer von chirurgischen Fertigkeiten, welche am VR-Simulator erworben wurden, in den OP in Hinsicht auf OP-Zeiten und chirurgische Performance sowie eine positive Korrelation zwischen der Performance am VR-Simulator und im OP (Schmidt et al. 2021). Auch für ein prozedurales VR-Training zeigte eine randomisiert kontrollierte Studie, dass unterschiedliche VR-Trainings eine signifikant bessere Performance in einem Kadavermodell zur Prostatektomie ergaben. Hierbei war das prozedurale Training dem Basistraining überlegen (Raison et al. 2021). Weiter zeigte sich in einem auf Augmented Reality-basiertem VR-Training ebenfalls ein Benefit bei Erstellung einer urethrovesikalen Anastomose (Moglia et al. 2016).

Andere Trainingsmodalitäten zeigten im randomisiert kontrollierten Setting eine Verbesserung in der „klinischen" Performance unter Zuhilfenahme eines Schweinemodells zur Annuloplastie- und Mammaria-interna-Präparation. Hier konnte gezeigt werden, dass neben dem VR-basiertem Training auch ein Wet Lab- (Schweinemodell) und Dry Lab-Training (FLS-Modellübungen) zu einer verbesserten Performance führten. Allerdings erreichten bei der Annuloplastie nur Probenden nach VR- oder Wet Lab-Training ein zur Benchmark vergleichbares oder besseres Level (Valdis et al. 2016).

> **Praxistipp** Unterschiedliche Trainingsmodalitäten führen zu einer Verbesserung der Performance an präklinischen Modellen oder in der Klinik. Der Erfolg des Trainings scheint gut in die Klinik transferierbar zu sein.

5.3.3 Sind laparoskopische Fertigkeiten hilfreich für das Erlenen der robotischen Chirurgie?

Mehrere randomisiert kontrollierte Studien konnten an präklinischen Modellen belegen, dass ein laparoskopisches Training vorteilhaft für die Performance am Roboter ist. Davila zeigte zum Beispiel, dass ein laparoskopisches Training (FLS) im Gegensatz zu einem VR-Training zu einer signifikanten Verbesserung bei Knotenübungen am Roboter führten und dass sowohl bei Knoten- als auch bei Transferübungen kein Unterschied zwischen Probanden bestand, welche zuvor am VR-Trainer geübt hatten oder gar kein Training erhalten hatten (Davila et al. 2018). Auch Thomaier belegte, dass das laparoskopische Training für die spätere robotische Performance von Vorteil ist (wie auch umgekehrt), sodass die Autoren schlussfolgerten, dass im jeweiligen Training erworbene Fertigkeiten zwischen der Laparoskopie und der Robotik transferierbar sind (Thomaier et al. 2017). Ebenso konnte Kanitra in einem präklinischen Trainingsmodell zeigen, dass Studenten Übungen mit dem Roboter signifikant besser absolvierten, wenn sie zuvor dieselben Übungen laparoskopisch absolviert hatten. Umgekehrt ergab das zunächst robotisch durchgeführte Training keinen positiven Einfluss auf die Performance im darauffolgenden laparoskopischen Training am gleichen Modell (Kanitra et al. 2021).

> **Praxistipp** Hochwertige präklinische Studien deuten auf einen klaren Benefit von laparoskopischen Fertigkeiten für das Erlernen der robotischen Chirurgie hin.

5.4 Initiative für ein nationales Trainingscurriculum für robotische Chirurgie in Deutschland: die CA Robin und ROSTRAC

Die neu gegründete Arbeitsgemeinschaft „Robotergestützte Chirurgie und Innovation" der DGAV (CA ROBIN) setzte sich kurz nach Gründung als eines der initialen Hauptziele, die Ausbildung in der robotischen Allgemein- und Viszeralchirurgie in Deutschland zu gestalten. Hierbei wurden mehrere Aspekte als relevant definiert, um ein strukturiertes Curriculum mit gutem Trainingserfolg bundesweit etablieren zu können. Diese umfassen:

- Curriculum adressiert die Ausbildung junger Chirurgen,
- Training soll am klinikeigenen robotischen System ohne Beschränkungen möglich sein,
- Curriculum ist produktunabhängig (für alle robotischen Plattformen in der Allgemein- und Viszeralchirurgie geeignet),
- Entwicklung des Curriculums durch chirurgische Fachgesellschaft (industrieunabhängig!),
- Kombination verschiedener Trainingsmodalitäten zur Potenzierung des Trainingseffekts.

Basierend auf diesen Vorgaben und ersten eigenen Erfahrungen (Thomaschewski et al. 2020) entstand 2021 das ca. 1-jährige, 3-stufige Robotic Surgical Training Curriculum RoSTraC (Abb. 5.1). Die erste Stufe beinhaltet neben didaktischen Einheiten ein VR-Training. Die zweite Stufe besteht aus einem 3-teiligen Dry Lab-Training. Zunächst werden einfache Handling- und Koordinationsübungen mit Hilfe der Übungsmodule der Lübecker ToolBox am Roboter durchgeführt (Laubert et al. 2018). Hiernach folgen komplexe Nahtübungen an BioTissue. Abschließend werden 3 Operationen an einem komplexen synthetischen Organmodell durchgeführt (Cholezystektomie, Ulkusperforation, Gastroenterostomie). In der dritten Stufe erfolgt dann der Einsatz im OP mit Observationen, Durchführung von definierten kleineren Teilschritten bei robotischen Operationen sowie kleinere, eigenständig durchgeführte Operationen oder Teilschritte größerer Operationen. Zu allen 3 Stufen liegen detaillierte Informationen sowieVideoinstruktionsmaterial vor (Abb. 5.2). Alle Teilschritte werden hinsichtlich der Ergebnisse kontrol-

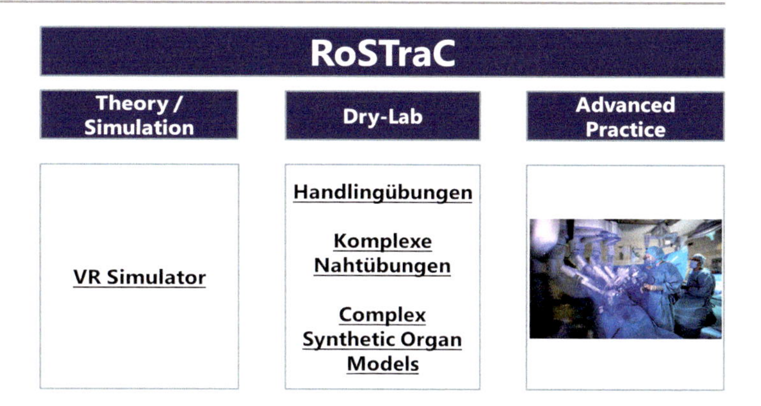

Abb. 5.1 RoSTraC: schematische Darstellung des 3-stufigen Curriculums

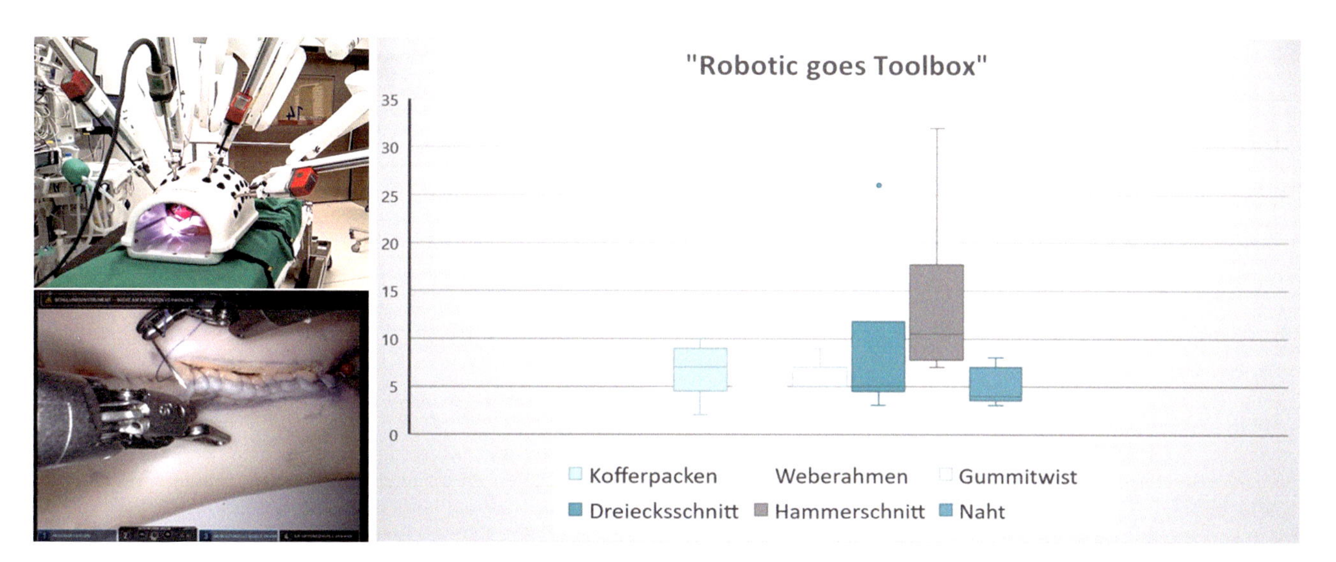

Abb. 5.2 RoSTraC. *Links* Videoinformationsmaterial zur standardisierten Durchführung der Übungen des Curriculums. *Oben* Setup des Roboters; *Unten*: Durchführung der Gastroenterostomie. (Rechte Seite: Anzahl der notwendigen Wiederholungen der Handlingübungen in der 2. Stufe bis zum Erreichen der vorgegebenen Experten-Benchmarkzeiten. (Eigene Daten, nicht publiziert))

liert, hierbei werden Experten-Benchmarks und Videoanalysen eingesetzt, um den Trainingserfolg der einzelnen Schritte zu überprüfen, ohne den ein Fortschreiten zum nächsten Schritt nicht möglich ist.

Die erste Evaluation des Curriculums in einem bundesweiten multizentrischen Setting mit 12 Teilnehmern in 6 Kliniken ergab unter anderem eine gute Durchführbarkeit des Curriculums vor Ort in den teilnehmenden Kliniken, einen reproduzierbaren und vergleichbaren Trainingserfolg bei allen Teilnehmern sowie eine hohe Compliance und Zufriedenheit der Teilnehmer und teilnehmenden Institutionen mit einem hohen Einsatz der Teilnehmer im OP am Ende des Curriculums (nichtpublizierte eigene Daten, Abb. 5.2).

▶ **Praxistipp** RoSTRAC ist ein von der CA Robin entwickeltes, strukturiertes, nationales Trainingscurriculum für die Ausbildung in der robotischen Allgemein- und Viszeralchirurgie in Deutschland.

Literatur

Alemzadeh H, Raman J, Leveson N, Kalbarczyk Z, Iyer RK (2016) Adverse events in robotic surgery: a retrospective study of 14 years of FDA data. PLoS One 11(4):e0151470

Azadi S, Green IC, Arnold A, Truong M, Potts J, Martino MA (2021) Robotic surgery: the impact of simulation and other innovative platforms on performance and training. J Minim Invasive Gynecol 28(3):490–495

Chan KS, Wang ZK, Syn N, Goh BKP (2021) Learning curve of laparoscopic and robotic pancreas resections: a systematic review. Surgery 170(1):194–206

Costello DM, Huntington I, Burke G, Farrugia B, O'Connor AJ, Costello AJ, Thomas BC, Dundee P, Ghazi A, Corcoran N (2021) A review of simulation training and new 3D computer-generated synthetic organs for robotic surgery education. J Robot Surg 3:1–15

Davila DG, Helm MC, Frelich MJ, Gould JC, Goldblatt MI (2018) Robotic skills can be aided by laparoscopic training. Surg Endosc 32(6):2683–2688

Flynn J, Larach JT, Kong JCH, Waters PS, Warrier SK, Heriot A (2021) The learning curve in robotic colorectal surgery compared with laparoscopic colorectal surgery: a systematic review. Colorectal Dis 23(11):2806–2820

Gupta A, Lawendy B, Goldenberg MG, Grober E, Lee JY, Perlis N (2021) Can video games enhance surgical skills acquisition for medical students? A systematic review. Surgery 169(4):821–829

Kanitra JJ, Khogali-Jakary N, Gambhir SB, Davis AT, Hollis M, Moon C, Gupta R, Haan PS, Anderson C, Collier D, Henry D, Kavuturu S (2021) Transference of skills in robotic vs. laparoscopic simulation: a randomized controlled trial. BMC Surg 21(1):379

Kassite I, Bejan-Angoulvant T, Lardy H, Binet A (2019) A systematic review of the learning curve in robotic surgery: range and heterogeneity. Surg Endosc 33(2):353–365

Kelly JD, Kowalewski TM, Brand T, French A, Nash M, Meryman L, Heller N, Organ N, George E, Smith R, Sorensen MD, Comstock B, Lendvay TS (2021) Virtual reality warm-up before robot-assisted surgery: a randomized controlled trial. J Surg Res 264:107–116

Laubert T, Esnaashari H, Auerswald P, Höfer A, Thomaschewski M, Bruch HP, Keck T, Benecke C (2018) Conception of the Lübeck toolbox curriculum for basic minimally invasive surgery skills. Langenbecks Arch Surg 403(2):271–278

Moglia A, Ferrari V, Morelli L, Ferrari M, Mosca F, Cuschieri A (2016) A systematic review of virtual reality simulators for robot-assisted surgery. Eur Urol 69(6):1065–1080

Puliatti S, Amato M, Farinha R, Paludo A, Rosiello G, De Groote R, Mari A, Bianchi L, Piazza P, Van Cleynenbreugel B, Mazzone E, Migliorini F, Forte S, Rocco B, Kiely P, Mottrie A, Gallagher AG (2022) Does quality assured eLearning provide adequate preparation for robotic surgical skills: a prospective, randomized and multicenter study. Int J Comput Assist Radiol Surg 17(3):457–465

Raison N, Harrison P, Abe T, Aydin A, Ahmed K, Dasgupta P (2021) Procedural virtual reality simulation training for robotic surgery: a randomised controlled trial. Surg Endosc 35(12):6897–6902

Robotic Surgery: Complications due to Insufficient Training – Hazard #8 in "Top 10 health technology hazards for 2015". Health Devices 2014 November. www.ecri.org/2015hazards. Zugegriffen am 23.08.2023

Rusch P, Kimmig R, Lecuru F, Persson J, Ponce J, Degueldre M, Verheijen R (2018) The society of european robotic gynaecological surgery (SERGS) pilot curriculum for robot assisted gynecological surgery. Arch Gynecol Obstet 297(2):415–420

Satava RM, Stefanidis D, Levy JS, Smith R, Martin JR, Monfared S, Timsina LR, Darzi AW, Moglia A, Brand TC, Dorin RP, Dumon KR, Francone TD, Georgiou E, Goh AC, Marcet JE, Martino MA, Sudan R, Vale J, Gallagher AG (2020) Proving the effectiveness of the fundamentals of robotic surgery (FRS) skills curriculum: a single-blinded, multispecialty, multi-institutional randomized control trial. Ann Surg 272(2):384–392

Schmidt MW, Köppinger KF, Fan C, Kowalewski KF, Schmidt LP, Vey J, Proctor T, Probst P, Bintintan VV, Müller-Stich BP, Nickel F (2021) Virtual reality simulation in robot-assisted surgery: meta-analysis of skill transfer and predictability of skill. BJS Open 5(2):zraa066

Schönburg S, Anheuser P, Kranz J, Fornara P, Oubaid V (2021) Cognitive training for robotic surgery: a chance to optimize surgical training? A pilot study. J Robot Surg 15(5):761–767

Smith R, Patel V, Satava R (2014) Fundamentals of robotic surgery: a course of basic robotic surgery skills based upon a 14-society consensus template of outcomes measures and curriculum development. Int J Med Robot 10(3):379–384

Thomaier L, Orlando M, Abernethy M, Paka C, Chen CCG (2017) Laparoscopic and robotic skills are transferable in a simulation setting: a randomized controlled trial. Surg Endosc 31(8):3279–3285

Thomaschewski M, Kist M, Bausch D, Hummel R, Keck T (2020) Strukturierte Etablierung eines Roboterprogramms samt Weiterbildung. CHAZ kompakt 21:369–374

Unproven Surgical Robotic Procedures May Put Patients at Risk – Hazard #5. In „Special report – Top 10 health technology hazards for 2020". Executive Brief. www.ecri.org/2020hazards. Zugegriffen am 23.08.2023

Valdis M, Chu MW, Schlachta C, Kiaii B (2016) Evaluation of robotic cardiac surgery simulation training: a randomized controlled trial. J Thorac Cardiovasc Surg 151(6):1498–1505.e2

Wong SW, Crowe P (2022) Factors affecting the learning curve in robotic colorectal surgery. J Robot Surg 16(6):1249–1256

ICG-Fluoreszenz und Enhanced Imaging

6

Kai Nowak

Inhaltsverzeichnis

Trailer Nachdem die intraoperative Fluoreszenzbildgebung in den 1990er-Jahren des letzten Jahrhunderts in verschiedenen Gebieten eingeführt wurde, hat sich diese erst in den letzten Jahren in Form der ICG-Floreszenz zu einem wichtigen Baustein in mehreren Feldern der diagnostischen und interventionellen Chirurgie entwickelt (Nowak 2021). Neben der Fluoreszenztechnologie mit dem am häufigsten verwendeten Farbstoff Indocyaningrün (ICG) eröffnen sich zukünftig breite Anwendungsfelder mit gegebenenfalls auch gewebespezifischen Farbstoffen. Technologien wie die hyperspektrale Bildgebung (hyper spectral imaging = HSI) werden zusätzliche Informationen für den Chirurgen auch in Kombination mit KI-Algorithmen liefern.

Ergänzende Information Die elektronische Version dieses Kapitels enthält Zusatzmaterial, auf das über folgenden Link zugegriffen werden kann [https://doi.org/10.1007/978-3-662-67852-7_6]. Die Videos lassen sich durch Anklicken des DOI-Links in der Legende einer entsprechenden Abbildung abspielen, oder indem Sie diesen Link mit der SN More Media App scannen.

K. Nowak (✉)
Chirurgie Rosenheim, Klinik für Allgemein-, Gefäß- und Thoraxchirurgie, RoMed Klinikum Rosenheim, Rosenheim, Deutschland

So könnten diese bildgebenden Informationen im OP der Zukunft dazu genutzt werden, Gewebe voneinander zu diskriminieren, wie beispielsweise Nerven- oder Tumorgewebe.

Im Bereich der Viszeralchirurgie ist die häufigste Anwendung der Fluoreszenzbildgebung mit ICG im Bereich der Gewebeperfusion vor oder nach Fertigstellung einer Anastomose im Bereich der kolorektalen und der Ösophaguschirurgie. Weiterhin kann die Fluoreszenzbildgebung wichtige Hilfestellung leisten im Bereich der Identifikation von Gallewegen und Galleleckagen, der Detektion von Metastasen und der Sentinel-Lymphknoten-Detektion. Einer der Hauptgründe, die zu einer weiten Verbreitung der ICG-basierten intraoperativen Bildgebung geführt haben, war die marktreife Entwicklung mehrerer Bildgebungssysteme, die das Interesse an der intraoperativen Fluoreszenzbildgebung wiederbelebt haben (Nowak 2021).

Das Kapitel fokussiert sich daher auf die aktuelle Praxis der ICG-Floreszenz im Bereich der Viszeralchirurgie und bewertet die vorliegende Evidenz kritisch. Sofern der Chirurg sich mit dem bildgebenden System, dem verwendeten Farbstoff und dessen Anwendung sowie mit möglichen Fehlerquellen vertraut gemacht hat, so ist die intraoperative ICG-Fluoreszenzbildgebung sicher, schnell und reproduzierbar.

T. Keck, C.-T. Germer (Hrsg.), *Minimalinvasive Viszeralchirurgie*, https://doi.org/10.1007/978-3-662-67852-7_6

6.1 Technologischer Hintergrund

Aktuell sind unterschiedliche Fluoreszenz basierte Bildgebungssysteme für die minimalinvasive Chirurgie kommerziell auf dem Markt erhältlich. Die Systeme unterscheiden sich technologisch deutlich hinsichtlich der verwendeten Lichtquellen, optischer Systeme und Anregungswellenlängen (Dsouza et al.). Moderne Fluoreszenzbildgebungssysteme haben eine hochauflösende Kameraeinheit für offene und laparoskopische Anwendungen. Darüber hinaus ermöglichen mittlerweile die meisten Plattformen eine fusionierte Bildgebung, welche dem Operateur ermöglicht in Echtzeit Fluoreszenzinformation zu sehen, ohne auf ein Weißlichtbild zu verzichten (Abb. 6.1).

Im Rahmen einer Studie hat sich unsere Arbeitsgruppe vor einiger Zeit mit den Vorteilen und Nachteilen der gängigen ICG-Fluoreszenzsysteme im Bereich der Viszeralchirurgie beschäftigt. Hierbei wurden die Systeme unter standardisierten Bedingungen ex vivo und in vivo verglichen (unpublizierte Daten). DSousa und andere haben sehr gewissenhaft unterschiedliche Bildgebungssysteme verglichen und in Übereinstimmung mit unseren eigenen Daten zeigen können, dass alle Systeme ICG-Floreszenz detektieren können und klinischen Nutzen aufweisen. Bei genauerer Betrachtungsweise zeigt sich jedoch, dass es deutliche Unterschiede bei der Bildqualität, dem Rauschverhalten und Perfusionsbildgebung gibt. Bei der ICG-Fluoreszenzangiografie benötigen Systeme mit einer LED-Lichtquelle höherer ICG-Dosen verglichen mit der heutigen laserbasierten Bildgebung. Darüber hinaus bieten die meisten bisherigen Systeme keine Möglichkeit zur Quantifizierung an. Bisher ist es unbekannt, inwieweit diese Systeme untereinander vergleichbare Resultate hinsichtlich beispielsweise der Gewebedurchblutung liefern. Bildgebungssoftware mit Autokorrektureinheiten innerhalb einiger der bestehenden Systeme könnten die Vergleichbarkeit der klinischen Studien zwischen den verschiedenen Systemen noch zusätzlich erschweren (Dsouza et al).

> **Wichtig** Die auf dem Markt erhältlichen Fluoreszenzsysteme für ICG haben mitunter deutliche Unterschiede bei Lichtquelle, Bildqualität, Rauschverhalten und Autokorrektur. Daher können Dosierungen für die Farbstoffe differieren.

In naher Zukunft könnten Systeme den Markt bereichern, die mehrere Fluoreszenzkanäle gegebenenfalls auch gleichzeitig in Kombination mit spezifischen Farbstoffen für beispielsweise Tumorgewebe und ohne Kombination mit Farbstoffen, von farbstoffunabhängigen Bildgebungsver-

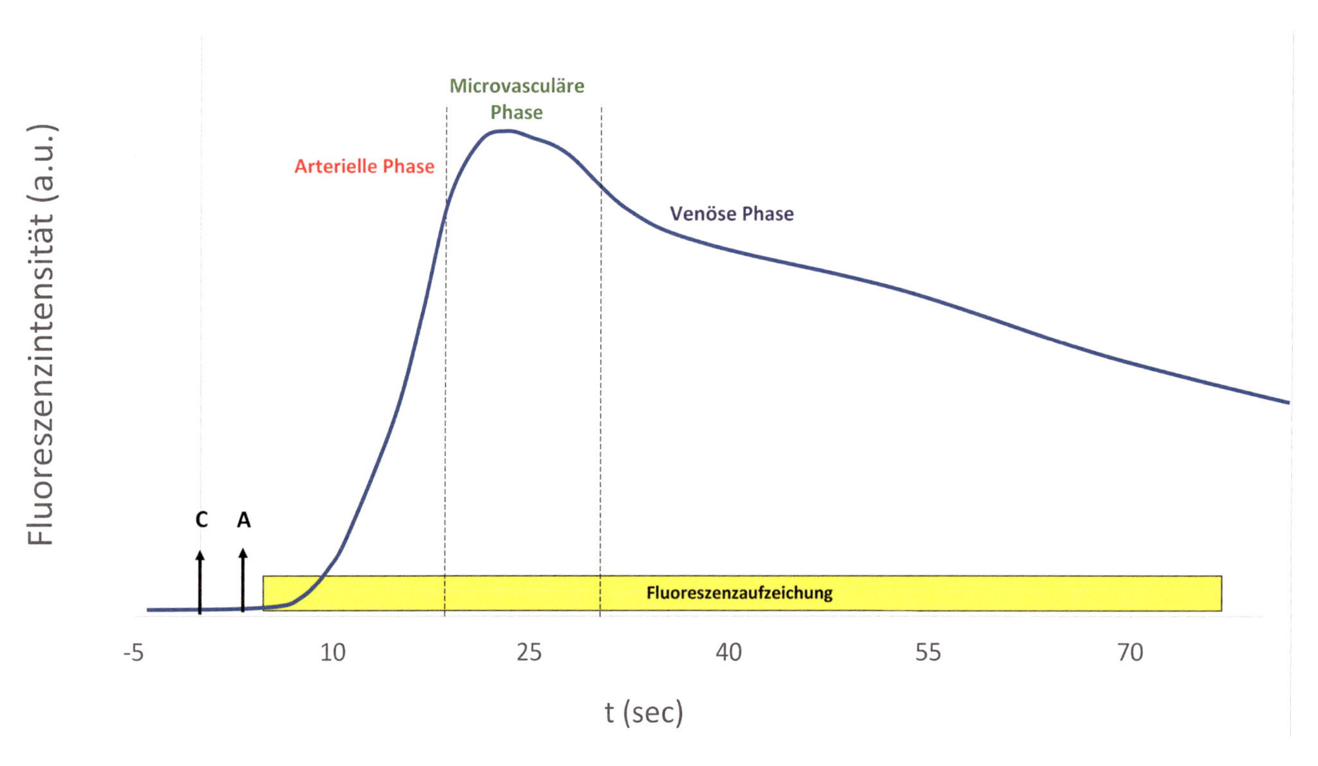

Abb. 6.1 Schematische Darstellung des korrekten Ablaufs einer Fluoreszenzangiografie. Der Chirurg (C) gibt dem Team Anweisung zum geplanten ICG-Einsatz. Der Anästhesist verabreicht die korrekte Menge ICG i.v. und flusht mit 10 ml NaCl-Lösung. Die Fluoreszenzaufzeichnung wird gestartet. So lassen sich arterielle Anflutphase, gefolgt von mikrovaskulärer Plateauphase und venöser Drainagephase gut detektieren und dokumentieren

fahren, wie der hyperspektralen Bildgebung (HSI), anbieten (in Entwicklung befindlich zum Beispiel ACTIV Surgical, USA). Dies würde mehrere wichtige zusätzliche Informationen für den Operateur wie beispielsweise Tumor- bzw. Nervendarstellung ermöglichen. Eine farbstoffunabhängige Perfusionsdarstellung wie beispielsweise durch HSI verhindert das aktuell vorhandene Problem der Restfloreszenz bei mehrfacher ICG-Anwendung.

6.2 Indocyaningrün (ICG)

ICG ist im Rahmen von Leberfunktionstest seit Jahrzehnten in der Medizin fest etabliert (Fox et al. 1957; Alander et al. 2012). Schwere allergische Reaktion, die mit der Anwendung von ICG in Zusammenhang stehen, sind mit einer Inzidenz von 0,05 % als sehr selten einzustufen und kommen meistens bei Patienten mit Jodallergien vor. Darüber hinaus gibt es mögliche Kreuzreaktionen mit Penicillin (Kurobe et al. 2017; Speich et al. 1988).

Hinsichtlich der physikalischen/optometrischen und chemischen Beschaffenheit von ICG ist die Datenlage für die klinische Anwendung (und experimentelle Anwendung) inkonsistent. In den meisten Studien wird ICG in destilliertem Wasser aufgelöst und intravenös verabreicht. Jedoch fehlen oftmals Informationen zur genauen Dosierung, der Art der Applikation (Bolus oder fraktioniert) und den Zeitpunkt an dem die Flasche mit ICG geöffnet wurde (ICG degradiert über den Zeitraum). Für die intravenöse Anwendung beträgt die Halbwertszeit von ICG im Plasma ca. 2,4 min. Die Substanz wird dann über die Leber metabolisiert und in der Galle ausgeschieden, was zu einem verlängerten Fluoreszenzeffekt bei Patienten mit limitierter Leberfunktion führt (Ott 1998).

Vor kurzem hat unsere Arbeitsgruppe Eigenschaften von ICG in Lösung genauer untersucht. Hinsichtlich der Stabilität der Substanz gelöst in Aqua und Blut war die vorhandene Literatur hierzu recht unpräzise und bewegte sich von einer kompletten Degradation innerhalb von 20 min (Hollins et al. 1987) bis zu einer Stabilität der Substanz bis 24 h (Gathje et al. 1970). Die Gebrauchsanweisungen der ICG-Produzenten differieren ebenso stark hinsichtlich des sofortigen Gebrauchs der ICG-Lösung (Diagnostics Green, Belgien) bis hin zur Anwendung innerhalb von 6 h (Akkord, USA). Weiterhin untersuchten wir den Einfluss von Tageslicht und Temperatur auf den Abbau von ICG. Sofern man ICG in Wasser aufgelöst und bei 4 °C unter dunklen Bedingungen lagert, zeigte sich in unseren Untersuchungen, dass ICG bis zu 3 Tage stabil bleibt und die Fluoreszenzintensität in diesem Zeitraum lediglich um maximal 20 % abnimmt. Sobald ICG Raumtemperatur oder einer höheren Temperatur unter Lichteinfluss ausgesetzt ist, beträgt die Stabilität maximal 5 h. (Mindt et al. 2018)

> **Wichtig** Basierend auf Experimenten ist die Haltbarkeit von in Wasser aufgelösten ICG bei Lagerung im Kühlschrank (4 °C) ohne nennenswerten Lichteinflüsse mindestens 1–2 Tage verwendbar, sofern aseptische Bedingungen garantiert werden können.

> **Cave** ICG sollte mit Aqua dest. aufgelöst werden, um Salzbildung und mögliche Verluste der Fluoreszenz zu vermeiden.

6.3 Ablauf intraoperative ICG-Fluoreszenz und deren Fehlerquellen

Bei Durchführung der ICG-Fluoreszenz zur Darstellung der Gewebedurchblutung appliziert der Anästhesist auf Anweisung des Chirurgen ICG-Farbstoff gefolgt von einer raschen kräftigen Spülung des venösen Zugangs mit 10 ml isotoner Kochsalzlösung (Video siehe Abb. 6.2). Das Operationsteam muss dahingehend trainiert sein, den Zeitpunkt der "ICG-Gabe mit dem Start des Bildgebungsprozesses und der Detektion des Fluoreszenzsignal im entsprechenden Operationsgebiet zu koordinieren (Abb. 6.1). Unkoordinierte Verabreichung von ICG oder unkoordiniertes Einschalten der Fluoreszenzkamera vor oder nach Injektion des Farbstoffs können zur Erhebung falscher Daten führen, die die Gewebeperfusionsbeurteilung erheblich beeinträchtigen können. Um die intestinale Perfusion beurteilen zu können, empfehlen die meisten Studien zwischen 2,5–10 mg ICG abhängig vom Körpergewicht und dem verwendeten Bildgebungssystem intravenös zu applizieren. Wie bereits zuvor beschrieben benötigen LED und Filtersysteme eher eine höhere Dosis ICG gegenüber Lasersystemen. Bis das Fluoreszenzsignal detektiert werden kann, vergehen zwischen 14 und 40 s nach Administration des Farbstoffs (Video siehe Abb. 6.2). Die höchste Signalintensität wird nach ca. 30–45 s erreicht (Peak entspricht dem Ende der arteriellen Einstromphase) und flacht sich hiernach mit einem Intensitätsverlust von ca. 40 % innerhalb von 1–2 min ab (venöse Auswaschphase; Abb. 6.1). Der Peak und der Wash-Out hängen stark von den Kreislaufbedingungen des Patienten und möglicher inotroper Substanzen ab. Hohe Katecholamindosen können die Intensität der Gewebeperfusion beeinflussen.

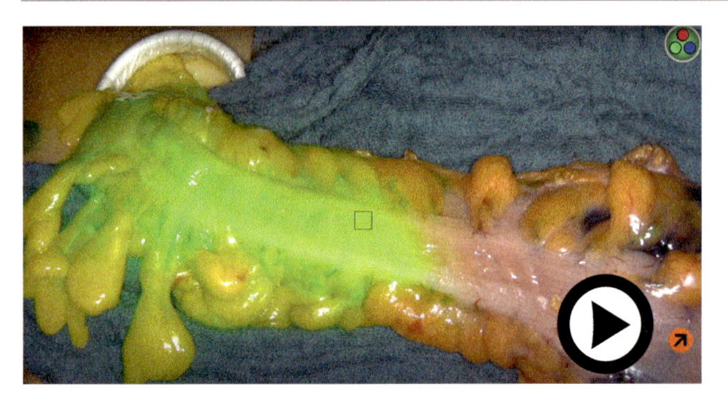

Abb. 6.2 Video 6.2: Ablauf intraoperative ICG-Fluoreszenz (©Video: Kai Nowak). (▶ https://doi.org/10.1007/000-bj5)

▶ **Wichtig** Die ICG-Applikation sollte standardgemäß dokumentiert werden. Standardisierte Dokumentation ist essenziell, da dieser auch die häufigsten Fehlerquellen der Fluoreszenzangiografie minimiert.

Hierzu gehören:

- ICG-Dosis, Applikationszeitpunkt und Anzahl der Applikationen,
- Zeit bis zum Auftreten des ersten Fluoreszenzsignals,
- Nebenwirkung der ICG-Gabe,
- Korrelation zwischen klinischer Einschätzung durch das Auge und Fluoreszenz-Angiografie,
- Veränderung im chirurgischen Vorgehen durch die Fluoreszenz.

▶ **Cave** Mögliche Fehlerquellen sind:

- Bedienung und Kommunikationsfehler zwischen OP-Pflege, Anästhesist und Chirurg.
- Schwaches Signal:
  - Dosis zu niedrig,
  - mögliche Degeneration von ICG durch Licht oder Hitzeeinwirkung,
  - zu hoher Abstand zwischen Fluoreszenzkamera und zu untersuchenden Gewebe,
  - zu langsame Injektion des Farbstoffs bzw. Fehlen des Nachspülens der Injektionsleitung nach Farbstoffapplikation.
- Überstrahlung (Blooming-Effekt):
  - Dosis zu hoch,
  - Streulicht bzw. Einfluss von außenstehenden Lichtquellen bei der offenen Chirurgie.

▶ **Praxistipp**

- Teamtraining und klare Kommunikation erleichtern Einstieg in die Fluoreszenzbildgebung.
- Dokumentation von Dosis und ggf. Therapieveränderung sollten im OP-Bericht erfasst werden.

6.4 Evidenzbasierte Evaluation ICG-Fluoreszenz

Die Fluoreszenzbildgebung und anderen intraoperative Bildgebungsverfahren unterliegen aktuell einer raschen Entwicklung. Die rasche Zunahme an Publikationen in den letzten 20 Jahren ist verbunden mit der Entwicklung moderner Bildgebungsverfahren. Ein hohes Interesse war mit der Markteinführung verschiedener Bildgebungssysteme verbunden. Es werden oftmals unterschiedliche Herangehensweisen für Fragestellungen benutzt. Die Studienqualität ist häufig gering, da es nur einzelne prospektiv randomisierte Studien gibt. So sind im Folgenden die aktuelle Studienergebnisse und eigene Erfahrung aufgeführt.

6.4.1 Notfall und Mesenterialischämie

Die akute mesenteriale Ischämie bleibt mit einer hohen Morbidität und schlechten Outcome vergesellschaftet. Die Evaluation der Darmvitalität ist in vielen Fällen meist subjektiv und kann die Resektion potenziell erholungsfähiger Darmabschnitte zur Folge haben. Die ICG-Fluoreszenzangiografie könnte als objektive, nichtinvasive Methode die Möglichkeit bieten, das Ausmaß der Ischämie korrekt zu beurteilen und Hilfestellung hinsichtlich Resektion, „second look" oder auch Revaskularisation bieten (Abb. 6.3). In tierexperimentellen Studien wurde das Assessment der Darmperfusion in Echtzeit durch ICG-Fluoreszenz und HSI mehrfach belegt (Duprée et al. 2021). Hierbei wurde auch gezeigt, dass bereits bei einer Reduktion der Perfusion um 25 % die Anastomosenheilung beeinträchtigt wird, allerdings ohne chirurgische Komplikationen zu verursachen (Diana et al. 2014).

Zahlreiche Machbarkeitsstudien und kleinere Fallserien haben die ICG-Fluoreszenz zur Evaluation der Darmperfusion beschrieben. In einer Serie von 54 Patienten konnten wir zeigen, dass die intraoperative ICG-Angiografie die chirurgische Entscheidung in 30 % der Fälle beeinflusst (Karampinis et al. 2018). Die ICG-Fluoreszenz zeigte sich hierbei der visuellen Evaluation überlegen und hat einen Einfluss bei der Entscheidungsfindung, ob eine Second-look-Operation, eine Resektion oder auch Revaskularisation sinnvoll erscheint. Vergleichbare Ergebnisse ergab die Fallserie an 57 Patienten einer Gruppe aus Genf (Liot et al. 2018).

Auch wenn die ICG-Fluoreszenz bei Patienten mit Mesenterialischämie große Hilfe bieten kann, so sind methodische Limitationen und Einflussfaktoren zu berücksichtigen. Die wichtigen Einflussfaktoren, wie die Katecholamintherapie, das „capillary leak" und ggf. eine eingeschränkte Leberfunktion, scheinen in der Literatur bisher unterbewertet zu sein (Hoffmann et al. 2005). Im klinischen Setting müssen

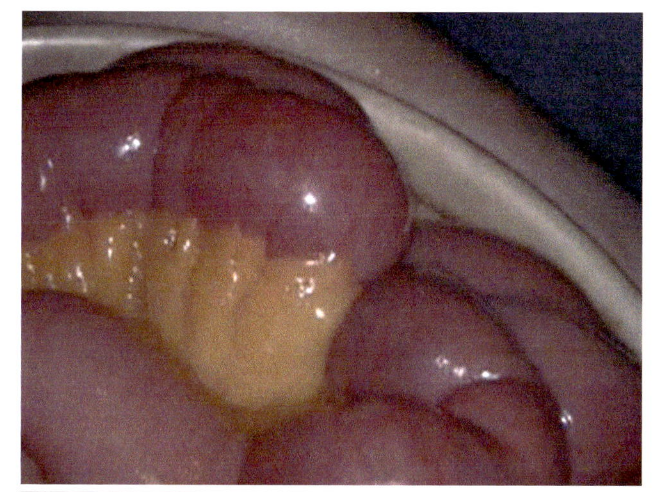

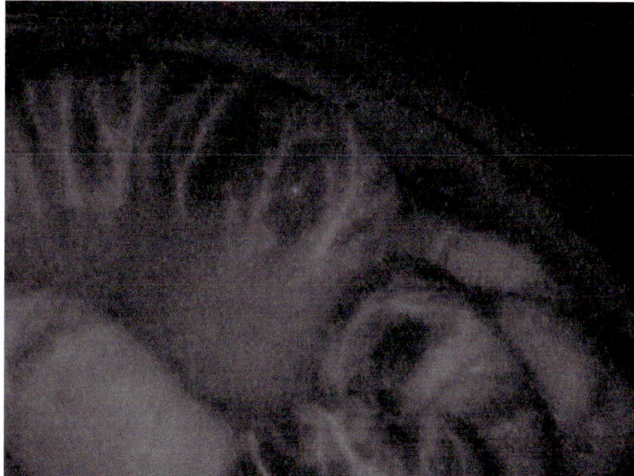

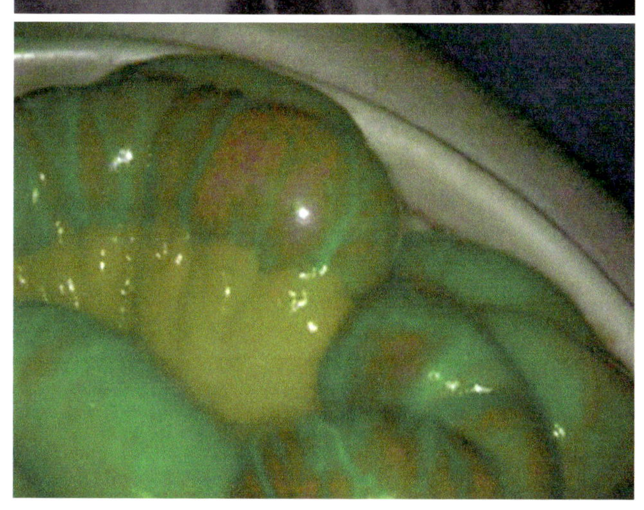

Abb. 6.3 Mesenterialischämie (akut auf chronischer Verschluss der A. mesenterica superior) an visuell gut perfundiert erscheinenden Dünndarmsegmenten. Visualisierung der Gefäßrarifizierung auf der Serosa durch ICG im Fluoreszenzmodus schwarz/weiß (*Mitte*) und Fusionsbild (*unten*)

diese Einflüsse berücksichtigt werden. Sofern ein stabiles Setting nicht herstellbar ist, kann ein Verhältnis zur Baseline hergestellt werden oder der Vergleich mit einem klar nicht-ischämischen Areal während der Untersuchung erfolgen.

Cave

- Sepsis und Leberversagen verlängern die Halbwertszeit von ICG.
- Ein „capillary leak" kann falsch positive Befunde verursachen.
- Schwere hämodynamische Beeinträchtigung kann zu Missinterpretation führen.

6.4.2 Anastomosenheilung in der Kolorektalchirurgie

Zu einer Anastomoseninsuffizienz tragen viele Faktoren neben der Durchblutung des Anstomosenbereichs bei. Daher ist die isolierte Betrachtung der Perfusion bzw. ICG-Perfusion allein als Faktor sicherlich nicht unproblematisch. Im Bereich der Kolorektalchirurgie gibt es die größte Anzahl an Studien zur ICG-Perfusion und Anastomosenheilung. Bis heute wurde die Studienlage durch mehrere systematische Reviews und Metaanalysen aus den Daten der Studien zum Einfluss der ICG-Fluoreszenz bei kolorektalen Anastomosen gesammelt und ausgewertet. Hierbei wurden mitunter Tumorresektionen und linksseitige Kolonresektionen bzw. Rektumresektionen gesondert analysiert. In den Analysen gibt es wenige höherwertige Studien und bisher lediglich 6 prospektiv randomisierte Studien. Weitere hochwertige Studien im Gebiet Kolorektalchirurgie, wie die IntAct-Studie befinden sich in der Auswertungsphase (https://doi.org/10.1186/ISRCTN13334746). Letztere Studie betrachtet hierbei neben der Perfusion auch in einer Subgruppenanalyse das intestinale Mikrobiom.

In den jüngsten systematischen Reviews mit Metaanalysen zur Fluoreszenzangiografie in der Kolorektalchirurgie zeigte sich eine signifikante Reduktion der Anastomoseninsuffizienzrate bei der Verwendung der ICG-Fluoreszenz. (Emile SH et al. 2022; Trastulli et al. 2021). In einer Metaanalyse zum Rektumkarzinom bestätigte sich das ebenso mit signifikanter Reduktion der Anastomoseninsuffizienzrate und der Gesamtkomplikationsrate bei Verwendung der ICG-Fluoreszenz. Die Fluoreszenzangiografie resultierte bei 9,6 % der Eingriffe in einer Veränderung des chirurgischen Vorgehens, wobei diese Veränderung mit einer höheren Wahrscheinlichkeit für eine Leckage vergesellschaftet war. Vor Hintergrund des möglichen Studien-Bias und der Mehrkosten wurde eine „kann" Empfehlung der Verwendung der intraoperativen ICG Fluoreszenz zur Überprüfung der Anastomosenperfusion bei Rektum- und Kolonresektionen als Expertenkonsensus im Rahmen der S3 Leitlinie POMGAT formuliert (S3-Leitlinie Perioperatives Management bei gastrointestinalen Tumoren (POMGAT – November 2023 AWMF-Registernummer: 088-010OL).

Zusammenfassend lässt sich feststellen, dass alle Studien und Metaanalysen eine exzellente Machbarkeit der ICG-Fluoreszenz mit 100 % bei einem Zeitbedarf unter 4 min zeigten.

Moderne Kameratechnologie ermöglicht teilweise die (semi) quantitative Darstellung der Perfusion, welche in einer optimierten Anastomosenplatzierung resultieren könnte (Abb. 6.4).

Praxistipp
- Erste Gabe von ICG nach Dissektion zum Festlegen der proximalen Absetzungszone (Abb. 6.4).
- Zweite Gabe von ICG nach Anlage der Anastomose zur Anastomosenperfusionsbeurteilung (siehe auch Video 6.2).
- Bei schwierigen Dissektionsverhältnissen oder gefäßkranken Patienten kann bei Bedarf zu anderen Zeitpunkten, bspw. nach Einknoten eines Staplerkopfes vor der Anastomose, eine zusätzliche Perfusionskontrolle sinnvoll sein.

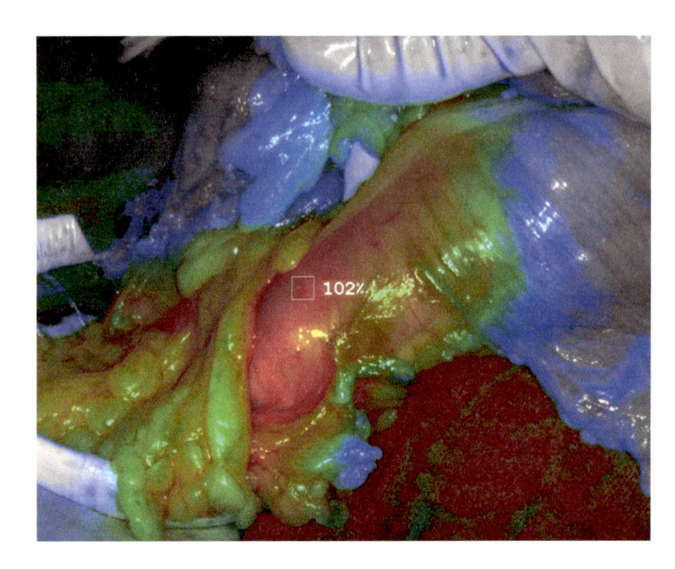

Abb. 6.4 Semiquantitative Darstellung der Fluoreszenz mit ICG in einer „heat-map" und in Prozentwerten zu einem gewählten Referenzpunkt zur Festlegung des genauen Dissektionspunkts. (Hier am Beispiel einer offenen Hemikolektomie rechts)

6.4.3 Magenschlauchperfusion in der Ösophaguschirurgie

Die Evaluation der Perfusion des Magenschlauchs mittels Fluoreszenz vor Rekonstruktion der Ösophaguspassage wurde früh in unterschiedlichen Studien beschrieben. Hierbei müssen Studien zur Erhebung der Magenschlauchperfusion auf die postoperative Leckagerate der Ösophagogastrostomien von rein deskriptiven Studien zur Evaluation der Perfusionsroute am Magen ohne spätere klinische Konsequenz unterschieden werden.

Vor Kurzem belegten mehrere Metaanalysen den positiven Einfluss des Einsatzes der intraoperativen Fluoreszenz zur Beurteilung des Magenschlauchs (Hong et al. 2022; Ladak et al. 2019; Slooter et al. 2019). Die Reviews ergaben eine Reduktion der Leckagerate um 69 %, wenn die Operation den Fluoreszenzerkenntnissen angepasst werden konnte. In einer frühen eigenen Studie konnten wir ebenfalls einen signifikanten Einfluss auf das Auftreten von Anastomoseninsuffizienzen finden, sofern der Magenschlauch im gut perfundierten Anteil angeschlossen werden konnte (Karampinis et al. 2017).

Es muss auf die heterogene Datenqualität und die hohe Heterogenität der zumeist retrospektiven Studien hingewiesen werden, die die Validität der Aussagen limitieren. Weiterhin scheint der Einfluss einer ICG-Perfusionserhebung für zervikale Anastomosen höher zu sein als für thorakale (Casas et al. 2022). Zukünftige Studien sollten die Möglichkeiten quantitativer Perfusionsanalysen in randomisierten kontrollierten Studien für eine robustere Evidenz in diesem Bereich nutzen. Die Verwendung der intraoperativen ICG Fluoreszenz zur Überprüfung der Conduitperfusion ist als Expertenkonsensus im Rahmen der S3 Leitlinie POMGAT empfohlen (S3-Leitlinie Perioperatives Management bei gastrointestinalen Tumoren (POMGAT – November 2023 AWMF-Registernummer: 088-010OL).

Praxistipp Markierung der distalen Perfusionszone zur Anastomosierung im Bereich des letzten arteriell zuströmenden Asts in der Angiografie wird empfohlen, erfahrungsgemäß vermindert sich die Perfusion wenige Zentimeter hiernach um mehr als 40 % (Abb. 6.5), und der Transitionszone. Wann immer möglich (abhängig von der Länge des Magenschlauchs), sollte vor der Transitionszone anastomosiert werden.

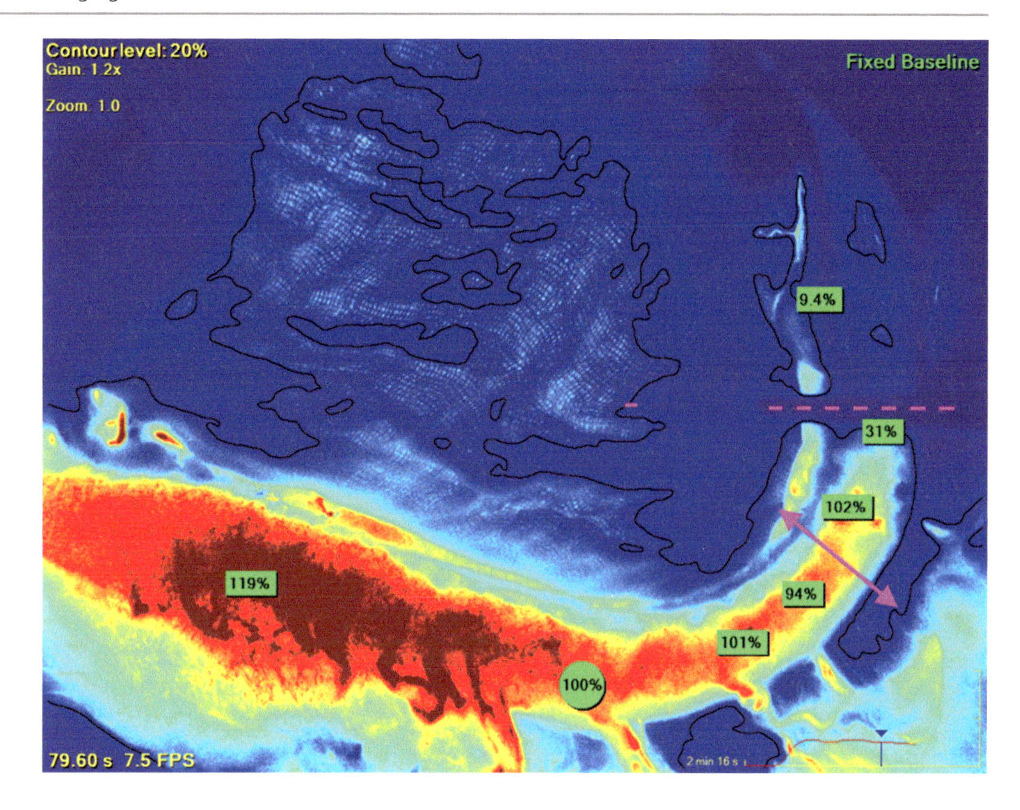

Abb. 6.5 Magenschlauch unter quantitativer ICG-Fluoreszenzanalyse. Die *gestrichelte Linie* (Pinzettenschatten) markiert Transitionszone von starker zu schwächerer Fluoreszenz. Der *Doppelpfeil* zeigt eine starke Fluoreszenz von > 70 % des gewählten Referenzwerts an. Diese Zone liegt hier 2–3 cm nach dem letzten arteriell einströmenden Gefäß am Magenschlauch

6.4.4 ICG in der Leber und Gallenwegschirurgie

Nach intravenöser Gabe wurde eine Akkumulation von ICG in kolorektalen Lebermetastasen und Leberkarzinomen in multiplen Studien beschrieben (van der Vorst et al. 2013; Ishizawa et al. 2014; Kaibori et al. 2016; Qi et al. 2019). Hierzu werden mindestens 10 mg ICG (eigene Empfehlung: 25–50 mg) mindestens 24 h bis 72 h präoperativ intravenös verabreicht, um einen Abbau in der Leber und eine Akkumulation in der Galle bzw. Regionen mit verzögertem Gallestoffwechsel, wie Metastasen/Leberkarzinomen, zu erlauben. Hierbei können bereits sehr kleine, mit dem Ultraschall nicht detektierbare Läsionen, erkannt werden (Ishizawa et al. 2014). Limitierend für die Detektion von Raumforderungen der Leber bleibt allerdings die maximale Eindringtiefe der ICG-Detektion von 10 mm. In Kombination mit der intraoperativen Sonografie wurde eine erhöhte Detektion kolorektaler Lebermetastasen beschrieben. Die Methode wird bei Patienten mit fibrotischem Umbau der Leber jedoch durch falsch positive Fluoreszenz limitiert.

Hinsichtlich des Zeitpunkts der Gabe und der Dosierung können unterschiedliche Herangehensweisen gewählt werden. In einem systematischen Review ergab sich eine ideale Kontrastierung und Reproduzierbarkeit nach Gabe von 10 mg ICG 10–12 h vor Operation (Chen Q et al. 2021). Mit modernen Systemen und dynamischer Kontrastierungsmöglichkeit kann die Überblendung des ICG im Lebergewebe minimiert werden. Alternativ können auch sehr geringe Gaben von ICG intraoperativ eine deutliche Hilfe sein, da nach Gabe von beispielsweise 1–3 mg aufgrund der kurzen Halbwertszeit die Fluoreszenz im Lebergewebe rasch abnimmt und der Farbstoff dann bereits in ausreichender Menge in den Gallenwegen akkumuliert (Abb. 6.6). Ergebnisse zeigen, dass die Cholangiografie mit ICG ist bei routinierter Anwendung mit der traditionellen intraoperativen Cholangiographie gleichwertig sein kann (Lim SH et al. 2021). Dies kann der Autor aus eigenen Erfahrungen nicht unbedingt bestätigen, da Entzündungsreaktionen und fettreiche Überlagerung der Gallengangsstrukturen die Beurteilbarkeit wesentlich einschränken. können.

Es gibt mittlerweile zahlreiche Studien hinsichtlich der Identifikation des Ductus choledochus durch ICG im Rahmen der Cholezystektomie. In einer Metaaanlayse aus 7 Studien mit 481 Patienten konnte eine höhere Visualisierungsrate des Ductus choledochus und des Ductus cysticus mit ICG-Fluoreszenz gegenüber der herkömmlichen intraoperativen Cholangiographie gezeigt werden (Lim et al. 2021). In einem systematischen Review gingen Serban et al. über diese Aussagen hinaus detailliert auf Dosierungen,

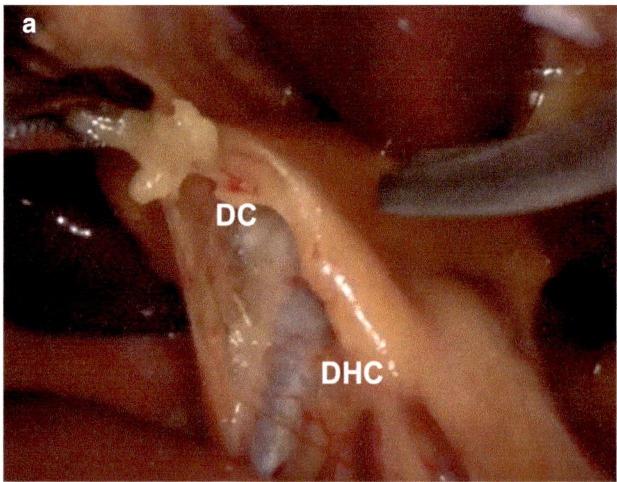

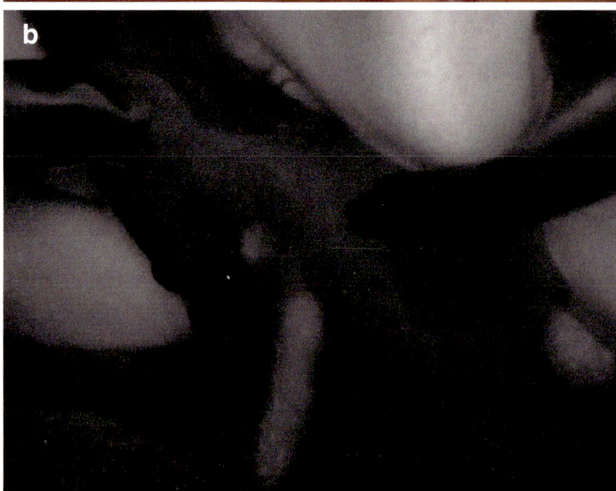

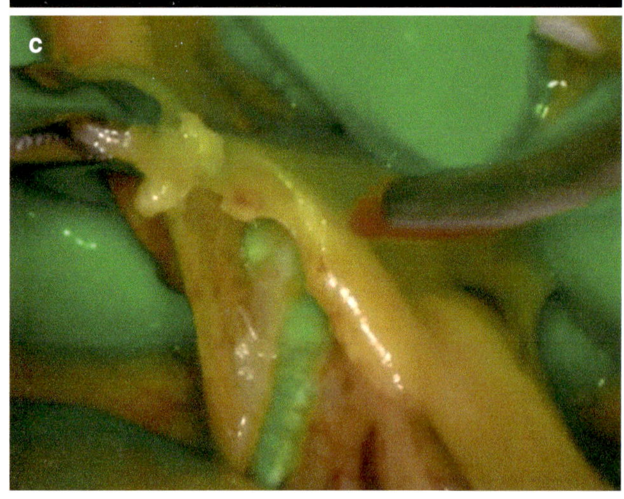

Abb. 6.6 ICG-Gabe intraoperativ (2,5 mg) während Cholezystektomie. Identifikation von Ductus hepatocholedochus (DHC) und Ductus choledochus (DC) in Weißlichtmodus (**a**), Fluoreszenzmodus (**b**) und Fusionsbildgebung (**c**). Geringere Gaben oder frühere Gaben von ICG können die unangenehme Überstrahlung des Leberparenchyms minimieren

ICG-Administration und Visualisierungszeitpunkt mit ICG vor bzw. nach Dissektion ein. Unter Verwendung von ICG war in den einbezogenen Studien (vornehmlich retrospektiv unizentrisch) die Verletzung der Gallenwege niedriger. Als wesentliche Limitation gilt, dass Gangstrukturen, die von Fett- oder Inflammationsgewebe umschlossen waren, nicht erkannt wurden (Serban et al. 2022).

Cave

- Eindringtiefe von maximal 10 mm limitiert Diagnostik von Tumoren bzw. Gallengang.
- Falsch positive ICG-Anreicherung in Fibroseherden der Leber limitieren Methode zur Metastasensuche bei Patienten mit Leberfibrose/Zirrhose.

Praxistipp

- Zur Gallengangdarstellung bei Cholezystektomie kann bei Einleitung des Patienten (oder auch intraoperativ) 1 mg ICG verabreicht werden.
- Zur Detektion von Lebermetastasen/Lebertumoren sollten mindestens 10 h präoperativ 10 mg ICG verabreicht werden.

6.4.5 ICG-Detektion von Sentinel-Lymphknoten

Die Detektion von Sentinel-Lymphknoten mittels ICG hat sich im Bereich der Gynäkologie in prospektiv randomisierten Multicenterstudien des Mammakarzinoms im Vergleich zum Goldstandard Technetium als gleichwertig erwiesen (Frumowitz et al. 2018; Sugie T et al. 2017). Zunehmende Bedeutung hat das ICG bei der Sentinel-Lymphknotendetektion des Endometrium und Blasenkarzinoms. Mittlerweile ist ICG zum lymphatischen Mapping durch die FDA zugelassen.

Beim kolorektalen Karzinom wurden bereits mehrere Machbarkeitsstudien durchgeführt, welche jedoch keine klinische Konsequenz ergaben oder in einer prospektiv randomisierten Studie endeten. Das lymphatische Mapping mit ICG hat sich bei kolorektalen Karzinom und auch für Tumore des unteren Rektums als machbar erwiesen, im Besonderen, um die lymphatische Drainage entlang der lateralen Lymphknoten darzustellen (Liberale G et al. 2017; Amkersmit M et al. 2019).

Beim Ösophagus- und Magenkarzinom hat sich ICG als zuverlässiger Marker zur Darstellung des regionalen Lymphabflusses erwiesen.

Alle Studien zur gastrointestinalen Wächterlymphknoten-Detektion sind bisher Phase-I/II-Studien mit einer hohen

Variation hinsichtlich Patientenzahl, Dosierung und Lokalisation der Dosierung (Subserosa versus Submukosa) und dem Zeitraum zwischen Injektion und Lymphknotenmapping.

> **Praxistipp** ICG-Lösung wird mit 0,5 mg/ml (bis zu 5 mg/ml) proximal und distal des Tumors oder um den Tumor herum submukös injiziert (maximale Menge 2 ml).

> **Cave** Bei Perforation und minimaler Verbreitung von ICG peritoneal ist der Lymphabfluss quasi nicht mehr zu beurteilen und auch eine ICG-Fluoreszenzangiografie zur Perfusionskontrolle hat nur bedingte Aussagekraft.

Die aktuelle Datenlage zur Empfehlung des Mappings von Lymphknoten gastrointestinaler Tumore und peritonealer Metastasen durch ICG-Fluoreszenz ist schwach und außerhalb von Studien nicht empfohlen. Dennoch könnte diese Methode zukünftig das Staging und die Behandlung von Patienten beeinflussen.

6.5 Schlussfolgerung und Ausblick

Heute ist die intraoperative Fluoreszenz mit Indocyaningrün zu einem wichtigen Bestandteil des viszeralchirurgischen Armamentarium geworden. In einigen Bereichen, wie der Perfusionsbeurteilung bei kolorektalen Resektionen gibt es mittlerweile eine gute Evidenzlage, die Auswirkungen auf Leitlinienempfehlungen nehmen könnte. In der Zukunft könnte die intraoperative Bildgebung sich im Bereich der Fluoreszenz aber auch anderer innovativer Verfahren (zum Beispiel hyperspektrale Bildgebung) weiterentwickeln und dem Chirurgen deutlich mehr intraoperative Information liefern. Hierbei sind neue technologische Entwicklungen im Bereich Fluoreszenzfarbstoffe, die Fusion verschiedener bildgebender Systeme aber auch der Entwicklung gewebe- bzw. tumorspezifischer Farbstoffe abzuwarten.

Literatur

Alander JT, Kaartinen I, Laakso A, Patila T, Spillmann T, Tuchin VV, Venermo M, Valisuo P (2012) A review of indocyanine green fluorescent imaging in surgery. Int J Biomed Imaging, 2012, 940585

Ankersmit M, Bonjer HJ, Hannink G, Schoonmade LJ, van der Pas M, Meijerink W (2019) Near-infrared fluorescence imaging for sentinel lymph node identification in colon cancer: a prospective single-center study and systematic review with meta-analysis. Tech Coloproctol 23(12):1113–1126

Casas MA, Angeramo CA, Harriott CB, Dreifuss NH, Schlottmann F (2022) Indocyanine green (CG) fluorescence imaging for prevention of anastomotic leak in totally minimally invasive Ivor Lewis esophagectomy: a systematic review and meta-analysis. Dis of Esophagus 35:1–9

Chen Q, Zhou R, Weng J, Lai Y, Liu H, Kuang J, Zhang S, Wu Z, Wang W, Gu Wn (2021) Extrahepatic biliary tract visualization using near-infrared fluorescence imaging with indocyanine green: optimization of dose and dosing time. Surg Endosc 35(10):5573–5582. https://doi.org/10.1007/s00464-020-08058-6

Diana M, Halvax P, Dallemagne B, Nagao Y, Diemunsch P, Charles AL et al (2014) Real-time navigation by fluorescence-based enhanced reality for precise estimation of future anastomotic site in digestive surgery. Surg Endosc 28(11):3108–3118. Epub 2014/06/11. eng

Duprée A, Rieß H, von Kroge PH, Izbicki JR, Debus ES, Mann O, Pinnschmidt HO, Russ D, Detter C, Wipper SH (2021) Intraoperative quality assessment of tissue perfusion with indocyanine green (ICG) in a porcine model of mesenteric ischemia. PLoS One 16(7):e0254144. https://doi.org/10.1371/journal.pone.0254144

Emile SH, Khan SM, Wexner SD (2022) Impact of change in the surgical plan based on indocyanine green fluorescence angiography on the rates of colorectal anastomotic leak: a systematic review and meta-analysis. Surg Endosc 36(4):2245–2257. https://doi.org/10.1007/s00464-021-08973-2. Epub 2022 Jan 13

Fox J, Brooker LG, Heseltine DW, Essex HE, Wood EH (1957) Proceedings of the staff meetings. Mayo Clinic 32:478–484

Frumovitz M, Plante M, Lee PS, Sandadi S, Lilja JF, Escobar PF et al (2018 Oct) Near-infrared fluorescence for detection of sentinel lymph nodes in women with cervical and uterine cancers (FILM): a randomised, phase 3, multicentre, non-inferiority trial. Lancet Oncol 19(10):1394–1403

Gathje J, Steuer RR, Nicholes KR (1970) J Appl Physiol 29:181–185

He M, Jiang Z, Wang C, Hao Z, An J, Shen J (2018) Diagnostic value of near-infrared or fluorescent indocyanine green guided sentinel lymph node mapping in gastric cancer: A systematic review and meta-analysis. Journal of Surgical Oncology 118(8):1243–1256

Hofmann D, Thuemer O, Schelenz C, van Hout N, Sakka SG (2005) Increasing cardiac output by fluid loading: effects on indocyanine green plasma disappearance rate and splanchnic microcirculation. Acta Anaesthesiologica Scandinavica 49(9):1280–1286

Hollins B, Noe B, Henderson JM (1987) Fluorometric determination of indocyanine green in plasma. Clin Chem 33(6):765–768

Hong ZN, Huang L, Zhang W, Kang M (2022) Indocyanine green fluorescence using in conduit reconstruction for patients with esophageal cancer to improve short term clinical outcome: a meta analysis. Front Oncol 1:12:847510. https://doi.org/10.3389/fonc.2022.847510. eCollection 2022

Ishizawa T, Masuda K, Urano Y, Kawaguchi Y, Satou S, Kaneko J et al (2014) Mechanistic background and clinical applications of indocyanine green fluorescence imaging of hepatocellular carcinoma. Ann Surg Oncol 21(2):440–448. Epub 2013/11/21. eng

Kaibori M, Matsui K, Ishizaki M, Iida H, Okumura T, Sakaguchi T et al (2016) Intraoperative detection of superficial liver tumors by fluorescence imaging using indocyanine green and 5-aminolevulinic acid. Anticancer Res 36(4):1841–1849. Epub 2016/04/14. eng

Karampinis I, Ronellenfitsch U, Mertens C, Gerken A, Hetjens S, Post S et al (2017) Indocyanine green tissue angiography affects anastomotic leakage after esophagectomy. A retrospective, case-control study. Int J Surg 48:210–214

Karampinis I, Keese M, Jakob J, Stasiunaitis V, Gerken A, Attenberger U et al (2018) Indocyanine green tissue angiography can reduce extended bowel resections in acute mesenteric ischemia. J Gastrointestinal Surg 22(12):2117–2124

Kurobe R, Hirano Y, Niwa N, Sugitani K, Yasukawa T, Yoshida M, Ogura Y (2017) J Ophthal Inflamm Infect 7:16

Ladak F, Dang JT, Switzer N, Mocanu V, Tian C, Birch D et al (2019) Indocyanine green for the prevention of anastomotic leaks following esophagectomy: a meta-analysis. Surgical Endosc 33(2):384–394

Liberale G, Bourgeois P, Larsimont D, Moreau M, Donckier V, Ishizawa T (2017) Indocyanine green fluorescence-guided surgery after IV injection in metastatic colorectal cancer: a systematic review. Eur J Surgical Oncol 43(9):1656–1667. Epub 2017/06/06. eng

Lim SH, Tan HTA, Shelat VG (2021) Comparison of indocyanine green dye fluorescent cholangiography with intraoperative cholangiography in laparoscopic cholecystectomy: a meta-analysis. Surg Endosc 35(4):1511–1520. https://doi.org/10.1007/s00464-020-08164-5

Liot E, Assalino M, Buchs NC, Schiltz B, Douissard J, Morel P et al (2018) Does near-infrared (NIR) fluorescence angiography modify operative strategy during emergency procedures? Surgical Endosc 32(10):4351–4356

Mindt S, Karampinis I, John M, Neumaier M, Nowak K (2018) Stability and degradation of indocyanine green in plasma, aqueous solution and whole blood. Photochem Photobiol Sci 17(9):1189–1196

Nowak K, Karampinis I, Gerken ALH (2020) Application of Fluorescent Dyes in Visceral Surgery: State of the Art and Future Perspectives. Visc Med 36(2):80–87. https://doi.org/10.1159/000506910

Ott P (1998) Hepatic elimination of indocyanine green with special reference to distribution kinetics and the influence of plasma protein binding. Pharmacol Toxicol 83(Suppl 2):1–48

Qi C, Zhang H, Chen Y, Su S, Wang X, Huang X et al (2019) Effectiveness and safety of indocyanine green fluorescence imaging-guided hepatectomy for liver tumors: A systematic review and first meta-analysis. Photodiagnosis Photodynamic Ther 28:346–353

Slooter MD, Eshuis WJ, Cuesta MA, Gisbertz SS, van Berge Henegouwen MI (2019) Fluorescent imaging using indocyanine green during esophagectomy to prevent surgical morbidity: a systematic review and meta-analysis. J Thoracic Dis 11(Suppl 5):S755–SS65

Speich R, Saesseli B, Hoffmann U et al (1988) Anaphylactoid reactions after indocyanine-green administration. Ann Intern Med 109:345–346

Sugie T, Ikeda T, Kawaguchi A, Shimizu A, Toi M (2017) Sentinel lymph node biopsy using indocyanine green fluorescence in early-stage breast cancer: a meta-analysis. Int J Clin Oncol 22(1):11–17

Trastulli S, Munzi G, Desiderio J, Cirocchi R, Rossi M, Parisi A (2021) Indocyanine green fluorescence angiography versus standard intraoperative methods for prevention of anastomotic leak in colorectal surgery: meta-analysis. Br J Surg 108(4):359–372. https://doi.org/10.1093/bjs/znaa139

van der Vorst JR, Schaafsma BE, Hutteman M, Verbeek FP, Liefers GJ, Hartgrink HH et al (2013) Near-infrared fluorescence-guided resection of colorectal liver metastases. Cancer 119(18):3411–3418. Epub 2013/06/25. eng

Teil II

Diagnostische Eingriffe

Diagnostische Pelviskopie

7

Thorben Ahrens, Achim Rody und Friederike Hoellen

Inhaltsverzeichnis

▶ Die diagnostische Pelviskopie stellt heutzutage einen Routineeingriff sowohl zur Abklärung von Pathologien, als auch in der Fertilitätsdiagnostik dar. Kenntnisse über die möglichen krankhaften Prozesse im kleinen Becken der Frau sind für den Viszeralchirurgen aufgrund ihrer Häufigkeit unerlässlich. Das folgende Kapitel soll zum einen die evtl. notwendige präoperative Diagnostik beleuchten, zum anderen Überblick über die häufigsten pathologischen gynäkologischen Befunde im kleinen Becken geben.

T. Ahrens (✉)
Frauenarztpraxis Dr. Ahrens, Bad Schwartau, Deutschland
e-mail: ahrens@frauenarzt-bad-schwartau.de

A. Rody
Klinik für Chirurgie, Universitätsklinikum Schleswig-Holstein, Lübeck, Deutschland
e-mail: achim.rody@uksh.de

F. Hoellen
Klinik für Chirurgie, Universitätsklinikum Schleswig-Holstein, Lübeck, Deutschland

Frauenklinik an der Elbe, Hamburg, Deutschland
e-mail: hoellen@frauenklinik-elbe.de

7.1 Einführung

Der Begriff Pelviskopie wurde von dem Gynäkologen Kurt Semm geprägt, der diesen diagnostischen Eingriff bereits in den 1960er-Jahren durchführte. Die Begrifflichkeit, die speziell auf die Diagnostik im kleinen Becken der Frau (v. a. Uterus und Adnexe) abzielt, sollte auch den Unterschied zu anderen Fachdisziplinen, die endoskopische Diagnostik v. a. im Oberbauch einsetzten, veranschaulichen. Recht bald wurden die Indikationen, zu diesem initial rein diagnostischen Eingriff, aufgrund der technischen Weiterentwicklung und neuen Operationsmöglichkeiten weiter gefasst. Der Übergang zur operativen Pelviskopie ist fließend.

Heutzutage dient die diagnostische Pelviskopie sehr häufig der Abklärung unklarer oder auch akuter Unterbau-

T. Keck, C.-T. Germer (Hrsg.), *Minimalinvasive Viszeralchirurgie*, https://doi.org/10.1007/978-3-662-67852-7_7

schmerzen. Die Kenntnisse über die physiologischen und v. a. pathologischen Prozesse im kleinen Becken der Frau sind für den Viszeralchirurgen unerlässlich, da ein nicht zu vernachlässigender Teil dieser Unterbauchbeschwerden auf gynäkologische Ursachen zurückzuführen ist (Boyd und Riall 2012). Des Weiteren sollte die Mitbeurteilung der gynäkologischen Organe im kleinen Becken der Frau im Rahmen viszeralchirurgischer Eingriffe integraler Bestandteil der Operation sein.

Wir möchten darauf hinweisen, dass der Terminus Pelviskopie historisch zu sehen ist und selbst die Gynäkologen heute von einer Laparoskopie sprechen, v. a. auch da hierzu die Inspektion der gesamten Abdominalhöhle zählt und nicht nur, weil sich gynäkologische Erkrankungen auch im Mittel- und Oberbauch manifestieren können. Dennoch nutzen wir in dem vorliegenden Kapitel in Abgrenzung zu anderen Kapiteln durchgehend den Terminus Pelviskopie.

7.2 Indikation

Die Indikation zur rein diagnostischen Pelviskopie ist v. a. der Abklärung der Tubendurchgängigkeit (mittels Chromopertubation) bei Patientinnen mit unerfülltem Kinderwunsch vorbehalten (Abb. 7.1). Aber auch Uterusfehlbildungen bis hin zu komplexen Fehlbildungen des Urogenitaltraktes können im Rahmen einer Pelviskopie, dann häufig in Kombination mit einer Hysteroskopie, festgestellt werden.

Die Indikation zur diagnostischen Pelviskopie wird weiter bei unklaren Unterbauchschmerzen oder entzündlichen Prozessen ohne eindeutiges Korrelat in der Bildgebung gestellt. Hierbei kann es sich sowohl um chronische Schmerzzustände, als auch um akute Schmerzereignisse bis hin zum akuten Abdomen handeln. Eine weitere Indikation liegt in der Diagnostik vermuteter maligner Prozesse. In diesem Kapitel wollen wir uns v. a. auf gynäkologische pathologische Befunde konzentrieren, die auch dem Viszeralchirurgen im Rahmen einer diagnostischen Laparoskopie begegnen können und dementsprechend therapeutische Konsequenzen nach sich ziehen.

Häufig kann die Ursache für Unterbauchschmerzen in den Ovarien lokalisiert werden. Vor allem bei prämenopausalen Patientinnen sind zystische Prozesse an den Ovarien gängige Befunde im Rahmen einer Laparoskopie. Periovulatorisch kann sich beispielsweise eine sehr kleine, evtl. rupturiert erscheinende, gelbgefärbte Läsion an den Ovarien zeigen. Dabei handelt es sich um das Corpus luteum nach einem Eisprung, was einen physiologischen Vorgang darstellt, der aber durchaus mit Schmerzen verbunden sein kann (Abb. 7.2). Oftmals findet man als Ursache unklarer Unterbauchschmerzen bei prämenopausalen Patientinnen große Ovarialzysten, die auch rupturiert (ggf. mit entsprechendem Blutverlust) oder eingeblutet sein können. Bei diesen Zysten handelt es sich meist um funktionelle Zysten, die aufgrund ausbleibender Ruptur an Größe zunehmen können. Dies kann auch zur gefürchteten Ovartorsion führen (Abb. 7.3), die ein schnelles Handeln unabdingbar macht, um den Verlust des betroffenen Eierstocks zu verhindern. Andere gutartige Befunde an den Eierstöcken sind beispielsweise Dermoidzysten (Teratome, Abb. 7.4), die sich aus Residuen von Embryonalgewebe entwickeln und ausdifferenzierte Anteile aller drei Keimblätter enthalten können (z. B. Haare, Zähne, Schilddrüsengewebe). Ein weiterer zystischer Befund am Ovar sind die sog. Schokoladenzysten, bei denen es sich mehrheitlich um Endometriosezysten des Ovars handelt (Abb. 7.5). Gutartige zystisch-solide Tumoren der Ovarien, die auch bei postmenopausalen Patientinnen anzutreffen sind und eine extreme Größe annehmen können, sind die Zystadenome.

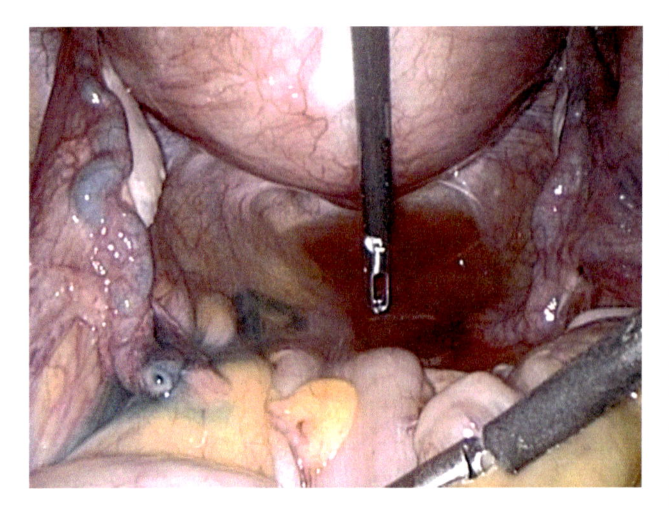

Abb. 7.1 Chromopertubation mit linksseitig durchgängiger Tuba uterina

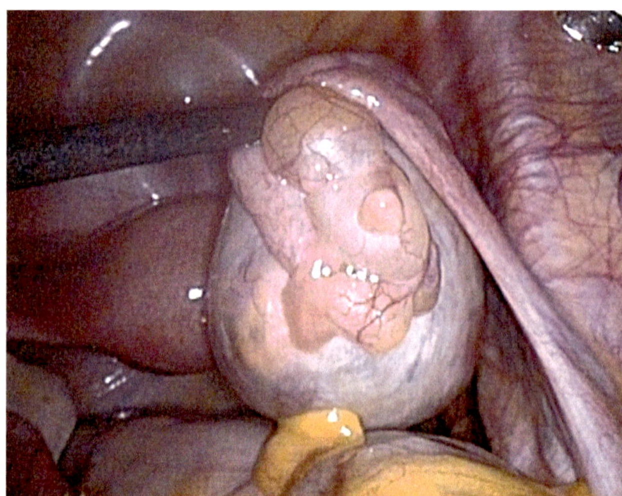

Abb. 7.2 Corpus luteum

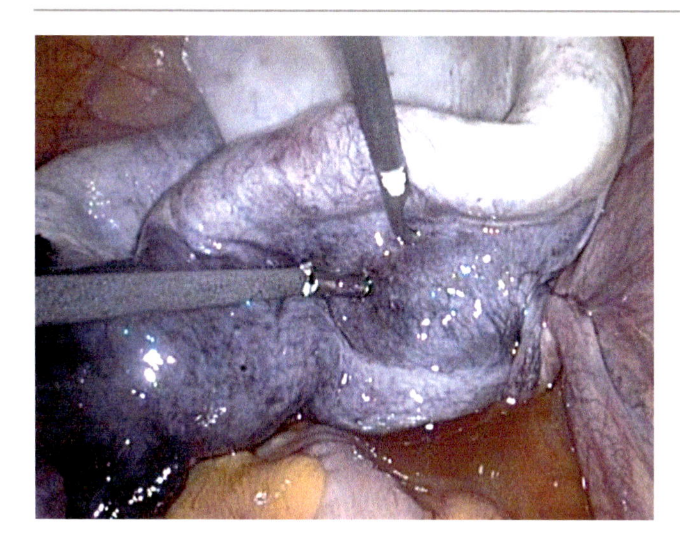

Abb. 7.3 Torquierte Adnexe

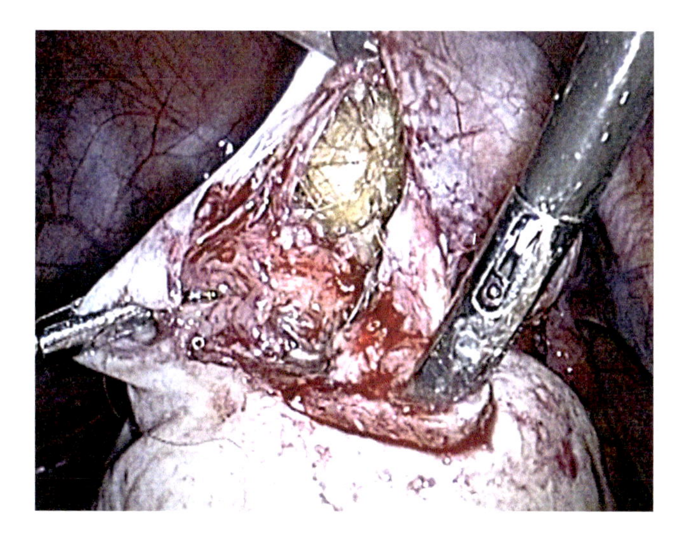

Abb. 7.4 Eröffnete Dermoidzyste mit Haaren

Zu unterscheiden sind die genannten benignen Ursachen von den malignen Veränderungen, die das Ovar betreffen können (zur präoperativen Unterscheidung Abschn. 7.3). Hierzu zählen v. a. das Ovarialkarzinom, aber auch Tumore, die per continuitatem in die weiblichen Organe hineinwachsen (Kolorektalkarzinome, urologische Tumore), sowie der Krukenberg-Tumor als Abtropfmetastase eines Magenkarzinoms.

Auch entzündliche Prozesse im kleinen Becken, die die Ovarien miteinbeziehen, bedingen häufig eine Pelviskopie oder Laparoskopie. Hier ist v. a. der Tuboovarialabszess anzuführen, bei dem es als Resultat einer über die Tuben aufsteigenden Infektion zur Abszedierung im kleinen Becken im Bereich der Adnexe und zu einer Beteiligung der Appendix oder des Sigmas kommt. Weiter sind die rupturierte Appendizitis und die rupturierte Sigmadivertikulitis mit Übergreifen auf die Adnexe als Differentialdiagnosen zu nennen.

Chronische Entzündungen in kleinen Becken können sich als Adnexitis manifestieren. Sie bleiben häufig auf die Eileiter beschränkt. Als Ergebnis der Entzündung stellen sich aufgetriebene Tuben dar, die sowohl mit Eiter (Pyosalpinx), als auch mit Flüssigkeit (Hydro- oder Sactosalpinx) gefüllt sein können. Auch perihepatische Adhäsionen können ein Zeichen einer stattgehabten Adnexitis mit Chlamydien sein, das klassische klinische Bild wird als Fitz-Hugh-Curtis Syndrom bezeichnet. Die wichtigste, da potenziell lebensbedrohlich verlaufende Pathologie im Bereich der Tuben ist die Extrauteringravidität (Abb. 7.6). Diese manifestiert sich häufig als akutes Abdomen und kann mit reichlich intraabdominalen Blutverlust einhergehen, ohne eine vaginale Blutung als sichtbares Symptom zu haben. Die Einnistung der befruchteten Eizelle in der Tube kann zu einem Tubarabort oder einer Tubarruptur mit akuter Hämorrhagie führen.

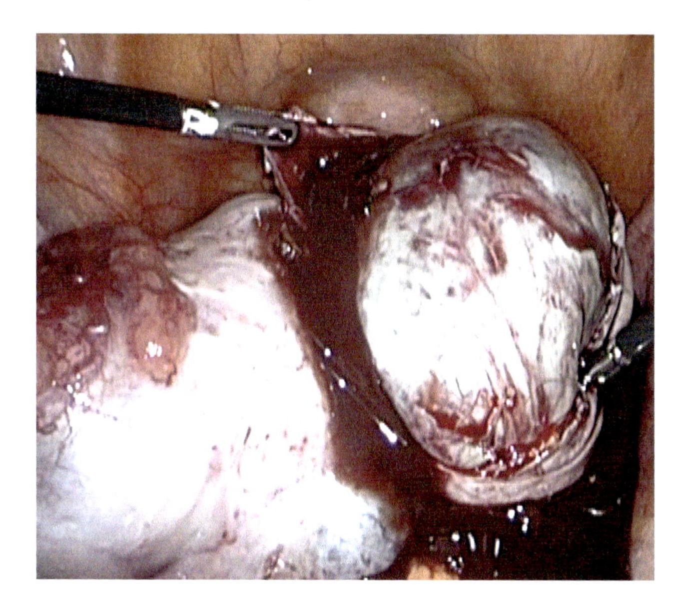

Abb. 7.5 Endometriom. („Schokoladenzyste")

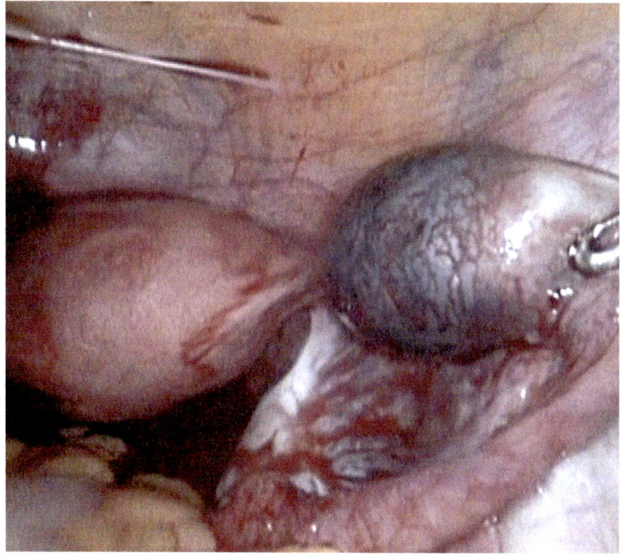

Abb. 7.6 Tubargravidität

Ein präoperativer Schwangerschaftstest und eine Zyklusanamnese sind bei prämenopausalen Frauen mit Unterbauchschmerzen obligat (Abschn. 7.3).

Ursachen unklarer Unterbauchschmerzen können auch im oder am Uterus liegen. Beispielsweise können Uterusmyome, abhängig von ihrer Größe und Lage, diffuse Unter- aber auch Mittelbauchschmerzen verursachen. Über 50 % aller Myome sind jedoch asymptomatisch und ein häufiger Zufallsbefund, denn mehr als 60 % aller Frauen haben Myome (Hoellen et al. 2013). Gestielte Myome werden in der präoperativen Bildgebung meistens als nicht zum Uterus gehörig erkannt und können ebenfalls Beschwerden machen (Abb. 7.7). Ein akutes Abdomen kann beispielsweise durch ein nekrotisierendes Myom (aufgrund eines hormonell getriggerten ausgeprägten Myomwachstums während der Schwangerschaft) verursacht werden.

Eine weitere gynäkologische Erkrankung, die sich oftmals (aber nicht ausschließlich) durch Unterbauchschmerzen bemerkbar macht, ist die Endometriose. Die peritonalen Läsionen sind v. a. im kleinen Becken, aber auch im Oberbauch anzutreffen (Abb. 7.8). Bei der tief infiltrierenden Endometriose zeigt sich vielfach eine Mitbeteiligung des Rektosigmoids, aber auch des Ureters oder der Harnblase.

Als häufigste Pathologie bei chronischen Unterbauchschmerzen ohne bildmorphologisches Korrelat in der präoperativen Diagnostik werden intraoperativ Adhäsionen im kleinen Becken diagnostiziert. Diese können aufgrund von Voroperationen, „pelvic inflammatory disease" (PID) oder einer Endometriose auftreten. Ein großes Patientinnenkollektiv zeigt Adhäsionen bei Zustand nach Sectio caesarea. Die Sectio caesarea ist heute in ca. 30 % aller Geburten der Geburtsmodus, was die hohe Prävalenz Sectio-bedingter Adhäsionen erklärt.

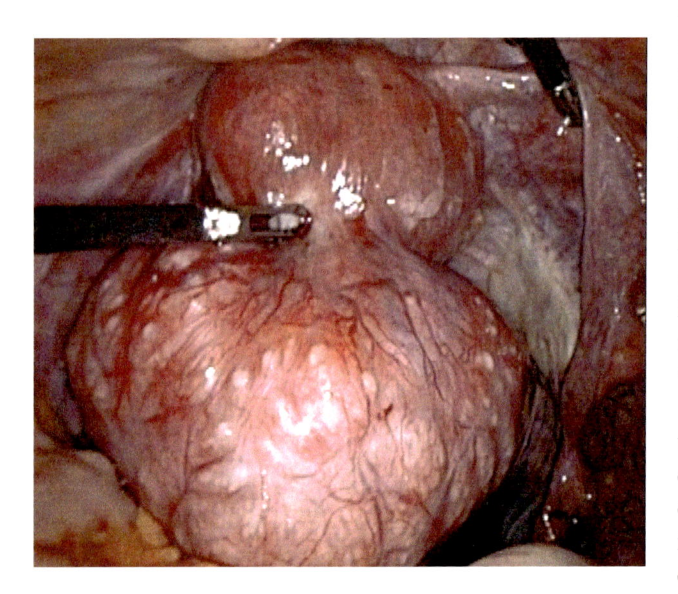

Abb. 7.7 Subseröses, breitbasig gestieltes Myom

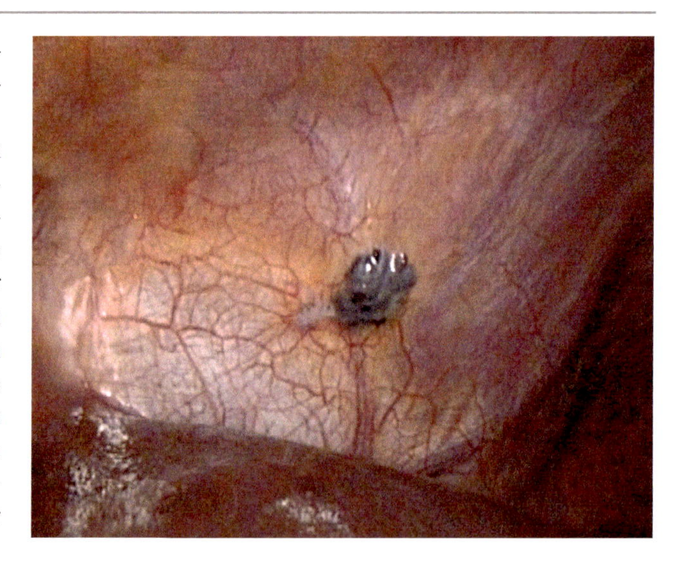

Abb. 7.8 Endometriose des Zwerchfells

7.3 Spezielle präoperative Diagnostik

Bei der präoperativen Diagnostik ist bei Frauen zuerst das Alter zu beachten. Während einige Diagnosen nur bei prämenopausalen Frauen in Betracht kommen (z. B. EUG), ist bei Adnexprozessen v. a. bei postmenopausalen Frauen auch an potentiell maligne Befunde zu denken.

Bei allen Patientinnen gehört neben einem Schwangerschaftstest ein Urinteststreifen zur Routine in der Primärdiagnostik des Unterbauchschmerzes. Es ist nicht selten, dass bei sonst unauffälligen Befunden eine diagnostische Pelviskopie angestrebt wird und letztlich nichts weiter als ein unkomplizierter Harnwegsinfekt in der Diagnoseliste verbleibt. Weitere klassische Ausschlussdiagnosen, die vor einer operativen Abklärung chronischer abdominaler Beschwerden evaluiert werden müssen, sind das prämenstruelle Syndrom, die Dysmenorrhoe, der Ovulationsschmerz oder eine Adnexitis ohne Abszedierung. Anamnestisch sollte auch das Vorhandensein eines intrauterin Device (Spirale) erfragt werden, beim Verdacht auf eine aszendierende Infektion sollte mit der Patientin die Entfernung besprochen werden. Die häufig vorkommende Adenomyosis uteri (in 20–35 % aller Hysterektomiepräparate zu finden), die mit Dysmenorrhoe einhergeht und in der Bildgebung nur schwer zu diagnostizieren ist, fällt in der Pelviskopie durch eine weiche Gewebebeschaffenheit des Uterus auf (Graziano et al. 2015).

Bei unklaren Unterbauchschmerzen ist bei allen Patientinnen im gebärfähigen Alter an eine Extrauteringravidität zu denken. Hierzu ist ein Schwangerschaftstest zum Nachweis oder Ausschluss von HCG (humanes Choriogonadotropin) im Urin obligat. Ergänzend muss die Frage nach dem 1. Tag der letzten Regel gestellt werden, wenn auch eine kürzlich stattgehabte Menstruation eine Schwangerschaft aus diversen Gründen (unregelmäßiger Zyklus, Schmierblutungen in der Frühschwangerschaft) nicht sicher ausschließen kann. Eine Zyklusanamnese kann auch Hinweise auf weitere gynäkologische Ursachen geben. Mittzyklisch ist immer auch an den Ovulationsschmerz zu denken, während akute Beschwerden bei Patientinnen mit einer Endometriose typischerweise (aber nicht immer) während der Menstruation auftreten. Verstärkte Regelblutungen können Hinweise auf einen Uterus myomatosus sein.

Entzündliche Prozesse im kleinen Becken können selbstverständlich auch mit einer Leukozytose und einem erhöhten CRP einhergehen. Ein Laborwert, der in der präoperativen Diagnostik insbesondere von Adnexbefunden eine Rolle spielt, ist der Tumormarker CA 12-5. Insbesondere bei Adnexprozessen postmenopausaler Patientinnen, aber auch bei bildgebend suspekten Befunden jüngerer Patientinnen kann der Marker in der Differenzierung zwischen malignen und benignen Befunden helfen. Das CA 12-5 ist relativ unspezifisch und kann nicht nur bei Ovarialkarzinomen erhöht sein, sondern auch bei gutartigen Erkrankungen wie Endometriose, Tuboovarialabszess oder Leberzirrhose.

In der Diagnostik des Unterbauchschmerzes kommt der Transvaginalsonographie eine besondere Bedeutung zu. Sie hat eine hohe Sensitivität bzgl. krankhafter Prozesse im Bereich des Uterus und der Adnexe, kann aber auch ergänzende Aussagen bzgl. der Mitbeteiligung anderer Organe geben (z. B. Rektum bei Endometriose, Nachweis einer Divertikulose). Bei unklaren oder suspekten Befunden in der Abdominalsonographie, sowie bei V. a. Extrauteringravidität ist diese einfach durchzuführende Untersuchung unerlässlich und sollte unseres Erachtens vor einer CT-Untersuchung durchgeführt werden. Insbesondere bezüglich der Beurteilung der Adnexe ist die Transvaginalsonographie dem CT überlegen (Katz et al. 2013).

Aufgrund der anatomischen Nähe des Ureterverlaufs in den Beckenwänden zu Uterus und Adnexe und der Überkreuzungsstellen durch die Arteriae uterinae können Pathologien im kleinen Becken mit einer Ureterkompression und konsekutiv einer Hydronephrose einhergehen. Dementsprechend sollte eine präoperative Nierensonographie erfolgen. Häufiger intraoperativer Zufallsbefund sind Adhäsionen zwischen Uterus und Blase nach vorausgegangener Sectio.

Ein CT kann eine sinnvolle Ergänzung in der Diagnostik einiger Erkrankungen sein. Besteht beispielsweise der Verdacht auf eine Mitbeteiligung des Rektosigmoids bei einem Tuboovarialabszess oder bei differentialdiagnostisch in Betracht kommender perforierter Sigmadivertikulitis kann ein CT mit rektaler Kontrastmittelfüllung ergänzende Hinweise geben. Bei Adnexprozessen sei an dieser Stelle die hohe Rate an falsch positiven Befunden im CT bzgl. maligner Adnexprozesse erwähnt (Meys et al. 2015). Selbstverständlich muss vor jeder radiologischen Diagnostik mit Strahlenbelastung eine Schwangerschaft sicher ausgeschlossen werden. Eine ergänzende Magnetresonanztomographie kann zur Diagnostik infiltrierender Prozesse (Malignome, Endometriose) oder zur exakten Lokalisation von Myomen sinnvoll sein (Imaoka et al. 2003).

7.4 Aufklärung

Wie bei jeder anderen Operation ist auch bei der Vorbereitung der diagnostischen Pelviskopie auf die allgemeinen OP-Risiken wie Blutungen, Organverletzungen, Nervenläsionen, Bluttransfusionen, Wundheilungsstörungen, Thrombose- und Embolierisiko und allergische Reaktionen hinzuweisen.

Als Besonderheit bei der als diagnostischen Eingriff geplanten Pelviskopie muss mit dem Wissen über möglicherweise anzutreffende pathologische Befunde die Aufklärung über eine mögliche operative Laparoskopie erfolgen. Hierzu gehört die Entnahme von PEs aus dem Peritoneum, dem Uterus oder den Adnexen bis zur Exzision von Ovarialzysten. Auch bei organerhaltender Operation wie die Exstirpation einer Ovarialzyste muss über eine mögliche Einschränkung der ovariellen Reserve der prämenopausalen Patientin, insbesondere der Patientin mit noch nicht abgeschlossener Familienplanung aufgeklärt werden. Bei unerwartet auftretendem malignen Befund der Adnexe kann es im Rahmen einer vermeintlichen Zystenexstirpation zu einer Ruptur der Zyste kommen, welche durch Aussaat maligner Zellen zu einer Prognoseverschlechterung führen kann. Des Weiteren muss über die möglicherweise notwendige Entfernung von erkrankten Organen wie Tuben oder einem Eierstock mit den möglichen Folgen (Infertilität, Menopause) bis hin zur Hysterektomie (beispielsweise bei ausgedehnten Tuboovarialabszessen und abgeschlossener Familienplanung) aufgeklärt werden. Diese Aufklärung ist besonders wichtig, da es in der Praxis immer zu unerwarteten gynäkologischen Befunden während einer Operation kommen kann.

Aufgrund der Lagerung der Patientin (Abschn. 7.5) muss insbesondere bei länger andauernden Operationen über das Risiko von lagerungsbedingten Nervenläsionen und über das Kompartmentsyndrom im Bereich der Unterschenkel aufgeklärt werden.

7.5 Lagerung

Standardmäßig erfolgt die Positionierung der Patientin in Steinschnittlagerung, die Beine werden in Beinhaltern nach Goepel gelagert. Dies hat den Vorteil, dass hier auch der Zugang zur Vagina oder zum Anus bei Notwendigkeit ohne großen Aufwand möglich ist.

Die Beine werden mit Beinsäcken abgedeckt, die seitlichen Tücher lateral der Spina iliaca anterior superior fixiert. Die kaudale Begrenzung stellt die Symphyse dar, die kraniale Begrenzung liegt knapp oberhalb des Rippenbogens.

Ist primär eine gynäkologische OP geplant, stehen die beiden Operateure sich an der Seite der Patientin gegenüber und haben den Blick Richtung Füße der Patientin gerichtet, wo auch der Monitor positioniert ist. Hierzu hat sich bewährt, beide Arme der Patientin in einer gepolsterten Manschette am Körper anzulagern. Aufgrund des Fokus auf das kleine Becken ist während der OP eine extreme Kopftieflagerung (Trendelenburg-Lagerung) notwendig. Dabei sind Schulterstützen unerlässlich, um die Patientin stabil in ihrer Position zu halten. Bei adipösen Patientinnen und bei zu erwartender langer OP-Zeit kommt der zusätzlichen Polsterung der Beine eine wichtige Bedeutung zu, um Nervenläsionen oder einem Kompartmentsyndrom vorzubeugen. Hierzu kommen stärkere Polster für die Beinhalter sowie ein zusätzliches Umwickeln der Beine mit Watte in Betracht.

7.6 Technische Voraussetzungen

Die Summe der Druckwirkungen infolge der notwendigen extremen Trendelenburg-Lagerung und des Pneumoperitoneums, das in der Regel mit einem Druck von 12–14 mmHg aufgebaut wird, kann intraoperativ hohe Beatmungsdrücke notwendig machen. Bei langen Operationszeiten kann das Phänomen eines Hautemphysems auftreten. Insbesondere bei adipösen Patientinnen kann eine Pelviskopie dadurch mit anästhesiologischen Problemen einhergehen. Alternativ kann auch eine gaslose Laparoskopie erfolgen, die ein bestimmtes Instrumentarium (z. B. Minea Lift®) voraussetzt (Hoellen et al. 2014).

Integraler Bestandteil der rein diagnostischen Pelviskopie bei Kinderwunschpatientinnen ist die Überprüfung der Tubendurchgängigkeit mittels Chromopertubation. Dabei wird nach Einlage eines Chromopertubationsadapters in das Cavum uteri über diesen Toluidinblau-angefärbte Flüssigkeit appliziert, deren Austritt über die Tuben in der Pelviskopie verifiziert wird. Diese wird üblicherweise mit einer Hysteroskopie kombiniert.

Für die diagnostische Pelviskopie an sich wird kein spezielles Instrumentarium benötigt. Atraumatische Fasszangen reichen in vielen Fällen aus, die Möglichkeit der bipolaren Koagulation für eine evtl. Blutstillung sowie eine Schere zum Lösen von kleinen Verwachsungen sind für die reine Diagnostik vollkommen ausreichend. Weiteres Instrumentarium muss abhängig von der sich aus der diagnostischen Pelviskopie ergebenden operativen Laparoskopie vorgehalten werden. Des Weiteren müssen für den Notfall die Voraussetzungen für eine Konversion zur Laparotomie gegeben sein.

7.7 Überlegungen zur Wahl des Operationsverfahrens

Bei entsprechender Indikationsstellung ist die diagnostische Pelviskopie meistens alternativlos. Grenzen der Pelviskopie und damit Indikation für den abdominalen Zugang sind – wie für die Laparoskopie im Allgemeinen – massive Darmadhäsionen beispielsweise nach Voroperationen, eine morbide Adipositas aufgrund der oben genannten Beatmungsproblematik sowie sehr große Befunde im kleinen Becken, die in toto geborgen werden sollten. Auf die Entscheidung des Zuganges sowie die Auswahl der Platzierung der Arbeitstrokare wird in Abschn. 7.8 eingegangen werden.

7.8 Operationsablauf – How to do it

Bezüglich des Aufbaus eines Pneumoperitoneums für die Pelviskopie gibt es zahlreiche Philosophien. Entscheidend ist die Erfahrung des Operateurs. Begonnen wird mit einer ca. 1 cm langen Inzision in der Nabelgrube. Nun wird, wie es bei gynäkologisch geführten Operationen üblich ist, die Veres-Nadel unter gleichzeitigem Anheben der Bauchdecke in die freie Bauchhöhle appliziert. Dies kann entweder unter laufendem Gasfluss geschehen, so dass die Druckanzeigen Auskunft über die richtige Platzierung geben; alternativ besteht aber auch die Möglichkeit, eine Wasserprobe durchzuführen. Der primäre Zugang mit der Veres-Nadel hat sich, auch nach Voroperationen inkl. Laparotomien, als sicher erwiesen (Rafii et al. 2005). Alternativ kann der Zugang auch mit einem First-entry-Trokar oder per offener Laparoskopie erfolgen (Dunne et al. 2011). In der Literatur ist die Evidenz für die Komplikationsrate beider Zugangswege gleichwertig.

Alternative Zugangswege kommen bei ausgedehnten Voroperationen in Betracht, bei denen entweder massive Adhäsionen beschrieben worden sind oder bei denen das Risiko hoch ist, dass mit Adhäsionen im Bereich des Nabels zu rechnen ist (v. a. Längslaparotomien). Hier kann der Zugang über den sog. Palmer'schen Punkt gewählt werden. Dieser befindet sich in der mittleren Klavikularlinie links 2 Querfinger unter dem Rippenbogen (Fasolino et al. 2001).

Nach Aufbau des Pneumoperitoneums kann der Kameratrokar über den Nabel in die Bauchhöhle eingebracht werden. Nun folgt das Eingehen mit der Kamera. Hier sollte als erstes die Inspektion der Einstichstelle, bzw. der darunterliegenden Organe erfolgen, um eine Verletzung beispielsweise des Darmes oder des Omentums auszuschließen. Erfolgt die Kopftieflagerung zu früh, können hier entsprechende Verletzungen übersehen werden. Nach Inspektion der Einstichstelle sollte zunächst die Inspektion der Oberbauchorgane erfolgen. Auch hier können sich gynäkologische Erkrankungen manifestieren. Nach der Inspektion des Mittelbauches und insbesondere der Appendix vermiformis kann nun die Kopftieflagerung erfolgen. In der Regel ist es nun notwendig, 1–2 Arbeitstrokare zu platzieren. Diese können nach Indikation links und rechts, alternativ aber auch links und mittig gesetzt werden. Typischerweise erfolgt die Platzierung der lateralen Trokare von der Spina iliaca anterior superior ausgehend 2 Querfinger Richtung Nabel. Der mögliche mittlere Trokar kann 2 Querfinger mittig über der Symphyse platziert werden. Nun können die Organe im kleinen Becken inspiziert werden. Zu erwähnen ist, dass das Fassen der Tuben bei Patientinnen mit noch nicht abgeschlossener Familienplanung nur mit äußerster Vorsicht erfolgen sollte, um traumatische Schäden an den Tuben und eine möglicherweise daraus resultierende tubare Sterilität zu verhindern. Beide Adnexe müssen inspiziert werden, diese lassen sich häufig mit einer Zange unterfahren und können angehoben werden, ohne fest gefasst zu werden. Der Uterus kann nach Größe, Form und Konsistenz beschrieben werden. Myome beispielsweise sollten auf jeden Fall nach Lage beschrieben werden. Das gesamte Peritoneum im kleinen Becken sowie das Blasenperitoneum müssen inspiziert werden. Ebenso sollte die physiologische Sigmaadhäsion in der Regel gelöst werden, da sich hierunter Endometrioseherde verbergen können. Auffällige Befunde (z. B. Ovarialzysten oder Endometrioseherde bei vorher unklaren Unterbauchschmerzen) sollten nicht nur beschrieben, sondern im gleichen Eingriff entfernt werden. Des Weiteren sollte bei Malignitätsverdacht eine Zytologie und bei entzündlichen Erkrankungen ein bakteriologischer Abstrich entnommen werden.

Das Bergen resezierter Organanteile oder beispielsweise der Adnexe erfolgt in der Regel über spezielle Bergebeutel und extrakorporale Zerkleinerung des Gewebes im Bergebeutel zur Extraktion aus der Abdominalhöhle. Insbesondere bei suspekten Adnexbefunden ist die Integrität des Beutelsystems für die Operation nach onkologischen Kautelen relevant, um eine potenzielle Tumorzellaussaat zu vermeiden. Das Bergen zystisch suspekter Ovarbefunde insbesondere in der Postmenopause sollte in toto via Bergebeutel erfolgen, da im Falle eines Ovarialkarzinoms ein Up-Staging durch Dissemination von Karzinomzellen vermieden werden muss. Bei nichtsuspekten großen Befunden (insbesondere Myome mit derber Gewebebeschaffenheit) ist das intrakorporale Morcellement mithilfe eines Spezialinstrumentes eine gängige Technik. Dabei muss allerdings über eine potenzielle Tumorzellaussaat bei unerkanntem Malignom aufgeklärt werden (Beckmann et al. 2015).

Als Sonderform der diagnostischen Pelviskopie sei an dieser Stelle die laparoskopische Abklärung bei unerfülltem Kinderwunsch erwähnt. Zur Abklärung eines evtl. tubaren Faktors wird nach erfolgter Desinfektion vaginal ein Portioadapter gelegt, dessen Spitze in das Uteruskavum hineinreicht. Nun kann hierüber unter laparoskopischer Sicht eine Lösung mit Toluidinblau appliziert werden (Link und Fünfgeld 2022) und der Austritt über die Tuben beurteilt werden (spontaner Blauaustritt, verzögerter Blauaustritt, Stenosen, Tubenverschluss; Abb. 7.1).

Nach Ende des diagnostischen Eingriffes werden alle Trokare unter Sicht entfernt und das Gas abgelassen. Der Wundverschluss erfolgt mit intrakutanen Einzelknopfnähten, je nach Zugangsart erfolgt am Nabel auch eine Fasziennaht.

Im Rahmen der diagnostischen Pelviskopie bei Kinderwunschpatientinnen kommt aufgrund des Patientinnenkollektivs und der rein elektiven OP-Situation auch dem kosmetischen Ergebnis eine entscheidende Bedeutung zu. Nach Möglichkeit sollten möglichst wenige und kleine Trokareinstiche gewählt werden. Alternativen sind beispielsweise die sog. Minilaparoskopie mit Spezialinstrumenten oder die Single-port-Technik.

7.9 Spezielle intraoperative Komplikationen und ihr Management

Da bei der rein diagnostischen Pelviskopie keine weiteren Interventionen erfolgen, bestehen die Risiken in der Verletzung von Gefäßen durch das Einbringen der Trokare oder durch Verletzungen darunterliegender Organe, v. a. beim „blinden" Eingehen mit dem Kameratrokar.

Sollte es trotz aller Vorsichtsmaßnahme wie auch der Diaphanoskopie zu einer Verletzung der epigastrischen Gefäße kommen, muss diese umgehen behoben werden. Bei kleineren Gefäßen kann eine Koagulation mit dem laparoskopischen Instrument ausreichend sein, bei größeren Gefäßen muss hier die Umstechung von kranial und kaudal durch die Bauchdecke erfolgen.

Sollte es zu Verletzungen mit Blutungen im Omentum majus kommen, muss eine Blutstillung erfolgen. Darunterliegende Darmabschnitte müssen inspiziert werden. Allfällige Verletzungen des Darmes müssen entsprechend ihrer Art und Lokalisation behandelt werden. In der Regel ist eine Übernähung ausreichend, sollte es aber zur kompletten Perforation einer beispielsweise fixierten Darmschlinge gekommen sein, muss ggf. auch eine Resektion erfolgen.

7.10 Evidenzbasierte Evaluation

Die klassischen Indikationen für die diagnostische Pelviskopie sind die Infertilität und chronische Unterbauchschmerzen.

In der Literatur werden bei Infertilität in ca. 20 % der Patientinnen Adhäsionen beschrieben, 10–20 % der Patientinnen zeigen eine Kompromittierung der Tubendurchgängigkeit, in ca. 10–30 % wird eine Endometriose diagnostiziert, bei einem Großteil der Patientinnen wird jedoch kein anatomisches Korrelat gefunden (Togni et al. 2016).

Bei chronischen Unterbauchschmerzen wird in ca. 35 % eine Endometriose diagnostiziert, in ca. 25–50 % Adhäsionen, bei 35–50 % der Patientinnen findet sich jedoch kein Korrelat für die klinische Symptomatik (Cheong et al. 2014).

Insgesamt ermöglicht die Pelviskopie neben der rein diagnostischen Komponente eine umgehende Therapie, was die Indikation dieses komplikationsarmen, in der Regel ambulanten Eingriffs rechtfertigt (Cheong und William Stones 2006). Die Evidenz für einen Benefit der Adhäsiolyse im Rahmen der Laparoskopie bei chronischen Unterbauchschmerzen ist aufgrund der limitierten Datenlage hinsichtlich prospektiv-randomisierter Studien äußerst limitiert (Cheong et al. 2014). Trotzdem gibt es in der Literatur Anhaltspunkte für eine Verbesserung der Lebensqualität und Schmerzreduktion durch die Durchführung einer Adhäsiolyse. Der Benefit der Resektion oder Koagulation von Endometrioseherden wurde in einer Metaanalyse bestätigt, ebenso die Verbesserung der Fertilität bei Endometriosepatientinnen (Duffy et al. 2014).

Die Überlegenheit der Laparoskopie gegenüber der Laparotomie bezüglich Blutverlust, Schmerzen und Rekonvaleszenz ist evidenzbasiert für diverse Indikationen bei benignen gynäkologischen Pathologien (Bhave Chittawar et al. 2014). Insbesondere auch bei akutem Abdomen mit intraabdomineller Blutung aufgrund einer Extrauteringravidität konnte gezeigt werden, dass Operationszeit und Blutverlust bei der Laparoskopie gegenüber der Laparotomie geringer sind (Cohen et al. 2013). Mittlerweile hat die Pelviskopie auch in der Therapie gynäkologischer Malignome ihren festen Stellenwert.

Unter den gynäkologischen Malignomen wird das Endometriumkarzinom heutzutage in der Regel einer endoskopischen Operation zugeführt, bei entsprechender Indikation mit Sentinel Node Biospie (ICG). Die Evidenz zeigt für das onkologische Outcome keinen Unterschied im Vergleich mit der offenen Chirurgie, während bei Rekonvaleszenz, Blutverlust und Schmerzen die Laparoskopie deutlich überlegen ist.

Eine Sonderstellung nimmt aktuell das Zervixkarzinom ein. Infolge der LACC Studie wird entgegen dem bis vor der Veröffentlichung der Studienergebnisse gängigen laparoskopischen Vorgehen entsprechend der aktuellen Leitlinie ein offenes operatives Vorgehen empfohlen aufgrund des günstigeren onkologischen Outcomes (Ramirez et al. 2018).

Literatur

Beckmann MW, Juhasz-Boss I, Denschlag D et al (2015) Surgical methods for the treatment of uterine fibroids – risk of uterine sarcoma and problems of morcellation: position paper of the DGGG. GebFra 75:148–164

Bhave Chittawar P, Franik S, Pouwer AW et al (2014) Minimally invasive surgical techniques versus open myomectomy for uterine fibroids. Cochrane Datab Syst Rev 10:CD004638

Boyd CA, Riall TS (2012) Unexpected gynecologic findings during abdominal surgery. Curr Probl Surg 49:195–1251

Cheong Y, William Stones R (2006) Chronic pelvic pain: aetiology and therapy. Best Pract Res Clin Obstet Gynaecol 20:695–711

Cheong YC, Reading I, Bailey S et al (2014) Should women with chronic pelvic pain have adhesiolysis? BMC Womens Health 14:36

Cohen A, Almog B, Satel A et al (2013) Laparoscopy versus laparotomy in the management of ectopic pregnancy with massive hemoperitoneum. Int J Gynaecol Obstet 123:139–141

Duffy JM, Arambage K, Correa FJ et al (2014) Laparoscopic surgery for endometriosis. Cochrane Datab Syst Rev 4:CD011031

Dunne N, Booth MI, Dehn TC (2011) Establishing pneumoperitoneum: Verres or Hasson? The debate continues. Ann R Coll Surg Engl 93:22–24

Fasolino A, Cassese S, Fasolino MC et al (2001) Extraumbilical insertion of the laparoscope in abdominal adhesion. Minerva Ginecol 53:293–295

Graziano A, Lo Monte G, Piva I et al (2015) Diagnostic findings in adenomyosis: a pictorial review on the major concerns. Eur Rev Med Pharmacol Sci 19:1146–1154

Hoellen F, Griesinger G, Bohlmann MK (2013) Therapeutic drugs in the treatment of symptomatic uterine fibroids. Expert Opin Pharmacother 14:2079–2085

Hoellen F, Rody A, Ros A et al (2014) Hybrid approach of retractor-based and conventional laparoscopy enabling minimally invasive hysterectomy in a morbidly obese patient: case report and review of the literature. Minim Invasive Ther Allied Technol 23:184–187

Imaoka I, Wada A, Matsuo M et al (2003) MR imaging of disorders associated with female infertility: use in diagnosis, treatment, and management. Radiographics 23:1401–1421

Katz DS, Khalid M, Coronel EE et al (2013) Computed tomography imaging of the acute pelvis in females. CARJ 64:108–118

Link I, Fünfgeld C (2022) Fallbericht: Kreislaufstillstand nach Applikation von Toluidinblau bei Chromopertubation. Frauenarzt 3:168–169

Meys EM, Rutten IJ, Kruitwagen RF et al (2015) Investigating the performance and cost-effectiveness of the simple ultrasound-based rules compared to the risk of malignancy index in the diagnosis of ovarian cancer (SUBSONiC-study): protocol of a prospective multicenter cohort study in the Netherlands. BMC Cancer 15:482

Rafii A, Camatte S, Lelievre L et al (2005) Previous abdominal surgery and closed entry for gynaecological laparoscopy: a prospective study. BJOG 112:100–102

Ramirez PT, Frumovitz M, Pareja R, Lopez A, Vieira M, Ribeiro R, Buda A, Yan X, Shuzhong Y, Chetty N et al (2018) Minimally invasive versus abdominal radical hysterectomy for cervical cancer. N Engl J Med 379:1895–1904

Togni R, Benetti-Pinto CL, Yela DA (2016) The role of diagnostic laparoscopy in gynecology. Sao Paulo Med J 134:70–73

Diagnostische Laparoskopie

8

Carolin Weitzel und Robert Schwab

Inhaltsverzeichnis

Die diagnostische Laparoskopie besitzt einen hohen viszeralchirurgischen Stellenwert in der Diagnostik aber auch in der simultanen minimalinvasiven Therapie abdomineller Erkrankungen. Dabei spielt sie eine wichtige Rolle in der Beurteilung eines unklaren Abdomens, im Rahmen der Staginguntersuchung maligner gastrointestinaler Tumoren und bei stumpfen und penetrierenden Abdominaltraumata. Sie ist nicht nur neben der radiologischen und endoskopischen Bildgebung eine sinnvolle Ergänzung zur Sicherung der Diagnose, sondern macht simultane therapeutische Interventionen z. B. in Form von Histologiegewinnung, Adhäsiolyse, Blutstillung etc. möglich und kann Laparotomien vermeiden bzw. durch genaue Fokussierung das Ausmaß der notwendigen Laparotomie minimieren. Daher ist und bleibt die diagnostische Laparoskopie ein wichtiger Bestandteil in der Chirurgie.

8.1 Einführung

Heute ist Chirurgie ohne die Laparoskopie nicht mehr vorstellbar. Während bereits Anfang des 20. Jahrhunderts die ersten Schritte in der Laparoskopie durch den russischen Gynäkologen Dimitrij Ott und den Gastroenterologen Georg Kelling gemacht wurden, beschrieb der schwedische Internist Hans Christian Jacobaeus 1910 die Laparo-

C. Weitzel · R. Schwab (✉)
Klinik für Allgemein-, Viszeral- und Thoraxchirurgie, Bundeswehrzentralkrankenhaus Koblenz, Koblenz, Deutschland
e-mail: carolinweitzel@bundeswehr.org; robertschwab@bundeswehr.org

T. Keck, C.-T. Germer (Hrsg.), *Minimalinvasive Viszeralchirurgie*, https://doi.org/10.1007/978-3-662-67852-7_8

skopie explizit als ein Verfahren der Diagnostik (Hatzinger et al. 2013). Bis heute gehört die diagnostische Laparoskopie trotz der immensen Weiterentwicklung in der radiologischen und endoskopischen Bildgebung zu einem festen Bestandteil der Diagnostik bei unklaren abdominellen Beschwerden und in der Staginguntersuchung von malignen Tumoren (Burbidge et al. 2013; Feussner et al. 2000). Insbesondere mit Blick auf die korrekte Stadieneinteilung von gastrointestinalen Tumoren ermöglicht die diagnostische Laparoskopie die Beurteilung von Tumorausdehnung, Infiltration von Nachbarorganen und den Nachweis einer peritonealen Karzinose oder kleiner Lebermetastasen (Moehler et al. 2019; Seufferlein et al. 2013). Damit spielt die diagnostische Laparoskopie eine wesentliche Rolle in der komplexen multimodalen Therapie von malignen Erkrankungen.

Auch in der Diagnostik und Therapie des abdominellen Traumas und des akuten Abdomens hat sich die Laparoskopie mittlerweile als ein nicht mehr wegzudenkendes Verfahren etabliert. Sie trägt maßgeblich dazu bei, dass eine beträchtliche Anzahl von nichttherapeutischen Laparotomien verhindert werden kann (Cocco et al. 2019; Uranues et al. 2015; Lin et al. 2015; Lupinacci et al. 2015; Mallat et al. 2008).

8.2 Indikation

Indikationen für eine diagnostische Laparoskopie sind

- in der **Onkologie**
  - das Tumorstaging,
  - die Histologie/Zytologiegewinnung,
  - die Therapiekontrolle,
- in der **Diagnostik** mit der Möglichkeit der befundorientierten, simultanen Therapie
  - atypische Abdominal-, Adhäsions-, gynäkologische Beschwerden,
  - das **akute Abdomen**,
  - das stumpfe und penetrierende **Abdominaltrauma**.

8.3 Spezielle präoperative Diagnostik

Bei **onkologischen Patienten**, bei denen die diagnostische Laparoskopie zur Komplettierung des Stagings dient, sind in der Regel umfangreiche Voruntersuchungen (Endoskopie, transkutane oder Endosonographie, MRT, CT, PET/CT) im Vorfeld erfolgt. Eine darüber hinausgehende spezielle präoperative Diagnostik für die diagnostische Laparoskopie ist daher in diesen onkologischen Fällen nicht erforderlich.

Bei **Patienten mit chronischen, unklaren abdominellen Schmerzen** empfehlen wir vor der diagnostischen Laparoskopie eine ausführliche endoskopische Untersuchung inkl. Gastroskopie und Koloskopie, in Einzelfällen ggf. auch Kapselendoskopie, sowie eine radiologische Bildgebung (meist MRT Abdomen, ggf. auch CT). In vielen Fällen kann damit bereits eine Diagnose gesichert werden. Bei weiterhin unklarem Befund ist die Laparoskopie als abschließendes diagnostisches Verfahren indiziert.

Beim **abdominellen Trauma** und beim **akuten Abdomen** empfehlen wir grundsätzlich die Durchführung einer Computertomografie mit Gefäßdarstellung (Angio-CT), bevor eine diagnostische Laparoskopie durchgeführt wird.

▶ **Praxistipp** Nach unseren Erfahrungen kann auf eine Computertomografie bei einem mechanischen Ileus verzichtet werden, wenn in der Sonografie des Abdomens ein Kalibersprung mit distendierten und gleichzeitig kollabierten Dünndarmschlingen (sog. Hungerdarm) gesichert ist und sich damit eine Operationsindikation ergibt. Bei komplexen Voroperationen oder malignen Vorerkrankungen empfehlen wir jedoch weiterhin die präoperative Durchführung einer Computertomografie.

8.4 Aufklärung

Patienten gehen meist davon aus, dass mit den sog. minimalinvasiven Verfahren keine oder nur geringe Komplikationen verbunden sind. Bei der Aufklärung muss daher auch auf mögliche schwerwiegende Komplikationen (Blutungen, Verletzung benachbarter Organe, insbesondere des Darms mit Ausbildung einer Peritonitis und der Notwendigkeit des Reeingriffs) hingewiesen werden. Die Patienten müssen immer darüber aufgeklärt werden, dass jederzeit ein Umstieg auf ein offenes Verfahren notwendig werden kann. Ferner müssen mögliche diagnostische und therapeutische Erweiterungen (z. B. Probeexzisionen, Adhäsiolyse, Appendektomie, Zystektomie etc.) besprochen und das Einverständnis des Patienten hierfür eingeholt werden. Die folgende Übersicht listet die wichtigsten Aufklärungspunkte auf.

Wichtige Aufklärungspunkte bei geplanter diagnostischer Laparoskopie mit befundorientierter therapeutischer Erweiterung

- Thrombose/Embolie, Gasembolie
- Nachblutung, Bluttransfusionspflichtigkeit
- Wundheilungsstörung/Wundinfekt
- Verbleibende Narben, Narbenschmerz, chronischer neuropathischer Schmerz, temporärer Schulterschmerz, Trokarhernien
- Verletzung von Nachbarstrukturen
  - Gefäße
  - Organe (Leber, Harnblase, Darm etc.)
- Erweiterung des Eingriffs gemäß intraoperativen Erfordernissen (z. B. Probeexzisionen aus Tumor/Organen, Adhäsiolyse bei Verwachsungen, Naht von Perforationen, Resektion von Organen, Blutstillung etc.)
- Bedarfsadaptierter Umstieg auf ein offenes Verfahren
- Ggf. Reeingriff bei Komplikationen (Nachblutung, Peritonitis, ggf. Anlage eines künstlichen Darmausgangs)

8.5 Lagerung

Für die Operation befindet sich der Patient in Rückenlage. Wenn möglich sollten beide Arme angelagert sein. Ansonsten empfehlen wir die Auslagerung des linken Arms, damit im Falle einer notwendigen Laparotomie für Operateur und 2. Assistenten ausreichend Platz auf der rechten Seite des Patienten zur Verfügung steht. Die Beine sollten gespreizt sein, damit der Operateur von der Mitte aus einen besseren Zugang bei Befunden im Oberbauch hat. In Einzelfällen (z. B. bei gleichzeitig geplanter Endoskopie) kann eine Steinschnittlagerung des Patienten indiziert sein. Die Positionen des Operateurs und der Assistenten hängen primär von dem wahrscheinlichen Fokus des Befundes ab und können daher präoperativ oder intraoperativ variieren. Eine standardisierte Position des Operateurs und der Assistenten kann aus diesem Grund bei der diagnostischen Laparoskopie nicht definiert werden.

Neben dem Hauptmonitor hat sich die Verwendung eines Hilfs- oder Zweitmonitors bewährt, sodass ein Positionswechsel des Operateurs nicht mit einer Positionsänderung des Monitors verbunden ist (Abb. 8.1).

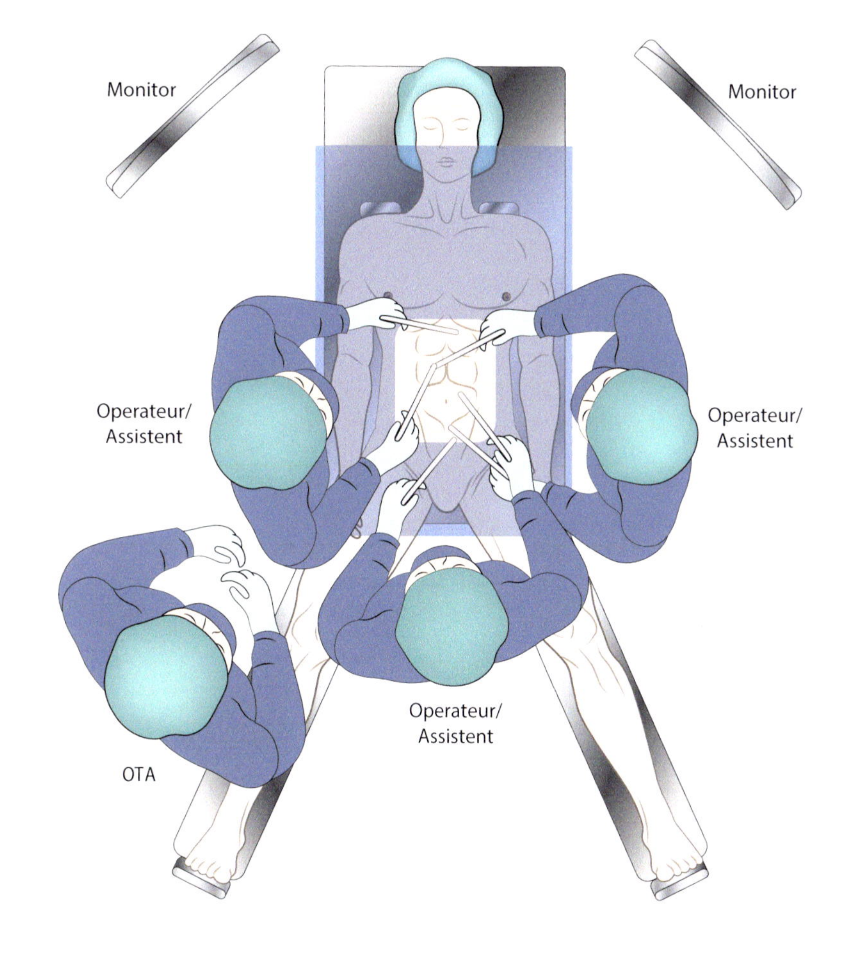

Abb. 8.1 Patientenlagerung in Rückenlagerung. Die Positionen des Operateurs und des Assistenten hängen primär von dem geplanten Fokus des Befundes ab und können präoperativ oder intraoperativ variieren. Gespreizte Beine und ggf. eine Steinschnittlagerung des Patienten können hilfreich sein: *OTA* operationstechnische Assistentin

Für die Einsicht in alle intraabdominellen Regionen kann ein Lagewechsel des Patienten (extreme Kopftief- bzw. Beintief- und Seitlagerung) notwendig sein. Daher sollten gepolsterte Seiten- und Schulterstützen bereits im Vorfeld zum Schutz des Patienten angebracht werden.

8.6 Technische Voraussetzungen

Folgende technische Voraussetzungen sollten gegeben sein:

- Lagerungstisch mit der Möglichkeit zum Lagewechsel des Patienten,
- Videoturm mit Haupt- und Zweitmonitor,
- reguläres Instrumentarium zur Laparoskopie, 30° (ggf. 45°)-Optik,
- insbesondere bei onkologischer Fragestellung
  - ggf. Instrumentarium für den laparoskopischen Ultraschall,
  - ggf. fluoreszierender Farbstoff (z. B. Indocyaningrün) mit entsprechend ausgestattetem Laparoskopieturm und Kamerasystem für die intraoperative Fluoreszenzdiagnostik,
- Dissektionsgerät mit bipolarer Koagulation oder Ultraschalldissektionsgerät,
- bereitgestelltes Bauchsieb im Falle einer Konversion.

8.7 Operationsablauf – How we do it

8.7.1 Trokarplatzierung

Für die diagnostische Laparoskopie werden 1 Optiktrokar und zunächst 2 Arbeitstrokare benötigt, wobei die Anzahl der Arbeitstrokare dem im Fokus stehenden Befund entsprechend erweitert werden kann (Abb. 8.2).

▶ **Praxistipp** Die Platzierung des Optiktrokars erfolgt in der Regel infraumbilikal in der Medianlinie. Werden in diesem Bereich Verwachsungen vermutet, die beim Einführen des Trokars zu einer möglichen Verletzung des Darms führen können, kann der Optiktrokar auch im linken oder rechten Oberbauch platziert werden, da (hier sind in der Regel am wenigsten Verwachsungen zu erwarten sind). Grundsätzlich empfehlen wir die Platzierung des Optiktrokars in offener Technik als Minilaparotomie. Alle weiteren Trokare werden unter laparoskopischer Sicht eingeführt. Damit können Verletzungen von Organen und Gefäßen bei der Trokarplatzierung bestmöglich verhindert werden.

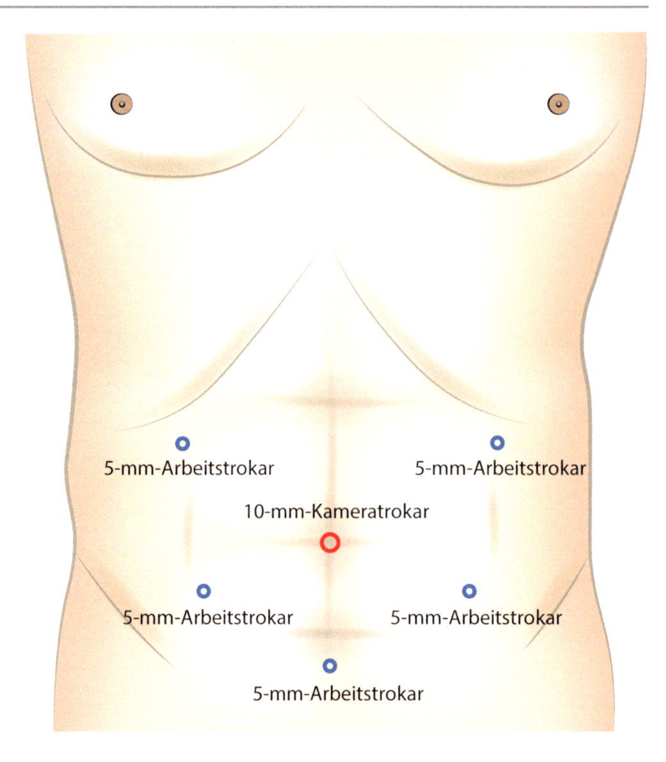

Abb. 8.2 Trokarpositionierung zur diagnostischen Laparoskopie. Als Optiktrokar kann ein 5-mm- oder 10-mm-Trokar genutzt werden, die Arbeitstrokare sind in der Regel 5-mm-Trokare, wobei je nach Bedarf auch auf einen größeren Trokar gewechselt werden kann. Die Positionierung der Trokare kann dem Befund entsprechend variabel sein

8.7.2 Exploration und intraoperativer Ultraschall

Die Exploration beginnt mit der Inspektion des **parietalen Peritoneums** mit nahem Fokus, um auch kleine peritoneale Veränderungen detektieren zu können (Abb. 8.3). Bei freier intraabdomineller Flüssigkeit kann eine Probe zur zytologischen oder mikrobiologischen Untersuchung gewonnen werden. Anschließend sollte der **rechte obere Quadrant** mit Leberoberfläche, Gallenblase und rechter Kolonflexur exploriert werden. Durch Anheben des rechten Leberlappens können die Unterfläche der Leber, die Gallenblase bis zum Infundibulum und der Pylorus sowie das proximale Duodenum eingesehen werden. Nach Inspektion der linken Leberoberfläche wird der linke Leberlappen angehoben, sodass die Begutachtung von linker Leberunterfläche, kleiner Magenkurvatur mit Omentum minus und Magenoberfläche gelingt. Bei onkologischer Fragestellung sollte zur Detektion möglicher Lebermetastasen ein **intraoperativer Ultraschall** oder die intraoperative Fluoreszenzdiagnostik erfolgen. Anschließend werden durch Zugang zur **Bursa omentalis** die Magenhinterwand und die Pankreasoberfläche exploriert. Im selben Schritt werden das Colon transversum und das Omentum majus begutachtet.

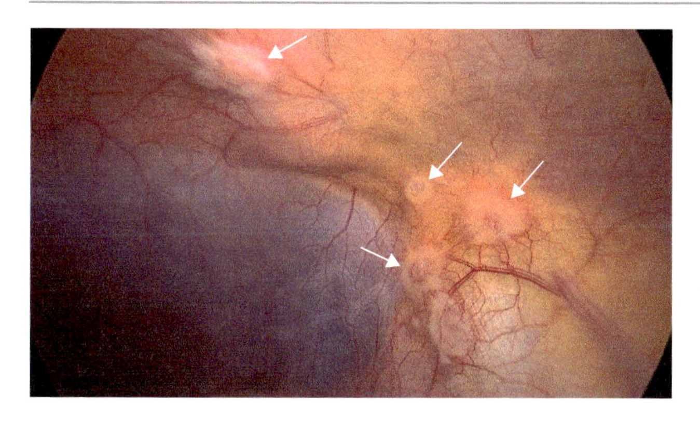

Abb. 8.3 Typisches Bild einer Peritonealkarzinose

▶ **Praxistipp** Für die Eröffnung der Bursa omentalis wird mit einer Fasszange die große Magenkurvatur angehoben. Der Einstieg in die Bursa erfolgt in einem avaskulären Areal des Ligamentum gastrocolicum unterhalb der Arteria gastroepiploica dextra. Für eine ausreichende Sicht sollte der Zugang in die Bursa mindestens 10 cm betragen.

Bei der Exploration des **linken oberen Quadranten** mit Milz und linker Kolonflexur empfiehlt sich eine Lagerung des Patienten in rechtsseitiger Anti-Trendelenburg-Position, da ansonsten die Milz nur schwer einsehbar ist.

Nach weiterer Exploration des Colon descendens bis zum Sigma wird der Patient~~en~~ in Trendelenburg-Position gelagert, sodass die Sicht ins **kleine Becken** ermöglicht wird. Hierbei erfolgt die Inspektion der inguinalen Bruchpforten, der Iliakalgefäße, der Harnblase und bei Frauen der inneren Geschlechtsorgane. Rechtsseitig werden Zökum mit Appendix und das rechte Hemikolon begutachtet. Bei der Inspektion des Kolonrahmens muss das Mesenterium auch auf mögliche Lymphknotenveränderungen untersucht werden. Die Beurteilung und Durchmusterung des gesamten Dünndarms inkl. des Mesenteriums schließen die Exploration ab.

▶ **Praxistipp** Wir empfehlen, im Rahmen der Exploration des Dünndarms am ileozökalen Übergang zu beginnen, da das Auffinden des Treitz-Bandes – insbesondere bei adipösen Patienten – häufig erschwert ist. Mit 2 Fasszangen wird der Darm anschließend in 10-cm-Schritten bis zum Treitz-Band exploriert.

8.7.3 Laparoskopische Eingriffserweiterung

Bei auffälligen Befunden wird aus den fokalen Veränderungen mit der Punktionskanüle oder der Probeexzisionszange eine **Biopsie** gewonnen. Suspekte Lymphknoten werden mit bipolarer Schere oder mit Hilfe eines Dissektionsgerätes in toto entfernt und in einem Bergebeutel entnommen.

Die diagnostische Laparoskopie kann – entsprechend der vorangegangenen Aufklärung des Patienten (Abschn. 8.4) – therapeutisch erweitert werden. So können z. B. Adhäsionen gelöst, die Appendix entfernt, Blutungen gestillt und Ovarzysten reseziert bzw. entdeckelt werden (Abb. 8.4 und 8.5).

Wir empfehlen eine Konversion zur Laparotomie

- Bei Vorliegen eines periduodenalen Hämatoms nach Trauma, was den Verdacht auf eine duodenale Perforation nahelegt
- Bei laparoskopisch nicht sicher auszuschließender Hohlorganperforation nach stumpfem oder penetrierendem Trauma oder beim akuten Abdomen
- Bei zunehmend instabilen Kreislaufverhältnissen
- Bei schweren intraabdominellen Verwachsungen mit Unsicherheit in der Anatomie

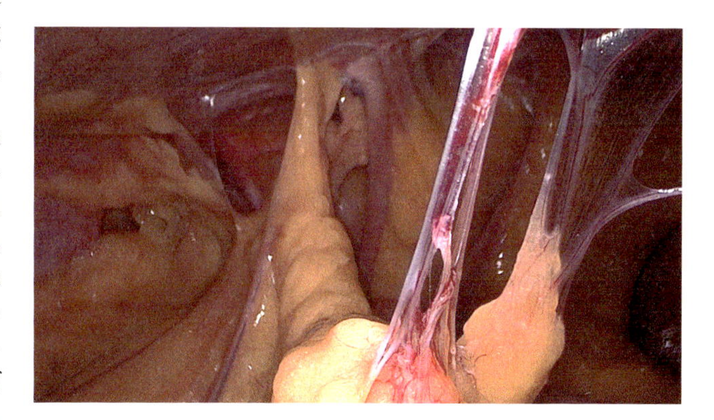

Abb. 8.4 Typischer Verwachsungsbauch

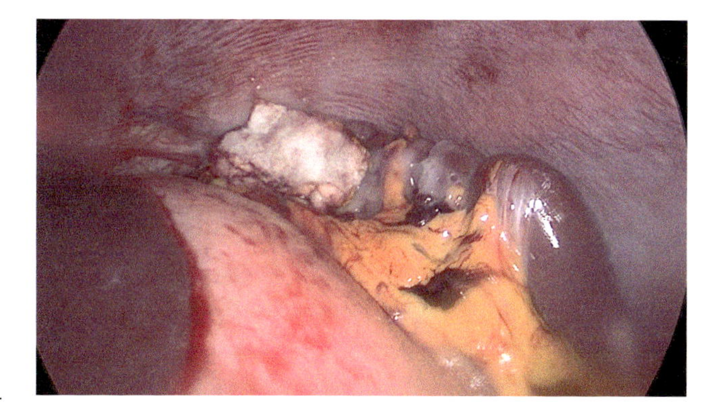

Abb. 8.5 Mittels Fibrinkleber und Kollagenvlies versorgte traumatische Milzlazeration

8.8 Spezielle intraoperative Komplikationen und ihr Management

Das Hauptrisiko der diagnostischen Laparoskopie liegt in der iatrogenen Verletzung von Organen und Gefäßen. Unserer Ansicht nach kann die iatrogene Darm- und Gefäßverletzung bei der Trokarplatzierung durch die Minilaparotomie für den Optiktrokar und bei der Platzierung der weiteren Trokare ausschließlich unter laparoskopischer Sicht weitestgehend vermieden werden. Nach Platzierung des Optiktrokars ist die Inspektion des Operationsgebiets unterhalb des Zugangs obligat.

▶ **Praxistipp** Sollte es zu einer iatrogenen Darmverletzung gekommen sein, muss diese unverzüglich mittels Naht verschlossen werden. Dies sollte ebenfalls laparoskopisch mittels intrakorporaler Naht erfolgen. Kleinere arterielle und venöse Läsionen können mittels Clips problemlos laparoskopisch versorgt werden. Bei iatrogener Verletzung größerer Gefäße (z. B. Iliakalgefäße) empfehlen wir eine Konversion zur Laparotomie.

▶ **Cave** Durch den erhöhten intraabdominellen Druck während der Laparoskopie sind venöse Blutungen häufig nur schwer erkennbar. Bei Unsicherheit und Verdacht auf eine venöse Blutung empfiehlt sich eine Reduktion des intraabdominellen Drucks auf 6 mmHg. Damit können diese Blutungen besser identifiziert und entsprechend versorgt werden.

8.9 Evidenzbasierte Evaluation

8.9.1 Laparoskopie in der Onkologie

Hinsichtlich der mittlerweile immer komplexer werdenden multimodalen Therapiekonzepte in der Behandlung maligner gastrointestinaler Tumoren ist ein korrektes prätherapeutisches Staging von entscheidender Bedeutung. Heutzutage verfügen wir über hochauflösende radiologische und endoskopische Diagnostikverfahren, trotzdem mangelt es nicht selten an einer verlässlichen **Aussage zu einer Peritonealkarzinose, kleinen Lebermetastasen oder der Infiltration von Nachbarorganen/-strukturen** (Abb. 8.6). Das führt immer noch zu unnötigen nichttherapeutischen Laparotomien, welche eine Prognoseverschlechterung für den Patienten bedeuten können, einerseits infolge der Verzögerung der notwendigen Tumortherapie und andererseits durch die mit der Laparotomie assoziierten erhöhten Morbidität und Mortalität (Feussner et al. 2000). Gerade beim Magenkarzinom sind der Nachweis bzw. der Ausschluss einer Peritonealkarzinose ausschlaggebend für das

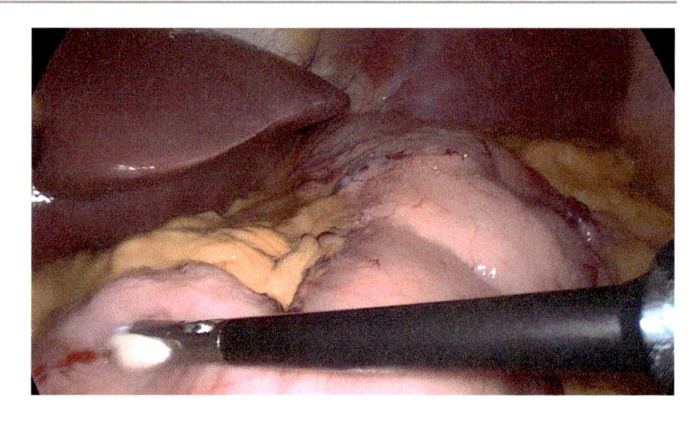

Abb. 8.6 Diagnostische Laparoskopie eines kleinkurvaturseitigen Magensarkoms mit der Prüfung der Operabilität. In gleicher Sitzung erfolgte die onkologische Gastrektomie

Behandlungskonzept, sodass die diagnostische Laparoskopie vor Beginn der neoadjuvanten Therapie standardisiert durchgeführt werden soll (Moehler et al. 2019). Auch beim Pankreaskarzinom sollte eine Staging-Laparoskopie im Vorfeld durchgeführt werden, wenn bei grundsätzlich eingeschätzter Resektabilität die Bildgebung nicht ganz eindeutig ist und eine Peritonealkarzinose nicht sicher ausgeschlossen werden kann. In bis zu einem Drittel dieser Fälle lässt sich dabei eine fortgeschrittene Tumorerkrankung detektieren, die eine kurative operative Therapie ausschließt (Seufferlein et al. 2013). Zusammenfassend ist damit die diagnostische Laparoskopie auch insbesondere in Kombination mit dem intraoperativen Ultraschall gerade beim Magen- und Pankreaskarzinom ein wichtiges komplementäres Diagnostikverfahren (Burbidge et al. 2013; De Rosa et al. 2016), findet aber auch bei anderen Tumoren (hepatozelluläres Karzinom, cholangiozelluläres Karzinom, Karzinome des gastroösophagealen Übergangs) regelmäßige Anwendung (Barlow et al. 2013; Hoekstra et al. 2013).

Die Standard-Weißlicht-Laparoskopie weist Grenzen in der Visualisierung von kleinen Tumormassen oder Durchblutungsverhältnissen im Gewebe auf. Um diese Lücke zu schließen, hat sich in den letzten Jahren die laparoskopische Fluoreszenzbildgebung etabliert (Abb. 8.7). Durch die Verwendung eines fluoreszierenden Farbstoffs können mittels einer Lichtquelle mit Wellenlängen im Nahinfrarot (NIR) insbesondere Gefäße, Gallengänge und Tumoren dargestellt werden. Als Fluoreszenzmarker wird in der Regel Indocyaningrün verwendet, da dieser im NIR-Wellenlängenbereich liegt und bis zu einem Zentimeter tief im Gewebe erkenntlich ist. Dadurch können auch kleine Metastasen und peritoneale Aussaaten detektiert und Durchblutungsverhältnisse bei Darmanastomosen beurteilt werden, was mit der Standard-Weißlicht- Laparoskopie nicht in diesem Ausmaß möglich ist (Baiocchi et al. 2021; Oba et al. 2021; Handgraaf et al. 2018; Harada et al. 2018).

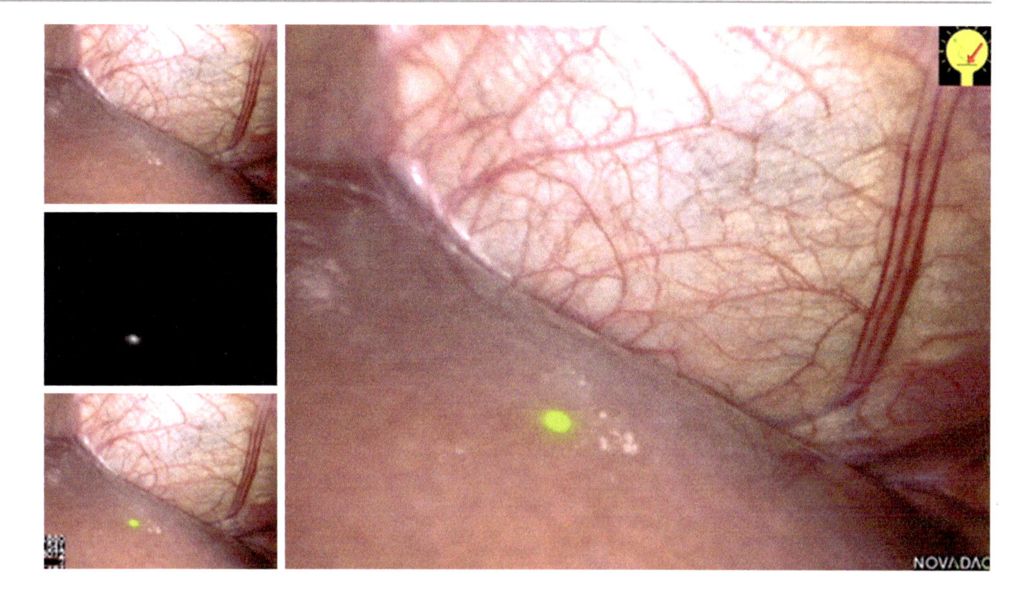

Abb. 8.7 In der präoperativ und in der Standard-Weißlicht-Laparoskopie nicht sichtbare Lebermetastase bei einem kolorektalen Karzinom. Mit Hilfe der Fluoreszenzbildgebung kann die kleine Läsion sicher identifiziert werden. (Aus Koizumi et al. 2020)

8.9.2 Laparoskopie bei unklaren abdominellen Beschwerden

Bei **unklaren chronischen abdominellen Schmerzen** oder bei Beschwerden, die gegebenenfalls auf postoperative intraabdominelle Adhäsionen zurückzuführen sind, zeigen endoskopische (Gastroskopie/Koloskopie) und auch bildgebende (MRT/CT) Untersuchungen häufig keine eindeutige Ursache. In diesen Fällen kann eine diagnostische Laparoskopie mit der Möglichkeit der gleichzeitigen therapeutischen Erweiterung, z. B. in Form von Adhäsionslösungen, laparoskopischer Appendektomie und Divertikelabtragung etc., zu einer Diagnose und erfolgreichen Therapie führen. Insbesondere zur Abklärung von gynäkologischen Beschwerden (Kap. 7) dient die diagnostische Laparoskopie als wichtiges ergänzendes Diagnoseverfahren (Lupinacci et al. 2015).

8.9.3 Laparoskopie beim akuten Abdomen

Die Diagnostik und Therapie des **akuten Abdomens** ist weiterhin eine Domäne der Chirurgie. Dabei stützt sich die Diagnostik neben klinischen, laborchemischen und sonografischen Untersuchungen auf diagnostische Verfahrensmöglichkeiten der Radiologie, sodass in den meisten Fällen eine valide Diagnose gestellt werden kann. Bei nichtspezifischen abdominellen Schmerzen in Kombination mit einem akuten Krankheitsbild, bei denen die Diagnostik nicht richtungsweisend ist, sollte die diagnostische Laparoskopie Anwendung finden, da sie einerseits über eine hohe diagnostische Präzision von 87–100 % verfügt und andererseits nichttherapeutische Laparotomien vermeiden kann (Keller et al. 2006; Lupinacci et al. 2015). Mittlerweile hat etabliert sich die diagnostische Laparoskopie mit gleichzeitiger therapeutischer Erweiterung beim Verwachsungsbauch mit Ileus (Mingh-Zhe et al. 2012; Abb. 8.8), bei der mesenterialen Ischämie (Leister et al. 2003; Tshomba et al. 2012) und beim perforierten gastralen und duodenalen Ulcus fest etabliert (Abb. 8.9).

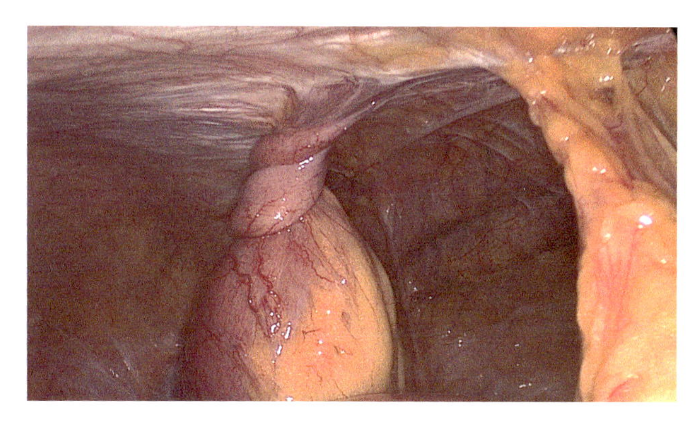

Abb. 8.8 Mechanischer Ileus auf dem Boden einer an der ventralen Bauchwand fixierten und torquierten Dünndarmschlinge. Die Adhäsion konnte laparoskopisch gelöst werden

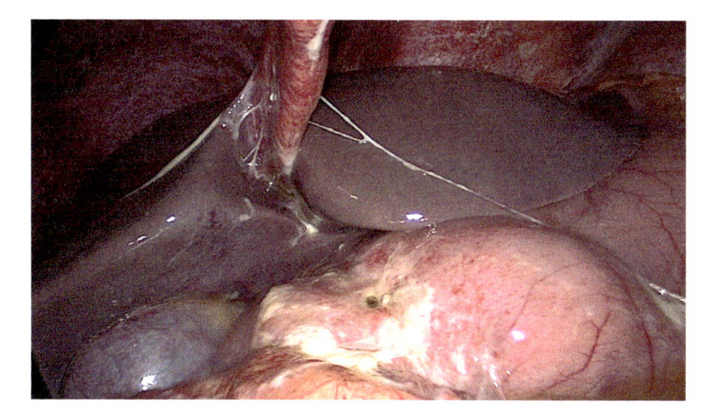

Abb. 8.9 Postpylorisches Ulcus, welches mit einer laparoskopischen Naht versorgt wurde

In der im November 2021 veröffentlichten S3-Leitlinie „Divertikelkrankheit/Divertikulitis" wird die diagnostische Laparoskopie mit Lavage und Drainage bei der perforierten Divertikulitis mit eitriger Peritonitis (CDD Typ 2c1) als potenzielle alternative Therapiestrategie zur primären Sigmaresektion genannt (Evidenzlevel 2, Empfehlungsgrad B, Starker Konsens) (Kohl et al. 2018; Vennix et al. 2015; Cirocchi et al. 2015). Dabei kann sie einerseits als „bridging procedure" oder andererseits – aber dies in sehr seltenen Fällen – als endgültige Therapie fungieren. Grundsätzlich findet diese Behandlungsstrategie jedoch nur eine individuelle Anwendung und erfordert immer eine entsprechend ausführliche Aufklärung des Patienten.

▶ **Praxistipp** Nicht alles muss laparoskopiert werden, aber eine Laparoskopie sollte stets in Erwägung gezogen werden! Die Möglichkeiten und auch das Ausmaß der laparoskopischen Therapie hängen stark von der **Expertise des Operateurs** ab. Eine diagnostische Laparoskopie verhilft aber in vielen Fällen zu einer Sicherung der korrekten Diagnose, kann Laparotomien vermeiden oder durch genaue Fokussierung das Ausmaß einer anschließenden Laparotomie zumindest minimieren.

8.9.4 Laparoskopie beim abdominellen Trauma

Bis vor einigen Jahren war beim **abdominellen Trauma** mit unklaren Befunden die explorative Laparotomie der Goldstandard. Als Hauptgründe wurden die Vermeidung einer verzögerten Diagnosestellung und damit verbunden die Vermeidung einer verzögerten Therapieeinleitung genannt. Bei **penetrierenden abdominellen Verletzungen** zeigte sich jedoch eine hohe Rate (23–65 %) an nichttherapeutischen Laparotomien (Cocco et al. 2019; Bennett et al. 2016; Leppäniemi 2019; Kopelman et al. 2008). Aus diesem Grund erfolgte in der Vergangenheit ein Wechsel zu einer konservativeren Therapiestrategie (Sliwinski et al. 2020). Nicht immer können lokale Wundinspektion und Diagnostik mittels Sonografie und Computertomografie die Präsenz und das Ausmaß einer intraabdominellen Verletzung sicher diagnostizieren. Werden Verletzungen übersehen, führt dies zu einer 80 %igen Komplikations- und 17 %igen Letalitätsrate (Kopelman et al. 2008). In diesen Fällen spielt die diagnostische Laparoskopie eine wichtige Rolle (Uranues et al. 2015). Sie kann intraabdominelle Verletzungen ausschließen bzw. bei Vorliegen intraabdomineller Verletzungen deren Ausmaß abschätzen, wenn möglich gleichzeitig laparoskopisch therapieren oder die Indikation zur Konversion auf eine Laparotomie stellen (Abb. 8.10a,b und 8.11a,b). Anfänglich hohe Raten an sog.

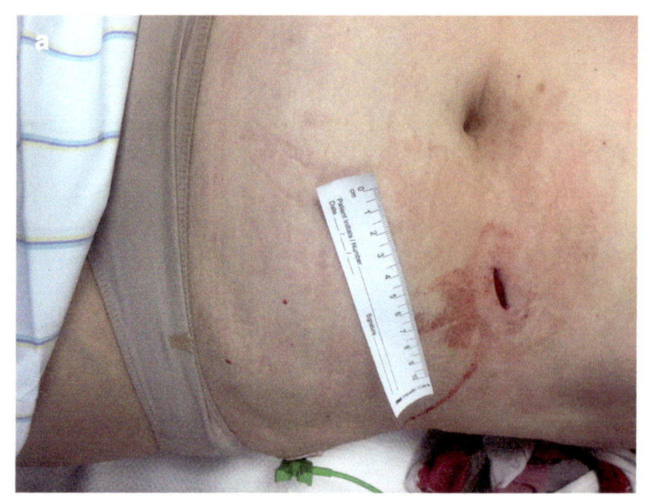

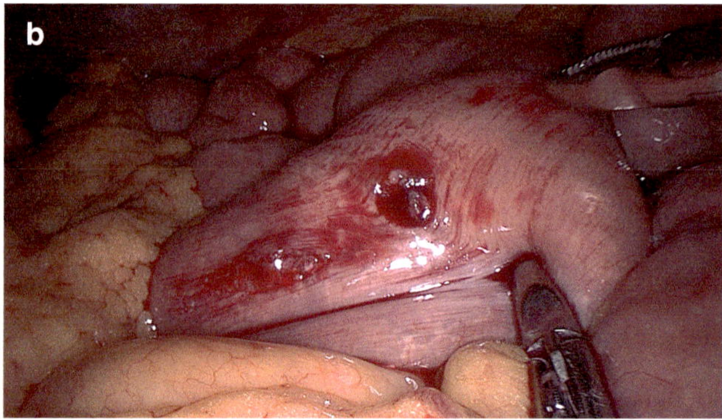

Abb. 8.10 **a**, **b** Messerstichverletzung im linken Mittelbauch (**a**); diagnostische Laparoskopie mit Bestätigung der Eröffnung der Peritonealhöhle und der transmuralen Jejunumverletzung, die laparoskopisch intrakorporal genäht wurde (**b**)

Missed Injuries bei der diagnostischen Laparoskopie konnten in zahlreichen Studien durch Standardisierung der Laparoskopie und Zunahme der Expertise auf bis zu 0 % reduziert werden (Como et al. 2010; Kawahara et al. 2009; Lin et al. 2010; O'Malley et al. 2013).

Während sich die diagnostische Laparoskopie bei penetrierenden abdominellen Verletzungen als essenzielles Diagnostik- und Therapieverfahren etabliert hat, gewinnt sie derzeit auch bei **stumpfen Verletzungen** zunehmend an Bedeutung (Lee et al. 2014). In den aktuellen Empfehlungen zum Abdominaltrauma können Blutungen aus parenchymatösen Organen zunehmend konservativ oder in Kombination mit interventioneller Angioembolisation behandelt werden (Lin et al. 2015).

Die Indikationen zur diagnostischen Laparoskopie beim stumpfen Bauchtrauma bestehen bei

- unklarer, zunehmender freier intraabdomineller Flüssigkeit,
- klinischem Verdacht auf eine Hohlorganperforation,
- in der Computertomografie dargestellten Hohlorgan- und Mesenterialverletzungen.

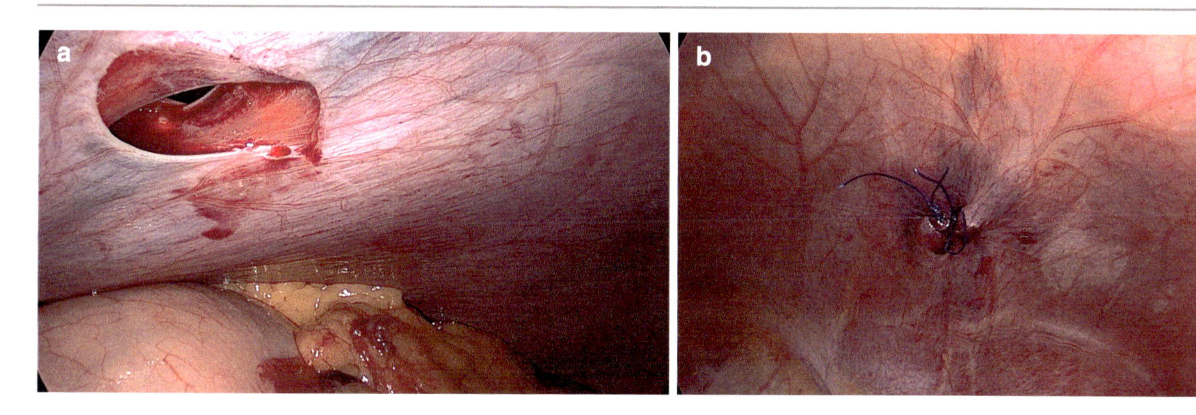

Abb. 8.11 a, b Multiple abdominelle und thorakale Stichverletzungen mit Zwerchfellverletzung, laparoskopisch gesichert (**a**) und versorgt (**b**)

Die diagnostische Laparoskopie kann die Diagnose minimalinvasiv sichern, eine Lavage des Abdomens und darüber hinaus eine gleichzeitige laparoskopische Versorgung von Verletzungen ermöglichen. Die Anwendung der diagnostischen Laparoskopie auch beim stumpfen Abdominaltrauma reduziert damit die Laparotomierate (bis zu 80 %), außerdem minimiert sie Wundinfektionsraten, Schmerzmittelverbrauch und die stationäre Aufenthaltsdauer (Johnson et al. 2013; Lin et al. 2015).

▶ **Cave** Bei penetrierenden und stumpfen Abdominaltraumata findet die diagnostische Laparoskopie ausschließlich Anwendung beim kreislaufstabilen und kreislaufstabilisierbaren Patienten!

Die diagnostische Laparoskopie kann und soll die herkömmlichen Verfahren der Diagnostik nicht ersetzen. Sie ist aber eine mehr als sinnvolle Ergänzung und in nicht wenigen Fällen das erfolgversprechendere Verfahren.

Im Gesamtspektrum der Diagnostik hat die Laparoskopie damit ihren festen Stellenwert und ist aus diesem Spektrum nicht mehr wegzudenken.

Literatur

Baiocchi GL, Guercioni G, Vettoretto N, Scabini S, Millo P, Muratore A, Clementi M, Sica G, Delrio P, Longo G, Anania G, Barbieri V, Amodio P, Di Marco C, Baldazzi G, Garulli G, Patriti A, Pirozzi F, De Luca R, Mancini S, Pedrazzani C, Scaramuzzi M, Scatizzi M, Taglietti L, Motter M, Ceccarelli G, Totis M, Gennai A, Frazzini D, Di Mauro G, Capolupo GT, Crafa F, Marini P, Ruffo G, Persiani R, Borghi F, de Manzini N, Catarci M (2021) ICG fluorescence imaging in colorectal surgery: a snapshot from the ICRAL study group. BMC Surg 21(1):190. https://doi.org/10.1186/s12893-021-01191-6. PMID: 33838677; PMCID: PMC8035779

Barlow AD, Garcea G, Berry DP, Rajesh A, Patel R, Metcalfe MS, Dennison AR (2013) Staging laparoscopy for hilar cholangiocarcinoma in 100 patients. Langenbeck's Arch Surg 398:983–988

Bennett S, Amath A, Knight H, Lampron J (2016) Conservative versus operative management in stable patients with penetrating abdominal trauma: the experience of a Canadian level 1 trauma centre. Can J Surg 59(5):317–321. https://doi.org/10.1503/cjs.015615. PMID: 27668329; PMCID: PMC5042718

Burbidge S, Mahady K, Naik K (2013) The role of CT and staging laparoscopy in the staging of gastric cancer. Clin Radiol 68(3):251–255

Cirocchi R, Trastulli S, Vettorett N, Milani D, Cavaliere D, Renzi C, Adamenko O, Desiderio J, Burattini MF, Parisi A, Arezzo A, Fingerhut A (2015) Laparoscopic peritoneal lavage: a definitive treatment for diverticular peritonitis or a „bridge" to elective laparoscopic sigmoidectomy?: a systematic reviwe. Medicine (Baltimore) 94(1):e334

Cocco AM, Bhagvan S, Bouffler C, Hsu J (2019) Diagnostic laparoscopy in penetrating abdominal trauma. ANZ J Surg 89(4):353–356. https://doi.org/10.1111/ans.15140. Epub 2019 Mar 14

Como JJ, Bokhari F, Chiu WC et al (2010) Practice management guidelines for selective nonoperative management of penetrating abdominal trauma. J Trauma 68:721–733

De Rosa A, Cameron IC, Gomez D (2016) Indications for staging laparoscopy in pancreatic cancer. HPB (Oxford) 18(1):13–20

Feussner H, Baumgartner M, Siewert JR (2000) Erweiterte Diagnostische Laparoskopie (EDL). Acta Chir Austriaca 32(5):212–220

Handgraaf HJM, Sibinga Mulder BG, Shahbazi Feshtali S, Boogerd LSF, van der Valk MJM, Fariña Sarasqueta A, Swijnenburg RJ, Bonsing BA, Vahrmeijer AL, Mieog JSD (2018) Staging laparoscopy with ultrasound and near-infrared fluorescence imaging to detect occult metastases of pancreatic and periampullary cancer. PLoS One 13(11):e0205960. https://doi.org/10.1371/journal.pone.0205960. PMID: 30383818; PMCID: PMC6211678

Harada K, Murayama Y, Kubo H, Matsuo H, Morimura R, Ikoma H, Fujiwara H, Okamoto K, Tanaka T, Otsuji E (2018) Photodynamic diagnosis of peritoneal metastasis in human pancreatic cancer using 5-aminolevulinic acid during staging laparoscopy. Oncol Lett 16(1):821–828. https://doi.org/10.3892/ol.2018.8732. Epub 2018 May 17. PMID: 29963150; PMCID: PMC6019922

Hatzinger M, Fesenko A, Sohn M (2013) Dimitrij Oscarovic Ott (1855–1929) „Die Ventroskopie". Urologe 52:1454–1458

Hoekstra LT, Bieze M, Busch ORC, Gouma DJ, Van Gulik TM (2013) Staging laparoscopy in patients with hepatocellular carcinoma: is it useful? Surg Endosc 27:826–831

Johnson JJ, Garwe MD, Raines AR, Thurman JB, Carter S, Bender JS, Albrecht RM (2013) The use of laparoscopy in the diagnosis and treatment of blunt and penetrating abdominal injuries: 10-year experience at a level 1 trauma center. Am J Surg 205:317–321

Kawahara NT, Alster C, Fujimura I, Poggetti RS, Birolini D (2009) Standard examination system for laparoscopy in penetrating abdominal trauma. J Trauma 67(3):589–595

Keller R, Kleemann M, Hildebrand P, Roblick UJ, Bruch HP (2006) Diagnostische Laparoskopie beim akuten Abdomen. Chirurg 77:981–985

Kohl A, Rosenberg J, Bock D, et al (2018) Two-year results of the randomized clinical trial DILALA comparing laparoscopic lavage with resection as treatment for perforated diverticulitis. Br J Surg 105(9):1128–1134. https://search.ebscohost.com/login.aspx?direct=true&AuthType=sso&db=edb&AN=130646308&authtype=sso&custid=ns173810&lang=de&site=eds-live&scope=site. Zugegriffen am 16.03.2022

Koizumi T, Aoki T, Murakami M (2020) Identification of liver metastasis. In: Aleassa E, El-Hayek K (Hrsg) Video atlas of intraoperative applications of near infrared fluorescence imaging. Springer, Cham. https://doi.org/10.1007/978-3-030-38092-2_16

Kopelman TR, O'Neill PJ, Macias LH, Cox JC, Matthews MR, Drachman DA (2008) The utility of diagnostic laparoscopy in the evaluation of anterior abdominal stab wounds. Am J Surg 196(6):871–877

Lee PC, Lo C, Wu JM, Lin KL, Lin HF, Ko WJ (2014) Laparoscopy decreases the laparotomy rate in hemodynamically stable patients with blunt abdominal trauma. Surg Innov 21(2):155–165

Leister I, Markus PM, Becker (2003) Mesenteriale Ischämie – Hat die diagnostische Laparoskopie einen Stellenwert? Chirurg 74:407–412

Leppäniemi A (2019) Nonoperative management of solid abdominal organ injuries: From past to present. Scand J Surg 108(2):95–100. https://doi.org/10.1177/1457496919833220. Epub 2019 Mar 4

Lin HF, Wu JM, Tu CC, Chen HA, Shih HC (2010) Value of diagnostic and therapeutic laparoscopy for abdominal stab wounds. World J Surg 34:1653–1662

Lin HF, Chen YD, Lin KL, Wu MC, Wu CY, Chen SC (2015) Laparoscopy decreases the laparotomy rate for hemodynamically stable patients with blunt hollow viscus and mesenteric injuries. Am J Surg 210:326–333

Lupinacci RM, Menegaux F, Trésallet C (2015) Emergency laparoscopy: role and implementation. J Visc Surg 152:65–71

Mallat AF, Mancini ML, Daley BJ, Enderson BL (2008) The role of laparoscopy in trauma: a ten-year review of diagnosis und therapeutics. Am Surg 74(12):1166–1170

Mingh-Zhe L, Lei L, Long-bin X, Wen-hui W, Yu-long H, Xin-ming S (2012) Laparoscopic versus open adhesiolysis in patients with adhesive small bowel obstruction: a systematic review and meta-analysis. Am J Surg 204(5):779–786

Moehler M, Al-Batran SE, Andus T, Arends J, Arnold D, Baretton G, Bornschein J, Budach W, Daum S, Dietrich C, Ebert M, Fischbach W, Flentje M, Gockel I, Grenacher L, Haier J, Höcht S, Jakobs R, Jenssen C, Kade B, Kanzler S, Langhorst J, Link H, Lordick F, Lorenz D, Lorenzen S, Lutz M, Messmann H, Meyer HJ, Mönig S, Ott K, Quante M, Röcken C, Schlattmann P, Schmiegel WH, Schreyer A, Tannapfel A, Thuss-Patience P, Weimann A, Unverzagt S (2019) S3-Leitlinie Magenkarzinom – Diagnostik und Therapie der Adenokarzinome des Magens und des ösophagogastralen Übergangs – Langversion 2.0 – August 2019. AWMF-Registernummer: 032/009OL. Z Gastroenterol 57(12):1517–1632. https://doi.org/10.1055/a-1018-2516. German. Epub 2019 Dec 11.

O'Malley E, Boyle E, O'Callaghan A, Coffey JC, Walsh SR (2013) Role of laparoscopy in penetrating abdominal trauma: a systematic review. World J Surg 37:113–122

Oba A, Inoue Y, Ono Y, Ishizuka N, Arakaki M, Sato T, Mise Y, Ito H, Saiura A, Takahashi Y (2021) Staging laparoscopy for pancreatic cancer using intraoperative ultrasonography and fluorescence imaging: the SLING trial. Br J Surg 108(2):115–118. https://doi.org/10.1093/bjs/znaa111

Seufferlein T, Porzner M, Becker T, Budach V, Ceyhan G, Esposito I, Fietkau R, Follmann M, Friess H, Galle P, Geissler M, Glanemann M, Gress T, Heinemann V, Hohenberger W, Hopt U, Izbicki J, Klar E, Kleeff J, Kopp I, Kullmann F, Langer T, Langrehr J, Lerch M, Löhr M, Lüttges J, Lutz M, Mayerle J, Michl P, Möller P, Molls M, Münter M, Nothacker M, Oettle H, Post S, Reinacher-Schick A, Röcken C, Roeb E, Saeger H, Schmid R, Schmiegel W, Schoenberg M, Siveke J, Stuschke M, Tannapfel A, Uhl W, Unverzagt S, van Oorschot B, Vashist Y, Werner J, Yekebas E, Guidelines Programme Oncology AWMF, German Cancer Society eV, German Cancer Aid (2013) S3-Leitlinie zum exokrinen Pankreaskarzinom [S3-guideline exocrine pancreatic cancer]. Z Gastroenterol 51(12):1395–1440. German. Epub 2013 Dec 11. https://doi.org/10.1055/s-0033-1356220

Sliwinski S, Bechstein WO, Schnitzbauer AA, Malkomes PTZ (2020) Das penetrierende Abdominaltrauma [Penetrating abdominal trauma]. Chirurg 91(11):979–988. German. https://doi.org/10.1007/s00104-020-01272-x

Tshomba Y, Coppi G, Marone EM, Bertoglio L, Kahlberg A, Carlucci M, Chiesa R (2012) Diagnostic laparoscopy for early detection of acute mesenteric ischaemia in patients with aortic dissection. Eur J Vasc Endovasc Surg 43:690–697

Uranues S, Popa DE, Diaconescu B, Schrittwieser R (2015) Laparoscopy in penetrating abdominal trauma. World J Surg 39(6):1381–1388. https://doi.org/10.1007/s00268-014-2904-5

Vennix S, Musters GD, Mulder IM, Swank HA, Consten EC, Belgers EH, van Geloven AA, Gerhards MF, Govaert MJ, van Grevenstein WM, Hoofwijk AG, Kruyt PM, Nienhuijs SW, Boermeester MA, Vermeulen J, van Dieren S, Lange JF, Bemelmann WA (2015) Laparoscopic peritoneal lavage or sigmoidectomy for perforated diverticulitis with purulent peritonitis: a multicentre, parallel-group, randomised, open-label trial. Lancet 386(10000):1269–1277

Teil III

Minimalinvasive Eingriffe an Ösophagus und Magen

9 Laparoskopische Eingriffe bei Refluxerkrankung: Fundoplikatio nach Nissen und Toupet

Burkhard H. A. von Rahden

Inhaltsverzeichnis

Die gastroösophageale Refluxkrankheit (GERD) ist eine Volkskrankheit, mit ganz unterschiedlicher Ausprägung von Symptomen (Sodbrennen, Regurgitationen etc.) und Befunden (Refluxösophagitis, Barrett-Ösophagus, Refluxlaryngitis, Peptische Stenosen etc.). Bei hohem Leidensdruck durch eine funktionell (Refluxmessung) oder morphologisch bewiesene GERD ist nach Ausschluss von Kontraindikationen (v. a. Motilitätsstörungen, insbesondere Achalasie) die laparoskopische Fundoplikatio eine gut etablierte Behandlungsoption. Die Teilmanschette (270°) nach Toupet setzt sich – basierend auf der Datenlage (Level-1A-Evidenz) – zunehmend gegenüber der Vollmanschette (360°) nach Nissen als Standardmethode durch. Eine posteriore (ggf. zusätzlich anteriore) Hiatoplastik gehört obligat zu diesem Eingriff. Die zusätzliche Netzaugmentation der Hiatoplastik wird noch kontrovers diskutiert, vermag die Rezidivrate zu senken, ist aber hinsichtlich des Risikos (Netzmigration, Penetration) noch nicht abschließend bewertet.

B. H. A. von Rahden (✉)
Universitätsklinik für Chirurgie, Paracelsus Medizinische Privatuniversität (PMU), Salzburger Landeskliniken (SALK), Salzburg, Österreich
e-mail: b.von-rahden@salk.at

T. Keck, C.-T. Germer (Hrsg.), *Minimalinvasive Viszeralchirurgie*, https://doi.org/10.1007/978-3-662-67852-7_9

9.1 Einführung

Die gastroösophageale Refluxerkrankung („gastroesophageal reflux disease“, GERD) ist in der westlichen Welt eine Volkskrankheit. Bis zu 1/3 der Menschen haben Refluxbeschwerden, in ganz unterschiedlicher Ausprägung und Häufigkeit und mit sehr heterogenem Beschwerdebild. Das Leitsymptom einer typischen Refluxsymptomatik ist das Sodbrennen („heartburn“). Allerdings ist die Sensitivität dieses Symptoms für das Vorliegen einer funktionell beweisbaren GERD nur etwa 75 %. Weitere Symptome der Refluxkrankheit (mit noch schlechterer Sensitivität) sind z. B. Regurgitationen (flüssig und/oder gasförmig), epigastrische Schmerzen, Übelkeit bis hin zum Erbrechen, Foetor ex ore etc. Weiter gibt es auch sog. extraösophageale Refluxsymptome, wie Heiserkeit, Husten, nichtkardialen Brustschmerz („non-cardiac chest pain“) und organische extraösophageale Refluxmanifestationen (Refluxlaryngitis, sog. Laryngitis gastrica, Refluxasthma).

Grundsätzlich zu unterscheiden ist die **erosive Refluxkrankheit** mit Refluxösophagitis unterschiedlicher Ausprägung von der **nichterosiven Refluxkrankheit (NERD)** ohne morphologisch sichtbares Korrelat. Diese Unterscheidung ist eine der wesentlichen Aufgaben der endoskopischen Diagnostik und der insbesondere bei Fehlen eines morphologischen Korrelats präoperativ erforderlichen Ösophagus-Funktionsdiagnostik (Abschn. 9.3). Eine prägnante Einteilung der unterschiedlichen Symptom- und Befundkonstellationen bei der Refluxkrankheit liefert die Montreal-Klassifikation.

Die Endoskopie gibt auch Aufschluss über das Vorliegen einer oft vergesellschafteten **Hiatushernie**. Unterschieden werden die **axiale Hernie (Typ I)** von der **paraösophagealen Hernie (Typ II)** und der **Mischtyphernie (Typ III)** sowie deren Maximalvariante, dem **Thoraxmagen („upside-down stomach“)**. Hiatushernien, bei denen zusätzlich andere Organe durch den Hiatus nach mediastinal hernieren (insbes. Kolon, aber auch Leber, Milz, Pankreas), werden als **Typ-IV-Hiatushernien** angesprochen.

Der **Typ-I-Hernie** kommt per se kein eigener Krankheitswert zu, sie stellt keine Operationsindikation dar. Sie wird nur im Zusammenhang mit der Refluxkrankheit behandelt. Die Erkrankung ist hier rein funktionell und die OP-Indikation ist immer nur fakultativ – nach Ausschöpfung der leitliniengerechten konservativen Therapie. Die **Typ-II/III-Hiatushernien** werden hingegen als obligate Operationsindikation angesehen. Es handelt sich um eine morphologische OP-Indikation. Gründe für die obligate OP-Indikation (auch bei asymptomatischen Patienten) sind 1. die Inkarzerationsgefahr, 2. die Größenprogredienz, 3. die zunehmende Schwierigkeit der operativen Versorgung und 4. die hohe Mortalität im Falle der Notoperation (Mori et al. 2012).

Die Therapie der gastroösophagealen Refluxkrankheit erfolgt zunächst konservativ, mit Lebensstilanpassungen, diätetischen Maßnahmen und der medikamentösen Therapie, v. a. der Säuresuppression mit Protonenpumpeninhibitoren (PPI). Für die Diagnostik und Therapie der gastroösophagealen Refluxkrankheit gibt es eine im Jahr 2022 aktualisierte deutsche Leitlinie der DGVS (Deutsche Gesellschaft Verdauungs- und Stoffwechselkrankheiten) zusammen mit der DGAV (Deutsche Gesellschaft für Allgemein- und Viszeralchirurgie; Madisch et al. 2022 – auch auf dem Leitlinienportal der AWMF zum Download verfügbar). Diese Leitlinie ist allerdings bei AWMF formal bereits seit Mai 2019 abgelaufen und ist aktuell (Mai 2022) noch in Überarbeitung.

Leitliniengemäß muss stets eine Ausschöpfung der konservativen Therapiemöglichkeiten erfolgen (inkl. Dosissteigerung der PPI bis zum doppelten und 3-fachen der Standarddosis, Optimierung der PPI-Einnahme, Präparatewechsel), bevor eine operative Therapie in Betracht gezogen wird (Abschn. 9.2). Es sind Äquivalenzdosen der PPI bekannt, die den Wirkstoffen Esomeprazol und Lansoprazol eine stärkere Wirksamkeit als zum Beispiel Pantoprazol und Omeprazol zuschreiben (Kirchheiner et al. 2009).

Entscheidend für die Indikation zur Operation ist einerseits der Leidensdruck des Patienten, andererseits der Beweis, dass die geklagten Beschwerden tatsächlich refluxbedingt sind. Letzteres bedeutet, dass in der Regel eine Funktionsdiagnostik (Manometrie und Refluxmessung) präoperativ unverzichtbar ist (Abschn. 9.2, 9.3). Als morphologisch bewiesen gilt eine Refluxkrankheit hingegen nur bei Vorliegen einer schweren Refluxösophagitis (Los Angeles Grad C und D) oder eines langstreckigen Barrett-Ösophagus (Long Segment Barrett, LSBE, >3 cm Länge). Insbesondere eine milde Refluxösophagitis (Los Angeles Grad A und B) und ein kurzstreckiger Barrett sind nicht geeignet als eine OP rechtfertigende Indikation.

Das Standardverfahren zur operativen Therapie der gastroösophagealen Refluxkrankheit ist die laparoskopische Fundoplikatio, bei der eine die abdominelle Speiseröhre umgreifende Manschette aus Magenfundus gebildet wird. Diese Methode geht ursprünglich auf den deutschen Chirurgen Rudolf Nissen zurück, nach dem auch heute noch die Vollmanschette (360°-Fundoplikatio) benannt ist (Nissen 1956). Rudolf Nissen hatte beobachtet, dass Patienten nicht mehr an Sodbrennen litten, bei denen er eine Ösophagusperforation mit einer solchen Fundoplikatio gedeckt hatte. Aus dieser empirischen Beobachtung erwuchs das Konzept der Fundoplikatio zur Antirefluxbehandlung.

Die Teilmanschette (270°-Fundoplikatio, auch Hemifundoplikatio oder Semifundoplikatio genannt) geht auf den Franzosen André Toupet zurück, der die Methode ursprünglich als Antirefluxoperation bei motilitätsgestörten (Achalasie-)Patienten entwickelt hatte (Toupet 1963; Katkhouda et al. 2002). Bei der Operationsmethode war von Toupet ursprünglich auch kein Zwerchfellschlitzverschluss vorgesehen, vielmehr sollte der offen gelassene Hiatus oesophageus mit der Rückseite der Fundusmanschette abgedeckt werden. Aus diesem ursprünglich intendierten Prinzip resultieren auch die rechtsseitigen Fundophrenikopexienähte zwischen rechtem Manschettenanteil und rechtem Zwerchfellschenkel, wie sie bei dieser Manschettenkonfiguration bis heute üblich sind, zusätzlich zur heute auch bei diesem Verfahren obligaten Hiatoplastik (Abschn. 9.8).

Besonders attraktiv gemacht wurde die Antirefluxchirurgie durch die minimalinvasive Technik, nachdem Dallemagne et al. (1991) vor nunmehr 25 Jahren die erste Serie laparoskopischer Fundoplikationes publiziert hatten. Inzwischen gibt es umfassende wissenschaftliche Evidenz zu dieser Methode, die als gut belegter Standardzugang in der Antirefluxbehandlung und in der Chirurgie der Hiatushernie belegt ist (Abschn. 9.10).

Eine neue Entwicklung ist der Einsatz der Roboterchirurgie, vor allem des Da Vinci Xi Systems (Fa. Intuitive) auch in der Antirefluxchirurgie. Der Stellenwert dieser Methode ist noch nicht schlussendlich bewertet. Wie in anderen Einsatzgebieten dieser Technologie sind die Hauptvorteile die des Komforts für den Chirurgen (Operieren im Sitzen, große Freiheitsgrade einiger Instrumente, sehr gutes wackelfreies Bild durch robotische Kamerasteuerung, 3D-Bild etc.), was sich indirekt dann auf das OP-Ergebnis auswirken könnte. Problematisch kann allerdings beispielsweise die Leberretraktion sein, was einen in der Bedienung der Retraktions-Devices versierten Tischassistenten verlangt, sowie die fehlende taktile Kontrolle und die bei Erfordernis zur Konversion zur konventionellen Laparoskopie ggf. ungünstigen Trokarpositionen.

9.2 Indikationen

9.2.1 Indikation zur Antirefluxchirurgie

Die Indikation zur Antirefluxchirurgie besteht (ungeachtet des Vorliegens einer Hiatushernie, Abschn. 9.2.2).

1. nach leitliniengerechter Ausschöpfung der konservativen Therapiemaßnahmen,
2. bei funktionell (oder morphologisch) bewiesener gastroösophagealer Refluxkrankheit,
3. die hohen Leidensdruck verursacht.

Ad 1. Leitliniengemäß Madisch et al., 2022 muss zunächst die konservative Therapie mit PPI ausgeschöpft sein (Optimierung der PPI-Einnahme; Präparatewechsel; Dosissteigerung bis zum 2- bis 3-fachen der Standarddosis), bevor die operative Therapie in Betracht gezogen werden kann.

Ad 2. Für die Antirefluxchirurgie ist entscheidend, dass die gastroösophageale Refluxkrankheit bewiesen ist. Die vorliegenden Symptome und Befunde müssen mit hoher Wahrscheinlichkeit durch Reflux bedingt sein. Ein solcher Beweis erfordert in der Regel die Funktionsdiagnostik (Refluxmessung mit pH-Metrie/Impedanz-pH-Metrie). Nur in selteneren Fällen kann man die Indikation zuverlässig auf morphologischen Kriterien (schwere Refluxösophagitis) aufbauen (Abschn. 9.3).

Ad 3. Ein weiteres wichtiges Kriterium für die Indikation zur Antirefluxchirurgie ist der Leidensdruck des Patienten. Trotz der in erfahrener Hand und bei adäquater Diagnostik und Operationstechnik geringen Risiken, ist doch die Nutzen-Risiko-Relation bei hohem Leidensdruck am günstigsten. Abzuraten ist von Antirefluxoperationen bei Patienten mit nur minimalen Symptomen und bei gutem Therapieansprechen auf die konservativen Therapiemaßnahmen, wenngleich natürlich auch die Nebenwirkungen der Protonenpumpeninhibitoren bei der Entscheidung für eine Operation Berücksichtigung finden dürfen (von Rahden et al. 2012).

Das Vorliegen einer axialen Hiatushernie (Typ I) und deren Größe hingegen spielt für die Indikation zur Antirefluxchirurgie zunächst prinzipiell keine Rolle. Entscheidend sind die oben genannten funktionellen Kriterien. Anders verhält es sich bei den Typ-II- und Typ-III-Hiatushernien, die eine obligate Operationsindikation darstellen (s. nachfolgenden Abschnitt „Indikationen zur Hiatushernienchirurgie").

9.2.2 Indikation zur Hiatushernienchirurgie

Während die Typ-I-Hiatushernie keine Operationsindikation darstellt und nur bei indizierter Antirefluxoperation „mitbehandelt" wird, besteht bei den Typ-II/III-Hernien eine obligate Operationsindikation. Dies wird auch weiter so gesehen, trotz einer kontroversen akademischen Diskussion, in der für die minimalsymptomatischen Typ-II/III-Hernien eine beobachtende Haltung als Möglichkeit postuliert worden ist (Wolf und Oelschlager 2007; Mori et al. 2012; Davis et al. 2008; Stylopoulos et al. 2003; Carrott et al. 2012).

Schwierig bzw. unmöglich ist es, bei diesen Hernientypen präoperativ zu klären, ob der Reflux allein durch die Fehllage des Magens bedingt ist oder als tatsächliche Refluxkrankheit angesehen werden muss. Es gibt keine zuverlässigen Kriterien für die Entscheidung, ob eine Fundoplikatio nach Durchführung der Hernienreposition und Hiatoplastik durchgeführt werden sollte oder ob darauf verzichtet werden kann. Bekannt ist, dass bis zu 40 % der Patienten mit alleiniger Magenreposition und Gastropexie ohne Fundoplikatio Refluxbeschwerden haben (Falk 2016; Behrns und Schlinkert 1996; Casabella et al. 1996), sodass es bei diesen vorteilhaft gewesen wäre, eine Fundoplikatio anzulegen. Andererseits sind bei routinemäßiger Anlage der Fundoplikatio etwa 60 % der Patienten möglicherweise „übertherapiert" und können potenziell auch unter Nebenwirkungen der Fundoplikatio leiden.

Im eigenen Vorgehen sind wir von der früher geübten Praxis abgerückt, die Indikation zur Fundoplikatio individuell zu entscheiden, und legen nun prinzipiell nach Hiatushernien-/Thoraxmagenreposition eine Fundoplikatio an, da dies ohne wesentliches zusätzliches Risiko möglich ist und die Erfordernis für Reoperationen reduziert.

9.2.3 Spezielle Indikation

Die Indikation zur laparoskopischen Fundoplikatio beim **Barrett-Ösophagus** wird weiter kontrovers diskutiert. Die (abgelaufene, aktuell in Revision befindliche) deutsche Leitlinie gibt hierzu keine Empfehlung (Koop et al. 2014). Bislang ist unklar, ob mit der laparoskopischen Fundoplikatio eine maligne Progression des Barrett-Ösophagus zum Karzinom verhindert werden kann. Die Datenlage spricht eher dagegen, dass eine suffiziente Krebsprävention mit der Fundoplikatio möglich ist, was wahrscheinlich daran liegt, dass zum Zeitpunkt der Fundoplikatio nach jahrelanger konservativer Therapie, der „Point-of-No-Return" bereits überschritten ist (von Rahden und Germer 2011). Allerdings muss das Vorliegen eines Barrett-Ösophagus auch nicht mehr als Kontraindikation gegen die Antirefluxoperation angesehen werden, da inzwischen bekannt ist, dass die endoskopische Überwachung (Barrett-Surveillance) durch eine Fundoplikatio nicht beeinträchtigt wird. Die Fundoplikatio kann also bei Patienten mit Barrett-Ösophagus, wie bei allen anderen Refluxpatienten, zur symptomatischen Therapie verwendet werden.

Eine weitere spezielle Indikation für die Antirefluxchirurgie können extraösophageale Refluxmanifestationen darstellen, wenngleich dies in der aktuellen Leitlinie keine Berücksichtigung findet (Koop et al. 2014). Für extraösophageale Refluxmanifestationen ist oft „schwach-saurer Reflux" verantwortlich, was auch die häufig schlechte Beeinflussbarkeit durch PPI-Einnahme erklären kann. Aus diesem Grunde gehen wir großzügig mit der Operationsindikation bei diesen oft stark leidenden Patienten um. Voraussetzung ist allerdings eine subtile Diagnostik (Abschn. 9.3).

9.2.4 Kontraindikation

Wichtigste Kontraindikationen der Antirefluxchirurgie sind die spezifischen Ösophagusmotilitätsstörungen, insbesondere die Achalasie, da die Anlage einer Fundoplikatio bei verkannter Achalasie eine Katastrophe für den Patienten darstellt. Aus diesem Grunde fordert die aktuelle Reflux-Leitlinie (Koop et al. 2014), dass präoperativ auch eine Manometrie durchzuführen ist (Abschn. 9.3). Auch Patienten mit Ösophagusmitbeteiligung im Rahmen einer Autoimmunerkrankung (z. B. CREST-Syndrom bei Sklerodermie) kommen nicht für die Antirefluxchirurgie in Frage. Präoperativ sollte immer auch eine eosinophile Ösophagitis (EoE) durch Stufenbiopsie ausgeschlossen sein. Wichtig erscheint auch der Ausschluss eines Supragastric Belching (Ösophageale gasförmige Regurgitationen) und Gastric Belching (Gastrale gasförmige Regurgitationen), wie sie bei Aerophagie (Erkrankung mit unbewusstem Luftschlucken) auftreten können. Eine Röntgenübersichtsaufnahme des Abdomens (luftgefüllte Magenblase) und eine differenzierte Analyse des Belching Pattern in der Auswertung der Impedanz-pH-Metrie können hierüber Aufschluss geben.

9.3 Spezielle präoperative Diagnostik

Vor einer Antirefluxoperation bedarf es einer differenzierten präoperativen Diagnostik, da die Operationsindikation den Beweis der Refluxkrankheit erfordert (Abschn. 9.2) und die Symptomatik allein hierfür nicht ausreichend ist (Abschn. 9.1).

9.3.1 Endoskopie

Die Ösophagogastroduodenoskopie (ÖGD) dient dem Ausschluss anderer potenzieller morphologischer Ursachen einer oberen gastrointestinalen Beschwerdesymptomatik, v. a. von Malignomen (Ösophaguskarzinom, Magenkarzinom) oder Entzündungen (Gastritis, Duodenitis) im oberen Gastrointestinaltrakt.

Die wichtigste Aufgabe der ÖGD ist die Unterscheidung in **erosive** und **nichterosive Refluxkrankheit (NERD)**. Beim Vorliegen von typischen Refluxsymptomen und Fehlen einer Refluxkrankheit sollte man prinzipiell nur vom „Verdacht auf Refluxkrankheit" sprechen, bis diese durch Funktionsdiagnostik gesichert ist.

Wenn eine **Refluxösophagitis** vorliegt, sollte die Einteilung in Stadien erfolgen, wofür verschiedene Klassifikationssysteme zur Verfügung stehen (Savary-Miller, Los Angeles, MUSE). Welches System der Klassifikation verwendet wird, ist nicht entscheidend. Wichtiger ist es zu berücksichtigen, dass eine milde Refluxösophagitis (Los Angeles Grad A/B, Savary-Miller Stadium I/II) nicht in hohem Maße mit funktionell nachweisbarem gastroösophagealem Reflux assoziiert ist und somit ebenfalls nicht als Operationsindikation geeignet ist. Eine zusätzliche Funktionsdiagnostik ist zu fordern.

Auch ein Barrett-Ösophagus wird mit der ÖGD diagnostiziert. Hierbei zeigt sich die Verschiebung des squamocolumnaren Übergangs (Z-Linie) nach oral. Diese als refluxbedingte Präkanzerose angesehene Epithelveränderung erfordert die 4-Quadranten-Stufenbiopsie zur Histologiegewinnung (alle 1–2 cm, alle 4 Quadranten, zusätzlich makroskopisch auffällige Läsionen). Die Klassifikation des Barrett-Ösophagus sollte zumindest in Short-Segment-Barrett (<3 cm) und Long-Segment-Barrett (>3 cm) erfolgen, besser mit der Prag-C/M-Klassifikation (Sharma et al. 2006; Alvarez Herrero et al. 2013).

Bei Patienten mit zervikaler Refluxsymptomatik ist es besonders wichtig, die Region unterhalb des oberen Ösophagussphinkters im Hinblick auf einen möglichen „Inlet-Patch" (heterotope Magenmukosa im zervikalen Ösophagus, HGM) zu untersuchen. Eine Klassifikation kann mit der HGM-Klassifikation erfolgen (von Rahden et al. 2004).

9.3.2 Funktionsdiagnostik: Manometrie

Die aktuelle Leitlinie fordert zwingend die präoperative Durchführung einer Manometrie zum Ausschluss einer Achalasie (Madisch et al. 2023). Weiterer Grund für die Manometrie ist die sichere Lokalisation des unteren Ösophagussphinkters für die Platzierung des Impedanz-pH-Metrie-Katheters.

Für die Antirefluxchirurgie hat die Manometrie ansonsten keinen weiteren Stellenwert. Der ehemals vorgeschlagene „tailored approach", die maßgeschneiderte Wahl der Fundusmanschette (Nissen vs. Toupet) basierend auf einer manometrisch definierten Dysmotilität, ist lange wieder verlassen worden. Daten haben gezeigt, dass postoperative Dysphagie nicht durch manometrisch aufgezeigte Dysmotilität vorhergesagt werden kann (Filser et al. 2011; Broeders et al. 2011a; Fibbe et al. 2001).

9.3.3 Funktionsdiagnostik: Refluxmessung

Verschiedene Methoden stehen für die Refluxmessung zur Verfügung (24-Stunden-pH-Metrie, Multikanal-intraluminale Impedanz-pH-Metrie, Kapsel-pH-Metrie z. B. BRAVO Kapsel, Bilitec, laryngeales pH-Monitoring). Es ist im Grunde nicht entscheidend, welche dieser Methoden verwendet wird. Es muss lediglich bewiesen werden, dass gastroösophagealer Reflux die vom Patienten geklagten Beschwerden verursacht. Dies kann der Fall sein, wenn die „klassischen pH-Metrie-Kriterien" (Reflux-Score nach DeMeester größer 14,72; Fraktionszeit mit pH <4 größer 4,2 %) eine saure Refluxkrankheit anzeigen oder aber auch wenn in der Impedanz-pH-Metrie anhand der Impedanz-definierten Refluxepisoden ein schwach-saurer Reflux nahegelegt wird. Im letztgenannten Fall des schwach-sauren Reflux ist zwingend auch noch eine positive Symptomkorrelation zu fordern: Eine hohe Symptomassoziationswahrscheinlichkeit (>95 %) muss nahelegen, dass die subjektive Refluxereignissen in hohem Maße mit objektivierbare Refluxepisoden korrelieren.

9.3.4 Ösophagusbreischluck

Der Ösophagusbreischluck hat für die Antirefluxchirurgie zumindest in der **präoperativen Diagnostik** einen immer geringeren Stellenwert: Für die Diagnose der Refluxkrankheit ist der Breischluck nicht geeignet (Koop et al. 2014), da Reflux nicht als Volumenreflux von Kontrastmittel in der Momentaufnahme visualisierbar sein muss und die Refluxdiagnostik einer Langzeitmessung bedarf. Auch für die Diagnose und Differenzierung des Typs der Hiatushernie liefert der Breischluck meistens keine Zusatzinformationen zur ÖGD (Linke et al. 2008).

Größer wird die Bedeutung des Breischlucks allerdings wiederum, wenn bei endoskopisch beschriebener großer axialer Hiatushernie keine Operation durchgeführt werden soll. Auch wenn der Breischluck die diagnostische Lücke der Endoskopie nicht vollständig zu schließen vermag, kann in dieser Situation die Rate verkannter operationspflichtiger Typ-II/III-Hernien wohl doch vermindert werden.

Für die Abklärungen **postoperativer Probleme** nach Fundoplikatio, zum Beispiel bei postoperativer Dysphagie, kann der Breischluck allerdings wichtige Informationen liefern, weshalb er in dieser Indikation einen Stellenwert besitzt (Koop et al. 2014).

9.3.5 Schnittbildgebung

Eine Schnittbildgebung wird vor **Antirefluxchirurgie** nicht benötigt. Bei großen **Typ-II/III-Hiatushernien** hingegen ist eine morphologische Darstellung mit CT (ggf. auch MRT) diagnostisch und möglicherweise auch für das operative Vorgehen hilfreich (Lagebezug zu Umgebungsstrukturen wie linker Leberlappen, Aorta, Pleura, Lunge, Herz, Vorhandensein aberranter Leberarterie, Zwerchfellgefäße etc.).

9.4 Aufklärung

Im Aufklärungsgespräch muss zunächst das geplante operative Vorgehen, am besten anhand einer Skizze, erläutert werden. Der von uns verwendete standardisierte Aufklärungssketch, mit dem sowohl (vereinfacht) die Pathophysiologie der Erkrankung, als auch schematisch die operative Therapie erläutert werden kann, ist in Abb. 9.1 dargestellt.

Eine weitere wesentliche Aufgabe des Aufklärungsgesprächs für eine Antirefluxoperation ist die Würdigung der zu erwartenden operativen Ergebnisse. Hierbei sollten sowohl Literaturangaben als auch möglichst eigene Ergebnisse dargestellt werden, da keineswegs gesichert ist, dass die in spezialisierten Zentren erzielten Studienergebnisse in der Alltagspraxis jeder Klinik ohne weiteres reproduziert werden können.

Der Patient muss wissen, dass eine Antirefluxoperation immer mit einer Rezidivrate einhergeht. Diese hat selbst in Zentren mit großer Erfahrung und im Rahmen von Studien in spezialisierten Zentren eine Größenordnung von mindestens 10 %. Bei großen paraösophagealen (Typ II)-Mischtyp-Hernien (Typ III) kann die Rezidivrate auch höher liegen.

Aus diesem Grunde sollte heutzutage auch die mögliche Indikation zu einer Netzaugmentation der Hiatoplastik, in Abhängigkeit von der Größe des Hiatus oesophageus mit dem Patienten besprochen werden. Obwohl die aktuelle

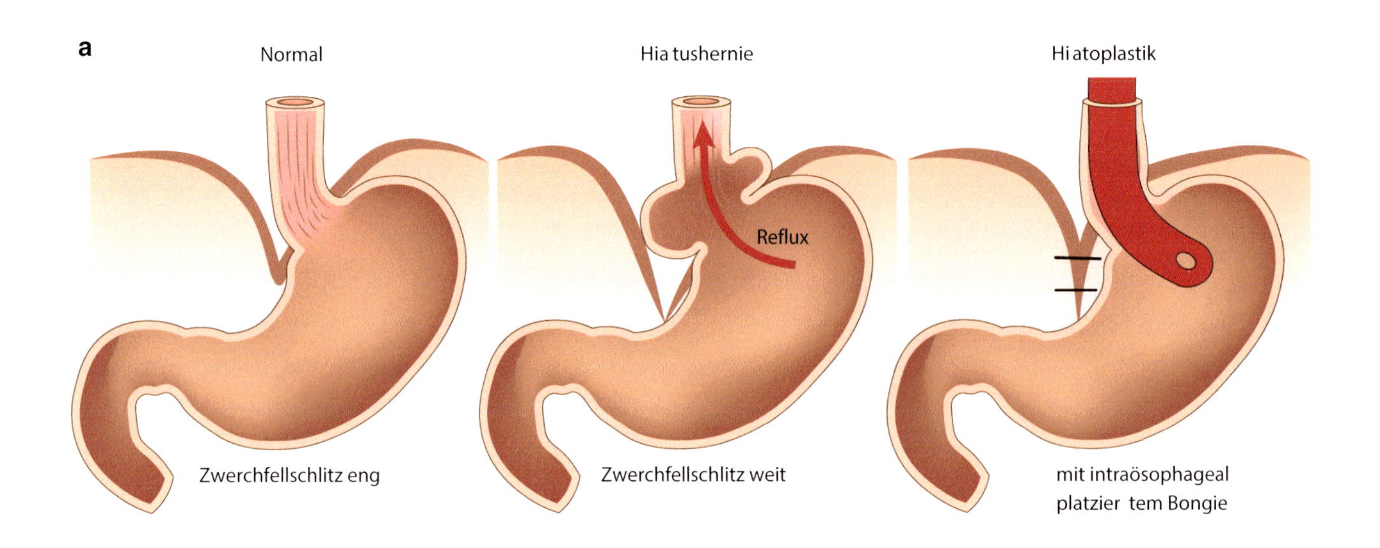

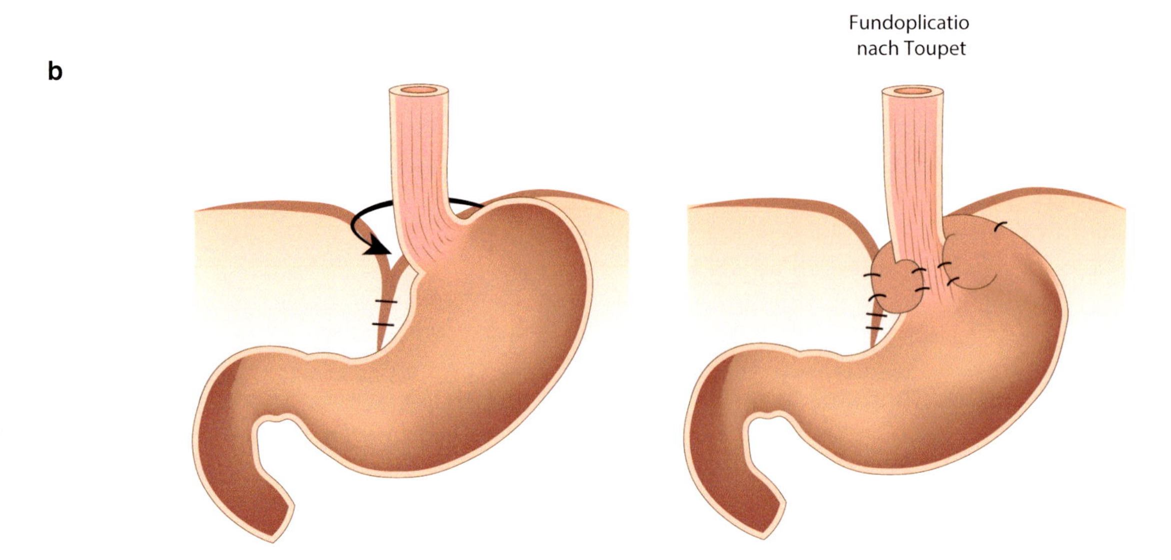

Abb. 9.1 Aufklärungssketch. (**a**) Darstellung des gastroösophagealen Übergangs bei normalen Verhältnissen, bei Hiatushernie mit Reflux und nach laparoskopischer Toupet-Fundoplikatio. (**b**) Schematische Darstellung der operativen Therapie bei laparoskopische Fundoplikatio nach Toupet

Reflux-Leitlinie (Koop et al. 2014) sich bislang zu keinem klaren Statement bezüglich der Indikation zur Netzimplantation durchgerungen hat, so zeigen doch Studien deutlich, dass durch die Netzimplantation am Hiatus die Rezidivrate deutlich gesenkt werden kann (Memon et al. 2016). Allerdings müssen mögliche Komplikationen der Netzimplantation wie Netzmigration, Penetration und Perforation besprochen werden.

Weitere Risiken der Antirefluxoperation sind:

- **Pleuraeröffnung:** Durch Eröffnung der Pleura kann es zum (Spannungs-)pneumothorax kommen und der Notwendigkeit der entlastenden Pleurapunktion oder Anlage einer Thoraxdrainage.
- **Blutung:** Blutungen sind in der Antirefluxchirurgie sehr selten (Abschn. 9.9).
- **Perforation:** Bei der Präparation an der Speiseröhre im Rahmen der mediastinalen Adhäsiolyse, als auch bei der Mobilisation des Magenfundus kann es zur Eröffnung der Hohlorganstrukturen kommen, die dann repariert werden müssen. Eine erst protrahiert erkannte Läsion, z. B. durch thermischen Schaden, kann auch im Anschluss an die Operation noch eine Nachbehandlung erfordern (Abschn. 9.9).
- **Konversion:** Das Risiko, vom laparoskopischen Vorgehen zur offenen Operation umsteigen zu müssen, ist erfahrungsgemäß gering.
- **Postoperative Dysphagie**: Diese ist meist passager, bessert sich meist innerhalb von Tagen bis Wochen nach der Operation, vorausgesetzt, dass kein technischer Fehler gemacht wurde. Technische Fehler, die zu langfristiger Dysphagie führen können sind u. a.
  - Eine zu weit nach ventral genähte posteriore Hiatoplastik (zu viele Nähte führen zur dorsalen Angulation der Speiseröhre)
  - Ein zu tief am ÖGÜ und nicht ordnungsgemäß am Ösophagus angebrachtes Fundoplikat
  - Eine zu enges Fundoplikat (insbesondere bei der Verwendung der Nissen-Vollmanschette oder bei Verzicht auf die Verwendung eines Bougie)
  - Eine zu eng genähte Hiatoplastik (Faustregel: „soll noch durchgängig sein für die Speiseröhre mit einliegendem 12 mm Bougie und ein zusätzliches 5 mm Instrument")
- **Gas-Bloat-Syndrom:** Nach einer Operation kann es zu intestinalen Gasbeschwerden kommen (Meteorismus, Gefühl des Geblähtseins, Flatulenz). Diese Probleme sind stärker nach der Nissen-Vollmanchette als nach der Toupet-Teilmanschette.
- **Unfähigkeit zu Rülpsen („inability to belch"):** Dieses Problem ist nach der Anlage einer Nissen-Vollmanschette wesentlich stärker ausgeprägt als nach Toupet-Teilmanschette.

9.5 Lagerung, Team- und Trokarpositionierung

Die Lagerung des Patienten für die laparoskopische Antirefluxoperation erfolgt in **Gespreizte-Beine-Lagerung**, die ermöglicht, dass der Operateur bequem zwischen den Beinen des Patienten stehen und entspannt vorwärtsgewandt im Oberbauch operieren kann. Der Monitor wird über dem Kopf des Patienten positioniert. Der Kameraassistent steht auf der rechten Seite des Patienten. Ein zweiter Assistent wird auf der linken Patientenseite positioniert und kann für die Assistenz mit einem dritten Instrument verwendet werden. Die instrumentierende Schwester steht links zwischen dem Operateur und dem zweiten Assistenten.

Der **Kameratrokar** muss supraumbilikal platziert werden, um die mediastinale Typ-II-Adhäsiolyse weit genug in das Mediastinum hinauf durchführen zu können. Dies gilt v. a. für große Typ-II/III-Hiatushernien, bei denen es entscheidend ist, durch eine ausgedehnte mediastinale Typ-II-Adhäsiolyse eine ausreichende Länge abdominellen Ösophagus wieder in das Abdomen zu bringen (2–3 cm; Abschn. 9.8).

Ein **2. Trokar** (für die rechte Hand des Operateurs) wird am linken Rippenbogenrand medioklavikular platziert. Bei der Wahl der Trokargröße gilt es hier zu beachten, dass er für das Einführen des Nahtmaterials geeignet ist (z. B. 12 mm).

Ein **3. Trokar** (5 mm) wird im eigenen Vorgehen lateral davon im linken Mittelbauch platziert. Die hier eingeführten Instrumente (meist Clinch-Fasszange) werden für die Retraktion verwendet und vom zweiten Assistenten ausgeführt.

Verschiedene Systeme können für die **Leberretraktion** verwendet werden. Im eigenen Vorgehen kommt ein subxiphoidal einzubringender Haken zur Anwendung. Eine suffiziente Leberretraktion ist entscheidend für die Exposition der Hiatusregion. Insbesondere bei hypertrophem linken Leberlappen kann die Leberretraktion schwierig sein.

Der **4. Trokar** (5 mm) wird nach Leberretraktion im rechten Mittelbauch platziert. Dieser dient zum Einbringen der Fassinstrumente für die linke Hand des Operateurs.

9.6 Technische Voraussetzungen

Für die Antirefluxoperation wird allgemeine Laparoskopieausrüstung benötigt. Empfehlenswert ist die Verwendung **zweier atraumatischer Fasszangen** (z. B. sog. Clinch), wann immer der Magen sicher gefasst werden muss, z. B.

- bei der Magenreposition eines Thoraxmagen/großer Hiatushernie,
- bei Traktion am Fundus für dessen Mobilisation, Durchtrennen der Arteriae gastricae breves,
- bei retroösophagealem Durchziehen des Magenfundus für die Fundoplikatio.

Empfehlenswert ist weiter die Verwendung einer **stumpfen anatomischen Fasszange** für die Präparation in der Hiatushernie und die mediastinale Adhäsiolyse mit Mobilisation der Speiseröhre.

Für die Präparation bewährt sich eine **Ultraschallschere**, mit der die blutarme schichtgerechte Präparation möglich ist, wofür in der Regel der „Dissektionsmodus" verwendet wird. Zusätzlich ermöglicht die Ultraschallschere auch das gegebenenfalls erforderliche Durchtrennen der Arteriae gastricae breves im „Koagulationsmodus".

Für die stumpfe Präparation ist oft ein **Präparierstielchen** hilfreich.

Ein weiteres unverzichtbares Gerät für die Präparation in der Hiatushernie ist ein **Leberretraktionssystem** (Abschn. 9.5).

9.7 Überlegungen zur Wahl des Operationsverfahrens

Die Wahl des Operationsverfahrens in der Antirefluxchirurgie ist lange kontrovers diskutiert worden, insbesondere ob eine Vollmanschette (360°) nach Nissen verwendet werden soll oder ob eine Teilmanschette (270°) nach Toupet von Vorteil ist. Die aktualisierte Reflux-Leitlinie aus 2014 (Koop et al. 2014) ist jetzt erstmals zu dem Schluss gekommen, dass die Toupet-Fundoplikatio gegenüber der Nissen-Fundoplikatio bevorzugt und als Standard verwendet werden sollte. Dies wird evidenzbasiert damit begründet, dass die Toupet-Fundoplikatio nebenwirkungsärmer ist bei gleicher Wirksamkeit bezüglich der Refluxkontrolle.

In zahlreichen Metaanalysen sind die Ergebnisse der diversen verfügbaren Studien zum Vergleich der verschiedenen Fundoplikationes aufgearbeitet worden (Tian et al. 2015; Broeders et al. 2010, 2011b, 2013):

- Eine Metaanalyse der Daten von insgesamt 7 prospektiv-randomisierten Studien zum **Vergleich der posterioren Fundoplikatio mit der anterioren Fundoplikatio** (n =683 Patienten, n =345 anteriore Fundoplikatio, n =338 posteriore Fundoplikatio, 6–12 Monate und 2–10 Jahre Nachbeobachtungszeit) zeigte die Überlegenheit der posterioren Fundoplikatio.
- Der **Vergleich der anterioren (Dor)-Fundoplikatio mit der Nissen-Fundoplikatio** in einer Metaanalyse von 5 prospektiv-randomisierten Studien (n =485 Patienten, n =227 Dor, n =231 Nissen, 1 Jahr und 5 Jahre Nachbeobachtungszeit) ergab statistisch signifikant höhere Raten von Dysphagie, intestinalen Gasbeschwerden (Flatulenz), Gas-Bloat-Syndrom und der Unfähigkeit zu Rülpsen („inability to belch") bei der Nissen-Fundoplikatio (Broeders et al. 2013). Keine Unterschiede bestanden hinsichtlich anderer Ergebnisvariablen, wie z. B. der Säureexposition, Ösophagitisrate, Refluxsymptomkontrolle (Sodbrennen, Regurgitationen), PPI-Gebrauch und Patientenzufriedenheit. Insgesamt wurde aus diesen Daten gefolgert, dass die Dor-Fundoplikatio der Nissen-Fundoplikatio überlegen ist (Broeders et al. 2013).
- Eine andere Metaanalyse umfasste 7 prospektiv-randomisierte Studien zum Vergleich der posterioren Vollmanschette (Nissen-Fundoplikatio) mit der posterioren Teilmanschette (Toupet-Fundoplikatio) und insgesamt 792 Patienten (n =403 in der Nissen-Gruppe, n=383 in der Toupet-Gruppe) mit einer medianen Nachbeobachtungszeit von 12 (12–60) Monaten. In der Nissen-Gruppe zeigten sich im Vergleich zur Toupet-Gruppe tendenziell höhere Raten von Rezidivsäureexposition (22,7 % vs. 18,2 %; p=0,29) und Rezidivrefluxösophagitis (17,4 % vs. 15,3 %) sowie signifikant höhere Raten von Dysphagie (13,5 % vs. 8,6 %, p =0,02) und dysphagiebedingter Dilatation (6,9 % vs. 2,7 %, p =0,04), von Unfähigkeit zu Rülpsen („inability to belch"; 15,7 % vs. 7,8 %, p =0,009) und von Gas-bloat-Syndrom (35,9 % vs. 22,5 %, p <0,001). Die Komplikationsrate war in der Toupet-Gruppe mit 4,4 % höher als in der Nissen-Gruppe (2,5 %). Keine Unterschiede wurden hinsichtlich des subjektiven Refluxrezidivs, der Patientenzufriedenheit und der OP-Zeit gefunden (Broeders et al. 2010).
- Der Vergleich der Nissen-Fundoplikatio mit der Toupet-Fundoplikatio in einer Metaanalyse von 13 prospektiv-randomisierten Studien und insgesamt 1664 Patienten (n =814 Nissen-Gruppe, n =750 Toupet-Gruppe) bestätigte erneut die Überlegenheit der Toupet-Fundoplikatio gegenüber der Nissen-Fundoplikatio. Wiederum wurden erhöhte Raten an Dysphagie, Gas-Bloat-Syndrom, Unfähigkeit zu Rülpsen („inability to belch") berichtet und auch eine höhere Reoperationsrate wegen schwerer Dysphagie. Kein Unterschied wurde hinsichtlich des subjektiven und durch Refluxmessung objektivierten (DeMeester Score) Rezidivs gefunden. Ebenso bestand kein signifikanter Unterschied hinsichtlich Operationszeit, perioperativer Komplikationen, Patientenzufriedenheit und Einnahme antisekretorischer Medikation (Tian et al. 2015).

Zusammenfassend geht aus der aktuellen Datenlage die Toupet-Fundoplikatio als das beste Verfahren zur Antirefluxchirurgie hervor, gefolgt von der anterioren Teilmanschette (Dor-Fundoplikatio) und schließlich der Nissen-Fundoplikatio (von Rahden und Germer 2013).

9.8 Operationsablauf – How to do it

Nach Lagerung des Patienten und Positionierung von Team und Trokare erfolgt die Exploration der Abdominalhöhle und der Hiatusregion, wofür die Retraktion des linken Leberlappens erforderlich ist (Abschn. 9.5). Bei Vorliegen einer großen Hiatushernie, insbesondere beim Thoraxmagen, stellt sich der Hiatus als deutlich zu erkennender Bruchring dar, durch den die Magenanteile nach mediastinal hernieren. Zu erkennen ist in diesem Fall auch der Bruchsack, der bei der nun folgenden Präparation möglichst vollständig aus dem Mediastinum herauspräpariert werden sollte. Die Präparation mit der Ultraschallschere (Abschn. 9.6) beginnt in jedem Fall mit der Spaltung der Pars condensa des Omentum minus, oralwärts der in weiterer Folge zu schonenden Rami hepatici des Nervus vagus.[1] Auch eine bisweilen hier verlaufende aberrante/akzessorische rechte Leberarterie gilt es zu schonen.[2] Dann erfolgt die Darstellung der ersten Leitstruktur, des rechten Zwerchfellschenkels. Oft ist dieser mit Fettgewebe bewachsen, welches sinnvollerweise von kranial nach kaudal abpräpariert wird. Schließlich wird die Vorderkante des rechten Zwerchfellschenkels dargestellt. Wichtig ist es nicht in den Zwerchfellschenkel „hineinzufallen" und diesen nicht „aufzuspalten", da er für die Rekonstruktion möglichst intakt sein sollte. Wichtig ist es also exakt den Raum zwischen Zwerchfellschenkel rechts lateral und Speiseröhre links medial zu treffen. Weiter erfolgt dann die Präparation der vorderen Kommissur der Zwerchfellschenkel und dann auch des linken Zwerchfellschenkels. Hierbei erfolgt das Eingehen in die phrenoösophageale Membran (das „schaumige", trabekuläre Bindegewebe zwischen Zwerchfell und Speiseröhre, welches die Aufhängung der Speiseröhre im Hiatus darstellt). Ein evtl. vorhandener Bruchsack (beim Thoraxmagen) wird schrittweise vollständig ausgelöst und nach abdominell verlagert. Die Speiseröhre wird mit vorwiegend stumpfer Präparation ventralseitig freigelegt. Hierbei kommt in der Regel der anteriore Nervus vagus zur Ansicht, der meist von links oben nach rechts unten durch das Mediastinum auf der Speiseröhre verläuft, und den es in weiterer Folge sicher zu schonen gilt. Dann erfolgt die Mobilisation des Magenfundus, der zunächst von seinen Verwachsungen zum linken Zwerchfellschenkel hin gelöst wird. Hierbei sollte man bereits möglichst weit auf dem Zwerchfellschenkel kaudalwärts präparieren, um den Magenfundus möglichst schon in diesem Schritt ausreichend zu mobilisieren, einerseits für die spätere spannungsfrei anzulegende Fundoplikatio, andererseits um die Bildung des retroösophagealen Fensters im nächsten Schritt zu erleichtern. Nun wird der linke Zwerchfellschenkel auch retroösophageal dargestellt und das retroösophageale Fenster unter Schonung des posterioren Nervus vagus gebildet. Nach Komplettierung der mediastinalen Typ-I-Adhäsiolye (Freilegung der Speiseröhre auf Ebene des Hiatus) wird nun auch die mediastinale Typ-II-Adhäsiolyse (oberhalb des Hiatus, mediastinal) vervollständigt. Als Faustregel kann gelten, dass die mediastinale Adhäsiolyse dann regelrecht ist, wenn eine ausreichende Länge des abdominellen Ösophagus (ca. 2–3 cm) wieder spannungsfrei im Abdomen zum Liegen kommen.

Nun wird mit der Rekonstruktion begonnen. Zuvor ist es noch sinnvoll den Längs- und Querdurchmesser des Hiatus auszumessen. Zunächst erfolgt die posteriore, dann fakultativ auch noch die anteriore Hiatoplastik mit nichtresorbierbarem Nahtmaterial. Eine dorsale Angulation der Speiseröhre durch eine zu weit nach ventral genähte posteriore Hiatoplastik muss unbedingt vermieden werden, da dies eine der wesentlichen vermeidbaren Ursachen für postoperative Dysphagie ist. Die Speiseröhre soll zentral unkompromittiert durch den Hiatus laufen. Wir favorisieren daher eine „balancierte posteriore und anteriore Hiatoplastik". Ein weiterer Grund für die zusätzliche anteriore Hiatoplastik ist die Schaffung eines „Lager" für ein eventuell zu positionierendes Netz ventral der Speiseröhre (siehe unten). Als Faustregel für die Einengung des Hiatus gilt: Der Hiatus oesophageus ist dann wieder regelrecht eingeengt, wenn er noch durchgängig ist für den Ösophagus mit einliegendem 12-mm-Bougie (Rüsch-Sonde) und ein zusätzliches 5-mm-Instrument.

Fakultativ kann – in Abhängigkeit von der Größe des Hiatus und im Falle der Rezidivoperation (Rehiatoplastik) – die Netzaugmentation geboten sein, was allerdings bislang nicht Standard ist (Abschn. 9.10). Im eigenen Vorgehen wird ein „U-Shape-Mesh" mit liegendem, zum rechten Zwerchfellschenkel offenen „U" favorisiert.

Nach Fertigstellung der Hiatoplastik wird der mobilste Teil des Magenfundus retroösophageal durchgezogen. Der korrekte Sitz der Fundusmanschette wird mit dem „Shoeshine-Manöver" überprüft. Wenn die Arteriae gastricae breves durchtrennt sind, soll diese Linie rechts an der Speiseröhre die Manschettenvorderkante bilden. Dann erfolgt das Anheften des rechten dorsalseitigen Manschettenanteils an der Hiatoplastik mit zwei nichtresorbierbaren Nähten, im Sinne der Fundophrenikopexie rechts.

Weiter wird zunächst der rechte und dann auch der korrespondierende linke Manschettenanteil mit jeweils zwei nichtresorbierbaren Nähten an der Speiseröhre fixiert, sodass sich eine kurze (ca. 2 cm) posteriore partielle (270°) Fundoplikatio nach Toupet ergibt. Im eigenen Vorgehen ist auch hierbei der Bougie intraösophageal platziert. Transmurale Stiche sollten vermieden werden! Abschließend wird noch der linken Manschettenanteil mit einer nichtresorbierbaren Naht mit dem linken Zwerchfellschenkel verbunden.

[1] Ob diese Nervenfasern unbedingt geschont werden müssen, wird unter Experten durchaus kontrovers diskutiert. Im eigenen Vorgehen bevorzugen wir die Schonung dieser Nervenfasern, was in den meisten Fällen auch technisch möglich ist, die Operation manchmal aber durchaus etwas anspruchsvoller macht. Schwieriger ist die Schonung dieser Strukturen bisweilen beim Vorliegen einer Typ-II/III-Hiatushernie.

[2] Die von manchen Kollegen geübte Praxis eine solche Leberarterie liberal zu durchtrennen, unterstützen wir explizit nicht.

9.9 Spezielle intraoperative Komplikationen und ihr Management

Prinzipiell ist die Antirefluxchirurgie (bei entsprechender Erfahrung) sehr komplikationsarm. Allerdings können natürlich prinzipiell einige spezifische intraoperative Komplikationen vorkommen:

- Bei der Durchtrennung der **Arteriae gastricae breves** zur Magenfundusmobilisation kann es zur Blutung kommen. Grundsätzlich bietet sich die Verwendung eines Gerätes zur Gefäßversiegelung an. Die Blutstillung kann bei schlechter Exposition bei starker viszeraler Adipositas anspruchsvoll sein.
- Auch eine **Blutung aus Zwerchfellvenen**, die oft in enger Nachbarschaft zur Hiatusregion verlaufen, kann anspruchsvoll sein.
- Eine **Verletzung der Aorta**, die hinter dem Hiatus oesophageus verläuft, ist möglich. Die enge anatomische Lagebeziehung muss stets beachtet werden. Vor alle die für die Präparation verwendeten, sich stark erhitzenden Devices (z. B. Harmonic ACE/Fa. Ethicon) müssen in der Nähe der Aorta mit äußerster Vorsicht angewendet werden. Im Fall einer Aortenverletzung wird in der Regel eine Laparotomie erfordern.
- Auch eine Verletzung der Vena cava ist möglich. Diese verläuft zwar etwas weiter rechts, kann aber – insbesondere bei Revisioneingriffen mit entsprechend vernarbter und „verzogener" „Anatomie" zumindest theoretisch einmal kompromittiert werden. Naturgemäß ist eine Venenverletzung sogar noch anspruchsvoller zu versorgen als eine Aortenverletzung. In diesem Fall ist sicher die sofortige Laparotomie zum Komplikationsmanagement erforderlich.
- **Transmurale Wandläsionen** von Ösophagus, Kardia oder Magen sind selten, sollten aber – so sie auftreten – möglichst bereits intraoperativ erkannt werden. Hierzu ist die intraoperative Kontrollgastroskopie zu empfehlen. Die Versorgung muss an Art und Ort der Läsion angepasst werden. Die Reparatur mit Naht sollte möglichst durch Deckung mit einem Fundusanteil ergänzt werden. Im Falle einer Ösophagusläsion sollte eher auf zusätzliche Nähte an der verletzten Speiseröhrenwand (und damit die Toupet-Fundoplikatio) verzichtet werde und in diesem Fall ausnahmsweise die Nissen-Manschette bevorzugt werden.

9.10 Evidenzbasierte Evaluation

Die Überlegenheit der laparoskopischen Fundoplikatio gegenüber der offenen Fundoplikatio ist klar in der Literatur belegt. Auch die Leitlinie fordert explizit, dass die laparoskopische Technik als Standard verwendet werden soll (Koop et al. 2014).

Die Verfahrenswahl erscheint nach Datenlage (Level-IA-Evidenz, Metaanalysen randomisierter Studien) zugunsten der Toupet-Fundoplikatio entschieden, die der Dor-Fundoplikatio und der Nissen-Fundoplikatio überlegen ist (Abschn. 9.7).

Studien zur Frage, ob die Arteriae gastricae breves bei der Fundoplikatio durchtrennt oder geschont werden sollten, sind in 2 Metaanalysen aufgearbeitet worden (Engström et al. 2011; Markar et al. 2011). Die Metaanalyse von Markar et al. (2011) umfasst 5 prospektiv-randomisierte Studien und zeigte keine Unterschiede der Ergebnisse der (Nissen-) Fundoplikatio mit vs. ohne Durchtrennung der Arteriae gastricae breves. Die Metaanalyse von Engström et al. (2011) bezieht sich auf nur 2 prospektiv-randomisierte Studien und ergab keine Unterschiede hinsichtlich der Ergebnisse bezüglich Refluxkontrolle (Sodbrennen), postoperativer Dysphagie, Unfähigkeit zu Rülpsen und Erbrechen, Gebrauch antisekretorischer Medikation. Allerdings wurde eine erhöhte Rate von Gas-Bloat-Syndrom (48 % vs. 72 %) aufgezeigt. Wenngleich diese Datenlage relativ spärlich ist, so kann wohl als sinnvollste Strategie ein fakultatives Durchtrennen der Arteriae gastricae breves empfohlen werden, d. h. wenn aus anatomischen Gründen indiziert.

Die Frage ob und in welchem Fall eine Netzaugmentation der Hiatoplastik vorgenommen werden sollte, ist noch nicht abschließend geklärt. Auch die deutsche Reflux-Leitlinie hat sich hier zu keiner Empfehlung durchgerungen, aber diskutiert, dass „einerseits … Vorteile der Netzverstärkung bezüglich der Hiatushernienrezidivrate nachgewiesen worden [sind], andererseits … das Risiko für eine schwere Komplikation mit nachfolgendem Zwang zur Resektion nicht vernachlässigbar [sei]" (Koop et al. 2014; Frantzides et al. 2002; Granderath et al. 2004; Müller-Stich et al. 2008; Soricelli et al. 2009; Stadlhuber et al. 2009; Parker et al. 2010). Eine aktuelle Metaanalyse hat die Überlegenheit der Netzaugmentation der Hiatoplastik aufzeigen und empfiehlt die Netzimplantation als Individualentscheidung (Memon et al. 2016).

Literatur

Alvarez Herrero L, Curvers WL, van Vilsteren FG, Wolfsen H, Ragunath K, Wong Kee Song LM, Mallant-Hent RC, van Oijen A, Scholten P, Schoon EJ, Schenk EB, Weusten BL, Bergman JG (2013) Validation of the Prague C&M classification of Barrett's esophagus in clinical practice. Endoscopy 45:876–482

Behrns KE, Schlinkert RT (1996) Laparoscopic management of paraesophageal hernia: early results. J Laparoendosc Surg 6(5):311–317

Broeders JA, Mauritz FA, Ahmed Ali U, Draaisma WA, Ruurda JP, Gooszen HG, Smout AJ, Broeders IA, Hazebroek EJ (2010) Systematic review and meta-analysis of laparoscopic Nissen (posterior total) versus Toupet (posterior partial) fundoplication for gastrooesophageal reflux disease. Br J Surg 97:1318–1330

Broeders JA, Sportel IG, Jamieson GG, Nijjar RS, Granchi N, Myers JC, Thompson SK (2011a) Impact of ineffective oesophageal motility and wrap type on dysphagia after laparoscopic fundoplication. Br J Surg 98:1414–1421

Broeders JA, Roks DJ, Ahmed Ali U, Draaisma WA, Smout AJ, Hazebroek EJ (2011b) Laparoscopic anterior versus posterior fundoplication for gastroesophageal reflux disease: systematic review and meta-analysis of randomized clinical trials. Ann Surg 254:39–47

Broeders JA, Roks DJ, Ahmed Ali U, Watson DI, Baigrie RJ, Cao Z, Hartmann J, Maddern GJ (2013) Laparoscopic anterior 180-degree versus nissen fundoplication for gastroesophageal reflux disease: systematic review and meta-analysis of randomized clinical trials. Ann Surg 257:850–859

Carrott PW, Hong J, Kuppusamy M, Kirtland S, Koehler RP, Low DE (2012) Repair of giant paraesophageal hernias routinely produces improvement in respiratory function. J Thorac Cardiovasc Surg 143(2):398–404. https://doi.org/10.1016/j.jtcvs.2011.10.025. Epub 2011 Nov 20. PMID: 22104674

Casabella F, Sinanan M, Horgan S, Pellegrini CA (1996) Systematic use of gastric fundoplication in laparoscopic repair of paraesophageal hernias. Am J Surg 171(5):485–489

Dallemagne B, Weerts JM, Jehaes C, Markiewicz S, Lombard R (1991) Laparoscopic Nissen fundoplication: preliminary report. Surg Laparosc Endosc 1:138–143

Davis SS Jr. (2008) Current controversies in paraesophageal hernia repair. Surg Clin North Am 88(5):959–78, vi. https://doi.org/10.1016/j.suc.2008.05.005. PMID: 18790148

Engström C, Jamieson GG, Devitt PG, Watson DI (2011) Meta-analysis of two randomized controlled trials to identify long-term symptoms after division of the short gastric vessels during Nissen fundoplication. Br J Surg 98:1063–1067. https://doi.org/10.1002/bjs.7563

Falk GL (2016) Giant paraesophageal hernia repair and fundoplication: a timely discussion. J Am Coll Surg 222:329–330

Fibbe C, Layer P, Keller J, Strate U, Emmermann A, Zornig C (2001) Esophageal motility in reflux disease before and after fundoplication: a prospective, randomized, clinical, and manometric study. Gastroenterology 121:5–14

Filser J, Germer CT, von Rahden BHA (2011) Esophageal dysmotility defined with manometry: what does it mean for antireflux surgery? Chirurg 82:1031–1032

Frantzides CT, Madan AK, Carlson MA, Stavropoulos GP (2002) A prospective randomized trial of laparoscopic polytetrafluoroethylene (PTFE) patch repair vs. simple cruroplasty for large hiatal hernia. Arch Surg 137(6):649–652

Granderath FA, Schweiger UM, Kamolz T, Asche KU, Pointner R (2004) Laparoscopic Nissen fundoplication with prosthetic hiatal closure reduces postoperative intrathoracic wrap herniation: preliminary results of a prospective randomized functional and clinical study. Arch Surg 140:40–48

Katkhouda N, Khalil MR, Manhas S, Grant S, Velmahos GC, Umbach TW, Kaiser AM (2002) André Toupet: surgeon technician par excellence. Ann Surg 235:591–599

Kirchheiner J, Glatt S, Fuhr U, Klotz U, Meineke I, Seufferlein T, Brockmöller J (2009) Relative potency of proton-pump inhibitors-comparison of effects on intragastric pH. Eur J Clin Pharmacol 65:19–31

Koop H, Fuchs KH, Labenz J, Lynen Jansen P, Messmann H, Miehlke S, Schepp W, Wenzl TG, der Leitliniengruppe M (2014) S2k-Leitlinie: Gastroösophageale Refluxkrankheit unter Federführung der Deutschen Gesellschaft für Gastroenterologie, Verdauungs- und Stoffwechselkrankheiten (DGVS). Z Gastroenterol 52:1299–1346

Linke GR, Borovicka J, Schneider P, Zerz A, Warschkow R, Lange J, Müller-Stich BP (2008) Is a barium swallow complementary to endoscopy essential in the preoperative assessment of laparoscopic antireflux and hiatal hernia surgery? Surg Endosc 22:96–100

Markar SR, Karthikesalingam AP, Wagner OJ, Jackson D, Hewes JC, Vyas S, Hashemi M (2011) Systematic review and meta-analysis of laparoscopic Nissen fundoplication with or without division of the short gastric vessels. Br J Surg 98:1056–1062

Memon MA, Memon B, Yunus RM, Khan S (2016) Suture cruroplasty versus prosthetic hiatal herniorrhaphy for large hiatal hernia: a meta-analysis and systematic review of randomized controlled trials. Ann Surg 263(2):258–266. https://doi.org/10.1097/SLA.0000000000001267

Mori T, Nagao G, Sugiyama M (2012) Paraesophageal hernia repair. Ann Thorac Cardiovasc Surg 18:297–305. https://doi.org/10.5761/atcs.ra.12.01882. Epub 2012 Jul 31. PMID: 22850094

Müller-Stich BP, Linke GR, Borovicka J, Marra F, Warschkow R, Lange J, Mehrabi A, Köninger J, Gutt CN, Zerz A (2008) Laparoscopic Mesh-augmented Hiatoplasty as a treatment of GERD and hiatal Hernias – preliminary clinical and functional results of a prospective case series. Am J Surg 195:749–756

Nissen R (1956) Eine einfache Operation zur Beeinflussung der Refluxoesophagitis. Schweiz Med Wochenschrift 56:590–592

Parker M, Bowers SP, Bray JM, Harris AS, Belli EV, Pfluke JM, Preissler S, Asbun HJ, Smith CD (2010) Hiatal mesh is associated with major resection at revisional operation. Surg Endosc 24:3095–3101

von Rahden BH, Scheurlen M, Filser J, Stein HJ, Germer CT (2012) Neu erkannte Nebenwirkungen von Protonenpumpeninhibitoren. Argumente Pro Fundoplicatio bei GERD? Chirurg 83:38–44

von Rahden BHA, Germer CT (2011) Keine Krebsprävention durch Fundoplikatio: Ergebnisse einer populationsbasierten Studie aus Schweden/No cancer prevention with fundoplication: results of a population-based study in Sweden. Chirurg 82:78–79

von Rahden BHA, Germer CT (2013) Verfahrenswahl und Indikationsstellung zur Antirefluxchirurgie. Chirurg 84:902–904

von Rahden BHA, Stein HJ, Becker K, Liebermann-Meffert D, Siewert JR (2004) Heterotopic gastric mucosa of the esophagus: literature-review and proposal of a clinicopathologic classification. Am J Gastroenterol 99:543–551

Sharma P, Dent J, Armstrong D, Bergman JJ, Gossner L, Hoshihara Y, Jankowski JA, Junghard O, Lundell L, Tytgat GN, Vieth M (2006) The development and validation of an endoscopic grading system for Barrett's esophagus: the Prague C & M criteria. Gastroenterology 131(5):1392–1399

Soricelli E, Basso N, Genco A, Cipriano M (2009) Long-term results of hiatal hernia mesh repair and antireflux laparoscopic surgery. Surg Endosc 23:2499–2504

Stadlhuber RJ, Sherif AE, Mittal SK, Fitzgibbons RJ Jr, Michael Brunt L, Hunter JG, Demeester TR, Swanstrom LL, Daniel Smith C, Filipi CJ (2009) Mesh complications after prosthetic reinforcement of hiatal closure: a 28-case series. Surg Endosc 23:1219–1226

Stylopoulos N, Rattner DW (2003) Paraesophageal hernia: when to operate? Adv Surg 37:213–29. PMID: 12953635

Tian ZC, Wang B, Shan CX, Zhang W, Jiang DZ, Qiu M (2015) A meta-analysis of randomized controlled trials to compare long-term outcomes of nissen and toupet fundoplication for gastroesophageal reflux disease. PLoS One 10(6):e0127627

Toupet A (1963) Technic of esophago-gastroplasty with phrenogastropexy used in radical treatment of hiatal hernias as a supplement to Heller's operation in cardiospasms. Mem Acad Chir 89:384–389

Wolf PS, Oelschlager BK (2007) Laparoscopic paraesophageal hernia repair. Adv Surg 41:199–210. https://doi.org/10.1016/j.yasu.2007.05.013. PMID: 17972566

Laparoskopische Wedge-Resektionen am Magen und Ulkuschirurgie

10

Michael Thomaschewski

Inhaltsverzeichnis

▶ **Trailer** Das folgende Kapitel stellt den Stellenwert der Laparoskopie bei Wedge-Resektionen am Magen und in der Ulkuschirurgie dar und befasst sich im Speziellen mit der Indikationsstellung, technischen Durchführung und der Evidenzlage. Die laparoskopische Wedge-Resektion am Magen wird zur Behandlung von gutartigen und niedrigmalignen Pathologien am Magen eingesetzt. Sie kann durch ein Klammernahtgerät (Stapler) oder konventionell durch eine laparoskopische Dissektion mit einem anschließenden Verschluss des Defekts durch eine intrakorporale Naht erfolgen. Die Größe und die Lokalisation des Tumors (einfach versus komplex) spielen bei der Wahl des Operationsverfahrens eine wichtige Rolle. Bei der laparoskopischen Resektion sollte eine R0-Resektion erreicht werden. Eine intraoperative Tumor- oder Kapselruptur sollte aufgrund der Gefahr einer Tumorzelldissemination in die Peritonealhöhle vermieden werden. Eine Lymphadenektomie ist bei klinisch negativem Lymphknotenstatus hingegen nicht angezeigt ist.

Ergänzende Information Die elektronische Version dieses Kapitels enthält Zusatzmaterial, auf das über folgenden Link zugegriffen werden kann [https://doi.org/10.1007/978-3-662-67852-7_10]. Die Videos lassen sich durch Anklicken des DOI-Links in der Legende einer entsprechenden Abbildung abspielen, oder indem Sie diesen Link mit der SN More Media App scannen.

M. Thomaschewski (✉)
Klinik für Chirurgie, Universitätsklinikum Schleswig Holstein Campus Lübeck, Lübeck, Deutschland
e-mail: michael.thomaschewski@uksh.de

T. Keck, C.-T. Germer (Hrsg.), *Minimalinvasive Viszeralchirurgie*, https://doi.org/10.1007/978-3-662-67852-7_10

In der Ulkuschirurgie hat die Laparoskopie einen relevanten Stellenwert in der operativen Notfallversorgung erlangt. Selektionierte Patienten mit kleinen perforierten gastroduoenalen Ulzera, einer kurzen Latenzzeit seit dem Symptombeginn und einem niedrigem ASA-Score können sicher laparoskopisch versorgt werden, mit vergleichbaren Ergebnissen zur offenen Chirurgie. Bei Patienten, die sich in einem septischen Schock befinden oder große Ulzera mit fragilen Wundrändern aufweisen, sollte die Indikation zum offenen Verfahren großzügig gestellt werden. In der Notfallversorgung gastroduodenaler Ulzera ist die rasche und sichere operative Versorgung der Patienten oberstes Ziel.

10.1 Laparoskopische Wedge-Resektion am Magen

10.1.1 Einführung

Die häufigste Indikation für eine Wedge-Resektion am Magen sind **gastrointestinale Stromatumoren (GIST)**. Insgesamt sind diese Tumoren selten mit einer Inzidenz von 1–2 Fällen pro 100.000/Jahr (Joensuu et al. 2012). In der Regel sind die Tumoren asymptomatisch. Etwa 60 % aller GIST im Gastrointestinaltrakt entstehen im Magen. Die Diagnosestellung erfolgt häufig als Zufallsbefund im Rahmen einer Gastroskopie oder einer CT-/MRT-Bildgebung. GIST weisen 3 unterschiedliche Wachstumsmuster in der Magenwand auf: ein intraluminales, exophytisches oder transmurales Wachstum. Die chirurgische Resektion ist die Behandlung der Wahl bei primär lokalisierten GIST. Kleine Tumoren (< 2 cm) können endoskopisch überwacht oder durch eine endoskopische Resektion behandelt werden. Bei der chirurgischen Resektion sollte eine R0-Resektion und die Vermeidung einer intraoperativen Tumor- oder Kapselruptur erreicht werden.

Eine Lymphknotenmetastasierung von GIST ist extrem selten, sodass eine Lymphadenektomie bei klinisch negativem Lymphknotenstatus nicht angezeigt ist. Bei weit fortgeschrittenen GIST mit einer Infiltration von Nachbarorganen kann im interdisziplinären Konsens eine neoadjuvante Therapie mit einem Tyrosinkinaseinhibitor (z. B. Imatinib) durchgeführt werden, um durch eine Tumormassenreduktion eine chirurgische Resektabilität zu erreichen (Rutkowski et al. 2013).

10.1.2 Indikation

- Gastrointestinale Stromatumoren (GIST)
- Leiomyome
- Gut differenzierte (G1) neuroendokrine Neoplasie (NEN) am Magen (nur gut differenziert (G1) bzw. Typ-1-/Typ-2-NEN am Magen (> 2 cm) ohne Hinweis für Lymphknotenmetastasen)

10.1.3 Spezielle präoperative Diagnostik

Die Lokalisationsdiagnostik spielt bei der Wahl des Operationsverfahrens eine relevante Rolle und sollte mindestens eine Endoskopie (**Ösophago-/Gastroduodenoskopie**) und eine Schnittbildgebung (**MRT** oder **CT**) beinhalten. Neben der Lokalisation des Tumors im Magen ist die Größe des Tumors für die Wahl des Operationsverfahrens relevant. Bei dem Verdacht eines organüberschreitenden Wachstums oder der Infiltration von Nachbarorganen (z. B. Pankreas) sollte ergänzend eine **Endosonografie** durchgeführt werden. Bei einem intramuralen oder exophytischem Wachstum der GIST ist die Magenschleimhaut in der Gastroskopie häufig unauffällig und die Tumoren zeigen sich nur durch eine Vorwölbung der Schleimhaut. Kleine Tumoren erschweren dadurch die Diagnose und die Lokalisation im Rahmen der Gastroskopie. Die Endosonografie erlaubt hier eine Lokalisation, Bestimmung der Größe und des Wachstumsverhaltens. Bei resektablen GIST sollte auf eine Biopsie möglichst verzichtet werden.

10.1.4 Aufklärung

Neben der einer Aufklärung der allgemeinen OP-Komplikationen ergeben sich für die laparoskopische Wedge-Resektion am Magen folgende spezielle Komplikationen des Eingriffs:

- Notwendigkeit zur Konversion zum offenen Verfahren,
- Gefahr eine Tumor- oder Kapselruptur mit dem Risiko eines Tumorrezidives,
- Aufklärung über eine ggf. notwendige adjuvante Therapie nach Resektion,
- Notwendigkeit der partiellen, subtotalen oder totalen Gastrektomie (z. B. bei großen GIST und präpylorischen GIST),
- Notwendigkeit einer Kardiaresektion mit Magenhochzug (bei juxtakardialen GIST),
- Insuffizienz der Magennaht,
- Dysphagie infolge einer Stenose nach atypischer Resektion juxtakardialer Tumore,
- Magenentleerungsstörungen infolge einer Stenose nach atypischer Resektion großer Tumore oder präpylorischer Tumore,
- Nachblutungen,
- Verletzungen benachbarter Organe (Pankreas, Leber, Duodenum, Milz).

10.1.5 Lagerung

- Anti-Trendelenburg-Lagerung mit gespreizten Beinen.
- Die Füße werden durch gepolsterte Fußstützen gesichert, die bei der Anti-Trendelenburg-Lagerung ein Abrutschen des Patienten nach kaudal vermeiden.
- Fixierung der Beine am Operationstisch durch Haltegurte/Beinwickel, um insbesondere ein Abknicken der Beine im Kniegelenk bzw. ein Wegrutschen der Beine bei der Anti-Trendelenburg- oder der Seitenlagerung zu vermeiden.
- Haltevorrichtungen für den Fall einer notwendigen Seitenlagerung des Patienten.
- Kopfstütze/Kopfring zur Vermeidung einer Kopfbewegung in der Halswirbelsäule z. B. bei einer Seitenlagerung.

10.1.6 Positionierung im Raum

Der Monitor befindet sich über der linken Patientenschulter. Der Operateur befindet sich auf der rechten Seite und der kameraführende Assistent befindet sich zwischen den Beinen des Patienten. Die OP-Pflege bzw. operationstechnische Assistenz positioniert sich an der Seite der/des Operateurs/in (Abb. 10.1).

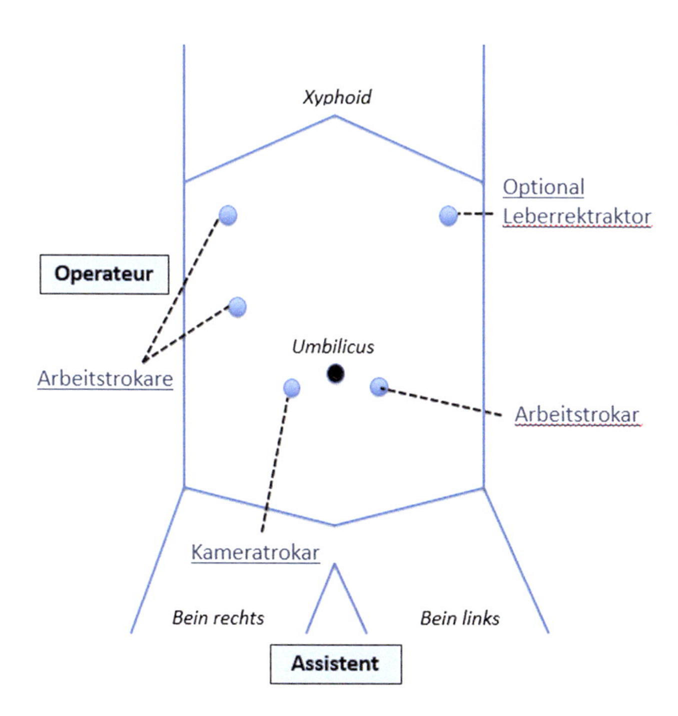

Abb. 10.1 Lagerung, Positionierung im Raum und Trokarplatzierung bei einer laparoskopischen Wedge-Resektion am Magen

10.1.7 Technische Voraussetzungen

Neben den regulären Instrumentarien in der laparoskopischen Chirurgie sollten ein laparoskopischer Leberretraktor und ein laparoskopisches Klammernahtinstrument zusätzlich vorhanden sein. Das laparoskopische Klammernahtinstrument sollte hierbei möglichst abwinkelbar sein und Magazine in verschiedenen Längen/Größen (z. B. 30 mm, 45 mm und 60 mm) enthalten, um eine sichere, gezielte und organsparende Resektion zu ermöglichen. Eine 6-reihige Klammernaht, zwischen der die Durchtrennung des Gewebes erfolgt, hat sich hierbei als Standard etabliert. Zudem sollten idealerweise Klammernahtmagazine mit verschiedenen Klammerhöhen für unterschiedliche Gewebestärken zur Verfügung stehen. Ein atraumatischer **Leberretraktor** kann zusätzlich über einen weiteren Hilfstrokar eingesetzt werden, um bei der Operation den linken Leberlappen anzuheben und die Exposition des Magens zu erleichtern. Die Mobilisation des Magens erfolgt unter Verwendung eines thermischen Dissektionsgeräts mit gleichzeitiger Gewebeversiegelungsmöglichkeit.

10.1.8 Überlegungen zum Operationsverfahren

Die Lokalisation (einfach versus komplex) und die Größenausdehnung des GIST im Magen sollten bei der Wahl des Operationsverfahrens berücksichtigt werden.

Größe des Tumors

Das laparoskopische Operationsverfahren kann bei großen Tumoren an seine Grenzen stoßen. Große Tumoren sind mit den laparoskopischen Instrumenten schwer zu fassen. Hier besteht die Gefahr einer Verletzung der Tumorkapsel, was das Risiko eines Tumorrezidives erhöht. Bei größeren Tumoren und vor allem bei juxtakardialen und präpylorischen Tumoren spielt eine organsparende Resektion eine wesentlich wichtigere Rolle, um z. B. Stenosen und funktionelle Störungen zu vermeiden. Eine organsparende konventionelle Wedge-Resektion (10.1.9) ist im Gegensatz zur laparoskopischen Stapler-Wedge-Resektion technisch anspruchsvoller und erfordert eine entsprechende Expertise, vor allem in der Rekonstruktion durch einer intrakorporale Naht (10.1.9).

Bis zum Jahr 2010 galt nach dem **National Comprehensive Cancer Network (NCCN)**-Bericht eine Größe von bis zu 5 cm als Grenze für ein laparoskopisches Operationsverfahren (Demetri et al. 2004). Im Jahr 2010 wurde die Indikation für ein laparoskopisches Verfahren von dem NCCN erweitert: Je nach Lokalisation (z. B. große Magenkurvatur) können Tumoren mit einer

Größe von über 5 cm bei entsprechender Expertise durch ein laparoskopisches Operationsverfahren behandelt werden (Demetri et al. 2010). Die Evidenz hierfür basiert auf Daten einzelner Fallserien aus spezialisierten Zentren, die zeigen konnten, dass auch große Tumoren laparoskopisch sicher reseziert werden können mit vergleichbaren perioperativen und onkologischen Ergebnissen zum korrespondierenden offenen Verfahren (R0-Status, Rezidivrate und Langzeitüberleben) (Novitsky et al. 2006; Nakamori et al. 2008; Nishimura et al. 2007). Im Gegensatz dazu rät die **European Society for Medical Oncology (ESMO)** bei großen Tumoren von einem laparoskopischen Operationsverfahren ab, da das Risiko einer Verletzung der Tumorkapsel und damit das Rezidivrisiko erhöht ist (Casali et al. 2022). Eine klare Größenbegrenzung für das laparoskopische Operationsverfahren benennt die Leitlinie jedoch nicht. Prinzipiell spielt ein Sicherheitsabstand – bei Indikationen für atypische Magenresektionen – keine Rolle. Eine komplette Resektion (samt intakter Tumorkapsel) sollte jedoch zwingend gewährleistet werden.

▶ **Wichtig** Große GIST (> 5 cm Durchmesser) stellen bei einfachen Lokalisationen des Tumors im Magen keine Kontraindikation für laparoskopisches Verfahren dar. Eine Verletzung der Tumorkapsel sollte beim laparoskopischen Operationsverfahren jedoch zwingend vermieden werden. Bei großen Tumoren vor allem in komplexen Lokalisationen (präpylorisch, juxtakardial) sollte jedoch die offene Wedge-Resektion favorisiert werden oder primär eine anatomische subtotale oder totale Magenresektion angestrebt werden.

Lokalisation des Tumors

Die Tumorlokalisationen werden wie folgt eingeteilt:

- **Einfache Lokalisationen:**
  - vordere Magenwand und große Magenkurvatur,
  - kleine Kurvatur.

Bei Lokalisationen an der großen Magenkurvatur können auch große Tumoren durch ein laparoskopisches Verfahren therapiert werden, da ein ausreichender Sicherheitsabstand zum Pylorus bzw. zur Kardia gewährleistet werden kann. Bei kleinen Tumoren kann eine Tumorresektion durch ein laparoskopisches Klammernahtgerät (Stapler) erfolgen (10.1.9). Um Stenosen zu vermeiden, werden größere Tumoren in der Regel durch eine organsparende konventionelle Wedge-Resektion reseziert (10.1.9).

- **Komplexe Lokalisationen:**
  - juxtakardial,
  - präpylorisch,
  - Magenhinterwand.

Kleine juxtakardiale oder präpylorische Tumoren (Abb. 10.2) stellen prinzipiell keine Kontraindikation für eine laparoskopische atypische Magenresektion. In der Literatur werden jedoch hohe Konversionsraten beschrieben. Größere präpylorisch oder subkardial gelegene Tumoren sollten hingegen durch eine anatomische Magenresektion behandelt werden (distale Magenresektion, subtotale Gastrektomie, Gastrektomie, transhiatal erweiterte Gastrektomie oder Kardiaresektion mit Magenhochzug). Limitierend für eine atypische Resektion ist die Nähe der Raumforderung zur Z-Linie bzw. zum Pylorus: Juxtakardiale und präpylorische Tumorlokalisationen, die < 2 cm von der Z-Linie oder dem Pylorus entfernt sind erfordern in der Regel eine anatomische Resektion.

▶ **Wichtig** Die Resektion **komplexer Lokalisationen** sollte immer unter endoskopischer Kontrolle erfolgen („Rendezvous-Verfahren"), um eine komplette (R0) und gleichzeitig gewebesparende Resektion zu erzielen. Tumorlokalisationen, die < 2 cm von der Z-Linie oder dem Pylorus entfernt sind, erfordern in der Regel eine anatomische Resektion.

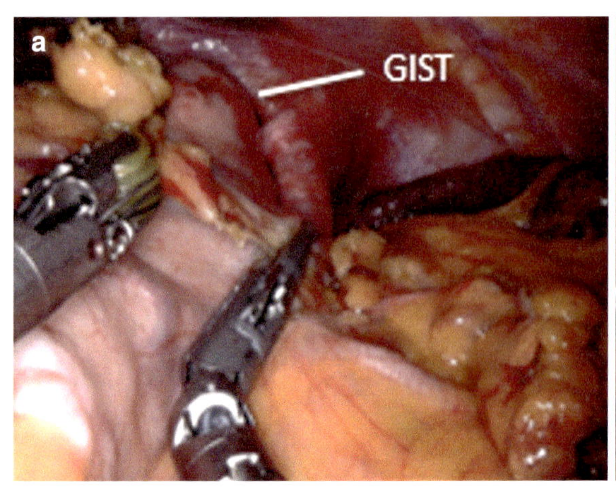

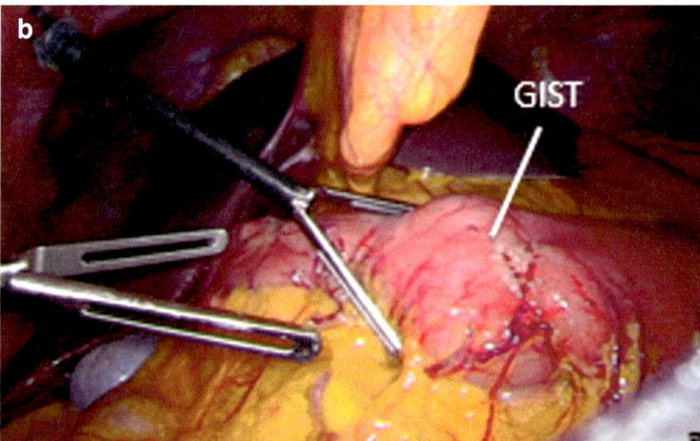

Abb. 10.2 Komplexe Lokalisationen: (**a**) juxtakardial; (**b**) präpylorisch

10.1.9 Operationsablauf – How we do it

Trokarplacement

Das Trokarplacement orientiert sich prinzipiell an die Lokalisation des Tumors. Eine Möglichkeit für ein Trokarplacement, mit welchem die meisten Lokalisationen erreicht werden könnten, ist in Abb. 10.1 dargestellt.

Exploration, Lokalisation des zu resezierenden Tumors und Festlegung der Resektionsgrenzen

Der erste Schritt umfasst eine diagnostische Laparoskopie, in der das Abdomen in Hinblick auf weitere Patholgien hin untersucht wird. Im nächsten Schritt sollte im Rahmen der Exploration eine Eröffnung der Bursa omentalis unter Schonung der gastroepiploischen Arkarde (Vv. gastroepiploicae) erfolgen, um auch die Magenhinterwand explorieren zu können.

> **Wichtig** Bei kleinen bzw. schwer lokalisierbaren Tumoren sollte die Resektion unter intraoperativer endoskopischer Kontrolle erfolgen, um die Resektionsgrenzen sicher festlegen zu können.

> **Praxistipp** Die Markierung der Resektionsgrenzen kann laparoskopisch durch eine elektrische Koagulation der Magenserosa erfolgen. Alternativ kann die Markierung der Resektionsgrenzen durch **Haltenähte** erfolgen (Abb. 10.3). Die Haltnähte können im weiteren Operationsverlauf dazu genutzt werden können, den Magen an der Resektionsebene hochzuhalten, was zum einen die Stapler-Wedge-Resektion und zum anderen die konventionelle Wedge-Resektion und die Rekonstruktion/Defektverschluss durch eine laparoskopische Naht erleichtert (Abb. 10.3).

Resektion und Rekonstruktion: einfache Lokalisationen

Die Resektion von Tumoren einfacher Lokalisationen an der großen oder kleinen Kurvatur sowie an der Magenvorderwand erfolgt durch eine **Wedge-Resektion**. Eine komplette Mobilisation des Magens ist hierfür in der Regel nicht erforderlich. Bei der laparoskopischen Wedge-Resektion sollte der tumortragende Magenabschnitt jedoch ausreichend mobilisiert sein. Bei einer kompletten Mobilisation des Magens sollte berücksichtigt, dass hierdurch auch vegetative Nervenfasern durchtrennt werden, was zu einer Magenentleerungsstörung führen kann. Bei einer notwendigen Durchtrennung der gastroepiploische Arkarde ist die vaskuläre Versorgung des Magens in der Regel für die geplante Rekonstruktion nicht limitiert, sondern erfolgt über die anderen arteriellen Zuströme des Magens.

> **Praxistipp** Bei einer Durchtrennung des Omentum minus im Rahmen der Mobilisation der kleinen Kurvatur sollte die mögliche anatomische Normvariante einer **atypischen linken Leberarterie** beachtet werden (z. B. ein atypischer Abgang der linken Leberarterie aus A. gastrica sinistra).

> **Praxistipp** Das Fassen des Tumors im Rahmen der laparoskopischen Resektion sollte möglichst vermieden werden, da das Tumorgewebe von GIST durchaus fragil sein kann und die Gefahr einer Verletzung der Tumorkapsel mit einer Dissemination von Tumorzellen droht.

Stapler-Wedge-Resektion

Bei kleinen Tumoren kann die laparoskopsiche Wedge-Resektion durch ein laparoskopisches **Klammernahtgerät (Stapler)** erfolgen, der eine mehrreihige Klammernaht erzeugt, zwischen denen das Gewebe durchtrennt wird. Eine Übernähung der Klammernahtreihe ist nicht notwendig.

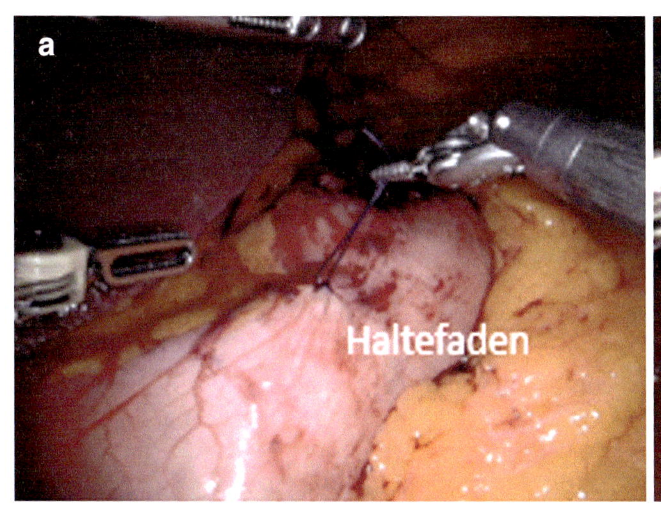

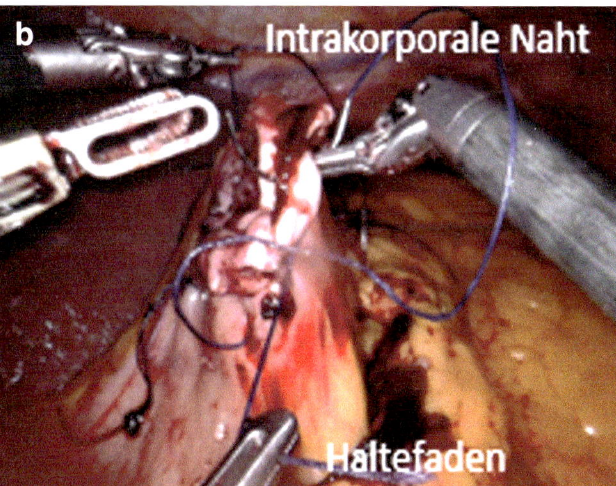

Abb. 10.3 **Konventionelle Wedge-Resektion**: (**a**) Haltefäden; (**b**) intrakorporaler Nahtverschluss des Magendefekts nach Resektion

▶ **Praxistipp** Abwinkelbare Stapler und Staplermagazine in verschiedenen Längen können dazu genutzt werden, eine gezielte und gewebesparende Resektion zu ermöglichen. Der Klammernahtverlauf kann durch einen Schluss des Staplers vor dem eigentlichen Abschuss der Klammernaht überprüft, reevaluiert und ggf. durch eine Wiedereröffnung des Staplers neu platziert werden.

Bei der Anlage der Klammernaht sollten beide Branchen des Klammernahtgeräts sichtbar sein, um sicherzustellen, dass sich nicht versehentlich benachbarte Strukturen in der Klammernaht befinden. Kleinkurvaturseitig sollte hierbei die enge Lagebeziehung zu den Gefäßen des Truncus coeliacus beachtet werden. Durch Haltefäden an den Resektionsgrenzen kann der Magen an der zu resezierenden Stelle approximiert werden und der Stapler unterhalb des Tumors sicher platziert werden.

Der klare Vorteil der Klammernahtresektion ist die Schnelligkeit des Verfahrens, bei dem die Resektion und Rekonstruktion durch das Klammernahtgerät gleichzeitig erfolgen. Nachteile sind die höheren Materialkosten und die Tatsache, dass die Stapler-Wedge-Resektion gegenüber der konventionellen Wedge-Resektion weniger gewebesparend ist, was vor allem bei großen Tumoren und komplexen Lokalisationen relevant wird.

Bei größeren Wedge-Resektionen im Korpusbereich ist die Problematik eines **Sanduhrmagen** mit erheblichen funktionellen Problemen zu vermeiden. Hier sollte eine konventionelle Wedge-Resektion der Stapler-Wedge-Resektion vorgezogen werden.

Konventionelle Wedge-Resektion

Bei der **konventionellen Wedge-Resektion** erfolgt das Ausschneiden des Tumors mittels einer **koagulierenden Schere** oder einem **Dissektionsgerät**. Da diese Operationsmethode gegenüber der Stapler-Wedge-Resektion gewebesparender ist, kommt sie vor allem bei großen Tumoren und bei komplexen Lokalisationen zur Anwendung. Bei der konventionellen Wedge-Resektion können kleinere diffuse Blutungen an der Resektionsfläche am Magen auftreten, welche die Sicht bzw. Exploration in der Laparoskopie können. Durch die Eröffnung des Magen bei einer konventionellen Wedge-Resektion besteht zudem die Gefahr einer bakteriellen/mykotischen Kontamination der Peritonealhöhle, die postoperativ zu Abszessen und zu einer Peritonitis führen kann.

Die **Rekonstruktion** nach erfolgter konventioneller Wedge-Resektion kann laparoskopisch durch eine intrakorporale Naht erfolgen (Abb. 10.3). Die Rekonstruktion bzw. der Verschluss des Defekts erfolgt in der Regel als fortlaufende Vollwandnaht. Als Nahtmaterial sollte resorbierbares Nahtmaterial verwendet werden. Die Haltefäden an beiden Enden des Defekts erleichtern hierbei die Durchführung der Naht (Abb. 10.3). Bei der intrakorporalen Naht kann ggf. ein Faden mit einer selbstverankernden Schlaufe und Widerhaken (z. B. Stratafix™ (Johnsen & Johnsen), V-Loc™ (Medtronic)) genutzt werden, um zu verhindern, dass sich die Naht während der Rekonstruktion lockert. Obwohl dieses Nahtsystem primär für Faszien- und Wundverschlüsse entwickelt wurde, zeigen erste Daten in der Literatur, dass das Nahtsystem auch erfolgreich zum Verschluss eines Magendefekts angewendet werden kann (Tsukada et al. 2016). Eine doppelreihige Naht ist prinzipiell nicht notwendig bzw. eine Evidenz zur Überlegenheit einer doppelreihigen Naht liegt nicht vor.

Resektion und Rekonstruktion: komplexe Lokalisationen

Die laparoskopische Wedge-Resektion am Pylorus oder der Kardia sollte unter endoskopischer Kontrolle erfolgen. Eine **juxtakardiale** oder **präpylorische** Lokalisation erfordert in der Regel eine komplette Mobilisation des proximalen bzw. distalen Magens.

▶ **Wichtig** Kleine Tumoren an der großen Kurvatur mit einem **Abstand zur Z-Linie oder zum Pylorus von mehr als 2 cm** können mit einer konventionellen Wedge-Resektion behandelt werden.

Da bei juxtakardialen und präpylorischen Lokalisationen eine gewebesparende Resektion indiziert ist, kommt die Stapler-Wedge-Resektionen hier in der Regel nicht zur Anwendung.

Zu den komplexen Lokalisationen zählen auch Pathologien der **Magenhinterwand**. Um einen laparoskopischen Zugang zu Tumoren in der Magenhinterwand zu erhalten ist eine Eröffnung der Bursa omentalis durch eine Durchtrennung des Lig. gastrocolicum und des Omentum minus notwendig. Vor allem bei größeren Tumoren in der Magenhinterwand ist eine komplette Mobilisation des Magens notwendig. Der Zugang zu Tumoren an der Magenhinterwand kann unter Umständen mit den starren Laparoskopieinstrumenten erschwert sein. Die Resektion muss dann ggf. durch eine Laparotomie durchgeführt werden. Eine Alternative stellt ein Zugang über eine **ventrale Gastrostomie** dar, über die der Tumor an der Magenhinterwand reseziert wird (Warsi und Peyser 2010). Als weitere Möglichkeit sind kombinierte endoskopisch-laparoskopische Resektionsverfahren (*Laparoscopic and endoscopic cooperative surgery* (LECS) in der Literatur beschrieben. Die Verfahren sind bislang jedoch nur an kleinen Fallserien beschrieben (Hiki et al. 2015).

▶ **Wichtig** Größere juxtakardiale und präpylorische Tumoren und Tumore mit einem Abstand von < 2 cm zur Z-Linie bzw. zum Pylorus sollten prinzipiell durch eine **distale, subtotale, totale Gastrektomie oder transhiatal erweiterte Gastrektomie** reseziert werden, um einerseits eine komplette Resektion (R0) zu gewährleisten und andererseits funktionelle Folgeschäden wie eine Magenretention oder Dysphagie infolge einer Stenose zu vermeiden.

Die schleimhauterhaltende Resektion („**mucosa preserving resection**") stellt eine neues Operationsverfahren dar, das eine laparoskopische atypische Resektion von Tumoren < 2 cm zur Z-Linie bzw. zum Pylorus ermöglicht (Privette et al. 2008; Xiong et al. 2018; Sakamoto et al. 2012). Diese Technik ist jedoch bislang nur den jeweiligen Zentren vorbehalten und ein Vorteil der Verfahren gegenüber der anatomischen Resektion wurde bislang nicht nachgewiesen.

Kontrolle der Dichtigkeit des Defektverschlusses und Bergung

Eine Kontrolle der Dichtigkeit der Rekonstruktion bzw. Naht kann durch eine **Luftprobe** oder eine **Methylenblauprobe** erfolgen. Bei der Methylenblauprobe muss berücksichtigt werden, dass ein entsprechendes Füllungsvolumen von mindestens 200 ml verabreicht werden muss, um auch eine Druckbelastung der Naht beurteilen zu können.

Der Tumor sollte mit einem Bergebeutel geborgen werden, um eine Tumorkapselverletzung bei der Bergung zu vermeiden. Die Bergung kann bei großen Tumoren über einen Pfannenstielschnitt erfolgen.

10.1.10 Spezielle intraoperative Komplikationen und ihr Management

Bei einer **Undichtigkeit der Naht** ist eine Neuanlage der Rekonstruktion sinnvoll, da es sich meist um ein technisches Problem der Rekonstruktion handelt (z. B. lockere fortlaufende Naht oder insuffiziente Klammernaht). An dieser Stelle sollte aus Sicherheitsaspekten eine Konversion per Minilaparotomie und eine offene Rekonstruktion erwogen werden.

Eine **intraoperative Blutung** aus der Klammernahtreihe sollte möglichst nicht durch eine Koagulation behandelt werden, da der Koagulationsstrom aufgrund der elektrischen Leitfähigkeit auf die Klammern der Klammernahtreihe weitergeleitet werden kann und hier eine Koagulationsnekrose hervorrufen kann, was im schlimmsten Fall zu einer Insuffizienz führen kann. Idealerweise sollte eine Blutung aus der Klammernahtreihe durch eine intrakorporale Naht/Umstechung behandelt werden.

10.1.11 Evidenzbasierte Evaluation

Das laparoskopische Operationsverfahren gewinnt bei atypischen Magenresektionen zunehmend an Bedeutung und stellt in vielen Kliniken bei einfachen Lokalisationen und kleinen Tumoren die Methode der Wahl dar. Nach aktuellen Leitlinien können Wedge-Resektionen am Magen in laparoskopischer Technik erfolgen, sofern die onkologischen Kriterien (vollständige Resektion, Vermeidung einer Tumorruptur, Tumorzellverschleppung etc.) eingehalten werden (Demetri et al. 2010; Casali et al. 2022). Prospektiv, randomisiert-kontrollierte Studien (RCT), die eine laparoskopische versus eine offene Wedge-Resektion am Magen hinsichtlich des postoperativen und des onkologischen Ergebnisses vergleichen, liegen bislang nicht vor. Prospektive Fallserien, Metaanalysen und retrospektive Datenanalysen konnten jedoch zeigen, dass laparoskopische Wedge-Resektionen am Magen nicht nur sicher durchzuführen sind, sondern kürzere Krankenhausaufenthalte, eine schnellere Rekonvaleszenz und eine geringere Morbidität aufweisen (Novitsky et al. 2006; De Vogelaere et al. 2013). Zusammenfassend spricht die bisherige Datenlage – trotz nicht vorhandener prospektiver RCT – für eine Favorisierung des laparoskopischen Verfahrens.

Da die Indikation zur atypischen juxtakardialen und präpylorischen Magenresektion insgesamt selten gestellt wird, sind in der Literatur kaum Daten vorhanden, die einerseits das onkologische als auch das funktionelle Outcome (hinsichtlich Passagestörungen, Stenosen, Magenretention etc.) untersuchen und mit den anatomischen Resektionen vergleichen.

Durch **Robotisch-assistierte Operationsverfahren** könnten die Limitationen der laparoskopischen Chirurgie bei komplexen Lokalisationen und großen Tumoren überwunden werden und eine Durchführung der Eingriffe in minimalinvasiver Operationstechnik ermöglicht werden.

Video 10.1 zeigt ein Fallbeispiel eines juxtakardialen GIST, der transgastral über eine Gastrostomie robotisch-assistiert reseziert wurde (Abb. 10.4).

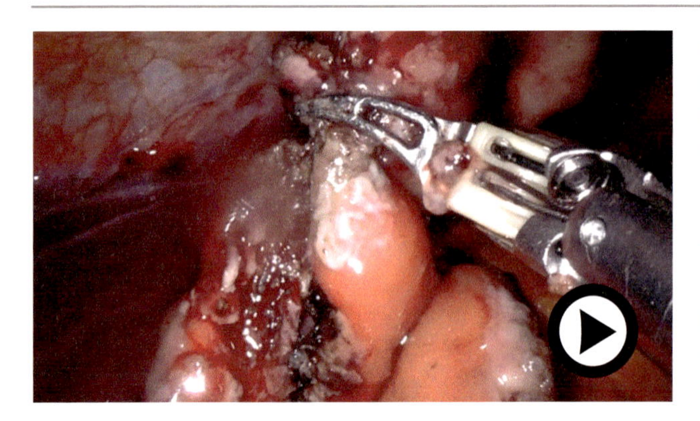

Abb. 10.4 Video 10.1: Robotisch-assistierte transgastrale GIST-Resektion (© Video: Markus Kist, Michael Thomaschewski). (▶ https://doi.org/10.1007/000-bj7)

10.2 Laparoskopische Ulkuschirurgie

10.2.1 Einführung

Ein perforiertes Magen- oder Duodenalulkus ist ein chirurgischer Notfall und geht mit einer perioperativen Morbidität und Mortalität von 50 bzw. 30 % einher. Die häufigste Lokalisation gastroduodenaler Ulkusperforationen stellt dabei die Vorderwand des Bulbus duodeni dar. Eine verzögerte Diagnosestellung bzw. Therapie führt zu einer lokalisierten oder generalisierten Peritonitis mit einem hohen Risiko für die Entwicklung einer Sepsis und den Tod. Eine frühzeitige Diagnose und Therapie ist daher für das Outcome eines Patienten von entscheidender Bedeutung. Die Therapie der Wahl ist die chirurgische Therapie mit einem Verschluss der Perforation und Lavage der Peritonealhöhle.

Nach der ersten Beschreibung von Mouret et al. aus dem Jahr 1990 (Mouret et al. 1990) hat das laparoskopische Operationsverfahren in der Ulkuschirurgie einen relevanten Stellenwert erlangt und wird zunehmend in der Notfallversorgung von Patienten angewandt. Im Folgenden wird das Operationsverfahren einer laparoskopischen Versorgung eines perforierten gastroduodenalen Ulkus beschrieben und der Stellenwert der Laparoskopie diskutiert.

10.2.2 Spezielle präoperative Diagnostik

Die Diagnosestellung erfolgt in der Regel durch den Nachweis von freier intraabdomineller Luft in der der Röntgen-Abdomen-Bildgebung im Stehen und in Linksseitenlage. Eine CT-Bildgebung kann zusätzlich hilfreich sein, um die Lokalisation der Hohlorganperforation zu identifizieren (z. B. Colon sigmoideum versus Magen bzw. Duodenum). Zudem können mit der CT-Bildgebung im Gegensatz zur Röntgen-Abdomen-Bildgebung auch geringe Mengen freier Luft identifiziert werden. Die CT-Bildgebung darf jedoch nicht die zeitnahe operative Versorgung der Perforation (innerhalb von 2 h) verzögern. Der Nachweis von freier Luft in der Röntgen-Abdomen-Bildgebung reicht aus, um die Indikation zur Notfalloperation zu stellen.

10.2.3 Lagerung

Die Lagerung erfolgt analog zur Lagerung bei der laparoskopischen Wedge-Resektion am Magen.

10.2.4 Wahl des Operationsverfahrens

▶ **Wichtig** In den meisten Studien zur laparoskopischen Ulkuschirurgie wird der **Boey-Score** verwendet, um Patienten zu selektionieren, die von einem laparoskopischen Verfahren zur Ulkusversorgung profitieren.

Der Boey-Score wurde initial entwickelt, um die postoperative Mortalität von Patienten mit einem perforierten Ulkus vorherzusagen. Der Score enthält 3 Items, die jeweils mit einem Punkt bewertet werden:

Boey-Score (Lohsiriwat et al. 2009):

- systolischer Blutdruck < 90 mmHg,
- Symptomdauer > 24 h,
- ASA-Score ≥ 3.

Wenn alle 3 Kriterien erfüllt sind, liegt die postoperative Sterblichkeit bei über 50 %. Für das laparoskopische Operationsverfahren gilt: Je weniger Kriterien erfüllt sind, desto eher profitiert ein Patient von einem laparoskopischen Operationsverfahren (Lee et al. 2001; Bertleff und Lange 2010a). Der Cut-off-Wert für ein laparoskopisches Verfahren wird in der Literatur bei 0 und 1 Punkt angegeben.

Ein weiteres Ausschlusskriterien für eine laparoskopische Notfallversorgung eines perforierten gastroduodenalen Ulkus sind offene abdominelle Voroperationen, da hier Adhäsionen zu erwarten sind. Eine Komprimierung des Kreislaufs und der Lungenfunktion des Patienten im Rahmen eines septischen Schocks, die auch vom Boey-Score berücksichtigt werden, machen die Anlage eines Pneumoperitoneums häufig nicht möglich und verhindern ein laparoskopisches Vorgehen.

10.2.5 Operationsablauf – How we do it

Im ersten Schritt erfolgt das Einbringen eines paraumbilikalen Kameratrokars. In der diagnostischen Laporoskopie wird die Peritonealhöhle inspiziert und die Perforation lokalisiert.

Abhängig von der Lokalisation des perforierten gastroduodenalen Ulkus erfolgt das Trokarplacement zweier Abeitstrokare (5 und 10 mm) sowie optional die Verwendung eines weiteren Assistententrokars. Eine Positionierung der Arbeitstrokare im rechten bzw. linken Mittelbauch ermöglicht eine Versorgung der häufigsten Lokalisationen perforierter gastroduodenaler Ulzera. Der Operateur steht dabei zwischen den Beinen des Patienten. Ein laparoskopischer Leberretraktor kann über einen zusätzlichen Assistententrokar dazu verwendet werden, die Exposition und den Zugang zum Ulkus zu erleichtern. Häufig sind infolge einer (lokalisierten) Peritonitis entzündliche Adhäsionen des Omentum majus zu erwarten, die häufig stumpf durch den laparoskopischen Sauger oder einen Stieltupfer gelöst werden können.

Zur gezielten postoperativen Behandlung einer Peritonitis oder Sepsis sollten mikrobiologische Kulturen angelegt werden. Ist infolge einer Peritonitis keine ausreichende Exploration möglich, sollte großzügig die Indikation zur Konversion/Laparotomie gestellt werden. Bei einer erschwerten Lokalisation der Perforation kann eine Luftprobe oder eine Methylenblaugabe über eine nasogastrale Sonde eine Lokalisation des perforierten Ulkus ermöglichen.

▶ **Wichtig** Im Gegensatz zum perforierten Magenulkus ist eine Biopsie der Perforationsränder beim perforierten Ulcus duodeni nicht angezeigt, da die Inzidenz von bösartigen Tumoren praktisch gleich null ist.

Der Verschluss der Perforation erfolgt durch Einzelknopf-Vollwandnähte mit einem resorbierbaren monofilen oder geflochtenen Faden (Fadenstärke 3-0 oder 4-0). Die Stichrichtung sollte beim Duodenum bzw. bei präpylorischen Magenulzera idealerweise quer zum Verlauf des Duodenums erfolgen, um Stenosen zu vermeiden. Alternativ kann der Ulkusverschluss mit einem Faden mit einer selbstverankernden Schlaufe und Widerhaken (z. B. Stratafix™ (Johnsen & Johnsen), V-Loc™ (Medtronic)) als fortlaufende Naht erwogen werden, um zu verhindern, dass sich die Naht während der Rekonstruktion lockert. Bei der Verwendung dieser selbstverankernden Fäden für den Verschluss gastroduodenaler Ulzera ist zu berücksichtigen, dass praktisch keine Evidenz vorliegt.

Um die Dichtigkeit der Naht zu überprüfen, kann analog zur Wedge-Resektion am Magen eine Luft- und/oder eine Methylenblauprobe erfolgten. Anschließend erfolgt eine Lavage der Peritonealhöhle. Optional erfolgt das Einbringen von Drainagen, wobei hierfür keine Evidenz vorliegt, die zeigt, dass dadurch beispielsweise postoperative Abszesse vermieden werden können. Insbesondere bei perforierten Duodenalulzera sollte kalkuliert bzw. empirisch eine Helicobacter-pylori-Eradikation perioperativ begonnen werden, da die Prävalenz einer Helicobacter-pylori-Infektion bei perforierten Duodenalulzera ca. 65–70 % beträgt (Gisbert und Pajares 2003).

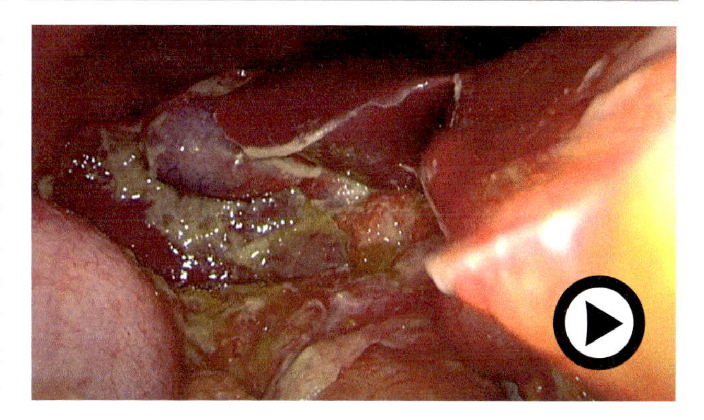

Abb. 10.5 Video 10.2: Laparoskopischer Verschluss eines perforierten Ulkus (© Video: Michael Thomaschewski). (▶ https://doi.org/10.1007/000-bj6)

In Video 10.2 ist ein Fallbeispiel eines laparoskopischen Verschlusses eines perforierten Ulkus dargestellt. In der diagnostischen Laparoskopie konnte im Fallbeispiel eine Perforation ad pylori detektiert und durch eine Luftprobe bestätigt werden. Als Verstärkung der Ulkusnaht erfolgte eine zusätzliche Deckung durch ein Ligamentum-falciforme-Patch (Abb. 10.5).

Verschluss mit einem Omentum-Patch

Beim Ulkusverschluss mit einem Omentum-Patch werden 2 verschiedene Techniken am häufigsten angewendet:

i. **Plugging nach Cellan-Jones**: bei dieser Technik werden die Ulkusränder (Vollwand) als Einzelknopfnähte gestochen bzw. vorgelegt, ohne die Enden zu verknoten. Danach erfolgt die Präparation eines vaskularisierten, gestielten Omentum-majus-Patches, der auf den Ulkusdefekt gelegt wird. Daraufhin erfolgt das Verknoten der vorgelegten Nähte, wobei die Knoten auf dem Omentum-majus-Patch zu liegen kommen. Das Omentum majus legt sich dabei teilweise als Plug in den Ulkusdefekt. Durch diese Technik soll verhindert werden, dass es aufgrund eines fragilen und brüchigen Ulkusrand zu einem Ausriss der Naht und daraus folgend zu einer Vergrößerung der Perforation kommt. Dieses spielt insbesondere bei duodenalen Ulzera bzw. bei großen Ulzera eine relevante Rolle. Die Verwendung eines freien (nicht-vaskularisierten) Omentum-majus-Plug (der sog. **Graham-Patch**) wird in der Praxis kaum noch verwendet und wird hier daher hier nicht gesondert aufgeführt.
ii. **Primärer Ulkusverschluss mit Ometopexie**: Hierbei wird das perforierte Ulkus durch Einzelnknopfnähte direkt verschlossen. Anschließend erfolgt die Präparation eines vaskularisierten Omentum-majus-Patch oder eines Lig.-facliforme-Patch, der auf die verschlossene Ulkus-

naht durch Nähte fixiert wird. Optional können die Nahtenden nach dem Verknoten der Ulkusnaht lang belassen werden, um mit ihnen die Patchplastik zu fixieren. Dabei sollte die Patchplastik ausreichend mobil sein, um keine Zugkraft auf die Ulkusnaht auszuüben. Der pathophysiologische Hintergrund bei dieser Technik ist: Durch den Omentum-Patch soll die Fibrinbildung und damit die Ulkusheilung angeregt werden. Zudem stellt der Omentum-Patch nach der Ulkusnaht eine zweite Verschlussebene des Ulkus dar und soll dadurch das Risiko eine Insuffizienz minimieren.

Obwohl die Verwendung eines Omentum-Patches in der Ulkuschirurgie generell weit verbreitet ist, gibt es retrospektive Vergleichsstudien, die zeigen konnten, dass eine Direktnaht ohne die Verwendung eines Omentum-Patches zu **keiner** Erhöhung der Insuffizienzraten führt (Lin et al. 2017; Abd Ellatif et al. 2013). Beim laparoskopischen Ulkusverschluss verkürzte die Direktnaht ohne Omentum-Patch hingegen signifikant die Operationszeit. Hierbei sollte jedoch berücksichtigt werden, dass in diesen Studien nur kleine Ulzera eingeschlossen wurden (< 12 mm) und die Fallzahlen gering waren. Eine kürzlich veröffentlichte Metaanalyse konnte ebenfalls keinen Vorteil des Omentum-Patches gegenüber der alleinigen Primärnaht aufweisen (Cirocchi et al. 2018). Zusammenfassend kann beim laparoskopischen Operationsverfahren ein Ulkusverschluss bei kleinen Defekten (und kurzer Symptomdauer) auch ohne die Verwendung eines Omentum-Patches erfolgen.

10.2.6 Spezielle intraoperative Komplikationen und ihr Management

Gerade bei **älteren Perforationen kann durch die entzündlichen Auflagerungen infolge der Peritonitis** die Lokalisation der Perforation erschwert sein. Eine Luft- oder Methylenblauprobe können die Identifikation hier erleichtern. Ggf. kann die Perforation auch durch eine intraoperative Endoskopie lokalisiert werden. Bei erschwerter Lokalisation der Perforation sollte jedoch großzügig die Indikation zum offenen Operationsverfahren gestellt werden.

Zudem weisen ältere Perforationen mit entzündlichen Auflagerungen **brüchige Wundränder** auf, die zu einem Durchschneiden oder Ausreißen der Fäden führen. Hier kann ggf. ein Verschluss durch ein Omentum-majus-Plug (**Plugging nach Cellan-Jones**) erfolgen. Jedoch sollte auch hier großzügig die Indikation zur Konversion zum offenen Verfahren gestellt werden, um einen sicheren Ulkusverschluss zu gewährleisten. In dieser Situation stellt die Konversion zu einem resezierenden Verfahren (z. B. Billroth-II-Resektion) ggf. das sicherere Verfahren dar. Am Duodenum besteht bei großen Defekten mit fragilen Wundrändern die Möglichkeit zum Verschluss durch das Aufnähen einer nach Roux-Y-ausgeschaltenen Dünndarmschlinge.

Bei einer **positiven Luft- oder Methylenblauprobe nach erfolgtem laparoskopischen Ulkusverschluss** sollte großzügig die Indikation zur Konversion/Laparotomie gestellt werden. Zeigt sich in der Exploration ein größerer Ulkusdefekt oder eine ausgedehnte Peritonitis sollte ebenfalls die Indikation zur Konversion/Laparotomie großzügig gestellt werden.

► **Wichtig** In den publizierten Fallserien zeigte sich eine Ulkusdefekt von > 9 mm als Risikofaktor für einen Konversion (Kim et al. 2015).

► **Wichtig** Zeigt sich in der laparoskopischen Exploration im Magen eine großer Perforationsdefekt (> 2 cm) oder ein zu brüchiger Ulkusrand für eine Primärnaht, sollte eine anatomische Magenresektion erwogen werden.

► **Wichtig** Insbesondere bei großen Magenulzera oder postoperativen Insuffizienzen/Leckagen sollte der Verdacht auf eine Malignität geäußert werden, die in dieser Situation in bis zu 30 % der Fälle auftreten kann (Kumar et al. 2014)

10.2.7 Evidenzbasierte Evaluation

In der Literatur beträgt die Inzidenz einer postoperativen Insuffizienz des laparoskopischen Ulkusverschluss ca. 6,3 % (Bertleff und Lange 2010b). In einer Metaanalyse von Zhou et al. aus dem Jahr 2015, die 5 randomisiert kontrollierte Studien beinhaltete und 1890 (laparoskopisch) versus 3378 (offen chirurgisch) Patienten nach Ulkusverschluss verglich, zeigte die Gruppe nach laparoskopischem Verfahren eine niedrigere Krankenhaussterblichkeit, eine kürzere Krankenhausverweildauer und weniger postoperative Komplikationen (Zhou et al. 2015). Die Operationszeiten unterschieden sich dabei nicht zwischen dem laparoskopischen und dem offenen Verfahren. Die Evidenzlevel hinsichtlich der aufgezeigten Vorteile des laparoskopischen Verfahrens waren in den Studien insgesamt gering. Ein hoher Evidenzgrad konnte in den 5 randomisierten Studien für die Rate der postoperativen Komplikationen zugunsten des laparoskopischen Verfahrens aufgezeigt werden. In der Metaanalyse waren die Studien jedoch sehr heterogen mit unterschiedlichen Verfahren zum Ulkusverschluss, sodass weitere Studien notwendig sind, um einen möglichen Vorteil des laparoskopischen Verfahrens aufzeigen zu können.

Eine aktuelle Metaanalyse von Cirocchi et al. (Cirocchi et al. 2018) verglich das laparoskopische mit dem offenen Operationsverfahren bei Patienten mit einem perforiertem

Magenulkus. Die Metaanalyse beinhaltete 8 randomisiert kontrollierte Studien mit insgesamt 615 Patienten (307 Patienten, die laparoskopisch operiert wurden, und 308 Patienten, die offen operiert wurden). Der Vergleich ergab einen signifikanten Vorteil des laparoskopischen Operationsverfahrens mit weniger postoperativen Schmerzen in den ersten 24 h postoperativ und weniger postoperative Wundinfektionen. Hinsichtlich der postoperativen Gesamtmortalität, der Undichtigkeit der Naht, der Häufigkeit intraabdominaler Abszesse und der Re-Operationsrate wurden keine signifikanten Unterschiede zwischen dem laparoskopischen und der offenen Operationsverfahren festgestellt. Dieses ist die bisher stärkste Evidenz in der Literatur und deutet darauf hin, dass ein laparoskopisches Operationsverfahren bei selektionierten Patienten sinnvoll ist.

Literatur

Abd Ellatif ME, Salama AF, Elezaby AF, El-Kaffas HF, Hassan A, Magdy A, Abdallah E, El-Morsy G (2013) Laparoscopic repair of perforated peptic ulcer: patch versus simple closure. Int J Surg 11(9):948–951

Bertleff MJ, Lange JF (2010a) Laparoscopic correction of perforated peptic ulcer: first choice? A review of literature. Surg Endosc 24(6):1231–1239. https://doi.org/10.1007/s00464-009-0765-z. Epub 2009 Dec 24

Bertleff MJ, Lange JF (2010b) Laparoscopic correction of perforated peptic ulcer: first choice? A review of literature. Surg Endosc 24(6):1231–1239

Casali PG, Blay JY, Abecassis N, Bajpai J, Bauer S, Biagini R, Bielack S, Bonvalot S, Boukovinas I, JVMG B, Boye K, Brodowicz T, Buonadonna A, De Álava E, Dei Tos AP, Del Muro XG, Dufresne A, Eriksson M, Fedenko A, Ferraresi V, Ferrari A, Frezza AM, Gasperoni S, Gelderblom H, Gouin F, Grignani G, Haas R, Hassan AB, Hindi N, Hohenberger P, Joensuu H, Jones RL, Jungels C, Jutte P, Kasper B, Kawai A, Kopeckova K, Krákorová DA, Le Cesne A, Le Grange F, Legius E, Leithner A, Lopez-Pousa A, Martin-Broto J, Merimsky O, Messiou C, Miah AB, Mir O, Montemurro M, Morosi C, Palmerini E, Pantaleo MA, Piana R, Piperno-Neumann S, Reichardt P, Rutkowski P, Safwat AA, Sangalli C, Sbaraglia M, Scheipl S, Schöffski P, Sleijfer S, Strauss D, Strauss SJ, Hall KS, Trama A, Unk M, van de Sande MAJ, van der Graaf WTA, van Houdt WJ, Frebourg T, Gronchi A, Stacchiotti S, ESMO Guidelines Committee, EURACAN and GENTURIS. Electronic address: clinicalguidelines@esmo.org (2022) Gastrointestinal stromal tumours: ESMO-EURACAN-GENTURIS Clinical Practice Guidelines for diagnosis, treatment and follow-up. Ann Oncol 33(1):20–33

Cirocchi R, Soreide K, Di Saverio S, Rossi E, Arezzo A, Zago M, Abraha I, Vettoretto N, Chiarugi M (2018) Meta-analysis of perioperative outcomes of acute laparoscopic versus open repair of perforated gastroduodenal ulcers. J Trauma Acute Care Surg 85(2):417–425

De Vogelaere K, Hoorens A, Haentjens P, Delvaux G (2013) Laparoscopic versus open resection of gastrointestinal stromal tumors of the stomach. Surg Endosc 27(5):1546–1554. https://doi.org/10.1007/s00464-012-2622-8

Demetri GD, Benjamin R, Blanke CD, Choi H, Corless C, DeMatteo RP, Eisenberg BL, Fletcher CD, Maki RG, Rubin BP, Van den Abbeele AD, von Mehren M, Force NGT (2004) NCCN Task Force report: optimal management of patients with gastrointestinal stromal tumor (GIST)--expansion and update of NCCN clinical practice guidelines. J Natl Comp Can Netw 2(Suppl 1):1–26. quiz 27-30

Demetri GD, von Mehren M, Antonescu CR, DeMatteo RP, Ganjoo KN, Maki RG, Pisters PW, Raut CP, Riedel RF, Schuetze S, Sundar HM, Trent JC, Wayne JD (2010) NCCN Task Force report: update on the management of patients with gastrointestinal stromal tumors. J Natl Compr Canc Netw 8(Suppl 2):S1–S41. quiz S42-44

Gisbert JP, Pajares JM (2003) Helicobacter pylori infection and perforated peptic ulcer prevalence of the infection and role of antimicrobial treatment. Helicobacter 8(3):159–167

Hiki N, Nunobe S, Matsuda T, Hirasawa T, Yamamoto Y, Yamaguchi T (2015) Laparoscopic endoscopic cooperative surgery. Dig Endosc 27(2):197–204. https://doi.org/10.1111/den.12404

Joensuu H, Vehtari A, Riihimäki J, Nishida T, Steigen SE, Brabec P, Plank L, Nilsson B, Cirilli C, Braconi C et al (2012) Risk of recurrence of gastrointestinal stromal tumour after surgery: An analysis of pooled population-based cohorts. Lancet Oncol 13:265–274

Kim JH, Chin HM, Bae YJ, Jun KH (2015) Risk factors associated with conversion of laparoscopic simple closure in perforated duodenal ulcer. Int J Surg 15:40–44

Kumar P, Khan HM, Hasanrabba S (2014) Treatment of perforated giant gastric ulcer in an emergency setting. World J Gastrointest Surg 6(1):5–8

Lee FY, Leung KL, Lai BS, Ng SS, Dexter S, Lau WY (2001) Predicting mortality and morbidity of patients operated on for perforated peptic ulcers. Arch Surg 136(1):90–94. https://doi.org/10.1001/archsurg.136.1.90

Lin BC, Liao CH, Wang SY, Hwang TL (2017) Laparoscopic repair of perforated peptic ulcer: simple closure versus omentopexy. J Surg Res 220:341–345

Lohsiriwat V, Prapasrivorakul S, Lohsiriwat D (2009) Perforated peptic ulcer: clinical presentation, surgical outcomes, and the accuracy of the Boey scoring system in predicting postoperative morbidity and mortality. World J Surg (1):80–5. https://doi.org/10.1007/s00268-008-9796-1. PMID: 18958520

Mouret P, François Y, Vignal J, Barth X, Lombard-Platet R (1990) Laparoscopic treatment of perforated peptic ulcer. Br J Surg 77(9):1006. https://doi.org/10.1002/bjs.1800770916

Nakamori M, Iwahashi M, Nakamura M, Tabuse K, Mori K, Taniguchi K, Aoki Y, Yamaue H (2008) Laparoscopic resection for gastrointestinal stromal tumors of the stomach. Am J Surg 196(3):425–429. https://doi.org/10.1016/j.amjsurg.2007.10.012

Nishimura J, Nakajima K, Omori T, Takahashi T, Nishitani A, Ito T, Nishida T (2007) Surgical strategy for gastric gastrointestinal stromal tumors: laparoscopic vs. open resection. Surg Endosc 21(6):875–878. https://doi.org/10.1007/s00464-006-9065-z

Novitsky YW, Kercher KW, Sing RF, Heniford BT (2006) Long-term outcomes of laparoscopic resection of gastric gastrointestinal stromal tumors. Ann Surg 243(6):738–745. discussion 745-737. https://doi.org/10.1097/01.sla.0000219739.11758.27

Privette A, McCahill L, Borrazzo E, Single RM, Zubarik R (2008) Laparoscopic approaches to resection of suspected gastric gastrointestinal stromal tumors based on tumor location. Surg Endosc 22(2):487–494. https://doi.org/10.1007/s00464-007-9493-4

Rutkowski P, Gronchi A, Hohenberger P, Bonvalot S, Schöffski P, Bauer S, Fumagalli E, Nyckowski P, Nguyen BP, Kerst JM, Fiore

M, Bylina E, Hoiczyk M, Cats A, Casali PG, Le Cesne A, Treckmann J, Stoeckle E, de Wilt JH, Sleijfer S, Tielen R, van der Graaf W, Verhoef C, van Coevorden F (2013) Neoadjuvant imatinib in locally advanced gastrointestinal stromal tumors (GIST): the EORTC STBSG experience. Ann Surg Oncol 20(9):2937–2943

Sakamoto Y, Sakaguchi Y, Akimoto H, Chinen Y, Kojo M, Sugiyama M, Morita K, Saeki H, Minami K, Soejima Y, Toh Y, Okamura T (2012) Safe laparoscopic resection of a gastric gastrointestinal stromal tumor close to the esophagogastric junction. Surg Today 42(7):708–711. https://doi.org/10.1007/s00595-012-0121-0

Tsukada T, Kaji M, Kinoshita J, Shimizu K (2016) Use of barbed sutures in laparoscopic gastrointestinal single-layer sutures. JSLS 20:3. https://doi.org/10.4293/JSLS.2016.00023

Warsi AA, Peyser PM (2010) Laparoscopic resection of gastric GIST and benign gastric tumours: evolution of a new technique. Surg Endosc 24(1):72–78. https://doi.org/10.1007/s00464-009-0561-9

Xiong W, Zhu J, Zheng Y, Luo L, He Y, Li H, Diao D, Zou L, Wan J, Wang W (2018) Laparoscopic resection for gastrointestinal stromal tumors in esophagogastric junction (EGJ): how to protect the EGJ. Surg Endosc 32(2):983–989. https://doi.org/10.1007/s00464-017-5776-6

Zhou C, Wang W, Wang J, Zhang X, Zhang Q, Li B, Xu Z (2015) An updated meta-analysis of laparoscopic versus open repair for perforated peptic ulcer. Sci Rep 9(5):13976

Laparoskopische Gastrektomie

11

Kaja Ludwig

Inhaltsverzeichnis

▶ Eine laparoskopische Gastrektomie ist heute gut und sicher durchführbar. Im Vergleich zu konventionell offenen Operationen wird dabei eine vergleichbar geringe postoperative Morbidität und Letalität erreicht. Auch die onkologischen 5-Jahres-Verlaufsdaten weisen inzwischen gleichwertige Ergebnisse aus. Während die eigentliche Organresektion technisch unproblematisch durchführbar ist, verlangen die laparoskopische D2-Lymphadenektomie sowie Anastomosierung und Rekonstruktion der Passage ein hohes Maß an minimalinvasiver Versiertheit. Im Folgenden werden Grundsätze, technische Aspekte, Tipps und Tricks der laparoskopischen Gastrektomie dargestellt.

Ergänzende Information Die elektronische Version dieses Kapitels enthält Zusatzmaterial, auf das über folgenden Link zugegriffen werden kann [https://doi.org/10.1007/978-3-662-67852-7_11]. Die Videos lassen sich durch Anklicken des DOI-Links in der Legende einer entsprechenden Abbildung abspielen, oder indem Sie diesen Link mit der SN More Media App scannen.

K. Ludwig (✉)
Klinik für Allgemein-, Viszeral-, Thorax- und Gefäßchirurgie,
Klinikum Südstadt Rostock, Rostock, Deutschland
e-mail: kaja.ludwig@kliniksued-rostock.de

11.1 Einleitung

Die erste laparoskopische distale Magenkarzinomresektion wurde von Kitano et al. 1991 in Japan durchgeführt (Kitano et al. 1991). Für Deutschland sind Erstbeschreibungen minimalinvasiver Resektionen in den Jahren 1994 (Bärlehner, Billroth-I-Resektion) und 1996 (Ablassmaier u. Gellert, Gastrektomie) verzeichnet (Bärlehner 1999; Ablassmaier und Gellert 1996).

In den Folgejahren wurde die technische Machbarkeit dieser Resektionen maßgeblich in asiatischen Ländern nachgewiesen und standardisiert. Lange Zeit galten distale Frühkarzinome als favorisierte Indikationen für überwiegend dis-

T. Keck, C.-T. Germer (Hrsg.), *Minimalinvasive Viszeralchirurgie*, https://doi.org/10.1007/978-3-662-67852-7_11

tale MIC-Resektionen. Insbesondere in den letzten Jahren wurden aber auch zahlreiche laparoskopische Eingriffe für lokal fortgeschrittene und sogar oligometastasierte Magenkarzinome unterschiedlichster Lokalisation in der Literatur beschrieben.

Es liegen inzwischen eine Reihe von Studien und Metaanalysen vor, die die bekannten Vorteile von MIC-Mageneingriffen gegenüber konventionell offenen Operationen belegen und eine signifikant schnellere frühpostoperative Erholung bei gleichwertiger eingriffsbezogener Morbidität und Letalität nachweisen. Für laparoskopische Resektionen bei Magenfrühkarzinomen (EGC) sind darüber hinaus vergleichbare onkologische Langzeitergebnisse (5-Jahres-Überlebensrate) publiziert (Yakoub et al. 2009; Memon et al. 2008; Ludwig et al. 2012). Im Zusammenhang mit laparoskopischen Resektionsverfahren bei lokal fortgeschrittenen Karzinomen (AGC) scheint sich ein ebenfalls vergleichbares onkologisches Outcome abzuzeichnen (Shinora et al. 2013; Hamabe et al. 2012).

Einschränkend muss allerdings beachtet werden, dass nahezu 95 % der vorliegenden Literaturdaten aus fernöstlichen Ländern stammen und eine lineare Übertragung auf westliche Verhältnisse kaum realistisch ist. Zu groß sind die hemisphäriellen Unterschiede der epidemiologischen, patientenseitigen und prognostisch relevanten Tumorcharakteristika zum Diagnosezeitpunkt.

11.2 Indikation

Die klassische Indikation für eine laparoskopische Gastrektomie stellen **Adenokarzinome** des Magens dar. Aufgrund des hohen Lymphknotenmetastasierungsrisikos wird in diesem Zusammenhang jenseits der mukosal limitierten Karzinome ab einer T1sm-Kategorie die Standardresektion mit vollständiger (R0) Tumorresektion und adäquater D2-Lymphadenektomie (D2-LAD) gefordert, wobei unter Beachtung eines 5–7 cm großen proximalen Sicherheitsabstandes für distale Karzinome die subtotale Resektion mit Belassung eines 50–100 ml großen proximalen Magenrestes als onkologisch adäquat angesehen wird. Karzinome in der Magenmitte oder im oberen Magendrittel sollten grundsätzlich durch eine totale oder ggf. transhiatal erweiterte Gastrektomie versorgt werden.

Gelegentlich können neuroendokrine Neoplasien (NEN) ebenfalls die Eingangskriterien für eine notwendige Gastrektomie erfüllen. Insbesondere stellen **Typ-III-NEN** und sehr selten ein **Typ-IV-Karzinom (NEC)** Indikationen für die Operation dar. Die Resektionsgrenzen sind in diesen Fällen analog zum Adenokarzinom des Magens inkl. D2-LAD zu wählen. Submukös infiltrierende Typ-I- oder Typ-II-NEN sind absolute Raritäten, würden in diesen Ausnahmefällen jedoch auch eine adäquate Resektion erfordern (Niederle und Niederle 2011).

Äußerst selten können **gastrointestinale Stromatumoren (GIST)**, mesenchymale Tumore (z. B. **malignes Schwannom**, **entzündlicher myofibroplastischer Tumor/IMFT**) oder **sekundäre Malignome** aufgrund ihrer Lage und Größe bzw. eines potenziell intermediär malignen Verhaltens eine Indikation für Standardresektionen darstellen, wobei in der Regel eine lokale atypische Magenresektion (Kap. 6) erfolgt. In diesen Fällen einer technischen Standardresektion kann zumeist auf die D2-LAD verzichtet werden.

11.3 Präoperative Diagnostik

Grundsätzlich stellt die obere Ösophagogastroskopie mit bioptisch-histologischer Sicherung eines Karzinoms oder anderweitigen Tumors das entscheidende Eingangskriterium für eine Indikationsstellung zur Operation dar. Zusätzlich hat sich im Hinblick auf die Beurteilung der Eindringtiefe in den letzten Jahren der Einsatz der Endosonografie in Deutschland etabliert. Leitliniengereicht wird zur Ausbreitungs- und Stagingdiagnostik flankierend eine Computertomografie von Thorax und Abdomen empfohlen. Bei bildgebend unsicheren Hinweiszeichen auf eine mögliche Peritonealkarzinose ist eine diagnostische Laparoskopie ggf. auch vor Durchführung der neoadjuvanten Therapie von Vorteil (Möhler et al. 2019).

Im Zusammenhang mit NEN kann zusätzlich eine Magensaft-pH-Wert- oder Sekretinbestimmung notwendig werden. Für den Nachweis oder Ausschluss einer begleitenden chronisch-atrophen Gastritis ist eine endoskopische Stufenbiopsie substanziell (Niederle und Niederle 2011).

11.4 Aufklärung

Im präoperativen Informations- und Aufklärungsgespräch sind vor laparoskopischer Magenresektion auf die bekannten Risikoaspekte magenchirurgischer Eingriffe wie das Auftreten einer möglichen Anastomosen- oder ggf. Duodenalstumpfinsuffizienz, auf Blutungskomplikationen, eine evtl. erforderliche Splenektomie und andere allgemein operationstechnische Aspekte hinzuweisen, soweit sie im Rahmen verfahrenstypischer Komplikationsmöglichkeiten eine Revisions-, Reinterventions- oder anderweitige Therapieerweiterung im postoperativen Verlauf erfordern können. Diese aufklärungsrelevanten Hinweise unterscheiden sich nicht von jenen der offenen Chirurgie und sind in konfektionierten gängigen Informationsblättern (z. B. Perimed®-Aufklärungsbogen) umfänglich abgebildet. Zusätzlich müssen Komplikationsmöglichkeiten des laparoskopischen Zugangs Erwähnung finden. Auch ist insbesondere im Zusammenhang mit laparoskopisch subtotalen Karzinomresektionen und Gastrektomien darauf hinzuweisen, dass es sich hierbei um ein neues Verfahren handelt, das nicht dem aktuellen allgemeinen Standardvorgehen (offene Resektion) entspricht und sich in Evaluierung befindet. Bislang zeichnet sich in der verfügbaren Literatur kein Hinweis ab, der anderweitige aufklärungspflichtige laparoskopiebedingte Risikoaspekte erkennen lässt, welche eine gesonderte Erläuterung erfordern. Auf die Erfahrung des Chirurgen mit der laparoskopischen Operation muss jedoch hingewiesen werden.

11.5 Lagerung

Es sind unterschiedliche OP-Lagerungstechniken möglich. Am weitesten verbreitet ist die sog. Beach-Chair- oder französische Position, bei welcher der Patient mit gespreizten Beinen in halbaufrechter Position gelagert wird und der Operateur zwischen den Beinen steht (Abb. 11.1). In diesen Fällen steht der Kameraassistent zumeist auf der linken Patientenseite. Ein weiterer Assistent (oder das Leberretraktorsystem) und die instrumentierende Fachkraft sind rechtsseitig vom Operateur positioniert. Für diese Lagerung werden naturgemäß abwinkelbare Beinhaltesysteme verwendet. Bei einer Operationsdauer von 120–360 min können hydraulische Kompressionssysteme an den Beinen hilfreich sein.

Alternativ ist eine Operation in gerader Rückenlage (amerikanische Position) möglich. In diesen Situationen sollten für eine entsprechende Kopfhochlagerung Fußstützen bereitgehalten werden. Überwiegend steht der Operateur während der Resektions- und Präparationsphase auf der rechten Patientenseite und der/die Assistent(en) linksseitig. Empfehlenswert ist in dieser Lagerung, dass der Operateur in der rekonstruktiven Phase der Operation (zur Anlage der Ösophagojejunostomie und Enteroanastomose) auf die linke Patientenseite wechselt.

Elementar ist die Anlage eines Harnblasenkatheters während des Eingriffs. Zur Magenentlastung und ggf. Farbstofftestung der Anastomose empfiehlt sich die intraoperative Verwendung einer ausreichend großlumigen Magensonde (vorzugsweise 12 mm, entspricht 36 French bzw. Charrière).

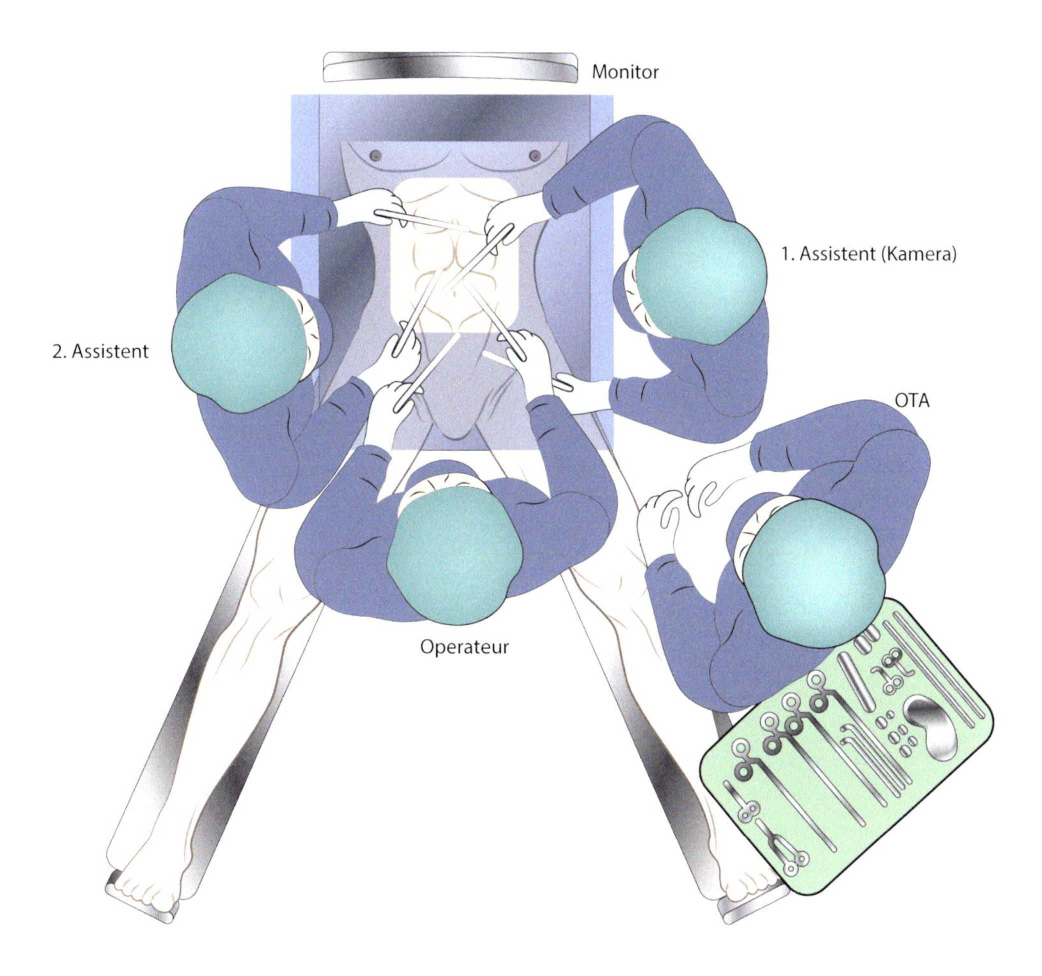

Abb. 11.1 Schematische Darstellung der Beach-Chair-Lagerung des Patienten und der Position von Operateur, Assistenten, OTA und Monitor

11.6 Technische Voraussetzungen

Das technisch-chirurgische Armamentarium sollte folgende Dinge essenziell umfassen:

- Einen entsprechenden OP-Tisch mit erweiterbaren und ausreichend mobilen Lagerungshilfen (z. B. Bein- oder Fußstützen),
- eine vorzugsweise hochauflösende Videoeinheit innerhalb einer für die Advanced Laparoskopie konfigurierten Laparoskopieeinheit,
- versiegelnde thermisch- oder ultraschallgestützte Präparationsinstrumente mit ggf. langer Schaftkonfiguration (>40 cm),
- Endo-Clip-Applikatoren mit ausreichend langen Clips zur Versorgung von kaliberstarken Gefäßen (z. B. A. gastrica sinistra),
- adäquate Linearstaplersysteme mit unterschiedlichen Magazinstärken für eine an die Gewebestärke adaptierte Durchtrennung respektive Anastomosierung, ggf. Zirkularstapler in den Größen 21–25 mm,
- ein laparoskopisches Standardinstrumentarium, optional mit Schaftlängen >40 cm,
- ein hausübliches OP-Sieb mit Instrumenten zur offenen Gastrektomie für den Fall einer notwendigen Konversion,
- ein leistungsstarkes Spül-Saug-System.

Im Zusammenhang mit onkologischen Resektionen ist die Verfügbarkeit einer intraoperativen histologischen Schnellschnittuntersuchung unabdingbar.

11.7 Überlegungen zur Wahl des Operationsverfahrens

Das Ziel einer laparoskopischen karzinomindizierten Magenresektion ist eine onkologisch adäquate R0- Resektion mit D2-LAD, welche auf der einen Seite mit einer geringeren oder zumindest identischen Morbidität und Letalität im Vergleich zur konventionell offen ausgeführten Resektion verbunden ist, und auf der anderen Seite für die Patienten die bekannten Vorteile von MIC-Operationen mit einer schnelleren frühpostoperativen Erholung bietet. Die onkologische Langzeitprognose sollte keinesfalls schlechter ausfallen, als es für die offene Chirurgie derzeit evaluiert ist.

Damit wird klar, dass eine laparoskopische Resektion weder in der präparativen Phase noch während der LAD oder zum Zeitpunkt der Rekonstruktion die bewährten onkologischen Qualitätskriterien verletzen sollte. In diesem Zusammenhang haben mehrere fernöstlich dominierte Metaanalysen zum Vergleich von MIC- und offenen Magenkarzinomresektionen bis 2011 eine vermeintliche Minderausbeute an Lymphknoten bei der MIC-LAD nachgewiesen (Yakoub et al. 2009; Memon et al. 2008). Dieser Umstand ist jedoch in einer abweichenden asiatischen LAD-Strategie im Zusammenhang mit sog. „distal gastrectomies“ bei überwiegend operierten distalen Magenfrühkarzinomen mit D1α-resp. D1β-LAD (entspricht LK-Stationen 1–8a [α], −9 [β], ohne 10–12 [D2]) begründet (Abb. 11.2). Die Mehrzahl der publizierten Studien ab 2012 zeigen eine adäquate und vergleichbare LAD-Ausbeute mit zumeist >25 entfernten Lymphknoten (Cheng und Pang 2014; Haverkamp et al. 2013). Letztlich gibt es auch technisch bedingt keine laparoskopischen Limitierungen, welche eine radikale komplette D2-LAD verhindern würden.

Typischerweise wird die Ösophagojejunostomie (OJA) als reine „Krückstockanastomose“ im Roux-Y-Prinzip und vorzugsweise mit antekolischer Schlingenführung gebildet. Im Hinblick auf die technische Durchführung der OJA gibt es 3 mögliche Varianten:

1. komplette Handnahtanastomose (wird extrem selten durchgeführt),
2. Zirkularstapleranastomose,
3. Linearstapleranastomose mit Handnaht der Staplerinsertionsstelle.

Im Zusammenhang mit **Zirkularstapleranastomosen** erfolgt zumeist primär die quere Transsektion des Ösophagus mittels Linearstapler. Anschließend wird die Andruckplatte (25 mm) an einer Sonde armiert und durch den Anästhesisten mit dem originären Sondenende an die Klammernaht tubulär platziert. Hier wird nun nach der punktuellen thermischen Eröffnung durch den Chirurgen der anschließende Sondendurchzug nach abdominal durchgeführt, bis sich die Andruckplatte oberhalb der Klammernaht aufstellt. Es ist vorzugsweise darauf zu achten, dass die Sonde möglichst knapp neben der linearen Klammernaht perforiert und die Andruckplatte ohne zu große Extension aufgestellt wird, da ansonsten ein Aufreißen der linearen Klammernaht zu befürchten ist. Anschließend kann die abführende Jejunalschlinge wie in der offenen Chirurgie durch den Zirkularstapler am blinden Ende intubiert, die Konnektion hergestellt und die Anastomose spannungsfrei angelegt werden. Nach Rückzug des Staplers mit Andruckplatte erfolgt der Verschluss des blinden Endes wiederum mittels Linearstapler (Abb. 11.3, 11.4).

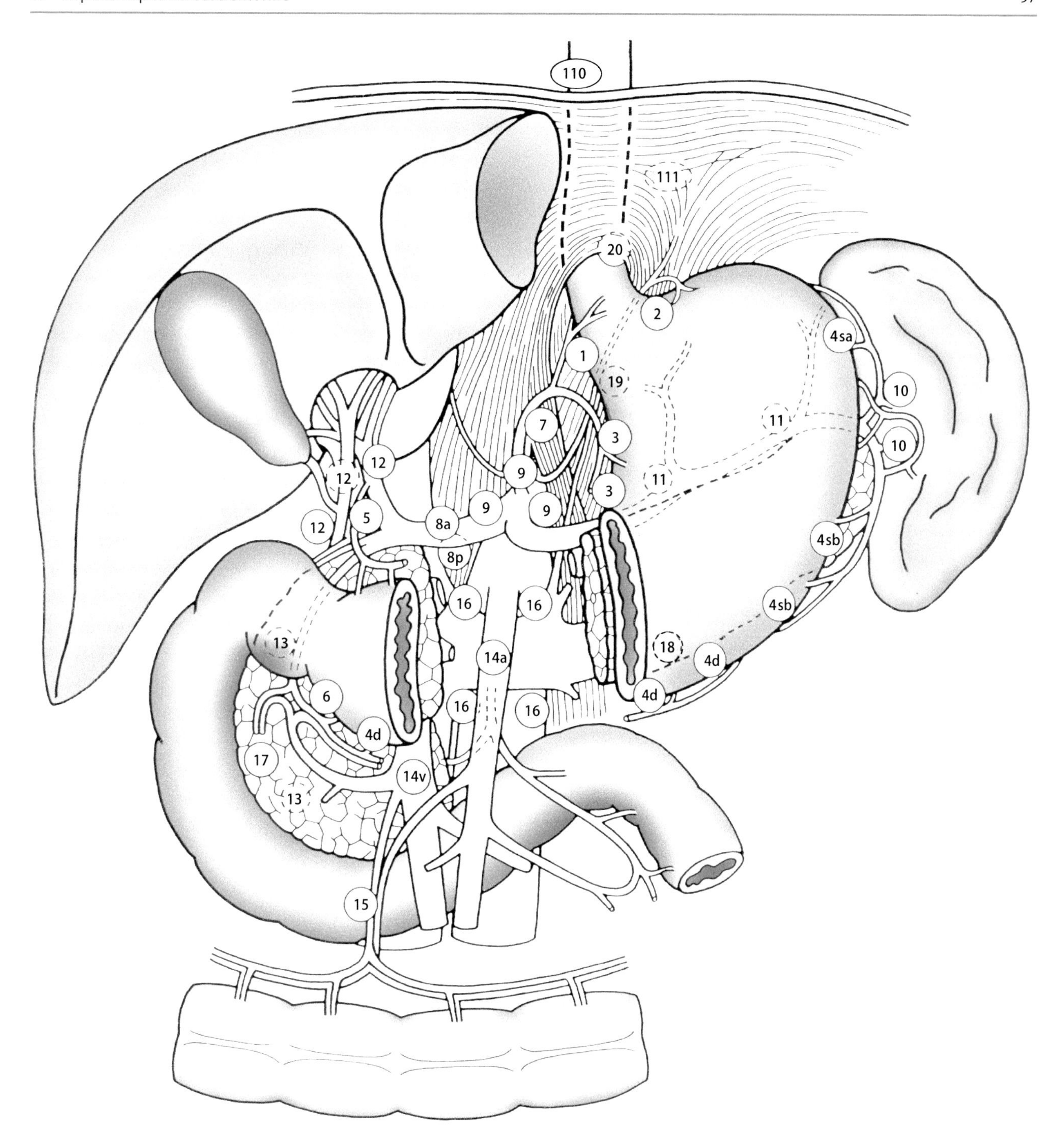

Abb. 11.2 Klassifikation und Nummerierung der Lymphknotenstationen gemäß der japanischen Klassifikation. (Aus Ott et al. 2010)

Bei **Linearstapleranastomosen** handelt es sich um anatomische Seit-zu-Seit-Verbindungen, welche funktionell jedoch endständig sind. Es erfolgt zunächst spannungsfrei die seitliche Adaptation von Ösophagus und abführender Schlinge. Unter Vermeidung eines größeren Blindsackes wird anschließend die thermisch unterstützte Enterotomie am Jejunum und in der Folge am Ösophagus durchgeführt. Es bietet sich dabei am Ösophagus an, gegen eine einliegende Sonde als Hypomochlion zu agieren. Zuletzt wird der vorzugsweise 45 mm lange Linearstapler in beide Enterotomien intubiert und die dann gebildete Anastomose durch fortlaufende Handnaht verschlossen (s. unten).

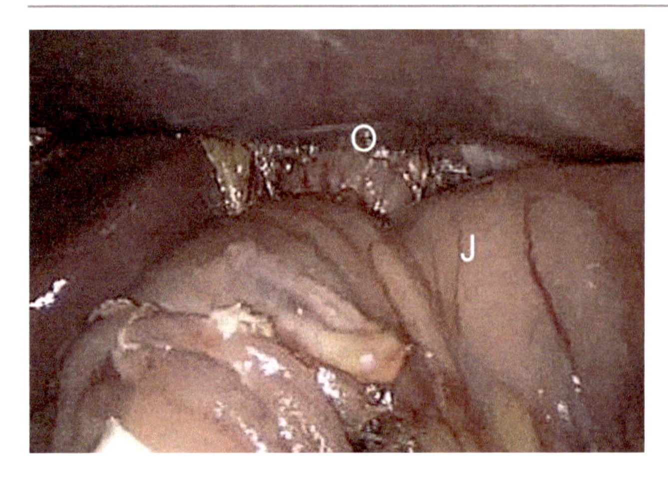

Abb. 11.3 Anlage einer zirkulären Ösophagojejunostomie. (*O* Ösophagus, *J* Jejunum)

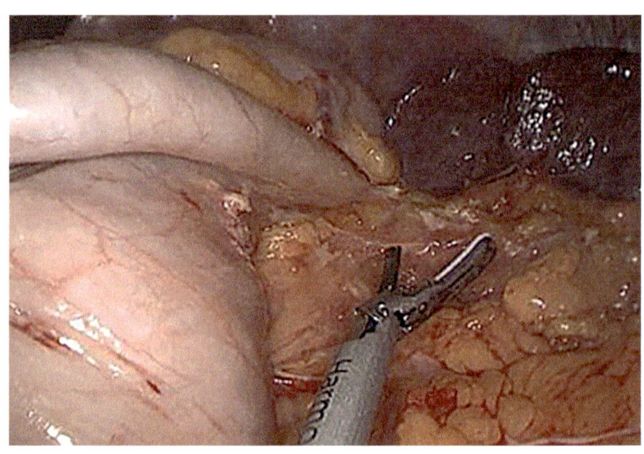

Abb. 11.5 Dissektion des Ligamentum gastrocolicum vor dem Milzhilus. (Instrument Ultracision®, Fa. Johnson & Johnson)

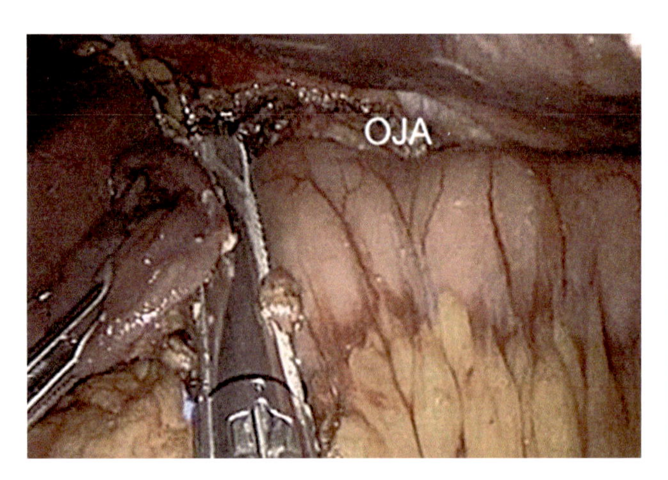

Abb. 11.4 Verschluss des blinden Schenkels durch Linearstaplerapplikation. (*OJA* ösophagojejunale Anastomose)

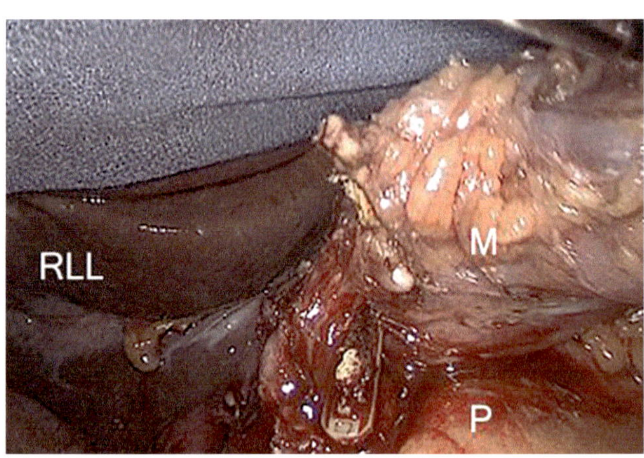

Abb. 11.6 Stammnahes Absetzen der rechtsseitigen gastroepiploischen Gefäße am Pankreasunterrand mit Clipverschluss. (*RLL* rechter Leberlappen, *M* Magen, *P* Pankreas)

11.8 Operationsablauf – How to do it

11.8.1 Zugang und präparative Phase

Nach primärer diagnostischer Laparoskopie und Feststellung der Resektabilität beginnt die Dissektion in der Medianen bzw. Magenmitte mit der Ablösung des Omentum majus an der Anheftungsstelle des Transversums. Hier sind mit Eintritt in die Bursa omentalis die geringsten embryonalen Verklebungen zu erwarten. Nach linksseitiger Komplettierung folgt anschließend die weitere Präparation unter Verwendung thermisch unterstützter Instrumente zunächst in Richtung des unteren Milzpols und wird dann im Milzhilus in Richtung des linken Zwerchfellschenkels fortgesetzt (Abb. 11.5). Bei guter Exposition bietet sich an dieser Stelle die LAD in der LK-Station 11 am Oberrand des Pankreas an. Auffällige LK in der Station 10 (Milzhilus) gehören ebenfalls exstirpiert. Gegebenenfalls ist bei deutlichem Lymphknotenbefall im Hilus eine Splenektomie nicht zu umgehen. Präparatorisch kann ein elongierter Gefäßverlauf der Milzarterie die geduldige Dissektion erfordern.

Anschließend erfolgt die Ablösung des Omentum majus auch rechtsseitig am Kolon, sodass das Netz nach oben geschlagen werden kann. Unter Mitnahme aller LK in der Station 5 wird die stammnahe Dissektion zwischen Clips im Bereich der rechtsseitigen gastroepiploischen Gefäße am Unterrand des Pankreas durchgeführt (Abb. 11.6).

11.8.2 Resektive Phase und D2-LAD

Wenn das Duodenum anschließend ausreichend von Verklebungen am Pankreaskopf gelöst ist, lässt sich das staplergestützte Absetzen ca. 2–4 cm aboral des Pylorus problemlos durchführen. Es ist darauf zu achten, dass durch den Stapler dorsalseitig keine Strukturen aus dem Ligamentum hepatoduodenale aufgeladen werden (Abb. 11.7). Empfohlen werden mittlere Klammernahthöhen.

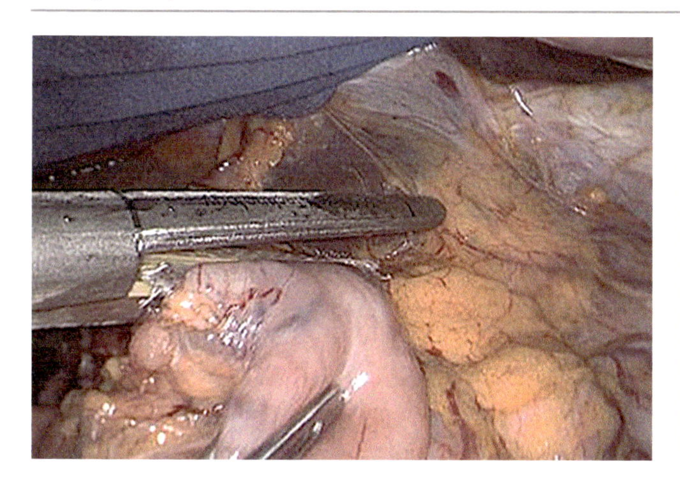

Abb. 11.7 Transsektion des postpylorischen Duodenums. (Stapler Fa. Tyco)

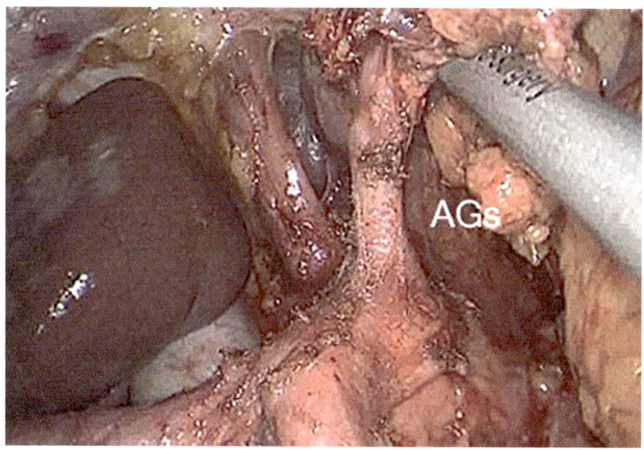

Abb. 11.9 D2-Lymphadenektomie im Bereich des Truncus coeliacus. (*AGs* A. gastrica sinistra)

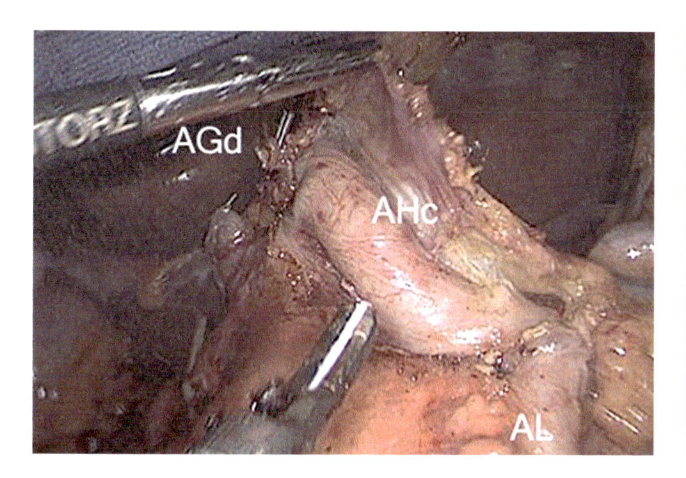

Abb. 11.8 D2-Lymphadenektomie im Bereich der zentralen Stationen. (*AGd* A. gastrica dextra, *AHc* A. hepatica communis, *AL* A. lienalis)

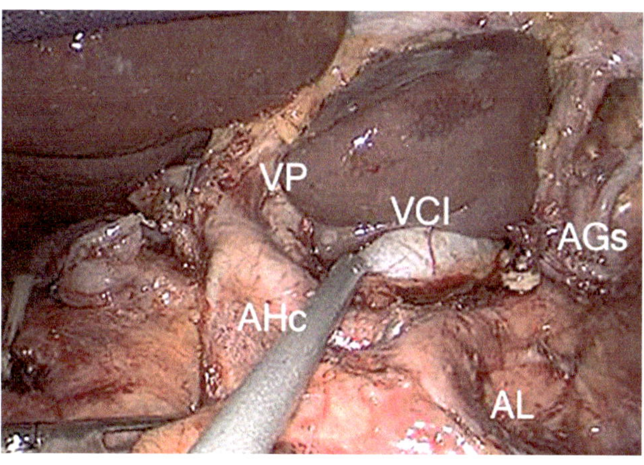

Abb. 11.10 Nach kompletter D2-Lymphadenektomie. (*VP* V. portae, *AHc* A. hepatica communis, *VCI* V. cava inferior, *AGs* A. gastrica sinistra, *AL* A. lienalis)

Nach Absetzen des Duodenums kann das Omentum minus problemlos von seiner Anheftungsstelle an der Leber befreit werden. Damit ist in der Folge die Präparation des rechten Zwerchfellschenkels gut zugänglich. Bei mittleren und proximalen Magenkarzinomen kann dann die LAD im unteren Mediastinum durchgeführt werden. Es folgt die Komplettierung der D2-LAD in den LK-Stationen 7, 8, 9 und 12 (Abb. 11.2), welche die komplette Ausräumung im Bereich des Truncus coeliacus, präaortal bis zum Hiatus sowie im Bereich der Leberarterie sowie des Ligamentum gastroduodenale bis hin zum Winkel zwischen Pfortader und V. cava inferior inkludiert (Abb. 11.8, 11.9, 11.10). Die A. gastrica sinistra wird üblicherweise zwischen Clips durchtrennt. Je nach Resektion (bei Gastrektomie in Ösophagushöhe, bei subtotaler Resektion ca. 2 cm infrakardial) kann dann das quere Absetzen mittels Linearstapler problemlos erfolgen (Abb. 11.11). Hier sind mittlere bis größere Klammernahthöhen nach individueller Disposition zu wählen. Nach Positionierung des Resektates in den Mittel- oder Oberbauch lässt sich nunmehr das komplette Ausmaß und Resektionsgebiet der D2-LAD auf Bluttrockenheit und korrekte Clipapplikationen kontrollieren (Abb. 11.10).

11.8.3 Rekonstruktive Phase

Eine Anastomosierung zwischen Ösophagus (oder prox. Magenpouch) lässt sich über einen Zirkularstapler oder wie hier dargestellt mittels Linearstaplereinsatz realisieren. Im Regelfall wird dazu die erste Jejunalschlinge im Bereich des Ligamentum Treitz aufgesucht und antekolisch an den Ösophagus/Magenpouch spannungsfrei herangeführt. Nach Herstellung der Stapleranastomose wird bei Verwendung eines Linearstaplers anschließend die Einführungsstelle im Bereich der Enterotomie durch fortlaufende Naht verschlossen (Abb. 11.12). Die meisten Chirurgen führen an dieser Stelle des Eingriffs eine Farbstoffprüfung der Anastomose durch. Sollten Nahtundichtigkeiten auffallen, können diese zumeist durch gezielte Einzelnaht behoben werden. Entweder vor Anlage oder optional nach Anlage der Ösophagojejunostomie erfolgt die Transsektion der zu-

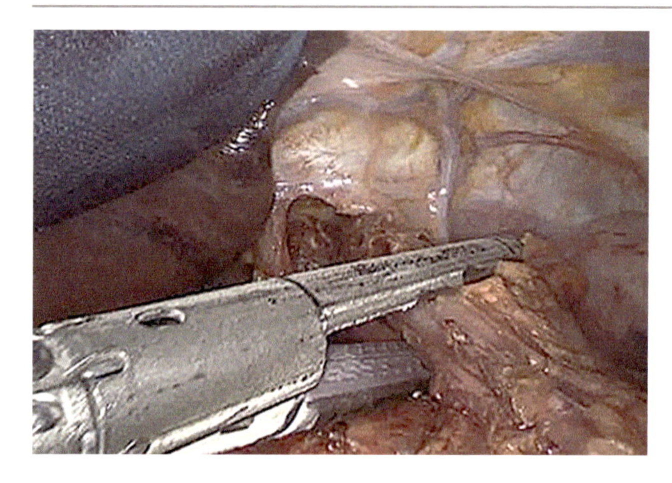

Abb. 11.11 Transsektion des abdominalen Oesophagus. (Stapler Fa. Tyco)

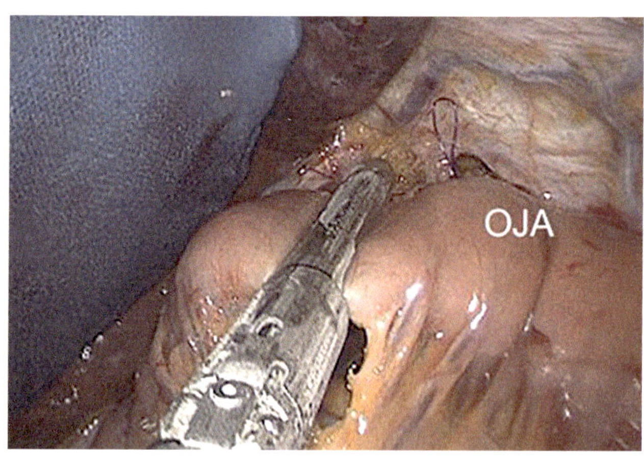

Abb. 11.13 Transsektion der zu- und abführenden Jejunalschlinge rechtsseitig der Ösophagusanastomose. (Stapler Fa. Tyco)

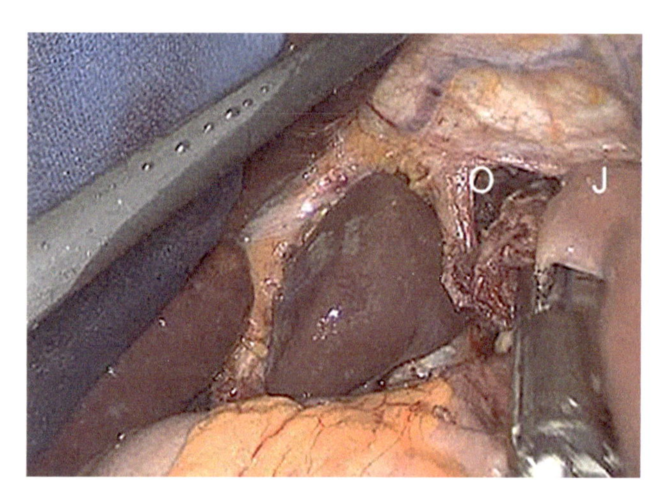

Abb. 11.12 Herstellung einer linearen Ösophagojejunostomie durch Linearstapler (Stapler Fa. Tyco). (*O* Ösophagus, *J* Jejunum)

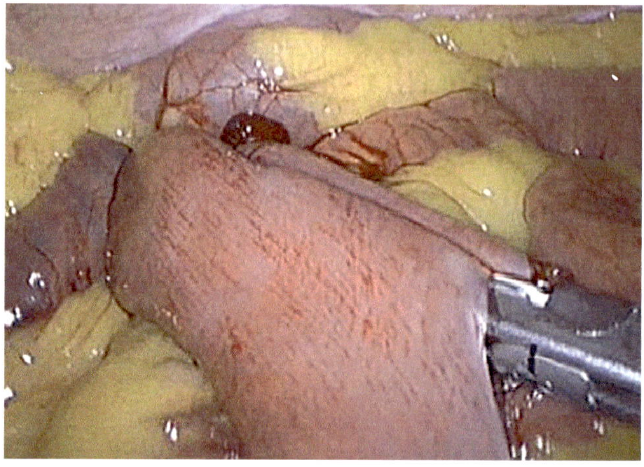

Abb. 11.14 Herstellung der Fußanastomose bei Roux-Y-Rekonstruktion durch Linearstapler. (Stapler Fa. Tyco)

führenden Schlinge (Abb. 11.13). Abschließend muss dann nur noch in einem Abstand von 30–40 cm zur oralen Anastomose die Enteroanastomose gebildet werden. Üblicherweise wird dazu in Seit-zu-Seit-Technik eine Linearstapleranastomose mit anschließendem fortlaufenden Nahtverschluss durchgeführt (Abb. 11.14). Empfehlenswert ist ein mesenterialer Lückenverschluss zum Ende des Eingriffs.

Standardmäßig wird das Resektat über die Erweiterung der medianen supraumbilikalen Trokarinzision geborgen und intraoperativ histologisch im Schnellschnitt untersucht, um die Tumorfreiheit am oralen, aboralen und zirkumferenziellen Resektionsrand nachzuweisen.

Die Operation endet mit der Abschlusskontrolle auf reguläre intraabdominale Verhältnisse inkl. Zählprobe von Tüchern und Instrumenten. Die Einlage einer Zieldrainage an der oralen Anastomose für den unmittelbaren postoperativen Zeitraum wird von der Mehrzahl der Chirurgen propagiert. Der Faszien- und Hautverschluss folgt dann wiederum den allgemeinen Empfehlungen der MIC.

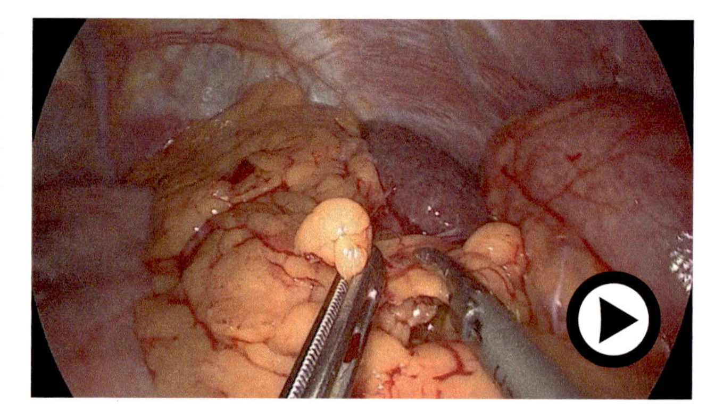

Abb. 11.15 Video 11.1: Die wichtigsten Operationsschritte einer laparoskopischen Gastrektomie (©Video: Kaja Ludwig). (▶ https://doi.org/10.1007/000-bj8)

Die wichtigsten Operationsschritte einer laparoskopischen Gastrektomie sind in Video 11.1 dargestellt (Abb. 11.15).

11.9 Spezielle intraoperative Komplikationen und ihr Management

Das größte Risikopotenzial für intraoperative Blutungskomplikationen liegt im Bereich der Fundusmobilisation, da hier mitunter eine äußerst enge Lagebeziehung zum Milzoberpol bestehen kann. Kleinere Milzkapselläsionen lassen sich im Regelfall durch Argon-Beamer-Koagulation kontrollieren. Gelegentlich ist die Verwendung handelsüblicher und laparoskopisch gut applizierbarer Haemostyptika-Patches hilfreich. Bei größeren Milzverletzungen wird u. U. die begleitende Splenektomie notwendig. Bei gut erhaltener laparoskopischer Übersicht sollte primär der Clipverschluss der A. lienalis erfolgen. Anschließend lässt sich die Milz durch thermisch unterstützte Präparationsinstrumente bzw. Stapler zumeist gut vom Pankreasschwanz lösen. Stärkere intraoperative Blutungen übersteigen häufig die Möglichkeiten der laparoskopischen Visualisierung, sodass dann der Umstieg kaum zu vermeiden ist.

Blutungsereignisse aus dem magenseitigen Gebiet der Vv. gastricae breves können thermisch unterstützt versiegelt werden. Gelegentlich wird eine laparoskopische Umstechung notwendig. Hier besteht fast nie ein Konversionsgrund.

Sollte es zu stärkeren arteriellen Blutungen während einer onkologisch intendierten D2-Lymphknoten-Dissektion kommen, ist vor Koagulationen in diesem Bereich zu warnen. Zumeist ist aus Übersichtsgründen die laparoskopisch gezielte Nahtversorgung mit geeignetem Nahtmaterial (monofil, 5/0) äußerst schwierig, sodass insbesondere im Bereich der Leberarterie oder des Ligamentum hepatoduodenale ein Umstieg zur offenen Komplikationskontrolle kaum zu vermeiden ist (Ludwig et al. 2012).

Blutungsereignisse im Bereich einer Staplerabsetzung am Magen resp. Duodenum können durch eine geeignete Magazinwahl mit angepasster Klammerhöhe und durch eine kurzzeitige Kompression vor Auslösung minimiert werden. Für Klammernahtverstärkungen wurde ebenfalls ein hämostyptischer Effekt bei Staplerapplikationen am Magen in der Adipositaschirurgie nachgewiesen (Shikora und Mahoney 2015). Sollten sich dennoch kleinere Blutungen in der Klammernaht zeigen, lassen sich diese fast immer laparoskopisch durch Umstechung/Übernähung kontrollieren. Schwierig sind Fehlfunktionen der Klammernahtgeräte (Brown und Woo 2004) am peripheren Resektionsrand (z. B. Duodenum oder Ösophagus), da hier im Gegensatz zum Darmbereich mitunter wenig Spielraum für eine erforderliche Nachresektion oder ein zweites peripheres Ansetzen bleibt. Im Zweifelsfall sollte in einer derartigen Situation die Konversion und offene Versorgung erwogen werden. Die laparoskopische Nahtversorgung in diesen Grenzbereichen ist prinzipiell möglich, erfordert jedoch ein hohes Maß an Erfahrung.

Zumindest für die Ösophagojejunostomie resp. proximale Gastrojejunostomie (bei subtotaler Resektion) wird nach wie vor bei MIC-Eingriffen von der Mehrzahl der Chirurgen eine Farbstoffprüfung auf Dichtigkeit empfohlen. Nachgewiesene oder suspekte Undichtigkeiten sollten durch Übernähung versorgt werden. Insbesondere bei Verwendung von Linearstapleranastomosen muss die Hinterwand explizit inspiziert werden, da hier gelegentlich eine Perforation des Staplers auftreten kann.

11.10 Evidenzbasierte Evaluation

In der internationalen Studienlage wird grundsätzlich zwischen Eingriffen bei Magenfrühkarzinom (Early Gastric Cancer, EGC) und fortgeschrittenen Karzinomen (>T2, Advanced Gastric Cancer, AGC) unterschieden. Dementsprechend ist die Evidenz auch separat zu bewerten.

Die Datenlage für laparoskopische Resektionen bei EGC kann inzwischen als sehr gut eingeschätzt werden. Durch zahlreiche RCT und hochwertige Metaanalysen wird dabei für nahezu alle Parameter ein maximaler Evidenzgrad erreicht. Dieser Umstand hat auch dazu geführt, dass im Update 2019 zur deutschen S3-Leitlinie die minimal-invasive Resektion bei EGC aufgenommen wurde (Möhler et al. 2019).

Aufgrund der Häufigkeit von distalen EGC in Asien sowie einer technisch und onkologisch vermeintlich einfacheren distalen Resektion wurden primär zwischen 1998 und 2013 neun RCT zum Vergleich von laparoskopischer und offener distaler Magenresektion bei EGC initiiert (Hayashi et al. 2005; Katai et al. 2017; Kim et al. 2013a; Kim et al. 2008; Kitano et al. 2002; Lee et al. 2005; Sakuramoto et al. 2013; Takiguchi et al. 2013; Yamashita et al. 2016) (Tab. 11.1). Unter Einbeziehung von weiteren non-RCT finden sich zu dieser Thematik zahlreiche gute Metaanalysen und ein Cochrane-Review (Best et al. 2016).

Es kann für laparoskopische EGC-Resektionen zusammenfassend festgestellt werden, dass die technische Durchführbarkeit, die intraoperative Komplikationsrate und die onkologische Qualität der Resektion keinen Unterschied zu offenen Resektionen aufweisen. Im Hinblick auf das frühpostoperative Outcome erholen sich Patienten nach laparoskopischer Resektion schneller als nach offener Operation. In allen RCT, non-RCT und Metaanalysen konnte konsistent und signifikant eine schnellere Mobilisation, eine raschere Aufnahme der Darmtätigkeit (Flatus) und ein geringerer Analgesiebedarf nachgewiesen werden. Mit Ausnahme einer RCT (Kitano et al. 2002) war in allen anderen Studien die

Tab. 11.1 Randomisierte Studien zum Vergleich von laparoskopischer und offener distaler Resektion bei Magenfrühkarzinom. (Gesamt N = 2770, LDG N = 1383, ODG N = 1387)

Autor/Jahr/Land	N	LAD	LK-Ausbeute	Morbidität	Konversion	Re-OP	Letalität
Kitano et al. 2002/Jpn	LDG 14 ODG 14	D1 D1	20,2+3,6 24,9+3,5	14,35 % 28,6 %	0	0 0	0 0
Hayashi et al. 2005/Jpn	LDG 14 ODG 14	D1+ D1+	28+14 27+10	28,6 % 57,1 %	0	0 0	0 0
Lee et al. 2005/Kor	LDG 24 ODG 23	D2 D2	31,8+13,5 38,1+15,9	12,5 % 43,5 %	0	0 4,3 %	0 0
Kim et al. 2008/Kor COACT0301	LDG 82 ODG 82	D1+/D2 D1+/D2	39+11,9 45,1+13,8	29,3 % 42,7 %	1,2 %	0 0	0 0
Sakuramoto et al. 2013/Jpn	LDG 31 ODG 32	D1+ D1+	31,6+12,2 33,8+13,4	3,2 % 15,6 %	0	0 3,1 %	0 0
Takiguchi et al. 2013/Jpn	LDG 20 ODG 20	D1+/D2 D1+/D2	33+13,7 32+5,2	0 10 %	0	0 0	0 0
Yamashita et al. 2016/Jpn	LDG 31 ODG 32	D1+ D1+	31,6+12,2 33,8+13,4	3,2 % 15,6 %	0	0 3,1 %	0 0
Kim et al. 2016/Kor KLASS- 01	LDG 705 ODG 711	D1+/D2 D1+/D2	40,5+15,3 43,2+15,7	13,0 % 19,9 %	0,9 %	1,2 % 1,5 %	0,6 % 0,3 %
Katai et al. 2017/Jpn JCOG0912	LDG 462 ODG 459	D1+/D2 D1+/D2	39,0+9,0 39,0+9,0	3,30 % 3,70 %	3,5 %	0,4 % 0,4 %	0 0

LDG = Laparoskopisch-assistierte distale Resektion, ODG = Offene distale Resektion, LAD = Lymphadenektomie, LK = Lymphknoten

Tab. 11.2 Randomisierte Studien zum Vergleich von laparoskopischer und offener distaler Magenresektion bei fortgeschrittenen Karzinomen. (Gesamt N = 2806, LDG N = 1410, ODG N = 1369)

Autor/Jahr/Land	N	LAD	LK-Ausbeute	Morbidität	Konversion	Re-OP	Letalität
Huscher et al. 2005/Ital	LDG 30 ODG 30	D1/2	30,0+ 14,9 33,4+17,4	26,7 % 27,6	0	na na	3,3 % 6,7 %
Hu et al. 2016/Chi CLASS-01	LDG 519 ODG 520	D2	36,1+16,7 36,9+16,1	15,2 % 12,9 %	6,4 %	2,7 % 3,2 %	0,4 % 0
Park et al. 2018/Kor COACT1001	LDG 100 ODG 96	D2	37,0+13,4 39,7+13,3	17,0 % 18,8 %	2,0 %	na na	0 1,0 %
Ziyu et al. 2019/Chi	LDG 47 ODG 48	D2	31 (24–38) 33 (28–41)	20,0 % 46,0 %	4,2 %	0 0	0 0
Wang et al. 2019/Chi	LDG 222 ODG 220	D2	29,5+10,4 31,4+12,3	13,1 % 17,7 %	6,3 %	1,8 % 3,6 %	0 0
Hyung et al. 2020/Kor KLASS-02	LDG 492 ODG 482	D2	46,8+18,0 47,2+16,2	15,7 % 23,4 %	2,4 %		0,4 % 0,6 %

LDG = Laparoskopisch distale Resektion, ODG = Offene distale Resektion, LAD= Lymphadenektomie, LK = Lymphknoten

stationäre Verweildauer nach laparoskopischer Operation verkürzt. Die allgemeine Morbidität ist nach laparoskopischer Operation signifikant geringer. Insbesondere pulmonale Komplikationen sind signifikant reduziert. Das onkologische Outcome ist für laparoskopische Operationen im Vergleich zu offenen Resektionen äquivalent. Im koreanischen COACT 0301 Trial betrug das 5-Jahres Overal Survival (OS) 97,6 % im laparoskopischen Arm (vs. 96,3 % offen) (Kim et al. 2013b). Im kürzlich vorgestellten koreanischen KLASS-01-Trial wurde ein 5-Jahres OS von 94,2 % für die laparoskopische Resektion (vs. 93,3 % offen) ermittelt (Kim et al. 2019). Nach laparoskopischer Gastrektomie berichteten Mochiki et al. über ein 5-Jahres-OS von 95 % (vs. 90,9 % offen) und Lee et al. von 99,0 % (vs. 99,7 % offen) (Mochiki et al. 2008; Lee et al. 2015). Es konnte in keiner Studie ein Unterschied in der Rezidivhäufigkeit oder im Muster der Rezidivlokalisationen festgestellt werden.

Nachdem die Evaluierung der laparoskopischen EGC-Resektionen eine onkologische Äquivalenz zur offenen Operation belegt hatte, wurden ab 2010 die ersten relevanten RCT zur minimal-invasiven Resektion bei AGC (>T2) in Asien initiiert (Hu et al. 2016; Hyung et al. 2020; Park et al. 2018). Dabei sollten zunächst distale Resektionen bei distalen T2–3(4) Befunden überprüft werden (COACT1001, CLASS-01, KLASS-02). Zum gegenwärtigen Zeitpunkt passieren diese Studien im follow-up die 5-Jahres-Marke.

Neben einer japanischen Phase-II-Studie (JLSSG0901) (Inaki et al. 2015) bilden eine italienische (Huscher et al. 2005), drei chinesische (Hu et al. 2016; Wang et al. 2019; Ziyu et al. 2019) und zwei koreanische RCT (Hyung et al. 2020; Park et al. 2018) eine solide Basis zur Beurteilung der laparoskopischen distalen Gastrektomie bei AGC (Tab. 11.2). Zudem erhärten mehrere Metanalysen die operativen und frühpostoperativen Ergebnisse.

Im Gegensatz zur laparoskopischen distalen Magenresektion stehen der Einsatz und die Evaluierung der laparoskopischen (totalen) Gastrektomie bei T2–T4 Karzinomen im Mittelpunkt der derzeitigen Debatte. Es finden sich insgesamt 57 asiatische und 4 westliche Studien (Ludwig et al. 2018; Ramagem et al. 2015; Siani et al. 2012; Topal et al. 2008), welche bei T1–4 Karzinomen die laparoskopische mit der offenen Gastrektomie verglichen haben. Es wurde in allen Studien über die Gesamtkohorten eine Gleichwertigkeit im Hinblick auf intra- und postoperative Komplikationen nachgewiesen. Anastomosenkomplikationen traten nach laparoskopischer Operation (2,2 %) im Vergleich zu offenen Gastrektomien (2,3 %) nicht häufiger auf. Majorkomplikationen (Clavien-Dindo III-IV) unterschieden sich in ihrer Häufigkeit ebenfalls nicht. Minorkomplikationen (<Clavien-Dindo III) waren nach laparoskopischer Resektion signifikant seltener (Hyung et al. 2020; Ziyu et al. 2019). Nach laparoskopischer Operation erholen sich die Patienten im frühpostoperativen Verlauf schneller als nach offener Operation. In zahlreichen non-RCT und Metaanalysen konnte eine signifikant schnellere Mobilisation, eine raschere Aufnahme der Darmtätigkeit (Flatus) und ein geringerer Analgesiebedarf nachgewiesen werden. Die stationäre Verweildauer war in allen Studien gegenüber offenen Operationen verkürzt. Das onkologische Outcome nach laparoskopischer distaler Resektion wurde von drei großen RCT jeweils im 3-Jahres Disease Free Survival (DFS) angegeben und unterschied sich nicht zur offenen Resektion: COACT1001-Trial: 80,1 % vs. 81,9 % (offen) (Park et al. 2018), KLASS-02-Trial: 80,3 % vs. 81,3 % (offen) (Hyung et al. 2020), CLASS-01-Trial: 76,5 % vs. 77,8 % (offen) (Yu et al. 2019). Keine der Studien zeigte dabei Unterschiede im Rezidivauftreten oder im Metastasierungsprofil, womit eine onkologische Äquivalenz unterstellt werden kann.

Zusammenfassend ist auf der Basis der bislang vorliegenden Daten erwiesen, dass die laparoskopische Resektion bei EGC unabhängig von der Tumorlokalisation und Resektionsart technisch und onkologisch mit der offenen Chirurgie vergleichbar ist und signifikante Vorteile in der frühpostoperativen Erholung aufweist. Für distale AGC und distale/subtotale Magenresektionen liegt ebenfalls ein hoher Evidenzgrad vor, der sowohl die technische wie onkologische Äquivalenz mit den Vorteilen einer besseren frühpostoperativen Erholung verbindet. Für proximale AGC konnte die technische Sicherheit der laparoskopischen Resektion belegt werden. Im Hinblick auf die onkologische Gleichwertigkeit stehen momentan Evidenzgrad-1-Studien (RCT) jedoch noch aus.

Literatur

Ablassmaier B, Gellert K (1996) Laparoskopische Gastrektomie. Eine Fallbeschreibung. Chirurg 67:643–647

Bährlehner E (1999) Erste Erfahrungen mit der laparoskopischen Magenresektion bei benignen und malignen Tumoren. Zentralbl Chir 124:346–350

Best LMJ, Mughal M, Gurusamy KS (2016) Laparoscopic versus open gastrectomy for gastric cancer. Cochrane Database Syst Rev 3:CD011389. https://doi.org/10.1002/14651858.CD011389.pub2

Brown SL, Woo EK (2004) Surgical stapler-associated fatalities and adverse events reported to the Food and Drug Administration. J Am Coll Surg 199:374–381

Cheng Q, Pang TC (2014) Systematic review and meta-analysis of laparoscopic versus open distal gastrectomy. J Gastrointest Surg 18:1087–1099

Hamabe A, Omori T, Tanaka K, Nishida T (2012) Comparison of long-term results between laparoscopic-assisted gastrectomy and open gastrectomy with D2 lymph node dissection for advanced gastric cancer. Surg Endosc 26:1702–1709

Haverkamp L, Weijs TJ, van der Sluis PC, van der Tweel I et al (2013) Laparoscopic total gastrectomy versus open total gastrectomy. A systematic review and meta-analysis. Surg Endosc 27:1509–1520

Hayashi H, Ochiai T, Shimada H, Gunji Y (2005) Prospective randomized study of open versus laparoscopy-assisted distal gastrectomy with extraperigastric lymph node dissection for early gastric cancer. Surg Endosc 19:1172–1176

Hu Y, Huang C, Sun Y et al (2016) Morbidity and mortality of laparoscopic versus open D2 distal gastrectomy for advanced gastric cancer: a randomized controlled trial. J Clin Oncol 34:1350–1357

Huscher CGS, Mingoli A, Sgarzini G et al (2005) Laparoscopic versus open subtotal gastrectomy for distal gastric cancer: five-year results of a randomized prospective trial. Ann Surg 241:232–237

Hyung WJ, Yang HK, Park YK et al (2020) Long-term outcomes of laparoscopic distal gastrectomy for locally advanced gastric cancer: the KLASS-02-RCT randomized clinical trial. J Clin Oncol. https://doi.org/10.1200/JCO.20.01210

Inaki N, Etoh T, Ohyama T et al (2015) A multi-institutional, prospective, phase II feasibility study of laparoscopy-assisted distal gastrectomy with D2 lymph node dissection for locally advanced gastric cancer (JLSSG0901). World J Surg 39:2734–2741

Katai H, Mizusawa J, Katayama H et al (2017) Short-term surgical outcomes from a phase III study of laparoscopy-assisted versus open distal gastrectomy with nodal dissection for clinical stage IA/IB gastric cancer: Japan Clinical Oncology Group Study JCOG0912. Gastric Cancer 20:699–708

Kim HH, Han SU, Kim MC et al (2013a) Prospective randomized controlled trial (phase III) to comparing laparoscopic distal gastrectomy with open distal gastrectomy for gastric adenocarcinoma (KLASS 01). J Korean Surg Soc 84:123–130

Kim HH, Han SU, Kim MC et al (2019) Effect of laparoscopic distal gastrectomy vs open distal gastrectomy on long-term survival among patients with stage I gastric gancer: the KLASS-01 randomized clinical trial. JAMA Oncol 5:506–513

Kim W, Kim HH, Han SU et al (2016) Decreased morbidity of laparoscopic distal gastrectomy compared with open distal gastrectomy for stage I gastric cancer: short-term outcomes from a multicenter randomized controlled trial (KLASS-01). Ann Surg 263:28–35

Kim YW, Baik YH, Yun YH et al (2008) Improved quality of life outcomes after laparoscopy-assisted distal gastrectomy for early gastric cancer: results of a prospective randomized clinical trial. Ann Surg 248:721–727

Kim YW, Yoon HM, Yun YH et al (2013b) Long-term outcomes of laparoscopy-assisted distal gastrectomy for early gastric cancer: result of a randomized controlled trial (COACT 0301). Surg Endosc 27:4267–4276

Kitano S, Iso Y, Moriyama M (1991) Laparoscopy-assisted Billroth I gastrectomy. Surg Laparosc Endosc 4:146–148

Kitano S, Shiraishi N, Fujii K et al (2002) A randomized controlled trial comparing open vs laparoscopy-assisted distal gastrectomy for the treatment of early gastric cancer: an interim report. Surgery 131:S306–S311

Lee JH, Han HS, Lee JH (2005) A prospective randomized study comparing open vs laparoscopy-assisted distal gastrectomy in early gastric cancer: early results. Surg Endosc 19:168–173

Lee JH, Nam BH, Ryu KW et al (2015) Comparison of outcomes after laparoscopy-assisted and open total gastrectomy for early gastric cancer. BJS 102:1500–1505

Ludwig K, Scharlau U, Schneider-Koriath S, Bernhardt J (2012) Minimal-invasive Magenchirurgie. Chirurg 83:16–22

Ludwig K, Schneider-Koriath S, Scharlau U et al (2018) Laparoskopische vs. konventionell-offene D2-Gastrektomie bei Magenkarzinom: eine Matched-Pair-Analyse. Zentralbl Chir 143(2):145–154

Memon MA, Khan S, Yunus RM et al (2008) Meta-analysis of laparoscopic and open gastrectomy for gastric cancer. Surg Endosc 22:1781–1789

Mochiki E, Toyomasu Y, Ogata K et al (2008) Laparoscopically assisted total gastrectomy with lymph node dissection for upper and middle gastric cancer. Surg Endosc 22:1997–2002

Möhler M, Al-Batran SE, Andus T et al (2019) S3-Leitlinie Diagnostik und Therapie der Adenokarzinome des Magens und ösophagogastralen Übergangs. Version 2.0, AWMF 032/009OL. www.awmf.org/leitlinien/detail/II/032-009OL.html. Zugriff am : 1.12.2019

Niederle MB, Niederle B (2011) Neuroendokrine Tumore des Magens. Chirurg 82:574–582

Ott K, Sendler A, Tannapfel A (2010) Magenkarzinom. In: Siewert JR, Rothmund M, Schumpelick V (Hrsg) Praxis der Viszeralchirurgie, Onkologische Chirurgie, 3. Aufl. Springer, Berlin/Heidelberg, S 521–562

Park YK, Yoon HM, Kim YW et al (2018) Laparoscopy-assisted versus open D2 distal gastrectomy for advanced gastric cancer: results from a randomized phase II multicenter clinical trial (COACT 1001). Ann Surg 267:638–645

Ramagem CAG, Linhares M, Lacerda CF et al (2015) Comparison of laparoscopic total gastrectomy and laparotomic total gastrectomy for gastric cancer. ABCD Arq Bras Cir Dig 28:65–69

Sakuramoto S, Yamashita K, Kikuchi S et al (2013) Laparoscopy versus open distal gastrectomy by expert surgeons for early gastric cancer in Japanese patients: short-term clinical outcomes of a randomized clinical trial. Surg Endosc 27:1695–1705

Shikora SA, Mahoney CB (2015) Clinical benefit of gastric staple line reinforcement (SLR) in gastrointestinal surgery: a meta-analysis. Obes Surg 25:1133–1141

Shinora T, Satoh S, Kanaya S et al (2013) Laparoscopic versus open D2 gastrectomy for advanced gastric cancer: a retrospective cohort study. Surg Endosc 27:286–294

Siani LM, Ferranti F, De Carlo A, Quintiliani A (2012) Completely laparoscopic versus open total gastrectomy in stage I-III/C gastric cancer: safety, efficacy and five-year oncologic outcome. Minerva Chir 67:319–326

Takiguchi S, Fujiwara Y, Yamasaki M et al (2013) Laparoscopy-assisted distal gastrectomy versus open distal gastrectomy. A prospective randomized single-blind study. World J Surg 37:2379–2386

Topal B, Leys E, Ectors N et al (2008) Determinants of complications and adequacy of surgical resection in laparoscopic versus open total gastrectomy for adenocarcinoma. Surg Endosc 22:980–984

Wang Z, Xing J, Cai J et al (2019) Short-term surgical outcomes of laparoscopy-assisted versus open D2 distal gastrectomy for locally advanced gastric cancer in North China: a multicenter randomized controlled trial. Surg Endosc 33:33–45

Yakoub D, Athanasiou T, Tekkis P, Hanna GB (2009) Laparoscopic assisted distal gastrectomy for early gastric cancer: is it an alternative to open approach? Surg Oncol 18:322–333

Yamashita K, Sakuramoto S, Kikuchi S et al (2016) Laparoscopic versus open distal gastrectomy for early gastric cancer in Japan: long-term clinical outcomes of a randomized clinical trial. Surg Today 46:741–749

Yu J, Huamg C, Sun Y et al (2019) Effect of laparoscopic vs open distal gastrectomy on 3-year disease-free survival in patients with locally advanced gastric cancer: the CLASS-01 randomized clinical trial. JAMA 321:1983–1992

Ziyu L, Shan F, Ying XJ et al (2019) Assessment of laparoscopic distal gastrectomy after neoadjuvant chemotherapy for locally advanced gastric cancer. A randomized clinical trial. JAMA Surg 154:1093–1101

Robotische Gastrektomie

12

Jens Höppner

Inhaltsverzeichnis

▶ Die roboterassistierte Gastrektomie ist eine anspruchsvolle Operation, die in Asien bei der Therapie des Magenkarzinoms routinemäßig durchgeführt wird. Zunehmend wird die Operation auch in spezialisierten Zentren in Europa und Nordamerika angewendet. Die robotische Resektion, aber vor allem auch die onkologische Lymphadenektomie und die roboterassistierte intrakorporale Rekonstruktion sind technisch anspruchsvolle Operationsschritte. Bei der Etablierung der roboterassistierten Gastrektomie besteht eine Herausforderung darin, die bekannten onkologischen Standards aus der offenen Chirurgie auch in der minimalinvasiven roboterassistierten Chirurgie qualitätsäquivalent durchzuführen. Dieses Kapitel stellt die Technik der roboterassistierten Gastrektomie mit intrakorporaler Rekonstruktion in linearer Staplertechnik detailliert vor.

12.1 Einführung

Roboterassistierte minimalinvasive Techniken finden in Asien und Europa mehr und mehr Verbreitung in der onkologischen Magenchirurgie. Die roboterassistierte Resektion und die radikale Lymphadenektomie, aber auch die Rekonstruktion mittels intrakoporaler Ösophagojejunostomie oder Gastrojejunostomie bei subtotalen Resektionen sind technisch sehr anspruchsvolle operative Schritte. Der Einsatz robotischer Plattformen kann auch bei der onkologischen Gastrektomie die intraoperative Visualisierung und die Prä-

J. Höppner (✉)
Klinik für Allgemein- und Viszeralchirurgie, Universitätsklinikum OWL der Universität Bielefeld – Campus Lippe, Detmold, Deutschland
e-mail: jens.hoeppner@klinikum-lippe.de

T. Keck, C.-T. Germer (Hrsg.), *Minimalinvasive Viszeralchirurgie*, https://doi.org/10.1007/978-3-662-67852-7_12

zession vor allem bei der Präparation komplexer anatomischer Strukturen vereinfachen und verbessern, und erreicht mindestens gleichwertige Ergebnisse bei den postoperativen Outcomes im Vergleich zu konventionell laparoskopischen Operationen. Wir beschreiben in dem folgenden Kapitel die roboterassistierte Gastrektomie und die subtotale Gastrektomie mit radikaler Lymphadenektomie und intrakorporaler Rekonstruktion beim Magenkarzinom. Die Operation wird in dieser Form in der eigenen Praxis als kurativer Regeleingriff beim Magenkarzinom eingesetzt.

12.2 Indikation

Wir führen die roboterassistierte Gastrektomie nicht nur bei Magenfrühkarzinom, sondern auch bei lokaler fortgeschrittenen (uT3/cT3) Karzinomen durch. Auch der Nachweis vergrößerter Lymphknoten in den schnittbildgebenden Staginguntersuchungen (cN+) oder im endoskopischen Ultraschall (uN+), stellt in unserer Klinik keine Kontraindikation für die roboterassistierte Gastrektomie dar. Wir führen die roboterassistierte Gastrektomie in der hier beschriebenen Form nur bei Tumoren durch, die in der präparativen endoskopischen Höhenbestimmung mindestens 2 cm vom gastroösophagealen Übergang entfernt sind. Wenn bei Karzinomen im distalen Magen die oralen Tumorgrenze mindestens 5 cm Distanz zur erwartenden Absetzungshöhe einer möglichen subtotalen distalen Gastrektomie lokalisiert ist, führen wir eine roboterassistierte subtotale 4/5-Gastrektomie durch und erhalten einen klassisch konfigurierten proximalen Magenpouch.

12.3 Spezielle präoperative Diagnostik

Die prätherapeutische Diagnostik unterscheidet sich nicht von der Diagnostik für konventionelle offene oder konventionelle laparoskopische Operationen in der onkologischen Magenchirurgie. Im prätherapeutischen Tumorstaging wird eine Computertomografie von Thorax und Abdomen zum Ausschluss von Fernmetastasen, zum Staging der lokalen Tumorausdehnung und des lokoregionären Lymphknotenbefalls durchgeführt. Weiterhin wird eine Gastroskopie mit exakter endoskopischer Höhenbestimmung des Tumors sowie eine endoskopische Ultraschalluntersuchung zur Beurteilung der Tiefenfiltration und der lokalen Lymphknotenbeteiligung durchgeführt. Bei Patienten, bei denen endosonographisch und oder computertomografisch lokoregionär tumorsuspekte Lymphknoten auffallen oder aber im endoskopischen Ultraschall eine muskuläres überschreiten der Tiefenausdehnung des Tumors festgestellt werden kann, erfolgt in aller Regel die Indikationsstellung zu einer präoperativen Chemotherapie. Bevor diese begonnen wird, erfolgt im Rahmen einer Laparoskopie der Ausschluss einer möglichen Peritonealkarzinose. Sollte eine lokalisierte Peritonealkarzinose vorliegen erfolgt eine mögliche spätere postneoadjuvante Resektion allerdings obligat in konventioneller offener chirurgischer Technik.

12.4 Aufklärung

Roboterassistierte resezierende Eingriffe beim Magenkarzinom stellen heute in Europa in den meisten Behandlungseinheiten noch keinen Standardeingriff dar. Einige spezialisierte Zentren haben die Methode auch in Europa etabliert und wenden sie mit großer Sicherheit an. Trotzdem sollten den Patienten die Technologie und auch die möglichen technischen Alternativen, insbesondere die offene Operation, erläutert werden. Bei allen roboterassistierten Eingriffen wird auf die Möglichkeit einer Konversion zum offenen Vorgehen hingewiesen. Weiterhin sollte die Aufklärung, wie beim offenen Verfahren, alle allgemeinen und operationsspezifischen Risiken enthalten. Allgemeine und eingriffsspezifische OP-Komplikation werden regelhaft in den kommerziell verfügbaren Aufklärungsbögen verschiedener Anbieter detailliert aufgeführt.

12.5 Lagerung

Bei der roboterassistierten Gastektomie ist eine optimale und stabile Lagerung des Patienten für eine gute Expedition des Operationssitus absolut entscheidend. Des Weiteren ist es wichtig zu wissen, dass eine mögliche Änderung der Lagerung des Patienten intraoperativ immer mit einem Abdocken und einem erneuten Andocken des Robotersystems verbunden ist. Daher wird schon zum Operationsbeginn eine möglichst ideale Lagerung angestrebt, welche während der gesamten Operation nicht mehr verändert wird. Hierzu wird der Patient gestreckt, in Y-Lagerung der Beine und in 15°-Anti-Trendelenburg-Position gelagert. Der operative Assistent sitzt zwischen dem Patientenbeinen und der Da VinciOperationsroboter wird an der rechten Patientenseite platziert (Abb. 12.1).

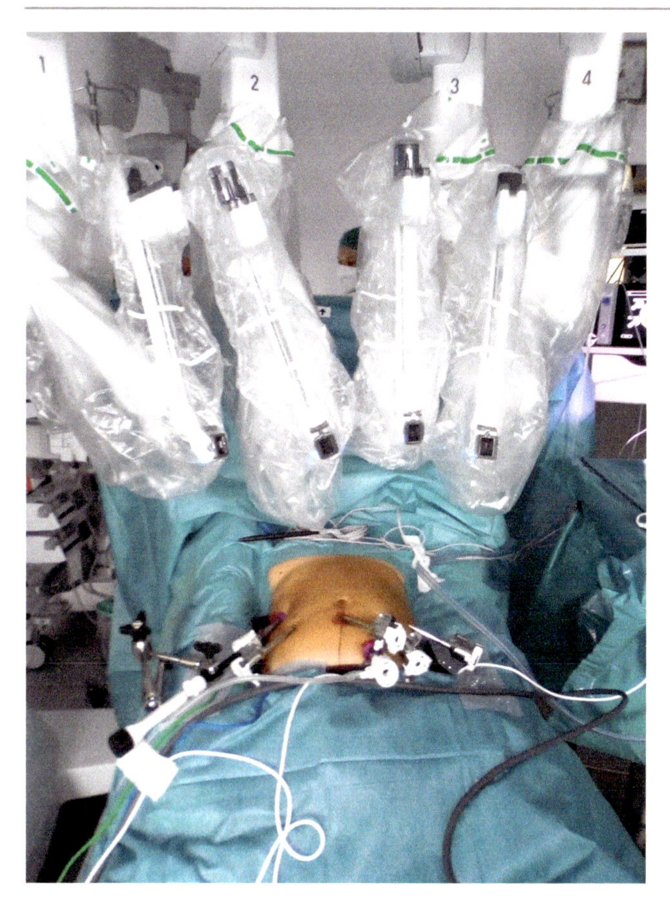

Abb. 12.1 Lagerung des Patienten und Position des Operationsroboters

12.6 Technische Voraussetzungen

Folgende technische Voraussetzungen sollten gegeben sein:

1. Ein OP-Tisch/Säulensystem, welches eine Kantung von mindestens 20° sowie eine Anti-Trendelenburg Lagerung von bis zu 20° erlaubt,
2. 2 konventionelle 12 mm-Assistentztokare,
3. ein konventioneller laparoskopischer Leberretraktor,
4. ein Selbsthaltesystem für den Leberretraktor mit welchem dieser am OP-Tisch fixiert werden kann (z. B. Martin-Arm),
5. ein konventioneller laparoskopischer Sauger,
6. konventionelle laparoskopische oder aber auch robotische lineare Staplersysteme (z. B. EndoGIA) sowie
7. eine robotische Plattform mit den nötigen Operationsinstrumenten. In der hier vorliegenden Vorstellung wird ein Da Vinci XI Operationsroboter mit dem zugehörigen Instrumentarium verwendet.

12.7 Überlegung zur Wahl des Operationsverfahrens

Die roboterassistierte Magenkarzinomchirurgie ist eine technisch anspruchsvolle Chirurgie, welche in den meisten Behandlungseinheiten in Europa noch kein etablierter Standard ist. Daher sollte die Indikationsstellung für ein solches Vorgehen durch den Operateur selbst oder einem entsprechend versierten und erfahrenen Kollegen erfolgen. Beim Magenkarzinom sind insbesondere auch Tumorspezifika wie ein mögliches organüberschreitendes Wachstum, die Nähe zum gastroösophagealen oder gastroduodenalen Übergang oder aber auch eine mögliche Filialisierung bei der Wahl des Operationsverfahrens zu beachten. Hiermit können unnötige Konversionen und mögliche Komplikationen schon bei der Indikationsstellung vermieden werden.

12.8 Operationsablauf

12.8.1 Trokarplatzierung

Die Trokarpositionen und Trokargrößen sind Abb. 12.2 zu entnehmen.

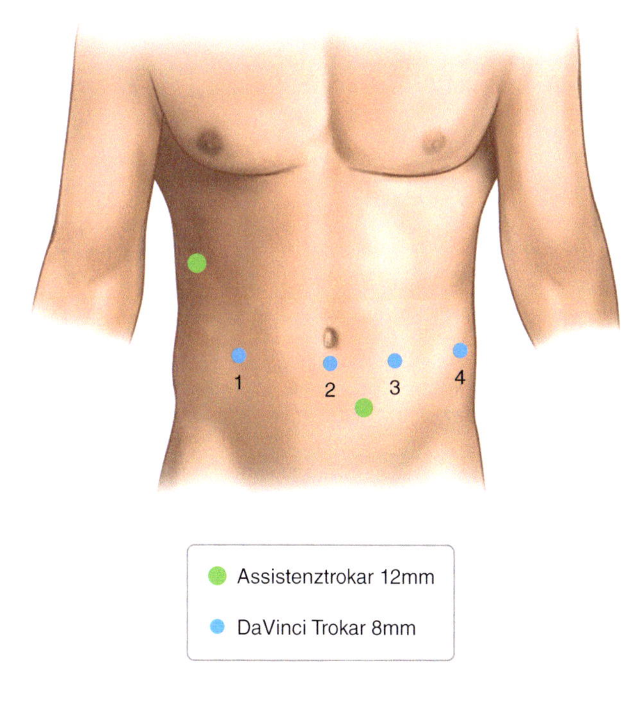

Abb. 12.2 Platzierung der Trokare

Für den Initialen Zugang verwenden wir einen 12 mm Optiktrokar, welcher in offener Technik oder in separater Trokartechnik im linken Mittelbauch in der Regel in infraumbillikaler Höhe und paramedian platziert wird. Bei schlanken Patienten verwenden wir in aller Regel einen offenen Trokarzugang um intraabdominale oder retroperitoneale Verletzungen zu vermeiden. Ein zweiter 12 mm Assistenztrokar wird nach Anlage des Kapnoperitoneums und unter Sicht exzentrisch rechts angelegt. Im Anschluss hieran werden die 4 8 mm Robotiktrokare, wie in Abb. 12.2 dargestellt, platziert.

Nach Exploration der Bauchhöhle und visuellen Ausschluss peritonealer oder hepatischer Filialisierung erfolgt das Einbringen eines Leberretraktors über den exzentischen 12 mm Assistenztrokar (Abb. 12.1). Der Leberretraktor retrahiert den linken Leberlappen nach ventrokranial und wird mit einem Selbsthaltersystem (z. B. Martin-Arm) am Operationstisch fixiert. Der Operationsroboter wird nun von der rechten Patientenseite auf Oberkörperhöhe an den fertig gelagerten Patienten herangeführt.

12.9 Operationsschritte

Nach dem Andocken des Operationsroboters wird das Remotecenter auf den Truncus coeliacus fixiert. In der eigenen Praxis werden folgende robotischen Instrumente eingesetzt:

Fenestrated bipolar forceps (Trokar 1), Kamera (Trokar 2), Vessel sealer (Trokar 3), Monopolar curved scissors (Trokar 3), large clip applier (Trokar 3), large needle driver (Trokar 3) und small grasping retractor (Trokar 4).

Die Linealstapler werden über die 12 mm Assistenztrokare bedient. Über den Assistenztrokar im linken Mittelbauch werden bei Bedarf Sauger, Nadel/Faden und Kompressen eingeführt.

Bei der onkologischen roboterassistierten Gastrektomie erfolgt die Präparation beginnend mit der Ablösung des Omentum majus vom Querkolon.

▶ **Praxistipp** Bei adipösen Patienten empfiehlt sich eine Resektion des Omentum majus getrennt vom Magen. Dieses erleichtert auf der einen Seite die intraabdominelle Exposition und Übersicht, auf der anderen Seite kann durch die Bergung von 2 Präparaten eine weitere Minimalisierung des Bergeschritts erreicht werden.

Nach dem Eingehen in die Bursa omentalis, welche großzügig eröffnet wurde, erfolgt die Dissektion des gastroduodenalen Übergangs inklusive der infrapylorischen Lymphadenektomie. Das robotische System erlaubt eine nahezu ideale Visualisierung des Bereichs. Bei der infrapylorischen Lymphadenektomie resultiert die Dissektion in einer sichtbare Ausmuldung rechtsseitig der Achse der V. mesenterica superior. Die rechtseitigen gastroepiploischen Gefäße werden mündungs- bzw. abgangsnah mit Kunststoffclips unterbunden und transseziert.

Im Anschluss hieran erfolgt die komplette großkurvaturseitige Mobilisation des Magens mit Vervollständigung der Ablösung des Omentums vom Querkolon und Durchtrennung des Lig. gastrolienale. Diese Durchtrennung erfolgt mit dem Vessel Sealer Device und wird bis hinauf zum His-Winkel geführt. Retrogastrale Adhäsionen werden ebenfalls mit dem Vessel Sealer oder aber mit der monopolaren Schere des Robotersystems durchtrennt. Wenn bei einem distal lokalisierten Magenkarzinom ein proximalen Magenpouch erhalten werden soll, erfolgt der Erhalt der proximalen Breves-Gefäße und der A. gastrica posterior. Das Omentum minus wird lebernah bis hoch zum rechten Zwerchfellschenkel durchtrennt. Hierdurch eröffnet sich der Blick auf den Pankreasoberrand und die Lymphadenektomie der Station 8, 9, 11, 12 und 5 kann von anterior durchgeführt werden. Die A. hepatica wird hierzu mittels eines Kunststoffclips angezügelt und kann hiermit in kraniale oder kaudale Richtung luxiert werden und gibt so die Sicht und das Präparationsfeld für eine radikale Lymphadenektomie am linksseitigen Lig. hepatoduodenale, an der Pfortader sowie am Truncus coeliacus frei. Die V. coronaria ventriculi wird mündungsnah an der Pfortader mit Kunststoffclips ligiert und durchtrennt. Die Lymphadenektomie setzt sich an der A. gastrica sinistra und der A. lienalis fort. Für die Exposition wird zunächst die A. gastrica sinistra in ihrer Achse nach ventrokranial angehoben. Die A. gastrica sinistra wird ebenso abgangsnah über Kunststoffclips durchtrennt. Die Lymphadenektomie kann nun bis an die Kreuzungsstelle der Zwerchfellschenkel zentral fortgeführt werden. Weiterhin erfolgt die Lymphadenektomie entlang der distalen A. lienalis in Richtung Milzhilus. Der Milzhilus selbst wird in der eigenen Praxis von der Lymphadenektomie in aller Regel ausgespart (Abb. 12.3).

Es erfolgt nun die zirkuläre Präparation des Ösophagus im Hiatus ösophagus. Die Vagusnerven werden beide durchtrennt. Insbesondere für die totale Gastrektomie mit Anlage einer Ösophagojejunostomie erfolgt auch die Mobilisation des unteren mediastinalen Ösophagus. Für diese Rekonstruktionstechnik ist eine Streckung des abdominellen Ösophagus und eine gewisse Länge erforderlich. Das postpylorische Duodenum wird mit einem linearem 60 mm Linearstapler transseziert, welcher durch den linksseitigen Assistenztrokar eingebracht wird.

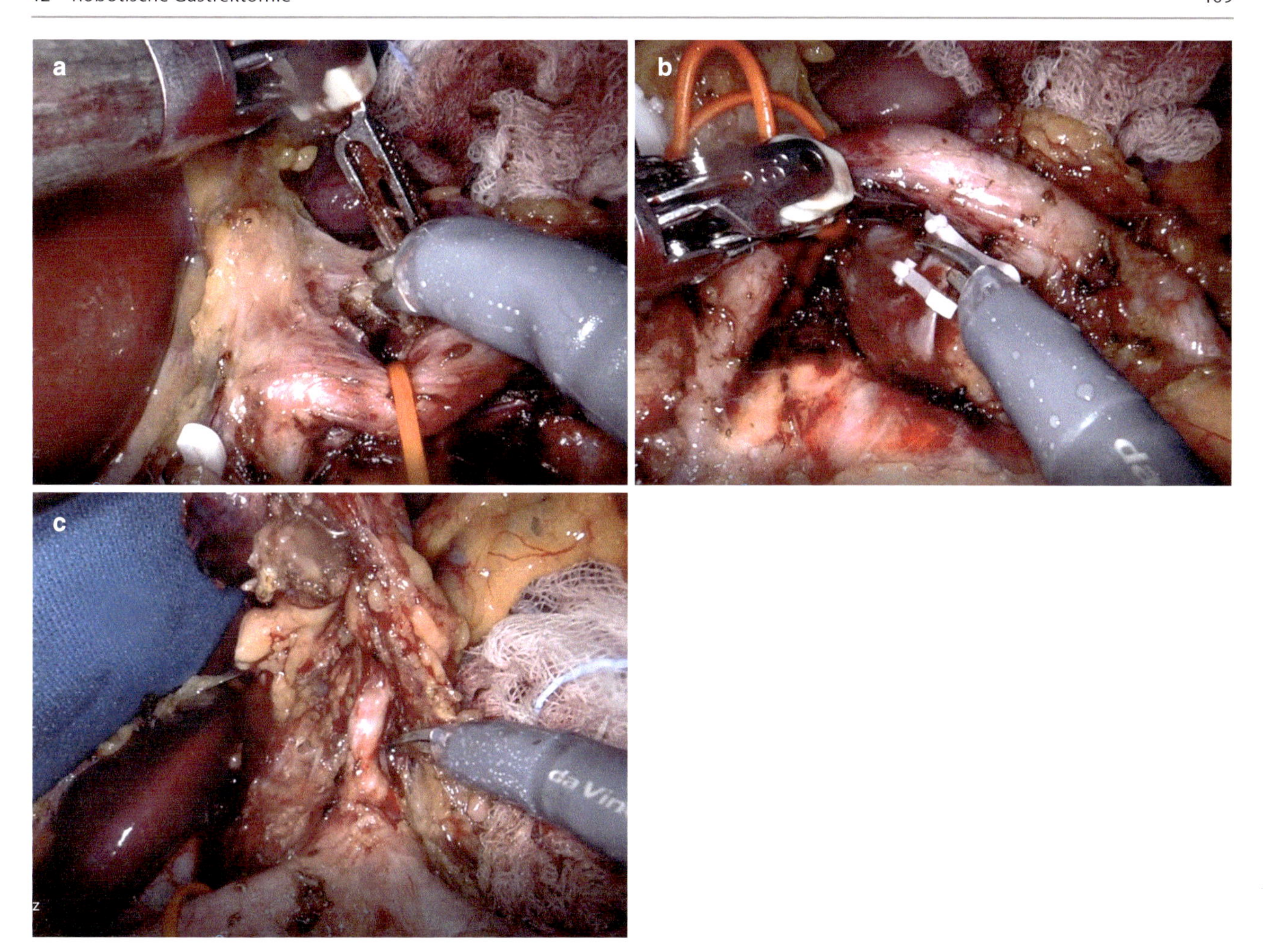

Abb. 12.3 (**a**) Lymphadenektomie A. hepatica; (**b**) Ligatur V. coronaria vertriculi mündungsnah an der Pfortader; (**c**) Lymphadenektomie Truncus coeliacus

12.10 Technik der linearen Seit-zu-Seit-Ösophagojejunostomie

Der ösphagogastrale Übergang wird mit einem Zügel angeschlungen und durch Zug in eine gestreckte Position gebracht. Für die Anlage der Seit-zu-Seit-Ösophagojejunostomie wird eine proximale Jejunumschlinge antekolisch hochgeführt und mit ihrem Scheitelpunkt am oberen rechten Zwerchfellschenkel platziert (Abb. 12.4a). Die antimesenteriale Seite der vom Duodenum zuführenden Schlinge kommt so unmittelbar rechts parallel neben dem Ösophagus zu liegen. Nach Anlage eines Entry-Holes mit der monopolaren Schere direkt am ösphagogastralen Übergang und einer korrespondierenden Enterotomie an der hochgeführten Jejunalschlinge wird nun ein 60 mm Linearstapler in kraniokaudaler Richtung eingeführt und die Anastomose geschlossen (Abb. 12.4b). Nach einer kurzstreckigen Inzision des Dünndarmmesos auf Höhe der Entrotomie wird ein zweiter 60 mm Linear Stapler im rechten Winkel zur ersten linearen Steplernaht eingeführt und ausgelöst (Abb. 12.4c). Die Anastomose wird hierdurch vervollständigt und das Resektat kann von der Anastomose getrennt werden. Nun ist noch eine kurzstreckige Jejunumsektion am aboralen Ende der späteren biliopankreatischen Schlinge notwendig, um das gesamte Resektat auch vom Dünndarm abzutrennen. Anschließend wird es temporär in den rechten Mittelbauch verlagert. Die Roux-Y-Fußpunktanastomose wird als antimesenteriale Seit-zu-Seit-Jejunostomie durchgeführt. Es erfolgt die Anlage von 2 Entry-Holes mit einem 45 mm Linearstapler, wobei das entstehende gemeinsame Entry-Hole wir entweder mit selbstverriegelnder V-look-Naht fortlaufend verschlossen oder aber mit einem zweiten Schlag eines 60 mm Linearstaplers, im rechten Winkel zu dem ersten Magazin appliziert, verschlossen wird.

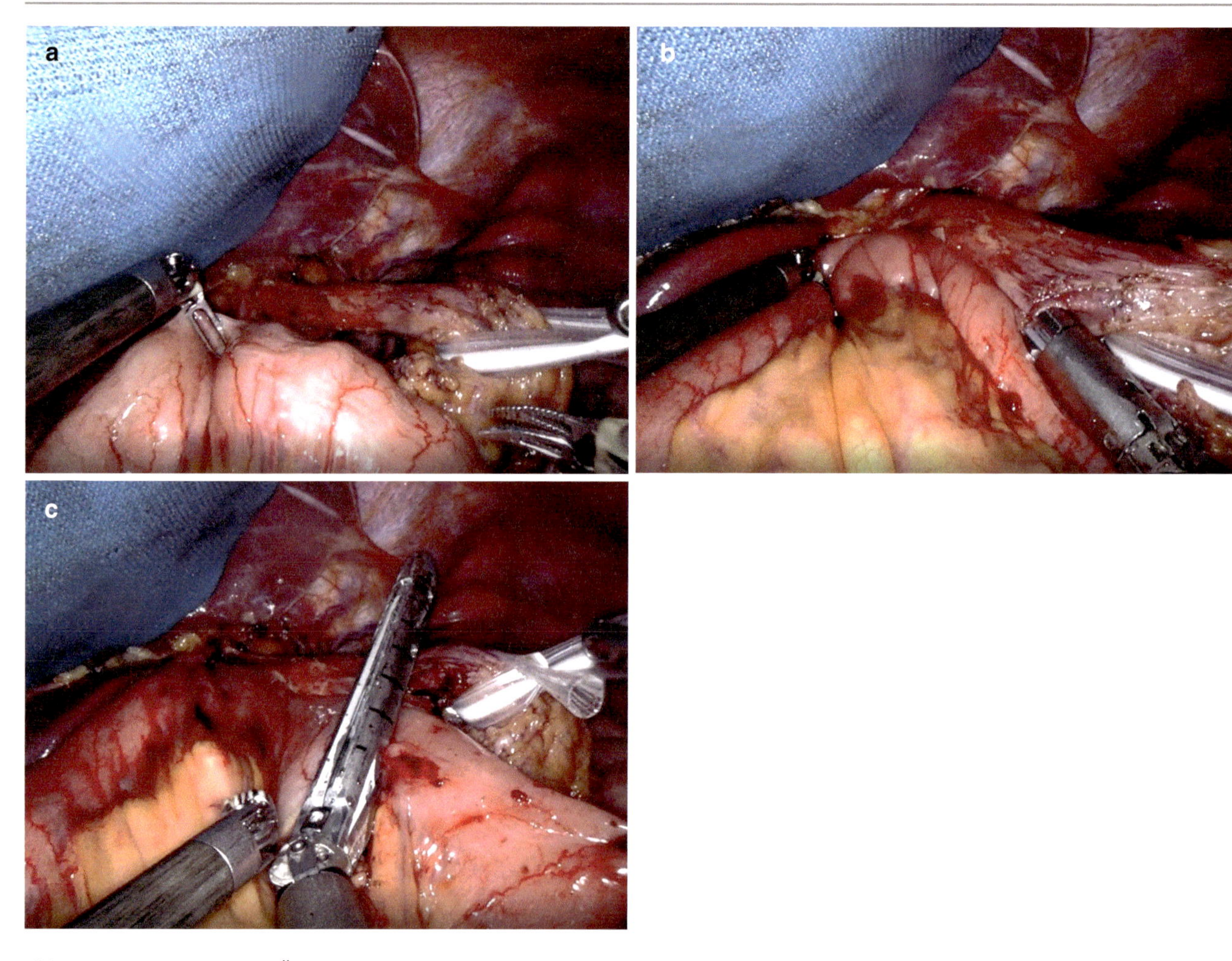

Abb. 12.4 (a-c) Seit-zu-Seit-Ösophagojejunostomie

12.11 Technik der Seit-zu-Seit-Gastrojejunostomie (bei subtotaler Gastrektomie)

Hierfür erfolgt die Transsektion des proximalen Magens nach der kurzstreckigen Skelettierung der kleinen Kurvatur direkt unterhalb des ösphagogastralen Übergangs. Die Transsektion erfolgt durch einen 60 mm Linearstapler. Zumeist sind 2–3 Magazine notwendig.

Dieser wird durch den linksseitigen Assistenztrokar eingeführt und beginnt mit der Transsektion großkurvaturseitig. In aller Regel wird ein zweites, ggf. auch ein drittes Magazin notwendig sein, um die Transsektion bis zur skelettierten Zielregion an der kleinen Kurvatur bzw. am ösphagogastralen Übergang fortzuführen. Das Resektat wird ebenfalls temporär im rechten Mittelbauch platziert. Eine proximale Jejunumschlinge wird antekolisch auf die große Kurvaturseite des Magenpouches hochgeführt. Nach Anlage von 2 Entry-Holes der korrespondierenden Strukturen erfolgt die Seit-zu-Seit-Gastrojeunuostomie mit einem 60 mm Linearstapler. Die Anastomose wird in Längsrichtung auf die großen Magenkurvatur angelegt. Der Stapler wird zurückgezogen und das entstandene gemeinsame Entry-Hole wird mit einem weiteren 60 mm Linearstaplermagazin, welches über den rechtsexzentrischen Assistenztokar eingeführt wird, verschlossen. Diese lineare Klammennaht wird im rechten Winkel zur ersten Staplerreihe der Anastomose angelegt.

▶ **Praxistipp** Beim Verschluss des Entry-Holes bei der Gastrojejunostomie ist auf eine zielgenaue Platzierung des Staplers zu achten. Auf beiden Seiten der linearen Anastomose sollte oberhalb des Staplers Mukosa sichtbar werden, um eine komplette transmurale Nahtreihe zu gewährleisten.

Die Roux-Y-Fußpunkt-Anastomose wird in identischer Technik, wie bei der Ösophagojejunostomie beschrieben, angelegt.

Abschließend erfolgt die transnasale Vorlage einer Magensonde bis auf eine Höhe von ca. 20–30 cm aboral der oberen Anastomose. Eine Drainage wird zielgerichtet an der oberen Anastomose und am Pankreasoberrand platziert.

Schließlich wird nach nochmaliger Kontrolle der Anastomosen auf Intaktheit und Regelmäßigkeit das Resektat über eine 4–5 cm lange mediane zumeist infraumbilikale Bergelapratomie geborgen.

12.12 Evidenzbasierte Evaluation

Die aktuelle Evidenzsituation für die konventionelle minimalinvasive onkologische Gastrektomie wurde im vorher gehenden Kapitel ausführlich beschrieben. Die erste Publikation über eine roboterassistierte Gastrektomie datiert aus dem Jahre 2003 (Hashizume und Sugimachi 2003), seitdem hat sich in einer exponentiell zunehmenden Anzahl von Studien und Berichten die Evidenzlage zu den Ergebnissen der roboterassistierte Gastrektomie mehr und mehr verbessert. Insgesamt hat sich die roboterassistierte Gastrektomie allerdings bisher nicht als kosteneffektiv oder in der chirurgischen und onkologischen Sicherheit überlegen gegenüber laparoskopischen und konventionellen Resektionsverfahren erwiesen.

Insgesamt sind die publizierten Ergebnisse zur onkologischen Sicherheit der roboterassistierte Gastrektomie begrenzt, insbesondere für die onkologischen Langzeitergebnisse wurden bisher ausschließlich retrospektive Daten veröffentlicht. Die Zahlen stellen sich allerdings als gleichwertig mit den Ergebnissen der laparoskopischen Gastrektomie dar. Die verfügbaren Studien berichteten 3-Jahres-Überlebensraten von 76,1–86 % für die roboterassistierte Gastrektomie versus 79,8–88,8 % für die konventionell laparoskopisch Gastrektomie (Nakauchi et al. 2016; Gao et al. 2019; Pugliese et al. 2010). Vor allen Dingen auf Grund der vorwiegend asiatischen Herkunft der Daten und der in den Studien vorliegenden doch sehr unterschiedlichen pathologischen Stadien ist es kaum möglich hieraus Schlussfolgerungen zu ziehen.

Die Lernkurve für das eigenständige Erlernen der roboterassistierte Gastrektomie wird in der Literatur als kürzer beschrieben im Vergleich zur konventionellen laparoskopischen Gastrektomie (Park et al. 2012a; Zhou et al. 2015; An et al. 2018). Einzelne Arbeiten implizieren, dass es für erfahrene Magenchirurgen auch ohne laparoskopische Erfahrung in kurzer Zeit möglich ist, die roboterassistierte Gastrektomie zu erlernen und sicher durchzuführen (An et al. 2018).

Die Literatur beschreibt weiterhin einen geringeren Blutverlust bei der roboterassistierte Gastrektomie verglichen mit der laparoskopischen Gastrektomie, wobei mit einem verringerten Blutverlust von insgesamt 10–30 ml pro Operation gerechnet werden kann (Nakauchi et al. 2016; Gao et al. 2019; Hyun et al. 2013; Parisi et al. 2017; Cianchi et al. 2016a; Kim et al. 2016; Pugliese et al. 2010; Kim et al. 2010; Yoon et al. 2012; Kang et al. 2012; Noshiro et al. 2014; Seo et al. 2015; Lu et al. 2018; Liu et al. 2018; Ye et al. 2019).

Ebenso wie beim Blutverlust ergibt die vorliegende Literatur für die robotische Gastrektomie ebenfalls eine minimal erhöhte Anzahl an entfernten Lymphknoten an: 25–44 Lymphknoten für die roboterassistierte versus 22–40 für die laparoskopische Gastrektomie (Nakauchi et al. 2016; Gao et al. 2019; Hyun et al. 2013; Parisi et al. 2017; Cianchi et al. 2016a; Kim et al. 2016; Kim et al. 2010; Kang et al. 2012; Kim et al. 2012; Park et al. 2012a; Huang et al. 2014; Junfeng et al. 2014; Noshiro et al. 2014; Han et al. 2015; Seo et al. 2015; You et al. 2015; Kim et al. 2016d; Lu et al. 2018; Liu et al. 2018; Ye et al. 2019). Insgesamt besteht aber bei all diesen Studien große Heterogenität und die geringen dargestellten Vorteile in der Lymphknotenausbeute lassen keine sinnvolle Schlussfolgerung bezüglich einer möglichen Überlegenheit des robotischen Verfahrens bei der Lymphknotendissektion zu. Weiterhin sind diese Daten größtenteils aus asiatischen Kollektiven entnommen; hier spielt die neoadjuvante bzw. multimodale Therapien eine deutliche kleinere Rolle. Weiterhin gibt es insgesamt zu wenig Daten bezüglich des Einflusses der Lymphknotenausbeute für das onkologische Ergebnis beim neoadjuvant chemotherapeutisch behandelten Magenkarzinomen. Nach eigener Erfahrung erleichtert die Visualisierung und Instrumentenkontrolle der robotischen Plattform die Lymphknotendissektion an den Ästen des Truncus coeliacus. Subjektiv werden sowohl Sicherheit als auch Radikalität bei der Lymphknotendissektion mittels robotischer Plattform als überlegen empfunden.

Bezüglich der Gesamtmorbidität der chirurgischen Eingriffe werden in der Literatur allgemein sehr ähnliche Morbiditätsraten von roboterassistierter und laparoskopischer Gastrektomie berichtet (Seo et al. 2018; Lee et al. 2018; Nakauchi et al. 2016; Gao et al. 2019; Hyun et al. 2013; Parisi et al. 2017; Cianchi et al. 2016a; Kim et al. 2016; Pugliese et al. 2010; Kim et al. 2010; Yoon et al. 2012; Kang et al. 2012; Kim et al. 2012; Park et al. 2012a; Huang et al. 2014; Junfeng et al. 2014; Noshiro et al. 2014; Han et al. 2015; Seo et al. 2015; You et al. 2015; Kim et al. 2016d; Lu et al. 2018). Die meisten vorliegenden Studien konnten keine zusätzliche Mortalität mit Bezug zur roboterassistierten oder laparoskopischen Gastrektomie berichten. Eine monozentrische Serie aus Italien aus dem Jahre 2016 konnte Mortalitätsraten von 3,3 % für die roboterassistierte Gastrektomie versus 4,9 % für die laparoskopische Gastrektomie berichten und reproduziert hiermit wahrscheinlich viel mehr reale europäische Verhältnisse (Kunisaki et al. 2018). Zusammenfassend kann auf Grund der aktuellen Datenlage davon ausgegangen werden, dass die roboterassistierte Gastrektomie aktuell im Wesentlichen gleichwertige Ergebnisse im Vergleich zur konventionell laparoskopischen Gastrektomie in Hinblick auf postoperative Morbidität und Mortalität bietet.

Literatur

Cianchi F, Indennitate G, Trallori G et al (2016a) Robotic vs laparoscopic distal gastrectomy with D2 lymphadenectomy for gastric cancer: a retrospective comparative mono-institutional study. BMC Surg 16:65

Gao Y, Xi H, Qiao Z et al (2019) Comparison of robotic- and laparoscopic-assisted gastrectomy in advanced gastric cancer: updated short- and long-term results. Surg Endosc 33:528–534

Hashizume M, Sugimachi K (2003) Robot-assisted gastric surgery. Surg Clin North Am 83:1429–1444

Hyun MH, Lee CH, Kwon YJ et al (2013) Robot versus laparoscopic gastrectomy for cancer by an experienced surgeon: comparisons of surgery, complications, and surgical stress. Ann Surg Oncol 20:1258–1265

Kim HI, Han SU, Yang HK et al (2016) Multicenter prospective comparative study of robotic versus laparoscopic gastrectomy for gastric adenocarcinoma. Ann Surg 263:103–109

Kim MC, Heo GU, Jung GJ (2010) Robotic gastrectomy for gastric cancer: surgical techniques and clinical merits. Surg Endosc 24:610–615

Lee JH, Son T, Kim J et al (2018) Intracorporeal delta-shaped gastroduodenostomy in reduced-port robotic distal subtotal gastrectomy: technical aspects and short-term outcomes. Surg Endosc 32: 4344–4350

Nakauchi M, Suda K, Susumu S et al (2016) Comparison of the long-term outcomes of robotic radical gastrectomy for gastric cancer and conventional laparoscopic approach: a single institutional retrospective cohort study. Surg Endosc 30:5444–5452

Parisi A, Reim D, Borghi F et al (2017) Minimally invasive surgery for gastric cancer: A comparison between robotic, laparoscopic and open surgery. World J Gastroenterol 23:2376–2384

Pugliese R, Maggioni D, Sansonna F et al (2010) Subtotal gastrectomy with D2 dissection by minimally invasive surgery for distal adenocarcinoma of the stomach: results and 5-year survival. Surg Endosc 24:2594–2602

Seo WJ, Son T, Roh CK, Cho M, Kim HI, Hyung WJ (2018) Reduced-port totally robotic distal subtotal gastrectomy with lymph node dissection for gastric cancer: a modified technique using Single-Site® and two additional ports. Surg Endosc 32:3713–3719

PUBMED|CROSSREF

An JY, Kim SM, Ahn S et al (2018) Successful robotic gastrectomy does not require extensive laparoscopic experience. J Gastric Cancer 18:90–98

Cianchi F, Indennitate G, Trallori G, Ortolani M, Paoli B, Macrì G, Lami G, Mallardi B, Badii B, Staderini F, Qirici E, Taddei A, Ringressi MN, Messerini L, Novelli L, Bagnoli S, Bonanomi A, Foppa C, Skalamera I, Fiorenza G, Perigli G (2016b) Robotic vs laparoscopic distal gastrectomy with D2 lymphadenectomy for gastric cancer: a retrospective comparative mono-institutional study. BMC Surg 16(1):65

Han DS, Suh YS, Ahn HS et al (2015) Comparison of surgical outcomes of robot-assisted and laparoscopyassisted pylorus-preserving gastrectomy for gastric cancer: a propensity score matching analysis. Ann Surg Oncol 22:2323–2328

Huang KH, Lan YT, Fang WL et al (2014) Comparison of the operative outcomes and learning curves between laparoscopic and robotic gastrectomy for gastric cancer. PLoS One 9:e111499

Junfeng Z, Yan S, Bo T et al (2014) Robotic gastrectomy versus laparoscopic gastrectomy for gastric cancer: comparison of surgical performance and short-term outcomes. Surg Endosc 28: 1779–1787

Kang BH, Xuan Y, Hur H, Ahn CW, Cho YK, Han SU (2012) Comparison of surgical outcomes between robotic and laparoscopic gastrectomy for gastric cancer: the learning curve of robotic surgery. J Gastric Cancer 12:156–163

Kawamura H, Tanioka T, Shibuya K, Tahara M, Takahashi M (2013) Comparison of the invasiveness between reduced-port laparoscopy-assisted distal gastrectomy and conventional laparoscopy-assisted distal gastrectomy. Int Surg 98:247–253

Kim KM, An JY, Kim HI, Cheong JH, Hyung WJ, Noh SH (2012) Major early complications following open, laparoscopic and robotic gastrectomy. Br J Surg 99:1681–1687

Kim SM, Ha MH, Seo JE et al (2016c) Comparison of single-port and reduced-port totally laparoscopic distal gastrectomy for patients with early gastric cancer. Surg Endosc 30:3950–3957

Kim YW, Reim D, Park JY et al (2016d) Role of robot-assisted distal gastrectomy compared to laparoscopyassisted distal gastrectomy in suprapancreatic nodal dissection for gastric cancer. Surg Endosc 30:1547–1552

Kunisaki C, Miyamoto H, Sato S et al (2018) Surgical outcomes of reduced-port laparoscopic gastrectomy versus conventional laparoscopic gastrectomy for gastric cancer: a propensity-matched retrospective cohort study. Ann Surg Oncol 25:3604–3612

Kwon IG, Son T, Kim HI, Hyung WJ (2019) Fluorescent lymphography-guided lymphadenectomy during robotic radical gastrectomy for gastric cancer. JAMA Surg 154:150–158

Liu HB, Wang WJ, Li HT et al (2018) Robotic versus conventional laparoscopic gastrectomy for gastric cancer: a retrospective cohort study. Int J Surg 55:15–23

Lu J, Zheng HL, Li P et al (2018) A propensity score-matched comparison of robotic versus laparoscopic gastrectomy for gastric cancer: oncological, cost, and surgical stress analysis. J Gastrointest Surg 22:1152–1162

Noshiro H, Ikeda O, Urata M (2014) Robotically-enhanced surgical anatomy enables surgeons to perform distal gastrectomy for gastric cancer using electric cautery devices alone. Surg Endosc 28: 1180–1187

Obama K, Kim YM, Kang DR et al (2018) Long-term oncologic outcomes of robotic gastrectomy for gastric cancer compared with laparoscopic gastrectomy. Gastric Cancer 21:285–295

Omori T, Oyama T, Akamatsu H, Tori M, Ueshima S, Nishida T (2011) Transumbilical single-incision laparoscopic distal gastrectomy for early gastric cancer. Surg Endosc 25:2400–2404

Park JY, Jo MJ, Nam BH et al (2012a) Surgical stress after robot-assisted distal gastrectomy and its economic implications. Br J Surg 99:1554–1561

Park SS, Kim MC, Park MS, Hyung WJ (2012b) Rapid adaptation of robotic gastrectomy for gastric cancer by experienced laparoscopic surgeons. Surg Endosc 26:60–67

Seo HS, Shim JH, Jeon HM, Park CH, Song KY (2015) Postoperative pancreatic fistula after robot distal gastrectomy. J Surg Res 194:361–366

Son T, Lee JH, Kim YM, Kim HI, Noh SH, Hyung WJ (2014) Robotic spleen-preserving total gastrectomy for gastric cancer: comparison with conventional laparoscopic procedure. Surg Endosc 28: 2606–2615

Suda K, Man-I M, Ishida Y, Kawamura Y, Satoh S, Uyama I (2015) Potential advantages of robotic radical gastrectomy for gastric adenocarcinoma in comparison with conventional laparoscopic approach: a single institutional retrospective comparative cohort study. Surg Endosc 29:673–685

Ye SP, Shi J, Liu DN et al (2019) Robotic-assisted versus conventional laparoscopic-assisted total gastrectomy with D2 lymphadenectomy for advanced gastric cancer: short-term outcomes at a mono-institution. BMC Surg 19:86

Yoon HM, Kim YW, Lee JH et al (2012) Robot-assisted total gastrectomy is comparable with laparoscopically assisted total gastrectomy for early gastric cancer. Surg Endosc 26:1377–1381

You YH, Kim YM, Ahn DH (2015) Beginner surgeon's initial experience with distal subtotal gastrectomy for gastric cancer using a minimally invasive approach. J Gastric Cancer 15:270–277

Zhou J, Shi Y, Qian F et al (2015) Cumulative summation analysis of learning curve for robot-assisted gastrectomy in gastric cancer. J Surg Oncol 111:760–767

Laparoskopische Ösophagomyotomie nach Heller

13

Ines Gockel

Inhaltsverzeichnis

► Die Achalasie ist eine seltene Funktionsstörung der Speiseröhre mit bisher ungeklärter Ätiopathogenese. Die Inzidenz liegt bei ca. 1–5 Neuerkrankungen/100.000 Einwohner pro Jahr. Die derzeit zur Verfügung stehenden Therapieoptionen zielen auf eine Verbesserung der Nahrungspassage über den ösophagogastralen Übergang sowie die Prävention der Progression zum Megaösophagus. Wegweisend für mögliche Therapiealgorithmen ist – neben dem Alter des Patienten mit besserem Ansprechen jüngerer Patienten auf die laparoskopische Kardiomyotomie nach Heller in Kombination mit einer Antirefluxplastik – die präoperative Diagnostik mittels High-Resolution-Manometrie (HRM). Gemäß der aktuellen Chicago-Klassifikation (V4.0(c)) existieren 3 Achalasie-Subtypen (Yadlapati et al. 2021). Insbesondere Patien-

I. Gockel (✉)
Klinik und Poliklinik für Viszeral-, Transplantations-, Thorax- und Gefäßchirurgie, Department für Operative Medizin, Universitätsklinikum Leipzig, Leipzig, Deutschland
e-mail: ines.gockel@medizin.uni-leipzig.de

T. Keck, C.-T. Germer (Hrsg.), *Minimalinvasive Viszeralchirurgie*, https://doi.org/10.1007/978-3-662-67852-7_13

ten mit Typ-I- und Typ-II-Achalasie sprechen sehr gut auf die laparoskopische Kardiomyotomie an. Die Typ-III-Achalasie (spastische Achalasie) hingegen stellt eine besondere therapeutische Herausforderung dar: Hier ist eine lange Myotomie indiziert (perorale endoskopische Myotomie [POEM] oder laparoskopische-thorakoskopische Myotomie), die das gesamte spastische Segment des distalen Ösophagus umfasst. Die HRM-basierte Myotomie bietet aufgrund ihrer individuell angepassten Länge die optimale Voraussetzung für eine maßgeschneiderte Therapie der Achalasie.

13.1 Einführung

Die Achalasie gehört mit einer Inzidenz von 1–5 Neuerkrankungen/100.000 Einwohner pro Jahr zu den seltenen Erkrankungen. Sie tritt bei Männern und Frauen in gleicher Häufigkeit auf. Prinzipiell kann sie sich in jedem Lebensalter manifestieren, tritt aber am häufigsten im Alter zwischen 25–60 Jahren auf (Müller und Gockel 2015). In der Erforschung von Ursache und Ätiopathogenese der Achalasie haben sich in den letzten Jahren wichtige neue Erkenntnisse ergeben – von der abnormalen neuralen Kontrolle der motorischen Funktion des Ösophagus bis zu zellvermittelter und Antikörper-mediierter Autoimmunität sowie zu Serum-Zytokinen (Savarino et al. 2022). Die primäre Achalasie ist eine neurodegenerative Erkrankung, die durch eine fehlende oder nicht ausreichende schluckreflektorische Erschlaffung des unteren Ösophagussphinkters sowie eine fehlende propulsive Peristaltik des tubulären Ösophagus aufgrund eines Verlustes der inhibitorischen Innervation im Plexus myentericus (Auerbach-Plexus) gekennzeichnet ist. Die Ätiopathogenese der Funktionsstörungen der Nervenzellen des Plexus myentericus bzw. deren kompletten Untergangs ist derzeit nicht vollständig geklärt. Es wird vermutet, dass es – nach einem initialen Insult möglicherweise durch eine Infektion mit neurotropen Viren – bei Patienten mit einer genetischen Prädisposition zu einer Entzündung des Plexus myentericus kommt und in Kombination mit antimyenterischen Antikörpern die Zerstörung der Nervenzellen resultiert (Gockel et al. 2010a; Park und Vaezi 2005). Die autoimmunologische Hypothese wird dadurch verstärkt, dass bei 90–100 % der Ösophagusproben von Achalasie-Patienten entzündliche Lymphozyteninfiltrate im Plexus myentericus nachweisbar waren, zudem konnten Autoantikörper gegen den Plexus nachgewiesen werden (Müller und Gockel 2015). In mehreren Untersuchungen konnte eine Assoziation von Achalasie und HLA-DQ1-Klasse-II-Histokompatibilitätsantigenen gezeigt werden (Müller und Gockel 2015). Neben der autoimmunen Genese spielen möglicherweise Umweltfaktoren mit allergischen Reaktionen der Speiseröhre eine Rolle. Der bisher jedoch fehlende Nachweis exogener Noxen hat in den letzten Jahren zu einer verstärkten Suche nach genetischen Faktoren der primären Achalasie geführt. Tatsächlich liefern das Auftreten der familiären Achalasie, die Assoziation der Erkrankung mit bestimmten genetischen Syndromen wie dem Down- oder dem Allgrove-Syndrom, sowie der Nachweis eines Achalasie-ähnlichen Phänotyps bei mutierten Mausmodellen Hinweise auf die Beteiligung genetischer Faktoren in der Ätiopathogenese der primären Achalasie (Gockel et al. 2010a). Auch beim Menschen sind verschiedene Kandidatengene gefunden worden, die mit einem erhöhten Erkrankungsrisiko assoziiert sind. Ihre allgemeine Bedeutung für die primäre Achalasie ist aber noch unklar. Zukünftige Untersuchungen an großen Patientenkollektiven müssen eine weitere Aufklärung über den möglichen genetischen Hintergrund der Achalasie liefern. In der ersten systematischen Assoziationsstudie für die Achalasie mit einer Stichprobe von > 1000 Fällen und > 4000 Kontrollen konnte bei 33 Markern, die alle in der MHC-Region auf Chromosom 6 lokalisiert sind, genomweite Signifikanz erreicht werden. Die stärkste Assoziation mit der Achalasie zeigte eine Acht-Aminosäuren-Insertion in Position 227–234 von HLA-DQβ1. Die Ergebnisse dieser Studie unterstreichen, dass genetisch basierte immunvermittelte Prozesse eine zentrale Rolle bei der Ätiopathogenese der Achalasie spielen (Gockel et al. 2014). Kardinalsymptome der Achalasie sind eine Dysphagie für feste und flüssige Speisen sowie Regurgitationen. Weitere Symptome sind retrosternale Schmerzen bzw. Krämpfe und ein Gewichtsverlust. Der Schweregrad der Achalasie wird klinisch anhand des Eckardt-Score erfasst. Hierbei werden die Symptome Dysphagie, Regurgitation, retrosternale Schmerzen und Gewichtsverlust je nach Schweregrad bzw. je nach Ausprägung des Symptoms auf einer Skala von 0–3 gewichtet und summiert, d. h. der erzielte Gesamtscore kann minimal 0 (= keine Symptome bzw. kein Gewichtsverlust) bis maximal 12 Punkte betragen (Tab. 13.1). Als klinische Remission nach Intervention wird ein Symptomen-Score von < 3 Punkten für mindestens 6 Monate betrachtet.

Als Komplikationen der Achalasie können sich u. a. rezidivierende Aspirationspneumonien und – bei langjährigem Verlauf – auch eine karzinomatöse Entartung entwickeln. Von einem Megaösophagus spricht man, wenn die tubuläre Speiseröhre einen maximalen Durchmesser von > 6 cm erreicht (Abb. 13.1). Dieser ist durch ein völliges Fehlen von Peristaltik mit einer sigmoid-förmigen Konfiguration des distalen Ösophagus und Stase des Speisebreis mit konsekutiver Ösophagitis gekennzeichnet. Im Endstadium der Achalasie ist aufgrund des Funktionsverlustes der Speiseröhre eine Behandlung mittels Heller-Myotomie nicht zielführend, sodass die Ösophagusresektion in Betracht gezogen werden muss. Die frühzeitige Diagnostik und zeitnahe Therapieeinleitung ist essenziell, um Spätkomplikationen durch die irreversible Dilatation des Ösophagus zu vermeiden (Gockel et al. 2012). Eine eigene Untersuchung zeigte, dass das Zeit-

Tab. 13.1 Klinische Evaluation der Achalasie: Symptomen-Score. (Nach Eckardt et al. 1992)

Score	Dysphagie	Regurgitation	Retrosternale Schmerzen	Gewichtsverlust (kg)
0	Keine	Keine	Keine	0
1	Gelegentlich	Gelegentlich	Gelegentlich	0–5
2	Täglich	Täglich	Täglich	5–10
3	Bei jeder Mahlzeit	Bei jeder Mahlzeit	Bei jeder Mahlzeit	>10

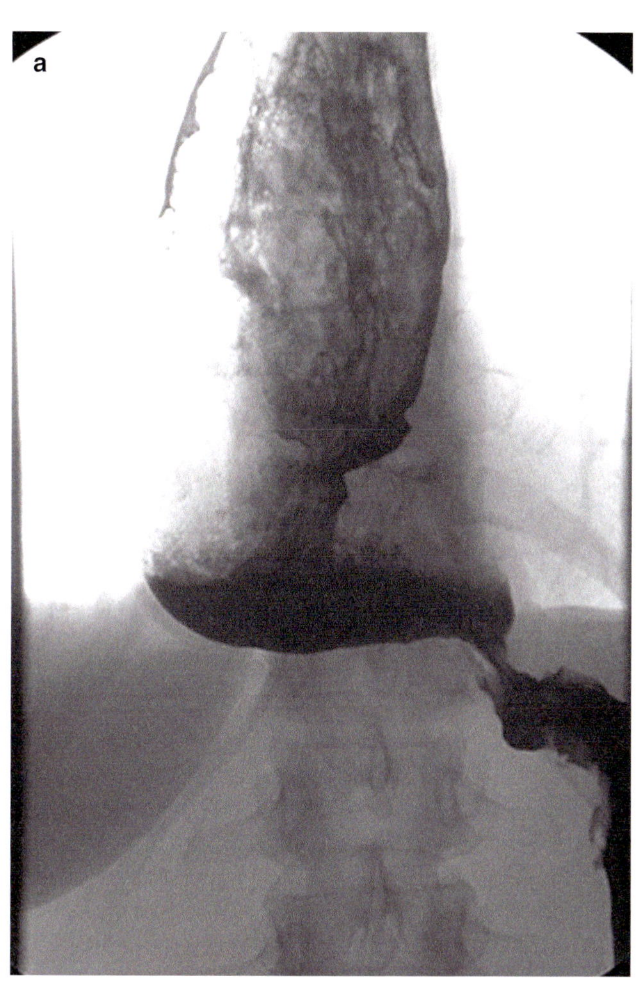

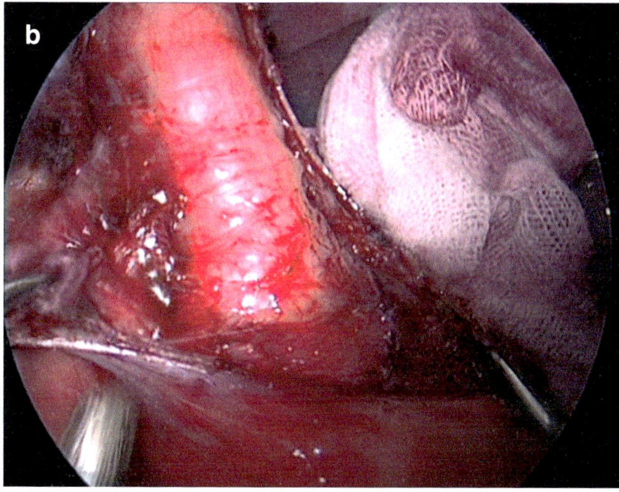

Abb. 13.1 Röntgenbreischluck: Megaösophagus im Endstadium der Achalasie. (**a**) Breischluck, (**b**) klinisches Korrelat bei der Operation

intervall bis zur Erstdiagnose und entsprechender Therapieeinleitung auch heute in Deutschland immer noch >25 Monate („interquartile range", Interquartilsabstand 9–65) dauert (Niebisch et al. 2017).

13.2 Indikation

Aufgrund der klinisch im Vordergrund stehenden Schluckbeschwerden mit konsekutivem Gewichtsverlust sowie der retrosternalen Schmerzen und Regurgitationen ist die Lebensqualität deutlich reduziert. Während in den früheren Stadien der Achalasie mit nur gering oder moderat dilatiertem bzw. deformiertem Ösophagus die klassische Kardiomyotomie nach Heller die am häufigsten angewandte chirurgische Technik ist, kommt bei Sigma-förmiger Konfiguration des distalen Ösophagus bzw. Progression zum Megaösophagus oder bei Rezidiv die Ösophagus-(Teil)-Resektion in verschiedenen Varianten häufiger zum Einsatz. Als „Rescue"-Verfahren kommt die Heller-Myotomie bei Patienten mit vorheriger erfolgloser Pneumatischer Dilatation (PD) (Uppal und Wang 2016), Botox-Therapie oder Perorale endoskopische Myotomie (POEM) mit guten Ergebnissen zum Einsatz. Die Myotomie ist eine sehr effiziente Behandlungsmodalität für Patienten, die wiederholt ein fehlendes Ansprechen auf die pneumatische Dilatation gezeigt haben (Gockel et al. 2004). Die laparoskopische Heller-Myotomie eignet sich besonders für Patienten mit Typ I- oder II-Achalasie (Zaninotto et al. 2018). Auch bei Patienten mit sigmaförmigem (Dolicho-)Megaösophagus kann sie als erste chirurgische Therapie erwogen werden, bevor resezierende Verfahren in Betracht kommen. Sie eignet sich auch für das (Früh-) Rezidiv der Achalasie im Sinne einer Re-Myotomie. Dieses frühe Rezidiv kommt entweder durch eine im Rahmen der primären OP inkompletten Myotomie oder eine Vernarbung im OP-Bereich zustande und kann sehr gut durch eine erneute Myotomie (mit Re-Antirefluxplastik) therapiert werden, ggf. als kontralaterale Myotomie zu der Erst-OP (Gockel et al. 2007).

Die derzeit zur Verfügung stehenden Therapieoptionen zielen auf eine Verbesserung der Nahrungspassage über den ösophagogastralen Übergang sowie eine Prävention der Progression zum Megaösophagus. Seit der Erstbeschreibung der Achalasie-Behandlung durch Sir Thomas Willis 1674 mittels Bougierung des Ösophagus mit einem Walknochen haben sich verschiedene Therapieverfahren entwickelt. Während die endoskopische Botox-Behandlung des unteren Ösophagussphinkters aufgrund ihrer kurzen Wirkdauer lediglich eine Alternative für Patienten mit hoher Komorbidität darstellt, finden mit größerer Effizienz die pneumatische Dilatation, die perorale endoskopische Myotomie (POEM) sowie die laparoskopische Kardiomyotomie nach Heller (in Kombination mit einer partiellen Antirefluxplastik) Anwendung. Zur pneumatischen Dilatation ist anzumerken, dass es sich hierbei um eine Methode handelt, die – wie die Botox-Behandlung – wiederholt durchgeführt werden muss. Die alternativen (medikamentösen und endoskopisch-interventionellen) Verfahren, deren Vor- und Nachteile in Bezug auf die aktuelle Situation (Vorbehandlungen, Subtyp nach Chicago-Klassifikation, Konfiguration des Ösophagus, Alter, Komorbiditäten, OP-Risiko, etc.) müssen mit den Patienten im OP-Aufklärungsgespräch umfassend besprochen werden. Möglicherweise ist die POEM eine vielversprechende Option für die Typ-III-Achalasie nach Chicago-Klassifikation (Pandolfino et al. 2008; Yadlapati et al. 2021; Abschn. 13.3) mit ubiquitärer Spastik des tubulären Ösophagus, bei der eine langstreckige Myotomie erfolgen muss. Allerdings findet sich bei lediglich ca. 8 % aller Patienten mit Achalasie ein Typ III nach Chicago-Klassifikation.

Zum aktuellen Vergleich der Therapieverfahren s. auch Abschn. 13.10.

Die Indikation zur Therapie ist prinzipiell bei Diagnosestellung einer Achalasie gegeben, insbesondere unter dem Aspekt der Vermeidung von Spätkomplikationen mit Progression zum Megaösophagus (Savarino et al. 2022). Grundsätzlich stehen als Überbrückung bis zur „definitiven" Therapie medikamentöse Optionen wie Kalziumantagonisten und Nitropräparate zur Verfügung, die die glatte Muskulatur des distalen Ösophagus relaxieren. Die laparoskopische Heller-Myotomie gilt als Goldstandard der Behandlung der Achalasie, insbesondere jüngere Patienten sprechen hierauf besser an als auf die pneumatische Dilatation, welche per se wiederholte Behandlungen impliziert (Gockel et al. 2004). Wegweisend für die Indikation und mögliche Therapiealgorithmen ist – neben dem Alter des Patienten sowie den Vorbehandlungen – die präinterventionelle Diagnostik mittels High-Resolution-Manometrie (HRM; Abschn. 13.3).

Zusammenfassend ist bei 4 Patientengruppen die laparoskopische Heller-Myotomie indiziert:

1. Patienten <40 Jahre,
2. Patienten mit wiederholter (>3-maliger) erfolgloser pneumatischer Dilatation (oder Botox-Injektion) und persistierenden oder rezidivierenden Symptomen,
3. Risikopatienten (mit erhöhter Perforationsgefahr) für die pneumatische Dilatation und
4. Patienten mit Wunsch nach primärer operativer Therapie.

Als Kontraindikation zur laparoskopischen Heller-Myotomie gilt die „Pseudoachalasie". Diese ist durch eine kürzere Anamnese, einen schnelleren Gewichtsverlust und rapide progrediente Schluckbeschwerden gekennzeichnet. Manometrisch finden sich die klassischen Zeichen der Achalasie. Da oftmals Karzinome des ösophagogastralen Übergangs zugrunde liegen, ist eine Ösophago-Gastro-Duodenoskopie, ggf. eine Computertomografie und Endosonographie zwingend erforderlich.

13.3 Spezielle präoperative Diagnostik

13.3.1 High-Resolution-Manometrie (HRM)

Die High-Resolution-Manometrie (HRM) ist der Goldstandard in der Diagnostik der Achalasie. Sie dient zudem der differenzialdiagnostischen Abgrenzung von anderen Motilitätsstörungen, wie dem diffusen Ösophagusspasmus, dem Nussknacker- und Jackhammer-Ösophagus sowie dem hypertensiven unteren Ösophagussphinkter und den hypokontraktilen Motilitätsstörungen.

Die Einführung der hochauflösenden Manometrie (HRM) mit bis zu 36 simultan messenden Druckpunkten auf der eingebrachten Sonde bietet nun eine kontinuierliche Darstellung der Druckmesswerte sowie eine bessere Beurteilung des Bolustransports vom Pharynx in den Magen. Neben der schnelleren und für den Patienten angenehmeren Durchführbarkeit durch Wegfall des Durchzugmanövers, zeigen die vorhandenen Daten auch eine höhere diagnostische Treffsicherheit (Müller und Gockel 2015). Für die HRM wurde mit der Chicago-Klassifikation eine neue Einteilung der ösophagealen Motilitätsstörungen eingeführt, die die Erkrankungen anhand des sog. integrierten Relaxationsdrucks (IRP) des unteren Ösophagussphinkters (Relaxationsdruck über 4 s in einem 10-s-Fenster) eingeteilt. Dabei entspricht eine normale Relaxation einem IRP von <15 mmHg, eine gestörte Relaxation einem IRP von ≥ 15 mmHg. Gemäß der Chicago-Klassifikation existieren 3 Achalasie-Subtypen (Tab. 13.2 und Abb. 13.2) (Gockel et al. 2004; Kahrilas et al. 2015; Yadlapati et al. 2021). Diese sind von unterschiedlicher prognostischer Relevanz. Insbesondere Patienten mit Typ-I- und Typ-II-Achalasie sprechen sehr gut auf die laparoskopische Kardiomyotomie an (Rohof et al. 2013a). Die Typ-III-Achalasie hingegen stellt eine besondere therapeutische

Tab. 13.2 Chicago-Klassifikation. (Nach Pandolfino et al. 2008; Kahrilas et al. 2015; aktuelle Version V4.0(c) nach Yadlapati et al. 2021)

Typ I	Klassische Achalasie
Typ II	Achalasie mit ösophagealer Kompression
Typ III	Spastische, hyperkontraktile Form der Achalasie

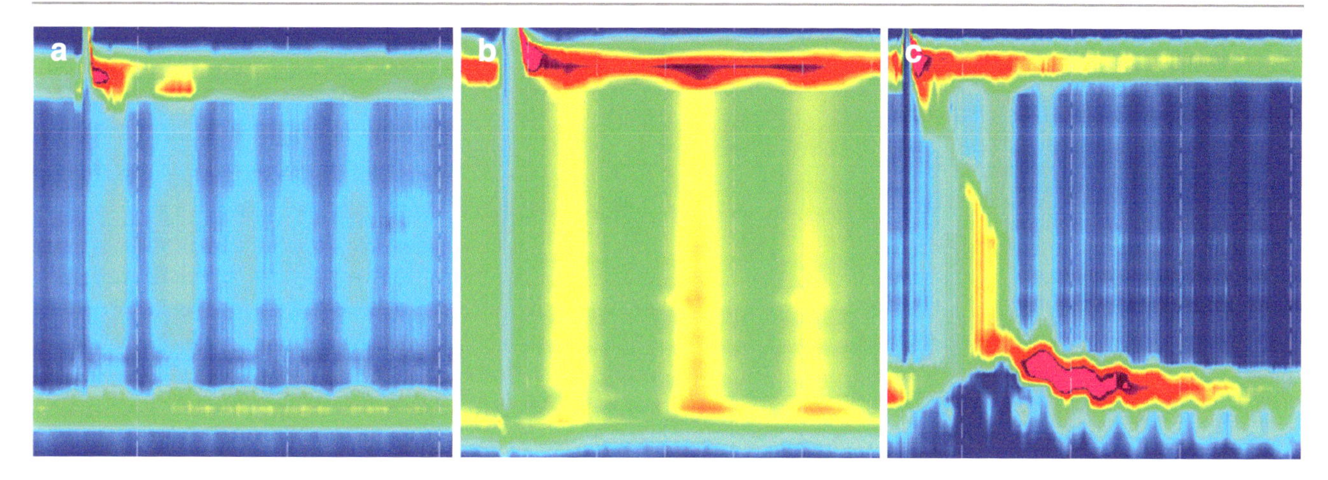

Abb. 13.2 **a–c** Befunde der hochauflösenden Manometrie (HRM): (**a**) Typ-I-Achalasie (klassische Achalasie), (**b**) Typ-II-Achalasie (Achalasie mit ösophagealer Kompression), (**c**) Typ-III-Achalasie (spastische, hyperkontraktile Form der Achalasie) gemäß Chicago-Klassifikation

Herausforderung dar: Hier ist eine lange Myotomie indiziert (POEM oder laparoskopische Myotomie), die das gesamte spastische Segment des distalen Ösophagus umfasst. Die HRM-basierte Myotomie bietet aufgrund ihrer individuell angepassten Indikation und Länge die optimale Voraussetzung für einen maßgeschneiderten Ansatz in der Therapie der Achalasie. Die HRM ist nicht nur für die Therapieplanung, sondern auch für die postoperative Verlaufsevaluation essenziell.

13.3.2 Ösophagogastroduodenoskopie (ÖGD)

Die Endoskopie dient insbesondere dem Ausschluss eines Malignoms, im Sinne einer „Pseudoachalasie", bei der die klassischen manometrischen Kriterien einer primären oder idiopathischen Achalasie vorliegen können. Weiter lassen sich endoskopisch entzündliche Schleimhautveränderungen beurteilen, v. a. der Schweregrad einer möglichen Retentionsösophagitis bei vorliegender Stase bzw. einer stasebedingten Soorösophagitis.

13.3.3 Röntgenbreischluck

Der Ösophagusbreischluck wird v. a. bei Patienten, bei denen die Endoskopie nicht richtungsweisend ist, durchgeführt. Differenzialdiagnostische Ursachen der ösophagealen Dysphagie, wie Ringe und Webs, sowie Zeichen einer ösophagealen Motilitätsstörung, wie tertiäre Kontraktionen und Frühformen der Achalasie, können der Endoskopie entgehen. Es wird der maximale Durchmesser des Ösophaguskorpus sowie des ösophagogastralen Übergangs an seiner engsten Stelle gemessen. Charakteristischerweise findet sich bei der Achalasie eine „vogelschnabelartige" oder „sektglasartige" Verjüngung der Kardia. Die dynamische Darstellung der Peristaltik des Ösophaguskorpus kann gelegentlich Aufschluss über einen Etagenspasmus erbringen. Ein maximaler Durchmesser des Ösophaguskorpus von >6 cm wird als „Dolichomegaösophagus" definiert. Die radiologische, dynamische Darstellung der Peristaltik des Ösophaguskorpus kann gelegentlich Aufschluss über einen Etagenspasmus auch im Ösophaguskorpus erbringen. Hier ist präoperativ ein „Timed Barium Swallow" (TBS) sehr hilfreich, insbesondere bei multiplen Vorbehandlungen zur Evaluation des vorherigen Therapie-Ansprechens (Blonski et al. 2021; Sanagapalli et al. 2020). Dabei ist die Änderung des Barium-Oberflächenspiegels eine überlegenere Messmethode der ösophagealen Entleerung und korreliert besser mit dem Ansprechen auf die Therapie verglichen mit der „konventionellen" Evaluation der „5-Minuten Bariumsäule" für die Definition der objektiven Response nach Achalasie-Behandlung.

Dem TBS wird eine ähnlich große prädiktive Bedeutung wie dem klinischen Symptomen-Score bzw. der Manometrie zugeschrieben (Vaezi et al. 2002; Rohof et al. 2013b).

13.4 Aufklärung

Zur Aufklärung der Patienten verwenden wir die Perimed-Bögen für die Achalasie (*www.perimed.de*) mit handschriftlicher Ergänzung. Die spezifische Risiken und möglichen Komplikationen, über die aufgeklärt werden muss, sind: die intraoperative Mukosaeröffnung, die postoperative Nahtinsuffizienz bei Naht der Mukosa mit konsekutiver Peritonitis, der Abszess, das Pleuraempyem, die Fistel, die sekundäre Ösophagusperforation, der Chylothorax und Pneumothorax, die ösophagobronchiale Fistel, der gastroösophageale Reflux, die Phrenikusparese mit Zwerchfellhochstand, die Vagusläsion mit postoperativer funktioneller Magenentleerungsstörung, die Manschettendislokation und -auflösung, die Vernarbung der Manschette sowie die frühe Fusion der Muskelfasern mit Rezidiv.

13.5 Lagerung

Der Patient wird auf einer Vakuummatratze in Rückenlage mit abduzierten Beinen und rechts ausgelagertem Arm positioniert. Aufgrund der späteren Anti-Trendelenburg-Lagerung werden Beine und Becken mit einem Gurt gesichert. Der Operateur steht bei unserer Technik zwischen den abduzierten Beinen, der erste Assistent, der die Kamera führt, links und der zweite Assistent rechts vom Patienten (Abb. 13.3). Die OP-Schwester steht rechts vom Operateur neben dem linken Bein des Patienten. Der Laparoskopieturm wird rechts des Patientenoberkörpers platziert, ein zweiter Monitor auf die linke Patientenseite, um die Visualisierung für das gesamte OP-Team möglichst ergonomisch zu gestalten.

13.6 Technische Voraussetzungen

Als technische Voraussetzungen sollte ein Lagerungstisch mit der Option der Abduktion der Beine und Beach-Chair- oder französischen Lagerung vorhanden sein, zudem sollte die Möglichkeit einer Dissektion mit bipolarer Koagulation oder mit Ultraschalldissektor vorliegen. Ein reguläres laparoskopisches Instrumentarium ist ausreichend. Zur initialen Unterspritzung der Muskularis eignet sich eine 5-mm-Spritze, zur Spreizung der Muskularis verwenden wir zwei 5-mm-Dissektorklemmen bzw. 5-mm-Kelly-Klemmen. Die Injektion in die Muskularis kann ebenso perkutan über eine lange PDK (Peridural-Katheter)-Nadel erfolgen (Gockel et al. 2009).

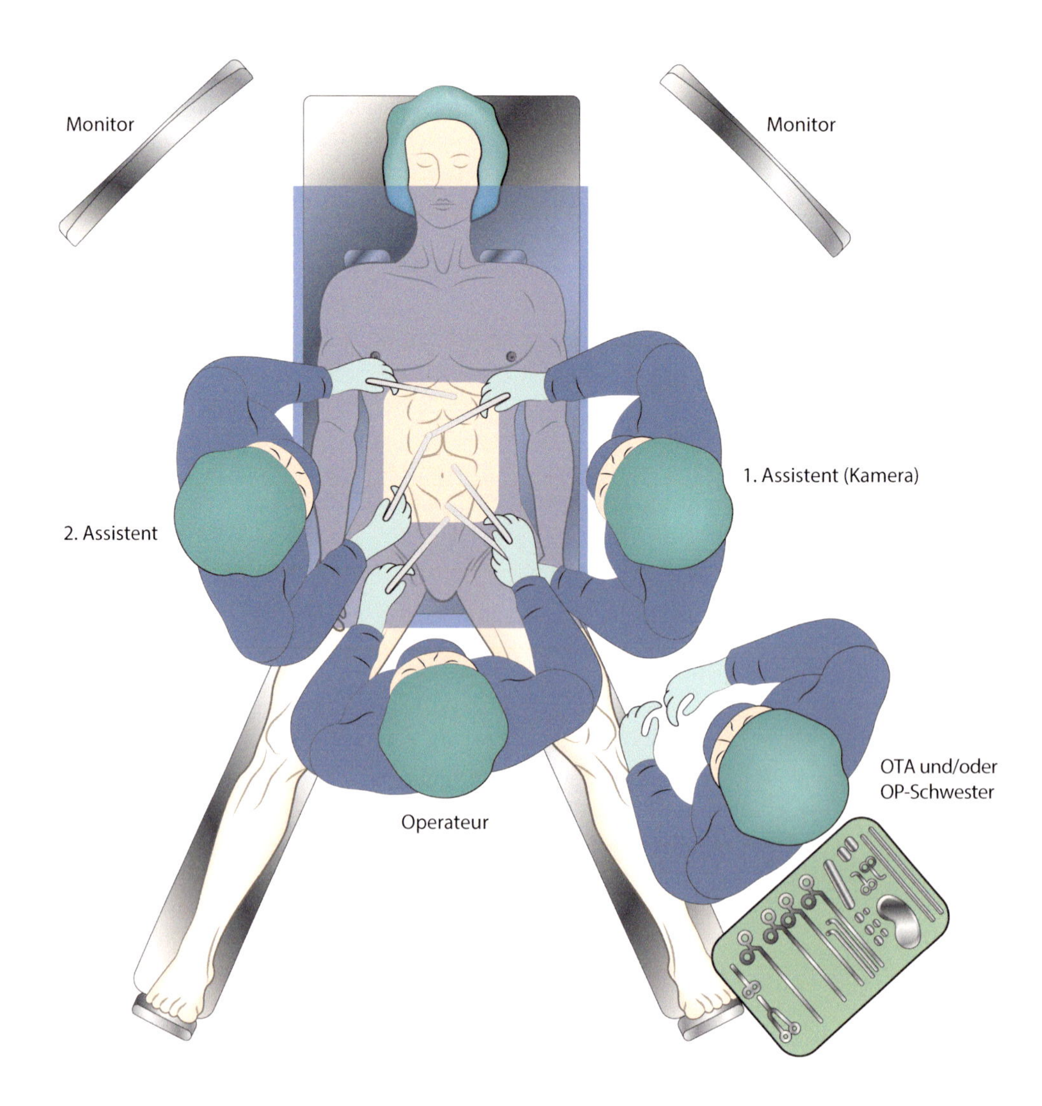

Abb. 13.3 Positionierung des OP-Teams und der Monitore

13.7 Überlegungen zur Wahl des Operationsverfahrens

13.7.1 Lokalisation und Länge der Myotomie

Die von Heller 1913 beschriebene Technik der Myotomie beim „Kardiospasmus" beinhaltete in ihrer Originalbeschreibung ursprünglich eine vordere und hintere Myotomie über 8 cm Länge (Heller 1913), was zu gastroösophagealem Reflux führte, sodass 1918 eine Modifikation durch De Brune Groenveldt und Zaaijer erfolgte mit der heute üblichen alleinigen vorderen Myotomie.

Prinzipiell orientiert sich die Länge der Myotomie an der in der HRM dargestellten Hochdruckzone des unteren Ösophagussphinkters. Beim der Typ-III-Achalasie nach Chicago-Klassifikation ist eine lange Myotomie indiziert, die nach thorakal fortgesetzt werden muss.

Nach Komplettierung der Myotomie sollte die Mukosa über ca. 30–40 % des zirkumferentiellen Durchmessers der Hochdruckzone exponiert sein. Die ösophageale Myotomie wird im Bereich des ventralen distalen Ösophagus durchgeführt unter sorgfältiger Schonung des vorderen Vagusastes. Hier gelingt die Separation der Muskularis von der Submukosa einfacher als im Bereich des Magenfundus.

Die Richtung der Myotomie des Magenfundus wird kontrovers diskutiert: Sie kann sich näher an der kleinen oder an der großen Magenkurvatur orientieren und konsequenterweise eher die von Liebermann-Meffert und Stein bezeichneten semizirkulären Fasern („clasps", dt. Klammern) oder die schräg verlaufenden Fasern („slings", dt. Schlingen) in entsprechende Anteile spalten (Korn et al. 1997). Mikrodissektionsstudien haben gezeigt, dass die muskulären Anteile beider Komponenten in Anzahl und Konzentration über dem ösophagogastralen Übergang zunehmen und übereinander gelagert sind. Hierdurch resultiert eine 2- bis 3-fache, asymmetrische Dicke der inneren Muskelschicht, die ihr Maximum über dem ösophagogastralen Übergang erreicht und am prominentesten und längsten an der Einkerbung der Kardia in Richtung großer Kurvatur ist. Sowohl die Region der größten Muskeldicke als auch der höchsten manometrischen Sphinkterdruckzone korrelieren somit mit den schräg verlaufenden „Schlingenfasern" (Stein et al. 1995). Aufgrund dieser Untersuchungen führen wir die Richtung der fundusseitigen Myotomie eher großkurvaturseitig durch (Gockel et al. 2009). Die adäquate Länge der Myotomie des proximalen Magenfundus ist entscheidend für das postoperative Ergebnis. Es konnte gezeigt werden, dass eine erweiterte Myotomie von >3 cm fundusseitig eine signifikante Verbesserung der Symptomatik erzielte verglichen mit der „Standard"-Myotomie von nur 1,5 cm (Oelschlager et al. 2003). Leider hatte diese Studie eine sequenzielle Patientenrekrutierung und verglich die „Standard"-Myotomie in Kombination mit einer vorderen Semifundoplikatio nach Dor mit der erweiterten Myotomie kombiniert mit einer Toupet-Antirefluxplastik (Oelschlager et al. 2003).

Unter Zuhilfenahme der intraoperativen Endoskopie kann die Vollständigkeit der Spaltung sämtlicher Muskelfasern der Hochdruckzone des unteren Ösophagussphinkters und somit die suffiziente Myotomielänge überprüft werden. Auch bietet die intraoperative Endoskopie den zusätzlichen Vorteil der Detektion okkulter Mukosaperforationen durch Transillumination und/oder Luftinsufflation.

Die adäquate Länge der Myotomie erfordert eine ausgewogene Balance zwischen der Spaltung sämtlicher Muskelfasern der Hochdruckzone des unteren Ösophagussphinkters mit Beseitigung der Achalasie-Symptome einerseits und der Vermeidung eines gastroösophagealen Refluxes andererseits (Gockel et al. 2009).

13.7.2 Wahl der Antirefluxplastik

Die Notwendigkeit der Addition einer Antirefluxplastik ist unstrittig und ergibt sich durch die nach der Myotomie resultierende und erwünschte Normo- bis Hypotension des unteren Ösophagussphinkters. Die Anlage einer 360°-Nissen-Manschette ist aufgrund der möglichen Folge einer erneuten Hypertension des unteren Ösophagussphinkters obsolet. Zwischen beiden genannten Extremen – dem gänzlichen Verzicht auf eine Fundoplikatio und der 360°-Manschette – stellt sich die Frage der Art der partiellen Fundoplikatio, welche mit der Heller-Myotomie kombiniert werden soll. Befürworter der anterioren 180°-Dor-Semifundoplikatio betonen insbesondere den – im Gegensatz zur hinteren, 270°-Teilmanschette nach Toupet – geringeren technischen Aufwand, der eine dorsale, retroösophageale Dissektion nicht erforderlich macht sowie die Deckung der Myotomie im Hinblick auf eine potenzielle, okkulte Mukosaperforation. Im Gegensatz dazu argumentieren die Autoren mit Präferenz des Verfahrens nach Toupet mit dem zusätzlichen Benefit durch das „Offenhalten" der beiden Muskelränder der Myotomie. Die prospektiv-randomisierte Multicenterstudie von Rawlings et al. verglich die laparoskopische Dor- vs. Toupet-Fundoplikatio nach Heller-Myotomie bei der Achalasie. Zielparameter waren neben der Evaluation der postoperativen Dysphagie und Regurgitation die symptomatischen GERD (Gastroesophageal Reflux Disease)-Scores und die 24 h-pH-Metrien 6–12 Monate postoperativ (Rawlings et al. 2012). Es fand sich kein signifikanter Unterschied zwischen beiden Gruppen, wenngleich ein höherer Prozentsatz an Patienten mit Dor-Fundoplikatio pathologische pH-Messungen hatten (Rawlings et al. 2012).

13.8 Operationsablauf – How I do it

13.8.1 Vorbereitung

Ein 16-Charrière-Magenschlauch wird vom Anästhesisten in den Ösophagus eingebracht, die endgültige Positionierung erfolgt allerdings erst nach Einführung der laparoskopischen Instrumente unter Sicht.

13.8.2 Zugangswege

Das Pneumoperitoneum wird über einen 10 mm langen Schnitt im Nabel über eine Verres-Kanüle angelegt, anschließend ein 10-mm-Trokar für die 45°-Videooptik in die Abdominalhöhle eingeführt. Zur Verlagerung der Oberbauchorgane aus der subdiaphragmalen Region nach kaudal und zur besseren Darstellung des Hiatus oesophagei wird der Patient nach Einbringen der Kamera in die Anti-Trendelenburg-Position gebracht. Unter Sicht wird rechts subkostal 2–3 Querfinger unterhalb des Rippenbogens ein 10-mm-Trokar für die linke Hand des Operateurs und links subkostal (ebenfalls 2–3 Querfinger unterhalb des Rippenbogens) ein Einmaltrokar für den Ultraschalldissektor bzw. den Dissektor mit bipolarer Koagulation, für weitere Instrumente zur Dissektion (rechte Hand des Operateurs) sowie ggf. zum Knoten für die spätere Semifundoplikatio eingebracht. Beide subkostalen Trokare bilden mit dem Kameratrokar einen Winkel von 120°. Zwei weitere 5-mm-Trokare werden in der rechten und linken vorderen Axillarlinie auf Höhe des Nabels platziert, rechts für den Leberretraktor und links für die Fasszange (Abb. 13.4).

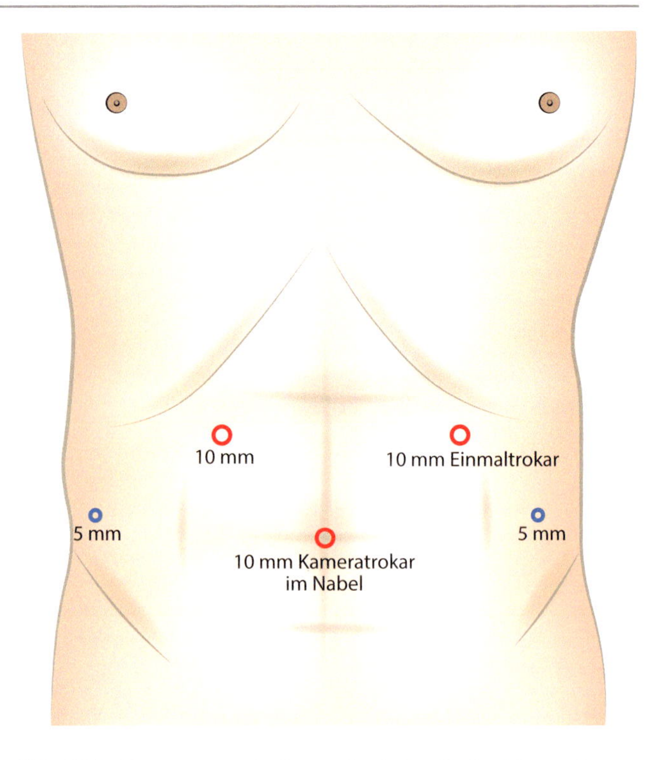

Abb. 13.4 Zugangswege der laparoskopischen Heller-Myotomie

13.8.3 Dissektion des Hiatus und mediastinale Präparation des Ösophagus

Die Dissektion beginnt mit der Durchtrennung der Pars flaccida des Omentum minus direkt oberhalb der zur Leber führenden Äste des N. vagus (Nn. latarjèt). Ein Truncus hepatogastricus mit einer aus der A. gastrica sinistra abzweigenden linken Leberarterie liegt als anatomische Variante in ca. 5–10 % vor und sollte geschont werden. Für die Präparation, die weiter auf den rechten Zwerchfellschenkel fortgesetzt wird, verwenden wir die 5 mm-Ultraschallschere, anschließend erfolgt die quere Inzision des peritonealen Überzugs über dem Hiatus oesophagei, dem phrenoösophagealen Ligament. Das bei den häufig sehr schlanken Achalasie-Patienten gering ausgeprägte Fettpolster des ösophagogastralen Übergangs wird für die ersten Präparationsschritte zum Greifen mit Gegenzug des Assistenten nach kaudal bzw. links und rechts lateral zunächst belassen und erst später entfernt (Gockel et al. 2009). Die Dissektion wird anschließend auf den linken Zwerchfellschenkel fortgesetzt, was ebenfalls mit der Ultraschallschere oder auch stumpf mit dem 5-mm-Präparierstab erfolgen kann. Zu diesem Zeitpunkt ist der 16-Charrière-Magenschlauch unter Sicht in den proximalen Magen vorgeschoben, um den Ösophagus sicher zu identifizieren und eine Verletzung der vorderen bzw. lateralen Ösophaguswand zu vermeiden. Nachdem die vordere Semizirkumferenz des Ösophagus freipräpariert und der N. vagus sicher visualisiert werden kann, wird ausgehend von der medialen Kante des rechten Zwerchfellschenkels die hiatale Präparation zur weiteren Mobilisation des Ösophagus in kraniale Richtung begonnen. Hierzu verwenden wir ebenfalls den 5-mm-Präparierstab oder einen in eine 5-mm-Zange eingespannten kleinen Tupfer. Bevor die Präparation in der Ebene dorsal des intraabdominellen Ösophagus fortgesetzt wird, wird der hintere Vagusast sicher identifiziert, das dorsale periösophageale Gewebe vorsichtig stumpf zur Seite geschoben, bis die Basis des rechten Zwerchfellschenkels dargestellt ist. Dies wird unter Belassen des hinteren N. vagus am Ösophagus bis zum dorsalen Anteil des linken Zwerchfellschenkels fortgesetzt. Im Gegensatz zur laparoskopischen Hiatusplastik und Fundoplikatio mit Schaffen eines „posterioren Fensters" und kompletten Entfernung sämtlicher den ösophagokardialen Übergang anspannenden und nach kranial ziehenden Fasern, halten wir die retroösophageale Dissektion bei der Achalasie minimal und nur so weit, um den Ösophagus anzuzügeln. Prinzipiell kann auf die hiatale Präparation verzichtet werden; wir halten diese jedoch für notwendig, um durch Anzügeln des Ösophagus die intraabdominelle Länge ausreichend zu strecken und eine gute Präparationsebene für die spätere Myotomie zu erzielen (Gockel et al. 2009). Das Anzügeln erleichtert zudem die nachfolgende mediastinale Präparation, die am besten vom Apex des Hiatus oesophagei beginnt und mit einem stumpfen Instrument gut möglich ist. Dabei ist es hilfreich, wenn das Instrument der linken Hand des Operateurs erst den rechten, dann den linken Zwerchfellschenkel im Uhrzeigersinn sukzessive anspannt. Die exakte Visualisierung des vorderen Vagusastes ist während der gesamten mediastinalen Präparationsphase essenziell. Schließlich sollte die Vorderfläche des intrathorakalen Ösophagus auf einer Strecke von ca. 8 cm für die spätere Myotomie freiliegen (Gockel et al. 2009).

13.8.4 Durchtrennung der Vasa gastricae breves

Die Durchtrennung der Vasa gastricae breves bei der laparoskopischen Kardiomyotomie und Semifundoplikatio wird kontrovers diskutiert. Wir halten die Mobilisation des Fundus mit Durchtrennung der Gefäße für sinnvoll, um eine spannungsfreie Semifundoplikatio anzulegen. Mit Hilfe des Ultracisions erfordert dieser Operationsschritt nur relativ wenig Zeit und verhindert die mögliche Komplikation einer unter Spannung zu eng angelegten oder asymmetrischen Manschette mit resultierender Dysphagie. Die Durchtrennung der Vasa gastricae breves am Fundus beginnen wir ca. 10–12 cm unterhalb der Kardia. Diese wird von kaudal bis zum His'schen Winkel komplettiert, sodass die vorherige Dissektionsebene der Hiatuspräparation an der Basis des linken Zwerchfellschenkels erreicht wird. Die Entfernung des Fettkörpers am ösophagokardialen Übergang beendet diesen Operationsschritt.

13.8.5 Ösophageale Myotomie und Myotomie des proximalen Fundus

Vor Beginn der Myotomie markieren wir den exakten Übergang des distalen Ösophagus zum proximalen Magenfundus. Hierzu wird der Fundus nach links angespannt, der His'sche Winkel dargestellt und in Höhe der Kardia eine Markierung für die Initiierung der Myotomie vorgenommen. Anschließend erfolgt über eine 5-mm-Injektionsnadel die Injektion von ca. 10 ml NaCl 0,9 % in die Muskularis und Submukosa des distalen Ösophagus, wodurch sich die submuköse Ebene sehr gut von der Mukosa abhebt, was die Myotomie mit dem Ultracision (alternativ: Elektrohaken, bipolare Schere) in der richtigen Schicht wesentlich erleichtert. Die Injektion kann ebenso perkutan über eine lange PDK-Nadel erfolgen, was bei den meist sehr schlanken Achalasie-Patienten problemlosgelingt. Die initiale Spreizung der Muskularis bis auf die Sumbukosa ist gut mit zwei 5-mm-Dissektorklemmen (bzw. 5-mm-Kelly-Klemmen) auszuführen (Gockel et al. 2009).

Als vorteilhaft hat sich das Unterspritzen der Muskularis insbesondere bei Patienten mit vorheriger Botox-Behandlung oder wiederholten pneumatischen Dilatationen erwiesen, bei denen infolge von Fibrose und chronischer Entzündungsreaktion am ösophagogastralen Übergang mit konsekutiver Aufhebung der anatomischen Schichten die Dissektion schwierig und im Hinblick auf okkulte Perforationen risikoreich sein kann (Gockel et al. 2009). Mit der isolierten Branche mukosawärts gerichtet, erfolgt die En-bloc-Myotomie der Längs- und Ringmuskulatur des distalen Ösophagus von der markierten Stelle aus nach kranial über eine Distanz von 6–7 cm (Abb. 13.5). Dabei werden zunächst beide Muskelschichten mit einer Dissektorklemme bis auf die Submukosa unterfahren und die Muskulatur gespreizt. Unmittelbar nach Beginn der Myotomie werden die Muskelränder mit atraumatischen Klemmen gefasst, die den Ösophagus zu beiden lateralen Seiten quer anspannen, sodass bis auf die Submukosa präpariert werden kann. Dabei muss der vordere Vagusast gut dargestellt sein. Die Myotomie erfolgt im vorderen linken Quadranten des Ösophagus, um eine Vagusläsion sicher zu vermeiden. Durch Anspannen des Zügels mit Zug des intraabdominellen Teils des unteren Ösophagussphinkters nach kaudal kann die entsprechende Länge der Myotomie nach proximal problemlos erreicht werden. Die ösophageale Myotomie gestaltet sich wesentlich einfacher als die Myotomie des proximalen Magenfundus, bei dem eine Perforation der Mukosa aufgrund der dünneren Muskularis eher möglich ist. Vor Beginn der Myotomie des proximalen Fundus injizieren wir erneut NaCl 0,9 % in Analogie zum distalen Ösophagus (Gockel et al. 2009). Somit wölbt sich die

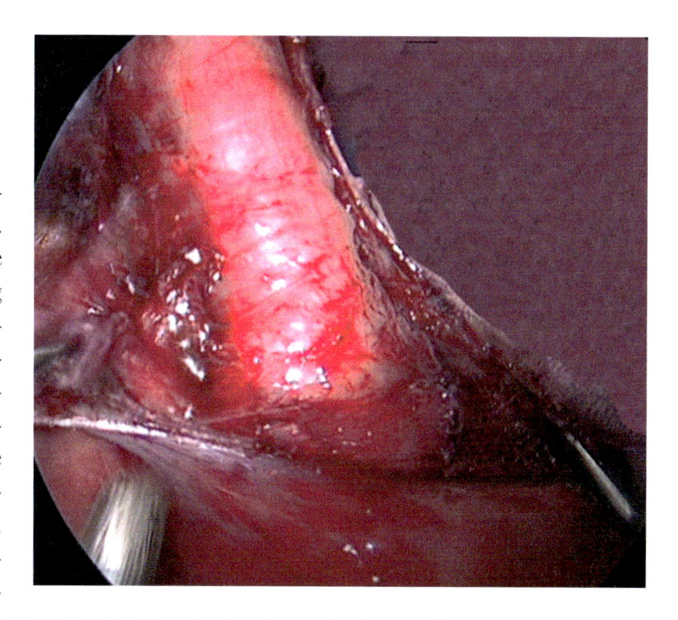

Abb. 13.5 Komplettierte laparoskopische Heller-Myotomie

dünnere Muskularis deutlich vor und die Dissektion wird erleichtert. Die angewandte Technik beschleunigt und vereinfacht die Myotomie erheblich und erhöht die Sicherheit hinsichtlich okkulter Mukosaläsionen.

13.8.6 Antirefluxplastik: anteriore 180°-Semifundoplikatio nach Dor

In Kombination mit der Heller-Myotomie halten wir die anteriore Semifundoplikatio nach Dor, mit der die exponierte Mukosa gedeckt wird und die wir zweireihig in die lateralen Muskelschenkel der Myotomie einnähen, im Vergleich zu anderen Typen der Antirefluxplastik für überlegen (Gockel et al. 2009). Nach ausreichender Mobilisation des Magenfundus durch Durchtrennung der Vasa gastricae breves kann eine spannungsfreie Semifundoplikatio 180° anterior erfolgen. Die erste Nahtreihe wird dabei auf der linken Seite angelegt und besteht aus 3 Stichen (z. B. Ethibond der Stärke 2,0). Der 1. und 2. Stich fasst – kaudal beginnend – lediglich die Ösophagus- und Magenwand. Der oberste Stich wird dabei als „Dreipunktnaht“ angelegt und beinhaltet den Magenfundus, den medialen Anteil des linken Zwerchfellschenkels und die linke Seite der Ösophaguswand (möglichst ohne die Mukosa zu erfassen). Der Fundus wird anschließend über die exponierte Mukosa gelegt, sodass die große Kurvatur neben dem medialen Anteil des rechten Zwerchfellschenkels zu liegen kommt. Die rechte Nahtreihe hat ebenfalls 3 Stiche, wobei der 1. und 2. Stich zwischen großer Magenkurvatur und rechter Seite der Ösophaguswand platziert werden. Die kranial gesetzte Naht umfasst wieder den Magenfundus, die rechte Seite der Ösophaguswand (Myotomierand) sowie den rechten Zwerchfellschenkel. Dabei sollte die partielle Fundusmanschette locker und spannungsfrei angelegt sein (Gockel et al. 2009).

13.9 Spezielle Komplikationen und ihr Management

13.9.1 Intraoperative Komplikationen

Die häufigste intraoperative Komplikation ist die Mukosaperforation, die Rate wird in der Literatur mit ca. 5 % angegeben. Die Mukosaperforation bleibt normalerweise ohne Konsequenz für den perioperativen und den Langzeitverlauf, wenn die Läsion direkt erkannt und übernäht wird (Costantini et al. 2008). Bei stattgehabter Mukosaläsion verwenden wir zur Mukosanaht einen monofilen Faden (z. B. Monocryl oder PDS der Stärke 4,0) in Einzelknopftechnik und prüfen durch Methylenblaugabe oder intraoperative Endoskopie die Dichtigkeit der Naht. Im Falle einer intraoperativen Mukosaperforation eignet sich die vordere 180°-Manschette nach Dor als Antirefluxverfahren, da hiermit die Mukosa ventral komplett gedeckt wird.

13.9.2 Postoperative Komplikationen

Persistenz und Rekurrenz der Achalasie sind neben postoperativem gastroösophagealen Reflux, welcher weitestgehend konservativ behandelt werden kann, die häufigsten postoperativen Komplikationen insbesondere im Langzeitverlauf (Pugliese et al. 2013).

Frührezidiv

Frührezidiv und persistierende Achalasie sind postoperativ oft nicht sauber voneinander zu trennen. Häufigste Ursache von frühpostoperativen Rezidiven ist die zu kurze Myotomie nach distal auf den Magenfundus, möglicherweise aufgrund des potenziell erhöhten Risikos einer Mukosaverletzung (Gockel et al. 2010b). Neben der zu kurzen Myotomie, welche die Hochdruckzone des unteren Ösophagussphinkters nicht komplett erfasst, kommen eine frühe Refusion oder ein Zusammenwachsen der gespaltenen Muskelfasern bzw. eine frühe Narbenbildung oder Fibrose ursächlich in Betracht. Zudem kann eine Hyperkalibration der Fundusmanschette bzw. die Dislokation der Manschette mit konsekutiver Stenosierung des distalen Ösophagus mit erneuter Dysphagie ursächlich sein. Das Frührezidiv erfordert bei Vorliegen o. g. Ursachen eine Revisions-OP, welche erneut laparoskopisch erfolgen kann.

Spätrezidiv

Beim Spätrezidiv der Achalasie spielen Vernarbungen und Fibrose bzw. eine späte Refusion der Muskelfasern des OP-Gebietes eine Rolle. Hiervon zu trennen ist die Progression zum Megaösophagus – mit oder ohne Siphonbildung des unteren Ösophagus (Gockel et al. 2010b). Diese zunehmende Dilatation kann Folge einer inadäquaten primären Myotomie mit Fortbestehen der Hypertension des unteren Ösophagussphinkters sein. Sie ist oft mit einer kompletten Aperistaltik der tubulären Speiseröhre bzw. deren komplettem Funktionsverlust vergesellschaftet. Da damit das irreversible Endstadium der Achalasie erreicht ist, muss die Ösophagusresektion in Betracht gezogen werden.

13.10 Evidenzbasierte Evaluation

Die laparoskopische Heller-Myotomie (LHM) mit partieller anteriorer (180° nach Dor/Thal) oder posteriorer (270° nach Toupet) Fundoplikatio gilt als die Standard-Prozedur unter den chirurgischen Therapieoptionen, da sie mit geringen postoperativen Komplikations- bei sehr guten Langzeitergebnissen einhergeht. Mukosalazerationen des Ösophagus oder Magenfundus während der Myotomie werden in der Literatur mit ca. ca. 5–7 % angegeben, davon allerdings nur 0,7 % von klinischer Relevanz, da sie intraoperativ erkannt und unmittelbar übernäht werden können (Gockel et al. 2009). Mit einer Mortalitätsrate von 0,1 % gilt die LHM als eine der sichersten laparoskopischen Operationen in der Viszeralchirurgie. In einer großen Langzeitserie aus einem „High Volume"-Zentrum mit standardisiertem klinischen, endoskopischen und manometrischen Follow-up konnten die Achalasie-Symptome durch die LHM zu 79 % im Mittel 17 Jahre (Spannweite 10–26) postoperativ erfolgreich kontrolliert werden (Csendes et al. 2021). Gastroösophageale Reflux-Symptome waren im Langzeitverlauf bei 18,7 % der Patienten evident. 2,5 % entwickelten einen Barrett-Ösophagus und 3,7 % ein Plattenepithel-Karzinom des Ösophagus. Ähnlich gute Langzeitergebnisse konnten anhand einer große Kohorte aus Japan mit 530 Patienten, die einer LHM mit partieller Semifundoplikatio nach Dor unterzogen wurden, aufgezeigt werden (Fukushima et al. 2020).

Hier erfolgte eine jährliche endoskopische Surveillance mit einer medianen Verlaufsbeobachtung von 50,5 Monaten. Bei 78 Patienten waren sogar Daten von >10 Jahren Follow-up vorhanden (14,7 %). Die kumulativen Raten der Beschwerdefreiheit von Dysphagie, Erbrechen, Thoraxschmerz sowie einem Eckardt-Score >3, 10 Jahre nach LHM, lagen bei 80,1 %, 97,5 %, 96,3 %, und 73,5 %. Die Wahrscheinlichkeit der Ösophagitis im Verlauf von 10 Jahren nach LHM war 34,4 %. 2,8 % aller Patienten benötigten eine Revisions-OP bei primärer LHM + Dor-Semifundoplikatio, während 1,2 % ein Ösophagus-Karzinom entwickelten. Die Karzinome waren frühe Stadien und konnten kurativ reseziert werden. Dies konnte auf die engmaschigen endoskopischen Verlaufsuntersuchungen zurückgeführt werden. Die Beständigkeit der Ergebnisse im Langzeitverlauf nach LHM + Dor-Semifundoplikatio konnte des Weiteren von Doubova et al. (2021) verifiziert werden. In dieser Single-Center-Analyse hatten die Patienten ebenso eine signifikante Verbesserung der Dysphagie, Odynophagie, Regurgitationen, Refluxbeschwerden sowie der Lebensqualität nach der OP (P <0,001). Diese Symptomkontrolle war stabil im Hinblick auf fehlende Schmerzen, Regurgitationen und Odynophagie, während GERD-Symptome 3–5 Jahre postoperativ auftraten und mit einer erhöhten Antirefluxmedikation assoziiert waren. Kein Patient musste re-operiert werden und die Lebensqualität bis zu 11 Jahre nach LHM war signifikant verbessert (P =0,001).

Die Heller-Myotomie wird in der letzten Zeit auch zunehmend robotisch durchgeführt. Als Vorteile hierbei werden insbesondere die Angulation der chirurgischen Instrumente mit besserem Winkel bei der Myotomie, möglicherweise geringere Raten an intraoperativen Mukosalazerationen und die noch bessere Visualisation der Muskulatur der Hochdruckzone des UÖS benannt. Langzeitdaten, vergleichbar mit den o. g. langen Verlaufsbeobachtungen nach LHM bzw. gut konzipierte, prospektiv-randomisierte Studien mit adäquaten Fallzahlen zur Robotik-Myotomie stehen allerdings derzeit noch aus. Die robotische Heller-Myotomie (RHM) wird als sicher und effizient beschrieben und soll geringere technische Komplikationen – verglichen mit der LHM – mit sich führen (Ali et al. 2020). Ein kürzlich publiziertes systematisches Review mit Metaanalyse, welches die Ergebnisse der LHM mit der RHM verglich, kam ebenso zu der Schlussfolgerung, dass die robotische Myotomie sicherer sei als die laparoskopische Variante (Milone et al. 2019). Insbesondere war die RHM mit signifikant geringeren Raten an intraoperativen Perforationen assoziiert (OR =0,13; P <0,001; 95 %KI 0,04–0,45). Limitationen dieser Metaanalyse sind allerdings die hohe Anzahl vergleichender Studien und die statistische Unter-Powerung mit insgesamt kleiner Anzahl inkludierter Studien.

13.10.1 Vergleich der LHM mit endoskopischen Verfahren

Vergleich der LHM mit der pneumatischen Dilatation

Eine ältere prospektive europäische Multizenter-Studie erbrachte keinen signifikanten Unterschied zwischen der PD und der LHM (84 % vs. 82 %), wenngleich die Ergebnisse der Dilatation verzerrt erscheinen, da einige Patienten mit Perforation nach PD exkludiert wurden und das Studienprotokoll im Verlauf modifiziert wurde (Boeckxstaens et al. 2011).

Eine neuere RCT zur gleichen Fragestellung mit einer Nachbeobachtung von mindestens 5 Jahren ergab für beide Verfahren vergleichbare Erfolgsraten – ohne Unterschiede in der ösophagealen Funktion und Entleerung (Moonen et al. 2016).

Allerdings benötigten 25 % der Patienten mit PD eine Re-Dilatation im Verlauf. Eine etwas ältere Metaanalyse mit 8 Studien, davon 2 RCTs, zum Vergleich PD und LHM zeigte hingegen einen klaren Vorteil im Therapieansprechen für die LHM (Illes et al. 2017). Die Daten werden in einer Metaanalyse, die nur randomisierte Studien einschloss, bestätigt (Cheng et al. 2017), wohingegen eine weitere Metanalyse ebenfalls aus RCTs keinen signifikanten Unterschied im klinischen Ansprechen zeigte (Bonifacio et al. 2019). Bei näherer Betrachtung der beiden Metaanalysen ist diese Divergenz am ehesten im jeweiligen Studieneinschluss begründet. Während Cheng et al. neben der Arbeit von Moonen et al. auch die RCT von Boeckxstaens et al. aus dem Jahr 2013 einschloss, fehlt diese größere Studie in der Metaanalyse von Bonifacio et al. Den Daten gemeinsam ist das höhere Perforationsrisiko der Ballondilatation.

Vergleich der LHM mit der POEM

Zum eigentlich entscheidenden Vergleich LHM vs. POEM hatte es bisher keine randomisiert-vergleichenden Studien gegeben. Es liegen mehrere Metaanalysen der verfügbaren Kohortenstudien aus den Jahren 2016 bis 2020 (Martins et al. 2020; Patel et al. 2016; Awaiz et al. 2017; Schlottmann et al. 2018; Park et al. 2019) vor, die eine Vergleichbarkeit beider Verfahren im therapeutischen Ansprechen und in der Komplikationsrate zeigen. Die Ergebnisse zum Reflux divergieren, eine auf den postinterventionellen Reflux ausgerichtete Metaanalyse von Repici et al. resultierte allerdings in einer signifikant höheren Refluxrate der POEM-Methode (Repici et al. 2018).

Nun liegt erstmals eine hochrangig publiziert multizentrisch randomisierte Studie vor, die POEM mit LHM vergleicht (Werner et al. 2019). 221 Patienten wurden eingeschlossen. Eine klinische Remission nach 2 Jahren lag bei 83 % in der POEM-Gruppe und 81,7 % in der LHM-Gruppe vor (P = 0,007 für Nicht-Unterlegenheit). Schwere Komplikationen traten bei 2,7 % (POEM) und 7,3 % (LHM) auf. Die Rate für eine endoskopische Refluxösophagitis lag in der POEM-Gruppe nach 2 Jahren mit 44 % höher als in der LHM-Gruppe mit 29 %, wobei die Rate der schweren Refluxerkrankungen (Los Angeles Grad C und D: 5 % vs. 6,4 %) keine relevanten Unterschiede aufwiesen. Die POEM war der LHM somit hinsichtlich der Symptomkontrolle nach 2 Jahren nicht unterlegen, ging allerdings zusammenfassend mit etwas höherem gastroösophagealem Reflux einher. Eine weitere, mit insgesamt 40 Patienten wahrscheinlich unterpowerte RCT zum gleichen Thema lässt keine abschließende Beurteilung zu (Moura et al. 2019).

Für die Typ-III-Achalasie liegen erste Daten aus einer multizentrischen, retrospektiven vergleichenden Studie vor, nach denen die POEM im Vergleich zur LHM ein besseres klinisches Ansprechen zeigte (98,0 % vs. 80,8 %; P = 0,01), verbunden mit – und wahrscheinlich begründet auf – einer längeren Myotomielänge (16 cm vs. 8 cm; P < 0,01) (Kumbhari et al. 2015).

Vergleich der LHM mit der POEM und der pneumatischen Dilatation

2 neue Metanalysen zum Vergleich LHM vs. POEM vs. pneumatische Dilatation analysierten 6 bzw. 9 randomisiert-kontrollierte Studien (Facciorusso et al. 2021; Mundre et al. 2021) unter Einschluss des RCT zu LHM vs. POEM aus dem Jahr 2019 und belegten ebenfalls die Gleichwertigkeit von POEM und LHM sowie die Unterlegenheit der PD im Therapieansprechen. Bezüglich der Komplikationen ergab sich in einer Metaanalyse kein Unterschied, in der anderen trat Reflux bei POEM etwas häufiger auf (Facciorusso et al. 2021; Mundre et al. 2021) . LHM und POEM stellen somit die bevorzugten Optionen dar.

Zusammenfassend ist die laparoskopische Heller-Myotomie die Therapie der Wahl bei der Achalasie-Typ-I und -II. Die präoperative Differenzierung der Achalasie-Subtypen nach der Chicago-Klassifikation mittels HRM erlaubt einen maßgeschneiderten Therapieansatz und die HRM-basierte Myotomie verspricht sehr gute Langzeitergebnisse.

Literatur

Ali AB, Khan NA, Nguyen DT et al (2020) Robotic and per-oral endoscopic myotomy have fewer technical complications compared to laparoscopic Heller myotomy. Surg Endosc 34:3191–3196. https://doi.org/10.1007/s00464-019-07093-2

Awaiz A, Yunus RM, Khan S et al (2017) Systematic review and meta-analysis of perioperative outcomes of peroral endoscopic myotomy (POEM) and laparoscopic Heller myotomy (LHM) for achalasia. Surg Laparosc Endosc Percutan Tech 27:123–131. https://doi.org/10.1097/SLE.0000000000000402

Blonski W, Kumar A, Feldman J et al (2021) Timed barium swallow for assessing long-term treatment response in patients with achalasia: absolute cutoff versus percent change – a cross-sectional analytic study. Neurogastroenterol Motil 33:e14005. https://doi.org/10.1111/nmo.14005

Boeckxstaens GE, Annese V, des Varannes SB, Chaussade S, Costantini M, Cuttitta A, Elizalde JI, Fumagalli U, Gaudric M, Rohof WO, Smout AJ, Tack J, Zwinderman AH, Zaninotto G, Busch OR; European Achalasia Trial Investigators (2011) Pneumatic dilation versus laparoscopic Heller's myotomy for idiopathic achalasia. N Engl J Med 364:1807–1816

Bonifacio P, de Moura DTH, Bernardo WM et al (2019) Pneumatic dilation versus laparoscopic Heller's myotomy in the treatment of achalasia: systematic review and meta-analysis based on randomized controlled trials. Dis Esophagus 32. https://doi.org/10.1093/dote/doy105

Cheng JW, Li Y, Xing WQ et al (2017) Laparoscopic Heller myotomy is not superior to pneumatic dilation in the management of primary achalasia: conclusions of a systematic review and meta-analysis of randomized controlled trials. Medicine (Baltimore) 96:e5525. https://doi.org/10.1097/MD.0000000000005525

Costantini M, Rizzetto C, Zanatta L, Finotti E, Amico A, Nicoletti L, Guirroli E, Zaninotto G, Ancona E (2008) Accidental mucosal perforation during laparoscopic Heller-Dor myotomy does not effect the final outcome of the operation. (SSAT Abstract M1530, Digestive Disease Week, May 18–21, San Diego)

Csendes A, Orellana O, Figueroa M et al (2021) Long-term (17 years) subjective and objective evaluation of the durability of laparoscopic Heller esophagomyotomy in patients with achalasia of the esophagus (90 % of follow-up): a real challenge to POEM. Surg Endosc. https://doi.org/10.1007/s00464-020-08273-1

Doubova M, Gowing S, Robaidi H et al (2021) Long-term symptom control after laparoscopic Heller myotomy and Dor fundoplication for achalasia. Ann Thorac Surg 111:1717–1723. https://doi.org/10.1016/j.athoracsur.2020.06.095

Eckardt VF, Aignherr C, Bernhard G (1992) Predictors of outcome in patients with achalasia treated by pneumatic dilation. Gastroenterology 103:1732–1738

Facciorusso A, Singh S, Abbas Fehmi SM et al (2021) Comparative efficacy of first-line therapeutic interventions for achalasia: a systematic review and network meta-analysis. Surg Endosc 35:4305–4314. https://doi.org/10.1007/s00464-020-07920-x

Fukushima N, Masuda T, Yano F et al (2020) Over ten-year outcomes of laparoscopic Heller-myotomy with Dor-fundoplication with achalasia: single-center experience with annual endoscopic surveillance. Surg Endosc. https://doi.org/10.1007/s00464-020-08148-5

Gockel H, Gockel HR, Schumacher J, Gockel I, Lang H, Haaf T, Nöthen MM (2010a) Achalasia: will genetic studies provide insights? Hum Genet 128:353–364

Gockel I, Junginger T, Bernhard G et al (2004) Heller myotomy for failed pneumatic dilation in achalasia: how effective is it? Ann Surg 239:371–377. https://doi.org/10.1097/01.sla.0000114228.34809.01

Gockel I, Junginger T, Eckardt VF (2007) Persistent and recurrent achalasia after Heller myotomy: analysis of different patterns and long-term results of reoperation. Arch Surg 142:1093–1097. https://doi.org/10.1001/archsurg.142.11.1093

Gockel I, Timm S, Musholt T, Rink AD, Lang H (2009) Technical aspects of laparoscopic Heller myotomy for achalasia. Chirurg 80:840–847

Gockel I, Timm S, Sgourakis GG, Musholt TJ, Rink AD, Lang H (2010b) Achalasia – if surgical treatment fails: analysis of remedial surgery. J Gastrointest Surg 14(Suppl 1):46–57

Gockel I, Müller M, Schumacher J (2012) Achalasia – a disease of unknown cause that is often diagnosed too late. Dtsch Arztebl Int 109:209–214

Gockel I, Becker J, Wouters MM, Niebisch S, Gockel HR, Hess T, Ramonet D, Zimmermann J, Vigo AG, Trynka G, de León AR, de la Serna JP, Urcelay E, Kumar V, Franke L, Westra HJ, Drescher D, Kneist W, Marquardt JU, Galle PR, Mattheisen M, Annese V, Latiano A, Fumagalli U, Laghi L, Cuomo R, Sarnelli G, Müller M, Eckardt AJ, Tack J, Hoffmann P, Herms S, Mangold E, Heilmann S, Kiesslich R, von Rahden BH, Allescher HD, Schulz HG, Wijmenga C, Heneka MT, Lang H, Hopfner KP, Nöthen MM, Boeckxstaens GE, de Bakker PI, Knapp M, Schumacher J (2014) Common variants in the HLA-DQ region confer susceptibility to idiopathic achalasia. Nat Genet 46:901–904

Heller E (1913) Extramuköse Kardioplastik beim chronischen Kardiospasmus mit Dilatation des Oesophagus. Mitt Grenzgeb Med Chir 27:141–149

Illes A, Farkas N, Hegyi P et al (2017) Is Heller myotomy better than balloon dilation? A meta-analysis. J Gastrointestin Liver Dis 26:121–127. https://doi.org/10.15403/jgld.2014.1121.262.myo

Kahrilas PJ, Bredenoord AJ, Fox M, Gyawali CP, Roman S, Smout AJ, Pandolfino JE, International High Resolution Manometry Working Group (2015) The Chicago classification of esophageal motility disorders, v3.0. Neurogastroenterol Motil 27:160–174

Korn O, Stein HJ, Richter TH, Liebermann-Meffert D (1997) Gastroesophageal sphincter: a model. Dis Esophagus 10:105–109

Kumbhari V, Tieu AH, Onimaru M et al (2015) Peroral endoscopic myotomy (POEM) vs. laparoscopic Heller myotomy (LHM) for the treatment of Type III achalasia in 75 patients: a multicenter comparative study. Endosc Int Open 3:E195–E201. https://doi.org/10.1055/s-0034-1391668

Martins RK, Ribeiro IB et al (2020) Peroral (POEM) or surgical myotomy for the treatment of achalasia: a systematic review and meta-analysis. Arq Gastroenterol 57:79–86. https://doi.org/10.1590/S0004-2803.202000000-14

Milone M, Manigrasso M, Vertaldi S et al (2019) Robotic versus laparoscopic approach to treat symptomatic achalasia: systematic review with meta-analysis. Dis Esophagus 32:1–8. https://doi.org/10.1093/dote/doz062

Moonen A, Annese V, Belmans A, Bredenoord AJ, Bruley des Varannes S, Costantini M, Dousset B, Elizalde JI, Fumagalli U, Gaudric M, Merla A, Smout AJ, Tack J, Zaninotto G, Busch OR, Boeckxstaens GE (2016) Long-term results of the European achalasia trial: a multicentre randomized controlled trial comparing pneumatic dilation versus laparoscopic Heller myotomy. Gut 65(5):732–739. https://doi.org/10.1136/gutjnl-2015-310602

Moura ET, Farias GF, Coutinho LM et al (2019) A randomized controlled trial comparing peroral endoscopic myotomy (POEM) versus laparoscopic Heller-myotomy with fundoplication in the treatment of achalasia. Gastrointest Endosc 89:AB84

Müller M, Gockel I (2015) Esophageal motility disorders. Internist (Berl.) 56:615–624

Mundre P, Black CJ, Mohammed N et al (2021) Efficacy of surgical or endoscopic treatment of idiopathic achalasia: a systematic review and network meta-analysis. Lancet Gastroenterol Hepatol 6:30–38. https://doi.org/10.1016/S2468-1253(20)30296-X

Niebisch S, Hadzijusufovic E, Mehdorn M, Müller M, Scheuermann U, Lyros O, Schulz HG, Jansen-Winkeln B, Lang H, Gockel I (2017) Achalasia-an unnecessary long way to diagnosis. Dis Esophagus 30(5):1–6. https://doi.org/10.1093/dote/dow004. PMID: 28375437

Oelschlager BK, Chang L, Pellegrini CA (2003) Improved outcome after extended myotomy for achalasia. Arch Surg 138:490–497

Pandolfino JE, Kwiatek MA, Nealis T, Bulsiewicz W, Post J, Kahrilas PJ (2008) Achalasia: a new clinically relevant classification by high-resolution manometry. Gastroenterology 135:1526–1533

Park CH, Jung DH, Kim DH et al (2019) Comparative efficacy of per-oral endoscopic myotomy and Heller myotomy in patients with achalasia: a meta-analysis. Gastrointest Endosc 90:546–558 e543. https://doi.org/10.1016/j.gie.2019.05.046

Park W, Vaezi MF (2005) Etiology and pathogenesis of achalasia: the current understanding. Am J Gastroenterol 100:1404–1414

Patel K, Abbassi-Ghadi N, Markar S, Kumar S, Jethwa P, Zaninotto G (2016) Peroral endoscopic myotomy for the treatment of esophageal achalasia: systematic review and pooled analysis. Dis Esophagus 29(7):807–819. https://doi.org/10.1111/dote.12387

Pugliese L, Peri A, Tinozzi FP, Zonta S, di Stefano M, Meloni F, Pietrabissa A (2013) Intra- and post-operative complications of esophageal achalasia. Ann Ital Chir 84:524–530

Rawlings A, Soper NJ, Oelschlager B, Swanstrom L, Matthews BD, Pellegrini C, Pierce RA, Pryor A, Martin V, Frisella MM, Cassera M, Brunt LM (2012) Laparoscopic Dor versus Toupet fundoplication following Heller myotomy for achalasia: results of a multicenter, prospective, randomized-controlled trial. Surg Endosc 26:18–26

Repici A, Fuccio L, Maselli R et al (2018) GERD after per-oral endoscopic myotomy as compared with Heller's myotomy with fundoplication: a systematic review with meta-analysis. Gastrointest Endosc 87:934–943 e918. https://doi.org/10.1016/j.gie.2017.10.022

Rohof WO, Salvador R, Annese V, Bruley des Varannes S, Chaussade S, Costantini M, Elizalde JI, Gaudric M, Smout AJ, Tack J, Busch OR, Zaninotto G, Boeckxstaens GE (2013a) Outcomes of treatment for achalasia depend on manometric subtype. Gastroenterology 144:718–725

Rohof WO, Lei A, Boeckxstaens GE (2013b) Esophageal stasis on a timed barium esophagogram predicts recurrent symptoms in patients with long-standing achalasia. Am J Gastroenterol 108:49–55

Sanagapalli S, Plumb A, Maynard J et al (2020) The timed barium swallow and its relationship to symptoms in achalasia: analysis of surface area and emptying rate. Neurogastroenterol Motil 32:e13928. https://doi.org/10.1111/nmo.13928

Savarino E, Bhatia S, Roman S, Sifrim D, Tack J, Thompson SK, Gyawali CP (2022) Achalasia. Nature Reviews. Disease Primers 8:28. https://doi.org/10.1038/s41572-022-00356-8

Schlottmann F, Luckett DJ, Fine J et al (2018) Laparoscopic Heller myotomy versus peroral endoscopic myotomy (POEM) for achalasia: a systematic review and meta-analysis. Ann Surg 267:451–460. https://doi.org/10.1097/SLA.0000000000002311

Stein HJ, Liebermann-Meffert D, DeMeester TR, Siewert JR (1995) Three-dimensional pressure image and muscular structure of the human lower esophageal sphincter. Surgery 117:692–698

Uppal DS, Wang AY (2016) Update on the endoscopic treatments for achalasia. World J Gastroenterol 22:8670–8683. https://doi.org/10.3748/wjg.v22.i39.8670

Vaezi MF, Baker ME, Achkar E, Richter JE (2002) Timed barium oesophagogram: better predictor of long term success after pneumatic dilation in achalasia than symptom assessment. Gut 50:765–770

Werner YB, Hakanson B, Martinek J et al (2019) Endoscopic or surgical myotomy in patients with idiopathic achalasia. N Engl J Med 381:2219–2229. https://doi.org/10.1056/NEJMoa1905380

Yadlapati R, Kahrilas PJ, Fox MR et al (2021) Esophageal motility disorders on high-resolution manometry: Chicago classification version (4.0(c)). Neurogastroenterol Motil 33:e14058. https://doi.org/10.1111/nmo.14058

Zaninotto G, Bennett C, Boeckxstaens G et al (2018) The 2018 ISDE achalasia guidelines. Dis Esophagus 31. https://doi.org/10.1093/dote/doy071

Hybrid laparoskopisch-thorakotomische Ösophagusresektion

14

Jens Höppner

Inhaltsverzeichnis

In der Vergangenheit wurden verschiedene Varianten der Ösophagusresektion und Rekonstruktion für die kurative Therapie des Ösophaguskarzinoms beschrieben und technisch weiterentwickelt. Insbesondere die minimalinvasiven Verfahren kommen in den letzten Jahren zunehmend als Regeleingriff zum Einsatz. Dieses Kapitel stellt die Technik der Hybrid laparoskopisch-thorakotomischen Ösophagusresektion mit intrathorakaler Ösophagogastrostomie in Zirkularstaplertechnik detailliert vor.

Ergänzende Information Die elektronische Version dieses Kapitels enthält Zusatzmaterial, auf das über folgenden Link zugegriffen werden kann [https://doi.org/10.1007/978-3-662-67852-7_14]. Die Videos lassen sich durch Anklicken des DOI-Links in der Legende einer entsprechenden Abbildung abspielen, oder indem Sie diesen Link mit der SN More Media App scannen.

J. Höppner (✉)
Klinik für Allgemein- und Viszeralchirurgie, Universitätsklinikum OWL der Universität Bielefeld – Campus Lippe, Detmold, Deutschland
e-mail: jens.hoeppner@klinikum-lippe.de

14.1 Einführung

Die Ösophagusresektion ist der zentrale Therapieschritt für die kurative Behandlung des Ösophaguskarzinoms. In der modernen Chirurgie werden in spezialisierten Zentren minimalinvasive Verfahren der Ösophagusresektion als Regeleingriff durchgeführt. In klinischen Studien konnten signifikante Vorteile insbesondere bezüglich der postoperativen Komplikationen, des intraoperativen Blutverlustes, der postoperativen Schmerzsymptomatik und der Dauer des Krankenhausaufenthaltes gezeigt werden (Briez et al. 2012; Biere et al. 2012; Mariette et al. 2019). Diese Vorteile finden sich bei den komplett minimalinvasiven Verfahren und auch bei den minimalinvasiven Hybridverfahren, welche den thorakalen Operationsteil in offener Technik ausführen (Briez et al. 2012; Mariette et al. 2019; Jagot et al. 1996). Wir beschreiben im Folgenden die laparoskopisch-thorakotomische Ösophagusresektion als Hybridverfahren mit intrathorakaler zirkulärer maschineller End-zu-Seit-Ösophagogastrostomie beim Ösophaguskarzinom. In dieser Form wird sie in der eigenen Praxis als kurativer Regeleingriff beim Ösophaguskarzinom eingesetzt.

T. Keck, C.-T. Germer (Hrsg.), *Minimalinvasive Viszeralchirurgie*, https://doi.org/10.1007/978-3-662-67852-7_14

Das folgende Kapitel basiert mit entsprechenden Überarbeitungen und Aktualisierungen der Studienlage und technisch operativer Aspekte auf dem 2014 in der Rubrik „Aktuelle Operationstechnik" in der Zeitschrift *Der Chirurg* erschienenen Artikel „Laparoskopisch-thorakotomische Ösophagusresektion mit intrathorakaler Ösophagogastrostomie als Hybridverfahren" (Hoeppner et al. 2014).

Die beschriebene Technik kann auch unter Einsatz eines Operationsroboters für den abdominellen Teil der Operation durchgeführte werden. In der eigenen Praxis erfolgt hierbei der Einschub des Da Vinci Xi Systems von der oberen rechten Patientenseite. Der Patient wird identisch zur konventionell laparoskopischen Technik gelagert.

14.2 Indikation

Indikationen für die Hybrid laparoskopisch-thorakotomische Ösophagusresektion sind:

- Adenokarzinome des Ösophagus,
- Adenokarzinome des gastroösophagealen Übergangs AEG I,
- Adenokarzinome des gastroösophagealen Übergangs AEG II (Kardiakarzinom),
- Plattenepithelkarzinome des Ösophagus.

Wir führen die laparoskopisch-thorakotomische Ösophagusresektion bei frühen, lokal limitierten und lokal fortgeschrittenen (cT3–cT4a) Tumoren durch. Des Weiteren stellt der Nachweis vergrößerter Lymphknoten in der CT-Abdomen (cN+) oder im endoskopischen Ultraschall (uN+) keine Kontraindikation für die laparoskopisch-thorakotomische Ösophagusresektion dar.

Weiterhin hat die Hybrid laparoskopisch-thorakotomische Ösophagusresektion auch eine Indikation bei benignen Erkrankungen des Ösophagus, wenn bei sehr fortgeschrittenen und komplizierten Erkrankungsbildern eine Ösophagusresektion erforderlich ist (z. B. Achalasie).

14.3 Spezielle präoperative Diagnostik

Die prätherapeutische Diagnostik unterscheidet sich nicht von der Diagnostik für konventionelle offene Operationen. Im prätherapeutischen Tumorstaging wird eine Computertomographie von Thorax und Abdomen zum Ausschluss von Fernmetastasen, zum Staging der lokalen Tumorausdehnung und des lokalen mediastinalen und abdominellen Lymphknotenbefalls durchgeführt. Weiterhin wird eine Ösophagogastroskopie mit exakter endoskopischer Höhenbestimmung des Tumors sowie eine Endosonographie zur Beurteilung der Tiefeninfiltration (uT1–4) und der lokalen Lymphknotenbeteiligung durchgeführt (uN0/uN+). Im Falle von endosonographisch und/oder computertomographisch tumorsuspekten (>1 cm) Lymphknoten und bei die Tunica muscularis des Ösophagus überscheitenden Tumoren (uT3/uT4) werden die Patienten in aller Regel im Rahmen von multimodalen Therapieprotokollen zunächst neoadjuvant chemotherapeutisch oder radiochemotherapeutisch vorbehandelt. Darüber hinaus sind bei Patienten mit Plattenepithelkarzinomen des Ösophagus eine präoperative Panendoskopie sowie eine Bronchoskopie obligat.

14.4 Aufklärung

Resezierende minimalinvasive Eingriffe am Ösophagus sind in spezialisierten Zentren für Ösophaguschirurgie mittlerweile Routineeingriffe. Für das hier beschriebene laparoskopisch-thorakotomische Hybridverfahren liegen weiterhin Daten zur Sicherheit aus einer prospektiv-randomisierten Vergleichsstudie vor. Die mögliche Notwendigkeit zur Konversion und zum offenen operativen Vorgehen sollte erläutert werden. Ebenso sollte beim minimalinvasiven Verfahren mit laparoskopischem Operationsteil insbesondere das Risiko der Entwicklung von Hiatushernien, bei fehlenden postoperativen abdominellen Verwachsungen erwähnt werden. Weiterhin sollte die Aufklärung, wie beim offenen Verfahren alle allgemeinen und operationsspezifischen Risiken enthalten. Allgemeine und eingriffsspezifische OP-Komplikationen sind regelhaft in den kommerziell verfügbaren Aufklärungsbögen verschiedener Anbieter aufgeführt und detailliert in Wullstein (2017) dargestellt.

14.5 Lagerung

Die Lagerung des Patienten erfolgt auf einer Vakuummatte zusätzlich mit seitlichen Stützen an beiden Beckenschaufeln und an der rechten Schulter im Sinne einer sog. Schraubenlagerung. Hierbei wird bei ebener Lagerung des Beckens die rechte Thoraxseite angehoben. Um für den laparoskopischen Teil der Operation eine Anti-Trendelenburg-Lagerung zu ermöglichen, werden Fußbretter und Beingurte an Ober- und Unterschenkel angebracht. Durch diese Lagerung ist es möglich, zunächst den laparoskopischen Teil der Operation mit fußwärts und links gekipptem OP-Tisch mit einer sehr guten Exposition des Oberbauches durchzuführen. Im Anschluss kann allein durch Kippen des OP-Tisches nach links und horizontal und ohne zeitaufwendiges Umlagern eine laterale Thorakotomie mit guter Exposition des rechtseitigen Mediastinums für die Ösophagusresektion und die Rekonstruktion nach Magenhochzug erfolgen (Abb. 14.1).

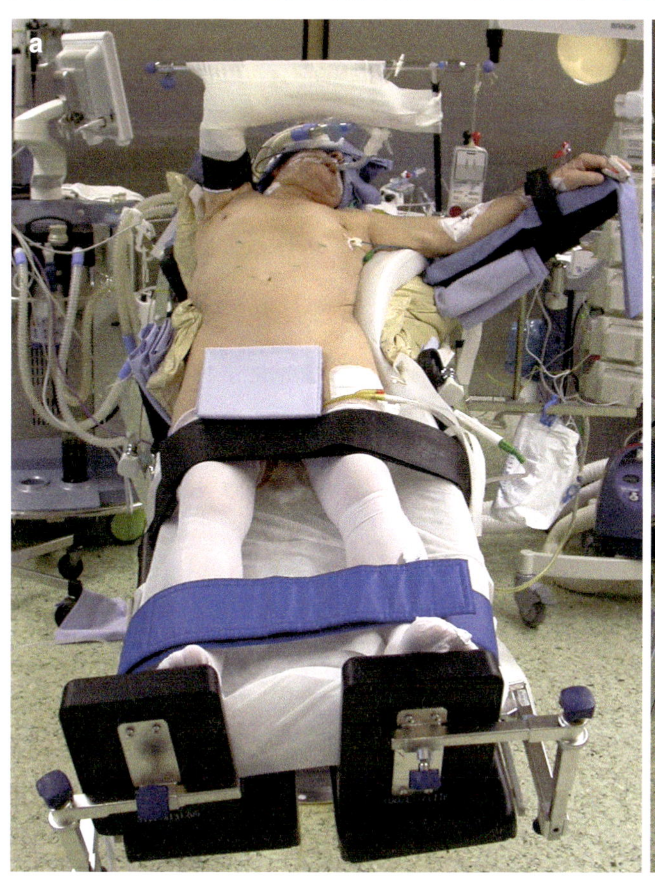

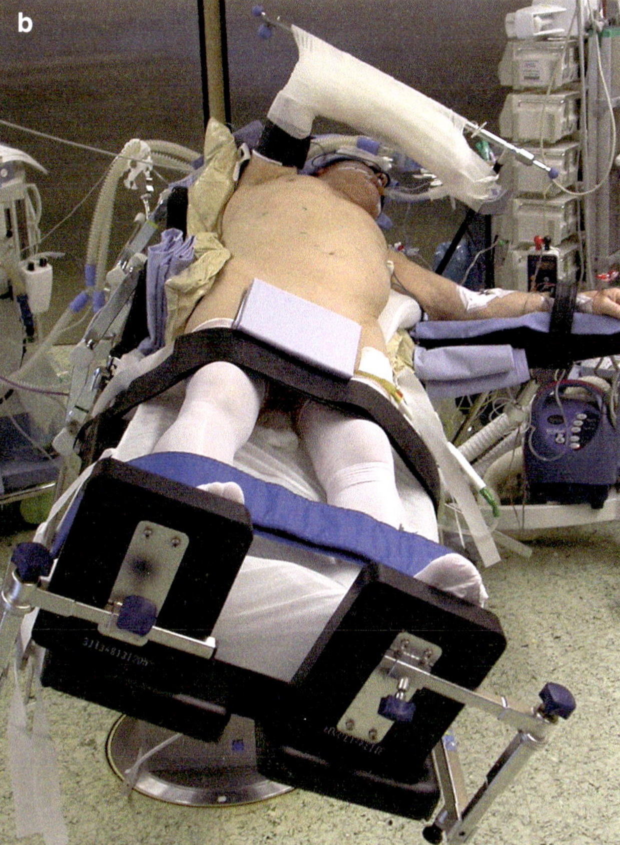

Abb. 14.1 a, b Schraubenlagerung des Patienten. (**a**) Lagerung für laparoskopischen Operationsteil mit 5–10° Kantung des OP-Tisches nach rechts und 30° Anti-Trendelenburg-Lagerung; (**b**) Lagerung für thorakotomischen Operationsteil mit 25° Kantung des OP-Tisches nach links und horizontaler Lagerung. (Aus Hoeppner et al. 2014)

14.5.1 Technische Voraussetzungen

Anästhesiologisches Setup

Neben einer Doppellumen-Tubus-Beatmung werden routinemäßig ein zentralvenöser Katheter, ein arterieller Zugang für BGA-Kontrollen und zur kontinuierlichen Blutdruckmessung sowie ein thorakaler Periduralkatheter für die intra- und postoperative Analgesie verwendet.

Spezielles apparatives Setup

Für die Patientenlagerung (Abb. 14.1) wird ein OP-Tisch/Säulensystem, welches eine Kantung von jeweils 25° sowie eine Anti-Trendelenburg-Lagerung von bis zu 40° erlaubt, sowie eine 100 cm lange Vakuummatte mit lateraler Aussparung auf Höhe der Thorakotomie verwendet (JUPITER System, Trumpf GmbH + Co. KG, Ditzingen, Deutschland) Für die laparoskopische Dissektion wird bei dem Eingriff ein Ligasure Dissektor (5 mm–37 cm mit Dolphin Tip, Covidien GmbH, Neustadt/Donau, Deuschland) eingesetzt.

14.5.2 Überlegungen zur Wahl des Operationsverfahrens

Die wesentliche Kritik an den total minimalinvasiven Verfahren, welche die technisch komplexe thorakoskopische Anastomosenanlage beinhalten, ist, dass die beschriebenen Vorteile (geringere Rate an postoperativen pulmonalen Komplikationen) v. a. mit einer höheren Rate von Komplikationen bei der Rekonstruktion der Speisepassage, insbesondere Anastomoseninsuffizienzen erkauft werden. Daher stellt das laparoskopisch-thorakotomische Hybridverfahren eine Möglichkeit dar, die Vorteile des minimalinvasiven Vorgehens durch Vermeidung einer Oberbauchlaparotomie, mit der Sicherheit der konventionellen intrathorakalen Ösophagogastrostomie zu vereinen. Insbesondere Chirurgen mit Erfahrung in der minimalinvasiven Antirefluxchirurgie sind mit dem anatomischen Feld bei dieser Operation bereits gut vertraut und können, wenn sie ebenso in der konventionellen Ösophaguschirurgie trainiert sind, das Verfahren relativ schnell erlernen.

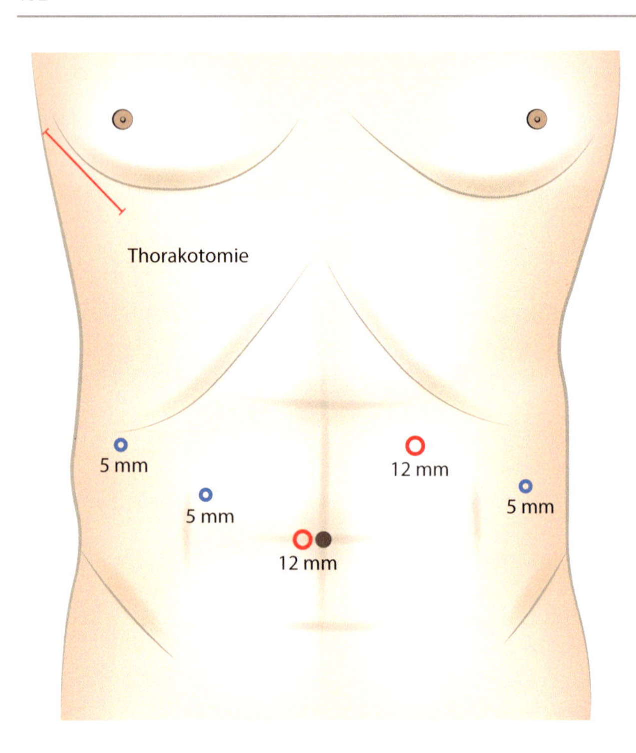

Abb. 14.2 Platzierung der Trokare und Lokalisation der Thorakotomie

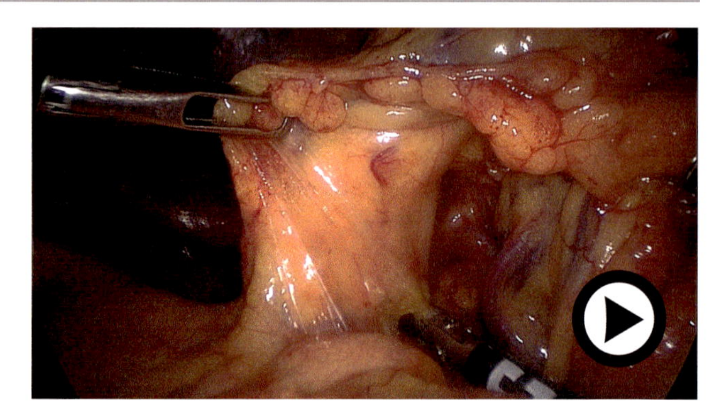

Abb. 14.3 Video 14.1: Die abdominelle Lymphadenektomie wird am Truncus coelicus und seinen Ästen durchgeführt (© Video: Jens Höppner) (▶ https://doi.org/10.1007/000-bja)

14.5.3 Operationsablauf

Laparoskopisch abdomineller Operationsteil

Trokarplatzierung

Für den laparoskopischen Teil der Operation steht der Operateur auf der rechten Seite des Patienten und der kamaraführende Assistent gegenüber linksseitig. Es werden neben dem paraumbillikalen Kameratrokar ein 12-mm-Arbeitstrokar sowie drei 5-mm-Trokare platziert (Abb. 14.2). Das Kapnoperitoneum wird mit einem Druck von 13–15 mmHg aufgebaut.

Exploration und Exposition

Nach Exploration der Abdominalhöhle und visuellem Ausschluss einer peritonealen oder hepatischen Metastasierung erfolgt zunächst die Retraktion des linken Leberlappens nach ventrokranial durch einen Leberretraktor, welcher über den rechten 5-mm-Haltetrokar eingeführt wird.

Lymphadenektomie

Nach lebernahem Eingehen in das Omentum minus am linken Rand des Ligamentum hepatoduodenale und Identifikation der Arteria hepatica communis wird die Lymphadenektomie von anterior begonnen und entlang des Pankreasoberrandes in Richtung Truncus coeliacus geführt. Nach Lymphadenektomie am Truncus coeliacus sowie an der Arteria lienalis werden die V. coronaria ventriculi sowie die Arteria gastrica sinistra zirkulär dargestellt und stammnah mit PDS-Clips abgesetzt. Die Lymphadenektomie am Truncus coeliacus wird hierdurch vervollständigt. Eine in ca. 10 % der Fälle vorhandene, aus der Arteria gastrica sinistra entspringende kaliberstarke atypische linke Leberarterie sollte, wenn möglich, erhalten werden. In diesen Fällen werden nur die zum Magen führenden Äste der Arteria gastrica sinistra mit PDS-Clips abgesetzt und der Stamm mitsamt der atypischen linken Leberarterie erhalten. Nichtdestotrotz wird auch in diesen Fällen eine gründliche Lymphadenektomie der Lymphknoten an der Arteria gastrica sinistra durchgeführt. Dieses ist in aller Regel auch in laparoskopischer Technik mit nur geringem Mehraufwand an Zeit problemlos möglich.

Die abdominelle Lymphadenektomie ist illustrierend in Video 14.1 dargestellt (Abb. 14.3).

▶ **Praxistipp** In der Regel ist es einfacher und ohne weiteres möglich, die Lymphadenektomie an A. hepatica, V. porta, Truncus coeliacus und A. lienalis von anterior durchzuführen. Falls die Lymphknoten am milznahen Teil der A. lienalis nicht erreicht werden, können sie später nach großkurvaturseitiger Mobilisation des Magens von posterior erreicht werden.

Hiatale und mediastinale Dissektion

Im Anschluss an die Lymphadenektomie im D2-Kompartiment wird der rechte Zwerchfellschenkel dargestellt und der distale Ösophagus hiervon gelöst. Von hier aus wird nach Durchtrennen der präösophagealen Membran an der vorderen hiatalen Kommissur und der Mobilisation des oberen Magenfundus, der linke Zwerchfellschenkel bis zur hinteren Kreuzung der Zwerchfellschenkel vom Ösophagus disseziert und dieser zirkulär mobilisiert. Der Hiatus oesophageus wird nun mittels großzügiger Inzision des rechten Zwerchfellschenkels erweitert und es wird eine En-bloc-Lymphadenektomie des unteren Mediastinums bis ca. 5 cm über Zwerchfellniveau angeschlossen (Abb. 14.4).

Die Videosequenz 14.2 zeigt die hiatale und mediastinale Dissektion (Abb. 14.5).

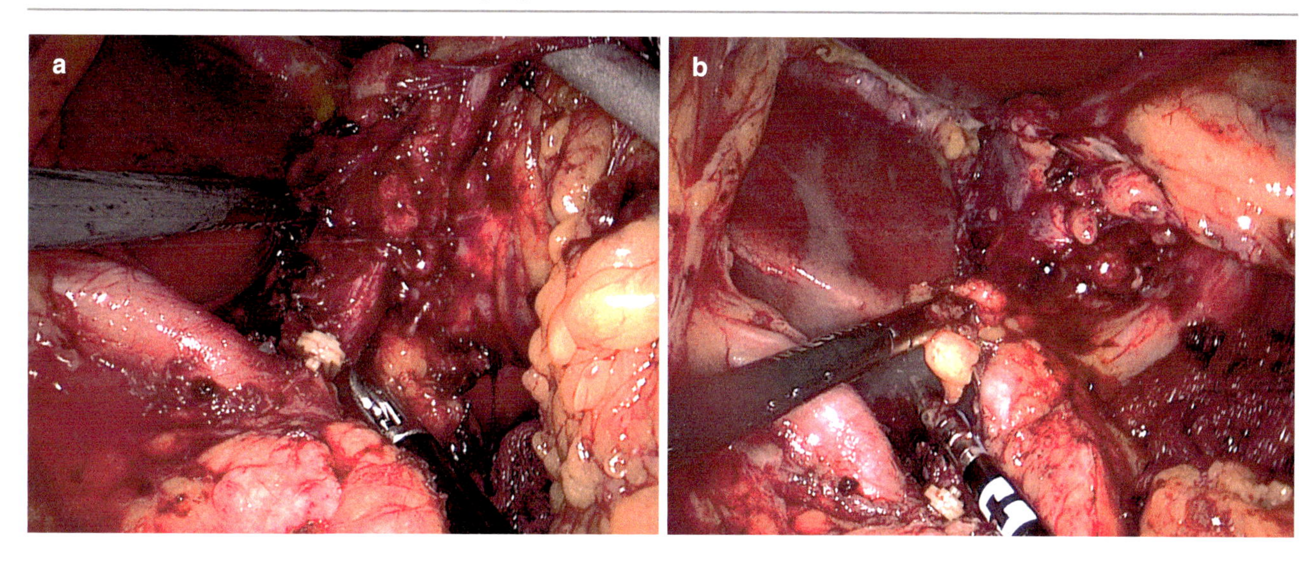

Abb. 14.4 a, b Laparoskopische abdominelle Lymphadenektomie. (**a**) Nach Lymphadenektomie an A. hepatica mit PDS-Clip auf A. gastrica sinistra; (**b**) Lymphadenektomie an A. lienalis und Truncus coeliacus, A. gastrica sinistra abgesetzt

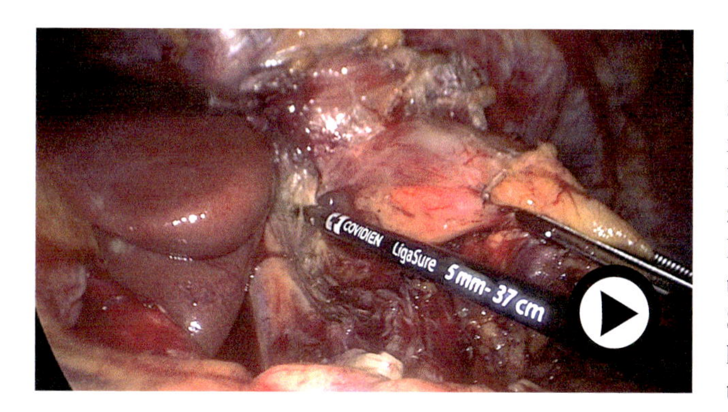

Abb. 14.5 Video 14.2: Hiatale und mediastinale Dissektion. Der abdominelle Ösophagus und der untere mediastinale Ösophagus werden en-bloc mit anhängigem Lymph-Fettgewebe disseziert. (© Video: Jens Höppner) (▶ https://doi.org/10.1007/000-bj9)

Laparoskopische Mobilisation des Magens

Für die Mobilisation des Magens wird zunächst ein Zugang zur Bursa omentalis mittels Durchtrennung des Ligamentum gastrocolicum unter sorgfältiger Schonung der versorgenden und drainierenden gastroepiploischen Arkade auf Höhe des Übergangs vom Magenkorpus zum Magenantrum geschaffen. Von hier aus wird das Ligamentum gastrocolicum in Richtung des Milzunterpols durchtrennt.

In Video 14.3 ist der Operationsabschnitt der laparoskopischen Magenmobilisation dargestellt (Abb. 14.6).

▶ **Praxistipp** Zur Verbesserung der venösen Drainage des späteren Magenschlauches wird darauf geachtet, dass im Bereich des Milzunterpols ein an der großen Kurvatur gestielter Omentumrest belassen wird.

Die gastroepiploische Arkade wird bis auf Höhe des Milzhilus in ihrer Kontinuität komplett erhalten. Bei fortschreitender Dissektion des Ligamentum gastrolienale erreicht die Dissektionsebene oberhalb des Milzhilus mit der Durchtrennung der Vv. gastricae breves zunehmend die Nähe zur Magenwand im oberen Korpus- und Fundusbereich des Magens. Nach kompletter Mobilisation des grosskurvaturseitigen Magens wird der Magenfundus in Richtung der rechten Schulter des Patienten gehalten und die retrogastralen Adhäsionsstränge bis zum Erreichen der kleinen Kurvatur durchtrennt. Um eine ausreichende Mobilisation des distalen Magens zu erreichen wird nun in aller Regel noch eine kurzstreckige von links nach rechts gerichtete Mobilisation des großkurvaturseitigen Magenantrums durchgeführt. Der Pylorus kann nun spannungsfrei bis auf Höhe der Kreuzungsstelle der Zwerchfellschenkel gehoben werden.

Endoskopische Pylorusdilatation

Nachdem der Magen vollständig mobilisiert ist, wird in der eigenen Praxis eine intraoperative endoskopische Ballondilatation des Pylorus über 2 min mit einem 20-mm-Ballon durchgeführt, um eine nach der Durchtrennung des N. vagus häufig klinisch manifest werdende postoperative Magenentleerungsstörung zu vermeiden,

Verschluss des Abdomens

Nach abschließender Blutstillung und Kontrolle der anatomisch regelrechten Lage des mobilisierten Magens für den späteren thorakalen Hochzug wird eine durch die 5-mm-Trokarinzision geführte Drainage an Pankreasoberrand und Milzhilus platziert. Die verbliebenen Trokare werden unter Sicht entfernt und die Trokarinsertionsstellen verschlossen.

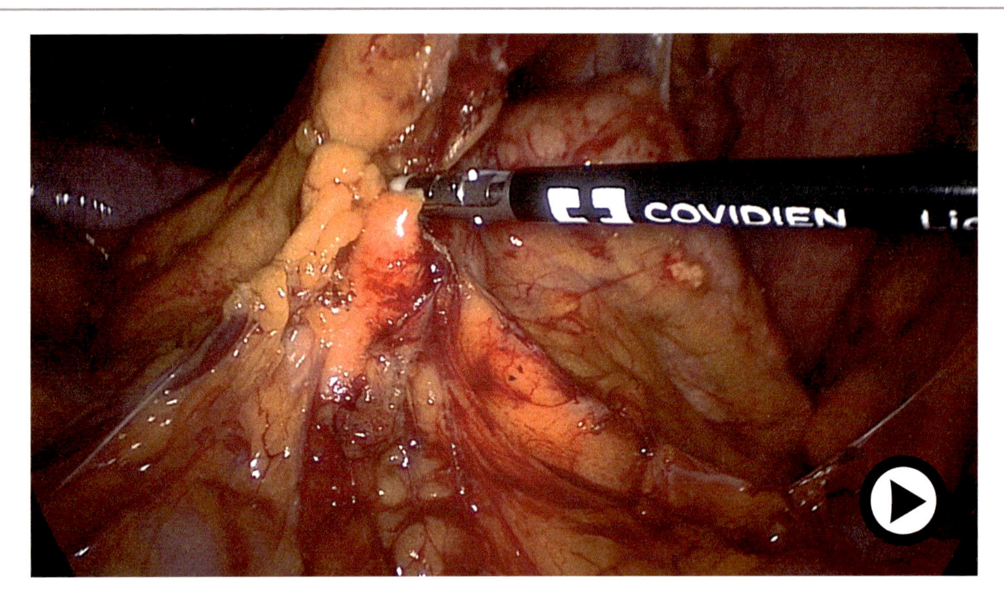

Abb. 14.6 Video 14.3: Laparoskopische Mobilisation des Magens im Rahmen der hybrid-minimalinvasiven Ösophagusresektion (© Video: Jens Höppner) (▶ https://doi.org/10.1007/000-bjb)

Offener thorakaler Operationsteil

Laterale Thorakotomie

Nach Abschluss des laparoskopischen Operationsteils wird der Patient ohne Umlagerung durch Lageanpassung des OP-Tisches in eine horizontale und um 25° auf die linke Seite gekantete Position gebracht (Abb. 14.1b). Über eine muskelschonende laterale Thorakotomie im Verlauf des 5. Interkostalraumes rechts wird der Zugang zur rechten Pleurahöhle und zum Mediastinum geschaffen. Nach Entlüften und Abhängen der rechten Lunge von der Beatmung und operativem Lösen des rechtsseitigen Ligamentum pulmonale wird die rechte Lunge nach ventral exponiert. Damit gelingt ein übersichtlicher Zugang zum thorakalen Ösophagus in seiner vollen Länge.

▶ **Praxistipp** Wenn die hiatale Dissektion des Ösophagus im laparoskopischen Operationsteil etwa bis knapp unterhalb der Pulmonalgefäße rechts geführt wurde, ist es zumeist möglich, die Thorakotomie mit einen Hautinzision von nicht mehr als 15 cm Länge durchzuführen.

En-bloc-Ösophagusresektion und mediastinale Lymphadenektomie

Nach Inzision der Pleura mediastinalis auf beiden Seiten der Vena azygos wird diese unterfahren und nahe ihrer Einmündung in die Vena cava zu beiden Seiten ligiert und durchtrennt. Beginnend auf der Höhe des ehemaligen Azygosbogens wird nun der Ösophagus en bloc mit anhängigem Lymph- und Fettgewebe bis hinunter zum Zwerchfell disseziert. Die aufsteigende Vena azygos wird erhalten und die Adventitia der Aorta descendens bildet die Präparationsebene.

▶ **Praxistipp** Der Ductus thoracicus wird zum En-bloc-Resektat gehalten und auf Höhe des Zwerchfells entweder selektiv oder aber über eine Massenligatur der Gebilde des rechtseitigen retrokruralen Raums abgesetzt. Hierdurch kann ein postoperativer Chylothorax zuverlässig vermieden werden.

Im Bereich des distalen Ösophagus wird die Ebene des bereits von transhiatal laparoskopisch dissezierten unteren Ösophagus getroffen. Hier ist der Ösophagus bereits zirkulär befreit. Die Pleura mediastinalis wird am Perikard ventralseitig des Ösophagus inzidiert und die En-bloc-Resektion in kaudo-kranialer Richtung bis zum Erreichen der karinalen Lymphknoten fortgeführt. Die Grenzen der En-bloc-Resektion werden neben der Aortenadventitia von der linkseitigen Pleura gebildet. Die karinalen Lymphknoten werden zum Resektat gehalten und komplett entfernt. Die Resektion wird bei distalen Ösophaguskarzinomen in der Regel bis 2 cm oberhalb des ehemaligen Azygosbogens durchgeführt. Nach Durchtrennung und Ligatur des kranialen Ductus thoracicus und der Nervi vagi auf dieser Höhe wird der Ösophagus nach Vorlage einer Tabaksbeutelnaht auf dieser Höhe abgesetzt. Beim Plattenepithelkarzinom wird die Mobilisation des Ösophagus mit anhängigem Lymph- und Fettgewebe bis in die obere Thoraxapertur fortgeführt.

Magenhochzug und Magenschlauchkonstruktion

Durch den erweiterten Hiatus oesophageus gelingt es problemlos, den laparoskopisch mobilisierten Magen rotationsgerecht und ohne Strangulation oder Verletzung der ernährenden gastroepiploischen Arkade in die rechte Pleurahöhle zu luxieren. Beginnend am Magenfundus 3 cm distant vom His'schen Winkel wird mit mehreren Magazinen eines winkelbaren Endo-GIA die Kardia abgesetzt und hiermit ein tubulärer großkurvaturseitiger Magenschlauch von ca. 4 cm Durchmesser gebildet (Abb. 14.7). Die kleine Kurvatur des Magens mit anhängigem Lymph- und Fettgewebe wird zum Großteil mitreseziert und nur die antralen Äste der Arteria gastrica dextra aboral des Nervus Latarjet werden erhalten. Zur Vermeidung von Nachblutungen und Magenwandhämatomen wird die zur Thorakotomie gewandte kleinkurvaturseitige lineare Klammernahtreihe in der eigenen Praxis mit Einzelkopfnähten übernäht. Es resultiert ein supraantral tubulärer bis mindestens in die obere Thoraxapertur reichender Magenschlauch.

Intrathorakale End-zu-Seit-Ösophagogastrostomie

Zur Anlage der End-zu-Seit-Ösophagogastrostomie wird zunächst abhängig vom Durchmesser des über ca. 2 cm mobilisierten oralen Ösophagusstumpfes die Gegendruckplatte eines 25-mm- oder 28-mm-Zirkularstaplers eingebracht. Am tubulären Magenschlauch wird an der großen Kurvatur eine Lokalisation für die Ösophagogastrostomie bestimmt. Hierbei wird eine Höhe gewählt, welche einen gestreckten und dennoch spannungsfreien Verlauf des Magenschlauches gewährleistet. Da der Magenschlauch zumeist die gewählte Höhe deutlich überschreitet, wird die gastroepiploische Arkade im Bereich der zukünftigen Anastomose magenwandnah abgesetzt, ohne dass hierdurch arterielle oder venöse Durchblutungsprobleme zu erwarten sind. Über eine Gastrotomie an der Kuppel des Magenschlauches wird der Zirkularstapler eingeführt und nach Konnektion des Staplerapparats die End-zu-Seit-Ösophagogastrostomie großkurvaturseitig angelegt. Zusätzliche Anastomosensicherheit wird durch die zirkuläre allschichtige Übernähung der Anastomose mit Einzelknopfnähten erreicht. Der kranial der Ösophagogastrostomie überstehende Magenschlauch wird mit einem winkelbaren Endo-GIA abgesetzt und die entstehende lineare Klammernahtreihe wird ebenfalls übernäht (Abb. 14.7).

► **Praxistipp** Die Ösophagogastrostomie wird mit dem im Bereich der linken Kolonflexur am Magen belassenen Omentumanteile umschlagen und das Omentum mit wenigen Einzelknopfnähten an der Pleura im Bereich der Anastomose fixiert. Diese Omentopexie stellt eine zusätzliche Maßnahme zu Vermeidung von Anastomoseninsuffizienzen dar.

Schließlich wird transnasal eine Magensonde unter palpatorischer Kontrolle bis auf Zwerchfellniveau vorgeschoben.

Platzierung der Thoraxdrainagen und Verschluss des Thorax

Nach abschließender Kontrolle und Spülung des thorakalen Situs werden zwei Thoraxdrainagen nach dorsokaudal und venterokranial platziert und nach Vorlage der Nähte zur Readaptation der Rippen die rechte Lunge wiederbelüftet. Hierbei wird zur Vermeidung von postoperativen Atelektasen auf eine komplette Expansion der Lunge geachtet. Gegebenenfalls kann vor Verschluss der Thorakotomie noch manuell die Lage der Lungenlappen korrigiert werden und so eine vollständige Belüftung aller Anteile gesichert werden. Nach Anlage luftdichter fortlaufender Readaptationsnähte der Interkostal- und Serratusmuskulatur erfolgt die abschließende Hautnaht. Da postoperative linksseitige Pleuraergüsse – auch wenn die linksseitige Pleura in der mediastinalen Dissektion nicht eröffnet wurde – häufig vorkommen, wird in der eigenen Praxis nach Entlagerung des Patienten abschließend noch unter digitaler Kontrolle eine linksseitige Thoraxdrainage über eine 2 cm Minithorakotomie eingebracht.

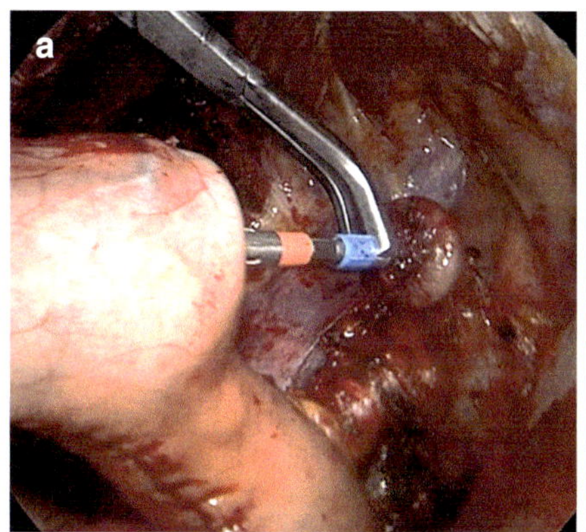

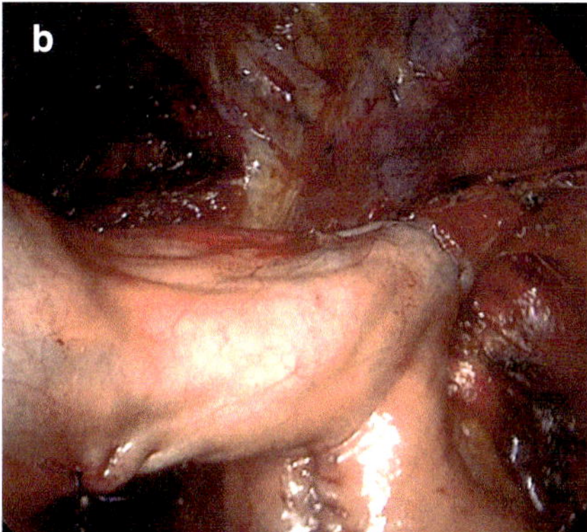

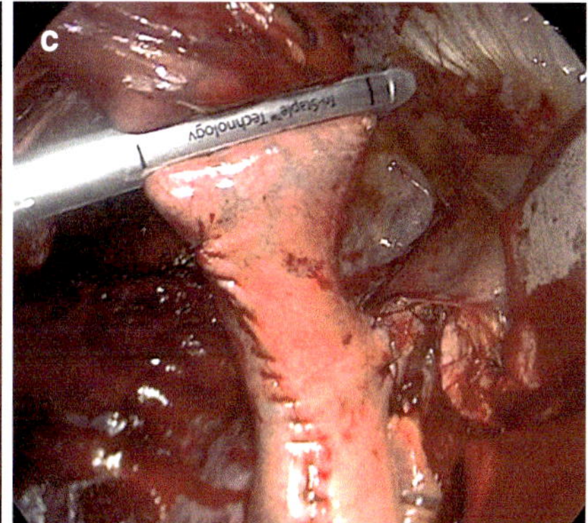

Abb. 14.7 a–c End-zu-Seit-Ösophagogastrostomie. (**a**) Einführen des Zirkularstaplers über die proximale Gastrotomie und Konnektion. (**b**) Anastomose nach Auslösen des Staplers. (**c**) Abstaplen des kranial überstehenden Magenschlauches nach zirkulärer Übernähung der Ösophagogastrostomie

14.5.4 Spezielle intraoperative Komplikationen und ihr Management

Bei der laparoskopischen Präparation besteht insbesondere beim adipösen Situs das Risiko einer Verletzung des Colon transversum und der linken Kolonflexur bei der Durchtrennung des Ligamentum gastrocolicum. Insbesondere Thermoläsionen durch die Verwendung von LigaSure o. ä. Instrumenten können vorkommen, wenn das Kolon nicht in jedem Moment der Präparation zweifelsfrei identifiziert wird. Wie oben beschrieben, sollte darauf geachtet, einen Teil des Omentum majus zur Durchblutungsverbesserung an der magenseitigen gastroepiploischen Arkade zu belassen. Wenn eine entsprechende Thermoläsion am Kolon intraoperativ erkannt wird, kann sie in aller Regel ohne Probleme laparoskopisch mit einer einfachen Übernähung folgenlos behandelt werden.

Sollte es bei der Dissektion des Ligamentum gastrocolicum zu einer Verletzung der rechten gastroepiploischen Arkade kommen, ist das weitere Vorgehen abhängig von der Höhe der Verletzung und der Lokalisation des Tumors. Wenn die Verletzung der ernährenden Arkade z. B. erst auf mittlerer Korpushöhe lokalisiert ist, ergibt sich bei der Resektion distaler Karzinome des Ösophagus in der Regel kein Problem, da die Anastomosenhöhe ungefähr auf dieser Höhe sein wird und keine Durchblutungsprobleme des Schlauchmagens zu befürchten sind. Bei Verletzungen der gastroepiploischen Arkade im Antrumbereich ist eine großkurvaturseitige Schlauchmagenkonstruktion oft nicht mehr ausreichend möglich und alternative Resektions- und oder Rekonstruktionsoptionen (z. B. transhiatal erweiteterte Gastrektomie und Ösophagojejunostomie nach Roux Y beim AEG-2-Karzinom oder Rekonstruktion durch Koloninterponat bei höherliegenden Ösophaguskarzinomen) müssen gewählt werden.

14.5.5 Evidenzbasierte Evaluation

Erfreulicherweise hat sich in den letzten 30 Jahren die perioperative Morbidität und Mortalität der Ösophagusresektion deutlich verbessert (Ruol et al. 2009; Glatz et al. 2015). Aktuell können in spezialisierten Zentren perioperative Morbiditätsraten von 50 % sowie Mortalitätsraten von 1–5 % berichtet werden (Ruol et al. 2009; Glatz et al. 2015; Makowiec et al. 2013; Luketich et al. 2012). Neben septischen, anastomosenbedingten Komplikationen stehen bei der perioperativen Morbidität pulmonale Komplikationen im Vordergrund. Diese stellen nicht nur einen wesentlichen Grund für die eingriffsbedingte Morbidität dar, sondern sind auch häufig Ursache für kostenintensive intensivmedizinische Behandlungen und verlängerte postoperative Krankenhausaufenthalte. Trotz einer signifikanten Verbesserung der pulmonalen Komplikationsrate durch den regelhaften Einsatz der Periduralanästhesie wird aktuell noch eine Häufigkeit von ca. 30–40 % an postoperativen Pneumonien, respiratorischem Versagen, Reintubation und akutes Atemnotsyndrom (Acute Respiratory Distress Syndrome, ARDS) bei der konventionellen offenen abdomino-thorakalen Ösophagusresektion berichtet (Briez et al. 2012; Biere et al. 2012; Cense et al. 2006).

Die v. a. in den letzten 10 Jahren entwickelten minimalinvasiven Verfahren der Ösophagusresektion konnten die Rate an postoperativen pulmonalen Komplikationen in Studien nochmals reduzieren. Hierbei konnte für thorakoskopisch-laparoskopische Verfahren eine Komplikationsrate von 12 %, verglichen mit 34 % in konventioneller Technik, in einem prospektiv-randomisierten Vergleich berichtet werden (Biere et al. 2012). Dass die pulmonale Komplikationsrate aber nicht nur durch die Vermeidung der Thorakotomie begründet ist, konnte zuletzt eine große retrospektive Studie an 280 ösophagusresezierten Patienten zeigen. Es wurde ein laparoskopisch-thorakotomisches Hybridverfahren mit der konventionellen offenen Technik verglichen. In dieser Arbeit konnte durch das Hybridverfahren mit Vermeidung der Oberbauchlaparotomie die Rate an postoperativen Atelektasen, Pneumonien, ARDS und respiratorischem Versagen von 43 % auf 16 % gesenkt werden (Briez et al. 2012). Eine prospektiv-randomisierte Studie zum Vergleich des thorakotomisch-laparoskopischen Hybridverfahrens mit der offenen thorakotomisch-laparotomischen Technik wurde ebenfalls durchgeführt und bestätigte diese Ergebnisse und definierte hiermit einen neuen evidenzbasierten Standard für die onkologische Ösophagusresektion (Mariette et al. 2019).

Obwohl auch die total minimalinvasiven thorakoskopisch-laparoskopischen Verfahren mittlerweile international zunehmende Verbreitung finden, werden selbst in der größten monozentrischen Serie Insuffizienzraten bei intrathorakalen Anastomosen von ca. 9 % berichtet (Luketich et al. 2012). Die oft fatalen Konsequenzen der intrathorakalen Anastomoseninsuffizienz und eine zunehmend niedrige Insuffizienzrate von derzeit 5 % bei der konventionellen thorakotomischen intrathorakalen Rekonstruktion in entsprechend spezialisierten Zentren (Ruol et al. 2009) rechtfertigen im Moment eine routinehafte komplett thorakoskopische Rekonstruktion nur schwerlich. Weiterhin muss insbesondere bei Etablierung des thorakoskopischen Rekonstruktionsverfahrens mit einer lernkurvenbedingten erhöhten Rate an Anastomoseninsuffizienzen gerechnet werden. Eine britische Studie zeigte hier bei den ersten 50 Patienten einer Serie eine Insuffizienzrate von 18 %, bevor diese bei den folgenden 100 Patienten halbiert werden konnte (Ramage et al. 2013). In der eigenen Erfahrung war es bei der Etablierung der geschilderten Technik und mit der Vorerfahrung einer in der eigenen Klinik sehr gut etablierten, technisch langjährig entwickelten und im Bereich der chirurgischen Rekonstruktion komplikationsarmen Technik von Beginn an möglich, die eigene niedrige Insuffizienzrate der letzten Jahre von unter 5 % zu halten. Vor diesem Hintergrund entwickelt sich in mehreren spezialisierten Zentren in Deutschland zunehmend das thorakotomisch-laparoskopische Hybridverfahren zu einem regelhaft durchgeführten Eingriff für die kurative chirurgische Therapie des Ösophaguskarzinoms. Das in dieser Arbeit beschriebene Verfahren bietet neben den genannten Vorteilen in Hinblick auf die Reduktion der postoperativen Morbidität weitere Vorteile. Die Lernkurve für den laparoskopischen Teil ist für Chirurgen, welche durch laparoskopische Magenchirurgie, bariatrische Chirurgie und laparoskopische Antirefluxchirurgie trainiert sind, sehr kurz und es kann bei Vorliegen der genannten Vorerfahrungen eine lernkurvenbedingte zusätzliche Morbidität bei der Etablierung der Technik weitgehend vermieden werden. Bei entsprechender Routine in der konventionellen abdominothorakalen Ösophagusresektion kann das neue Verfahren daher von Anfang an die Ergebnisse der konventionellen Resektion bezüglich chirurgischer Komplikationen reproduzieren und in Bezug auf die pulmonalen Komplikationen unmittelbar verbessern. Ein ganz wesentlicher Faktor hierbei ist, dass die chirurgisch komplikationsträchtigen Schritte der Rekonstruktion, d. h. die Konstruktion des Schlauchmagens und die Ösophagogastrostomie weiterhin in der gut erprobten und technisch sicheren konventionellen Technik durchgeführt werden.

Bezüglich der Operationsdauer ergeben sich bei der in dieser Arbeit vorgestellten Technik ebenfalls keine Nachteile. Durch die beschriebene Lagerungstechnik entfällt ein zeitaufwendiges intraoperatives Umlagern von der Rücken- in die Linksseitenlage, bei trotzdem problemloser Exposition sowohl laparoskopisch abdominell als auch von rechtsthorakal zum Ösophagus. Weitere zeitliche Vorteile ergeben sich durch den deutlich zeitsparenden laparoskopischen Zugang im Vergleich zur Oberbauchlaparotomie und durch den Verzicht auf eine vormals in unserer Praxis durchgeführten routinemäßigen Katheterjejunostomie. Auf diese wird bei einer Insuffizienzrate von <5 % in den letzten 6 Jahren in der eigenen chirurgischen Praxis verzichtet. Im Falle einer präoperativ vorliegenden Kachexie oder anderer Risikofaktoren für einen protrahierten postoperativen Verlauf wird diese allerdings dennoch in laparoskopischer Technik simultan angelegt.

Die Schlauchmagenkonstruktion erfolgt als Resektion des proximalen kleinkurvaturseitigen Magenanteils mit Erhalt der antralen Äste der Arteria gastrica dextra. Der Magenschlauch wird allerdings im Unterschied zu der von Akiyama beschriebenen Orginaltechnik (Akiyama et al. 1978) in seinen proximalen Anteilen tubulär mit einem Innendurchmesser von ca. 4 cm und mit teilweisem Erhalt der linksseitigen gastoepiploischen Arkade mitsamt eines Omentumlappens im Magenkorpusbereich durchgeführt. Durch die tubuläre Konstruktion wird versucht, die klinische Ausprägung der regelhaft vorkommenden postoperativen Magenentleerungsstörungen zu verringern (Bemelman et al. 1995). Der partielle Erhalt der linksseitigen gastroepiploischen Arkade mitsamt einer bei 85 % der Patienten vorhandenen vaskulären Anastomose (Ndoye et al. 2006) zwischen komplett erhaltener rechts- und partiell erhaltener linksseitiger gastroepiploischer Arkade führt zu einer verbesserten Durchblutung der oberen Anteile des Magenschlauches (Matsuda et al. 2010). Obwohl die wenigen vorhandenen vergleichenden Serien nur einen positiven Effekt, aber keine signifikante Verbesserung der Insuffizienzrate zeigen konnten, führen wir eine Übernähung der linearen und zirkulären Klammernahtreihen durch (Muehrcke und Donnelly 1989; Silberhumer et al. 2009). Neben einer möglichen Verringerung der Leckagerate der Klammernähte ergibt sich hierdurch an der kleinkurvaturseitigen linearen Klammernahtreihe eine zusätzliche Möglichkeit, die Weite und damit das angestrebte tubuläre Design des Magenschlauches zu beeinflussen.

Literatur

Akiyama H, Miyazono H, Tsurumaru M et al (1978) Use of the stomach as an esophageal substitute. Ann Surg 188(5):606–610

Bemelman WA, Taat CW, Slors JF et al (1995) Delayed postoperative emptying after esophageal resection is dependent on the size of the gastric substitute. J Am Coll Surg 180(4):461–464

Biere SS, van Berge Henegouwen MI et al (2012) Minimally invasive versus open oesophagectomy for patients with oesophageal cancer: a multicentre, open-label, randomised controlled trial. Lancet 379(9829):1887–1892. https://doi.org/10.1016/S0140-6736(12)60516-9

Briez N, Piessen G, Torres F et al (2012) Effects of hybrid minimally invasive oesophagectomy on major postoperative pulmonary complications. Br J Surg 99(11):1547–1553. https://doi.org/10.1002/bjs.8931

Cense HA, Lagarde SM, de Jong K et al (2006) Association of no epidural analgesia with postoperative morbidity and mortality after transthoracic esophageal cancer resection. J Am Coll Surg 202(3):395–400

Glatz T, Marjanovic G, Zirlik K, Brunner T, Hopt UT, Makowiec F, Hoeppner J (2015) Chirurgische Therapie des Ösophaguskarzinoms. Chirurg 86(7):62–669

Hoeppner J, Marjanovic G, Glatz T, Kulemann B, Hopt UT (2014) Laparoskopisch-thorakotomische Ösophagusresektion mit intrathorakaler Ösophagogastrostomie als Hybridverfahren. Chirurg 85(7):628–635

Jagot P, Sauvanet A, Berthoux L et al (1996) Laparoscopic mobilization of the stomach for oesophageal replacement. BrJ Surg 83:540–542

Luketich JD, Pennathur A, Awais O et al (2012) Outcomes after minimally invasive esophagectomy: review of over 1000 patients. Ann Surg 256(1):95–103

Makowiec F, Baier P, Kulemann B et al (2013) Improved long-term survival after esophagectomy for esophageal cancer: influence of epidemiologic shift and neoadjuvant therapy. J Gastrointest Surg 17(7):1193–1201

Mariette C, Markar SR, Dabakuyo-Yonli TS, Meunier B, Pezet D, Collet D, D'Journo XB, Brigand C, Perniceni T, Carrère N, Mabrut JY, Msika S, Peschaud F, Prudhomme M, Bonnetain F, Piessen G

(2019) Fédération de Recherche en Chirurgie (FRENCH) and French Eso-Gastric Tumors (FREGAT) Working Group. Hybrid Minimally Invasive Esophagectomy for Esophageal Cancer. N Engl J Med 380(2):152–162

Matsuda T, Kaneda K, Takamatsu M et al (2010) Reliable preparation of the gastric tube for cervical esophagogastrostomy after esophagectomy for esophageal cancer. Am J Surg 199(5):e61–e64

Muehrcke DD, Donnelly RJ (1989) Complications after esophagogastrectomy using stapling instruments. Ann Thorac Surg 48(2):257–262

Ndoye JM, Dia A, Ndiaye A et al (2006) Arteriography of three models of gastric oesophagoplasty: the whole stomach, a wide gastric tube and a narrow gastric tube. Surg Radiol Anat 28(5):429–437

Ramage L, Deguara J, Davies A et al (2013) Gastric tube necrosis following minimally invasive oesophagectomy is a learning curve issue. Ann R Coll Surg Engl 95(5):329–334

Ruol A, Castoro C, Portale G et al (2009) Trends in management and prognosis for esophageal cancer surgery: twenty-five years of experience at a single institution. Arch Surg 144(3):247–254

Silberhumer GR, Györi G, Burghuber C et al (2009) The value of protecting the longitudinal staple line with invaginating sutures during esophageal reconstruction by gastric tube pull-up. Dig Surg 26(4):337–341

Wullstein C (2017) Thorakoskopisch-laparoskopische Ösophagusresektion. In: Keck T, Germer C (Hrsg) Minimalinvasive Viszeralchirurgie. Springer, Berlin/Heidelberg. https://doi.org/10.1007/978-3-662-53204-1_11

Robotische Ösophagusresektion

15

Mali Kallenberger und Jan-Hendrik Egberts

Inhaltsverzeichnis

Ergänzende Information Die elektronische Version dieses Kapitels enthält Zusatzmaterial, auf das über folgenden Link zugegriffen werden kann [https://doi.org/10.1007/978-3-662-67852-7_15]. Die Videos lassen sich durch Anklicken des DOI-Links in der Legende einer entsprechenden Abbildung abspielen, oder indem Sie diesen Link mit der SN More Media App scannen.

M. Kallenberger
Chirurgische Klinik, Israelitisches Krankenhaus Hamburg, Hamburg, Deutschland
e-mail: m.kallenberger@ik-h.de

J.-H. Egberts (✉)
Chirurgische Klinik/Viszeralonkologisches Zentrum, Israelitisches Krankenhaus Hamburg, Hamburg, Deutschland
e-mail: j.egberts@ik-h.de

T. Keck, C.-T. Germer (Hrsg.), *Minimalinvasive Viszeralchirurgie*, https://doi.org/10.1007/978-3-662-67852-7_15

▶ **Trailer** Die roboterassistierte minimalinvasive Ösophagektomie (RAMIE) gewinnt zunehmend an Bedeutung. An der Stelle, an der die konventionelle minimalinvasive Ösophagektomie (MIE) an ihre Grenzen stößt, zeigen erste Studien, dass die robotische Technologie diese Limitationen überwinden kann: Dies gilt insbesondere für den technisch anspruchsvollen thorakalen Teil der Operation bei der Dissektion sowie der Rekonstruktion. Daher wurde in der Vergangenheit der Begriff der minimalinvasiven Ösophagusresektion häufig auch für Hybrid-Operationen, bei denen der thorakale Teil konventionell offen operiert wurde, verwendet.

Einen allgemeingültigen Konsens bezüglich der Wahl des Operationsverfahrens und technischer Einzelheiten gibt es derzeit noch nicht flächendeckend, jedoch werden von einer zunehmenden Zahl von Autoren eine klare Empfehlung für den Einsatz der RAMIE ausgesprochen.

15.1 Einführung

Ösophagusresektionen gehören zu den invasivsten und operativ komplexesten chirurgischen Eingriffen (Franke et al. 2021; Burmeister et al. 2005). Der Einsatz minimalinvasiver Techniken (MIE) hat in den letzten Jahren zunehmend an Bedeutung gewonnen: Bei gleicher chirurgischer Radikalität ist das intraoperative Trauma, die postoperative Morbidität und die Krankenhausverweildauer deutlich reduziert (Franke et al. 2021; Biere et al. 2012; Mariette et al. 2019). Konventionell-laparoskopische Verfahren (Laparoskopie/Thorakoskopie) verzeichnen ihre Grenzen jedoch in der zweidimensionalen Sicht und in der eingeschränkten Bewegungsfreiheit in einem v. a. im Thorax begrenztem Raum, was mitunter zu einem höheren Patientenrisiko und einer längeren Lernkurve führen kann (Franke et al. 2021; van Workum et al. 2019). Gleichzeitig wird daher häufig auch nur der abdominelle Teil minimalinvasiv operiert und der thorakale Teil mittels einer Thorakotomie. Die robotergestützte Technologie kann insbesondere hier die Limitationen überwinden: Die erste roboterassistierte transhiatale Ösophagusresektion wurde 2003 von S. Horgan in Chicago durchgeführt (Horgan et al. 2003), die erste transthorakale Ösophagusresektion nach McKeown von K.H. Kernstine 2004 in Iowa (Kernstine et al. 2004). Erste Veröffentlichungen von roboterassistierten Ivor-Lewis-Ösophagektomien finden sich ab 2010 (vgl. Abschn. 15.12.1, Tab. 15.2). Derzeit gibt es noch keine Daten über eine signifikante Überlegenheit der RAMIE gegenüber MIE und der offenen Ösophagektomie (OTE) hinsichtlich der perioperativen und onkologischen Ergebnisse sowie der postoperativen Lebensqualität (Abbas und Sarkaria 2020). Dennoch gibt es deutliche Hinweise darauf, dass sich die RAMIE überlegen in Bezug auf postoperative Komplikationen bei onkologischer Gleichwertigkeit zeigt (van der Sluis et al. 2019), genauso wie auf die langfristige, gesundheitsbezogene Lebensqualität (Mehdorn et al. 2020).

Ein weiterer Ansatz mit dem Ziel perioperative Risiken zu verringern ist die roboterassistierte zervikale Ösophagektomie (RACE-Prozedur). Erste klinische Erfahrung legen nahe, dass durch die Vermeidung eines transthorakalen Zugangs bei einer rein abdominozervikalen Resektion im Sinne eines Rendezvous-Verfahrens pulmonale Komplikationen reduziert werden können – die vollständige mediastinale Lymphadenektomie dabei aber weiterhin möglich ist (Egberts et al. 2019a; Chiu et al. 2020).

In den letzten Jahren wurde eine beträchtliche Anzahl an Berichten über die verschiedenen angewandten Techniken und Instrumente sowie die frühen postoperativen Ergebnisse veröffentlicht, oftmals handelte es sich dabei jedoch zunächst um kleinere Fallserien. Bislang gibt es lediglich eine erste prospektive randomisierte Studie von van der Sluis et al. (ROBOT-Trial, van der Sluis et al. 2019; ROBOT-2-Trial, Tagkalos et al. 2021) zum Vergleich von RAMIE und OTE. Diese konnte zeigen, dass die RAMIE zu weniger kardiopulmonalen und chirurgischen Komplikationen, weniger postoperativen Schmerzen, einer besseren kurzfristigen Lebensqualität und einer besseren kurzfristigen funktionellen Erholung führen kann und möglicherweise gleichzeitig eine höhere Lymphadenektomierate erzielen kann. Weitere Studien sind geplant, wobei die Ergebnisse der Fallserien vielversprechend sind, sodass in naher Zukunft von einer weiteren Etablierung und Verbreitung der robotergestützten Technik auszugehen ist.

15.2 Indikation

15.2.1 Onkologische Resektion

- Ösophaguskarzinome
- Karzinome des gastroösophagealen Übergangs (AEG I und II)
- Melanome

15.2.2 Nichtonkologische Resektion

- Ösophagusachalasie
- Weichteiltumoren: Leiomyome, GIST
- Stenosen (peptische Stenosen auf dem Boden einer GERD, Verätzung etc.)

15.2.3 Patientenauswahl

Eine bewusste Patientenauswahl präoperativ kann insofern hilfreich sein, dass hierdurch das Risiko für technische Schwierigkeiten im Allgemeinen verringert werden kann. Patienten mit wenig Komorbiditäten, einem BMI < 30, ohne neoadjuvante Vorbehandlung und mit kleinen Tumoren ohne Umgebungsinfiltration bilden dabei die ideale Klientel (Franke et al. 2021). Andererseits ist die RAMIE-Technik gerade für Risikopatienten (BMI > 30, Voroperationen, Komorbiditäten etc.) von großem Vorteil, bedarf allerdings eines erfahrenen Teams.

15.3 Indikationen für die unterschiedlichen Verfahrenstechniken

- Transhiatale Ösophagektomie mit intrathorakaler Anastomose: eher für benigne Indikationen auf Grundlage der eingeschränkten Möglichkeit einer radikalen mediastinalen Lymphadenektomie
- Abdominothorakale Ösophagusresektion mit hochintrathorakaler Anastomose nach Ivor-Lewis: AEG-I-/-II-Karzinome mit ausgedehnter Infiltration des distalen Ösophagus, Karzinome des mittleren thorakalen Ösophagus
- Thorakoabdominelle Ösophagektomie mit zervikaler Anastomose nach McKeown sowie transzervikale Ösophagektomie zur Vermeidung eines thorakalen Zugangs (RACE-Prozedur)

15.4 Spezielle präoperative Diagnostik

- Ösophagogastroduodenoskopie (ÖGD) mit Biopsie und ggf. Clipmarkierung
- Ggf. Chromoendoskopie (Lugol-Lösung) als erweiterte Diagnostik bei Plattenepithelkarzinomen
- Endoskopischer Ultraschall (EUS)
- Computertomografie (CT) des Thorax, Abdomen und ggf. Halses (bei hochsitzenden Tumoren) mit oralem und intravenösem Kontrastmittel
- Ggf. PET-/CT-Untersuchung bei fortgeschrittenen Tumoren zum erweiterten M-Staging
- Ggf. Bronchoskopie bei fortgeschrittenen Tumoren mit V. a. Kontakt zum Tracheobronchialsystem
- Ggf. Funktionsdiagnostik (z. B. Ösophagusmanometrie) oder Ösophagusbreischluck bei Achalasie
- Ggf. Koloskopie bei geplantem Koloninterponat

Wichtige Informationen aus der Diagnostik sind

- Tumorvisualisierung und Höhenlokalisation (in Relation zum oberen Ösophagussphinkter und zur Z-Linie) in Hinblick auf die Auswahl der Technik
- Metastasierung und Umgebungsinfiltration

15.5 Aufklärung

- Möglichkeit zur Konversion zum konservativen laparoskopischen Verfahren oder offenem Vorgehen, wenn nötig
- Postoperative Ernährungsänderung auf Grund des fehlenden Magenreservoirs
- Postoperative ir(reversible) funktionelle Probleme (Schluckbeschwerden, Reflux, Dumping)

15.6 Komplikationen

Allgemeine OP-Komplikationen entsprechen den auf den kommerziellen Aufklärungsbögen aufgeführten.

Spezielle OP-Komplikationen
- Pulmonale Komplikationen (Pneumonie, akutes Atemnotsyndrom, Lungenarterienembolie, Postthorakotomiesyndrom)
- Vorhofflimmern (33 %, Abbas und Sarkaria 2020)
- Anastomoseninsuffizienz (bis 30 %, zervikale > intrathorakale Anastomosen; Ozawa et al. 2020; Abbas und Sarkaria 2020; Low et al. 2019; Biere et al. 2011)
- Nekrose des Magenschlauchüberstands (bis 4 %, Abbas und Sarkaria 2020; Ozawa et al. 2020)
- Verletzung der Atemwege und Bronchialfisteln (bis 14 %, Abbas und Sarkaria 2020; Lambertz et al. 2016)
- Chylothorax (bis 33 %, Abbas und Sarkaria 2020; Schurink et al. 2019)
- Stimmbandlähmung (bis 33 %, zervikale > intrathorakale Anastomosen; Abbas und Sarkaria 2020; Ozawa et al. 2020)
- Spätkomplikationen: Anastomosenstriktur mit konsekutiver Dysphagie, transhiatale Hernierung von intraabdominellen Organen, Magenentleerungsstörung (bis zu 50 %, Abbas und Sarkaria 2020, Donington 2006)
- Gallereflux und Dumping-Syndrom (bis zu 60 %, Abbas und Sarkaria 2020)

15.7 OP-Vorbereitung

Folgende Angaben beziehen sich auf die roboterassistierte minimalinvasive Ösophagektomie (RAMIE) 1 (Intuitive Surgical, Sunnyvale, CA, USA) und sollten möglichst standardisiert durchgeführt werden:

15.7.1 Positionierung im OP-Saal

- Patient-Cart rechts, Anästhesie steht wie gewohnt am Kopf des Patienten.
- Positionierung der Konsole so, dass direkter Blickkontakt und problemlose Kommunikation mit dem Tischpersonal möglich ist.
- Tischassistent/in steht während der abdominellen Phase rechts vom Patienten, während der thorakalen links.
- Instrumentierendes Personal steht im Bereich der Füße des Patienten (links/rechts).
- Monitor für den/die Tischassistenten/in in den jeweiligen Phasen direkt gegenüber platzieren, um optimale Sicht auf das Operationsgeschehen gewährleisten zu können.
- Auf Grund der intraoperativen Umlagerung ist auf ausreichende Längen bei den Verkabelungen zu achten.

15.7.2 Lagerung

Abdominelle Phase
- Rückenlagerung des Patienten mit beidseits angelagerten Armen,
- Tisch wird in Anti-Trendelenburg-Position (ca. 20–25°) und mit Rotation von ca. 10° nach rechts gekippt.

Thorakale Phase
- Umlagerung in die Linksseitenlage, die Arme in Schwimmerposition,
- Tisch in leichter Anti-Trendelenburg-Position, zudem nach links rotiert, sodass eine modifizierte Bauchlage mit 45°-Rotation der lateralen Brust erreicht wird. (Diese Position bieten im Vergleich zu einer kompletten Bauchlage eine erhöhte Sicherheit, da so schneller und einfacher eine notfallmäßige Konversion zur Thorakotomie ohne vorherige Umlagerung möglich ist.)

15.7.3 Trokarplatzierung

Abdominelle Phase (Abb. 15.1)
- 8 mm-Da Vinci-Port (initialer Optik-Port/Arm 2) mittels First-Entry-Technik in der Mittellinie leicht supraumbilikal. Vor weiterer Portplatzierung erfolgt zunächst eine diagnostische Laparoskopie.

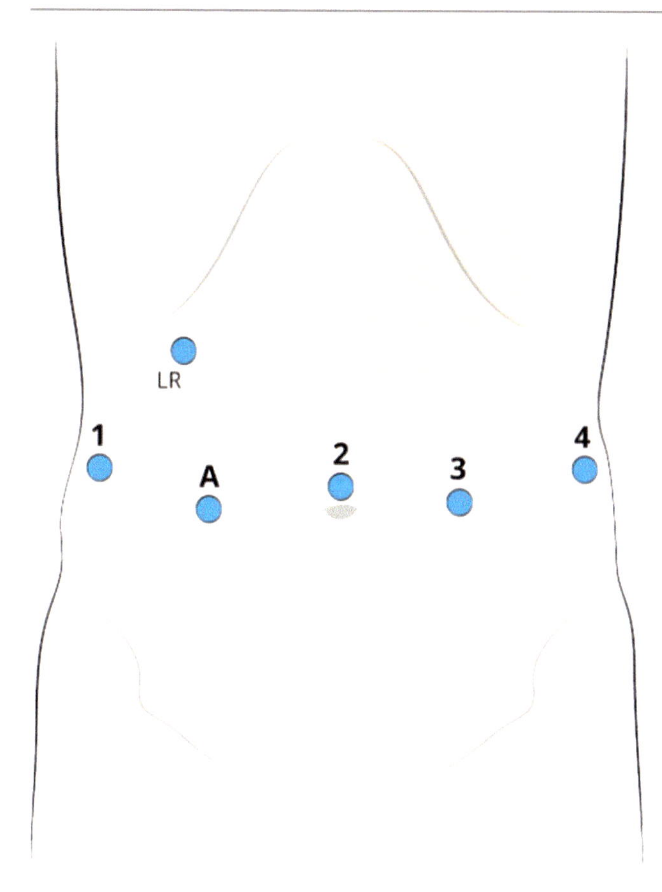

Abb. 15.1 Trokarplatzierung: Abdominelle Phase

- 8 mm-Da Vinci-Port (Arm 3) in der linken Medioklavikularlinie in der gleichen transversalen Ebene in mindestens 8 cm Entfernung.
- 8 mm-Da Vinci-Port (Arm 4) in gleicher transversaler Ebene so weit links-lateral wie möglich (aber mindestens 8 cm entfernt von Arm 3).
- 8 mm-Da Vinci-Port (Arm 1) in gleicher transversaler Ebene analog so weit rechts-lateral wie möglich (aber mindestens 8 cm entfernt von Arm 2). Wenn ein EndoWrist® Klammernahtgeräht verwendet wird, sollte hier eher ein 12 mm-Da Vinci-Port verwendet werden.
- 12 mm-Assistententrokar (A) etwas kaudal der Ebene der Da Vinci-Ports und etwas medial der Medioklavikularlinie,
- ggf. 5 mm-Trokar rechts subkostal in der Medioklavikularlinie ggf. zur Leberretraktion (L).

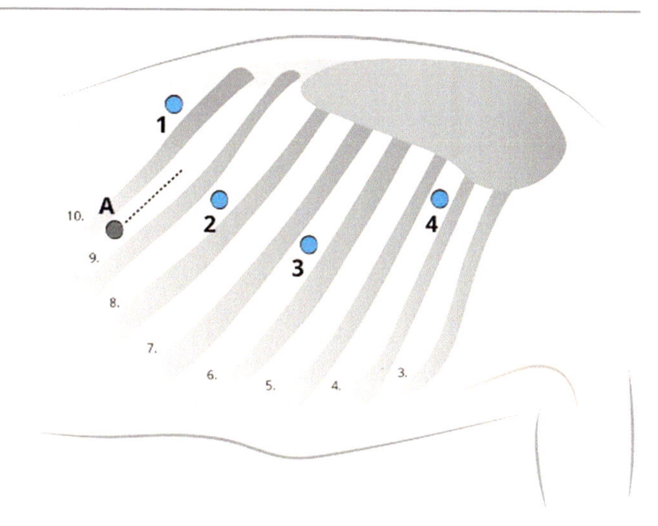

Abb. 15.2 Trokarplatzierung: Thorakale Phase

Thorakale Phase (Abb. 15.2)

- 8 mm-Da Vinci-Port (Arm 4) im 4. Interkostalraum (ICR) rechts ca. 1 cm lateral der Skapula.
- 8 mm-Da Vinci-Port (Arm 3) im 6. ICR rechts etwas weiter medial als Arm 4.
- 8 mm-Da Vinci-Port (Arm 2) im 8. ICR rechts in der gleichen Ebene wie Arm 4.
- 8 mm-Da Vinci-Port (Arm 1) im 10. ICR rechts in der Skapularlinie.
- 12 mm-Assistententrokar (A) im 9. ICR rechts in der hinteren Axillarlinie. Hier kommt ein Alexis-Retraktor (Applied Medical) in der Größe S oder XS zum Einsatz.

15.8 Technische Voraussetzungen – Empfohlene Da Vinci™-Instrumente für die roboterassistierte Ösophagusresektion (RAMIE) nach Ivor-Lewis

- Bereitstellung des Instrumentariums sowohl für eine Laparoskopie als auch für eine offene Operation im Falle einer Konversion (Tab. 15.1)

Tab. 15.1 Instrumentenverteilung auf die 4 Roboterarme während der einzelnen OP-Schritte

OP-Schritt	Arm 1	Arm 2	Arm 3	Arm 4
Mobilisierung von Magen und abdominellem Ösophagus, abdominelle Lymphadenektomie	Fenestrated bipolar forceps	30°-Optik	Harmonic® ACE, Monopolar curved scissors or EndoWrist® vessel sealer	Tip-up fenestrated grasper
Magenschlauchbildung	EndoWrist® stapler, alternativ, wenn laparaskopischer Stapler eingesetzt wird: large needle driver	30°-Optik	Fenestrated bipolar forceps	Tip-up fenestrated grasper
PEJ-Anlage	Fenestrated bipolar forceps	30°-Optik	Large needle driver	Tip-up fenestrated grasper
Thorakale Ösophagusdissektion, thorakale Lymphadenektomie	Tip-up fenestrated grasper	Fenestrated bipolar forceps	30°-Optik	Monopolar curved scissors
Einbringen des Staplerkopfs	Fenestrated bipolar forceps	30°-Optik	Large needle driver	Tip-up fenestrated grasper
Anastomosenbildung	Fenestrated bipolar forceps	-	30°-Optik	Large needle driver

15.9 Überlegungen zur Wahl des Operationsverfahrens/der Anastomosentechnik

Entscheidend für die technischen Aspekte ist die Höhenlokalisation des Befunds, entscheidend für die onkologischen Aspekte und die Radikalität der Operation der Malignitätsnachweis.

15.9.1 Intrathorakale vs. kollare Anastomose/Zirkularstapler vs. Handnaht

Ob eine intrathorakale oder kollare Anastomose hergestellt wird, hängt von dem angestrebten Resektionsausmaß des Ösophagus bzw. von dem Ausmaß der angestrebten Ausräumung der Lymphknotenkompartimente ab. Einen Standard für die roboterassistierte Anastomosentechnik gibt es ähnlich wie bei den anderen Verfahren noch nicht, ursächlich zum einen die Vorlieben der einzelnen Operateure sowie noch ausstehende Nachweise für die Überlegenheit der ein oder anderen Technik. Prospektive Studien hierzu fehlen.

Die Handnaht (ein- oder zweireihig fortlaufend) ist eine mögliche Anastomosentechnik bei der RAMIE. Häufig kommt allerdings ein zirkuläres Klammernahtgerät zum Einsatz. Die Anastomosen können generell End-zu-End, End-zu-Seit oder Seit-zu-Seit angelegt werden, auch hierbei liegt noch keine signifikante Überlegenheit für eine Variante vor. Manche Autoren berichten von der Anwendung eines linearen Klammernahtgeräts zur Herstellung einer Seit-zu-Seit-Anastomose. Die Anastomoseninsuffizienzrate liegt für kollare Anastomosen höher als für intrathorakale (12,3 vs. 9,3 %, Abbas und Sarkaria 2020; Kassis et al. 2013), für handgenähte höher als für zirkulär geklammerte (32 vs.17 %, de Groot et al. 2020). Die Durchführung der roboterassistierten handgenähten Anastomose weist gemäß Studien eine längere Lernkurve auf, da sie technisch anspruchsvoller ist. Ein Nachteil der Stapleranastomose ist die Notwendigkeit einer Minithorakotomie für das Einbringen des Staplers, da es derzeit noch keinen Roboter-Zirkularstapler gibt. Die Invasivität (durch ggf. Rippenspreizung) ist somit größer. Eine Handnaht kann hingegen im Vergleich deutlich präziser und kontrollierter auf engen Raum durchgeführt werden, als es laparoskopisch möglich ist (de Groot et al. 2020).

15.9.2 Einlage einer PEJ-Sonde?

Unterernährung spielt bei Patienten mit Ösophaguskarzinomen häufig eine Rolle – sei es bedingt durch Dysphagie, dem katabolen Stoffwechsel oder die Nebenwirkungen einer Radiochemotherapie. Ein entscheidender Punkt für das Operationsergebnis ist dabei der Ernährungsstatus und die Ernährung an sich während des gesamten Therapieprozesses. Studien belegen, dass die enterale einer parenteralen Ernährung überlegen ist. Zu den Vorteilen gehören zum einen eine bessere Immunfunktion und die Erhaltung der Integrität der Magen-Darm-Schleimhaut, zum anderen weniger infektiöse Komplikationen und bessere postoperative Ergebnisse (Egberts et al. 2020; Berkelmans et al. 2017). Die Anlage einer PEJ-Sonde ist hierbei ein geeignetes Verfahren, ob eine Notwendigkeit für die PEJ-Anlage vor einer neoadjuvanten Therapie besteht, sollte ausreichführlich diskutiert werden. Einer Singlecenterstudie von Egberts et al. (2020) nach, scheint eine robotergestützte PEJ-Anlage dabei sicherer als eine offene zu sein, mit geringerer perioperativer Morbidität.

15.10 Operationsablauf – How we do it

Aktuell gibt es noch verschiedene Ansätze hinsichtlich der Positionierung der Trokare und des Bergeschnitts sowie der Anastomosentechnik. Beispielhaft wird hier unsere standardisierte Operationstechnik für die roboterassistierte Ivor-Lewis-Ösophagusresektion mit intrathorakaler Zirkularstapleranastomose vorgestellt. Die Instrumentenwahl auf den jeweiligen Armen in den verschiedenen Phasen ist der Übersichtstabelle (Tab. 15.1) in Abschn. 15.8 zu entnehmen.

Übersicht über die wesentlichen Operationsschritte
Abdominelle Phase

- Trokarplatzierung, Andocken der Roboterarme, Leberretraktion
- Eröffnung Lig. hepatogastricum, DII-Lymphadenektomie
- Magenmobilisierung, Mobilisierung des distalen Ösophagus
- Magenschlauchbildung
- Ggf. PEJ-Anlage

Thorakale Phase

- Trokarplatzierung, Andocken der Roboterarme, Durchtrennung von V. azygos und D. thoracicus
- En-bloc-Resektion des Ösophagus und Lymphadenektomie
- Einsetzen des Staplerkopfs und Tabaksbeutelnaht
- Hochziehen des Magenschlauchs
- Anastomose mittels zirkulärem Klammernahtgerät
- Einbringen eines Bougies

15.10.1 Abdominelle Phase – Schritt 1: Trokarplatzierung, Andocken der Roboterarme, ggf. Leberretraktion

- Lagerung und Portplatzierung wie oben beschrieben (Abschn. 15.7.2 und 15.7.3)
- Heranführen des Patientenwagens von der rechten Seite her, Andocken der Roboterarme, Einführen des Endoskops über Arm 2, Targeting mit dem Ziel des Hiatus oesophagei
- Einbringen der Instrumente, ggf. über den rechts subkostalen 5 mm-Trokar Einbringen eines Retraktors (entweder mit arretierbarem Griff oder durch den Tischassistenten gehalten) und Retraktion der Leber

15.10.2 Abdominelle Phase – Schritt 2: Eröffnung des Lig. hepatogastricum und DII-Lymphadenektomie

- Beginn der Magenmobilisierung lebernah mittels Durchtrennung des Lig. hepatogastricum des Omentum minus bis zum rechten Zerchfellschenkel, dabei Ausschluss einer aberranten A. gastrica sinistra, ggf. sichere Versorgung und Durchtrennung mittels Clips, die Tip-up des Arm 4 zieht hierfür den Magen nach lateral links
- Identifizierung der A. hepatica communis, anschließend Lymphadenektomie entlang der arteriellen Gefäße bis zum Truncus coeliacus
- Komplettierung der DII-Lymphadenektomie an der kleinen Kurvatur entlang der A. splenica, der A. gastrica sinistra und des Truncus coeliacus, das Lig. hepatoduadenale wird von medial links freigelegt, bis die Pfortader sichtbar wird
- Ligieren und Absetzen der A. gastrica sinistra mittels Clips über den Assistententrokar
- Magenmobilisierung, Mobilisierung des distalen Ösophagus

15.10.3 Abdominelle Phase – Schritt 3: Magenmobilisierung, Mobilisierung des distalen Ösophagus

- Weitere Magenmobilisation dorsal von medial nach lateral: Anheben des Magenfundus mittels Tip-up über Arm 4, sichere Versorgung der A. gastrica posterior, Lösung retrogastraler Verwachsungen
- Dissektion des Hiatus oesophageus, ggf. Erweiterung des Hiatus mittels Durchtrennung des rechten Zwerchfellschenkels. Zirkumferentielles Lösen des distalen Ösophagus und Mobilisierung bis in das Mediastinum. Hier reicht eine Strecke von wenigen Zentimetern, die weitere Präparation kann meist einfacher von thorakal erfolgen
- Anheben des Magenfundus, Mobilisation der großen Kurvatur durch Dissektion des Lig. gastrocolicum, dabei sorgsame Schonung der gastroepiploischen Arkade!

15.10.4 Abdominelle Phase – Schritt 4: Magenschlauchbildung

- Beginnend am Pylorus Bildung eines ca. 5 cm durchmessenden Magenschlauchs im Bereich der großen Kurvatur: Verwendung von ca. 3–5 45 oder 60 mm EndoWrist® (SureForm; Intuitive Surgical) Staplermagazine.

- Der Arm 4 hebt und streckt mit der Tip-up den Fundus, die Fenestrated Bipolar übt sanften Druck auf den entstehenden Magenschlauch aus. Über Arm 1 wird der EndoWrist® Stapler eingeführt. Alternativ kann auch ein laparoskopischer Linearstapler über den Assistententrokar verwendet werden.
- Der Magenschlauch wird noch nicht komplettiert. Die kleine Kurvatur wird später zum Einführen des Zirkularstaplers für die Anastomose verwendet und intrathorakal reseziert

15.10.5 Abdominelle Phase – Schritt 5: PEJ-Anlage

- Instrumente (Tab. 15.1): Aufsuchen einer geeigneten Jejunalschlinge, Fixierung der Schlinge an der Faszie des linken Mittelbauchs mittels Stratafix 2/0
- Von perkutan Punktion der Jejunalschlinge mit einer Hohlnadel, über diese Einbringen der PEJ-Sonde unter Auffüllung der Schlinge mit Wasser
- Fixierung der Jejunalschlinge an der Bauchdecke zirkulär fortlaufend um die Eintrittsstelle der PEJ (hierfür ggf. Rotation der Optik um 180° bauchdeckenwärts) (Abb. 15.3)

15.10.6 Thorakale Phase – Schritt 6: Trokarplatzierung, Andocken der Roboterarme, Durchtrennung V. azygos und D. thoracicus

- Ggf. Umintubieren (Doppellumentubus zur Ein-Lungen-Beatmung) und Umlagerung des Patienten, Portplatzierung (Abschn. 15.7.2 und 15.7.3)
- Heranführen des Patientenwagens von der rechten Seite her, Andocken der Roboterarme, Einführen des Endoskops über Arm 3, Targeting mit dem Ziel der V. azygos
- Einbringen der Instrumente (Tab. 15.1): Im Bereich des Assistententrokars erfolgt von Beginn an eine Minithorakotomie für das spätere Bergen des Resektats und das Einbringen des Zirkularstaplers. Hier wird ein Alexis-Wundsperrer (Applied Medical, Rancho Santa Margarita, CA, USA) in der Größe S oder XS eingesetzt.

15.10.7 Thorakale Phase – Schritt 7: En-bloc-Resektion des Ösophagus und Lymphadenektomie

- Resektionsgrenzen: apikal entlang des Perikards vom Hiatus oesophageus bis zur V. azygos mit Dissektion der Karina, der unteren Trachea und des rechten Hauptbronchus; posterior entlang der thorakalen Aorta; lateral entlang der Pleura
- Dissektionsebene: Adventitia der Aorta, mediastinale Pleura mit Sicht auf die linke ventilierte Pleura, Perikard (ggf. für eine R0-Resektion auch Mitnahme des Perikards/der mediastinalen Pleura möglich)
- Darstellen des D. thoracicus, ligieren mittels 2 Clips (über Assistententrokar)
- Absetzen des Ösophagus knapp oberhalb der Höhe der ligierten V. azygos mittels Diathermie, dann Absetzen und Bergen eines oralen Ösophagusrings als Material für den oralen Schnellschnitt (Abb. 15.4)

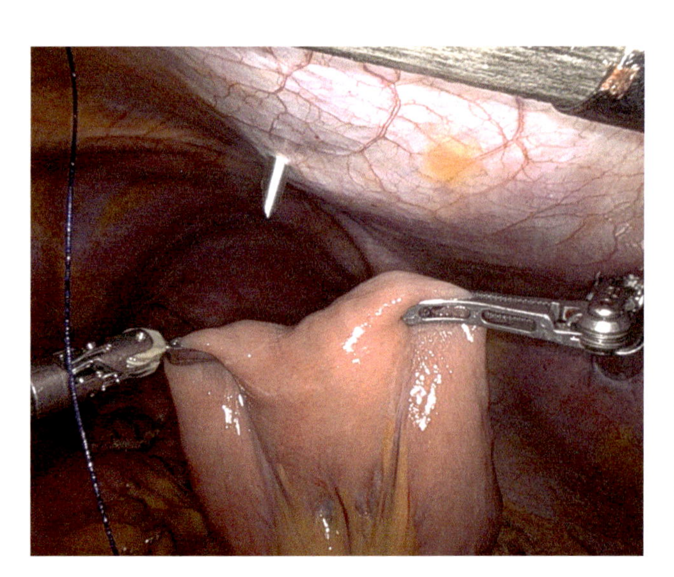

Abb. 15.3 PEJ-Anlage

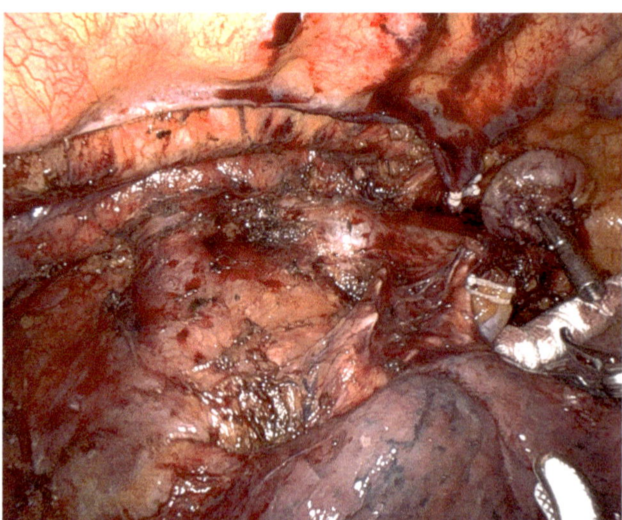

Abb. 15.4 Situs im Thorax nach En-bloc-Resektion des Ösophagus und Lymphadenektomie

15.10.8 Thorakale Phase – Schritt 8: Einsetzen des Staplerkopfs und Tabaksbeutelnaht

- Einbringen des Staplerkopfes durch den Alexis-Wundsperrer in den Thorax und in den oralen Ösophagusstumpf, Fixierung mittels Tabaksbeutelnaht (Video siehe Abb. 15.5)

15.10.9 Thorakale Phase – Schritt 9: Hochziehen des Magenschlauchs

- Unter Schonung der Arkade vorsichtiges Hochziehen des Magenschlauchs unter Mithilfe des Tischassistenten
- Korrekte Platzierung des Magenschlauchs im thorakalen Lager ohne Verdrehung: Die Gefäßversorgung kommt dorsal zum Liegen

15.10.10 Thorakale Phase – Schritt 9: Anastomose mittels zirkulärem Klammernahtgerät

- Vor Anastomosierung kann die Perfusion des Magenschlauchs mittels Indocyaningrün überprüft werden
- Inzision im Bereich der kleinen Magenkurvatur, Einbringen eines Zirkularstaplers (28/29 mm) über die Minithorakotomie/den Alexis-Wundsperrer nach intrathorakal, Einführen des Staplers über die Inzision in die kleine Kurvatur

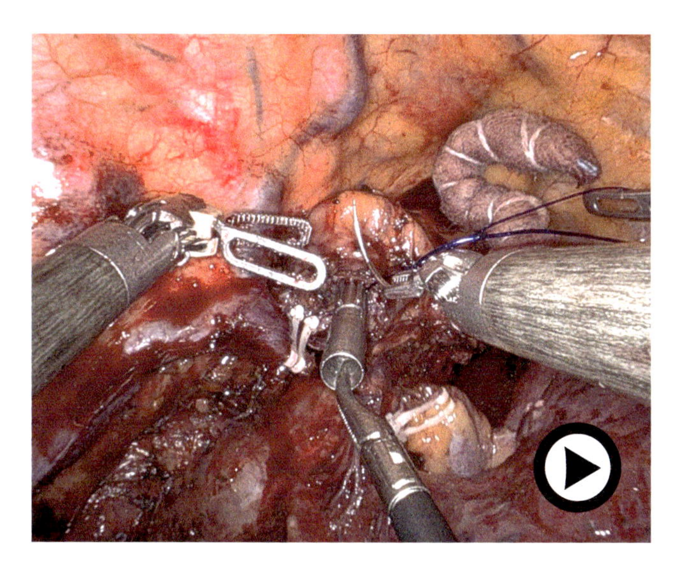

Abb. 15.5 Video 15.1 Einbringen des Staplerkopfs in den oralen Ösophagusstumpf (© Video: Mali Kallenberger, Jan-Hendrik Egberts). (▶ https://doi.org/10.1007/000-bjc)

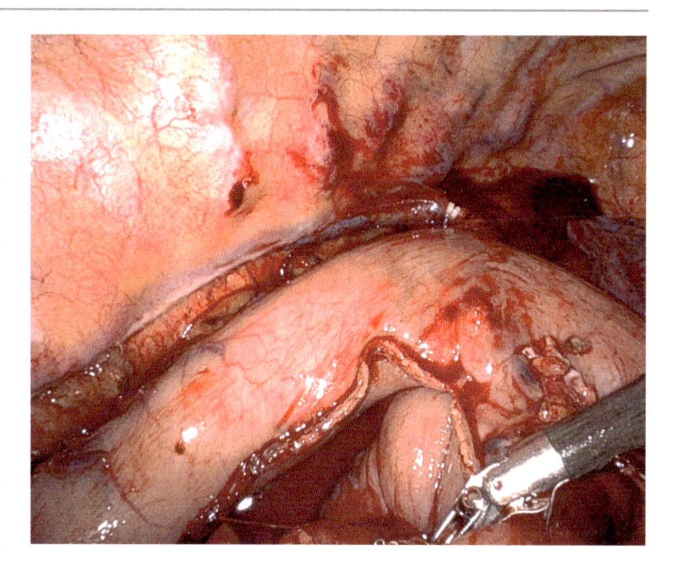

Abb. 15.6 Anastomisierter Magenschlauch vor Trennung des überschüssigen Magenanteils

- Auswahl des zu anastomosierenden Bereichs an der großen Kurvatur, Ausfahren des Dorns, Verbindung mit dem Staplerkopf
- Anastomosenherstellung unter leichtem Zug auf den Magenschlauch (Abb. 15.6)
- Trennung des überschüssigen Magenanteils zusammen mit dem Resektat vom Magenschlauch mittels Linearstapler, Bergung des Präparats ggf. in einem Bergebeutel über den Alexis-Wundsperrer
- Ggf. Übernähung der Anastomose sowie der proximalen Klammernahtreihe des Magenschlauchs (Einzelknopf oder fortlaufend)
- Ggf. bei weit geöffnetem Hiatus oesophageus Hiatoplastik mit Einzelknopfnähten von thorakal

15.10.11 Thorakale Phase – Schritt 11: Einbringen eines Bougies

- Abschließend Einbringen einer dicken Magensonde/eines Bougies über die Anastomose hinaus, um eine Einengung des Magenschlauchs zu verhindern
- Einbringen einer Thoraxdrainage über einen der Ports

15.11 Spezielle intraoperative Komplikationen und ihr Management

Eine roboterassistierte Ösophagektomie kann in der Regel mit den gleichen intraoperativen Komplikationen einhergehen, wie sie auch bei der MIE und der OTE auftreten können. Größere Blutungen oder z. B. Verletzungen von Nachbarstrukturen (wie beispielsweise der Bronchus im thorakalen Teil) müssen entsprechend versorgt werden. Auf Grund der höheren Flexibilität des Roboters gelingt es meist, Komplikationen in der robotergestützten Technik zu versorgen. Dadurch, dass ein Zugang/Arm mehr vorhanden ist, bieten sich mehr Möglichkeiten Probleme adäquat zu lösen, andernfalls sollte die Schwelle zur Konversion eine niedrige sein. Dennoch kann jedoch eine wesentliche Limitation der Robotertechnik zu Problemen führen: Die fehlende Haptik erfordert ein besonderes Augenmaß des Operateurs, da ausschließlich mit einem optischen Feedback gearbeitet werden muss. Hinzu kommt eine vermeintlich recht lange Konversionszeit: Es bedingt ein erfahrenes und geübtes Team sowie entsprechende Vorbereitungen (Laparotomie-/Thorakotomiebereitschaft) für eine schnelle Konversion, entsprechende Szenarien sollten regelmäßig trainiert werden. Zu weiteren roboterspezifischen Problemen gehören Kollisionen der jeweiligen Roboterarme und ein teilweise schwieriger Zugang zum OP-Gebiet/Situs für den Tischassistenten.

15.12 Evidenzbasierte Evaluation

15.12.1 Studienergebnisse zu einzelnen Fragestellungen

Seit den ersten vollständig roboterassistierten Ösophagektomien 2003/2004 lassen sich mit steigender Tendenz jährlich zahlreiche Veröffentlichungen zur robotischen Ösophagusresektion finden. Zunächst waren dies überwiegend Fallberichte von einzelnen Patienten oder kleinen Patientengruppen, die erste Ergebnisse zeigten, dass die RAMIE durchführbar und sicher ist. Mit zunehmender Erfahrung folgten schließlich auch Ergebnisse von kleineren Fallserien. Erste retrospektive Analysen von prospektiv erhobenen Daten konnten dann zeigen, dass die RAMIE im Vergleich zur MIE oder zur OTE in einigen Endpunkten überlegen ist, so z. B. bezüglich der Mortalität und Morbidität, der R0-Resektion und dem geschätzten Blutverlust. Eine Zusammenfassung über die wesentlichen Veröffentlichungen der letzten Jahre wird in Tab. 15.2 aufgeführt.

Die erste prospektive randomisierte Studie von van der Sluis et al. zum Vergleich von RAMIE und OTE erschien 2019 (ROBOT-Trial, van der Sluis et al. 2019). Diese konnte zeigen, dass die RAMIE zu weniger kardiopulmonalen und chirurgischen Komplikationen, weniger postoperativen Schmerzen, einer besseren kurzfristigen Lebensqualität und einer besseren kurzfristigen funktionellen Erholung führt, dabei aber ein vergleichbar gutes onkologisches Ergebnis erzielt. Die Anastomoseninsuffizienzrate war bei der RAMIE hingegen ohne statistische Signifikanz höher (RAMIE 24 %, OTE 20 %), was in den Diskussionen auf den Einfluss der Lernkurve der RAMIE zurückgeführt wurde. Die höhere Anastomoseninsuffizienzrate wurde weiterführend als Erklärung für eine höhere Mortalität der RAMIE während des Krankenhausaufenthalts und nach 90 Tagen genutzt (RAMIE 4 % bzw. 9 %, OTE 2 % bzw. 2 %). Daneben zeigte die RAMIE insgesamt eine schnellere und stabilere Lernkurve als die MIE. Anzumerken ist, dass beim ROBOT-Trail sämtlich zervikale Anastomosen angelegt wurden, diese werden überwiegend handgenäht.

Neuere Ergebnisse aus der ersten multizentrischen prospektiven randomisierten kontrollierten Studie zum Vergleich der RAMIE mit der MIE hinsichtlich der genannten Endpunkte stehen zum jetzigen Zeitpunkt noch aus und sind möglicherweise dieses Jahr zu erwarten (Yang et al. 2019).

Eine weitere (noch laufende) randomisierte kontrollierte Studie zum Vergleich der RAMIE mit der MIE hinsichtlich der Lymphknotenausbeute von Tagkalos et al. 2021 (ROBOT-2-Trial) zeigt erste Ergebnisse, die eine Schlussfolgerung erlauben, dass die RAMIE zu einer besseren Lymphadenektomie führen kann.

Tab. 15.2 Übersicht über wesentliche Publikationen zu robotischen Ösophagusresektionen. np = nicht publiziert. (Quelle: eigene Grafik).

Autor/en	Zeitraum	Fallzahl	Operationstechnik
Horgan et al. 2003	2003	1	RAMIE transhiatal
Kernstine et al. 2004	2002–2003	1	RAMIE McKeown
Bodner et al. 2005	2002–2004	5	Hybrid Ivor-Lewis
van Hillegersberg et al. 2006	2003–2005	21	Hybrid Ivor-Lewis
Puntambekar et al. 2015	2009–2012	83	Hybrid McKeown
Sarkaria et al. 2013	2012–2013	42	RAMIE Ivor-Lewis/McKeown
Mehdorn et al. 2020	2005–2017	41	RAMIE Ivor-Lewis
Van der Sluis et al. 2019	2019	112	RAMIE Ivor-Lewis
Egberts et al. 2019	2019	4	RACE
Yang et al. 2019	2017(–2024)	360	RAMIE Ivor-Lewis
Tagkalos et al. 2021	2019(–2024)	218	RAMIE Ivor-Lewis

In einer Propensity-Score-Matched-Studie von Mehdorn et al. 2020 konnte gezeigt werden, dass die RAMIE eine signifikant bessere langfristige, gesundheitsbezogene Lebensqualität erzielt, als die OTE. Dies bedeutet eine bessere emotionale und soziale Funktion, weniger postoperative Schmerzen (Thorakotomiesyndrom) und körperliche Beeinträchtigungen (Dysphagien, Appetitlosigkeit, Erbrechen) und eine bessere Selbstwahrnehmung sowie ein besseres Selbstwertgefühl.

Literatur

Abbas AE, Sarkaria IS (2020) Specific complications and limitations of robotic esophagectomy. Diseases of the Esophagus 33:1–9. https://doi.org/10.1093/dote/doaa109

Berkelmans GH, van Workum F, Weijs TJ, Nieuwenhuijzen GA, Ruurda JP, Kouwenhoven EA, van Det MJ, Rosman C, van Hillegersberg R, Luyer MD (2017) The feeding route after esophagectomy: a review of literature. J Thorac Dis 9(8):785–791. https://doi.org/10.21037/jtd.2017.03.152

Biere SSAY, Maas KW, Cuesta MA, van der Peet DL (2011) Cervical or thoracic anastomosis after esophagectomy for cancer: a systematic review and meta-analysis. Dig Surg 28(1):29–35. https://doi.org/10.1159/000322014

Biere SSAY, van Berge Henegouwen MI, Maas KW, Bonavina L, Rosman C, Roig Garcia J, Gisbertz SS, Klinkenbijl JHG, Hollmann MW, de Lange ESM, Bonjer HJ, van der Peet DL, Cuesta MA (2012) Minimally invasive versus open oesophagectomy for patients with oesophageal cancer: a multicentre, open-label, randomised controlled trial. The Lancet 379(9829):1887–1892. https://doi.org/10.1016/S0140-6736(12)60516-9

Burmeister BH, Smithers BM, Gebski V, Fitzgerald L, Simes RJ, Devitt P, Ackland S, Gotley DC, Joseph D, Millar J, North J, Walpole ET, Denham JW, Trans-Tasman Radiation Oncology Group, Australasian Gastro-Intestinal Trials Group (2005) Surgery alone versus chemoradiotherapy followed by surgery for resectable cancer of the oesophagus: a randomised controlled phase III trial. Lancet Oncol 6(9):659–668. https://doi.org/10.1016/S1470-2045(05)70288-6

Chiu PWY, de Groot EM, Yip HC, Egberts JH, Grimminger P, Seto Y, Uyama I, van der Sluis PC, Stein H, Sallum R, Ruurda JP, van Hillegersberg R (2020) Robot-assisted cervical esophagectomy: first clinical experiences and review of the literature. Dis Esophagus 33(2):doaa052. https://doi.org/10.1093/dote/doaa052

Donington JS (2006) Functional conduit disorders after esophagectomy. Thorac Surg Clin 16(1):53–62. https://doi.org/10.1016/j.thorsurg.2006.01.002

Egberts JH, Biebl M, Perez DR, Mees ST, Grimminger PP, Müller-Stich BP, Stein H, Fuchs H, Bruns CJ, Hackert T, Lang H, Pratschke J, Izbicki J, Weitz J, Becker T (2019a) Robot-assisted oesophagectomy: recommendations towards a standardised ivor lewis procedure. J Gastrointest Surg 23(7):1485–1492. https://doi.org/10.1007/s11605-019-04207-y

Egberts JH, Schlemminger M, Hauser C, Beckmann JH, Becker T (2019b) Robot-assisted cervical esophagectomy (RACE procedure) using a single port combined with a transhiatal approach in a rendezvous technique: a case series. Langenbecks Arch Surg 404(3):353–358. https://doi.org/10.1007/s00423-019-01785-y

Egberts JH, Richter F, Moeller T, Mehdorn AS, Kersebaum JN (2020) Feasibility of robot-assisted feeding jejunostomy tube with barbed sutures during esophagectomy. Ann Gastroenterol Dig Syst 4(1):1037

Franke F, Moeller T, Mehdorn AS, Beckmann JH, Becker T, Egberts JH (2021) Ivor-Lewis oesophagectomy: a standardized operative technique in 11 steps. Int J Med Robot 17(1):1–10. https://doi.org/10.1002/rcs.2175. Epub 2020 Oct 16

de Groot EM, Möller T, Kingma BF, Grimminger PP, Becker T, van Hillegersberg R, Egberts JH, Ruurda JP (2020) Technical details of the hand-sewn and circular-stapled anastomosis in robot-assisted minimally invasive esophagectomy. Dis Esophagus 33(2):doaa055. https://doi.org/10.1093/dote/doaa055

Horgan S, Berger RA, Elli EF, Espat NJ (2003) Robotic-assisted minimally invasive transhiatal esophagectomy. Am Surg 69(7):624–626. https://doi.org/10.1007/978-3-030-55176-6_13

Kassis ES, Kosinski AS, Ross P Jr, Koppes KE, Donahue JM, Daniel VC (2013) Predictors of anastomotic leak after esophagectomy: an analysis of the society of thoracic surgeons general thoracic database. Ann Thorac Surg 96(6):1919–1926. https://doi.org/10.1016/j.athoracsur.2013.07.119

Kernstine KH, DeArmond DT, Karimi M, van Natta TL, Campos JH, Yoder MR, Everett JE (2004) The robotic, 2-stage, 3-field esophagolymphadenectomy. J Thorac Cardiovasc Surg 127(6):1847–1849. https://doi.org/10.1016/j.jtcvs.2004.02.014

Lambertz R, Hölscher AH, Bludau M, Leers JM, Gutschow C, Schröder W (2016) Management of tracheo- or bronchoesophageal fistula after ivor-lewis esophagectomy. World J Surg 40(7):1680–1687. https://doi.org/10.1007/s00268-016-3470-9

Low DE, Kumar Kuppusamy M, Alderson D, Cecconello I, Chang AC, Darling G, Davies A, Benoit D'Journo X, Gisbertz SS, Griffin SM, Hardwick R, Hoelscher A, Hofstetter W, Jobe B, Kitagawa Y, Law S, Mariette C, Maynard N, Morse CR, Nafteux P, Pera M, Pramesh CS, Puig S, Reynolds JV, Schroeder W, Smithers M, Wijnhoven BPL (2019) Benchmarking complications associated with esophagectomy. Ann Surg 269(2):291–298. https://doi.org/10.1097/SLA.0000000000002611

Mariette C, Markar SR, Dabakuyo-Yonli TS, Meunier B, Pezet D, Collet D, D'Journo XB, Brigand C, Perniceni T, Carrère N, Mabrut JY, Msika S, Peschaud F, Prudhomme M, Bonnetain F, Piessen G, Fédération de Recherche en Chirurgie (FRENCH) and French Eso-Gastric Tumors (FREGAT) Working Group (2019) Hybrid minimally invasive esophagectomy for esophageal cancer. N Engl J Med 380(2):152–162. https://doi.org/10.1056/NEJMoa1805101

Mehdorn AS, Möller T, Franke F, Richter F, Kersebaum JN, Becker T, Egberts JH (2020) Long-term, health-related quality of life after open and robot-assisted Ivor-Lewis procedures – a propensity score-matched study. J Clin Med 9(11):3513. https://doi.org/10.3390/jcm9113513

Ozawa S, Koyanagib K, Ninomiya Y, Yatabe K, Higuchi T (2020) Postoperative complications of minimally invasive esophagectomy for esophageal cancer. Ann Gastroenterol Surg 4(2):126–134. https://doi.org/10.1002/ags3.12315

Schurink B, Mazza E, Ruurda JP, Roeling TAP, Steenhagen E, Bleys RLAW, van Hillegersberg R (2019) Low-fat tube feeding after esophagectomy is associated with a lower incidence of chylothorax. Ann Thorac Surg 08(1):184–189. https://doi.org/10.1016/j.athoracsur.2019.02.056

van der Sluis PC, van der Horst S, May AM, Schippers C, Brosens LAA, Joore HCA, Kroese CC, Mohammad NH, Mook S, Vleggaar FP, Borel Rinkes IHM, Ruurda JP, van Hillegersberg R (2019) Robot-assisted minimally invasive thoracolaparoscopic esophagectomy versus open transthoracic esophagectomy for resectable esophageal cancer: a randomized controlled trial. Ann Surg 269(4):621–630. https://doi.org/10.1097/SLA.0000000000003031

Tagkalos E, van der Sluis PC, Berlth F, Poplawski A, Hadzijusufovic E, Lang H, van Berge Henegouwen MI, Gisbertz SS, Müller-Stich BP, Ruurda JP, Schiesser M, Schneider PM, van Hillegersberg R, Grimminger PP (2021) Robot-assisted minimally invasive thoraco-laparoscopic esophagectomy versus minimally invasive esophagectomy for resectable esophageal adenocarcinoma, a randomized controlled trial (ROBOT-2 trial). BMC Cancer 21(1):1060. https://doi.org/10.1186/s12885-021-08780-x

van Workum F, Stenstra MHBC, Berkelmans GHK, Slaman AE, van Berge Henegouwen MI, Gisbertz SS, van den Wildenberg FJH, Polat F, Irino T, Nilsson M, Nieuwenhuijzen GAP, Luyer MD, Adang EM, Hannink G, Rovers MM, Rosman C (2019) Learning curve and associated morbidity of minimally invasive esophagectomy: a retrospective multicenter study. Ann Surg 269(1):88–94. https://doi.org/10.1097/SLA.0000000000002469

Yang Y, Zhang X, Li B, Li Z, Sun Y, Mao T, Hua R, Yang Y, Guo X, He Y, Li H, Chen H, Tan L (2019) Robot-assisted esophagectomy (RAE) versus conventional minimally invasive esophagectomy (MIE) for resectable esophageal squamous cell carcinoma: protocol for a multicenter prospective randomized controlled trial (RAMIE trial, robot-assisted minimally invasive Esophagectomy). BMC Cancer 19(1):608. https://doi.org/10.1186/s12885-019-5799-6

Teil IV

Minimalinvasive Eingriffe an Leber, Galle und Milz

Laparoskopische Cholezystektomie

16

Carsten N. Gutt und Holger Listle

Inhaltsverzeichnis

Die laparoskopische Cholezystektomie ist der häufigste Standardeingriff in der Viszeralchirurgie. Die präoperative Diagnostik und die Indikationsstellung sind in hohem Maße evidenzbasiert. Der standardisierte Operationsablauf mit modernem Equipment und geschultem Personal führt in der Regel zu einer sehr geringen Komplikationsrate und zu einer hohen Patientenzufriedenheit. Dabei hat die Sicherheit des Patienten die höchste Priorität. Sie bestimmt in entscheidender Weise die gesamte Operationstaktik.

Ergänzende Information Die elektronische Version dieses Kapitels enthält Zusatzmaterial, auf das über folgenden Link zugegriffen werden kann [https://doi.org/10.1007/978-3-662-67852-7_16]. Die Videos lassen sich durch Anklicken des DOI-Links in der Legende einer entsprechenden Abbildung abspielen, oder indem Sie diesen Link mit der SN More Media App scannen.

C. N. Gutt (✉)
Klinik für Allgemein-, Visceral-, Gefäß- und Thoraxchirurgie, Klinikum Memmingen, Memmingen, Deutschland
e-mail: carsten.gutt@klinikum-memmingen.de

H. Listle
Klinik für Thoraxchirurgie, Evangelisches Klinikum Bethel, Bielefeld, Deutschland
e-mail: holger.listle@evkb.de

T. Keck, C.-T. Germer (Hrsg.), *Minimalinvasive Viszeralchirurgie*, https://doi.org/10.1007/978-3-662-67852-7_16

16.1 Einführung

Die laparoskopische Cholezystektomie ist eine der häufigsten viszeralchirurgischen Operationen weltweit. Sie ist seit vielen Jahren der Standardeingriff bei der Behandlung der symptomatischen Cholelithiasis, aber auch bei der akuten Cholezystitis, wenn keine spezifischen Kontraindikationen vorliegen. Zur standardisierten präoperativen Diagnostik gehören die klinische Untersuchung des Patienten, ein systematischer, abdomineller Ultraschall sowie die Bestimmung von Laborparametern. Unter Umständen sind auch endoskopische Untersuchungen insbesondere die Endosonographie notwendig und sinnvoll, um eine klare Indikation zu erzielen. Das Standardverfahren bei der laparoskopischen Cholezystektomie ist die 4-Trokar-Technik, die es in der Regel erlaubt, auch bei einem anspruchsvollen Operationssitus eine sichere Entfernung der Gallenblase durchzuführen. Hochauflösende Kamerasysteme und moderne laparoskopische Instrumente gehören zum Standardequipment bei der laparoskopischen Cholezystektomie. Die Operationstaktik des „Sicherheitsblicks"(„critical view of safety") führte in den letzten Jahren zu einem deutlichen Rückgang der Konversionsraten und zu einer Zunahme der Patientensicherheit. Die Konversion zur offenen Cholezystektomie stellt jedoch keineswegs eine Komplikation dar, wenn sie zum richtigen Zeitpunkt zur Sicherheit des Patienten erfolgt. Spezielle intraoperative Komplikationen, wie die Verletzung des Ductus choledochus oder der rechten Leberarterie, werden auch unter Verwendung aller Sicherheitsmaßnahmen nicht gänzlich vermieden werden können. In diesen Fällen erscheint ein professionelles Komplikationsmanagement unter Einbeziehung besonderer hepatobiliärer Expertise besonders wichtig. Der Stellenwert der laparoskopischen Cholezystektomie wird in Zukunft weiter zunehmen. Bezüglich der chirurgischen Ausbildung wird die größte Herausforderung sein, die immer seltenere offene Cholezystektomie auch bei Konversion angemessen zu vermitteln.

16.2 Indikation

Indikationen für die laparoskopische Cholezystektomie sind

- die symptomatische Cholezystolithiasis,
- die akute Cholezystitis,
- die Porzellangallenblase,
- Gallenblasenpolypen und
- asymptomatische Gallenblasensteine > 3 cm Durchmesser.

16.3 Spezielle präoperative Diagnostik

Der diagnostische Nachweis bzw. Ausschluss einer Cholezystolithiasis erfolgt durch eine systematisch durchgeführte, transkutane B-Mode-Sonografie. Die Sensitivität dieses Verfahrens beträgt annähernd 100 %. Dabei stellen sich Gallensteine typischerweise als echoreiche Strukturen unterschiedlicher Größe und Konfiguration dar. Typisch ist die dorsale Schallabschwächung bzw. der komplette dorsale Schallverlust. Scharf begrenzte, echogene Strukturen ohne dorsale Schalländerung können auf reine Cholesterinsteine hinweisen (Abb. 16.1).

Auch der Nachweis bzw. Ausschluss einer akuten Cholezystitis erfolgt mittels transkutaner Sonografie in Kombination mit den klinischen Befunden. Dazu zählen rechtsseitiger Oberbauchschmerz, Murphy's-Zeichen, Leukozytose und Fieber. Drei der vier Symptome sollten sich nachweisen lassen, zusätzlich sollten eine Cholezystolithiasis bzw. Sludge oder die sonografischen Zeichen der Cholezystitis vorliegen (s. nachfolgende Übersicht). Typisch bei akuter Cholezystitis sind eine verdickte Gallenblasenwand, die Vergrößerung der Gallenblase bis hin zum Gallenblasenhydrops, eine mehrschichtige lamellierte Gallenblasenwand und der pericholezystitische reflexarme Randsaum, der einem Ödem im Bereich der Gallenblasenwand entspricht (Abb. 16.2; Gutt et al. 2013). Besteht das Bild eines akuten Abdomens, sollte aus diagnostischen Gründen eine Computertomografie des Abdomens durchgeführt werden (Abb. 16.3).

Die Diagnose von Gallenblasenpolypen erfolgt ebenfalls durch die transkutane Sonografie. Allerdings kann die Unterscheidung zwischen cholesterinhaltigen Polypen und Gallensteinen aufgrund des ähnlichen Erscheinungsbildes schwie-

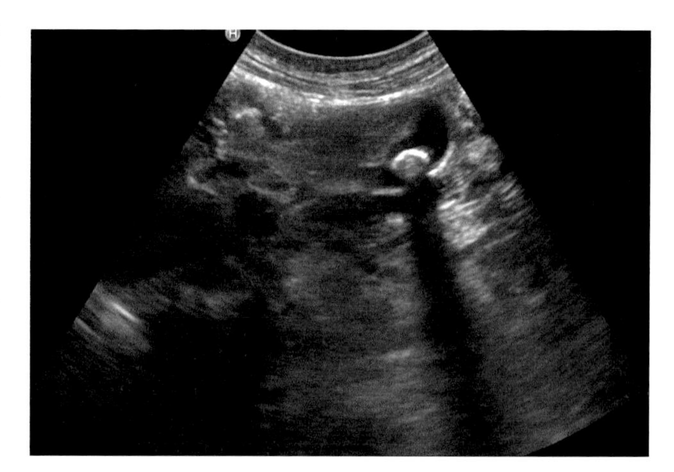

Abb. 16.1 Sonografie bei Cholezystolithiasis. (Mit freundlicher Genehmigung Dr. Guggenberger, Klinikum Memmingen)

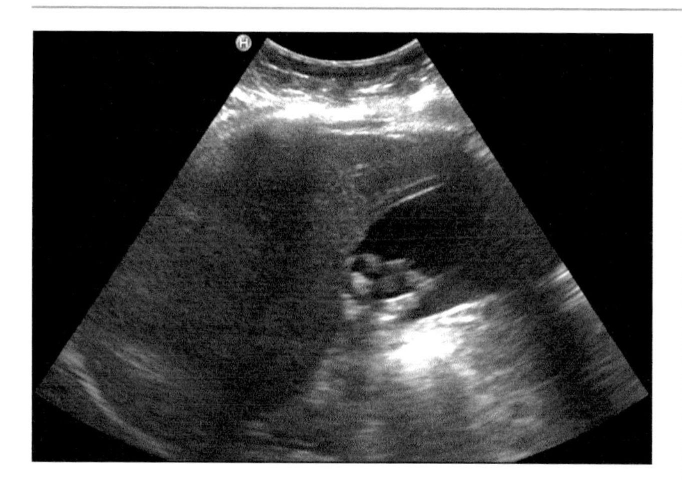

Abb. 16.2 Sonografie bei akuter Cholezystitis und Cholezystolithiasis. (Mit freundlicher Genehmigung Dr. Guggenberger, Klinikum Memmingen)

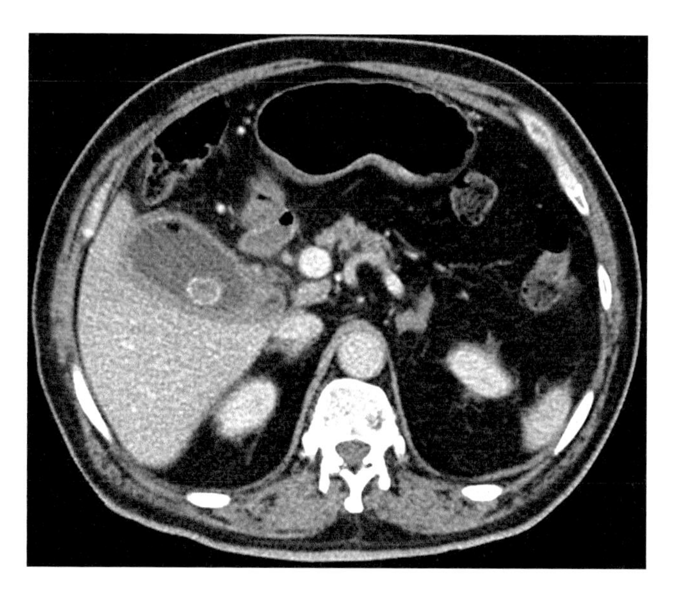

Abb. 16.3 CT-Abdomen bei akuter Cholezystitis und Cholezystolithiasis

rig sein. In manchen Fällen kann hier die schwerkraftabhängige Verschieblichkeit in Linksseitenlage des Patienten sonomorphologisch zur Diagnose führen. (Abb. 16.4).

Diagnosestellung der akuten Cholezystitis (Gutt 2013)
Diagnose basierend auf 3 der 4 Symptome

- Rechtsseitige Oberbauchschmerzen
- „Murphy-Zeichen"
- Leukozytose
- Fieber

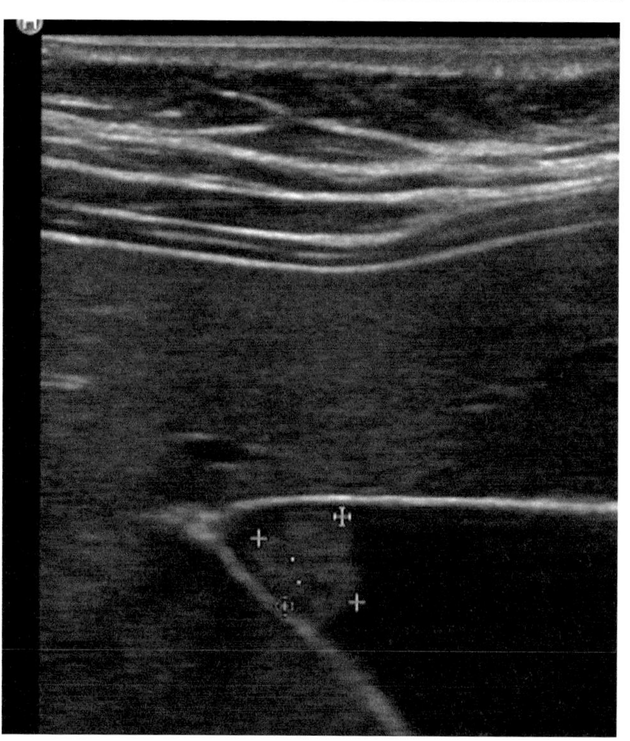

Abb. 16.4 Sonografie bei Gallenblasenpolyp. (Mit freundlicher Genehmigung Dr. Guggenberger, Klinikum Memmingen)

Plus

- Cholezystolithiasis (Konkremente/Sludge) oder
- Sonografische Zeichen der Cholezystitis (Verdickung/Dreischichtung der Gallenblasenwand)

Bei der Porzellangallenblase liegt eine Verhärtung der Wand durch fibröse Bindegewebsfasern und Kalk vor. Sie entsteht meist durch eine chronische Cholezystitis. In der transkutanen Sonografie stellt sich die Gallenblasenwand verdickt und verdichtet dar. Bei ausgedehnten Verkalkungen verdeckt die Schallschattenzone das gesamte Gallenblasenlumen, sodass die Differenzierung zur Steingallenblase oder zum Tonnenstein schwierig ist.

Bei sonografischem Verdacht auf ein Gallenblasenkarzinom (Abb. 16.5) sollte eine hochauflösende Schnittbilddiagnostik erfolgen, die eine sinnvolle Operationsplanung ermöglicht.

Vor einer laparoskopischen Cholezystektomie dient die transkutane Sonografie auch zur gezielten Beurteilung der Gallenwege. Sie sucht sowohl nach direkten als auch nach indirekten Kriterien für das Vorliegen von Gallengangssteinen. Die sonografische Diagnostik der Choledocholithiasis zeigt eine Erweiterung des Ductus hepatocholedo-

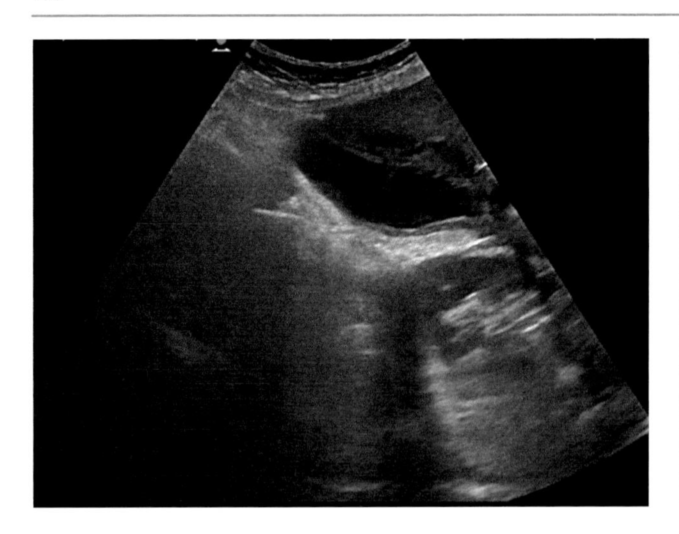

Abb. 16.5 Sonografie bei V. a. Gallenblasenkarzinom. (Mit freundlicher Genehmigung Dr. Guggenberger, Klinikum Memmingen)

chus aufgrund der obstruierenden Konkremente. Der Grenzwert für den sonografisch gemessenen Gangdurchmesser liegt bei einer Gangweite > 7 mm. Auch die Gallengangssteine selbst lassen sich in der Regel sonografisch nachweisen.

Darüber hinaus sollten folgende Laborparameter vor einer Cholezystektomie bestimmt werden: Cholestaseparameter (Gamma-GT, alkalische Phosphatase), ALT, Bilirubin, Lipase, Gerinnungsstatus und kleines Blutbild. Die präoperative Bestimmung dieser Laborparameter ist notwendig, um einen möglichen Stau von Gallenflüssigkeit (Cholestase) oder eine möglicherweise vorbestehende Lebererkrankung beurteilen zu können. Sowohl der Gerinnungsstatus als auch das kleine Blutbild gehören zum Standard bei der Vorbereitung jeder abdominellen Operation.

Eine Ösophagogastroduodenoskopie ist nur dann durchzuführen, wenn eine Ulkusanamnese besteht, ulkusfördernde Medikamente eingenommen werden oder völlig uncharakteristische Beschwerden im Oberbauch bestehen.

Bei hoher Wahrscheinlichkeit für das Vorliegen einer Choledocholithiasis besteht die Indikation zur Durchführung einer ERC (endoskopisch retrograden Cholangiographie) in therapeutischer Intention. Besteht eine mittlere Wahrscheinlichkeit für das Vorliegen einer Choledocholithiasis wird zunächst eine Endosonographie oder eine MRCP (Magnetresonanz- Cholangiopankreatikographie) empfohlen, um zu entscheiden, ob eine ERC notwendig ist (s. nachfolgende Übersicht).

Kriterien für das Vorliegen einer Choledocholithiasis bei Cholezystolithiasis (Lammert et al. 2007)

Hohe Wahrscheinlichkeit einer simultanen Choledocholithiasis

- Sonografisch erweiterter Gallengang (> 7–10 mm) + Hyperbilirubinämie + erhöhte γ-GT/ALT
- Gallengang > 10 mm + Gallenblasensteine + Koliken
- Sonografischer Verdacht auf Stein im Gallengang

Mäßige Wahrscheinlichkeit einer simultanen Choledocholithiasis

- Keine hohe oder niedrige Wahrscheinlichkeit

Niedrige Wahrscheinlichkeit einer simultanen Choledocholithiasis

- Gallengang normal weit
- Cholestaseparameter normwertig

16.4 Aufklärung

Die elektive Cholezystektomie gehört zu den häufigsten chirurgischen Eingriffen mit einem sehr niedrigen Operationsrisiko. Die Aussichten auf eine vollständige Heilung und Beschwerdefreiheit sind nach einer Cholezystektomie aufgrund von Cholezystolithiasis sehr gut.

Die Aufklärung eines Patienten vor einer laparoskopischen Cholezystektomie erfolgt in Form eines ausführlichen ärztlichen Aufklärungsgespräches. Ergänzend zu diesem Aufklärungsgespräch ist die Verwendung eines standardisierten Aufklärungsbogens zu empfehlen. So erhält der Patient bereits vor dem Aufklärungsgespräch umfassende Informationen zu dem geplanten Eingriff. Zudem ist es sinnvoll, die schriftliche Dokumentation zu Diagnose und Operationsverfahren sowie die Einwilligung des Patienten und weitere Vermerke des aufklärenden Arztes standardisiert durchzuführen. Neben der Diagnose des Patienten werden Krankheitsfolgen und Gefahren, andere Behandlungsmöglichkeiten, das gewählte Operationsverfahren, Eingriffsänderung und Erweiterung sowie Risiken und mögliche Komplikationen ausführlich behandelt.

Die laparoskopische Cholezystektomie in 4-Trokar-Technik stellt das Standardverfahren zur operativen Entfernung der Gallenblase dar. Grundsätzlich sollte der Patient immer sowohl über die laparoskopische Technik als auch die Operation mittels Bauchschnitt ausführlich aufgeklärt werden. Dabei ist hervorzuheben, dass es bei allen laparoskopischen Operationen, so auch bei der laparoskopischen Cholezystektomie, jederzeit zur Notwendigkeit einer Konversion, also dem Umsteigen zur Laparotomie, kommen kann. Die Konversion ist in diesem Zusammenhang nicht als Komplikation zu verstehen. Vielmehr dient dieser Umstieg der Sicherheit des Patienten, um eine größtmögliche Sicherheit zur Vermeidung von Komplikationen zu erzielen. Neben nicht vorhersehbaren Zuständen oder Problemen können auch überraschende Befunde dazu führen, dass die Fortsetzung der laparoskopischen durch eine offene Operation angezeigt ist.

Zu den speziellen Risiken und Komplikationen der laparoskopischen Cholezystektomie zählt die Verletzung oder Durchtrennung von Gallenwegen oder Blutgefäßen, die zur Leber führen. Das Risiko solcher Verletzungen steigt, wenn bereits Folgeschäden der Krankheit mit Verwachsungen und Verschwielungen vorliegen und die anatomischen Verhältnisse nicht sicher dargestellt werden können. Die Häufigkeit dieser Verletzungen wird heute mit ca. 0,1 % angegeben. Damit sind diese Verletzungen zwar selten, aber sie lassen sich nicht gänzlich ausschließen. Ebenso können Verletzungen von Nachbarorganen, insbesondere der Leber, Bauchspeicheldrüse oder des Darmes auftreten. Kommt es dann zu lebensbedrohlichen Komplikationen, werden weitere operative Eingriffe notwendig. Das Risiko, dass eine weitere Intervention aufgrund einer Komplikation durchgeführt werden muss, liegt bei ca. 2,4 %. Undichtigkeiten im Bereich des Gallengangsystems können in der Regel endoskopisch im Rahmen einer ERC durch eine interne Drainage behandelt werden, sodass hier in der Regel keine weitere Operation notwendig ist. Nach einer laparoskopischen Cholezystektomie können auch sehr selten narbige Verengungen im Bereich des Gallengangs (Strikturen) entstehen, die zu einem Gallerückstau, aber auch zu Bauchspeicheldrüsenentzündungen führen können. Hier ist eine entsprechende Ableitung der Gallenwege zunächst endoskopisch angezeigt. Neben diesen spezifischen Risiken und Komplikationen der laparoskopischen Cholezystektomie gelten die allgemeinen Risiken, die bei allen laparoskopischen bzw. offenen Bauchoperationen bestehen und auftreten können. Dazu zählen Blutungen und Nachblutungen sowie Entzündungen von Operationsgebiet und Wunden, Narbenbrüche sowie Haut-, Gewebe- und Nervenschäden durch die Lagerung und eingriffsbegleitende Maßnahmen. Nach jeglicher Art von Operation im Bauchraum können Verwachsungen entstehen. Es besteht ein Thrombose- und Embolierisiko sowie die Möglichkeit von Allergien und Überempfindlichkeiten (Eikermann und Neugebauer 2012). Auch kann die Gallenblase bei der Präparation unbeabsichtigt eröffnet werden, sodass Gallensteine im Bauchraum verloren gehen können, die allerdings nur sehr selten zu Problemen führen.

Bei der chirurgischen Aufklärung des Patienten vor einer geplanten laparoskopischen Cholezystektomie ist auf die Einhaltung des Patientenschutzgesetzes hinzuweisen. Die zeitlichen Vorgaben zur Aufklärung und Einwilligung sollten unbedingt eingehalten werden.

16.5 Lagerung

Bei der Lagerung des Patienten zur laparoskopischen Cholezystektomie werden im Wesentlichen zwei unterschiedliche Verfahren angewendet.

Bei der einfachen Rückenlagerung befinden sich Operateur, Assistent und Instrumentenschwester auf der linken Seite des Patienten (Abb. 16.6a). Neben der einfachen Rückenlagerung mit rechts ausgelagertem Arm kommt die sog. French Position zur Anwendung. Dabei wird der Patient in Rückenlage mit abgewinkelten Beinen positioniert. Die Beine sind so weit gespreizt, dass der Operateur zwischen den Beinen zu stehen kommt. Der erste Assistent, der die Kamera führt, befindet sich auf der linken Seite des Patienten. Von dieser Seite aus instrumentiert auch die Operationsschwester. Entweder der rechte oder der linke Arm des Patienten oder auch beide Arme können ausgelagert werden (Abb. 16.6b).

Bei beiden Verfahren muss der Patient so gelagert werden, dass mit dem Operationstisch eine für die Operation günstige Position des Patienten eingestellt werden kann. Bei der laparoskopischen Cholezystektomie bedeutet dies, dass der Patient gleichzeitig sowohl in eine Anti-Trendelenburg-Lagerung als auch in eine Linksseitenlage gebracht werden kann. Auf diese Weise entfernen sich Netz, Querkolon, Magen und Duodenum aus dem Blickfeld. Durch zusätzliches Anheben der Gallenblase erhält der Operateur die bestmögliche Exposition auf das Operationsgebiet.

Ein Vorteil der Rückenlagerung ist, dass kein spezieller Operationstisch notwendig ist, die Gefahr von Lagerungsschäden geringer ist und bei der Vorbereitung im Operationssaal weniger Zeit benötigt wird.

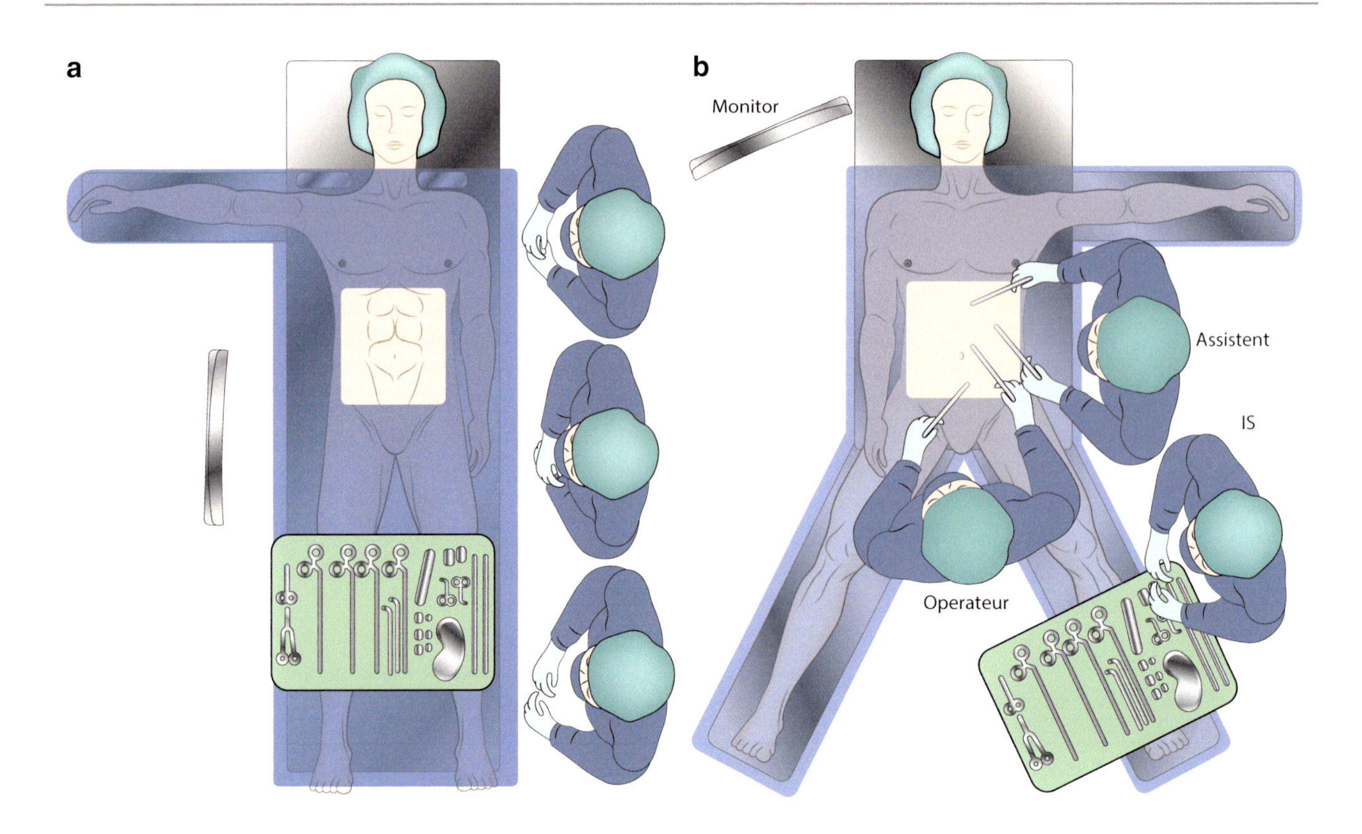

Abb. 16.6 a, b Lagerung des Patienten: (**a**) Rückenlagerung und (**b**) French Position. *OP* Operateur, *ASS* Assistent, *IS* Instrumentenschwester

16.6 Technische Voraussetzungen

Zu den technischen Voraussetzungen moderner laparoskopischer Operationen gehören heute ein hochauflösendes Optiksystem mit entsprechender digitaler HD-Technologie sowie moderne laparoskopische Instrumente, die einerseits hochpräzises, aber auch atraumatisches Operieren ermöglichen. Des Weiteren ist sowohl monopolare und ganz besonders wichtig auch bipolare HF-Technologie erforderlich. Optional ist ein Argon-Beamer in besonderen Fällen sehr hilfreich.

Die Qualität laparoskopischer Operationen hängt insbesondere von der optischen Darstellung des Operationsgebietes ab. Die Entwicklung digitaler Kamerasysteme bietet heute kristallklare Bilder in höchster Auflösung und Qualität. Dabei spielt die HD3-Chip-Technologie eine entscheidende Rolle, um gestochen scharfe Bilder bis ins kleinste Detail zu erhalten. Diese Technologie sollte heute zum Standard bei jeder laparoskopischen Operation, so auch der laparoskopischen Cholezystektomie, zählen. Diese präzise Bildgebung führt zu einem besseren Verständnis der anatomischen Verhältnisse und zu einer einfacheren Identifizierung der Dissektionsebene. „Die Augen" des Chirurgen sind entscheidend für die Qualität eines operativen Eingriffes. Auch die 3D-Technologie wird in Zukunft eine immer größere Rolle in der laparoskopischen Chirurgie spielen. Allerdings konnte bisher nicht gezeigt werden, dass die dreidimensionale Darstellung zu einer besseren Qualität des operativen Eingriffs führt.

Neben einer 10-mm-Stablinsenoptik gehören starre 5-mm-Instrumente zum Standardinstrumentarium der laparoskopischen Cholezystektomie. Insbesondere bei schlanken Patienten ist es jedoch auch möglich, aus kosmetischen Gründen auf eine 5-mm-Optik und 3,5-mm-Instrumente zurückzugreifen. Zur besseren Visualisierung insbesondere im Bereich des Infundibulums und bei der Präparation des Calot-Dreiecks empfiehlt sich die standardmäßige Nutzung einer 30° Optik während der gesamten Operation

Die gallengangsnahe Präparation im Bereich des Gallenblaseninfundibulums und die Eröffnung des Calot-Dreiecks sollten überwiegend mit einem bipolaren Instrument erfolgen. Die Dissektion mit einem monopolaren Instrument scheint ein höheres Risiko von Verletzungen in diesem Bereich aufzuweisen. Neben der bipolaren Präparationstechnik und Hämostase erscheint die Verwendung des Argon-Beamers insbesondere bei der Verschorfung des Gallenblasenbettes v. a. bei ausgeprägten Entzündungen und Vernarbungen, wo eine schichtgerechte Präparation nicht möglich ist, sinnvoll. Ebenso gehört ein suffizientes Saug-/

Spülsystem zu den technischen Voraussetzungen für die laparoskopische Cholezystektomie, um Komplikationen zu vermeiden.

Die intraoperative Cholangiographie wird in der Regel nur selten verwendet. Allerdings scheint bei schwierigen anatomischen Verhältnissen auch mit Auftreten intraoperativer Komplikationen und möglichen Gallengangsverletzungen die intraoperative Cholangiographie notwendig, um die Situation ausreichend darstellen zu können (vgl. hierzu Kap. 14). Die Möglichkeit, dieses Verfahren intraoperativ einzusetzen, sollte daher gegeben sein (Eikermann und Neugebauer 2012). Alternativ kann zur sicheren Identifikation des Dct. hepatocholedochus auch die Darstellung der Gallenwege mittels Indocyanin Grün erfolgen. Eine solche Fluoreszenzbildgebung kann bei schwierigen Verhältnissen sinnvoll sein und ist mit entsprechenden Optiksystemen ohne erhöhtes Risiko für den Patienten schnell und sicher durchführbar.

Zu den technischen Voraussetzungen zur Durchführung einer laparoskopischen Cholezystektomie gehört auch das technische Verständnis des Operationspersonals, die entsprechenden Instrumente optimal bedienen zu können. Zertifizierte Schulungen und Kurse des gesamten Teams sind daher zu empfehlen, um die Qualität laparoskopischer Eingriffe sicherzustellen. Neben dem Standardverfahren der 4-Trokar-Technik werden auch Operationstechniken mit reduzierten Zugängen diskutiert (Single Incision Laparoscopic Surgery [SILS], Natural Orifice Transluminal Endoscopic Surgery [NOTES] etc.), allerdings ohne dass sich diese Operationsverfahren in Deutschland ernsthaft durchsetzen konnten. Hier bestehen durchaus weitere spezielle technische Voraussetzungen.

16.7 Überlegungen zur Wahl des Operationsverfahrens

Die laparoskopische Cholezystektomie in 4-Trokar-Technik ist der Goldstandard sowohl bei der symptomatischen Cholezystolithiasis als auch bei der akuten Cholezystitis. Lediglich der begründete Verdacht auf das Vorliegen eines Gallenblasenkarzinoms gilt als harte Indikation für eine primär offene Cholezystektomie. Individuelle Überlegungen zur Wahl des Operationsverfahrens beinhalten sowohl abdominelle Voroperationen als auch Komorbiditäten des Patienten und natürlich die Erfahrung des Operateurs.

16.7.1 Voroperationen

Vorangegangene Laparoskopien stellen keine Kontraindikation für einen erneuten laparoskopischen Zugang dar. Eventuell vorhandene Verwachsungen sind in aller Regel äußerst gering und lassen sich unkompliziert laparoskopisch lösen. Vorangegangene Laparotomien können eine große Herausforderung bei der Wahl des geeigneten Operationsverfahrens darstellen. Das Ausmaß der abdominellen Adhäsionen ist präoperativ meist schwer abschätzbar, ein laparoskopisches Vorgehen ist jedoch auch nach vorangegangenen Laparotomien in vielen Fällen sinnvoll. Dabei sollte der Optiktrokar abseits der alten Schnittführung mittels Minilaparotomie eingebracht werden, um möglichen Verwachsungen auszuweichen. Das Vorgehen ist individuell zu wählen. Keineswegs sollte der Patient einem unnötig hohen Risiko einer iatrogenen Darmperforation ausgesetzt werden.

16.7.2 Adipositas

Besonders adipöse Patienten profitieren von einem laparoskopischen Zugang. Bei stetiger Zunahme der Adipositas in der Bevölkerung nimmt auch der Anteil adipöser Patienten zu, die aufgrund einer symptomatischen Cholezystolithiasis oder akuten Cholezystitis zu operieren sind. Auch bei diesen Patienten ist die laparoskopische Cholezystektomie in 4-Trokar-Technik der Goldstandard. Bei extremer Adipositas kann es jedoch sinnvoll sein, sowohl bei der Lagerung des Patienten als auch bei der Positionierung der Trokare zu variieren bzw. vom Standard abzuweichen.

16.7.3 Kontraindikationen

Die einzige absolute Kontraindikation für eine laparoskopische Operation ist das präoperativ diagnostizierte Gallenblasenkarzinom. Hier besteht klar die Indikation zur offenen Cholezystektomie. Darüber hinaus bestehen nur relative Indikationen für das primär offene Vorgehen. Hier erscheint die Abwägung der Vor- und Nachteile des laparoskopischen Vorgehens sinnvoll. Zu den relativen Indikationen für eine primär offene Cholezystektomie zählen unter anderem abdominelle Voroperationen, Choledocholithiasis, Leberzirrhose, septische Komplikationen und das Mirizzi-Syndrom (Konkrement im Hals der Gallenblase drückt auf den Ductus choledochus).

Bei schwerer Herzinsuffizienz (NYHA IV) kann der erhöhte intraabdominelle Druck durch das Pneumoperitoneum zu einer weiteren kardialen Beeinträchtigung des Patienten führen. Bei diesen Patienten kann deshalb in seltenen Fällen ein primär offener Zugang vorteilhaft sein. In der Regel sind aber auch diese Patienten durch ein angepasstes Narkoseverfahren und einen verringerten intraabdominellen Druck im Rahmen eines laparoskopischen Eingriffs adäquat führbar. Eine gute interdisziplinäre Kommunikation zwischen Operateur und Anästhesist ist in diesen Fällen besonders wichtig.

Eine besondere Herausforderung stellen Patienten mit schwerer Leberzirrhose (CHILD B+C), venösen Kollateralkreisläufen und gestörter Hämostase dar. Eine individuelle Entscheidung ist hier notwendig, ggf. ist bei diesen Patienten ein primär offener Zugang vorteilhaft, um schwere Blutungskomplikationen besser behandeln zu können.

16.7.4 Zugangstechniken

Die 4-Trokar-Technik ist für die laparoskopische Cholezystektomie der Goldstandard. Techniken, bei denen < 4 Trokare verwendet werden, können derzeit nicht als Standard empfohlen werden, weil das Risiko von Verletzungen des Ductus choledochus sowie benachbarter Strukturen durch diese Verfahren erhöht sein kann (Gurusamy und Vaughan 2014; Fisher et al. 2022).

Das Setzen eines zusätzlichen Trokars kann die Rate an Konversion zum offenen Vorgehen signifikant senken. Erschwerte intraoperative Bedingungen wie Verwachsungen, Blutungen oder erschwerter Exposition des Calot-Dreiecks durch anatomische Varianten können so besser beherrscht werden (Fujinaga et al. 2022).

Bei schlanken Patienten kann es aus kosmetischen Gründen sinnvoll sein, zwei 5-mm- und zwei 3,5-mm-Trokare zu verwenden. Unterschiedliche Operationstechniken mit reduzierter Trokaranzahl wurden in den letzten Jahren propagiert. Bei der transvaginalen Cholezystektomie steht v. a. die transvaginale Bergung des Operationspräparates im Vordergrund. Die Verwendung von 3,5-mm-Instrumenten (Minilaparoskopie) bietet gegenüber der Standard-4-Trokar-Technik aber keine signifikanten Vorteile. Das kosmetische Ergebnis der Minilaparoskopie ist anfangs besser, gleicht sich aber nach 6 Monaten der Standard-4-Trokar-Technik an. Es besteht eine geringfügig verlängerte Operationszeit. Die Sicherheit dieses Verfahrens scheint bei adipösen Patienten etwas geringer zu sein als bei der Standard-4-Trokar-Technik. Insofern kann die Verwendung von 3,5-mm-Instrumenten zumindest bei adipösen Patienten nicht als Standard empfohlen werden (Gurusamy und Vaughan 2013).

Die sog. Single-incision-Cholezystektomie ist eine Technik, die nur noch einen einzigen Trokar verwendet, über den mehrere Instrumente eingebracht werden. Sie ist technisch schwieriger, was sich in verlängerten Operationszeiten und potenziell höheren Komplikationsraten widerspiegeln kann. Durch das Anwenden dieser Technik können die postoperativen Schmerzen nicht verringert, das kosmetische Ergebnis kann jedoch verbessert werden. Weitere Vorteile dieser Technik zeigen sich nicht, sodass die Entscheidung dafür individuell getroffen werden muss. Die Single-incision-Cholezystektomie geht mit einem erhöhten Risiko postoperativer Narbenhernien einher und ist für Patienten mit einem BMI > 30 kg/m² nicht zu empfehlen (Lirici und Tierno 2016).

Bei der Wahl des geeigneten Operationsverfahrens spielt die Erfahrung des Operateurs eine entscheidende Rolle. Die 4-Trokar-Technik ist der Goldstandard für die laparoskopische Cholezystektomie und wird für die überwiegende Mehrheit der Patienten ein sehr gutes Operationsergebnis mit hoher Patientensicherheit und Patientenzufriedenheit gewährleisten.

16.8 Operationsablauf – How to do it

Video 16.1 zeigt die elektive laparoskopische_Cholezystektomie bei symptomatischer Cholezystolithiasis (Abb. 16.7).

16.8.1 Zugang und Trokare

Die laparoskopische Cholezystektomie sollte in 4-Trokar-Technik durchgeführt werden. Die Anlage des Pneumoperitoneums kann dabei mit einer Veres-Nadel oder „offen" durch Minilaparotomie und dann stumpfem Einbringen eines Optiktrokars als ersten Zugang erfolgen. Bei wiederholten Laparoskopien oder offenen Voroperationen in der Vorgeschichte des Patienten empfiehlt sich grundsätzlich das „offene" Vorgehen zum Setzen des Optiktrokars. Eine Alternative bei schwierigen Verhältnissen durch Voroperationen oder auch bei Adipositas bietet das Einbringen der Veres-Nadel unter dem linken Rippenbogen (Palmer's Point) und das Setzen des ersten Trokars mit der Kamera unter Sicht.

Das Einbringen der weiteren Trokare erfolgt nach standardisiertem Vorgehen und stets unter Sicht: Subxiphoidal und ggf. parallel zum Rippenbogen auf einer gedachten Linie, um die Hautinzisionen im Fall einer Konversion zum offenen Vorgehen miteinander verbinden zu können (Abb. 16.8). Dabei ist entscheidend, dass die Trokare im richtigen Winkel zum OP-Gebiet und zueinander gesetzt werden, um eine optimale Triangulation zu erreichen. Die

Knotenpunkte

1. Trokare einbringen
2. Leber retrahieren
3. V-Präparation durchführen
4. Critical View einstellen
5. Ductus cysticus clippen und durchtrennen
6. Arteria cystica clippen und durchtrennen
7. Gallenblase auslösen
8. Gallenblase bergen
9. Trokare entfernen

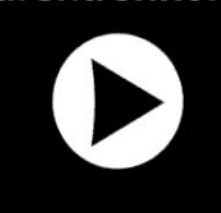

Abb. 16.7 Video 16.1: Die didaktische Cholezystektomie am Video: Knoten- und Gefahrenpunkte (Copyright: D. Bausch, Universitätsklinikum Schleswig-Holstein, Campus Lübeck). (▶ https://doi.org/10.1007/000-bjd)

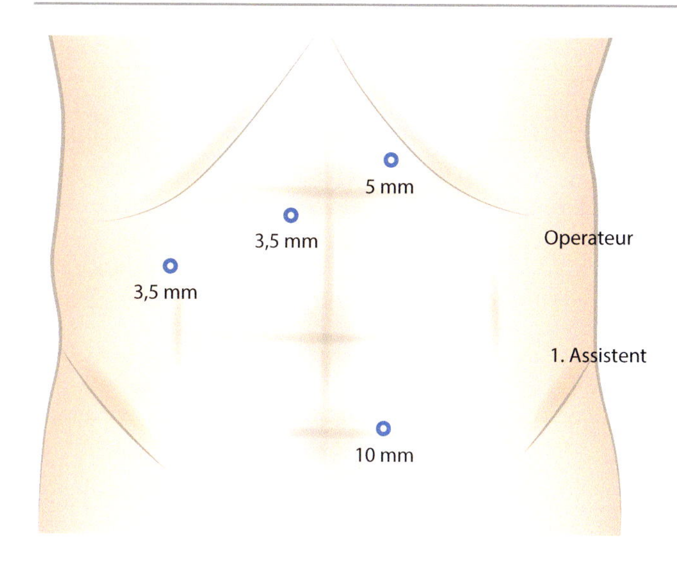

Abb. 16.8 Trokarpositionen

Trokare sind senkrecht durch die Bauchdecke einzubringen. Ein zu schräges Einbringen durch die Bauchdecke fixiert den Trokar im Gewebe und behindert dessen freie Beweglichkeit, was die Präparation erheblich erschweren kann. Zwei 10-mm- und zwei 5-mm-Trokare sind Standard.

Die Routinegabe einer Antibiotikaprophylaxe ist bei der elektiven laparoskopischen Cholezystektomie bei Low-risk-Patienten nicht notwendig.

16.8.2 Lagerung und Exposition

Entscheidend für den Erfolg der Operation ist eine gute Übersicht mit klarer Exposition des Calot-Dreiecks und seiner Strukturen. Dazu wird der Patient in Anti-Trendelenburg-Lagerung und Linksseitenlage gebracht. Dadurch weichen Omentum majus, Querkolon, Magen und Duodenum aus dem Blickfeld. Die Gallenblase wird dann vom Assistenten am Fundus gefasst und nach kranial in Richtung rechte Schulter angehoben. Nach Lösen von meist dezenten Adhäsionen zwischen dem Omentum majus, der Gallenblase und der Leberunterkante ist das Calot-Dreieck exponiert und die Operation kann in streng standardisierter Technik durchgeführt werden.

▶ **Praxistipp** Hydroptische Gallenblasen sind nach erfolgter Punktion und Absaugen der Gallenflüssigkeit besser zu fassen und stellen in der Regel keinen Grund für eine Konversion dar.

16.8.3 Darstellung des Calot-Dreiecks und „der Sicherheitsblick"

Zu Beginn wird die Gallenblase am Infundibulum gefasst und die Serosa beidseits eingekerbt. Dadurch erhöht sich die Mobilität des Organs, welches für die Präparation der Strukturen im Calot-Dreiecks hin und her geschwenkt wird. Durch Zug nach kaudal und lateral spannt sich das Calot-Dreieck auf und der Ductus cysticus wird vom Ductus choledochus hinweg im rechten Winkel aufgerichtet, was die Identifikation und Präparation des Ductus cysticus erleichtert.

Der Sicherheitsblick („critical view of safety") hat die Inzidenz schwerer Gallengangsverletzungen signifikant reduziert und ist als Standardmethode bei der Präparation des Calot-Dreiecks anzusehen. Der Sicherheitsblick ist erreicht, wenn das Calot-Dreieck von sämtlichem Bindegewebe befreit wurde und lediglich zwei Strukturen verbleiben, welche in die Gallenblase ziehen: die Arteria cystica und der Ductus cysticus. Somit ist eine Verwechslung mit dem Ductus choledochus und der Arteria hepatica dextra nahezu ausgeschlossen. Insbesondere beim Training junger Assistenzärzte ist diese Präparationstechnik des Sicherheitsblicks (Critical View of Safety) konsequent und standardisiert zu vermitteln, um eine höchstmögliche Patientensicherheit zu gewährleisten (Pucher und Brunt 2015; Zarin et al. 2019; Abb. 16.9).

▶ **Praxistipp** Die Dissektion erfolgt in der Regel mit Hochfrequenzinstrumenten wie monopolarem Häkchen und bipolarem Overholt. Die Präparation des Calot-Dreiecks mittels bipolarem Overholt ist besonders effektiv und gewährleistet eine hohe Patientensicherheit. Die hilusnahe Präparation mit einem monopolaren Instrument kann zu unbeabsichtigten Nekrosen führen und sollte daher vermieden werden.

▶ **Praxistipp** Für das Absetzen der Strukturen im Calot-Dreieck haben Titanclips von allen verwendeten Materialien die höchste Verschlusssicherheit. Bei einem sehr breiten und kurzen Ductus cysticus kann der Verschluss mittels Clips unter Umständen schwierig sein. Eine mögliche Alternative stellt in diesen Fällen ein EndoGIA dar, das sehr gallenblasennah eingesetzt werden sollte. Bei Einsatz eines Staplers empfiehlt sich das 4-Augen-Prinzip vor Auslösung durch 2 Fachärzte.

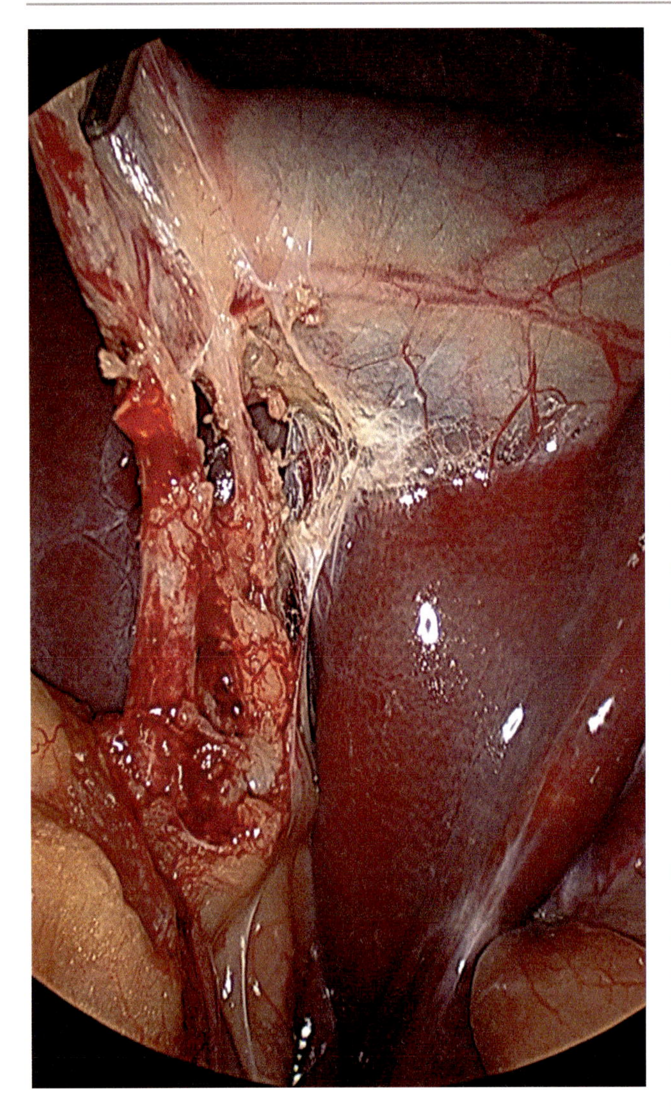

Abb. 16.9 Intraoperatives Bild des Sicherheitsblicks („critical view of safety")

16.8.4 Auslösen der Gallenblase

Standard ist das retrograde Herauslösen der Gallenblase aus dem Leberbett unter Verwendung eines Präparationshäkchens. Es können aber auch andere Instrumente zum Einsatz kommen (HF-Schere, Ultraschalldissektor).

Bei schwierigen Präparationsverhältnissen im Calot-Dreieck ist auch ein antegrades Auslösen der Gallenblase in Fundus-first-Technik wie beim offenen Vorgehen gut möglich. Mit dieser Technik können iatrogene Gallengangsverletzungen und die Konversionsraten signifikant reduziert werden (Hussain 2011; Aspinen und Harju 2014; Yokoe et al. 2018).

▶ **Praxistipp** Kurz vor dem vollständigen Herauslösen der Gallenblase aus dem Leberbett empfiehlt sich die routinemäßige Verschorfung der Leberoberfläche mittels bipolarem Overholt oder bei besonders entzündeten, zu Blutungen neigenden Verhältnissen der Einsatz des Argon-Beamers. Dies stellt eine gute Option zur Versiegelung der Leberoberfläche als Prophylaxe eines postoperativen Hämatoms dar.

16.8.5 Bergung des Organs und Drainage

Das Bergen des Präparates erfolgt stets mittels Bergebeutel zur Prävention subkutaner Infektionen. Nach Verschluss der Faszie am Umbilikus ist dieser durch eine erneute Laparoskopie zu kontrollieren, um ein akzidentelles Miterfassen intraabdomineller Strukturen oder Blutungen auszuschließen.

Die elektive laparoskopische Cholezystektomie benötigt keine Single-shot-Antibiose und keine routinemäßige Drainageeinlage. Bei akuter Cholezystitis ist eine Drainageeinlage in Erwägung zu ziehen ebenso wie eine sonografische Routinekontrolle vor Entlassung, um ein postoperatives Verhalten im Operationsgebiet auszuschließen.

16.8.6 Konversion

Die Indikationen zur Konversion vom laparoskopischen zum offenen Vorgehen sind fließend und werden wesentlich von der Erfahrung des Operateurs mitbestimmt. Gerade ein erfahrener Operateur wird den Zeitpunkt, an dem konvertiert werden sollte, rechtzeitig erkennen und diese Entscheidung nicht als persönliche Niederlage werten. Die Langzeitergebnisse nach offener Cholezystektomie bezüglich Lebensqualität und Schmerzfreiheit des Patienten sind mit denen nach laparoskopischer Cholezystektomie vergleichbar.

▶ **Praxistipp** Die Infiltration der Trokareinstichstellen mit hochpotenten, lang wirksamen Lokalanästhetika dient zur Verbesserung der postoperativen Schmerzfreiheit, optional auch die intraperitoneale Gabe von Lokalanästhetika. Dadurch kommt es zur Reduktion des viszeralen Schmerzes und zu einem höheren Patientenkomfort.

16.9 Spezielle intraoperative Komplikationen und ihr Management

Neben allgemeinen Komplikationen der Lagerung und des Zugangs gibt es bei der laparoskopischen Cholezystektomie operationsspezifische Komplikationen, welche ein spezielles Management erfordern. Besonders hervorzuheben sind Verletzungen des Ductus choledochus und der Arteria hepatica dextra.

Daneben kann es zu Verletzungen von Leber und Gallenblase sowie iatrogenen Darmläsionen bis hin zur Perforation kommen. Eine akzidentelle Eröffnung der Gallenblase zählt zu den häufigsten, zumeist unproblematischen Komplikationen bei starker Entzündung, wenn eine klare Trennung der einzelnen Schichten von Gallenblasenwand und Leberoberfläche nicht möglich ist. Austretende Gallenflüssigkeit sollte unverzüglich abgesaugt werden und zur Infektionsprophylaxe empfiehlt sich in diesen Fällen eine Single-shot-Antibiose. Ein weiteres Problem kann der Verlust von Steinen sein, die im Situs verbleiben und in seltenen Fällen zu Abszessen führen können. Einzelne größere Konkremente stellen in der Regel kein Problem dar, da diese einfach wiederzufinden und im Bergebeutel mit dem Präparat zu bergen sind.

▶ **Praxistipp** Sollte es zum massiven Austritt vieler kleiner Konkremente kommen, ist sorgfältiges Absaugen, Spülen und Einsammeln der Konkremente angezeigt.

Neben zugangsbedingten Blutungskomplikationen sind Blutungen aus dem Leberbett häufig. Insbesondere bei infolge akuter oder chronischer Entzündung stark veränderten Verhältnissen, bei denen es keine bindegewebige Schicht mehr zwischen der Gallenblasenwand und dem Leberbett gibt, steigt das Risiko für eine Verletzung des Leberparenchyms mit konsekutiven Blutungen an. Patienten mit Leberzirrhose stellen ein besonderes Risikokollektiv dar, bei denen relevante Blutungskomplikationen aus dem Leberbett in 26 % rapportiert wurden, im Gegensatz zu lediglich 3,1 % bei Patienten ohne Leberzirrhose (Puggioni und Wong 2003).

Patienten mit Leberzirrhose und einem MELD-Score > 20 zeigen einen sprunghaften Anstieg der Morbidität und Mortalität (Dolejs et al. 2017). Grundsätzlich wird die laparoskopische Cholezystektomie bei akuter Cholezystitis auch für Patienten mit Leberzirrhose (und einem mittleren MELD-Score = 15) als der Goldstandard angesehen. Die Konversionsrate kann bei diesem Patientengut jedoch höher sein (Okamuro et al. 2019). Finco et al. 2022 empfehlen die LC für jegliches Stadium der Leberzirrhose, weil das Outcome immer besser ist als für eine offene Cholezystektomie.

▶ **Praxistipp** Bei erhöhter Blutungsneigung sind die Präparation mit bipolarem Overholt und anschließende Koagulation des Leberbettes mittels Argon-Beamer zu empfehlen.

Verletzungen der Arteria hepatica dextra sind sehr selten, können jedoch zu massiven, laparoskopisch nicht stillbaren Blutungen führen, sodass eine rasche Konversion und Rekonstruktion erfolgen muss. Entscheidend sind in diesem Moment die richtige Einschätzung der Blutungssituation und das Vermeiden langer Verzögerungen, um größere Blutverluste zu verhindern. Weitaus schwieriger sind unbemerkte Läsionen der Arteria hepatica dextra aufgrund thermischer Schädigungen oder ein akzidenteller Verschluss. Bei schweren Gallengangsverletzungen im Rahmen einer laparoskopischen Cholezystektomie kann es in bis zu 24 % der Fälle zu einer Mitbeteiligung der Arteria hepatica dextra kommen. Circa 20 % dieser Patienten benötigen neben einer Rekonstruktion des verletzten Gallengangs zusätzlich auch eine arterielle Rekonstruktion. In seltenen Fällen ist nach Verletzung der Arteria hepatica dextra eine schwere Schädigung der Leber möglich, die eine Resektion des rechten Leberlappens erfordert (Robles Campos und Marin Hernandez 2011; Schmidt und Settmacher 2004; Furtado et al. 2022).

Gallengangsverletzungen gehören zu den gefürchtetsten Komplikationen einer laparoskopischen Cholezystektomie. Die Inzidenz schwerer Gallengangsverletzungen bei laparoskopischer Cholezystektomie ist bei verbessertem Equipment und fortgeschrittener Expertise des Operateurs geringer und liegt derzeit zwischen 0,1–0,5 %. Die Hauptrisikofaktoren hierfür sind ungenügende Erfahrung des Operateurs, schlechte Übersicht bei stark entzündlichen Veränderungen, Blutungen im Calot-Dreieck sowie das Nichterkennen anatomischer Varianten. Eine frühe Diagnose der Gallengangsverletzung und eine adäquate multidisziplinäre Behandlung sind von entscheidender Bedeutung für das Outcome dieser Patienten (Eikermann und Neugebauer 2012; Brunt et al. 2020).

Ein sicherer Verschluss des Ductus cysticus muss unbedingt gewährleistet sein, um Insuffizienzen des Zystikusstumpfes zu vermeiden. Nach dem Herauslösen der Gallenblase aus dem Leberbett ist dieses sorgfältig auf aberrante Gallengänge zu prüfen.

▶ **Praxistipp** Sollten sich eröffnete aberrante Gallengänge im Leberbett zeigen oder der Verschluss des Ductus cysticus nicht sicher sein, so muss eine rekonstruktive Naht zum sicheren Verschluss führen. Dies erfordert eine Expertise mit laparoskopischen Nahttechniken in höherem Maße.

Eine sorgfältige postoperative Kontrolle des Operationsergebnisses mittels ERCP (endoskopisch retrograde Cholangiopankreatikographie) und Darstellung der intra- und extrahepatischen Gallengänge ist im Einzelfall in Erwägung zu ziehen. Eine routinemäßige intraoperative Cholangiographie (IOC) bei elektiver laparoskopischer Cholezystektomie ist nicht zu empfehlen, weil die Inzidenz schwerer Gallengangsverletzungen dadurch nicht verringert wird (Hall et al. 2023).

Wird eine Gallengangsverletzung intraoperativ bemerkt, sollte deren Schwere auch mittels intraoperativer Cholangiographie (IOC) ermittelt werden (vgl. Kap. 14). Die intraoperative Diagnose einer Gallengangsverletzung findet jedoch nur in ca. 8–33 % der Fälle statt. Wenn eine Gallengangsverletzung nicht sicher ausgeschlossen werden kann, sollte eine Drainage eingelegt, die Operation beendet und der Patient einem erfahrenen hepatobiliären Chirurgen vorgestellt werden. Die Versorgung von Verletzungen des Ductus choledochus ist spezialisierten Zentren mit ausreichender Erfahrung vorbehalten (Eikermann und Neugebauer 2012; Brunt et al. 2020).

Im optimalen Fall wird die Gallengangsverletzung durch einen erfahrenen hepatobiliären Chirurgen in gleicher Sitzung versorgt. Dies verbessert das Outcome der betroffenen Patienten signifikant (Michail und Theodossis 2016). Geringfügige Verletzungen des Ductus choledochus ohne Substanzverlust können mittels direkter Naht über eine T-Drainage versorgt werden. Bei Durchtrennung des Gallengangs mit Substanzverlust muss eine biliodigestive Anastomose angelegt werden (Eikermann und Neugebauer 2012). Kann eine Gallengangsverletzung nicht in gleicher Sitzung versorgt und muss ein zwei-zeitiges Vorgehen gewählt werden, ist dies entweder innerhalb einer Woche oder im Intervall (> 6 Wochen) durchzuführen. Eine Versorgung im intermediären Zeitintervall von 2–6 Wochen nach Gallengangsverletzung ist ungünstig, da hier die Striktur- und Komplikationsrate ansteigt (Schreuder et al. 2020; Wang et al. 2020).

Kleinere postoperative Gallenlecks können mittels subhepatischer Drainage und konservativem Management behandelt werden. Bei einer galligen Fördermenge von über 200 ml/Tag ist jedoch eine ERCP mit Stenteinlage indiziert (Abb. 16.10).

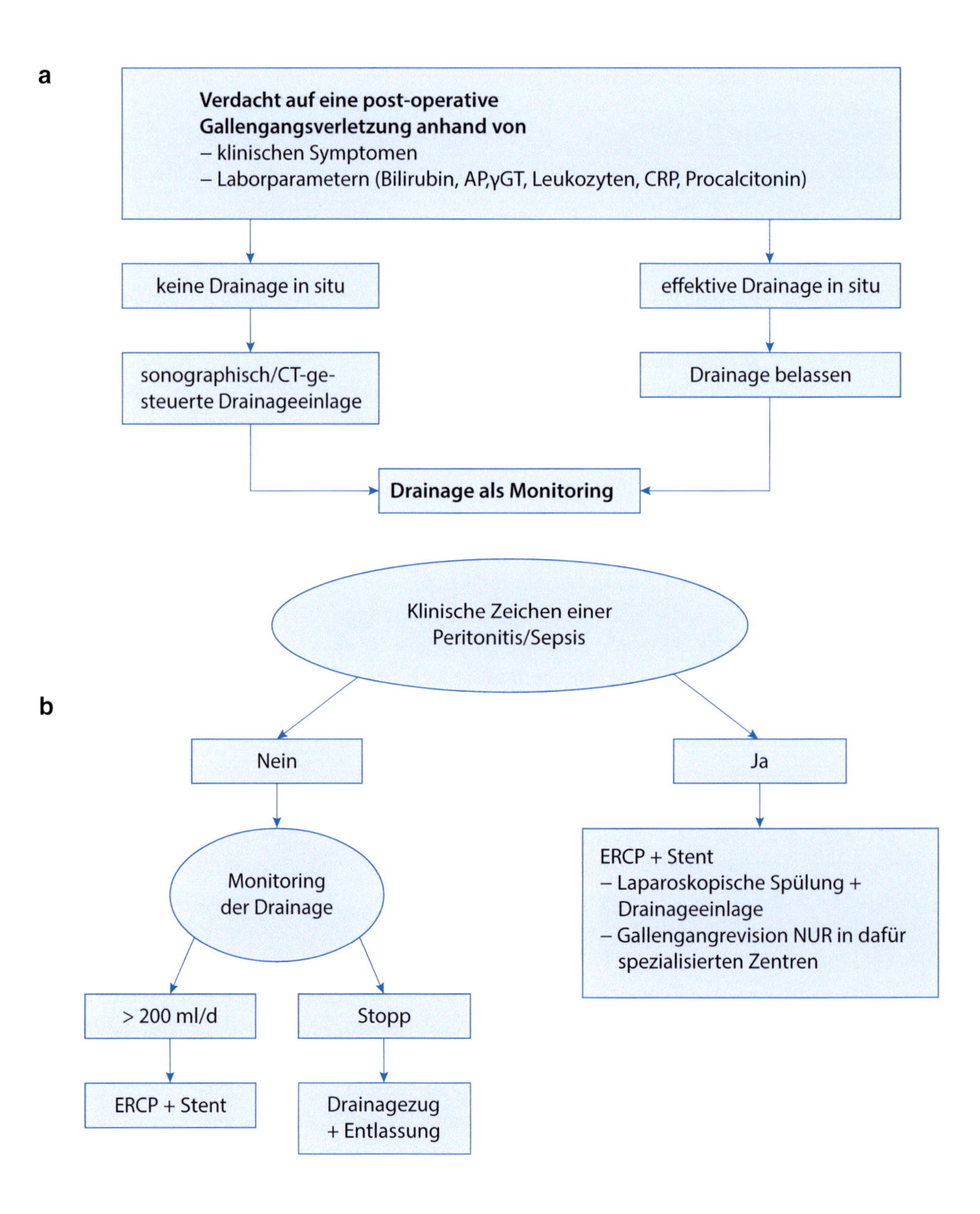

Abb. 16.10 a, b Algorithmus bei Verdacht auf Gallengangsverletzung: (**a**) Algorithmus 1, (**b**) Algorithmus 2. (Nach Eikermann und Neugebauer 2012)

Praxistipp Die Sicherheit des Patienten und die eindeutige Darstellung der anatomischen Verhältnisse stehen bei der laparoskopischen Cholezystektomie immer im Vordergrund. Die Konversion vom laparoskopischen zum offenen Vorgehen sollte daher frühzeitig gestellt werden, wenn es für den sicheren Ablauf der Cholezystektomie notwendig ist. Die rechtzeitige Entscheidung zur Konversion ist per se keine Komplikation, sondern dient dazu, Komplikationen zu vermeiden.

16.10 Evidenzbasierte Evaluation

Die symptomatische Cholezystolithiasis ist mit Abstand die häufigste Indikation zur Durchführung einer laparoskopischen Cholezystektomie. Es ist unbestritten, dass bei Vorliegen von Oberbauchkoliken und nachgewiesener Cholezystolithiasis die laparoskopische Cholezystektomie zu empfehlen ist. Ohne Cholezystektomie entwickelt etwa die Hälfte der Patienten neuerliche Koliken und das Risiko, weitere Komplikationen zu entwickeln, beträgt etwa 1–3 % pro Jahr. Auch steigt das Risiko einer notfallmäßigen Cholezystektomie an, wenn die elektive Cholezystektomie unterbleibt. Zu den Therapiezielen der Cholezystektomie gehören die Verhinderung oder Verminderung erneuter biliärer Schmerzen, die Verhinderung späterer oder Beseitigung bestehender Komplikationen der Cholezystolithiasis sowie die Prävention des Gallenblasenkarzinoms bei Patienten mit hohem Risiko (Thistle et al. 1984; Tiderington et al. 2016; Evidenzlevel Ib).

- Die asymptomatische Cholezystolithiasis stellt keine Indikation zur Cholezystektomie dar. Die Wahrscheinlichkeit, biliäre Symptome bei einer asymptomatischen Cholezystolithiasis zu entwickeln, beträgt in den ersten 5 Jahren 2–4 % pro Jahr und halbiert sich in den folgenden 5 Jahren auf 1–2 % pro Jahr. Die Lebenserwartung erhöht sich bei diesen Patienten durch eine Cholezystektomie nicht, weil das Operationsrisiko die Wahrscheinlichkeit, Komplikationen zu entwickeln, aufwiegt (Festi et al. 2010; Evidenzlevel IIb).
- Bei asymptomatischen Patienten mit Gallenblasensteinen > 3 cm Durchmesser sollte jedoch die laparoskopische Cholezystektomie erwogen werden. Hier besteht ein 10-fach erhöhtes Risiko für die Entstehung eines Gallenblasenkarzinoms (Evidenzlevel IIb).
- Gallenblasenpolypen stellen nur dann eine Indikation zur laparoskopischen Cholezystektomie dar, wenn sie eine Größe von 1 cm oder mehr erreichen. Polypen mit einem Durchmesser von > 1 cm haben eine deutlich erhöhte Wahrscheinlichkeit neoplastischer Genese zu sein. Aufgrund dieses Karzinomrisikos sollten diese Patienten daher einer laparoskopischen Cholezystektomie unterzogen werden. Bei Polypen < 1 cm ist das Karzinomrisiko deutlich geringer. Aus diesem Grund sollten diese Patienten nur dann operiert werden, wenn sie gleichzeitig biliäre Symptome entwickeln (Matos et al. 2010; Evidenzlevel IIb).
- Auch die Porzellangallenblase wird als Risikofaktor für die Entstehung des Gallenblasenkarzinoms angesehen. Auch wenn die Karzinomentartung bei der Porzellangallenblase in aktuellen Untersuchungen etwas geringer als früher eingestuft wird, ist unverändert weiterhin eine prophylaktische Cholezystektomie anzuraten (Cariati et al. 2014; Evidenzlevel III).
- Bei Verdacht auf Gallenblasenkarzinom ist eine offene Cholezystektomie indiziert. Dies gilt insbesondere für Gallenblasenkarzinome im Stadium ≥ T1b. Okkulte Gallenblasenkarzinome im Stadium T1a, die im Rahmen einer laparoskopischen Cholezystektomie entdeckt werden, bedürfen keiner weiteren Behandlung (Cavallaro et al. 2012; Evidenzlevel IIa).
- Die laparoskopische Cholezystektomie kann in jedem Trimenon einer Schwangerschaft bei dringlicher Indikation durchgeführt werden. Patientinnen, die bereits im 1. Trimenon symptomatisch geworden sind, sollten wegen der erheblichen Rezidivgefahr im weiteren Schwangerschaftsverlauf früh elektiv operiert werden (Date et al. 2008; Evidenzlevel III).
- Die Routinegabe einer Antibiotikaprophylaxe ist bei der elektiven laparoskopischen Cholezystektomie bei Low-risk-Patienten nicht notwendig. Bei offener Cholezystektomie bzw. Konversion lässt sich mit einer Antibiotikaprophylaxe das Wundinfektionsrisiko gemäß einer Metaanalyse von 15 % auf 6 % senken (Sanabria et al. 2010; Evidenzlevel Ia).
- Bei einer akuten Cholezystitis besteht die Indikation zur frühzeitigen laparoskopischen Cholezystektomie. Diese sollte innerhalb von 24 h nach stationärer Aufnahme erfolgen. Die akute Cholezystitis ist die häufigste Komplikation der Cholelithiasis, ursächlich bedingt durch einen passageren oder dauerhaften Verschluss des Ductus cysticus. Die laparoskopische Cholezystektomie ist hier das Standardverfahren. Bei Patienten mit schweren Begleiterkrankungen, bei denen eine unmittelbare laparoskopische Cholezystektomie nicht sinnvoll erscheint, wird der Operationszeitpunkt individuell festgelegt. Unter Umständen sind dann auch alternative Behandlungsmöglichkeiten, wie die perkutane Gallenblasendrainage, in Erwägung zu ziehen (Gutt et al. 2013; Coccolini et al. 2022; Evidenzlevel Ib).
- Die laparoskopische Cholezystektomie sollte in einer 4-Trokartechnik durchgeführt werden. Operationstechniken mit einer reduzierten Anzahl von Zugängen sind bei ausreichender Expertise möglich, gehören jedoch nicht zum Standard (Milas et al. 2014; Fisher et al. 2022; Evidenzlevel Ib).

- Die laparoskopische Cholezystektomie ist auch bei Patienten mit milder biliärer Pankreatitis ohne erhöhtes Morbiditäts- oder Mortalitätsrisiko innerhalb der ersten 72 h während des ersten stationären Aufenthaltes durchzuführen. Dadurch sinkt das Risiko für weitere biliäre Komplikationen. Bei Patienten mit schwerer biliärer Pankreatitis ist die Operation zu verschieben und der Patient im symptomfreien Intervall zu operieren (van Baal et al. 2012; Da Costa et al. 2016; Prasanth et al. 2022; Evidenzlevel Ib).
- Zur Zeit gibt es aufgrund der hohen Qualität der konventionellen Standard 4-Port-LC keine Indikation zur robotischen LC außer zu Übungszwecken (Han et al. 2018; Muaddi et al. 2021). Die robotische CHE ist teurer als die konventionelle LC, dauert länger, eine Lernkurve ist in der Literatur nur unzureichend beschrieben und für die Behandlung der akuten Cholezystitis ist sie aktuell nicht zu empfehlen (Reinisch et al. 2023).

Literatur

Aspinen S, Harju J (2014) A prospective, randomized multicenter study comparing conventional laparoscopic cholecystectomy versus minilaparotomy cholecystectomy with ultrasonic dissection as day surgery procedure -1-year outcome. Scand J Gastroenterol 49:1336–1342

van Baal MC, Besselink MG, Bakker OJ, van Santvoort HC, Schaapherder AF, Nieuwenhuijs VB, Gooszen HG, van Ramshorst B, Boerma D (2012) Timing of cholecystectomy after mild biliary pancreatitis: a systematic review. Ann Surg 255(5):860–866

Brunt et al (2020) Safe cholecystectomy multi-society practice guideline and state-of-the-art consensus conference on prevention of bile duct injury during cholecystectomy. Surg Endosc 34(7):2827–2855

Cariati A, Piromalli E, Cetta F (2014 May) Gallbladder cancers: associated conditions, histological types, prognosis, and prevention. Eur J Gastroenterol Hepatol 26(5):562–569

Cavallaro A, Piccolo G, Panebianco V, Lo Menzo E, Berretta M, Zanghi A, Di Vita M, Cappellani A (2012) Incidental gallbladder cancer during laparoscopic cholecystectomy: managing an unexpected finding. World J Gastroenterol 18(30):4019–4027

Coccolini F, Solaini L, Binda C, Catena F, Chiarugi M, Fabbri C, Ercolani G, Cucchetti A (2022) Laparoscopic cholecystectomy in acute cholecystitis: refining the best surgical timing through network meta-analysis of randomized trials. Surg Laparosc Endosc Percutan Tech 32(6):755–763

da Costa DW, Schepers NJ, Römkens TE, Boerma D, Bruno MJ, Bakker OJ (2016) Endoscopic sphincterotomy and cholecystectomy in acute biliary pancreatitis. Surgeon 14(2):99–108

Date RS, Kaushal M, Ramesh A (2008) A review of the management of gallstone disease and its complications in pregnancy. Am J Surg 196(4):599–608

Dolejs SC, Beane JD, Kays JK, Ceppa EP, Zarzaur BL (2017) The model for end-stage liver disease predicts outcomes in patients undergoing cholecystectomy. Surg Endosc 31:5192–5200

Eikermann M, Neugebauer E (2012) Prevention and treatment of bile duct injuries during laparoscopic cholecystectomy: the clinical practice guidelines of the European Association for Endoscopic Surgery (EAES). Surg Endosc 11:3003–3039

Festi D, Reggiani ML, Attili AF, Loria P, Pazzi P, Scaioli E, Capodicasa S, Romano F, Roda E, Colecchia A (2010) Natural history of gallstone disease: Expectant management or active treatment? Results from a population-based cohort study. J Gastroenterol Hepatol 25:719–724

Finco T, Firek M, Coimbra BC, Brenner M, Coimbra R (2022) Lights off, camera on! Laparoscopic cholecystectomy improves outcomes in cirrhotic patients with acute cholecystitis. J Hepatobiliary Pancreat Sci 29(3):338–348

Fisher AT, Bessoff KE, Khan RI, Touponse GC, Yu MMK, Patil AA, Choi J, Stave CD, Forrester JD (2022) Evidence-based surgery for laparoscopic cholecystectomy. Surg Open Sci 10:116–134

Fujinaga A, Hirashita T, Iwashita Y, Kawamura M, Nakanuma H, Kawasaki T, Kawano Y, Masuda T, Endo Y, Ohta M, Inomata M (2022) An additional port in difficult laparoscopic cholecystectomy for surgical safety. Asian J Endosc Surg 15(4):737–744

Furtado R, Yoshino O, Muralidharan V, Perini MV, Wigmore SJ (2022) Hepatectomy after bile duct injury: a systematic review. HPB (Oxford) 24(2):161–168

Gurusamy KS, Vaughan J (2013) Miniports versus standard ports for laparoscopic cholecystectomy. Cochrane Database Syst Rev 1(8)

Gurusamy KS, Vaughan J (2014) Fewer-than-four ports versus four ports for laparoscopic cholecystectomy. Cochrane Database Syst Rev 24(1)

Gutt CN (2013) Akute Cholezystitis: primär konservatives oder operatives Vorgehen? Chirurg 84:185–190

Gutt CN, Encke J, Köninger J, Harnoss JC, Weigand K, Kipfmüller K, Schunter O, Götze T, Golling MT, Menges M, Klar E, Feilhauer K, Zoller WG, Ridwelski K, Ackmann S, Baron A, Schön MR, Seitz HK, Daniel D, Stremmel W, Büchler MW (2013) Acute cholecystitis: early versus delayed cholecystectomy, a multicenter randomized trial (ACDC study, NCT00447304). Ann Surg 258(3):385–393

Hall C, Amatya S, Shanmugasundaram R, Lau NS, Beenen E, Ganaadha S (2023) Intraoperative cholangiography in laparoscopic cholecystectomy: a systematic review and meta-analysis. JSLS 27(1)

Han C, Shan X, Yao L, Yan P, Li M, Hu L, Tian H, Jing W, Du B, Wang L, Yang K, Guo T (2018) Robotic-assisted versus laparoscopic cholecystectomy for benign gallbladder diseases: a systematic review and meta-analysis. Surg Endosc 32(11):4377–4392

Hussain A (2011) Difficult laparoscopic cholecystectomy: current evidence and strategies of management. Surg Laparosc Endosc Percutan Tech 21:211–217

Lammert F, Neubrand MW, Bittner R, Feussner H, Greiner L, Hagenmüller F, Kiehne KH, Ludwig K, Neuhaus H, Paumgartner G, Riemann JF, Sauerbruch T für die Teilnehmer der Konsensuskonferenz (2007) S3-Leitlinie der Deutschen Gesellschaft für Verdauungs- und Stoffwechselkrankheiten und der Deutschen Gesellschaft für Viszeralchirurgie zur Diagnostik und Behandlung von Gallensteinen. Z Gastroenterol 45:971–1001

Lirici MM, Tierno SM (2016) Single-incision laparoscopic cholecystectomy: does it work? A systematic review. Surg Endosc 30(10):4389–4399

Matos AS, Baptista HN, Pinheiro C, Martinho F (2010) May-Jun) Gallbladder polyps: how should they be treated and when? Rev Assoc Med Bras 56(3):318–321

Michail K, Theodossis S (2016) Biliary tract injuries after lap cholecystectomy-types, surgical intervention and timing. Ann Transl Med 4:163

Milas M, Devеđija S, Trkulja V (2014) Single incision versus standard multiport laparoscopic cholecystectomy: up-dated systematic review and meta-analysis of randomized trials. Surgeon 12(5): 271–289

Muaddi H, Hafid ME, Choi WJ, Lillie E, de Mestral C, Nathens A, Stukel TA, Karanicolas PJ (2021) Clinical outcomes of robotic surgery compared to conventional surgical approaches (laparoscopic or open): a systematic overview of reviews. Ann Surg 273(3):467–473

Okamuro K, Cui B, Moazzez A, Park H, Putnam B, de Virgilio C, Neville A, Singer G, Deane M, Chong V, Kim DY (2019) Laparoscopic cholecystectomy is safe in emergency general surgery patients with cirrhosis. Am Surg 85(10):1146–1149

Prasanth J, Prasad M, Mahapatra SJ, Krishna A, Prakash O, Garg PK, Bansal VK (2022) Early versus delayed cholecystectomy for acute biliary pancreatitis: a systematic review and meta-analysis. World J Surg 46(6):1359–1375

Pucher PH, Brunt LM (2015) SAGES expert Delphi consensus: critical factors for safe surgical practice in laparoscopic cholecystectomy. Surg Endosc 29:3074–3085

Puggioni A, Wong LL (2003) A metaanalysis of laparoscopic cholecystectomy in patients with cirrhosis. J Am Coll Surg 197:921–926

Reinisch A, Liese J, Padberg W, Ulrich F (2023) Robotic operations in urgent general surgery: a systematic review. J Robot Surg 17(2): 275–290

Robles Campos R, Marin Hernandez C (2011) Delayed right hepatic artery haemorrhage after iatrogenic gallbladder by laparoscopic cholecystectomy that required a liver transplant due to acute liver failure: clinical case and review of the literature. Cir Esp 11: 670–676

Sanabria A, Dominguez LC, Valdivieso E, Gomez G (2010) Antibiotic prophylaxis for patients undergoing elective laparoscopic cholecystectomy. Cochrane Database Syst Rev 8(12)

Schmidt SC, Settmacher U (2004) Management and outcome of patients with combined bile duct and hepatic arterial injuries after laparoscopic cholecystectomy. Surgery 135:613–618

Schreuder AM, Nunez Vas BC, Booij KAC, van Dieren S, Besselink MG, Busch OR, van Gulik TM (2020) Optimal timing for surgical reconstruction of bile duct injury: meta-analysis. BJS Open 4(5):776–786

Thistle JL, Cleary PA, Lachin JM, Tyor MP, Hersh T (1984) The natural history of cholelithiasis: the National Cooperative Gallstone Study. Ann Intern Med 101:171–175

Tiderington E, Lee SP, Ko CW (2016) Gallstones: new insights into an old story. F1000Res 26:5

Wang X, Yu WL, Fu XH, Zhu B, Zhao T, Zhang YJ (2020) Early versus delayed surgical repair and referral for patients with bile duct injury: a systematic review and meta-analysis. Ann Surg 271(3):449–459

Yokoe et al (2018) Tokyo Guidelines 2018: diagnostic criteria and severity grading of acute cholecystitis. J Hepatobiliary Pancreat Sci 25(1):41–54

Zarin M, Khan MA, Khan MA, Shah SAM (2019) Critical view of safety faster and safer technique during laparoscopic cholecystectomy? Pak J Med Sci 34(3):574–577

Laparoskopische Gallengangsrevision

17

Dirk R. Bulian und Markus M. Heiss

Inhaltsverzeichnis

Die laparoskopische Gallengangsrevision ist eine kaum verbreitete und viel zu selten eingesetzte Alternative zur ERCP, die ein einzeitiges Vorgehen bei der Choledocholithiasis simultan zur laparoskopischen Cholezystektomie erlaubt. Des Weiteren kommen Situationen im klinischen Alltag vor, bei denen eine ERCP aus anatomischen Gründen nicht möglich ist (z. B. nach Magenoperationen mit Aufhebung der gastroduodenalen Passage). Hier ist die laparoskopische Technik gegenüber der konventionellen Gallengangsrevision eine deutlich schonendere Alternative. Sie erfordert über die laparoskopische Standardausrüstung hinaus eine mobile Röntgeneinheit sowie zusätzliches Instrumentarium und kann einerseits total laparoskopisch direkt transzystisch oder mittels Choledochotomie, andererseits in Hybrid-Technik laparoskopisch/endoskopisch entweder transduodenal/transpapillär über eine Gastrotomie oder in Draht-Auffädelungs-Technik auf traditionellem endoskopischem Weg erfolgen. Im Folgenden sollen die technischen Voraussetzungen, die Differenzialindikation zur Auswahl der zum individuellen Befund passenden Vorgehensweise, die Durchführung der alternativen Techniken inklusive praktischer Tipps sowie das Komplikationsmanagement evidenzbasiert vermittelt werden und somit zu einer indikationsgerechten Verbreitung dieser Technik beitragen.

D. R. Bulian (✉) · M. M. Heiss
Klinik für Viszeral-, Tumor-, Transplantations- und Gefäßchirurgie, Klinikum der Universität Witten/Herdecke, Campus Merheim – Kliniken der Stadt Köln gGmbH, Köln, Deutschland
e-mail: buliand@kliniken-koeln.de; heissm@kliniken-koeln.de

T. Keck, C.-T. Germer (Hrsg.), *Minimalinvasive Viszeralchirurgie*, https://doi.org/10.1007/978-3-662-67852-7_17

17.1 Einführung

Die Choledocholithiasis ist meist Folge einer Cholezystolithiasis nach Abgang von Gallenblasenkonkrementen über den Ductus cysticus (DC) in den Ductus choledochus (DHC). Somit gilt sie als Komplikation der Cholezystolithiasis, kann aber auch asymptomatisch bleiben. Zur klinisch manifesten Komplikation wird sie erst bei kolikartigen Schmerzen, der Entstehung eines Ikterus aufgrund einer Abflussstörung im DHC, häufiger vergesellschaftet mit einer Cholangitis, oder einer biliären Pankreatitis. Vor der Einführung der minimalinvasiven Chirurgie wurde in vielen Zentren bei jeder Cholezystektomie routinemäßig eine intraoperative Cholangiographie (IOC) durchgeführt. Hierbei wurde auch häufiger eine asymptomatische Choledocholithiasis detektiert. Die Häufigkeit der Choledocholithiasis bei Patienten, die sich einer Cholezystektomie unterziehen wird mit 6–15 % angegeben (Barteau et al. 1995; Riciardi et al. 2003; Paganini et al. 2007; Dreifuss et al. 2021). Die Therapie der Wahl bei symptomatischer, häufig auch bei asymptomatischer Choledocholithiasis war im Rahmen der konventionellen Cholezstektomie die offene Revision des DHC mit Choledochotomie, die Gangsanierung mittels Gallensteinfasszangen und hiernach die Einlage einer T-Drainage, welche transkutan ausgeleitet und häufig ca. 12–14 Tage belassen wurde. Bereits 1974 wurde an der Universität Erlangen erstmals die endoskopische retrograde Cholangiopankreatikographie (ERCP) mit interventioneller Extraktion eines Solitärsteins aus dem Ductus choledochus bei einem 70-jährigen Patienten durchgeführt (Classen und Demling 1974). Da die intraoperative Gallengangsrevision und -sanierung bei der konventionellen Cholezystektomie jedoch einen überschaubaren Mehraufwand bedeutete, hatte sich die ERCP zunächst nur bei Patienten mit relativen Kontraindikationen gegen die operative Therapie etabliert. Erst mit der Einführung der laparoskopischen Cholezystektomie Ende der 1980er-Jahre gewann die ERCP zunehmend an Bedeutung, da sie die offene Gallengangsrevision überflüssig machte. Somit etablierte sich das sog. therapeutische Splitting, bei dem nach Diagnostik einer Choledocholithiasis zunächst der Gallengang mittels ERCP saniert wird, bevor die Cholezystektomie minimalinvasiv laparoskopisch erfolgt. Bei intraoperativ überraschendem Befund einer Choledocholithiasis während einer laparoskopischen Cholezystektomie kann nach ihrer Durchführung die ERCP mit interventioneller Gallengangssanierung auch im postoperativen Verlauf erfolgen („inverses therapeutisches Splitting"). Dieses Vorgehen war im Vergleich zur konventionellen simultanen Gallengangssanierung im Rahmen der Cholezystektomie für den Patienten deutlich schonender. Durch die flächenhafte Verbreitung der ERCP hat die Chirurgie jedoch ihre Expertise in der operativen Gallengangssanierung größtenteils eingebüßt. Zudem wird die IOC im Zeitalter des therapeutischen Splittings in den wenigsten Zentren noch routinemäßig durchgeführt (Lilley et al. 2017).

Allerdings hat die Durchführung der ERCP auch Nachteile. Einerseits ist ein für den Patienten unkomfortables, zweizeitiges Vorgehen notwendig, andererseits weist die ERCP auch ihre eigene Morbidität und durchaus relevante Letalität auf (Fujita et al. 2021). Hierzu tragen insbesondere Blutungen, Perforationen und die Post-ERCP-Pankreatitis mit einer nicht zu vernachlässigenden Letalität bei. Daher ist seit Jahren die ERCP aus rein diagnostischen Gründen obsolet und sollte nur aus therapeutischer Indikation bei entsprechendem sonografischen Befund, typischer Laborkonstellation oder nach Durchführung einer Endosonographie und dadurch nachgewiesener Choledocholithiasis erfolgen. Des Weiteren ist eine Zerstörung des Papillensphinkters und seiner Barrierefunktion durch eine Papillotomie zur Konkrementextraktion bei der ERCP erforderlich. Ob dies allerdings eine relevante Langzeitmorbidität nach sich zieht, ist immer noch umstritten (Fujimoto et al. 2010). In einigen Fällen sind für eine erfolgreiche ERCP auch mehrere interventionelle Sitzungen (z. B. für einen „precut") erforderlich. Darüber hinaus ist bei einem Teil der Patienten eine ERCP erschwert, manchmal auch unmöglich, da entweder die Papille nach stattgehabter Voroperation (z. B. Billroth-II-Magenresektion; Laparoskopischer Roux-en-Y-Magenbypass, siehe Kap. 45) endoskopisch nicht erreicht werden kann oder der Zugang über die Papille aufgrund anatomischer Variationen, wie zum Beispiel eines Duodenaldivertikels nicht gelingt.

In diesen Fällen ist dann doch noch eine (intra-)operative Gallengangssanierung notwendig. Als Alternative zum „inversen therapeutischen Splitting" und als Möglichkeit bei frustranem ERCP-Versuch bietet sich die laparoskopische Gallengangsrevision an, bei der die Gallengangssanierung synchron im Rahmen der laparoskopischen Cholezystektomie durchgeführt wird. Diese kann einerseits bei unmöglichem duodeanalen Zugang wie nach Billroth-II-Magenresektion oder nach frustranem ERCP-Versuch total laparoskopisch direkt transzystisch oder mittels Choledochotomie, andererseits nach Roux-en-Y-Magenbypass in laparoskopisch/endoskopischer Hybrid-Technik transduodenal/transpapillär über eine Gastrotomie oder nach frustranem ERCP-Versuch in retrograder Draht-Auffädelungs-Technik auf traditionellem endoskopischem Weg erfolgen. Ein großer Vorteil dieser Vorgehensweisen ist die Einzeitigkeit und damit ein kürzerer Krankenhausaufenthalt bzw. eine Reduktion von stationären Behandlungen sowie bei transzystischem Zugang oder Choledochotomie eine Vermeidung der Papillotomie und dadurch Senkung der Pankreatitisrate (Lyu et al. 2019). Zusätzlich führt das einzeitige Vorgehen zu einer deutlichen Kostenreduktion und verringerten Krankenhausverweildauer (Pan et al. 2018; Schwab et al. 2018; Lyu et al. 2019). Dies sind ausreichende Gründe, um sich mit der laparoskopischen Gallengangssanierung als minimalinvasive Alternative zur offenen Choledochusrevision auseinanderzusetzen und sie in das operative Armentarium aufzunehmen. Wir möchten daher auch eine Lanze für die Etablierung der laparoskopischen Gallengangsrevision brechen, trotz der unbestrittenen Erfolge der meist von unseren gastroenterologischen Partnern durchgeführten ERCP. Leider mag auch das pauschalierte Abrechnungssystem über die DRG in Deutschland beeinflussen, ob ein einzeitiges oder ein zweizeitiges Behandlungsverfahren präferiert wird.

Allerdings ist die Indikation zur operativen Gallengangssanierung in Zentren mit einer qualitativ guten und komplikationsarmen ERCP selten, sodass sie nur in Kliniken mit hoher MIC-Expertise und entsprechender personeller, instrumenteller sowie struktureller Kompetenz, Ausstattung und Training durchgeführt werden sollte (Zhu et al. 2018; Lv et al. 2020; Hodgson et al. 2021; Lopez-Lopez et al. 2022). Dies ist auch eine Forderung nach einer möglichen Überweisung von entsprechenden Patienten in solche Zentren im Sinne des zunehmenden viszeralmedizinischen Zentrumgedankens und v. a. zum Vorteil für den einzelnen Patienten.

17.2 Indikation

Indikationen für eine laparoskopische Gallengangsrevision sind

- die aus technischen oder anatomischen Gründen nicht durchführbare ERCP oder nach frustranem ERCP-Versuch bei nachgewiesener Choledocholithiasis,
- der intraoperative Nachweis einer Choledocholithiasis im Rahmen einer laparoskopischen Cholezystektomie,
- der Patientenwunsch (lehnt bei nachgewiesener symptomatischer Choledocholithiasis eine ERCP ab).

17.3 Spezielle präoperative Diagnostik

Die Diagnostik der Choledocholithiasis umfasst die Bestimmung verschiedener Laborparameter (Bilirubin, Gamma-GT, alkalische Phosphatase, Leukozyten, CRP) und die Darstellung des Gallengangs mittels Sonografie oder Magnetresonanz-Cholangiopankreatikographie (MRCP). Die ERCP wird kaum vor der laparoskopischen Gallengangsrevision durchgeführt werden, da sich entweder die Indikation zur operativen Therapie aus der Unmöglichkeit dieser Untersuchung ergibt oder die Gallengangssanierung im Rahmen der ERCP simultan bereits erfolgt. Bei bestehender Cholestase sind die Abklärung des Gerinnungsstatus und ggf. die Substitution zwingend erforderlich.

Vor der laparoskopischen Gallengangsrevision ist eine IOC erforderlich, um die Anatomie darzustellen, die Diagnose der Choledocholithiasis zu bestätigen, Anzahl, Größe sowie Lokalisation der Konkremente festzustellen und dadurch die operative Strategie bzw. das Operationsverfahren festzulegen.

Des Weiteren kann vor der laparoskopischen Gallengangsrevision eine laparoskopische Sonografie die Choledocholithiasis bei in der IOC unklarem Befund nachweisen. Auch die Weite des Ductus choledochus kann hierbei exakt ausgemessen werden. Wir verwenden hierfür eine laparoskopische Ultraschallsonde, die über einen umbilialen 13-mm-Trokar eingeführt wird.

17.4 Aufklärung

In den Fällen, in denen die laparoskopische Gallengangsrevision eine Alternative zum therapeutischen Splitting darstellt, muss über die beiden verschiedenen Vorgehensweisen umfassend aufgeklärt werden. Auf eine sich nach IOC ergebende Notwendigkeit der primär offenen Gallengangssanierung per Laparotomie, aber auch auf die Möglichkeit einer evtl. notwendigen Konversion auf dieses Verfahren nach primär laparoskopischem Beginn sollte explizit hingewiesen werden. Spezielle Komplikationen sind eine Gallengangsverletzung durch eine Perforation im Rahmen der Einführung der Sonde oder der Konkrementbergung, eine Blutung, auch intraluminal (Hämobilie) mit sekundärer Gallenabflussstörung durch Koagel im Gallengang, eine postoperative Pankreatitis, eine postoperative Gallenfistel mit evtl. galliger Peritonitis, verbleibende Restkonkremente, eine persistierende Cholangitis insbesondere bei fortbestehender Abflussstörung sowie eine im späteren Verlauf auftretende Stenose/Striktur des DHC. Allgemeine operationsassoziierte Komplikationen ergeben sich aus der Laparoskopie sowie der Cholezystektomie und sind den jeweiligen Kapiteln zu entnehmen.

17.5 Lagerung

Die Lagerung erfolgt entsprechend der laparoskopischen Cholezystektomie in Rückenlagerung je nach Standard des Zentrums mit gespreizten oder geschlossenen Beinen. Für die IOC sollte darauf geachtet werden, dass im Bereich des Oberbauchs keine Metallteile des Operationstisches die Röntgen-Durchleuchtung verhindern. Ein spezieller, röntgendurchlässiger OP-Tisch empfiehlt sich. Der C-Bogen sollte auf der Seite mit angelagertem Patientenarm, das Ultraschallgerät neben dem Laparoskopieturm aufgestellt werden.

17.6 Technische Voraussetzungen

Erforderlich sind ein Laparoskopieturm, aufgrund des operativen Anspruchs der feinen Gallengangsnähte mindestens in HD-Qualität, sowie das entsprechende laparoskopische Instrumentarium. Ein 3D-Turm ist für das Nähen, die Möglichkeit des Einsatzes einer Nah-Infrarot-Fluoreszenz mit Indocyaningrün für die Darstellung des Gallengangs von Vorteil. Wir setzen, außer bei Verwendung der 3D-Vieokette, standardmäßig eine 5 mm-45°-Optik ein, um flexibel in der Verwendung aller eingesetzten Trokare zu sein, wenn andere Instrumente umgesetzt werden müssen. Des Weiteren sind für die IOC und eigentliche Gallengangssanierung eine mobile Röntgeneinheit (C-Bogen) sowie für die Konkremententfernung entsprechende Sonden (Dormia-Körbchen und Ballonkatheter, z. B. Fogarty-Katheter, jeweils in verschiedenen Größen) zwingend notwendig. Biliäre Drainagen (einfache Katheter bei transzystischem Zugangsweg sowie T-Drainagen nach Choledochotomie) müssen in verschiedenen Durchmessern vorhanden sein.

Darüber hinaus werden ein Cholangioskop (idealerweise in verschiedenen Durchmessern) und eine laparoskopische Ultraschallsonde mit entsprechendem Gerät empfohlen. Auf die Möglichkeit der Konversion sollte das OP-Personal vorbereitet sein.

17.7 Überlegungen zur Wahl des Operationsverfahrens

Prinzipiell stehen zwei verschiedene operative Konzepte bei der laparoskopischen Gallengangssanierung bzw. Konkrementextraktion zur Verfügung. Einerseits können Choledochuskonkremente total laparoskopisch entweder über den Ductus cysticus (DC; transzystischer Zugangsweg) oder über eine Choledochotomie, andererseits im Sinne eines laparoskopisch/endoskopischen Hybrid-Verfahrens transpapillär entfernt werden. Bei Letzterem wird ein Duodenoskop bei nicht möglicher ösophago/gastro/duodenaler Passage mit laparoskopischer Assistenz über die Bauchdecke transgastral in das Duodenum eingebracht oder bei im Vorfeld frustranem Papillen-Zugang dieser durch einen orthograd über den DC transpapillär bis in das Duodenum vorgeschobenen Führungsdraht ermöglicht.

Die total laparoskopischen Verfahren sind bei jedweder klinischen Situation einsetzbar, die Hybrid-Verfahren wiederum nicht, da z. B. nach Gastrektomie im Gegensatz zum Zustand nach Magenbypass-Operation ein transgastraler Zugang zum Duodenum nicht möglich ist. Die Drahtführungsmethode wiederum setzt eine intakte ösophago/gastro/duodenaler Passage voraus. Somit steht das Vorgehen in aller Regel präoperativ bereits fest.

Die Wahl des konkreten Operationsverfahrens beim total laparoskopischen Vorgehen wird durch verschiedene Parameter bestimmt. Der transzystische Zugangsweg hat den Vorteil, dass der Ductus hepaticus communis (DHC) in seiner Integrität geschont wird und somit das Risiko einer postoperativen Gallenleckage mit evtl. galliger Peritonitis geringer ist. Allerdings limitieren Größe und Lokalisation der Konkremente in Relation zum DC-Durchmesser bzw. DC-Mündung in den DHC sowie der anatomische Verlauf des DC die Wahl des transzystischen Verfahrens. Für die Gallengangssanierung über eine Choledochotomie sollte der DHC einen Durchmesser von > 7 mm aufweisen.

Zur Differenzialindikation des Operationsverfahrens wird zunächst eine IOC durchgeführt. Sollten sich dabei nur ein oder wenige Konkremente zeigen, die nur unwesentlich größer als der DC-Durchmesser sind, sich nur duodenalseitig (distal) der Mündung des DC in den DHC befinden und zusätzlich der DC nicht auf der linken Seite und nicht weit distal (intrapankreatisch) in den DHC inserieren, handelt es sich um eine ideale Konstellation für den transzystischen Zugangsweg. Größere Konkremente können durch den DC nicht geborgen, Konkremente leberseitig der DC-Mündung meist nicht transzystisch mit der Dormia-Sonde erreicht und bei linkseitiger oder sehr tiefer DC-Mündung häufig nicht extrahiert werden.

Um auch etwas größere Konkremente transzystisch bergen zu können, kann der DC zuvor mit einem Dilatator bougiert bzw. mit einem Fogarty-Katheter geweitet werden. Bei der Ballondilatation sollte die Dehnung jeweils über mindestens 3 min aufrechterhalten werden. Hierbei ist darauf zu achten, dass es nicht zu einer Ruptur des DC, im schlimmsten Fall zu einem Abriss des DC aus dem DHC kommt.

Bei initial auch leberseitig der DC-Mündung lokalisierten DHC-Konkrementen kann versucht werden, diese durch vorsichtiges, atraumatisches orthogrades Streichen mit einer Fasszange über den DHC nach distal duodenalseitig der DC-Mündung zu schieben, um dann doch eine transzystische Sanierung durchführen zu können. Ansonsten ist dann die Choledochotomie der zu wählende Zugangsweg. Der einfachere, weil ohne notwendigen Choledochotomieverschluss auskommende, transzystische Zugang ist jedoch in 80–90 % der Fälle möglich. Weil er im Vergleich zur Choledochotomie Vorteile hinsichtlich der Komplikationsrate, insbesondere der Gallenleckage und Pankreatitis, aber auch bezüglich der Krankenhausverweildauer und der Operationsdauer aufweist, sollte er, wenn möglich, bevorzugt werden (Bekheit et al. 2019; Hajibandeh et al. 2019; Navaratne und Martinez Isla 2021).

Dies macht deutlich, wie wichtig die IOC mit guter Auflösung für die Verfahrenswahl ist. Ein besonders enger DC mit ausgeprägter Plica spiralis und ein DHC-naher Zystikusverschlussstein können jedoch bereits das Einführen des Cholangiographiekatheters erschweren, in einigen Fällen auch unmöglich machen.

Alternativ zur IOC kann zur Verfahrenswahl auch eine intraoperative laparoskopische Sonografie erfolgen, die gerade Konkremente im DHC sowie in den intrahepatischen Gallengängen darstellen kann, für den retroduodenalen bzw. intrapankreatischen Gangabschnitt jedoch eine geringere Sensitivität und Spezifität aufgrund von möglicher duodenaler Luft aufweist. Dadurch kann auch die Indikation zur Choledochotomie abgeleitet werden. Für die Untersuchung des DHC sollte die Ultraschallsonde direkt auf den Gang, für die intrahepatischen Gangabschnitte auf die Leber aufgelegt werden.

Unabhängig vom Operationsverfahren soll die Steinfreiheit des Gallengangsystems am Ende der Operation kontrolliert und dokumentiert werden. Dabei empfehlen wir beim transzystischen Vorgehen unbedingt die IOC, da mit einer intraoperativen Cholangioskopie der Ductus hepaticus häufig nicht eingesehen werden kann und somit leberseitig verbliebene Konkremente der Diagnostik entgehen können. Bei der Choledochotomie können beide Verfahren eingesetzt werden, wobei wir auch hier die IOC präferieren, da sie über die bei uns routinemäßig eingelegte T-Drainage durchgeführt zusätzlich die Dichtigkeit des Choledochotomieverschlusses dokumentiert.

17.8 Operationsablauf – How to do it

Die Anlage des Kapnoperitoneums, Einbringen der Trokare, diagnostische Laparoskopie, Anti-Trendelenburg-Lagerung und Aufstellen der Gallenblase nach ventral führen wir wie bei jeder traditionell laparoskopischen Cholezystektomie durch. Auch die Präparation und Darstellung des Calot'schen Dreiecks mit dem DC unterscheiden sich nicht.

Nach der Präparation und eindeutigen Identifizierung des DC (Sicherheitsblick, „view of safety") sollte er mit einer Fasszange vorsichtig zur Gallenblase hin auf Konkremente untersucht und ggf. diese in Richtung der Gallenblase ausgemolken werden. Daraufhin wird der DC gallenblasenseitig mit einem Metallclip verschlossen und ca. 10 mm vor der Mündung in den DHC semizirkulär inzidiert (Abb. 17.3a). Die DC-Inzision sollte einerseits nicht zu nah an der Gallenblase erfolgen, da die Passage des DC mit den Instrumenten dadurch erschwert und das Risiko der DC-Perforation bei der Dilatation erhöht wird. Andererseits sollte der DC auch nicht zu nah am DHC inzidiert werden, da dadurch der DC-Verschluss nach Beendigung der Intervention erschwert und das Risiko eines DC-Abrisses aus dem DHC bei der Dilatation oder Konkrementextraktion erhöht wird. Erst jetzt wird die IOC vorbereitet, da nun der von der individuellen Anatomie abhängige, optimale Winkel für den Cholangiographiekatheter ersichtlich wird. Der Katheter sollte dabei möglichst axial zum DC-Verlauf eingeführt werden.

Praxistipp Um die Exposition für die IOC zu erleichtern und ggf. einen Trokar einzusparen, können sowohl die Gallenblase (Abb. 17.1) als auch das Ligamentum teres hepatis (Abb. 17.2a–c) jeweils mittels eines Fadens mit gerader Nadel an die ventrale Bauchdecke hochgenäht werden.

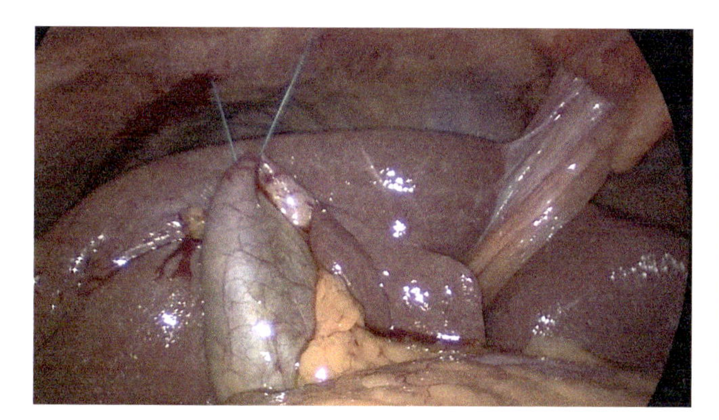

Abb. 17.1 Hochnaht der Gallenblase

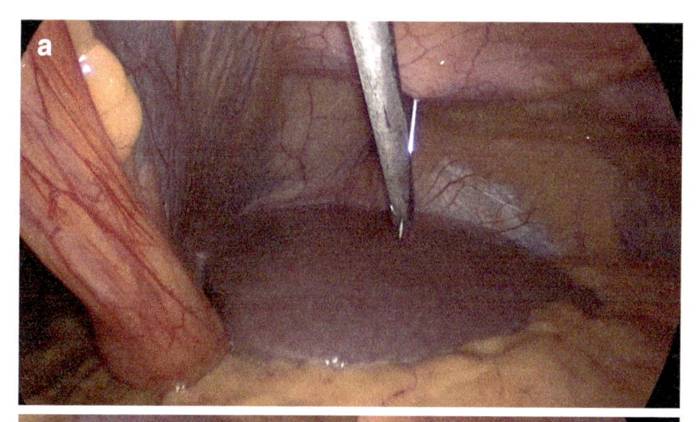

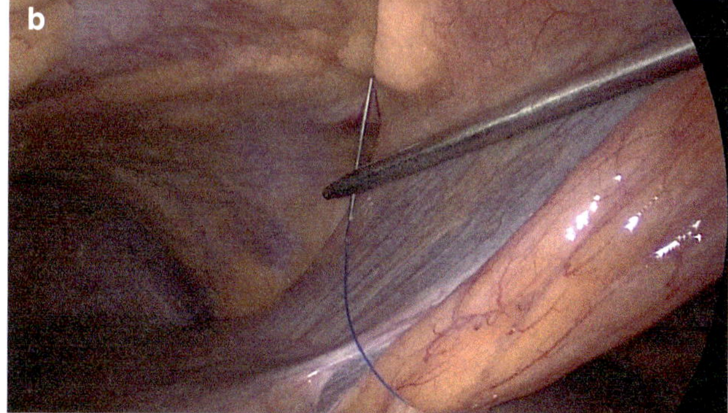

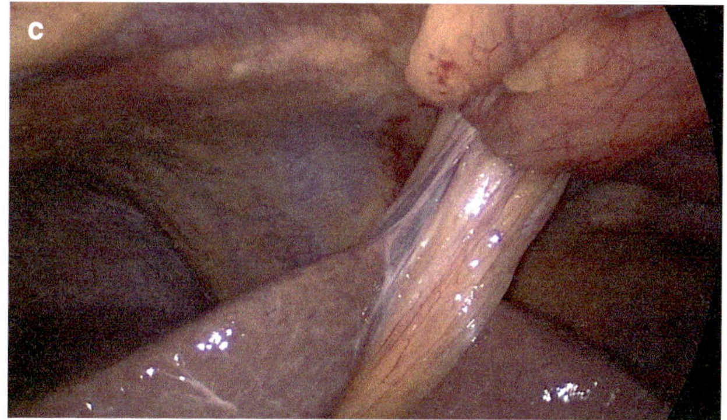

Abb. 17.2 **a–c** Hochnaht des Ligamentum teres

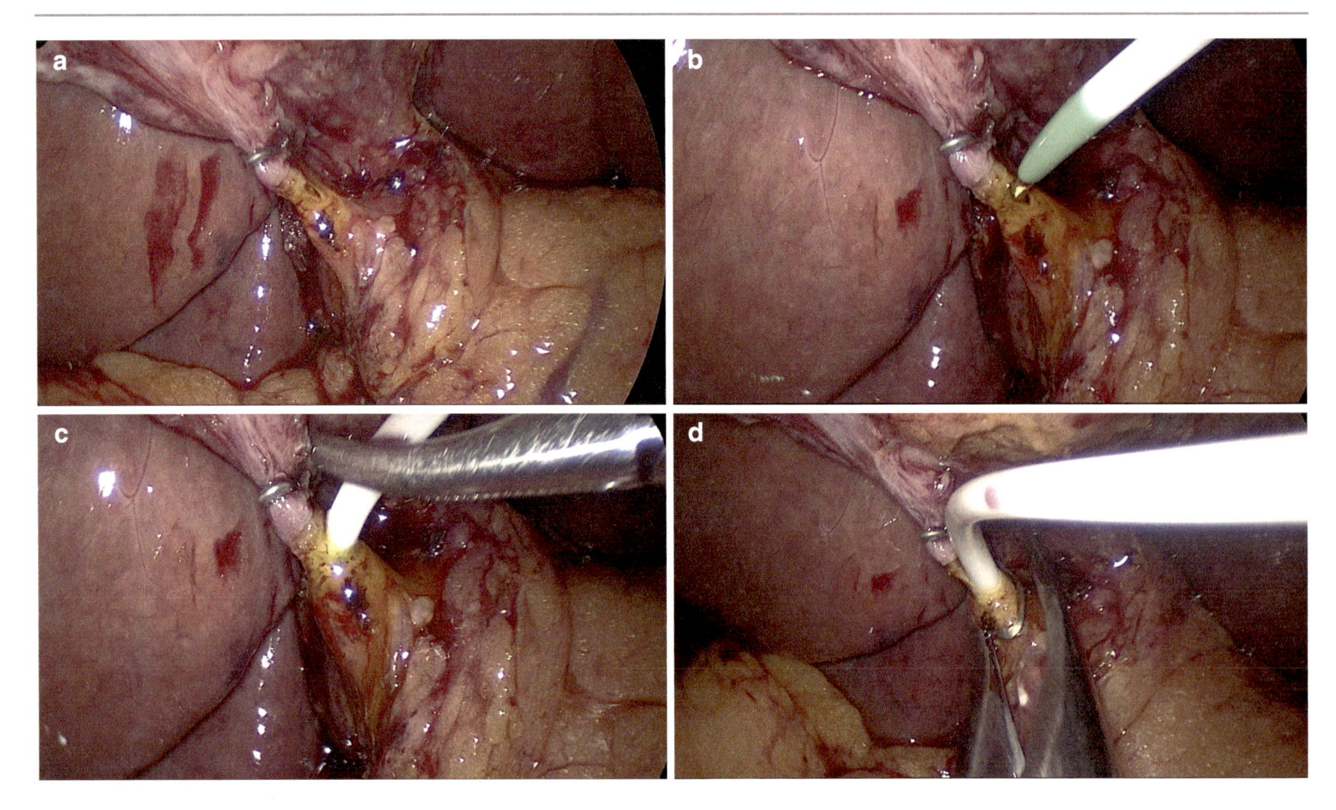

Abb. 17.3 **a–d** Durchführung der intraoperativen Cholangiographie

17.8.1 Intraoperative Cholangiographie

Für die IOC verwenden wir einen Ein-Lumen-ZVK, der transkutan über den Führungsdraht nach intraperitoneal eingebracht wird. Der Katheter muss nun zwingend durch Flüssigkeitsinjektion entlüftet werden, um Artefakte mit falsch positiven Befunden durch Luft zu vermeiden. Nach dem vorsichtigen Einführen des Katheters in den DC (Abb. 17.3b, c). wird dieser mit einem Clip abgedichtet, ohne den Katheter zu verschließen (Abb. 17.3d). Es existieren auch verschiedene, kommerziell erhältliche Cholangiographiekathetersets, die verwendet werden können.

Zum Einführen des Katheters in den DC kann der Führungsdraht, ohne an der Spitze länger vorzustehen, im Katheter belassen (Abb. 17.3b) und digital oder mittels extrakorporalem Verschluss des Katheters gegen das Verrutschen fixiert werden. Somit ist der Katheter etwas steifer und kann besser dirigiert werden. Eine Via falsa muss aber unbedingt vermieden werden.

▶ **Praxistipp** Das verwendete wasserlösliche Kontrastmittel sollte auf maximal 50 % verdünnt werden, um nicht durch ein zu stark konzentriertes Kontrastmittel DHC-Konkremente zu überlagern und damit zu übersehen.

Die jetzt durchgeführte IOC bestätigt die Choledocholithiasis, zeigt die Anzahl, Größe sowie Lokalisation der Konkremente und die Anatomie des Gallengangssystems, sodass nun das Operationsverfahren (transzystisch vs. Choledochotomie) ausgewählt werden kann. Die IOC ist dabei zweistufig durchzuführen. Zunächst sollte in einer ersten Durchleuchtung der freie Abfluss des Kontrastmittels in das Duodenum dargestellt und dokumentiert werden, danach kann die Darstellung bis nach intrahepatisch erfolgen.

Für eine optimale Darstellung der proximalen Gallenwege in der zweiten Stufe der IOC kann mit einem von rechts lateral eingebrachten Instrument, welches im Foramen Winslowii eingeführt das distale Ligamentum hepatoduodenale nach ventral anhebt, der Abfluss des Kontrastmittels (KM) in das Duodenum erschwert und somit den KM-Fluss in die proximalen Gallenwege erhöht werden.

17.8.2 Transzystischer Zugangsweg

Sind die Voraussetzungen für den transzystischen Zugangsweg erfüllt, bevorzugen wir dieses Vorgehen, da hierbei die Choledochotomie und v. a. der schwierigere und komplikationsbehaftetere Choledochotomieverschluss vermieden werden kann. Die vorbereitende Dehnung bzw. Aufweitung des DC wurde bereits im Abschn. 17.7 beschrieben. Nach der IOC wird die Dormia-Sonde über den gleichen Zugang transzystisch eingeführt, unter Röntgendurchleuchtung sicher am Konkrement vorbeigeschoben, dann erst geöffnet, das Konkrement unter Rückzug der Sonde und Schließen des Körbchens gefasst und vorsichtig herausgezogen. Hierbei sollte ein großes Maß an Geduld aufgebracht werden, um Gallengangsverletzungen zu vermeiden. Die Größe der Dormia-Sonde bzw. die Anzahl an Körbchenbranchen wird entsprechend der Konkrementgröße gewählt und ggf. im Verlauf der Prozedur angepasst. Es werden von verschiedenen Anbietern unterschiedliche Dormia-Sonden angeboten: u. a. Sonden, die gleichzeitig die Injektion von Kontrastmittel erlauben, was die Darstellung der Konkremente und das Fassen sowie Fixieren erleichtern kann. Von der Verwendung einer Ballonsonde beim transzystischen Zugangsweg raten wir ab, da wir das Risiko der versehentlichen Verschleppung von Konkrementen in den Ductus hepaticus communis, die dann transzystisch nicht mehr geborgen werden können und somit eine Choledochotomie notwendig machen, für zu hoch erachten. Am Ende der Gangsanierung wird nochmals eine IOC durchgeführt, um die Steinfreiheit und damit den Erfolg der Intervention zu dokumentieren (Abb. 17.4). Wenn ein sehr dünnes Cholangioskop zur Verfügung steht, kann auch hiermit der Interventionserfolg bestätigt werden. Da diese Geräte meist keinen ausreichend großen Arbeitskanal haben, kann hiermit eine direkte Steinentfernung unter cholangioskopischer Sicht mittels Dormia-Sonde nicht durchgeführt werden (Abb. 17.5). Nach vollständiger Gangsanierung wird der DC verschlossen, durchtrennt und der Eingriff mit der Cholezystektomie sowie der Einlage einer Wunddrainage beendet. Da der DC, v. a. nach einer notwendigen Dilatation aber auch allein durch die Konkrementextraktion häufig zu weit ist, um ihn mit Clips sicher zu verschließen, sollte er in diesen Fällen mittels Endo-Loop, wenn nicht vorhanden mit einer laparoskopischen Ligatur verschlossen werden. Eine externe Gallenableitung und damit gesicherte DHC-Dekompression über einen transzystischen Latex-Katheter (nicht aus Silikon, da Latex die notwendige Granulation für den späteren spontanen Verschluss nach Entfernung fördert) wird nur in Ausnahmefällen, v. a. bei alten (> 65 Jahre) und/oder immunsupprimierten Patienten angelegt. Dabei wird der Katheter mit einem (schnell) resorbierbaren Faden am DC fixiert.

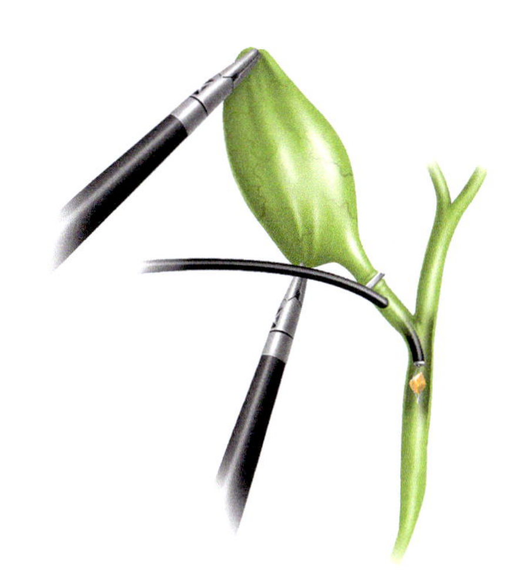

Abb. 17.5 Transzystische Konkremententfernung mittels Cholangioskop. (© webop GmbH, mit freundlicher Genehmigung)

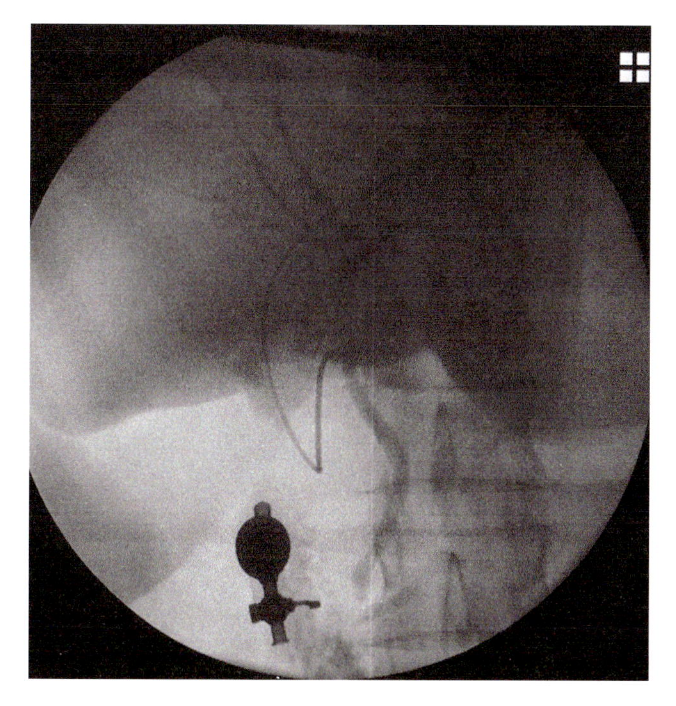

Abb. 17.4 Cholangiographische Abschlusskontrolle

Alternativ zur transzystischen Konkrementextraktion kann bei kleinen Steinen (< 4 mm) auch eine orthograde Passage nach transzystischer Ballondilatation des Sphinkter Oddi versucht werden. Dabei werden die Konkremente nach erfolgter Sphinkterdilatation durch eine orthograde Gangspülung in das Duodenum getrieben. Eine postinterventionelle Pankreatitis durch die Manipulation am Sphinkter, aber auch durch die Spülung selbst, ist eine mögliche Komplikation des Verfahrens. Weitere Optionen sind bei sehr kleinen Konkrementen (bis 2 mm) das alleinige Ausspülen nach Injektion von 1 mg Glucagon i. v. zur medikamentösen Relaxation und dadurch Weitung des Sphinkter Oddi sowie die Lithotripsie, die sowohl transzystisch als auch über eine Choledochotomie möglich ist. Mithilfe spezieller Cholangioskope, welche einen Durchmesser von 10 Fr und einen Instrumentierkanal von 1,2 mm besitzen, können Gallengangskonkremente elektrohydraulisch zerkleinert und sodann auch transpapillär ausgespült werden (Abb. 17.6a, b).

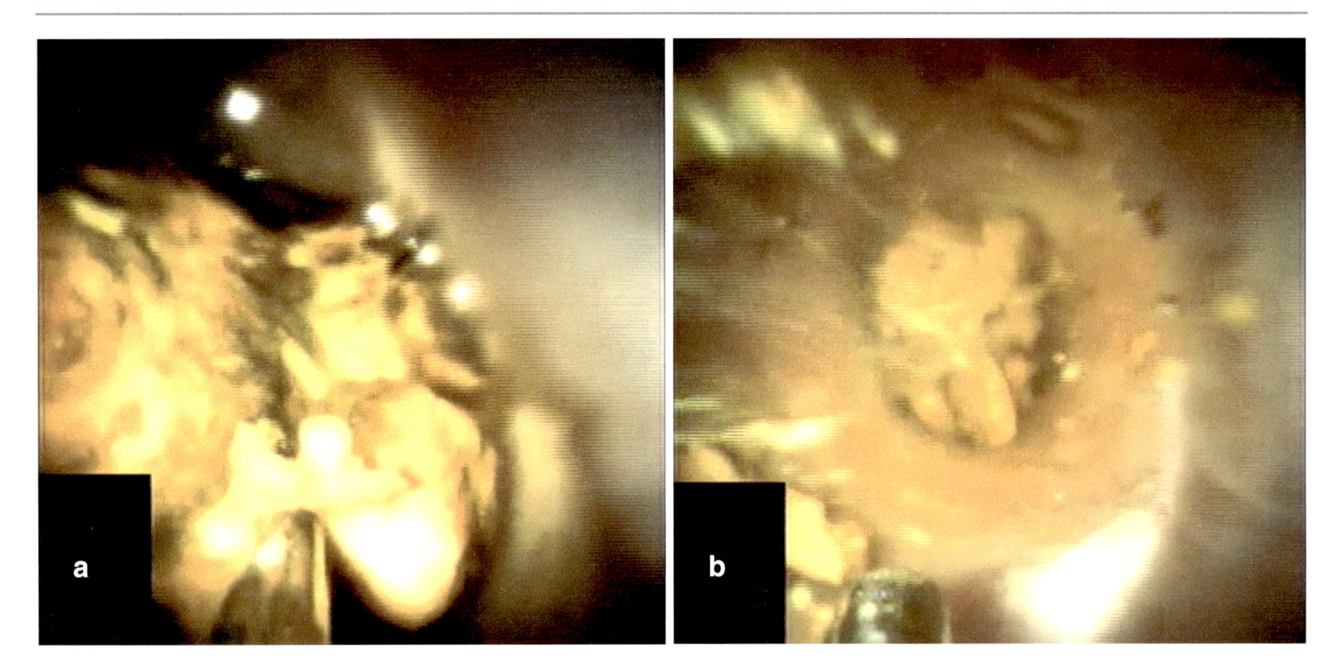

Abb. 17.6 **a**, **b** Cholangioskopie: (**a**) Beginn der Lithotripsie, (**b**) Ausspülen

17.8.3 Gallengangssanierung per Choledochotomie

Bestehen Kontraindikationen zum transzystischen Zugangsweg oder misslingt der transzystische Zugangsweg, muss für die Choledochotomie zunächst der DHC vorsichtig freipräpariert werden. Hierfür wird das Ligamentum hepatoduodenale durch Aufstellen der Leber mittels eines Retraktors und Gegenzug am Duodenum nach kaudal angespannt. Dabei kann die Verwendung zusätzlicher Trokare notwendig sein. Dann wird der DHC ausreichend weit, in der Regel über 2 cm freipräpariert, ohne ihn komplett zu denudieren, was das Risiko einer Wandnekrose und konsekutiven Gallenleckage erhöht. Ausgeprägte periduktale entzündliche Veränderungen stellen eine Kontraindikation zur Gallengangssanierung per Choledochotomie dar, da hierbei eine saubere Darstellung und v. a. ein effektiver Nahtverschluss der Choledochotomie in relevantem Ausmaß gefährdet sind.

Auch wenn die Präparation mit monopolarem Strom möglich ist, empfehlen wir die Verwendung einer bipolaren Schere oder eines bipolaren Versiegelungsinstrumentes, um DHC-Wandschäden zu vermeiden. Auch der Einsatz eines Ultraschall-Versiegelungsinstrumentes bietet sich an. Hierbei ist jedoch darauf zu achten, dass die aktive Klinge des Instrumentes extrem heiß werden kann und bei der Präparation nach Aktivierung keinen direkten Kontakt zur DHC-Wand haben sollte, da ansonsten Nekrosen auch im postoperativen Verlauf drohen. Daher sollte bei der Präparation die aktive Klinge der DHC-Wand abgewandt eingesetzt werden.

▶ **Praxistipp** Sollte die Lokalisation und sichere Identifikation des DHC Probleme bereiten, kann der vermeintliche Gang punktiert und Gallenflüssigkeit aspiriert oder mittels laparoskopischer Sonde inkl. Verwendung des Farbdopplers sonographiert werden.

Nun wird der Ductus choledochus mittels laparoskopischer Schere eröffnet. Dies kann durch beidseitige Haltefäden vereinfacht werden, wobei dies eine zusätzliche Fasszange und entsprechend zusätzlichen Trokar erfordert. Die Schnittführung (längs oder quer) orientiert sich an der Weite des DHC und an der Größe der Konkremente. Bei sehr weitem DHC und sehr großen Konkrementen wird die Inzision längs, bei schmalerem DHC und kleineren Konkrementen eher quer durchgeführt, um eine postoperative Gallengangsstenose zu vermeiden. Die längsverlaufende Inzision hat den Vorteil, dass sie bei großen Konkrementen verlängert werden kann, jedoch maximal auf die Weite des Durchmessers des größten Choledochuskonkrementes. Dabei gilt die Regel: „Die Choledochotomie sollte so groß wie nötig und so klein wie möglich gehalten werden." Die quere Inzision hingegen sollte nie über die vordere Semizirkumferenz hinausgehen.

Nun können die Konkremente entweder blind oder unter cholangioskopischer Sicht entfernt werden. Entweder wird hierfür eine Dormia-Sonde (Abb. 17.7) oder auch ein Fogarty-Katheter verwendet (Abb. 17.8). Teilweise entleeren sich Konkremente schon im Rahmen der Choledochusinzision oder durch Spülen des DHC mit einem Katheter. Allerdings sollte ein höherer Spüldruck im DHC papillenwärts unbedingt vermieden werden, um keine Pankreatitis zu provozieren. Aus dem gleichen Grund wird von verschiedenen Arbeitsgruppen davon abgeraten, die Papille, egal mit welchem Instrument, zu penetrieren. Andererseits empfehlen andere Arbeitsgruppen gerade die Überwindung der Papille mit der Ballonsonde oder dem Cholangioskop, um die Steinfreiheit des Gangs bis zur Papille sicher nachzuweisen. Durch die Choledochotomie kann die Prozedur problemlos sowohl nach leberwärts als auch nach duodenalwärts durchgeführt werden. Bei der Sanierung Richtung Duodenum sollte der Gang vorsichtig leberseitig komprimiert werden, um eine Dislokation der Konkremente in diese Richtung zu vermeiden und vice versa. Für das Spiegeln über die Choledochotomie nach leberwärts sollte das Cholangioskop, um einen günstigeren Einführwinkel zu erreichen, umgesetzt und über den umbilikalen Trokar eingebracht werden. Wenn ein entsprechendes Cholangioskop vorhanden ist, sollte der Interventionserfolg auch hiermit bestätigt werden (Abb. 17.9a, b), da das Risiko von falsch positiven Befunden der IOC durch Luftbläschen bei dem Vorgehen über die Choledochotomie im Vergleich zum transzystischen Vorgehen signifikant erhöht ist.

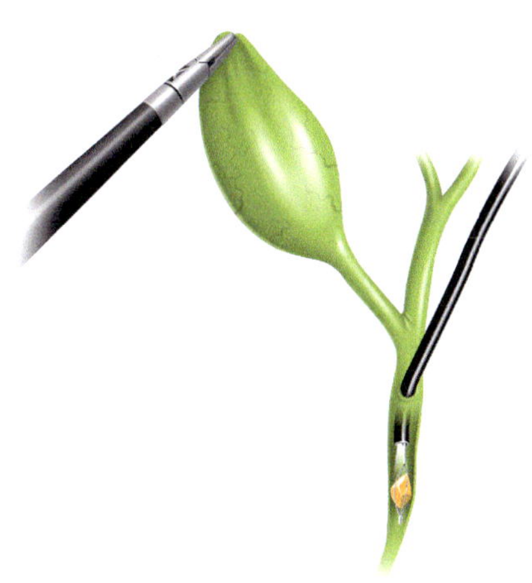

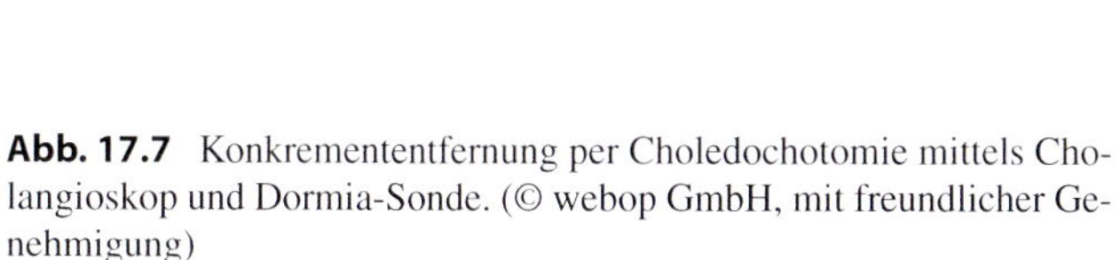

Abb. 17.7 Konkremententfernung per Choledochotomie mittels Cholangioskop und Dormia-Sonde. (© webop GmbH, mit freundlicher Genehmigung)

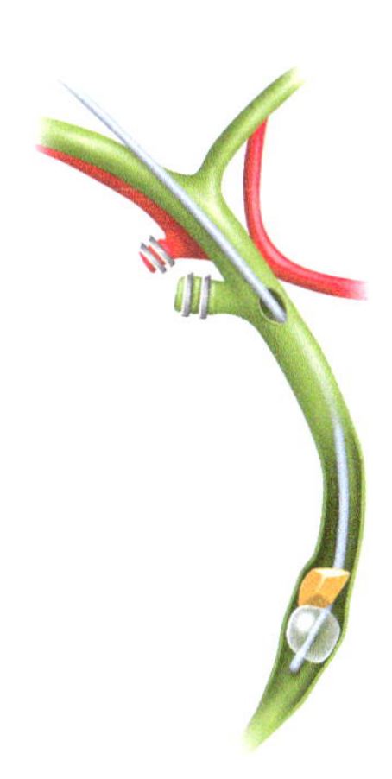

Abb. 17.8 Konkremententfernung per Choledochotomie mittels Cholangioskop und Fogarty-Katheter. (©webop GmbH, mit freundlicher Genehmigung)

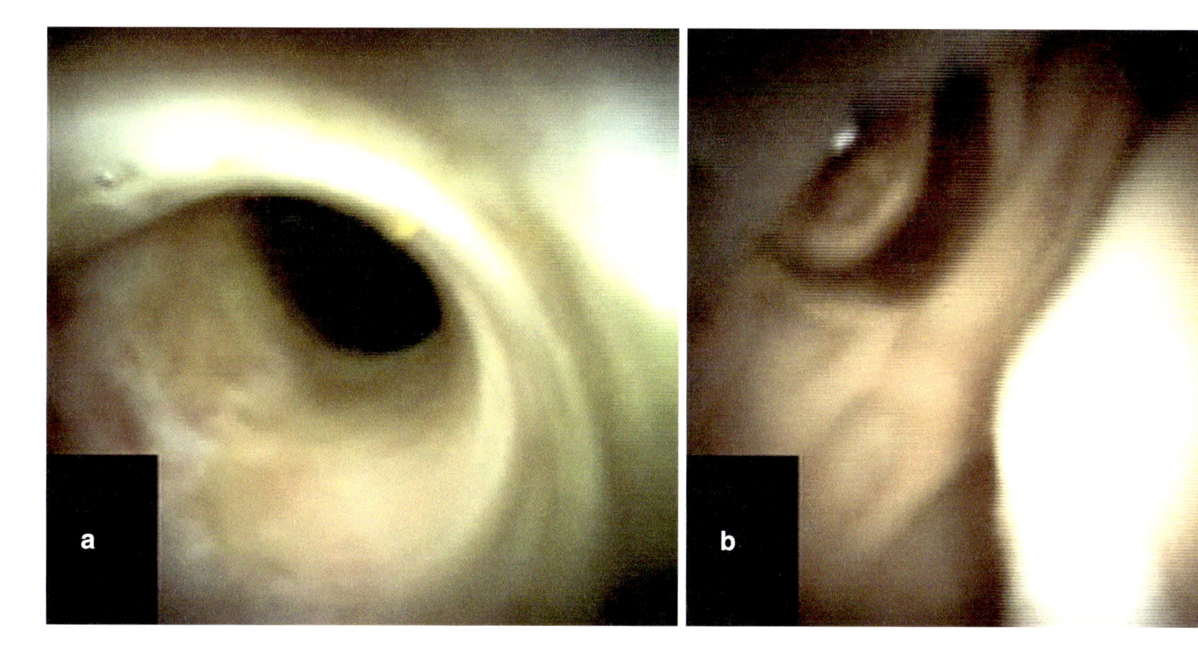

Abb. 17.9 (**a**) Cholangioskopisch freier DHC; (**b**) cholangioskopischer Blick in das Duodenum

▶ Praxistipp Steht ein Cholangioskop zur Verfügung, sollte es nur über einen Einwegtrokar mit einem weichen Lippenventil eingeführt werden, um Schäden an der Hülle durch Kontakt mit dem metallischen Ventil von Mehrwegtrokaren zu vermeiden.

Steht kein Cholangioskop zur Verfügung, sollte die Anzahl der Konkremente, die bei der primären IOC festgestellt wird, unbedingt mit der Anzahl an geborgenen Steinen abgeglichen werden, da bei offener Choledochotomie eine IOC kaum möglich ist und verbliebene Konkremente bei der über die T-Drainage durchgeführte IOC eine zeitaufwändige erneute Öffnung und Wiederverschluss der Choledochotomie erforderlich machen.

17.8.4 Verschluss der Choledochotomie

Nach erfolgreicher Konkrementextraktion erfolgt der Verschluss der Choledochotomie meist über eine an der rechts lateralen Trokarstelle transkutan ausgeleitete Latex-T-Drainage (nicht aus Silikon, s. oben). Der eigentliche Verschluss erfolgt mit 4-0 oder 5-0 Einzelknopfnähten mit langsam resorbierbarem, monofilen Nahtmaterial. Hiernach wird über die T-Drainage eine abschließende IOC durchgeführt, die sowohl die Steinfreiheit als auch die Dichtigkeit des DHC-Verschlusses dokumentiert. Allerdings kann extraluminales Kontrastmittel von der präinterventionellen IOC und der Konkrementextraktion, welches über die Choledochotomie para gelaufen ist, die Beurteilbarkeit erschweren. Alternativ kann die Dichtigkeitsprobe auch mittels Injektion von Blaulösung oder einer Fettemulsion (z. B. Lipovenös®) erfolgen. Zusätzlich wird eine Drainage an das Ligamentum hepatoduodenale eingelegt. Auch hier beendet die Cholezystektomie den Eingriff.

Alternativ zum Choledochotomieverschluss über eine T-Drainage, welcher von uns favorisiert wird, aber die Aufenthaltsdauer wiederum verlängert, kann bei gleichen Nachteilen eine transkutan ausgeleitete transzystische Drainage oder aber auch ein transpapillärer innerer Gallengangsstent eingelegt werden, der nach 3–6 Wochen postoperativ wieder endoskopisch entfernt wird, bzw. es kann als letzte Option der alleinige Nahtverschluss ohne Ableitung erfolgen. Letzterer sollte nur bei völlig unproblematischem Choledochotomieverschluss bei weitem Gang, entzündungsfreier Wand und nachweislich uneingeschränktem Abfluss über die Papille erwogen werden. Gerade bei der Direktnaht ohne Ableitung, die wir nur bei prinzipiell möglicher ERCP erwägen, raten wir zur Einlage einer Wunddrainage für mindestens 48 h, um eine Gallenleckage frühzeitig zu detektieren und abzuleiten. Die Einlage eines transpapillären Stents setzt eine vorhandene ösophago/gastro/duodenale Passage voraus. Alternativ kann ein biodegradierbarer Stent (ARCHIMEDES®) eingesetzt werden, die allerdings deutlich teurer sind, aber auch bei nicht möglichem endoskopischen Zugang eingelegt werden können. Nur die T-Drainage und die transzystische externe Ableitung erlauben eine postoperative Cholangiographie. Die Drainagen sollten jedoch frühestens nach 3 Wochen gezogen werden, um eine Spätleckage zu vermeiden. Eine entzündliche oder mechanische Affektion der Papille durch den Eingriff mit konsekutiver ödematöser Stenosierung sollte unbedingt zu einem ableitenden Verfahren führen, um die Entwicklung einer postoperativen Gallenleckage zu vermeiden. Auch bei den drei, hier genannten, zusätzlichen Verschlussoptionen sollte im Anschluss eine Dichtigkeitsprüfung über den transzystischen Cholangiographiekatheter entweder radiologisch mittels Kontrastmittel oder mit Blaulösung bzw. einer Fettemulsion durchgeführt werden. Die Einlage einer externen oder internen Drainage birgt allerdings das Risiko einer Cholangitis mit häufig resistenten Keimen, was die Wahl bei einer kalkulierten Antibiotikatherapie beeinflussen sollte.

17.8.5 Transgastrale ERC nach Magenbypass-Operation

Bei Zustand nach Magenbypass-Operation ist die ösophago/gastro/duodenale Passage aufgehoben und eine klassische ERCP aufgrund des längeren Weges auch über die Jejunojejunostomie der Y-Roux-Rekonstruktion meist nicht möglich. Andererseits ist die intendierte Gewichtsabnahme ein Risikofaktor für die Entwicklung von Gallensteinen und deren Komplikationen, sodass es im Verlauf gehäuft auch zu einer Choledocholithiasis mit der Notwendigkeit einer Gallengangssanierung kommt. Diese kann in der total laparoskopischen Technik erfolgen (Fuente et al. 2021), da nach unserer Erfahrung meist keinerlei Adhäsionen im Oberbauch nach diesem Eingriff vorliegen. Eine Alternative ist jedoch ein laparoskopisch/endoskopisches Hybrid-Vorgehen, bei dem das durch die Bauchdecke intraperitoneal eingebrachte Duodenoskop über eine Gastrotomie an der Vorderwand des ausgeschalteten Magens in das Duodenum vorgeschoben wird und eine klassische ERC erfolgen kann (Koggel et al. 2021). Dabei wird nach Diagnostischer Laparoskopie und Entscheidung für dieses Vorgehen ein epigastrischer Zugang für das Duodenoskop geschaffen. Dies kann über einen großlumigen Trokar oder mittels einer über eine 15 mm großen Inzision eingebrachte Doppelringfolie erfolgen.

▶ **Praxistipp** Bei Verwendung eines Trokars sollte ein Modell ohne scharfes Ventil zur Vermeidung von Schäden am Endoskop und bei der Doppelringsfolie auf eine ausreichende Abdichtung zum Erhalt des Kapnoperitoneums geachtet werden.

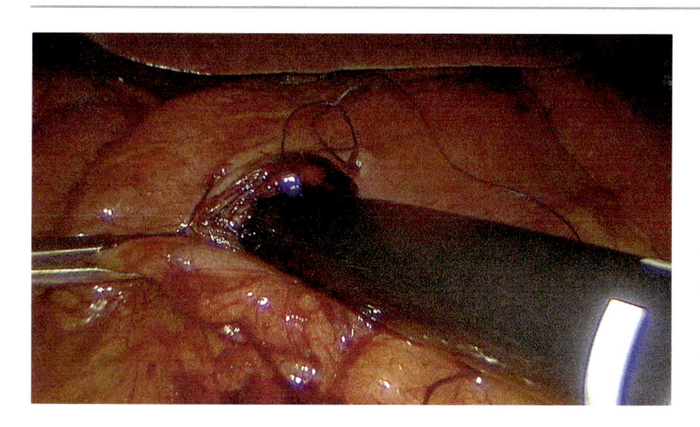

Abb. 17.10 Einbringen des Duodenoskops über eine ventrale Gastrotomie in den Magen bei vorgelegter Tabaksbeutelnaht

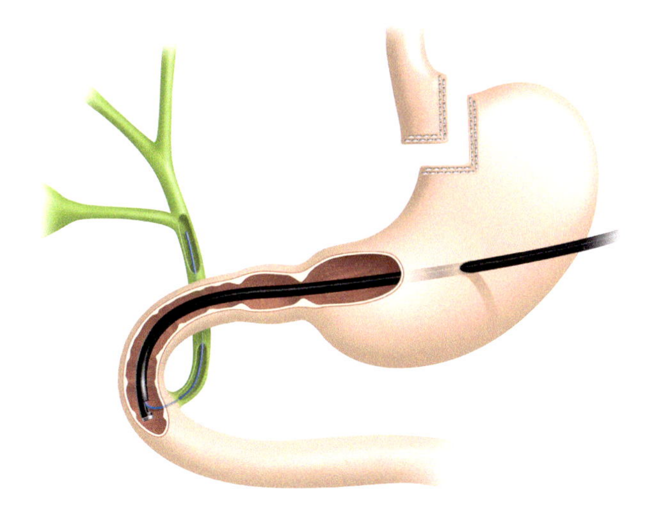

Abb. 17.11 Transgastrale ERC bei Z. n. Magenbypass-Operation. (© webop GmbH, mit freundlicher Genehmigung)

An der Vorderwand des ausgeschalteten Magens wird eine Tabaksbeutelnaht vorgelegt und die Wand mit dem Elektrohäkchen perforiert. Nach Weitung der Perforation mit einer Zange wird das Duodenoskop in das Magenlumen eingebracht (Abb. 17.10) und ggf. unter laparoskopischer Führung transpylorisch in das Duodenum zur Papille vorgeschoben, wo die Papillotomie und Gallengangssanierung erfolgen kann (Abb. 17.11).

▶ **Praxistipp** Bei Verwendung eines Trokars kann dieser auch unter Sicht transmural in den Restmagen eingebracht und so das Duodenoskop direkt intragastral eingeführt werden.

Eine Stentplatzierung ist problematisch, da eine endoskopische Stententfernung nicht möglich ist. Hier wäre ebenfalls ein resorbierbarer Stent eine mögliche Alternative (s.o.; ARCHIMEDES®). Nach erfolgter ERC, Gallengangssanierung und Absaugen der insufflierten Luft wird das Duodenoskop vollständig aus dem Abdomen entfernt und die Gastrotomie laparoskopisch per Naht verschlossen. Erst jetzt erfolgt die Cholezystektomie, da bei frustraner transgastraler ERC immer noch eine IOC sowie bei Bedarf eine total laparoskopische Gallengangssanierung erfolgen kann. Eine weitere Option ist die Ballon-Enteroskopie assistierte ERCP, bei der eine synchrone Cholezystektomie aber nicht erfolgt (Tonnesen et al. 2020).

17.8.6 Traditionelle ERC mithilfe der Drahtdurchzugsmethode

Wenn die ösophago-gastro-duodenale Passage erhalten ist, aber eine ERC z. B. aufgrund eines Duodenaldivertikels nicht möglich ist, kann alternativ zur total laparoskopischen Gallengangssanierung eine klassische ERC mithilfe der Drahtdurchzugsmethode erfolgen. Dabei wird nach laparoskopischer Präparation des Calot'schen Dreiecks und eindeutiger Identifizierung des Ductus cysticus dieser gallenblasenseitig klippverschlossen und DHC-seitig mit der Schere eröffnet. Sodann wird ein 400 cm langer Führungsdraht mit beidseits weichen Enden, wie bei der intraoperativen Cholangiographie unter 17.8.1 beschrieben, unter Röntgendurchleuchtung transpapillär bis in das Duodenum vorgeschoben. Hierbei muss sehr vorsichtig vorgegangen werden, um eine DHC-Perforation zu vermeiden. Das duodenale Drahtende wird dann mittels Endoskop nach Fassen mit einer endoskopischen Zange peroral herausgezogen und das Duodenoskop auf den Führungsdraht aufgezogen. So kann das Duodenoskop bis zur Papille vorgebracht werden, wobei der Draht zuvor gestreckt und an beiden Enden straff gehalten werden muss. Über den Draht kann dann problemlos ein Stent transpapillär eingebracht werden. Davor muss aber die Spitze des „laparoskopischen" Drahtendes unter Röntgendurchleuchtung vom Endoskopiker aus dem Ductus cysticus bis in den DHC zurückgezogen und bis in einen intrahepatischen Gallengang wieder vorgeschoben werden (Abb. 17.12). So kann ein transpapillärer Abfluss gesichert und der Stent nach vier bis sechs Wochen wieder problemlos endoskopisch entfernt werden.

Vor allem die letzten beiden Verfahren zeigen exemplarisch, wie wichtig die interdisziplinäre Zusammenarbeit mit unseren gastroenterologischen Partnern, nicht nur in der Durchführung, sondern auch in der Wahl des für den individuellen Patienten optimalen Behandlungskonzeptes ist.

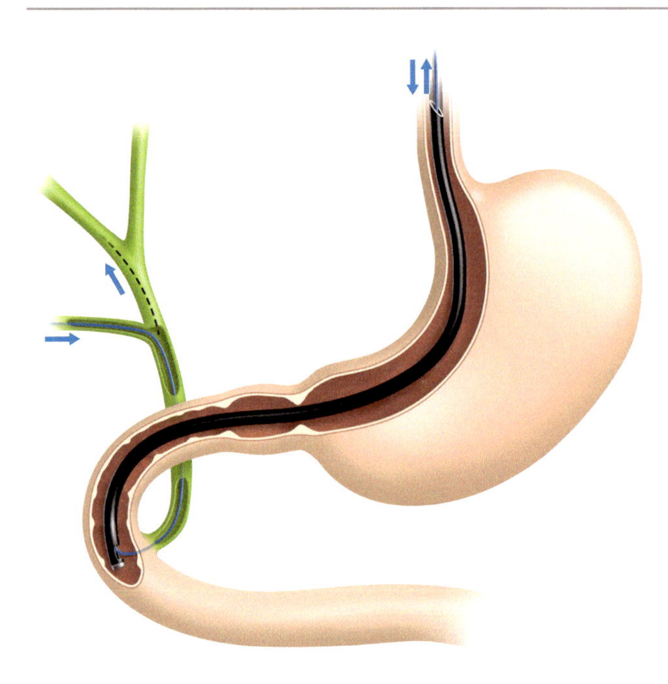

Abb. 17.12 Traditionelle ERC mithilfe der Drahtdurchzugsmethode. (© webop GmbH, mit freundlicher Genehmigung)

17.9 Spezielle intraoperative Komplikationen und ihr Management

Eine intraoperative Ruptur des DC, beispielsweise bei der Dilatation vor transzystischer Konkrementextraktion aufgetreten, verhindert oftmals die Fortsetzung des primär gewählten Vorgehens und macht, abhängig vom Abstand zur Einmündung in den DHC, nach Clipverschluss den Verfahrenswechsel auf die Gallengangssanierung über die Choledochotomie erforderlich. Nachteilig kann zudem sein, wenn dadurch keine transzystische IOC mehr möglich ist.

Sollte es bei der Konkrementbergung zu einem Abriss des DC an der Mündungsstelle kommen, muss diese weiter freipräpariert, als Choledochotomiezugang genutzt und schlussendlich über eine T-Drainage verschlossen werden.

Eine Perforation des DHC muss ebenfalls präparatorisch dargestellt und mit einer feinen Übernähung (5-0) sicher verschlossen werden. Auch hiernach empfehlen wir die Einlage einer externen Drainageableitung.

Eine Hämobilie und mögliche konsekutive Cholangitis ggf. auch Pankreatitis sind durch eine metikulöse Präparations- und Intubationstechnik der Gallenwege zu vermeiden. Am Schnittrand der Choledochotomie sollte eine subtile Blutstillung erfolgen, ohne einen Stromschaden zu setzen. Eine Hämobilie kann zudem zu einer Obstruktion einer eingelegten T-Drainage führen, weswegen diese im eigenen Vorgehen bei blutiger Sekretion in den ersten postoperativen Tagen täglich 3-mal angespült wird.

Kommt es v. a. beim transzystischen Vorgehen bei der Bergung zu einer Fragmentation der Konkremente mit Verbleib von Fragmenten im Gangsystem drohen eine postoperative Cholestase, ggf. mit konsekutiver Gallenleckage durch die folgende Druckerhöhung im Gallengangssystem, eine Cholangitis und Pankreatitis. Dann kann im Sinne einer einzeitigen Therapie eine intraoperative, transzystische orthograde Papillotomie unter endoskopischer (duodenoskopischer) Kontrolle oder direkter laparoskopischer Sicht per Duodenotomie durchgeführt werden. Letzteres ist sicherlich aufgrund des technischen Anspruchs nur den absoluten Experten unter den minimalinvasiven Chirurgen vorbehalten; eine Konversion sollte ansonsten zeitnah erwogen werden. Nach einer Papillotomie ist aufgrund des gesicherten Abflusses keine externe Drainageableitung notwendig.

> **Praxistipp** Bei der Durchführung einer intraoperativen Gastroduodenoskopie empfehlen wir, die erste Jejunalschlinge mit einer weichen laparoskopischen Darmklemme vorübergehend zu okkludieren, um eine Luftinsufflation weiter Teile des Dünndarms mit konsekutivem intraperitonealen Platzmangel sowie Sichtproblem zu vermeiden.

Vorteile der laparoskopischen orthograden Papillotomie sind die einfache Durchführung, da das Papillotom meist schnell und problemlos über den DHC in das Duodenum vorgeschoben und der Pankreasgang nicht intubiert werden kann, sowie das reduzierte Risiko von Perforationen. Nachteilig sind wiederum die verlängerte Narkose- und Operationszeit. Dieses Vorgehen sollte allerdings zwingend gewählt werden, wenn ein inverses therapeutisches Splitting aufgrund von anatomisch unmöglicher Durchführung der ERCP keine Alternative darstellt.

Wenn Konkremente impaktiert und/oder zu groß für die Extraktion sind, kann eine Lithotrypsie auch über den laparoskopischen Zugangsweg durchgeführt und die Konkremente dann entsprechend geborgen werden. Wenn letztlich keine Beseitigung der Abflussstörung in den extrahepatischen Gallenwegen erreicht werden kann, ist eine laparoskopische Drainageoperation mittels biliodigestiver Anastomose nach Y-Roux, im Ausnahmefall auch mittels Choledocho-Duodenostomie, möglich.

Bei erfolglosem laparoskopischen Interventionsversuch kann entweder, wenn prinzipiell möglich, ein inverses therapeutisches Splitting erfolgen oder es muss konvertiert werden. Sollte auch offen eine Gallengangssanierung über den DHC misslingen, kann über eine Duodenotomie retrograd die Choledocholithiasis saniert werden.

Im Falle einer postoperativen Gallenleckage ist die Frage nach einer suffizienten externen oder internen Ableitung der Gallenwege, nach einer suffizienten Drainage des subhepatischen Raums und nach einer galligen Peritonitis zu stellen. Letztere tritt meist bei insuffizienter Ableitung und Drainage auf und erfordert eine rasche Revision mit sicherer

Galleableitung. Bei bereits bestehendem septischen Bild ist häufig die Laparotomie mit einer definitiven Lösung bis hin zur biliodigestiven Anastomose erforderlich. Ein postoperatives Biliom sollte sonografie- oder computertomografiegesteuert drainiert werden. Eine endoskopische Stenteinlage und somit interne Gallenableitung können, falls technisch möglich, ebenfalls erfolgen, es muss aber zusätzlich eine abdominelle Drainage vorhanden sein. Wichtig ist, eine Relaparoskopie bei nicht regelrechtem postoperativen Verlauf frühzeitig zu indizieren, um einen septischen Verlauf zu vermeiden.

17.10 Evidenzbasierte Evaluation

Die Frage, ob die IOC oder die laparoskopische Sonografie das bessere diagnostische Tool zur Feststellung einer Choledocholithiasis ist, wurde jüngst in einer Metaanalyse von Jamal et al. bearbeitet (Jamal et al. 2016). Dabei zeigte sich die laparoskopische Sonografie signifikant erfolgreicher und weniger zeitaufwändig. Dies widerspricht der verbreiteten klinischen Realität und ermutigt, die intraoperative laparoskopische Sonografie häufiger einzusetzen, zumal hiermit auch die Röntgenstrahlenbelastung von Patienten und medizinischem Personal reduziert werden kann. Des Weiteren konnte in einer rezenten Untersuchung gezeigt werden, dass die laparoskopische Sonografie kosteneffektiv ist (Sun et al. 2016). Eine Cochrane-Analyse aus dem Jahr 2015 legte nahe, dass die verbreitete IOC zum Nachweis einer Choledocholithiasis im Vergleich zur ERCP eine ähnliche Spezifität und eine tendenziell höhere Sensitivität aufweist (Gurusamy et al. 2015).

Hinsichtlich des bevorzugten Vorgehens bei nachgewiesener Choledocholithiasis existieren zahlreiche Studien. Der Vergleich zwischen den unterschiedlichen Therapieoptionen bei nachgewiesener Choledocholithiasis, u. a. die laparoskopische Gallengangsrevision und die prä- oder postoperative ERCP, waren Thema einer Cochrane-Analyse aus dem Jahr 2013 (Dasari et al. 2013). Dabei war das einzeitige operative Vorgehen in Letalität und Morbidität der ERCP vergleichbar, was die Erfolgsrate der Steinfreiheit betraf, sogar dem inversen therapeutischen Splitting überlegen. Dies spricht für das einzeitige laparoskopische Vorgehen bei intraoperativ entdeckter Choledocholithiasis. In einer aktuellen, allerdings kleineren, randomisierten Studie waren zudem sowohl die Krankenhausverweildauer als auch die Behandlungskosten nach der einzeitigen laparoskopischen Operation mit intraoperativer Duodenoskopie und Cholangioskopie signifikant niedriger als nach therapeutischem Splitting (Lv et al. 2016). Yuan et al. (2016) haben den Sphinkter Oddi Druck und den duodenobiliären Reflux nach therapeutischem Splitting einerseits und nach laparoskopischer Gallengangsrevision andererseits im kurzfristigen sowie längerfristigen Verlauf gemessen und einen signifikant geringeren Reflux nach laparoskopischer Therapie gefunden. Zusätzlich fanden sich hiernach signifikant weniger Rezidive von Gallengangskonkrementen. Eine allerdings retrospektive Analyse von 128 Patienten konnte ebenfalls Vorteile der einzeitigen laparoskopische Gallengangsrevision und Cholezystektomie gegenüber dem therapeutischen Splitting hinsichtlich der Clearance Rate und der Krankenhausverweildauer aufzeigen (Guan et al. 2018).

In einer Meta-Analyse konnte im Vergleich der total laparoskopischen Gallengangsrevision zur intraoperativen ERCP eine ähnliche Effektivität und Sicherheit gezeigt werden, allerdings war Ersteres mit höheren Raten an Gallenleckagen sowie verbliebenen Steinen verbunden, zeigte wiederum eine geringere Pankreatitis-Rate (Zhu et al. 2021). Dies könnte ein Argument für die traditionelle ERC mithilfe der Drahtdurchzugsmethode gegenüber der total laparoskopischen Technik sein.

Auch wenn wir von der Choledochotomie bei Cholangitis mit entsprechenden entzündlichen Veränderungen des DHC abraten, konnten Atstupens et al. die Machbarkeit des laparoskopischen Vorgehens bei Choledocholithiasis auch in der Notfallsituation (Operation durchschnittlich 4 Tage nach stationärer Aufnahme) und nachgewiesener Cholangitis belegen (Atstupens et al. 2016). Hinsichtlich unserer Empfehlung der Einlage einer T-Drainage nach einer Konkrementextraktion über eine Choledochotomie findet sich in der Literatur keine Evidenz. In einer Cochrane-Analyse von Gurusamy et al. (2013) fanden sich dadurch vielmehr eine längere Operationszeit und ein längerer Krankenhausaufenthalt ohne Benefit durch eine reduzierte Morbidität. Eine neuere Analyse von sechs randomisierten Studien mit 604 Patienten bestätigte diese Ergebnisse, zeigte sogar eine Reduktion der postoperativen Komplikationsrate durch den primären Choledochotomieverschluss ohne Drainageneinlage (Deng et al. 2020). Aufgrund der mangelnden Qualität der Studien und dem hohen Biasrisiko sowie der Möglichkeit der intra- und postoperativen Cholangiographie bleiben wir – anders als die Autoren – bei unserer Empfehlung.

Die von uns empfohlene Bevorzugung des transzystischen Zugangsweges bei der Gallengangsrevision, falls immer möglich, wird durch ein systematisches Review bestätigt, das eine niedrigere Gallenleckage und insgesamt geringere Morbidität im Vergleich zur Choledochotomie ergab (Reinders et al. 2014). Zudem konnten Fang et al. zeigen, dass das transzystische Vorgehen auch bei größeren Gallengangskonkrementen, u. a. nach Lithotrypsie, möglich ist (Fang et al. 2018).

Literatur

Atstupens K, Plaudis H, Fokins V et al (2016) Safe laparoscopic clearance of the common bile duct in emergently admitted patients with choledocholithiasis and cholangitis. Korean J Hepatobiliary Pancreat Surg 20:53–60

Barteau JA, Castro D, Arregui ME et al (1995) A comparison of intraoperative ultrasound versus cholangiography in the evaluation of the common bile duct during laparoscopic cholecystectomy. Surg Endosc 9:490–496

Bekheit M, Smith R, Ramsay G et al (2019) Meta-analysis of laparoscopic transcystic versus transcholedochal common bile duct exploration for choledocholithiasis. BJS Open 3(3):242–251

Classen M, Demling L (1974) Endoskopische Sphinkterotomie der Papilla Vateri und Steinextraktion aus dem Ductus Choledochus. Dtsch Med Wochenschr 99:496–497

Dasari BV, Tan CJ, Gurusamy KS et al (2013) Surgical versus endoscopic treatment of bile duct stones. Cochrane Database Syst Rev:3:(9):CD003327

Deng Y, Tian HW, He LJ et al (2020) Can T-tube drainage be replaced by primary suture technique in laparoscopic common bile duct exploration? A meta-analysis of randomized controlled trials. Langenbeck's Arch Surg 405(8):1209–1217

Dreifuss NH, Lendoire M, McCormack L et al (2021) When should we perform intraoperative cholangiography? A prospective assessment of 1000 consecutive laparoscopic cholecystectomies. Surg Laparosc Endosc Percutan Tech 32(1):3–8

Fang L, Wang J, Dai WC et al (2018) Laparoscopic transcystic common bile duct exploration: surgical indications and procedure strategies. Surg Endosc 32(12):4742–4748

Fuente I, Beskow A, Wright F et al (2021) Laparoscopic transcystic common bile duct exploration as treatment for choledocholithiasis after Roux-en-Y gastric bypass. Surg Endosc 35(12):6913–6920

Fujimoto T, Tsuyuguchi T, Sakai Y et al (2010) Long-term outcome of endoscopic papillotomy for choledocholithiasis with cholecystolithiasis. Dig Endosc 22(2):95–100

Fujita K, Yazumi S, Matsumoto H et al (2021) Multicenter prospective cohort study of adverse events associated with biliary endoscopic retrograde cholangiopancreatography: incidence of adverse events and preventive measures for post-endoscopic retrograde cholangiopancreatography pancreatitis. Dig Endosc 34(6):1198–1204

Guan G, Sun C, Ren Y et al (2018) Comparing a single-staged laparoscopic cholecystectomy with common bile duct exploration versus a two-staged endoscopic sphincterotomy followed by laparoscopic cholecystectomy. Surgery 164(5):1030–1034

Gurusamy KS, Koti R, Davidson BR (2013) T-tube drainage versus primary closure after laparoscopic common bile duct exploration. Cochrane Database Syst Rev:21:(6):CD005641

Gurusamy KS, Giljaca V, Takwoingi Y et al (2015) Endoscopic retrograde cholangiopancreatography versus intraoperative cholangiography for diagnosis of common bile duct stones. Cochrane Database Syst Rev:26:(2):CD010339

Hajibandeh S, Hajibandeh S, Sarma DR et al (2019) Laparoscopic transcystic versus transductal common bile duct exploration: a systematic review and meta-analysis. World J Surg 43(8):1935–1948

Hodgson R, Heathcock D, Kao CT et al (2021) Should common bile duct exploration for choledocholithiasis be a specialist-only procedure? J Laparoendosc Adv Surg Tech A 31(7):743–748

Jamal KN, Smith H, Ratnasingham K et al (2016) Meta-analysis of the diagnostic accuracy of laparoscopic ultrasonography and intraoperative cholangiography in detection of common bile duct stones. Ann R Coll Surg Engl 98:244–249

Koggel LM, Wahab PJ, Robijn RJ et al (2021) Efficacy and safety of 100 laparoscopy-assisted transgastric endoscopic retrograde cholangiopancreatography procedures in patients with Roux-en-Y gastric bypass. Obes Surg 31(3):987–993

Lilley EJ, Scott JW, Jiang W et al (2017) Intraoperative cholangiography during cholecystectomy among hospitalized medicare beneficiaries with non-neoplastic biliary disease. Am J Surg 214(4): 682–686

Lopez-Lopez V, Gil-Vazquez PJ, Ferreras D et al (2022) Multi-institutional expert update on the use of laparoscopic bile duct exploration in the management of choledocholithiasis: Lesson learned from 3950 procedures. J Hepatobiliary Pancreat Sci 29(12):1283–1291

Lv F, Zhang S, Ji M et al (2016) Single-stage management with combined tri-endoscopic approach for concomitant cholecystolithiasis and choledocholithiasis. Surg Endosc 30(12):5615–5620

Lv Y, Sun H, Qian Z et al (2020) The effect of a simple simulator on the application of laparoscopic common bile duct exploration in a low volume center. Minerva Chir 75(4):260–265

Lyu Y, Cheng Y, Li T et al (2019) Laparoscopic common bile duct exploration plus cholecystectomy versus endoscopic retrograde cholangiopancreatography plus laparoscopic cholecystectomy for cholecystocholedocholithiasis: a meta-analysis. Surg Endosc 33(10):3275–3286

Navaratne L, Martinez Isla A (2021) Transductal versus transcystic laparoscopic common bile duct exploration: an institutional review of over four hundred cases. Surg Endosc 35(1):437–448

Paganini AM, Guerrieri M, Sarnari J et al (2007) Thirteen years' experience with laparoscopic transcystic common bile duct exploration for stones. Effectiveness and long-term results. Surg Endosc 21:34–40

Pan L, Chen M, Ji L et al (2018) The safety and efficacy of laparoscopic common bile duct exploration combined with cholecystectomy for the management of cholecysto-choledocholithiasis: an up-to-date meta-analysis. Ann Surg 268(2):247–253

Reinders JS, Gouma DJ, Ubbink DT et al (2014) Transcystic or transductal stone extraction during single-stage treatment of choledochocystolithiasis: a systematic review. World J Surg 38:2403–2411

Riciardi R, Islam S, Canete JJ et al (2003) Effectiveness and long-term results of laparoscopic common bile duct exploration. Surg Endosc 17:19–22

Schwab B, Teitelbaum EN, Barsuk JH et al (2018) Single-stage laparoscopic management of choledocholithiasis: An analysis after implementation of a mastery learning resident curriculum. Surgery 163(3):503–508

Sun SX, Kulaylat AN, Hollenbeak CS et al (2016) Cost-effective decisions in detecting silent common bile duct gallstones during laparoscopic cholecystectomy. Ann Surg 263:1164–1172

Tonnesen CJ, Young J, Glomsaker T et al (2020) Laparoscopy-assisted versus balloon enteroscopy-assisted ERCP after Roux-en-Y gastric bypass. Endoscopy 52(8):654–661

Yuan Y, Gao J, Zang J et al (2016) A randomized, clinical trial involving different surgical methods affecting the sphincter of oddi in patients with choledocholithiasis. Surg Laparosc Endosc Percutan Tech 26:124–127

Zhu H, Wu L, Yuan R et al (2018) Learning curve for performing choledochotomy bile duct exploration with primary closure after laparoscopic cholecystectomy. Surg Endosc 32(10):4263–4270

Zhu J, Li G, Du P et al (2021) Laparoscopic common bile duct exploration versus intraoperative endoscopic retrograde cholangiopancreatography in patients with gallbladder and common bile duct stones: a meta-analysis. Surg Endosc 35(3):997–1005

Laparoskopische Leberchirurgie

18

Stefan Heinrich

Inhaltsverzeichnis

Die laparoskopische Leberchirurgie gilt in der Literatur als sicher und in den vergangenen Jahren steigt die Evidenz für die laparoskopische Leberchirurgie: Nachdem erste randomisierte Studien eine geringere Komplikationsrate ergeben haben, weisen aktuelle Metaanalysen zudem auf ein besseres Langzeitüberleben nach laparoskopischer Leberchirurgie kolorektaler Lebermetastasen hin. Für andere Indikationen ist die Datenlage zwar geringer, deutet aber in die gleiche Richtung. Generell sollten sich die OP-Indikationen zwischen laparoskopischer und offener Leberchirurgie nicht unterscheiden. Der OP-Planung kommt bei der laparoskopischen Leberchirurgie eine

Ergänzende Information Die elektronische Version dieses Kapitels enthält Zusatzmaterial, auf das über folgenden Link zugegriffen werden kann [https://doi.org/10.1007/978-3-662-67852-7_18]. Die Videos lassen sich durch Anklicken des DOI-Links in der Legende einer entsprechenden Abbildung abspielen, oder indem Sie diesen Link mit der SN More Media App scannen.

S. Heinrich (✉)
Klinik für Allgemein-, Viszeral- und Transplantationschirurgie, Universitätsmedizin Mainz, Mainz, Deutschland
e-mail: stefan.heinrich@unimedizin-mainz.de

T. Keck, C.-T. Germer (Hrsg.), *Minimalinvasive Viszeralchirurgie*, https://doi.org/10.1007/978-3-662-67852-7_18

besondere Rolle zu: Anders als in der offenen Chirurgie müssen die Patientenlagerung und der Zugangsweg (Trokarpositionen) vor einer Operation bedacht werden. Für die Lernphase eignen sich besonders Resektionen in den anterioren Segmenten (3–6), wobei die Komplexität am besten über den IWATE- oder Halls-Score abgeschätzt werden kann.

Seit den ersten Berichten über die laparoskopische Leberchirurgie hat sich diese Operationstechnik international stetig weiter entwickelt, was sich an der Anzahl aber auch dem Inhalt der Publikationen zu diesem Thema deutlich zeigt (Heinrich et al. 2021). Diese Entwicklung spiegelt sich auch in 3 Konsensuskonferenzen wider, die seit 2008 stattgefunden haben und den jeweiligen Stand der Implementierung der laparoskopischen Leberchirurgie definieren.

In der ersten Konsensuskonferenz in „Louisville" wurde primär die Machbarkeit laparoskopischer Leberchirurgie bestätigt. Es zeigte sich, dass zu diesem Zeitpunkt fast ausschließlich Minor-Resektionen vorgenommen worden waren (Buell et al. 2009). Die Konsensuskonferenz von Morioka galt dem Vergleich der laparoskopischen mit der konventionellen Technik. Aufgrund der verfügbaren Ergebnisse wurden laparoskopische Minor-Resektionen zum Standard erklärt, Major-Resektionen galten als weiterhin experimentell (Wakabayashi et al. 2015). Erst 2018 wurden die Ergebnisse der letzten Konsensuskonferenz in Southampton publiziert. Diese hat laparoskopische parenchymsparende Resektionen der anterioren Segmente als Standard definiert und dargelegt, dass Major-Resektionen in erfahren Händen ebenfalls Vorteile gegenüber dem offenen Vorgehen (geringerer Blutverlust, kürzere Verweildauer) aufweisen (Abu Hilal et al. 2017).

Entsprechend werden derzeit Minor- und Major-Leberresektionen sowie auch komplexere Resektionen wie z. B. Spenderresektionen für die Leberlebendspende in einigen Zentren standardmäßig minimalinvasiv vorgenommen.

18.1 Bildgebung, Operationsplanung

Die Operationsplanung erfolgt üblicherweise auf einer kontrastmittelverstärkten Computer (CT)- oder Magnetresonanztomografie(MRT). Die Lagebeziehung zu den größeren Gefäßstrukturen wird meist durch die CT besser dargestellt. Da alle Informationen in einer Bildsequenz enthalten sind, eignet sich die CT auch besonders für die intraoperative Orientierung und eine Volumetrie oder 3D-Planung (s. u.).

Die MRT bedarf der maximalen Compliance des Patienten, da Atemkommandos über einen längeren Zeitraum notwendig sind. Entsprechend anfällig ist sie bei Patienten, denen es schwerfällt, diese zu befolgen. Die MRT ist durch Spezialsequenzen besonders hilfreich zum Ausschluss einer möglichen Multifokalität insbesondere nach Ansprechen auf eine neoadjuvante Chemotherapie. Auch die Charakterisierung einer Läsion ist meist durch die MRT besser möglich.

Entsprechend kann es im Einzelfall hilfreich sein, beide Modalitäten vor einer Leberresektion durchzuführen, in den meisten Fällen ist aber eine der beiden Bildgebungen ausreichend und wird je nach Verfügbarkeit und klinikinternem Standard angewendet.

Anhand der Bildgebung werden Resektionsverfahren und -ausmaß festgelegt. Das optimale Resektionsverfahren ergibt sich aus der Lagebeziehung zu den größeren Gefäßstrukturen und der Tiefe im Parenchym. Dabei ist darauf zu achten, dass der verbleibende Leberanteil ein ausreichendes Volumen mit entsprechend erhaltender Perfusion aufweist. Im Zweifelsfall sollte eine Volumetrie der zukünftigen Restleber erfolgen. Nachdem das für die Erkrankung adäquate Resektionsverfahren festgelegt worden ist, sollte die Frage geklärt werden, ob die geplante Resektion laparoskopisch erfolgen sollte (Abschn. 18.2).

18.2 Indikation – Patientenselektion

Indikationen zur laparoskopischen Leberresektion sollten sich nicht von denen zur konventionellen Leberresektion unterscheiden. Generell können primäre Lebermalignome und Lebermetastasen unterschiedlicher Primarien eine Indikation zur operativen Therapie darstellen. Diese kann einoder mehrzeitig erfolgen und muss immer vor dem Hintergrund der Gesamtprognose betrachtet werden. Auch benigne Lebertumore können bei entsprechender Symptomatik oder Entartungsrisiko (z. B. Leberadenome) eine OP-Indikation darstellen. Die Tatsache, dass ein Eingriff laparoskopisch erfolgen kann, sollte keinen Einfluss auf die OP-Indikation haben.

In der Indikationsstellung zur laparoskopischen Leberresektion stellt demnach die Auswahl geeigneter Patienten/Resektionen zum laparoskopischen Vorgehen die eigentliche Herausforderung dar, da dem Patienten eine sichere Operation angeboten werden soll. Diese Selektionskriterien sind sehr relativ und richten sich einerseits nach der Erfahrung des Operateurs und andererseits nach der Art der geplanten Resektion.

Aus der Literatur sind einige Faktoren bekannt, die die Komplexität und somit das Komplikationsrisiko des Eingriffs beeinflussen. Auf deren Basis wurden Scoring-Systeme entwickelt, mit deren Hilfe die Komplexität einer geplanten Resektion abgeschätzt werden kann (Tab. 18.1). Es hat sich herausgestellt, dass IWATE- und Halls-Score in der Abschätzung der Komplexität weitgehend vergleichbar sind (Tripke et al. 2020). Der IWATE-Score scheint für die Patientenselektion am Anfang eines Programms geeigneter zu sein.

Tab. 18.1 IWATE- and Halls-Scores zur Vorhersage der Komplexität einer laparoskopischen Leberresektion

	IWATE		Halls	
Parameter	Definition	Punkte	Definition	Punkte
Tumorlokalisation	Segment 3 Segment 2 or 6 Segment 4b or 5 Segment 1 or 4a Segment 7 or 8	1 2 3 4 5	„Technisch minor" „Technisch major" (Seg 1 oder 4a, Seg 7 oder 8)	0 2
Typ der Leberresektion	Nichtanatomisch	0	„Anatomisch minor"	0
	Links-laterale	2		
	Sektionektomie	3		
	Segmentektomie	4	„Anatomisch major"	4
	≥ Sektionektomie			
HALR/Hybrid	Ja	–1		
Tumordurchmesser	<3 cm ≥3 cm	0 1	<3 cm 3–5 cm >5 cm	0 2 3
Neoadjuvante Chemotherapie	--		Ja	1
Vorausgegangene offene Leberresektion	--		Ja	5
Tumortyp			Maligne	2
Leberfunktion	Child Pugh B	1	--	
Nähe zu großen Blutgefäßen	Ja	1	--	
Schwierigkeitsgrad	Niedrig Intermediär Fortgeschritten Experte	0–3 Punkte 4–6 Punkte 7–9 Punkte 10–12 Punkte	Niedrig Mäßig Hoch Sehr hoch	0–2 Punkte 3–5 Punkte 6–9 Punkte 10–15 Punkte

HALR Hand-assistierte laparoskopische Resektion

Insbesondere zu Beginn sollte mit einfacheren Resektionen in den linkslateralen und anterioren Segmenten (3–6) begonnen werden. Diese Segmente sind gut zugänglich und wurden daher in der Literatur auch als die „laparoskopischen Segmente" bezeichnet.

> **Cave** Obwohl Patienten mit einer Leberzirrhose besonders von einem minimalinvasiven Vorgehen profitieren, stellen derartige Resektionen aufgrund des veränderten Parenchyms und der meist begleitenden portalen Hypertonie eine zusätzliche Herausforderung dar, sodass diese erst mit zunehmender Erfahrung des Teams für laparoskopische Resektionen berücksichtigt werden sollten. Auch Tumore in der Nähe größerer Gefäßstrukturen (< 2 cm) sollten erst mit entsprechender operativer Erfahrung laparoskopisch angegangen werden (Heinrich et al. 2018).

Die Verwendung eines Gel(Hand-)Ports erleichtert eine Resektion insbesondere der dorsalen Segmente wie auch tiefer im Parenchym, da die Mobilisation und Exposition der Leber deutlich vereinfacht wird und im Falle einer Blutung eine sofortige manuelle Kompression erfolgen kann. Der IWATE-Score reduziert daher die Komplexität einer Resektion unter Verwendung eines Hand-Port entsprechend (Wakabayashi 2016).

18.3 Technische Voraussetzungen

Generell sollte ein Ultraschallgerät mit laparoskopischer Sonde zur Verfügung stehen. Je nach Art der Leberresektion und Lage des Tumors ist dieses hilfreich für die Planung der Resektion: Neben dem Ausschluss von Multifokalität und der Festlegung und regelmäßigen Überprüfung der Resektionsgrenzen, kommt der Darstellung wichtiger Gefäßstrukturen im OP-Feld große Bedeutung zu (Heinrich et al. 2021).

Die technischen Voraussetzungen für laparoskopische Leberresektionen sind sehr individuell, da es analog der offenen Leberchirurgie unterschiedliche Techniken der Lebermobilisation, -retraktion und Parenchymdissektion gibt. Entsprechend sollte sich jedes Team das Instrumentarium nach den eigenen Präferenzen und klinikinternen Verfügbarkeiten zusammenstellen. Zudem werden sich die technischen und instrumentellen Präferenzen auch während der Etablierung der laparoskopischen Technik ändern.

Meist kommen 5 mm-Klemmen und Schere zum Einsatz. Bei größeren Gefäßen ist jedoch eine 10 mm „Kelly"-Klemme sehr hilfreich, um ein Gefäß sicher zu umfahren. Je nach Gefäßgröße können einfache Metallclips, Multi-fire-Metallclips, Hem-o-Lok-Clips oder Stapler zum Einsatz kommen. Für die Parenchymdissektion können ebenfalls unterschiedliche Techniken zum Einsatz kommen (Abschn. 18.7).

In der eigenen Erfahrung wird für oberflächliche Resektionen ein Ultracision-Gerät, für aufwändigere Resektionen ein *Cavitron Ultrasonic Surgical Aspirator* (CUSA) genutzt. Zur optimalen Hämostase empfiehlt sich in jedem Fall eine bipolare Klemme. Für ein Pringle-Manöver nutzen wir analog der offenen Technik ein Mersilene-Band (75 cm), welches über eine 20 Ch-Thoraxdrainage nach außen geführt und bedient wird. Für handassistierte Eingriffe (Abschn. 18.6) nutzen wir einen Gel-Port (z. B. Applied Medical) (Abb. 18.1). Bei Resektionen der dorsolateralen oder apikalen Segmente kommt häufig ein Leberretraktor zum Einsatz, der die Exposition des Resektats mitunter erleichtert.

18.4 Aufklärung

Die Aufklärung für eine laparoskopische entspricht weitgehend der für eine konventionelle Leberresektion. Spezifisch für den minimalinvasiven Eingriff sind stets, die Wahl der Zugangswege und des Bergeschnitts sowie die mögliche Notwendigkeit einer Konversion zu erwähnen. Mit den Patient*innen sollte im Rahmen des Aufklärungsgesprächs insbesondere die Position des Bergeschnitts bei größeren Resektionen geklärt werden, da einige Patient*innen keinen Pfannenstilschnitt wünschen. Als Vorteile der laparoskopischen Technik können das geringere Bauchdeckentrauma, die schnellere Rekonvaleszenz und die bessere Kosmetik angeführt werden. Mögliche Probleme bei einer laparoskopischen Resektion gegenüber dem offenen Vor-

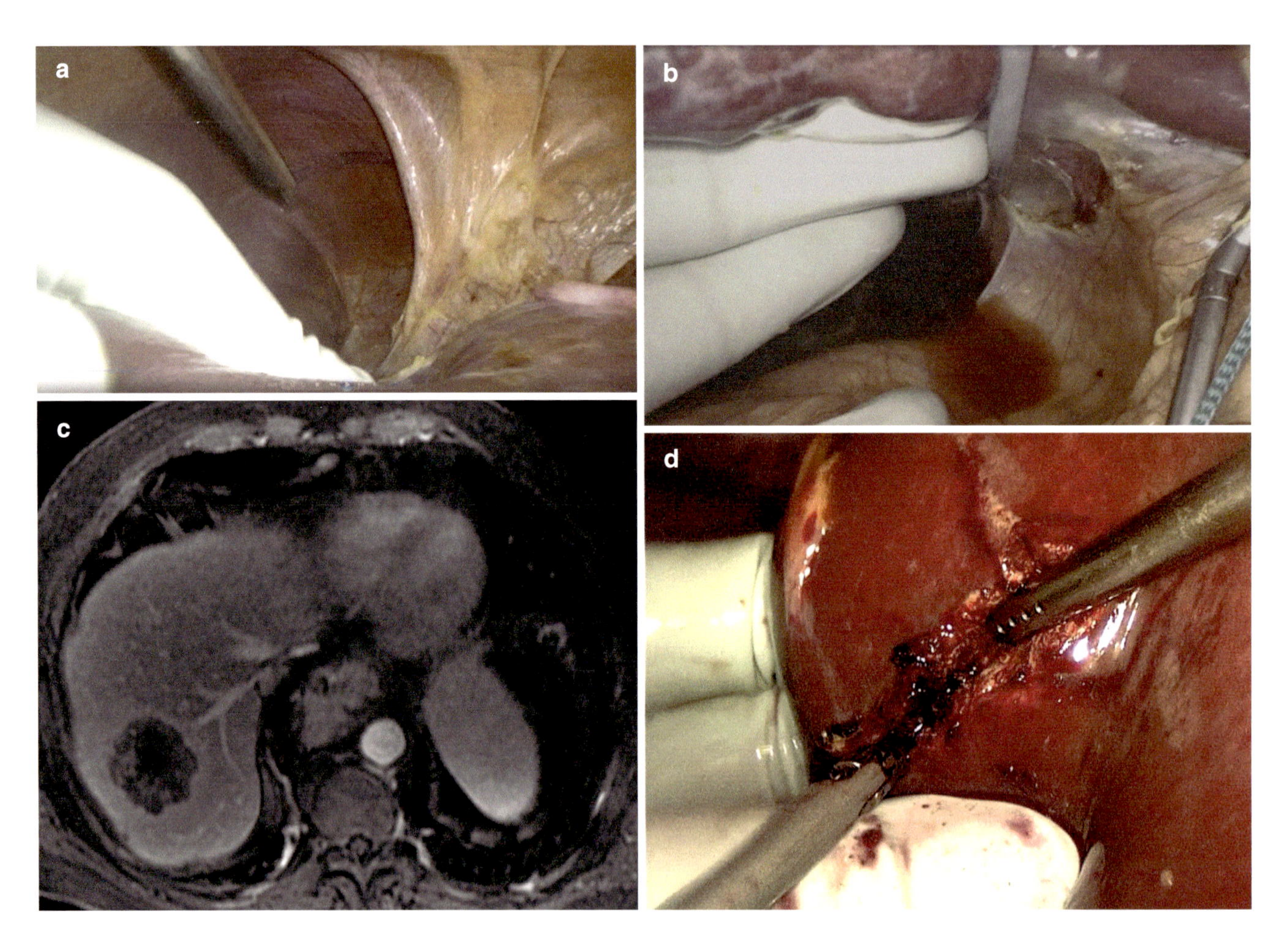

Abb. 18.1 Verwendung des Hand-Ports bei einer Resektion des Segment 8. Die linke Hand des Operateurs kann über einen Gel-Port in die Bauchhöhle eingeführt und das Pneumoperitoneum aufrechterhalten werden: Exposition des Lebervenensterns [A] und des parakavalen Raumes [B] durch die Hand. Mobilisation der rechten Leber nach ventral [D] bei einer kolorektalen Lebermetastase im Segment 7/8 der Leber [C, MRT]

gehen können individuell bestehen und sollten im Aufklärungsgespräch angeführt und dokumentiert werden.

18.5 Patientenlagerung

Während in der konventionellen Leberchirurgie alle Eingriffe in Rückenlage über den gleichen Zugangsweg möglich sind, sollte die Patientenlagerung bei laparoskopischen Operationen dem Eingriff angepasst und entsprechend bei der Eingriffsplanung berücksichtigt werden.

Die meisten Leberresektionen können in *Rückenlage* des Patienten erfolgen. Alternativ kann eine *French-position* genutzt werden, bei der der Operateur zwischen den Beinen des Patienten steht. Die bevorzugte Lagerung hängt unter anderem von der Händigkeit des Operateurs ab, da die dominante Hand in der Hauptpräparationsebene arbeiten muss. So kann ein Linkshänder die meisten linksseitigen Resektionen in French-Position durchführen, während der Rechtshänder in dieser Position eher Resektionen im Segment 2/3, 4b oder 5/6 vornehmen kann. Für Rechtshänder empfiehlt sich die Rückenlage insbesondere für alle Hemihepatektomien und Sektorektomien. Für Resektionen in den dorsalen Segmenten kann eine (überdrehte) Linksseitenlage hilfreich sein, da die Leber in dieser Position durch ihr Eigengewicht nach links rutscht und der Blick auf die dorsalen Segmente frei ist (Abb. 18.2) (Heinrich et al. 2018).

Unabhängig von der Lagerung des Patienten auf dem Operationstisch ist eine Anti-Trendelenburg-Position meist hilfreich, da in dieser Position der Darm in den Unterbauch rutscht und somit die Exposition der Leber nicht beeinträchtigt.

18.6 Trokarpositionen

Der Trokarpositionierung kommt genau wie der Patientenlagerung eine entscheidende Rolle bei der Planung eines laparoskopischen Eingriffs zu – insbesondere, wenn die Anzahl der Trokare minimiert werden soll. Zu Beginn der Resektion müssen die Resektionsebenen definiert und die Arbeitstrokare entsprechend platziert werden (Heinrich et al. 2018). Da der Operateur die Dissektion meist mit der rechten Hand vornimmt, sollte ein Universaltrokar (12 mm) für diese Hand in der Hauptdissektionsebene eingelegt werden. Ein zusätzlicher 5 mm Trokar dient der linken Hand zur Retraktion oder Aspiration. Der erste Assistent führt mit der linken Hand die Kamera und kann über einen zusätzlichen Trokar (im linken Oberbauch) bei der Retraktion unterstützen und das Pringle-Manöver bedienen.

Weitere Trokare können für spezifische Operationsschritte hilfreich sein und werden während der Operation ggf. zusätzlich eingelegt. Für besondere Situationen kann der Eingriff auf mit zwei Assistenten erfolgen, damit entsprechend mehr Instrumente zeitgleich eingesetzt werden können.

18.6.1 Handassistierte Resektion

Eine weitere Möglichkeit, insbesondere die dorsalen Segmente sicher zu mobilisieren und einer Resektion zugänglich zu machen, ist die Nutzung eines (Gel)Hand-Ports. Über diesen kann eine Hand (üblicherweise die linke Hand des Operateurs) unter Aufrechterhaltung des Pneumoperitoneums in die Bauchhöhle eingeführt werden. Im Rahmen der

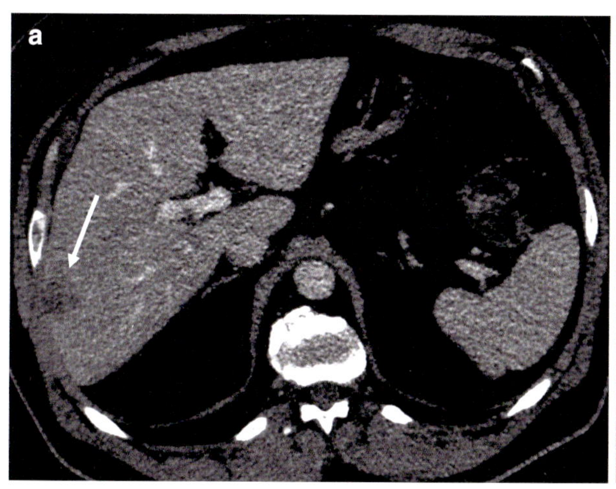

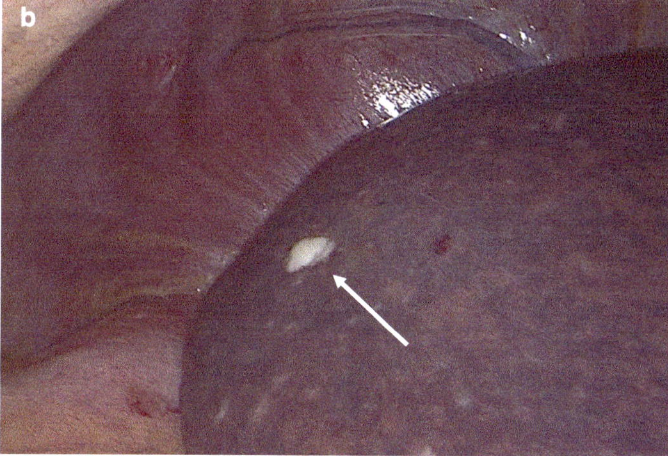

Abb. 18.2 Situs in Linksseitenlage. Die dorsalen Segmente 7 und 8 sind optimal exponiert. Durch die Linksseitenlage werden die dorsalen Segmente ventralisiert und sind einer laparoskopischen Resektion sehr gut zugänglich. [A] zeigt die Lage der Metastase im CT, [B] den intraoperativen Situs

Parenchymdissektion kann über den Hand-Port die Leber palpiert und das Parenchym im Falle einer Blutung manuell komprimiert werden (Abb. 18.1).

Für rechtsseitige Resektionen ist entsprechend für rechtshändige Operateure die Nutzung der linken Hand über den Hand-Port hilfreich, da der Operateur seine dominante Hand für die Präparation und Dissektion nutzen kann. Bei linksseitigen Resektionen empfiehlt es sich, eine Hand des ersten Assistenten über den Hand-Port zu nutzen. Entsprechend kann für Linkshänder, eine entgegengesetzte Nutzung sinnvoll sein.

Auch bei wenig komplexen Resektionen erleichtert der Einsatz des Hand-Ports die Resektion, da in einem anderen Winkel operiert, die Leber palpiert und das Parenchym im Blutungsfall komprimiert werden kann (Wakabayashi 2016).

18.6.2 Diamond-Technique

Bei atypischen Resektionen ist zu berücksichtigen, dass das Resektat in der Tiefe konisch abnimmt. Dies kann durch quaderförmige Resektionsplanung und ggf. Entlastungsinzisionen der jeweiligen Ecken vermindert werden. Diese eckige Resektionstechnik wurde in der Literatur als „Diamond-Technique" bezeichnet, da das resultierende Resektat einem Diamanten ähnelt (Cipriani et al. 2015). Für diese Resektionstechnik werden 2 × 2 Resektionsebenen geplant und möglicherweise entsprechend viele Trokare benötigt (Abb. 18.3).

18.7 Technik der Parenchymdissektion

Für die Parenchymdissektion existiert analog der konventionellen Technik kein Standard. Das Prinzip der Parenchymdissektion beruht auf der mechanischen Destruktion des Parenchyms unter Erhalt der Blutversorgung zu verbleibenden Leberanteilen. Gefäßstrukturen des Resektats werden je nach Größe koaguliert oder mittels Clips oder Stapler verschlossen. Dabei sollte der Blutverlust minimiert werden, der das Outcome des Patienten beeinträchtigt und die Dissektion deutlich erschwert. Insbesondere in der minimalinvasiven Chirurgie ist eine kontrollierte Dissektion nur in einem blutarmen oder -freien Situs möglich (Otsuka et al. 2015).

In der eigenen Erfahrung wird in den oberflächlichen Anteilen der Leber ein Harmonic ACE (Einstellung 2|3) genutzt. Dieses Gerät ermöglicht eine glatte Dissektionslinie, ohne am Parenchym zu kleben. Durch die unterschiedlichen Koagulationsstufen wird eine gewisse Koagulation auch des Parenchyms erreicht. Für eine komplette Hämostase ist allerdings meist eine zusätzliche bipolare Koagulation notwendig.

▶ **Cave** Die Präparation mit Instrumenten wie dem Harmonic ACE in tieferen Schichten birgt das Risiko, dass ein größeres Blutgefäß nur partiell von dem Gerät erfasst und somit eröffnet wird.

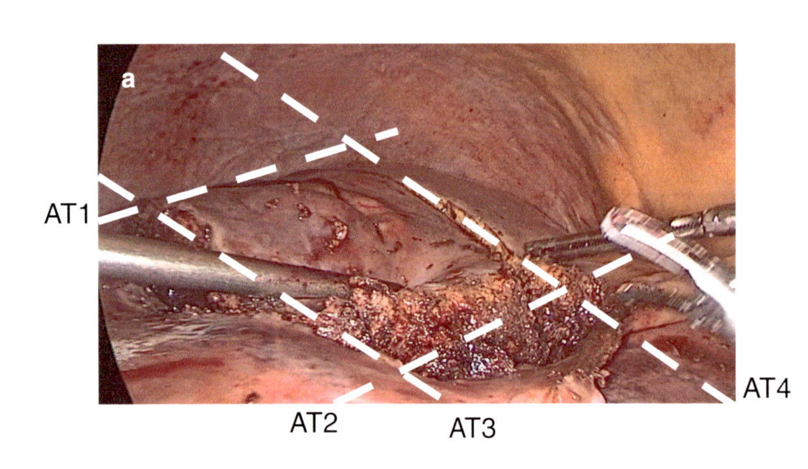

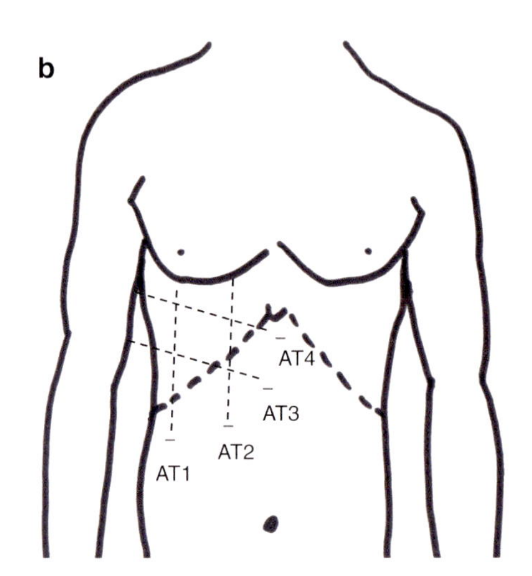

Abb. 18.3 Trokarpositionierung und Resektionsebenen einer atypischen Resektion in „Diamond Technique". Intraoperativer Situs einer atypischen Leberresektion im Segment 8 der Leber. Die Position der Arbeitstrokare (AT) für die Leberresektion [B] richten sich nach den Resektionsebenen [A]

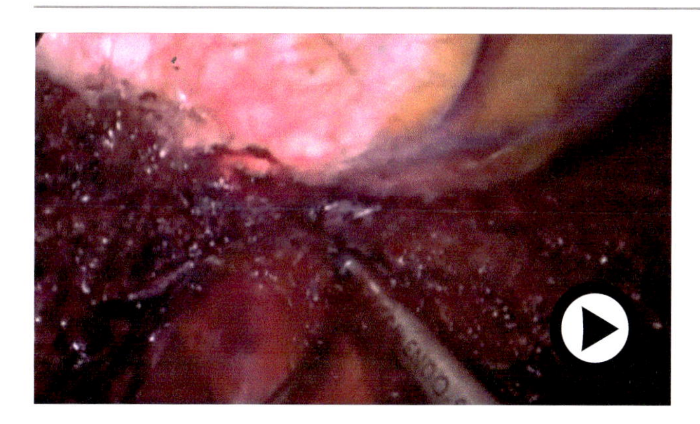

Abb. 18.4 Video 18.1 Linkslaterale Resektion (© Video: Stefan Heinrich) (▶ https://doi.org/10.1007/000-bjf)

Daher kommt in den (tieferen) Bereichen, in denen größere Gefäßstrukturen zu erwarten sind, ein CUSA zum Einsatz, mit dessen Hilfe die Gefäßstrukturen dargestellt und entsprechend versorgt werden. Bevor ein Gefäß abgesetzt wird, muss eine komplette Kontrolle des Gefäßes bestehen. Eine Koagulation der Resektionsfläche wird durch bipolaren Strom erzielt (Heinrich et al. 2018; Otsuka et al. 2015) **(Video 18.1 „Linkslaterale Resektion" in Abb. 18.4).**

Um eine trockene Resektionsfläche für eine optimale Dissektion zu erreichen, ist ein restriktives Flüssigkeitsmanagement der Anästhesie notwendig und es kann ein zusätzliches Pringle-Manöver genutzt werden. Dieses wird extrakorporell geschlossen und geöffnet. Für dieses nutzen wir ein Mersilene-Band (75 cm lang, 4 mm breit), das um den Leberhilus geschlungen und mit einer 5 mm Klemme durch eine 20 Ch-Thoraxdrainge ausgeleitet wird. Je nach Trokarnutzung kann das Pringle-Manöver neben einem bereits genutzten Port oder separat ausgeleitet werden (Abb. 18.5). Das Pringle-Manöver wird analog der konventionellen Chirurgie bevorzugt intermittierend (10 min Ischämie – 5 min Reperfusion) genutzt.

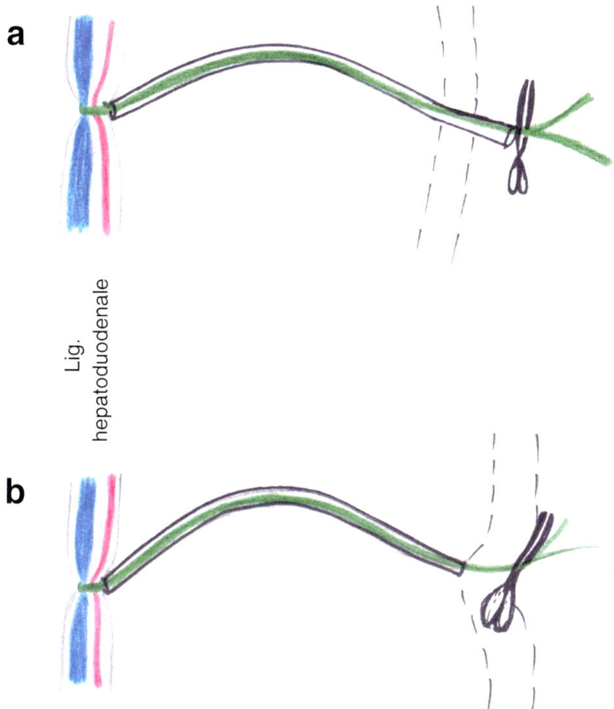

Abb. 18.5 Verwendung des Pringle-Manövers (Heinrich et al. 2018). Über eine 20 Ch-Thoraxdrainage wird ein Mersilene-Band um den Hilus gelegt und ausgeführt Das Pringle-Manöver kann extra- [A] oder intrahepatisch [B] geschlossen werden. Bei der intrahepatischen Variante kann ein Trokar über den gleichen Zugang genutzt werden. In diesem Fall muss das Tourniquet in den Pausen aktiv vom Hilus gelöst werden

▶ **Cave** Wird das Pringle-Manöver parallel zu einem Trokar (über dieselbe Einstichstelle) genutzt, muss dieses in den Ischämiepausen aktiv geöffnet werden. Das heißt, dass das Tourniquet nach Öffnen der Klemme manuell am Hilus gelockert werden muss.

18.7.1 Absetzen hilärer Strukturen

Während einer Sektorektomie oder Hemihepatektomie müssen die zuführenden hilären Strukturen abgesetzt werden. Die Strukturen der Glisson-Trias bilden Pedikel, die zudem von der Laennec-Faszie umgeben sind. Diese Faszie kann stumpf vom Pedikel abgeschoben werden. Entsprechend können die Gefäße separat (intra-) oder unter Mitnahme der Hüllstruktur (extrafaszial) kontrolliert und abgesetzt werden, ohne Parenchym zu durchtrennen (Morimoto et al. 2022; Sugioka et al. 2017; Yamamoto und Ariizumi 2018). Die extrafasziale Kontrolle des zu resezierenden Pedikels ist in jedem Fall für die anatomische Orientierung hilfreich. Nach Anschlingen des Glisson-Pedikels kommt es zu einer Demarkation des zu resezierenden Parenchyms, aus der sich das Resektionsausmaß ergibt. Diese Demarkation kann durch die Injektion von Indocyaningrün (ICG, s. u.) unterstützt werden.

▶ **Cave** Bei einer extrafaszialen Durchtrennung muss der Abstand zu den zentralen Gefäßstrukturen größer sein, um die zentralen Strukturen nicht zu kompromittieren.

Daher wird für eine extrafasziale Dissektion im Rahmen einer Hemihepatektomie rechts das separate Absetzen beider Pedikel empfohlen. In der eigenen Erfahrung werden z. B. bei einer Hemihepatekomie die rechte Pfortader (Stapler, weiß) und die rechte Arterie (Hem-o-Lok Clips) intrafaszial, der Gallengang (Stapler, blau) intraparenchymatös abgesetzt. Für diesen OP-Schritt ist ein Zusatztrokar im epigastrischen Winkel sehr hilfreich (Abb. 18.6) **(Video 18.2 „Hemihepatektomie rechts" in Abb. 18.7).**

Bei einer linkslateralen Resektion hingegen setzen wir die hilären Strukturen meist extrafaszial mit dem Stapler (blau) ab. Für eine rechtsseitige Sektorektomie (Segmente 6/7) sind beide Vorgehensweisen technisch möglich. Ist der Abstand zum verbleibenden Pedikel knapp, sollte auch hier ein intrafasziales Vorgehen bevorzugt werden (Abb. 18.8).

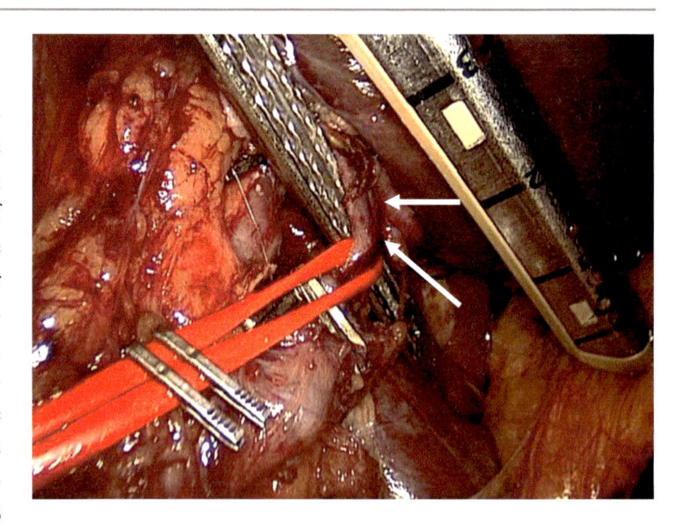

Abb. 18.6 Zusatztrokar im epigastrischen Winkel (Heinrich et al. 2018). Ein Trokar im epigastrischen Winkel bietet den optimalen Winkel, um die Pfortaderäste mittels Stapler zu kontrollieren und abzusetzen. Im Bild ist die linke Pfortader (*Pfeile*) im Rahmen einer Hemihepakektomie links mit einem Vessel-Loop angeschlungen und wird mit dem Endo-GIA (*weiß*) abgesetzt

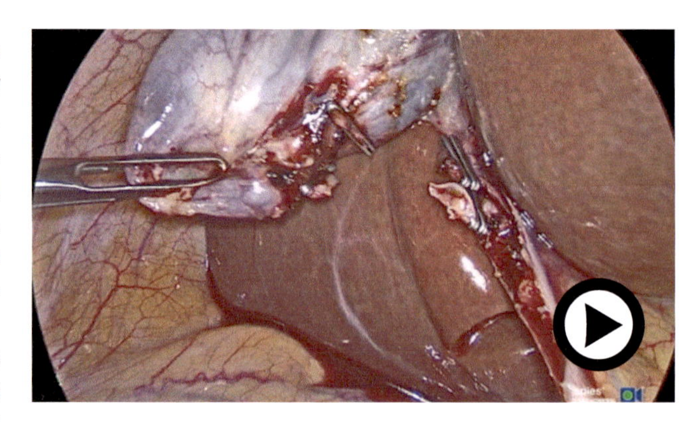

Abb. 18.7 Video 18.2 Hemihepatektomie rechts (© Video: Stefan Heinrich) (▶ https://doi.org/10.1007/000-bje)

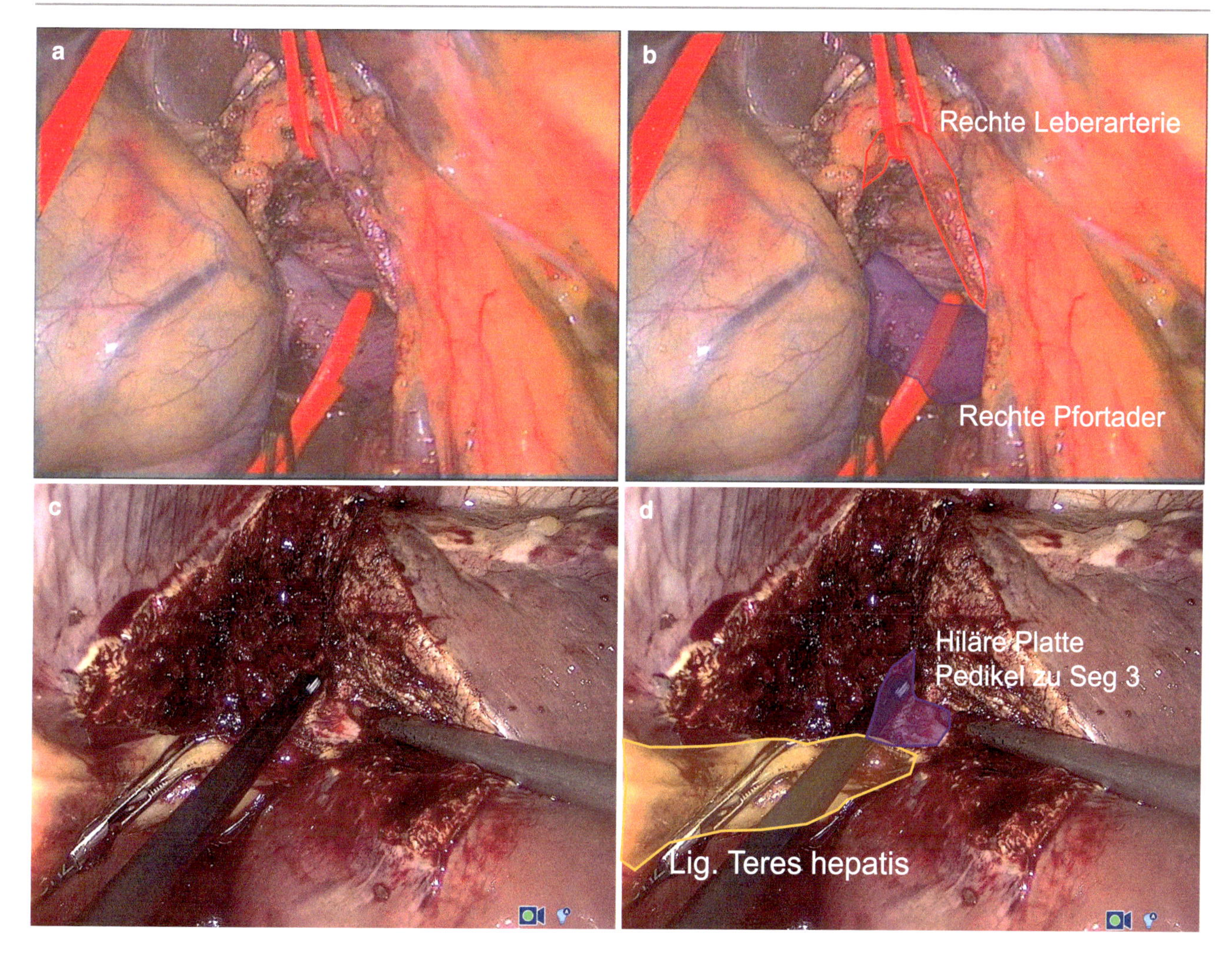

Abb. 18.8 Intra- und extrafasziales Absetzen der hilären Strukturen. Im Rahmen einer Hemihepatektomie rechts werden die rechte Pfortader und Arterie mit Vessel-Loops angeschlungen und separat abgesetzt [A, B]. Alternativ kann ein Pedikel komplett abgesetzt werden: Bei einer linkslateralen Leberresektion wurde das Pedikel zu Segment 3 dargestellt und im nächsten Schritt mittels Stapler abgesetzt [C, D]

18.7.2 Präparatebergung

Das Präparat kann je nach Größe über eine Erweiterung einer Trokareinstichstelle oder einen separaten Zugang geborgen werden. Sollte der Patient bereits abdominelle Voreingriffe aufweisen, kann eine bereits bestehende Laparotomie partiell wiedereröffnet werden (z. B. Wechselschnitt nach Appendektomie). Andernfalls können die meisten Präparate über eine Pfannenstielinzision geborgen werden. Bei Verwendung eines Hand-Ports dient die Minilaparotomie gleichfalls als Bergeschnitt. Um eine Tumorzellverschleppung in die Bauchdecke zu vermeiden, sollte das Resektat zur Bergung stets in einem Bergebeutel verstaut sein.

18.7.3 Indocyaningrün

Dieser Farbstoff wird intravenös appliziert und ist unter ultraviolettem (UV-)Licht sichtbar. Hierdurch kann unmittelbar nach der Injektion die Perfusion eines Organs überprüft werden. Auch die zentralen Gallengangsstrukturen können mittels ICG intraoperativ etwas später dargestellt werden. Insbesondere in den Segmenten 6–8 ist die laparoskopische Sonografie durch die unterschiedlichen Schallwinkel komplex, sodass in diesen Segmenten auch die Einschätzung der Tiefenausdehnung erschwert ist. In dieser Situation kann der Einsatz von Indocyaningrün (ICG) hilfreich sein (Wakabayashi et al. 2022).

Wird ICG bereits mehrere Tage vor der Operation injiziert, reichert es sich in Tumorgewebe an und ist bis ca. 2 cm im umgebenden Parenchym sichtbar (Wakabayashi et al. 2022). ICG kann daher zur Kontrolle des Sicherheitsabstands während einer Resektion eingesetzt werden: Sofern im Rahmen der Parenchymdissektion kein ICG sichtbar ist, ist der Sicherheitsabstand demnach über 2 cm breit. Kommt während der Dissektion ICG in der Resektionebene zum Vorschein, befindet man sich in der Umgebungszone des Tumors und muss die Dissektionsebene möglicherweise anpassen.

18.8 Perioperatives Management

Die generelle Empfehlung in der Leberchirurgie ist ein restriktives Volumenmanagement, das in vielen Zentren auf einem niedrigen zentral-venösen Druck (ZVD) basiert. Ein geringer Füllungsdruck in den Lebervenen trägt zu einer blutarmen Leberresektion bei. Da der ZVD während des Pneumoperitoneums nicht verwertbar ist, wird generell empfohlen, für laparoskopische Leberresektionen ein sehr restriktives Volumenmanagement zu nutzen: Es sollte eine Volumensubstitution von 2 ml/kg KG/h erfolgen. Diese Vorgabe stellt für die Anästhesie eine echte Herausforderung dar, da zusätzliche Effekte eines Pringle-Manövers oder eines Blutverlustes in der relativen Hypovolämie kompensiert werden müssen. Insofern ist bedarf die Anästhesie bei der (minimalinvasiven) Leberchirurgie großer Erfahrung. Vor allem ist eine optimale Kommunikation zwischen OP-Team und Anästhesieteam erforderlich, um die Volumenstrategie der jeweiligen OP-Phase anzupassen.

18.9 How I do it

An einigen klinischen Fällen sollen im Folgenden die üblichen OP-Schritte verdeutlicht werden. Generell versuchen wir, eine zusätzliche Ischämie zu vermeiden und setzen ein Pringle-Manöver individuell ein. Die Parenchymdissektion erfolgt jeweils angepasst an die individuelle Situation wie oben beschrieben (Abschn. 18.7). Zu Beginn der Resektion wird die gesamte Leber sonografisch auf Multifokalität überprüft und die lokalen Gefäßbeziehungen nochmals dargestellt.

18.9.1 Atypische Resektion

- (Meist) Rückenlage
- 10 mm Optiktrokar (subumbilikal), weitere Trokare individuell (Retraktion durch Assistenten, mehrere Resektionsebenen, etc.)
- Ggf. Einsatz des Hand-Ports

18.9.2 Linkslaterale Leberresektion

- French Position
- 10 mm Optiktrokar (subumbilikal), 12 mm Trokar im linken und 5 mm Arbeitstrokar im rechten Oberbauch
- Dissektion ca. 2 cm links des Lig. falciforme hepatis bis auf die hiläre Platte
- Darstellung der linken Lebervene mit dem CUSA
- Absetzen der Pedikel zu den Segmenten 2/3 mittels Endo-GIA (blau)
- Absetzen der linken Lebervene mittels Endo-GIA (weiß) in der Dissektionsebene
- Ablösen des Resektats vom Zwerchfell

18.9.3 Dorsolaterale Sektorektomie

- Rückenlage
- 10 mm Optiktrokar (subumbilikal), 12 mm Trokar im rechten Oberbauch, 5 mm Arbeitstrokar im rechten und linken Oberbauch
- Dissektion der rechtsseitigen hilären Strukturen (intrafaszial)
- Absetzen der Arterie (Hem-o-Lok-Clip) und Pfortader (Hem-o-Lok-Clip oder Endo-GIA, weiß) zu den Segmenten 6/7
- Dissektion entlang der Demarkationslinie (**Cave**: Resektionseben ist schräg) entlang der rechten Lebervene (diese verbleibt)

18.9.4 Hemihepatektomie rechts

- Rückenlage
- 10 mm Optiktrokar (supraumbilikal), 12 mm Trokar im rechten Oberbauch, 5 mm Arbeitstrokar im rechten und linken Oberbauch, 12 mm Arbeitstrokar im epigastrischen Winkel
- Mobilisation der rechten Hemileber bis zur V. cava
- Darstellung der rechten Lebervene (Ende der Dissektionsebene) vom Lebervenenstern aus
- Dissektion der rechtsseitigen hilären Strukturen (intrafaszial)
- Absetzen der rechten Arterie (Hem-o-Lok-Clip) und Pfortader (Endo-GIA weiß)
- Dissektion entlang der Demarkationslinie entlang der mittleren Lebervene (diese verbleibt)
- Absetzen der rechten Lebervene mit Endo-GIA (weiß) in Dissektionsrichtung

18.9.5 Hemihepatektomie links

- Rückenlage
- 10 mm Optiktrokar (supraumbilical), 12 mm Trokar im rechten Oberbauch, 5 mm Arbeitstrokar im rechten lateral und linken Oberbauch, 12 mm Arbeitstrokar im epigastrischen Winkel
- Dissektion der rechtsseitigen hilären Strukturen (intrafaszial)
- Absetzen der linken Arterie (Metallclips) und Pfortader (Endo-GIA weiß), ggf. Erhalt der Segment-1-Äste
- Dissektion entlang der Demarkationslinie entlang der mittleren Lebervene (diese verbleibt)
- Absetzen der linken Lebervene mit dem Endo-GIA (weiß)
- Ablösen des Resektats vom Zwerchfell

18.10 Evidenzbasierte Ergebnisse

Mittlerweile liegt ein breites Spektrum an retrospektiven, Datenbank- und Matched-pair Analysen aber auch randomisierten Studien zur laparoskopischen Leberchirurgie vor. Die Ergebnisse dieser Analysen wurden auch bereits in mehreren Metaanalysen untersucht (Heinrich und Lang 2021).

Es gilt als klar belegt, dass die laparoskopische mit gleicher onkologischer Qualität (R0-Status) wie die konventionelle Leberchirurgie durchgeführt werden kann. Für parenchymsparende (Minor-)Resektionen hat sich zudem gezeigt, dass die Komplikationsrate, der Blutverlust und der Krankenhausaufenthalt nach laparoskopischer Leberresektion signifikant geringer sind als nach offener. Dies geht mit einem geringeren Scherzmittelbedarf und höherer Lebensqualität einher (Heinrich und Lang 2021; Fretland et al. 2018). Die technische Machbarkeit von Major-Resektionen wurde in vielen Serien belegt. Die Literatur suggeriert auch für diese Eingriffe die gleichen Vorteile hinsichtlich Blutverlust, Komplikationsrate und Krankenhausverweildauer, die jedoch bislang noch nicht durch randomisierte Studien bestätigt worden sind (Macacari et al. 2019; Kasai et al. 2018).

Aufgrund der hohen Fallzahlen sind die meisten tumorspezifischen Analysen auch hinsichtlich der laparoskopischen Chirurgie an Resektionen kolorektaler Lebermetastasen vorgenommen worden. Die laparoskopische Leberchirurgie ist bei den kolorektalen Metastasen der offenen mindestens gleichwertig (Fretland et al. 2018; Beppu et al. 2015). Allerdings scheinen Patienten mit kolorektalen Lebermetastasen nach einer laparoskopischen Resektion schneller einer weiterführenden Chemotherapie zugeführt werden zu können (Tohme et al. 2015). Zudem hat eine aktuelle Metaaalyse an mehr als 3000 Patienten erstmals einen Vorteil im Langzeitüberleben ergeben für Patienten, die eine laparoskopische Leberresektion erhalten hatten (Syn et al. 2020).

Für die Resektionen primärerer Lebertumore ergeben sich bei geringerer Evidenz vergleichbare Vorteile der laparoskopischen gegenüber der konventionellen Chirurgie insbesondere hinsichtlich Krankenhausverweildauer und Blutverlust (Heinrich und Lang 2021). Die konventionelle Leberchirurgie scheint eine stärkere Beeinträchtigung der Leberfunktion bei Resektionen in Zirrhose zur Folge zu haben, sodass die laparoskopische Chirurgie insbesondere in zirrhotischer Leber attraktiv erscheint (Han et al. 2015).

Als Kritikpunkt gegenüber der laparoskopischen Leberchirurgie werden stets die höheren Kosten durch die Verwendung von Einmalinstrumenten und Verbrauchsmaterialien angeführt, da insbesondere in Deutschland keine Zusatzvergütungen für laparoskopische Eingriffe vorgesehen sind. Im Oslo-COMET trial zeigten sich zwar etwas höhere intraoperative Kosten für die laparoskopische Leberchirurgie, die sich jedoch innerhalb des 3-monatigen Analysezeitraums der konventionellen Chirurgie anglichen (Fretland et al. 2018). In derartigen Kostenanalysen werden jedoch einige Punkte wie geringerer Personalaufwand und kürzere „Return-to-work"-Zeiten oftmals nicht berücksichtigt. Auch die effizientere Nutzung der Normalstationsbetten durch die kürzere Krankenhausverweildauer (ermöglicht insgesamt höhere Fallzahl) geht in diese Analysen meist nicht ein.

18.11 Zusammenfassung

Die laparoskopische Leberchirurgie hat sich in den vergangenen Jahren für Minor- und Major-Resektionen etabliert. Insbesondere für Minor- und Links-laterale Resektionen sollte sie Betroffenen angeboten werden, da einige klinische Vorteile für ein laparoskopisches Vorgehen wissenschaftlich belegt sind. In den vergangenen Jahren hat auch die robotische Technik in der Leberchirurgie Einsatz gefunden und wird derzeit etabliert. Zukünftige Analysen werden zur differenzierten Anwendung dieser beiden Verfahren und weiterer Innovationen beitragen müssen.

Literatur

Abu Hilal M et al (2017) The southampton consensus guidelines for laparoscopic liver surgery: from indication to implementation. Ann Surg 268(1):11–18. https://doi.org/10.1097/SLA.0000000000002524

Beppu T et al (2015) Long-term and perioperative outcomes of laparoscopic versus open liver resection for colorectal liver metastases with propensity score matching: a multi-institutional Japanese study. J Hepatobiliary Pancreat Sci 22(10):711–720

Buell JF et al (2009) The international position on laparoscopic liver surgery: the Louisville Statement, 2008. Ann Surg 250(5):825–830

Cipriani F et al (2015) Laparoscopic parenchymal-sparing resections for nonperipheral liver lesions, the diamond technique: technical aspects, clinical outcomes, and oncologic efficiency. J Am Coll Surg 221(2):265–272

Fretland AA et al (2018) Laparoscopic versus open resection for colorectal liver metastases: the OSLO-COMET randomized controlled trial. Ann Surg 267(2):199–207

Han HS et al (2015) Laparoscopic versus open liver resection for hepatocellular carcinoma: case-matched study with propensity score matching. J Hepatol 63(3):643–650

Heinrich S, Lang H (2021) Evidence of minimally invasive oncological surgery of the liver. Chirurg 92(4):316–325

Heinrich S et al (2018) Technical aspects of laparoscopic liver surgery: transfer from open to laparoscopic liver surgery. Chirurg 89(12):984–992

Heinrich S et al (2021) Advantages and future perspectives of laparoscopic liver surgery. Chirurg 92(6):542–549

Kasai M et al (2018) Laparoscopic versus open major hepatectomy: a systematic review and meta-analysis of individual patient data. Surgery 163(5):985–995

Macacari RL et al (2019) Laparoscopic vs. open left lateral sectionectomy: an update meta-analysis of randomized and non-randomized controlled trials. Int J Surg 61:1–10

Morimoto M et al (2022) Glissonean approach for hepatic inflow control in minimally invasive anatomic liver resection: a systematic review. J Hepatobiliary Pancreat Sci 29(1):51–65

Otsuka Y et al (2015) What is the best technique in parenchymal transection in laparoscopic liver resection? Comprehensive review for the clinical question on the 2nd international consensus conference on laparoscopic liver resection. J Hepatobiliary Pancreat Sci 22(5):363–370

Sugioka A, Kato Y, Tanahashi Y (2017) Systematic extrahepatic Glissonean pedicle isolation for anatomical liver resection based on Laennec's capsule: proposal of a novel comprehensive surgical anatomy of the liver. J Hepatobiliary Pancreat Sci 24(1):17–23

Syn NL et al (2020) Survival advantage of laparoscopic versus open resection for colorectal liver metastases: a meta-analysis of individual patient data from randomized trials and propensity-score matched studies. Ann Surg 272(2):253–265

Tohme S et al (2015) Minimally invasive resection of colorectal cancer liver metastases leads to an earlier initiation of chemotherapy compared to open surgery. J Gastrointest Surg 19(12):2199–2206

Tripke V et al (2020) Prediction of complexity and complications of laparoscopic liver surgery: the comparison of the Halls-score to the IWATE-score in 100 consecutive laparoscopic liver resections. J Hepatobiliary Pancreat Sci 27(7):380–387. https://doi.org/10.1002/jhbp.731

Wakabayashi G (2016) What has changed after the Morioka consensus conference 2014 on laparoscopic liver resection? Hepatobiliary Surg Nutr 5(4):281–289

Wakabayashi G et al (2015) Recommendations for laparoscopic liver resection: a report from the second international consensus conference held in Morioka. Ann Surg 261(4):619–629

Wakabayashi T et al (2022) Indocyanine green fluorescence navigation in liver surgery: a systematic review on dose and timing of administration. Ann Surg 275(6):1025–1034

Yamamoto M, Ariizumi SI (2018) Glissonean pedicle approach in liver surgery. Ann Gastroenterol Surg 2(2):124–128

Minimalinvasive Eingriffe an der Milz

19

Stanislav Litkevych und Martin Hoffmann

Inhaltsverzeichnis

Ergänzende Information Die elektronische Version dieses Kapitels enthält Zusatzmaterial, auf das über folgenden Link zugegriffen werden kann [https://doi.org/10.1007/978-3-662-67852-7_19]. Die Videos lassen sich durch Anklicken des DOI-Links in der Legende einer entsprechenden Abbildung abspielen, oder indem Sie diesen Link mit der SN More Media App scannen.

S. Litkevych (✉)
Klinik für Chirurgie, Universitätsklinikum Schleswig-Holstein, Lübeck, Deutschland
e-mail: stanislav.litkevych@uksh.de

M. Hoffmann
Allgemein-, Viszeral- und Minimalinvasive Chirurgie, Asklepios Paulinen Klinik Wiesbaden, Wiesbaden, Deutschland
e-mail: wiesbaden@asklepios.com

T. Keck, C.-T. Germer (Hrsg.), *Minimalinvasive Viszeralchirurgie*, https://doi.org/10.1007/978-3-662-67852-7_19

- Die laparoskopische Splenektomie stellt den Goldstandard bei der elektiven Behandlung benigner und maligner Krankheitsbilder der Milz dar.
- In frühem Traumaszenario bei blutenden Patienten kann laut aktueller Datenlage die laparoskopische Splenektomie nicht empfohlen werden.
- Bei elektiver Indikation sollte eine präoperative, nach Notfalloperationen eine postoperative Impfung zur OPSI-Prophylaxe erfolgen.
- Eine Splenektomie ist auch bei bekannten relativen Kontraindikationen – portale Hypertension, Milzgröße > 25 cm, Milzvenenthrombose und BMI > 35m^2 – in minimalinvasiver Technik sicher durchführbar.
- Die Ergebnisse der robotischen Splenektomie sind bis auf einen geringeren Blutverlust denen einer laparoskopischen Splenektomie identisch.

19.1 Einführung

Von einer der **ersten dokumentierten offenen Splenektomie (OS)** im Jahre 1549 berichtete Fioravanti. Der neapolitanische Chirurg Adriano Zaccaria entfernte das Organ aufgrund einer malariabedingten Splenomegalie bei einer 24-jährigen Patientin. „Die Milz wog 1340 g; die Genesung dauerte 24 Tage" (Dionigi et al. 2013).

Die **erste laparoskopische Splenektomie (LS)** wurde 1991 durch Delaitre u. Maignien beschrieben (Delaitre und Maignien 1991). Darauffolgende Publikationen bestätigten die für die minimalinvasiven (MI) Verfahren üblichen **Vorteile** auch bei diesen Eingriffen (Gamme et al. 2013):

- geringere Morbidität,
- verkürzten Krankenhausaufenthalt,
- Reduktion der Schmerzsymptomatik und
- bessere kosmetische Ergebnisse.

Mittlerweile beinhaltet das **Spektrum der minimalinvasiven Milzeingriffe (MIS)** auch:

- die handassistierte laparoskopische Splenektomie (HALS),
- die "natural orifice transluminal endoscopic surgery" (NOTES-)Splenektomie,
- die robotische Splenektomie (RS),
- die laparoskopische oder robotische single-port access (SPA-)Splenektomie (Gamme et al. 2013).

Es liegen aktuell 2 **Leitlinien zur LS** vor:

- die **europäische Leitlinie** „Laparoscopic splenectomy: the clinical practice guidelines of the European Association for Endoscopic Surgery (EAES)" (Habermalz et al. 2008) und
- die **US-amerikanische Leitlinie** „Guidelines for the performance of minimally invasive splenectomy" (Kindel et al. 2021).

Es werden folgende **Eingriffe** und **Resektionsausmaß** unterscheiden:

- totale Splenektomie,
- partielle Splenektomie,
- Ausschalten/Resektion eines Aneurysmas der A. lienalis ggf. mit Splenektomie.

19.2 Indikationen

Prinzipiell können die Milzeingriffe bei **allen** folgenden **Krankheitsbildern** indiziert und bei vorhandener Expertise minimalinvasiv durchgeführt werden [modifiziert nach (Weledji 2014)]:

1. **Hämatologische und retikuloendotheliale Erkrankungen**
   - Akute und chronische (Morbus Werlhof) idiopathische thrombozytopenische Purpura (auch ITP, Immunthrombozytopenie)
   - Thrombotisch-thrombozytopenische Purpura
   - Hämolytische: angeborene und erworbene hämolythische Anämie, Thalassämie
   - Hämatologische Malignome: akute, chronische lymphatische und myeloische Leukämie, Hodgkin-Lymphom
   - Myeloproliferative Neoplasien: Polycythaemia vera, Myelofibrose
2. **Infektiöse und entzündliche Erkrankungen**
   - Parasitäre: Echinokokkose, Malaria
   - Abszesse: z. B. Tuberkulose, septische Embolie
   - Entzündliche: Felty-Syndrom
3. **Neoplasien**
   - Metastasen: z. B. Ovarialkarzinom
   - Tumorinfiltration: z. B. Magenkarzinom
   - Pankreasschwanztumoren (Warshaw-Operation)
   - Zysten: kongenitale und posttraumatische
   - Angiome
   - Primäre Milzmalignome (selten)
4. **Kryptogene Ursachen**
   - Tropische (z. B. mit Spontanruptur) und nicht tropische Splenomegalie
5. **Kongestive Ursachen**
   - Extra- und intrahepatische portale Hypertension
6. **Metabolische Speichererkrankungen**
   - Amyloidose
   - Morbus Gaucher
7. **Trauma**
8. **Aneurysma der Milzarterie**

Optimalerweise sollte die Indikation in elektiven Fällen **interdisziplinär** zusammen mit den behandelnden Internisten bzw. bei onkologischen Indikationen im Tumorboard gestellt werden (Moris et al. 2017).

Die **häufigste Indikation** zur Splenektomie bleibt die traumatische Verletzung gefolgt von der ITP (Misiakos et al. 2017). Bei **Traumata** stellt die MIS aktuell eher eine Ausnahme dar (Coccolini et al. 2017).

Bei **elektiven Eingriffen** aufgrund anderer oben aufgeführter Diagnosen ist die minimalinvasive Technik ein **Goldstandard** (Moris et al. 2017; Misiakos et al. 2017; Rodríguez-Luna et al. 2021). Der **größte Nutzen** nach einer Splenektomie ist bezüglich des Krankheitsverlaufs bei folgenden chronischen Krankheiten zu erwarten: ITP, hämolytische Anämie, nichttropische Splenomegalie (Weledji 2014; Moris et al. 2017).

Die **milzerhaltende (partielle) Resektion** kommt bei gutartigen Entitäten bzw. Zysten, Angiomen, Verletzungen infrage.

Das **Ausschalten eines Milzarterienaneurysmas** im elektiven Setting bei frustraner endovaskulärer Behandlung ist die **Methode der Wahl** (Mariúba 2019).

19.3 Kontraindikationen für minimalinvasive Milzeingriffe

Absolute Kontraindikationen (Moris et al. 2017)

- Unkorrigierte Koagulopathie
- Schwere, das Operationsriskio steigernde Nebenerkrankungen
- Nicht auf die Milz beschränkte maligne hämatologische Erkrankungen

Relative Kontraindikationen

- Thrombozytopenie ($< 10 \times 10^9$l)
- Milzdiameter > 25 cm und Volumen über 1000 ml
- Portale Hypertension
- BMI > 35 kg/m^2 [keine Kontraindikation laut europäischen Leitlinien (Habermalz et al. 2008), Low-quality-Evidenz]
- Thrombose der Pfortader und der Milzvene.

19.4 Präoperativer Workup

19.4.1 Spezielle präoperative Diagnostik

- Sonografie (ggf. Duplex)
- CT/CT-Angio
- ggf. MRT
- ggf. DSA mit endovaskulärer Therapie

Wichtige **Informationen** aus der bildgebenden **Diagnostik** sind:

- **Größe:** Die Größenvariationen sind alters- und geschlechtsabhängig, weswegen es keine exakte einheitliche Definition der Splenomegalie gibt. Sjoberg et al. schlagen die Größe von > 13 cm in kraniokaudaler Ausdehnung als hochgradig suspekt für das Vorliegen einer Splenomegalie vor (Sjoberg et al. 2018).

  Aus chirurgischer Sicht wird der maximale Durchmesser von **> 15 cm** als eine Splenomegalie und **> 20 cm** als eine **massive Splenomegalie** bewertet (Habermalz et al. 2008).

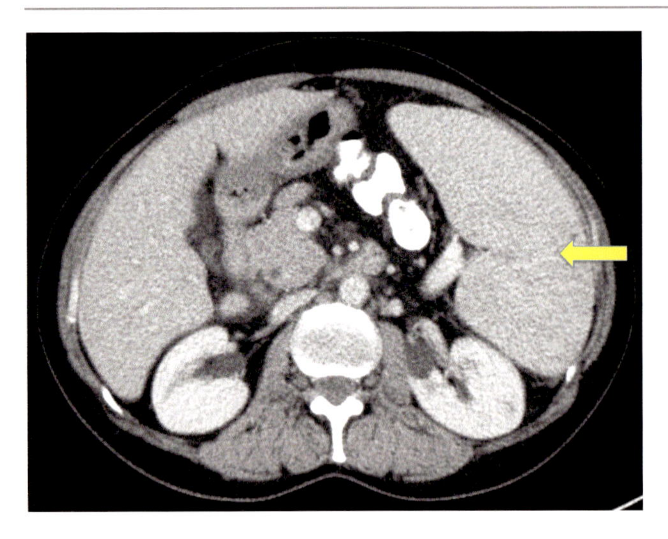

Abb. 19.1 Sehr große Milz (*gelber Pfeil*) mit Berührung des linken Leberlappens bei Marginalzonenlymphom

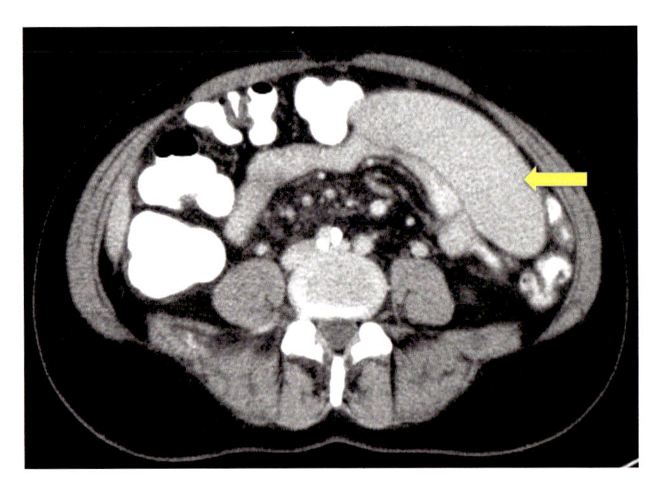

Abb. 19.2 Weit in den linken Unterbauch herabreichende Milz (*gelber Pfeil*)

- **Volumen:** Milzdiameter > 25 cm und Volumen > 1000 ml gelten als eine relative Kontraindikation für eine MIS (Moris et al. 2017) (Abb. 19.1 und 19.2).
- **Gefäßanatomie:** Die Deckung der A. lienalis durch das **Pankreasparenchym (intrapankreatischer Verlauf)**, der Teilungstyp der **Terminaläste**, ausgeprägte **Umgehungskreisläufe** können die Präparation der versorgenden Gefäße erschweren und für einen höheren Blutverlust und längere Operationszeit sorgen (Nishino et al. 2021).
- **Nebenmilz:** Menge und Lokalisation (insbesondere bei Autoimmunerkrankungen sollten diese zur Rezidivprävention entfernt werden) (Habermalz et al. 2008).
- Bei **Aneurysmata** der A. lienalis ist die Information über die Größe, Lokalisation, Anzahl, Zu- und Abflusswege für die Operationsplanung entscheidend (interventionelles endovaskuläres Vorgehen vs. Splenektomie).

19.4.2 Präoperative Embolisation der A. lienalis

- Laut der Datenlage (Wu et al. 2012a; Van Der Veken et al. 2016) verringert diese Intervention die Operationszeit, den intraoperativen Blutverlust, den Krankenhausaufenthalt und erlaubt eine sichere Durchführung der LS insbesondere bei massiver Splenomegalie.
- Die US-amerikanischen Leitlinien (Kindel et al. 2021) raten diesbezüglich bei elektiven Eingriffen zu einer gemeinsamen Entscheidungsfindung mit dem Patienten. Bei Leberzirrhose wird es zu einer Embolisation geraten (beide Empfehlungen beruhen auf einem sehr niedrigen Evidenzniveau).
- Die europäischen Leitlinien (Habermalz et al. 2008) raten von diesem Verfahren wegen Schmerzen und ischämischer Komplikationen ab (Low-quality-Evidenz).

19.4.3 Impfung zur OPSI-Prophylaxe

Nach der Aussage von Kocher 1911, dass die komplette Splenektomie keine negativen Folgen haben sollte, berichteten King und Shumacker 1952 von 5 % Letalität durch eine fulminante bakterielle Sepsis bei 100 splenektomierten Kindern (Moris et al. 2017).

Ursächlich für die Komplikation ist das **OPSI** („overwhelming post splenectomy infection“) bei anatomischer oder funktionaler Asplenie und opportunistischen Infektionen durch bekapselte Bakterien. Die Häufigkeit von OPSI beträgt 0,1–0,5 % mit einer Mortalität von bis zu 50–70 % innerhalb von den ersten 24 h (Moris et al. 2017).

Obwohl das höchste OPSI-Risiko innerhalb von 3 Jahren postoperativ besteht, wurde das Auftreten auch nach 20 Jahren beschrieben (Tahir et al. 2020).

Deswegen sollen laut **Robert-Koch-Institut** (https://www.rki.de/SharedDocs/FAQ/Impfen/AllgFr_Grunderkrankungen/FAQ01.html) folgende Maßnahmen bei Asplenie getroffen werden:

- Vor einer geplanten Splenektomie sollten die **Impfungen** gegen **Pneumokokken, Haemophilus influenzae Typ b und Meningokokken** möglichst **bis** spätestens **2 Wochen** vor dem Eingriff erfolgen.
- Falls dies nicht möglich ist, kann **bis zu 3 Tage** vor der Operation geimpft werden.
- Falls die Impfung erst **postoperativ** möglich ist, können die Impfungen erfolgten, sobald der Patient im stabilen Allgemeinzustand ist.
- Diese Impfungen sollen in regelmäßigen Abständen **lebenslang** wiederholt werden.
- Zusätzlich wird die **jährliche Grippeimpfung** bei Risiko einer sekundären bakteriellen Infektion empfohlen.

- Seitens der *Deutschen Sepsis-Gesellschaft* wird es empfohlen die betroffenen Personen mit einem **Aspleniepass** auszustatten.

19.5 Aufklärung

Operationsspezifische Aspekte:

- Durchführbarkeit und Sicherheit der MIS-Technik
- Mortalität [bis zu 3,9 % (Moris et al. 2017)]
- Konversionsnotwendigkeit [bis zu 4 % bei LS (Moris et al. 2017)]
- Option des primären offenen Vorgehens
- Vorgehen nach Befund
- Ausmaß der Resektion
- Massive Blutung
- OPSI, lebenslanges erhöhtes Infektionsrisiko, Notwendigkeit der Impfungen
- Nebenverletzungen: z. B. Pankreas mit Fistel [bis zu 15 % (Misiakos et al. 2017)]
- Pankreatitis
- Darmischämie (selten)
- Thrombozytose, Notwendigkeit der Aspirineinnahme bei dem Wert > 1.000.000/µl
- Venöse Thrombosen: splenoportale Achse [bis zu 22 % (Moris et al. 2017)], Lungenarterienembolie, tiefe Beinvenenthrombose
- Abszess/Verhalt ehemalige Milzloge: CT-gesteuerte Drainageanlage, Reoperation
- Pneumonie

Allgemeine Aspekte bzw. Komplikationen typische für alle abdominellen Eingriffe sind regelhaft in den kommerziell verfügbaren Aufklärungsbögen aufgeführt.

19.6 Lagerung

Patientenposition

- Y-Position: halbsitzend mit gespreizten Beinen und erhöhtem Oberkörper (modifizierte Beach-Chair-Lagerung oder französische Lagerung)
- Beide Arme sind zur Vermeidung von Plexusläsionen anzulagern

Spezielle Lagerungshilfsmittel

- Haltevorrichtungen sind für die extreme Rechts-/Fußtieflagerung von besonderer Bedeutung
- Weiche Kopfstütze
- Seitlicher Haltebügel für die Kopfstütze
- Extremitätenschutz durch Wickelung mit Watte
- Seitenstützen mit Gelkissen für die Arme
- Neutralelektrode am Oberschenkel
- Abwinkelung der Beine
- Fußstützen mit Gelkissen
- Fixierung der Beine mit elastischen Binden
- Haltegurte beide Oberschenkeln
- ggf. kurze Vakuummatratze
- Hydraulisches Unterschenkelkompressionssystem bei langen OP-Zeiten und Risikopatienten
- Probelagerung

Positionierung im Raum (LS):

- Monitor: über der linken Schulter des Patienten
- Operateur: auf der rechten Seite
- Erster (kameraführender) Assistent: zwischen den Beinen des Patienten
- Zweiter Assistent: auf der linken Seite des Patienten
- Instrumentierendes Personal: am Bein des Patienten auf der Seite des Operateurs (Abb. 24.1)

Lagerung und Positionierung im Raum für die robotische Splenektomie (RS): Hier verweisen wir auf das Kap. 30, das der robotischen Pankreaslinksresektion gewidmet ist.

19.7 Technische Voraussetzungen

Ein **Operationstisch** soll für die geplante Lagerung geeignet sein.

Ein **thermisches Dissektions-/Versiegelungsgerät**:

- Bipolare Koagulation [z. B. **Ligasure** (z. B. Ligasure Dolphin Tip, Fa. Covidien, Boulder, CO, USA), **Vessel Sealer Extend, SynchroSeal** (Intuitive Surgical, Sunnyvale, CA, USA)]
- Ultraschalldissektion [z. B. **Ultracision** (Fa. Johnson & Johnson Medical, Ethicon Endo-Surgery Inc., Cincinnati, USA)]
- Bipolare Koagulation kombiniert mit Ultraschalldissektion [z. B. **Thunderbeat** (Fa. Olympus, Tokio, Japan)].

Ein **abwinkelbarer Endostapler** mit speziellem **Gefäßmagazin** [z. B. Endo GIA mit curved tip (Fa. Medtronic, Minneapolis, MN, USA), Ethicon Flex Endopath (Fa. Johnson & Johnson Medical, Ethicon Endo-Surgery, Inc., Cincinnati, USA)].

Übliches laparoskopisches (robotisches) Instrumentarium, darunter bipolare Schere und Overholt, Clips, ggf. ergänzt durch

- einen Laparoskopischen Leberretraktor,
- einen Right-Angle Dissektor,
- laparoskopische Bulldog-Klemmen,
- Wundretraktor für die Bergungslaparotomie [z. B. Alexis (Fa. Applied Medical, Rancho Santa Margarita, CA 92688)].

Übliches Laparotomieinstrumentarium für den Fall einer ungeplanten raschen Konversion.

19.8 Operationsablauf – How we do it

Dieser Abschnitt und der dazugehörige Videofilm (Video 19.1) zeigen Schritt für Schritt den Ablauf einer **LS** bei einer Patientin aufgrund einer **Splenomegalie** mit dem Longitudinaldurchmesser **> 15 cm** (Abb. 19.3)

▶ **Praxistipp** Die präoperative Embolisation der Milzarterie kann die Operationszeit und den Blutverlust insbesondere bei wesentlicher Splenomegalie signifikant verringern.

19.8.1 Trokarplatzierung

- Die Operation erfolgt in einer 4-Trokartechnik.
- 10er Optiktrokar subumbilikal, ggf. kaudaler und rechtslateraler abhängig von anatomischen Bedingungen und Milzgröße durch eine Minilaparotomie,
- die restlichen 3 Trokare werden nach der diagnostischen Rundumschau bogenförmig eingebracht (Abb. 19.4).
- Davon sind 2 Trokare 10er und einer ein 12er Trokar, letzterer für den Endostaplereinsatz.
- Fußtief- und Rechtsseitenlagerung fürs Gravity Displacement der Organe im Operationsgebiet.

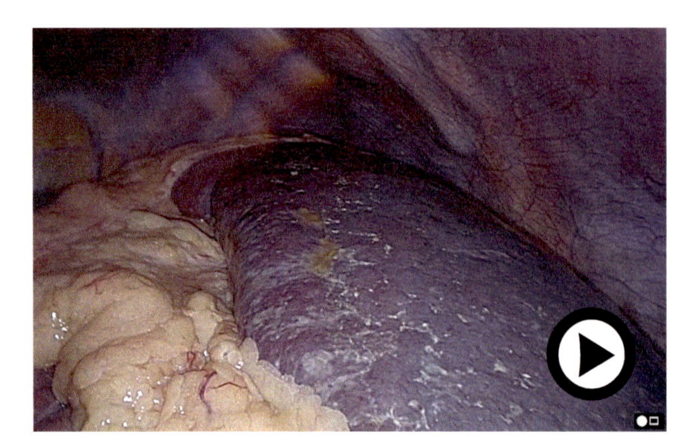

Abb. 19.3 Video 19.1: Laparoskopische Splenektomie bei Lymphom. Der Videofilm zeigt Schritt für Schritt den Ablauf der Operation bei einer Patientin mit einer sehr großen Milz (© Video: Martin Hoffmann) (▶ https://doi.org/10.1007/000-bjh)

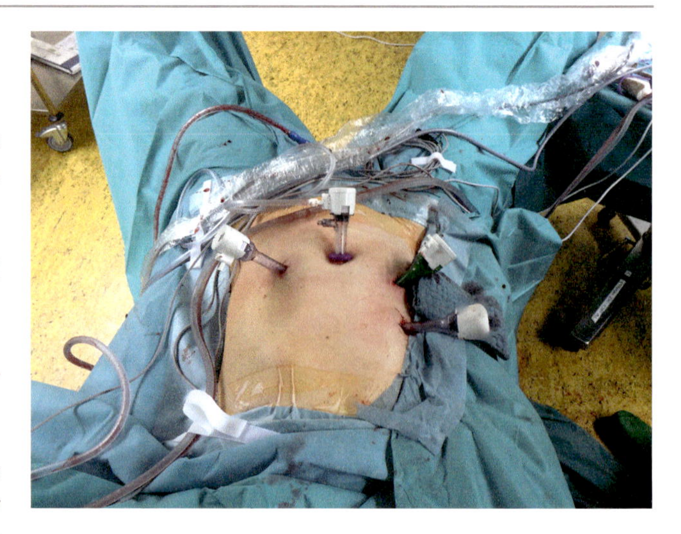

Abb. 19.4 Trokarpositionierung

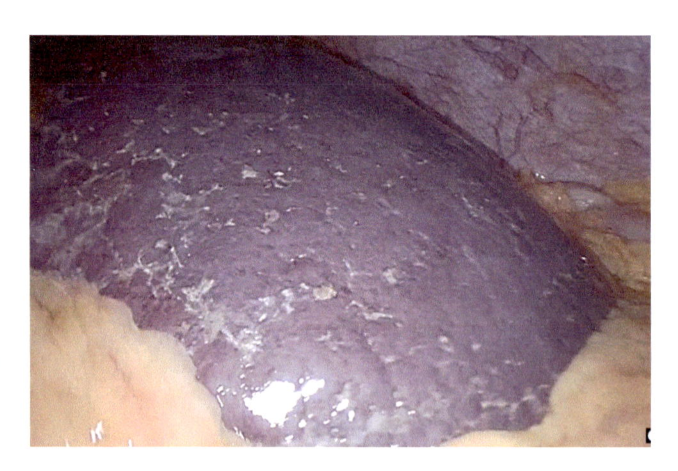

Abb. 19.5 Exposition der Milz

19.8.2 Eingehen in die Bursa omentalis von links lateral

- Mobilisierung der linken Kolonflexur von links lateral nach rechts kaudal entlang der Told-Linie durch das mesofasziale Interface mit einem strombetriebenen Dissektions- und Versiegelungsinstrument
- Durchtrennen des Lig. splenocolicum und des Lig. splenorenale
- Nach diesen Schritten kommt der Pankreasschwanz zur Sicht
- Eingehen von links lateral in die Bursa omentalis (Abb. 19.5 und 19.6)

▶ **Praxistipp** Eine Durchtrennung der lateralen Verwachsungen der Milz zur Bauchwand soll zu diesem Zeitpunkt unterlassen werden, da sonst aufgrund der Schwerkraft die Milz den Hilus und die dort verlaufenden Gefäße abdeckt und die weitere Exposition deutlich erschwert.

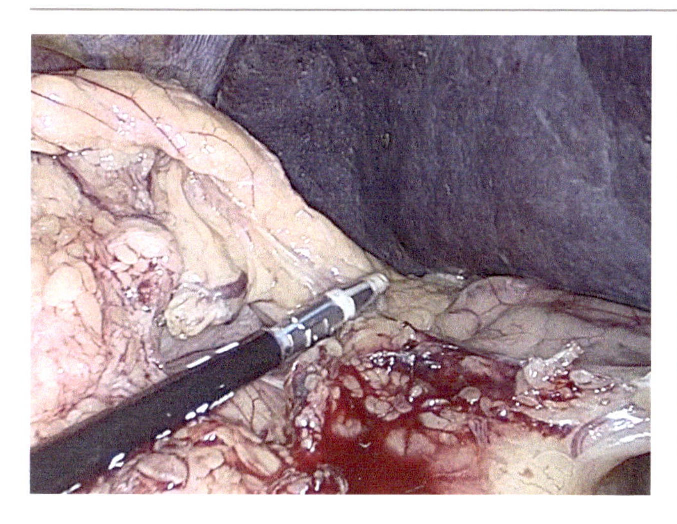

Abb. 19.6 Eingehen in die Bursa omentalis

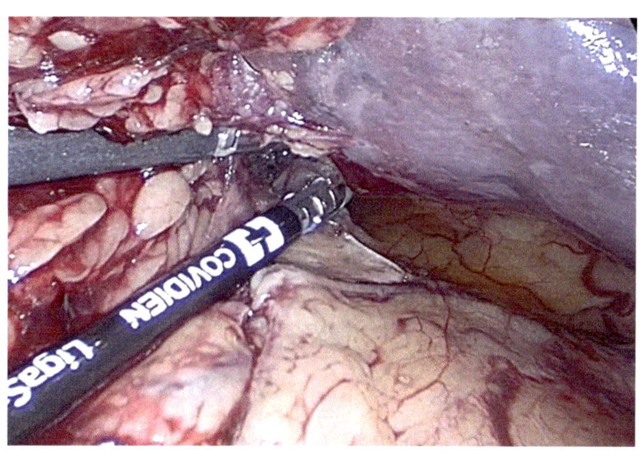

Abb. 19.7 Kaudolaterale Präparation der Milz

19.8.3 Eingehen in die Bursa omentalis von medial

- Der Einstieg erfolgt dafür in der Mitte des Lig. gastrocolicum,
- Durchtrennen des Lig. gastrocolicum unter Schonung der großkurvaturseitigen gastroepiploischen Arkade.
- Die Präparation sollte dabei möglichst nahe an der Arkade erfolgen, damit das Omentum das Querkolon durch die Schwerkraft nach kaudal zieht.
- Durchtrennung der Vasa gastricae breves mit dem Dissektionsinstrument,
- Exposition des Milzhilus.

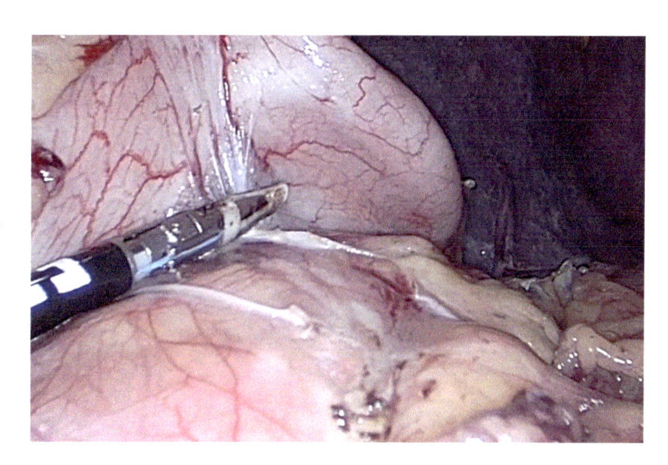

Abb. 19.8 Abpräparation des Magens

Praxistipp

- An dieser Stelle erhöht eine hilusnahe Präparation in der Tiefe bei unzureichender Exposition, insbesondere von ventral, das Risiko einer Blutung und einer Pankreasschwanzverletzung.
- Hier kann die unkritische Applikation vom Clipmaterial dazu führen, dass die Staplerplatzierung im Hilus nicht mehr möglich ist.
- Deswegen ist die initiale Mobilisierung der Milz aus den Verwachsungen mit der großen Magenkurvatur und dem Zwerchfell in kaudokranialer Richtung sinnvoll (Abb. 19.7 und 19.8).

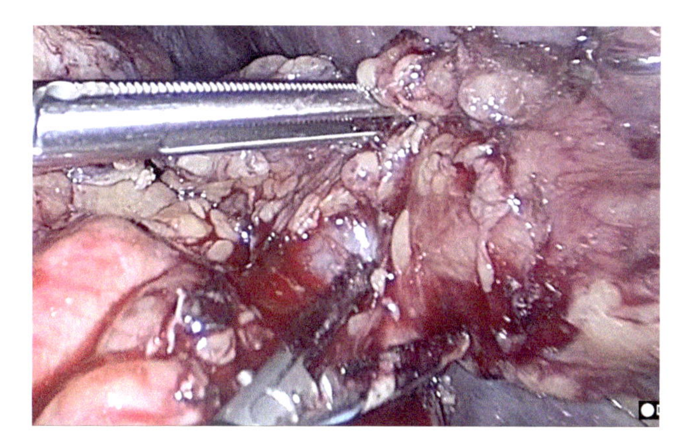

Abb. 19.9 Identifikation der V. lienalis

19.8.4 Darstellung der A. und V. lienalis sowie des Pankreasschwanzes

- Die Freilegung dieser Strukturen erfolgt in einer diffizilen Präparationstechnik.
- Der ventrale Zugang zu den dorsal vom Pankreas verlaufenden Gefäßen ist mit einer hohen Wahrscheinlichkeit einer Pankreasschwanzverletzung vergesellschaftet.
- Zur Visualisierung dieser Gefäße, wird deswegen die Milz mit dem Pankreasschwanz erst nach medial umgeklappt.
- Hierdurch ist die Visualisierung der vaskulären Strukturen ungestört, was anschließend eine selektive Versorgung erlaubt (Abb. 19.9 und 19.10).

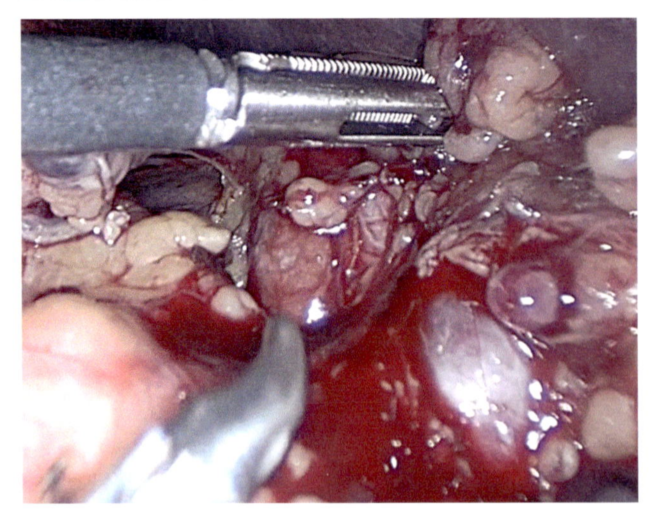

Abb. 19.10 Identifikation A. lienalis

▶ **Praxistipp**

- In etwa 50 % der Fälle erfolgt die Aufzweigung der Milzgefäße bereits 3–4 cm vor dem eigentlichen Milzhilus.
- Gleichzeitig liegt der Pankreasschwanz häufig mit nur sehr geringem Abstand davon.
- Deswegen kann eine hilusnahe Durchtrennung der Äste der bereits verzweigten A. lienalis einem zentralen Absetzen vorgezogen werden (Abb. 19.11).

19.8.5 Absetzen der Hilusgefäße und Bergung der Milz

- **Absetzung** dieser Strukturen mittels **Gefäßstapler oder Clips,** sobald die A. und V. lienalis zirkulär freipräpariert sind und die Anatomie klar ist (Abb. 19.12, 19.13 und 19.14).

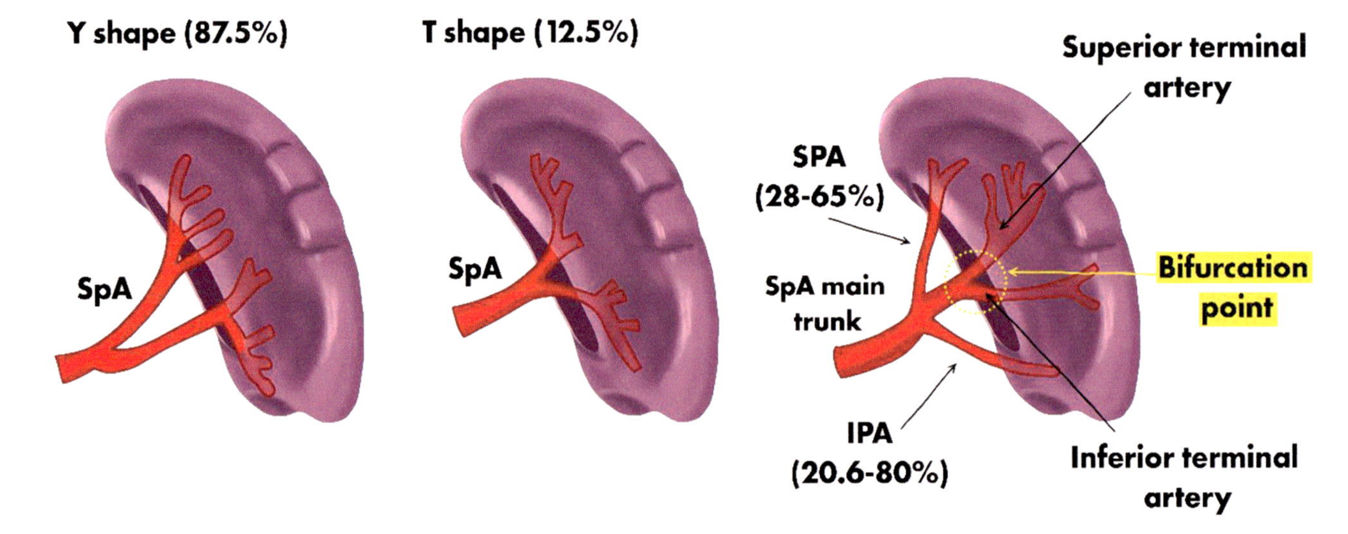

Abb. 19.11 Zweigungstypen der terminalen Äste der A. lienalis (SpA). *SPA* obere Polarterie, *IPA* untere Polarterie. [Quelle: Eigene Abbildung modifiziert nach (Nishino et al. 2021) durch Mykhailo Sydorenko, Kyïv, Ukraine]

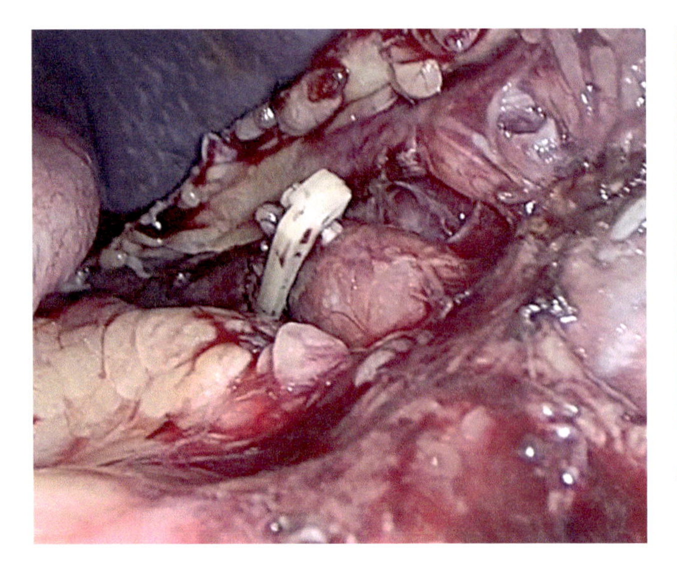

Abb. 19.12 Versorgung arterieller Äste

Abb. 19.13 Versorgung Milzvene mit Stapler

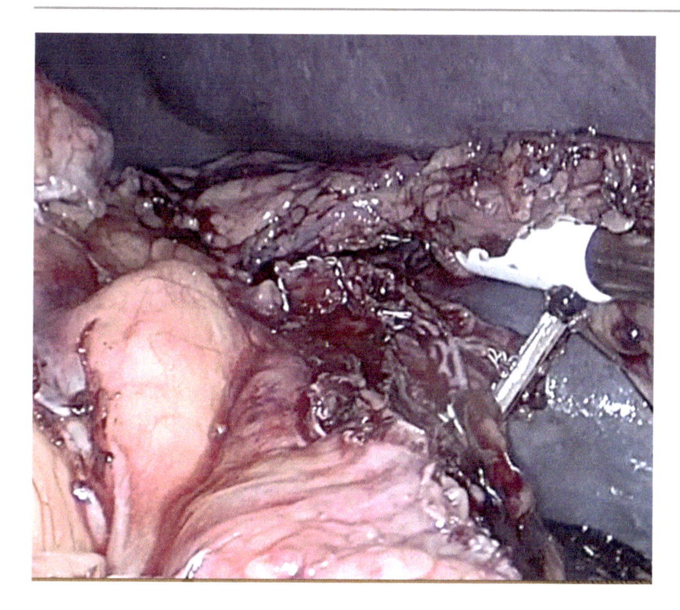

Abb. 19.14 Arterie und Vene mit Stapler versorgt

- Die Notwendigkeit einer **strikt isolierten Durchtrennung** der Hilusgefäße ist aus der Literatur **nicht nachvollziehbar.** Eine arteriovenöse Fistel mit konsekutiver portaler Hypertension wird in ca. 15 % der Fälle nach einer Splenektomie beschrieben (Woźniak et al. 2011). Allerdings ist der Mechanismus der Entstehung dieser Komplikation unklar. Möglicherweise sind die präoperativen Voraussetzungen dafür ursächlich, denn die häufigsten Ursachen für eine arteriovenöse Fistel zwischen diesen Gefäßen sind Aneurysmata und Traumata.
- Außerdem kann die erzwungene Trennung der Hilusgefäße, z. B. beim Vorliegen einer Perisplenitis, das Blutungsrisiko erhöhen.
- Im Falle einer **Blutung** sollte die Quelle eindeutig identifiziert und erst dann unter **präziser** Verwendung der Koagulation oder der Clips versorgt werden.
- Meistens handelt es sich um Blutungen aus venösen Anastomosen zwischen den einzelnen Hilusästen.
- Hilfreich ist die temporäre **Erhöhung des intraabdominellen Druckes** auf 16–20 mmHg.
- Das Saugen führt in solchen Situationen zum Verlust des intraabdominellen Drucks und darauffolgender Blutungsaggravation.
- Unter **Spülung** lässt sich die Blutungsquelle im Gegenteil besser lokalisieren.
- Die lokale zeitweilige **Kompression** mit einer in Situs eingebrachten Kompresse hat sich, insbesondere bei stärkerer Blutung, bewährt.
- Zur Not muss temporär eine **laparoskopisch applizierbare Bulldog-Klemme** auf die A. lienalis platziert werden.

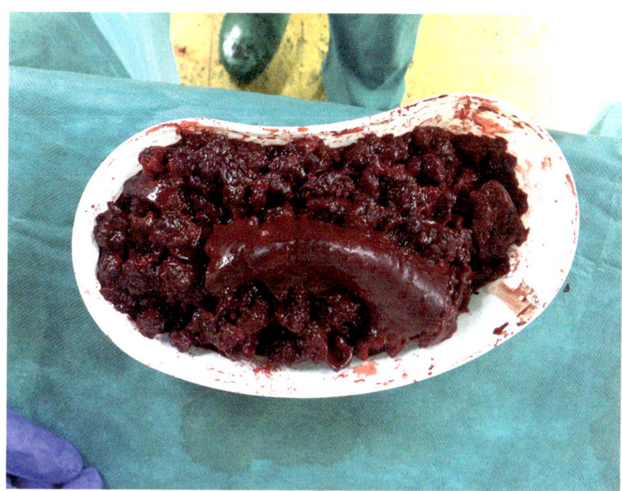

Abb. 19.15 Morcellierte Milz

- Bei minimalinvasiv nicht beherrschbarer Blutung sollte die **Konversion** zum offenen Vorgehen zügig und zweifellos erfolgen.
- Nach erfolgreicher vaskulärer Exklusion und Befreiung von restlichen Adhäsionen wird die Milz in einem Bergebeutel geborgen.
- Ein **Pfannenstielschnitt** ist dafür aus Hinsicht auf Kosmetik und aufgrund der geringeren Narbenhernieninzidenz optimal geeignet (DeSouza et al. 2011).
- Um diesen Schnitt noch kleiner zu halten, könnte die Milz bei **gutartigen** Befunden vor der Entfernung im Bergebeutel digital oder mit einer Gallenblasenfasszange **morcelliert** und partiell abgesaugt werden (Abb. 19.15).

> **Cave** Bei **Morcellierung** kann infolge des Bergebeutelrisses zur Verteilung der Milzreste in der Bauchhöhle mit nachfolgender Splenosis mit u. a. Gefahr eines Rezidivs, insbesondere bei Autoimmunerkrankungen, kommen. Deswegen werden für diese Prozedur ausschließlich stumpfe Instrumente und ein fester **Nylonbergebeutel** empfohlen (Habermalz et al. 2008).

19.8.6 Abschluss der Operation

- **Verschluss der Faszie** des Bergungsschnitts schichtweise fortlaufend mit resorbierbarer Naht (z. B. Vicryl 0; Ethicon Inc., Cincinnati, USA).
- **Erneute Laparoskopie** mit Lavage des Operationsgebiets und Kontrolle auf Bluttrockenheit (Abb. 19.16).
- Einbringen einer **Drainage** zur ehemaligen Milzloge durch den linkslateralen Trokarzugang (z. B. Blake Silicone Drains-Hubless 19 oder 24 French Round; Ethicon Inc., Cincinnati, USA).

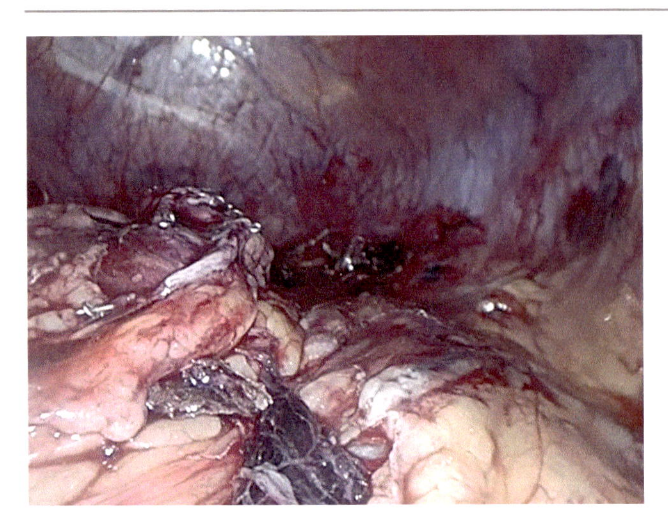

Abb. 19.16 Situs vor OP-Ende

- Entfernen der Trokare unter Sicht, Verschluss der Faszie im Bereich der Zugänge ≥ 10 mm, Intrakutane Naht mit resorbierbarem Faden.

19.9 Postoperativer Verlauf, spezielle Komplikationen und Nachsorge

Normalstation, leichte Kost und Mobilisierung – gleich postoperativ.

Entlassung ist ab dem 3.–5. postoperativen Tag prinzipiell möglich. Die mittlere DRG-Verweildauer variiert von 6,6 bis zu 11,8 Tagen bei LS abhängig vom Krankheitsbild (DRG 2021).

Die prophylaxe **pulmonaler Komplikationen** (Pneumonie, Pleuraerguss, Lungenatelektasen) erfordert Krankengymnastik und Atemtraining, insbesondere bei älteren, multimorbiden Patienten.

Pankreasfistel soll durch die Entfernen der Drainage erst ab dem 3. postoperativen Tag bei seröser Sekretion < 200 ml und dem Amylasewert aus dem Draianagesekret nicht höher als das 3-fache von der Serumamylase (*ISGPS Pankreasfistel Definition*) vorgebeugt werden.

Verhalt/Abszess erfordern die Anlage einer CT-/sonografiegesteuerten Drainage als Erstlinientherapie.

Eine auftretende **Pankreatitis** wird leitliniengerecht therapiert.

Zur Prävention des **OPSI** sind indiziert:

- 3-fach-Impfung nach der Patientenerholung, wenn präoperativ nicht erfolgt,
- lebenslange Impfung nach dem Plan sowie Aspleniepass,
- jährliche Grippe-Impfung.

Thrombo- und Leukozytose (Höchstwerte 7–14 Tage postoperativ) wird therapiert durch:

- Aspirin 100 mg einmal täglich bei Thrombozytose > 1.000.000/µl (übliches Procedere in unserer Klinik).
- Empfehlungen zum Beginn der ASS-Therapie nach einer Splenektomie, abhängig von der Thrombozytenzahl sind laut aktueller Datenlage unterschiedlich und von mehreren begleitenden Risikofaktoren abhängig.
- Manche Autoren empfehlen die Aspirineinnahme bereits bei > 600.000/µl (Fu et al. 2021).

Arterielle und venöse Thrombosen (V. lienalis, mesenterikoportale Achse (PSVT) mit evtl. konsekutiver Darmischämie, portaler Hypertension; tiefe Beinvenenthrombose; Lungenarterienembolie):

- Die tatsächliche **Häufigkeit** ist unklar [ca. 5–8 % (Misiakos et al. 2017; Szasz et al. 2020; Swinson et al. 2021)], weil die PSVT meistens asymptomatisch verläuft (Moris et al. 2017)
- Die Hauptbeschwerden sind Bauchschmerzen und Fieber (Swinson et al. 2021).
- Es scheint kein signifikanter Unterschied in der Thromboseninzidenz abhängig vom Zugangsweg, bzw. offen vs. laparoskopisch zu bestehen (Szasz et al. 2020).
- **Thromboseprophylaxe** (z. B. für 4 Wochen) bei allen Patienten (Swinson et al. 2021) indiziert.
- **Antikoagulation** (z. B. für 4 Wochen, keine einheitliche Empfehlung) bei Hochrisikopatienten durchführen, denn myeloproliferative Erkrankungen, hämolytische Anämien, Hypersplenismus, hämatologische Malignome, Größe der Milz, Thrombozytose korrelierten mit der Inzidenz der SPVT (Habermalz et al. 2008; Misiakos et al. 2017; Swinson et al. 2021).
- **Ultraschall** zum Ausschluss der PSVT 7–14 Tage postoperativ durchführen (Moris et al. 2017; Misiakos et al. 2017; Fu et al. 2021; Swinson et al. 2021).

Splenosis bezeichnet die heterotope Implantat des Milzgewebes während einer Splenektomie oder Autotransplantat nach einer Milzruptur in bis zu 67 % der Fälle.

- Durch die unmittelbare Disseminierung kann die Splenosis beinahe in jedem abdominellen Organ sowie im Thorax entstehen. In seltenen Fällen wurde auch die hämatogene Streuung in die Leber und ins Gehirn beschrieben.
- Diese hauptsächlich asymptomatische Entität kann zu folgenden Komplikationen führen: intra- und extraluminale abdominelle Blutung, Schmerzen, mechanische Obstruktion, Rezidiv z. B. einer Autoimmunerkrankung.
- Splenosis kann einen bösartigen Tumor simulieren. Zur Differenzialdiagnose sind hier die Szintigrafie (99mTc-DRBC), ggf. die SPIO-MRT, Endosonographie mit Feinnadelbiopsie und laparoskopische Exploration auch mit therapeutischem Ansatz hilfreich (Zheng et al. 2021).

19.10 Evidenzbasierte Evaluation

19.10.1 Laparoskopisch vs. offen

Es liegen **keine RCT-Studien** zu diesem Thema vor.

In den prospektiven Studien (Wu et al. 2012b), Metaanalysen (Cheng et al. 2016; Rodríguez-Luna et al. 2021) und retrospektiven Arbeiten (Al-raimi and Zheng 2016; Tsamalaidze et al. 2017; Casaccia et al. 2019) lassen sich folgende gemeinsamen Tendenzen beim laparoskopischen Zugangsweg verzeichnen:

- geringerer intraoperativer Blutverlust,
- kürzerer Krankenhausaufenthalt (LOS),
- längere oder vergleichbare (Cheng et al. 2016) Operationszeit,
- vergleichbare oder sogar geringere (Al-raimi und Zheng 2016; Cheng et al. 2016) Morbidität,
- vergleichbare Mortalität (Cheng et al. 2016; Rodríguez-Luna et al. 2021).

Die europäischen Leitlinien (Habermalz et al. 2008) empfehlen den laparoskopischen Zugang für benigne und maligne Krankheitsbilder wegen einer reduzierten Komplikationsrate und schnellerer Patientenerholung (Medium-quality-Evidenz).

19.10.2 Laparoskopie vs. HALS

- Die europäischen Leitlinien (Habermalz et al. 2008) empfehlen die HALS bei einer massiven Splenomegalie (> 20 cm) als primärer Zugang, weil es den Blutverlust und die Operationszeit reduzieren sollte (Medium-quality-Evidenz).
- Laut prospektiver randomisierter zweizentrischer Studie (Sun et al. 2019) und Metaanalysen (Huang et al. 2019; Rodríguez-Luna et al. 2021) zeigte sich HALS sicher durchführbar mit entweder vergleichbaren oder geringeren Blutverlust, Operationsdauer, Konversionsrate, LOS, Morbidität, und Mortalität.
- Das Überlegen der HALS ließ sich in diesen Arbeiten bei der Splenomegalie verdeutlichen. Da die Definition und Klassifikation der Splenomegalie hier deutlich variieren, sind diese Ergebnisse nur bedingt vergleichbar.
- Misiakos et al. 2017 empfehlen den Zugang bei HALS mit der nichtdominanten Hand bei ca. 2–4 cm tiefer des Unterpols, 1 cm kleiner als die Handschuhgröße des Chirurgen.

19.10.3 Laparoskopie vs. SILS

In einem systematischen Review (Wu et al. 2018) wird der SILS-Zugang mit der konventionellen LS verglichen. Diese Analyse von 10 retrospektiven Studien ergab keinen signifikanten Unterschied hinsichtlich der Komplikationsrate, Operationszeit, LOS, Blutverlust, Kostaufbau, postoperativen Schmerzen und Konversionsrate. Allerdings sind die betrachteten Studien nicht frei vom Selektionsbias.

19.10.4 Robotik vs. Laparoskopie

Eine Metaanalyse von (Bhattacharya et al. 2022) mit 8 Vergleichsstudien und 560 Patienten zeigte einen signifikant niedrigeren Blutverlust bei der RS ($P = 0{,}04$). Dabei konnte kein signifikanter Unterschied bezüglich der der intra- und postoperativen Morbidität, Konversionsrate, Reoperationsrate, Wundinfektionen, Hämatombildung, Operationszeit und LOS nachgewiesen werden.

19.10.5 MIS bei Splenomegalie

- Tsamalaidze et al. (Tsamalaidze et al. 2017) werteten 229 Fälle von LS, HALS und OS bei Splenomegalie (> 20 cm) retrospektiv aus. Die Konversionsrate betrug 11,1 % in der LS-Gruppe und 8,3 % in der HALS-Gruppe.
- Shin et al. (Shin et al. 2019) analysierten retrospektiv 491 LS vs. OS bei moderater (500–1000 g) und massiver (> 1000 g) Splenomegalie. Die Konversionsrate für LS war höher in der letzteren Gruppe, aber nicht statistisch signifikant (35 % vs. 14 %, $p = 0{,}09$).
- Casaccia et al. (Casaccia et al. 2019) verglichen die LS und OS bei massiven (> 20 cm) und gigantischen (> 25 cm) Milzen bei 175 Patienten. Hier wurden keine Konversionen berichtet.
- Alle Autoren kommen zu einer Schlussfolgerung, dass die LS auch bei Splenomegalie eine sicher durchführbare Methode ist und alle bereits erwähnten Tendenzen der LS bei normalgroßer Milz aufweist. Dafür spricht auch die Übersichtarbeit von Rodríguez-Luna et al. 2021.

19.10.6 MIS bei Leberzirrhose und portaler Hypertension

- Die europäischen Leitlinien (Habermalz et al. 2008) bezeichnet die portale Hypertension auf dem Boden der

Leberzirrhose als eine Kontraindikation zur laparoskopischen Splenektomie (Low-quality-Evidenz).
- Die Metaanalysen von Zhan et al. 2014 (19 Studien) und Al-raimi and Zheng 2016 (7 Studien) legen nahe, dass die Vorteile der MIS auch bei dieser Komorbidität beibehaltet werden, die Operation sicher durchführbar ist und die portale Hypertension keine Kontraindikation zur MIS sein sollte.

19.10.7 Notwendigkeit der Konversion und Schwierigkeitsgrade bei LS

- Die Konversionsrate bei LS ist laut aktueller Studienlage sehr variabel (0–35 %) (Tsamalaidze et al. 2017; Shin et al. 2019; Casaccia et al. 2019; Rodríguez-Luna et al. 2021).
- Um die Schwierigkeitsgrade der LS zu stratifizieren, analysierten Rodriguez-Otero Luppi et al. 2017) retrospektiv 439 Patienten. Die Operationszeit, den Blutverlust und die Konversionsrate beeinflussen laut Autoren signifikant folgende Faktoren: **Alter**, **männliches Geschlecht**, **Histologie** und **Milzgewicht** (Risikofaktoren).
- Dementsprechend wurde auch ein „difficulty score" mit 3 Schwierigkeitsgraden erstellt.
- Die ähnliche Studie von (Liu et al. 2020) mit 272 Patienten nannte folgende Faktoren signifikant: Milzgewicht, Ösophagusvarizen und INR.

19.10.8 Minimalinvasive partielle Resektion (MIPS)

- Die segmentale Milzdurchblutung ermöglicht eine partielle, milzerhaltende Resektion (Abb. 19.11). Die letztere würde den o. g. Asplenie-Risiken vorbeugen.
- Vertretbar ist diese Methodik bei gutartigen Entitäten (z. B. Zysten, Hämangiome, traumatische Läsionen).
- Technisch erfolgt die segmentale Resektion mit einem strombetriebenen Dissektionsgerät und Versiegelung der Resektionsoberfläche mit fibrinbeschichteten Kollagenvlies (z. B. TachoSil® Takeda GmbH) (Video 19.2 siehe Abb. 19.17).
- Optimalerweise erfolgt die Resektion nach segmentaler Devaskularisierung intraoperativ oder interventionell-radiologisch präoperativ. Manche Autoren kombinieren die Resektion mit einer RFA. Bei den Zysten kann eine Entdachung ausreichend sein (Di Mauro et al. 2021).
- Eine retrospektive Übersichtsarbeit von Balaphas et al (2015) – 33 Studien mit 187 Patienten – schildert MIPS als eine gute Alternative der LS/RS mit einer Komplikationsrate von ca. 5,5 %, Konversionsrate von

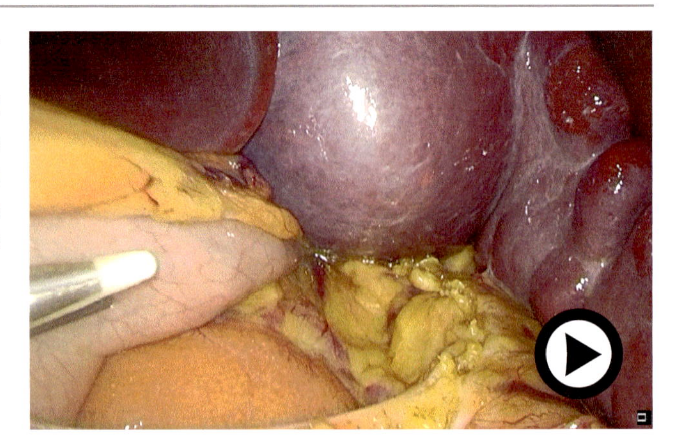

Abb. 19.17 Video 19.2: Laparoskopische partielle Milzresektion bei einer benignen zystischen Läsion (© Video: Stanislav Litkevych, Michael Thomaschewski, Markus Zimmermann, Tobias Keck) (▶ https://doi.org/10.1007/000-bjg)

1,87 % und fehlender Notwendigkeit einer totalen Splenektomie.
- Eine Metaanalyse von 44 Artikeln und 252 Patienten (Liu and Fan 2019) demonstriert auch trotz der Heterogenität der Studiendesigns eine sichere Durchführbarkeit der MIPS durch einen erfahrenen laparoskopischen Chirurgen.

19.10.9 Autotransplantation des Milzgewebes

- Einige Autoren (Cardoso et al. 2018; Toro et al. 2020; Badawy et al. 2021) berichten zusammenfassend, dass die Autotransplantation beim Trauma technisch (z. B. in einem Omentumpatch) sicher möglich ist.
- Postoperativ zeigten sich die immunologischen und hämatologischen Veränderungen, die typisch für die Patienten mit erhaltener Milz sind. Allerdings bleibt es unklar, ob die Autotransplantate effektiv vor einem OPSI schützen.

19.10.10 Versorgung des Gefäßstiels

- Laut neuerlich publizierter retrospektiver Studien (Türkoğlu et al. 2019; Derebey et al. 2021) waren sowohl die Clip- als auch die Staplerversorgung bei der LS sicher durchführbar. Es wurde kein signifikanter Unterschied bezüglich der Mortalität, Morbidität und Operationszeit nachgewiesen. Der Clipeinsatz war signifikant kosteffektiver.
- In einer RCT (Fathi et al. 2021) mit 50 Fällen wurden die Staplertechnik mit dem Einsatz vom Ligasure bei der Versorgung des Gefäßstiels verglichen. Bei vergleichbaren

sonstigen Ergebnissen war der intraoperative Blutverlust nicht signifikant und die Konversionsrate in der Ligasure-Gruppe signifikant (p = 0,034) höher.
- Die US-amerikanischen Leitlinien (Kindel et al. 2021) empfehlen die mechanische Versorgung der Hilusgefäße, statt diese mit Hilfe eines strombetriebenen Dissektionsgerätes zu durchtrennen (sehr niedriger Evidenzgrad).
- Kuriyama et al. (Kuriyama et al. 2021) beschreiben das modifizierte „hanging maneuver" für den Milzhilus mittels einer Penrose-Drainage vor dem Durchtrennen der Gefäße mittels Stapler. Im Rahmen eines „propensity score matching" von 29 Patienten 1:1 konnten geringere Blutverlust (268 ml vs. 50 ml), Konversionsrate (27,6 % vs. 0 %) und LOS (15 vs. 10) verzeichnet werden.

19.10.11 Aneurysma der A. lienalis

Aneurysmata der A. lienalis (SAA, das dritthäufigste unter abdominellen Aneurysmata nach aortalen und iliakalen Aneurysmata) ist zwar eine seltene (ca. 0,2 %), meistens asymptomatische, aber **potenziell lebensbedrohliche Diagnose.**

Definitionsgemäß spricht man von einem SAA bei dem Diameter > 1 cm (Mariúba 2019).

Die Inzidenz steigt bis zu 10 % ab dem **60. Lebensjahr** und bei **portaler Hypertension**, **Frauen** sind 4-mal so häufig betroffen wie Männer.

Die Mortalität bei schwangeren Patientinnen beträgt bei Ruptur 65–75 %, begleitet von einer > 90 % fetaler Sterblichkeit. Bei nichtschwangeren Patienten beträgt die Mortalität 25–36 %, bei portaler Hypertension > 50 %.

Die **Pseudoaneurysmata** treten häufiger bei den Männern meistens infolge einer chronischen Pankreatitis und Pseudozystenbildung oder bei mykotischer Infektion auf (Mariúba 2019).

Therapieindikation bestehen (Ellebrecht et al. 2019; Mariúba 2019):

- bei der Größe > 2 cm (steigende Rupturgefahr),
- unabhängig von der Größe (bzw. > 1 cm) bei Schwangerschaft, Pseudoaneurysmata, Z. n. Lebertransplantation.

Die **Behandlungsstrategie** ist sehr von der Lokalisation, Größe, Anzahl der SAA und Patientencharakteristika abhängig und sollte **individuell** festgelegt werden (Mariúba 2019; Lozano Sánchez et al. 2020). Die Optionen dabei sind: endovaskuläre, MI und offene Exklusion.

Endovaskuläre Ausschaltung

- **Erstlinientherapie** erfolgreich in 80–90 %.
- Bevorzugte Verfahren sind Embolisation (Coils), gecoverter Stent und deren Kombination.
- Die Reperfusion sollte im Rahmen der Nachsorge ausgeschlossen werden.

Chirurgische Exklusion

- Zweitlinientherapie bei Versagen der endovaskulären Verfahren,
- im Notfall bei Ruptur und Kreislaufinstabilität.

Chirurgische Exkusionsvarianten (Nasser et al. 2018; Lozano Sánchez et al. 2020):

- Ligatur des SAA
- Alleinige Aneurysmaresektion
- Aneurysmaresektion und Ligatur der A. lienalis
- Aneurysmaresektion mit einer Gefäßrekonstruktion
- Ggf. partielle-/totale Splenektomie, Pankreasschwanzresektion

Alle dieser Varianten können bei vorhandener Expertise minimalinvasiv versorgt werden.

Die Domäne der **offenen Chirurgie** scheinen die folgenden Fälle zu bleiben (Lozano Sánchez et al. 2020):

- Notfall: Ruptur mit Kreislaufinstabilität
- Hiläre Lokalisation
- Gigantische SAA (> 10 cm)
- Notwendigkeit der komplexeren Gefäßrekonstruktion.

In einer prospektiven randomisierten monozentrischen Studie (Tiberio et al. 2012) wurden 14 offen operierte (Gruppe A) mit 15 laparoskopisch operierten Patienten (Gruppe B) verglichen. In beiden Gruppen erhielten die Probanden entweder eine Aneurysmektomie mit Ligatur der A. lienalis (51 % und 60 %) oder einer direkten Anastomose (21 % und 20 %). Die Splenekomierate war ähnlich (14 % vs. 20 %). Milzinfarkte wurden bei einem Patienten in jeder Gruppe beobachtet. Die Laparoskopie war mit statistisch signifikant geringerer Morbidität (25 % vs. 64 %, p = 0,045), kürzeren Operationszeiten, schnellerem Kostaufbau, früherer Drainageentfernung, kürzerem Krankenhausaufenthalt assoziiert. Transfusions- und interventionspflichtige Komplikationen traten nur in der Gruppe A auf. Allerdings kam es zu späten thombembolischen Verschlüssen der Anastomose bei 2 von 3 Patienten in der laparoskopischen Gruppe.

Das Review (Nasser et al. 2018) präsentierte 60 Patienten seit 1993 aus 16 Fallberichten und 8 Fallserien mit MI SAA-Versorgung, fokussiert auf Unterschieden der Versorgungstechnik. Bei fehlender Mortalität waren die Morbiditäts- und Konversionsrate niedrig. In robotischer Technik wurden 8 Patienten operiert, davon 6 mit der Rekonstruktion der Gefäßwand nach der SAA-Resektion.

Wir publizierten ein ausführliches Video, das das laparoskopische Ausschalten eines Aneurysmas der A. lienalis demonstriert (Ellebrecht et al. 2019): https://www.mediathek-dgch.de/filmangebote/gef%C3%A4%C3%9Fchirurgie/

19.10.12 Rolle der MIS bei Traumata

Die Milz ist das am häufigsten betroffene abdominelle Organ bei stumpfen abdominellen Verletzungen (Roy et al. 2018).

Es handelt sich dabei um eine **isolierte Läsion in ca. 42 %** und um **multiple Verletzungen in ca. 20–65 %** aller Abdominaltraumata (Coccolini et al. 2017; Fransvea et al. 2021).

Die **Therapiestandards** bei dieser Diagnose erlebten in den letzten Dekaden einen Paradigmenwechsel zugunsten der **konservativen Strategie** – „non-operative management" (NOM). Diese sind in High-volume-Zentren in knapp **90 % erfolgreich** (Coccolini et al. 2017; Roy et al. 2018).

Die aktuelle Leitlinie der World Society of Emergency Surgery (WSES) (Coccolini et al. 2017) empfehlen sogar bei einer schweren Milzverletzung **(AAST IV–V)** bei Erfüllen folgender Voraussetzungen ein **NOM**:

- hämodynamische Stabilität,
- fehlende Peritonitiszeichen,
- fehlende Zeichen einer weiteren intraabdominellen Verletzung,
- Überwachungsmöglichkeit auf einer Intensivstation,
- schneller Zugriff auf eine CT und Angiografie/-embolisation.

Ebenso beinhaltet die o. g. Leitlinie bezüglich der **Verfahrenswahl und des Resektionsausmaßes** folgende Aussagen (schwacher Empfehlungs-/Evidenzgrad):

- **LS** in frühem Traumaszenario bei blutenden Patienten **kann nicht** empfohlen werden,
- **partieller Milzerhalt kann nicht** empfohlen werden.

Fransvea et al. 2021 berichten in einem Review von 212 LS infolge der Traumata aus 19 Artikeln im Zeitraum 1990–2018 (Fransvea et al. 2021). Alle Operationen erfolgten bei kreislaufstabilen Patienten, die postoperative Morbidität und Mortalität lagen bei 14 % und 7,5 %. Aus Sicht der Autoren ist die LS sicher durchführbar und für die kreislaufstabilen Patienten mit folgenden Charakteristiken optimal geeignet:

- frustanes NOM,
- V. a. eine intraabdominelle Begleitverletzung.

Literatur

Al-raimi K, Zheng S-S (2016) Postoperative outcomes after open splenectomy versus laparoscopic splenectomy in cirrhotic patients: a meta-analysis. Hepatobiliary Pancreat Dis Int 15:14–20. https://doi.org/10.1016/s1499-3872(16)60053-x

Badawy A, Bessa SS, Hussein A et al (2021) Splenic auto-transplantation after splenectomy for trauma: evaluation of a new technique. ANZ J Surg. https://doi.org/10.1111/ans.17384

Balaphas A, Buchs NC, Meyer J et al (2015) Partial splenectomy in the era of minimally invasive surgery: the current laparoscopic and robotic experiences. Surg Endosc 29:3618–3627. https://doi.org/10.1007/s00464-015-4118-9

Bhattacharya P, Phelan L, Fisher S et al (2022) Robotic vs. laparoscopic splenectomy in management of non-traumatic splenic pathologies: a systematic review and meta-analysis. Am Surg 88:38–47. https://doi.org/10.1177/0003134821995057

Cardoso DL, Cardoso Filho FDEA, Cardoso AL et al (2018) Should splenic autotransplantation be considered after total splenectomy due to trauma? Rev Col Bras Cir 45:e1850. https://doi.org/10.1590/0100-6991e-20181850

Casaccia M, Sormani MP, Palombo D et al (2019) Laparoscopic splenectomy versus open splenectomy in massive and giant spleens: should we update the 2008 EAES guidelines? Surg Laparosc Endosc Percutan Tech 29:178–181. https://doi.org/10.1097/SLE.0000000000000637

Cheng J, Tao K, Yu P (2016) Laparoscopic splenectomy is a better surgical approach for spleen-relevant disorders: a comprehensive meta-analysis based on 15-year literatures. Surg Endosc 30:4575–4588. https://doi.org/10.1007/s00464-016-4795-z

Coccolini F, Montori G, Catena F et al (2017) Splenic trauma: WSES classification and guidelines for adult and pediatric patients. World J Emerg Surg 12:40. https://doi.org/10.1186/s13017-017-0151-4

Delaitre B, Maignien B (1991) Splenectomy by the laparoscopic approach. Report of a case. Presse Med 20:2263

Derebey M, Ozbalci GS, Yuruker S et al (2021) Comparision of Hem-o-lok polymeric clip and tri-staple in laparoscopic splenectomy. Ann Ital Chir 92:64–69

DeSouza A, Domajnko B, Park J et al (2011) Incisional hernia, midline versus low transverse incision: what is the ideal incision for specimen extraction and hand-assisted laparoscopy? Surg Endosc 25:1031–1036. https://doi.org/10.1007/s00464-010-1309-2

Di Mauro D, Fasano A, Gelsomino M, Manzelli A (2021) Laparoscopic partial splenectomy using the harmonic scalpel for parenchymal transection: two case reports and review of the literature. Acta Biomed 92:e2021137. https://doi.org/10.23750/abm.v92iS1.10186

Dionigi R, Boni L, Rausei S et al (2013) History of splenectomy. Int J Surg 11(Suppl 1):S42–S43. https://doi.org/10.1016/S1743-9191(13)60013-8

Ellebrecht DB, Horn M, Pross M et al (2019) Laparoscopic treatment of splenic artery aneurysm. Zentralbl Chir 144:445–448. https://doi.org/10.1055/a-0874-2545

Fathi A, Elmoatasembellah M, Senbel A et al (2021) Safety and efficacy of using staplers and vessel sealing devices for laparoscopic splenectomy: a randomized controlled trial. Surg Innov 28:303–308. https://doi.org/10.1177/1553350620953023

Fransvea P, Costa G, Serao A et al (2021) Laparoscopic splenectomy after trauma: who, when and how. A systematic review. J Minim Access Surg 17:141–146. https://doi.org/10.4103/jmas.JMAS_149_19

Fu X, Yang Z, Tu S et al (2021) Short- and long-term outcomes of 486 consecutive laparoscopic splenectomy in a single institution. Medicine 100:e25308. https://doi.org/10.1097/MD.0000000000025308

Gamme G, Birch DW, Karmali S (2013) Minimally invasive splenectomy: an update and review. Can J Surg 56:280–285. https://doi.org/10.1503/cjs.014312

Habermalz B, Sauerland S, Decker G et al (2008) Laparoscopic splenectomy: the clinical practice guidelines of the European Association for Endoscopic Surgery (EAES). Surg Endosc 22:821–848. https://doi.org/10.1007/s00464-007-9735-5

Huang Y, Wang X-Y, Wang K (2019) Hand-assisted laparoscopic splenectomy is a useful surgical treatment method for patients with excessive splenomegaly: a meta-analysis. World J Clin Cases 7:320–334. https://doi.org/10.12998/wjcc.v7.i3.320

Kindel TL, Dirks RC, Collings AT et al (2021) Guidelines for the performance of minimally invasive splenectomy. Surg Endosc 35:5877–5888. https://doi.org/10.1007/s00464-021-08741-2

Kuriyama N, Maeda K, Komatsubara H et al (2021) The usefulness of modified splenic hilum hanging maneuver in laparoscopic splenectomy, especially for patients with huge spleen: a case-control study with propensity score matching. Surg Endosc. https://doi.org/10.1007/s00464-021-08348-7

Liu G, Fan Y (2019) Feasibility and safety of laparoscopic partial splenectomy: a systematic review. World J Surg 43:1505–1518. https://doi.org/10.1007/s00268-019-04946-8

Liu P, Li Y, Ding H-F et al (2020) A novel preoperative scoring system to predict technical difficulty in laparoscopic splenectomy for non-traumatic diseases. Surg Endosc 34:5360–5367. https://doi.org/10.1007/s00464-019-07327-3

Lozano Sánchez FS, García-Alonso J, Torres JA et al (2020) Decision-making and therapeutic options in intact splenic artery aneurysms: single-center experience and literature review. Int Angiol 39:241–251. https://doi.org/10.23736/S0392-9590.20.04304-7

de Mariúba JVO (2019) Splenic aneurysms: natural history and treatment techniques. J Vasc Bras 19:e20190058. https://doi.org/10.1590/1677-5449.190058

Misiakos EP, Bagias G, Liakakos T, Machairas A (2017) Laparoscopic splenectomy: current concepts. World J Gastrointest Endosc 9:428–437. https://doi.org/10.4253/wjge.v9.i9.428

Moris D, Dimitriou N, Griniatsos J (2017) Laparoscopic splenectomy for benign hematological disorders in adults: a systematic review. In Vivo 31:291–302. https://doi.org/10.21873/invivo.11058

Nasser HA, Kansoun AH, Sleiman YA et al (2018) Different laparoscopic treatment modalities for splenic artery aneurysms: about 3 cases with review of the literature. Acta Chir Belg 118:212–218. https://doi.org/10.1080/00015458.2018.1459363

Nishino H, Zimmitti G, Ohtsuka T et al (2021) Precision vascular anatomy for minimally invasive distal pancreatectomy: a systematic review. J Hepatobiliary Pancreat Sci. https://doi.org/10.1002/jhbp.903

RKI – Impfthemen A – Z – Impfungen bei Vorerkrankungen: Häufig gestellte Fragen und Antworten. https://www.rki.de/SharedDocs/FAQ/Impfen/AllgFr_Grunderkrankungen/FAQ-Liste_Impfen_und_Grunderkrankungen.html. Zugegriffen am 07.01.2022

Rodríguez-Luna MR, Balagué C, Fernández-Ananín S et al (2021) Outcomes of laparoscopic splenectomy for treatment of splenomegaly: a systematic review and meta-analysis. World J Surg 45:465–479. https://doi.org/10.1007/s00268-020-05839-x

Rodriguez-Otero Luppi C, Targarona Soler EM, Balague Ponz C et al (2017) Clinical, anatomical, and pathological grading score to predict technical difficulty in laparoscopic splenectomy for non-traumatic diseases. World J Surg 41:439–448. https://doi.org/10.1007/s00268-016-3683-y

Roy P, Mukherjee R, Parik M (2018) Splenic trauma in the twenty-first century: changing trends in management. Ann R Coll Surg Engl 1–7. https://doi.org/10.1308/rcsann.2018.0139

Shin RD, Lis R, Levergood NR et al (2019) Laparoscopic versus open splenectomy for splenomegaly: the verdict is unclear. Surg Endosc 33:1298–1303. https://doi.org/10.1007/s00464-018-6394-7

Sjoberg BP, Menias CO, Lubner MG et al (2018) Splenomegaly: a combined clinical and radiologic approach to the differential diagnosis. Gastroenterol Clin N Am 47:643–666. https://doi.org/10.1016/j.gtc.2018.04.009

Sun X, Liu Z, Selim MH, Huang Y (2019) Hand-assisted laparoscopic splenectomy advantages over complete laparoscopic splenectomy for splenomegaly. Surg Laparosc Endosc Percutan Tech 29:109–112. https://doi.org/10.1097/SLE.0000000000000640

Swinson B, Waters PS, Webber L et al (2021) Portal vein thrombosis following elective laparoscopic splenectomy: incidence and analysis of risk factors. Surg Endosc. https://doi.org/10.1007/s00464-021-08649-x

Szasz P, Ardestani A, Shoji BT et al (2020) Predicting venous thrombosis in patients undergoing elective splenectomy. Surg Endosc 34:2191–2196. https://doi.org/10.1007/s00464-019-07007-2

Tahir F, Ahmed J, Malik F (2020) Post-splenectomy Sepsis: a review of the literature. Cureus 12:e6898. https://doi.org/10.7759/cureus.6898

Tiberio GAM, Bonardelli S, Gheza F et al (2012) Prospective randomized comparison of open versus laparoscopic management of splenic artery aneurysms: a 10-year study. Surg Endosc. https://doi.org/10.1007/s00464-012-2413-2

Toro A, Parrinello NL, Schembari E et al (2020) Single segment of spleen autotransplantation, after splenectomy for trauma, can restore splenic functions. World J Emerg Surg 15:17. https://doi.org/10.1186/s13017-020-00299-z

Tsamalaidze L, Stauffer JA, Permenter SL, Asbun HJ (2017) Laparoscopic splenectomy for massive splenomegaly: does size matter? J Laparoendosc Adv Surg Tech A 27:1009–1014. https://doi.org/10.1089/lap.2017.0384

Türkoğlu A, Oğuz A, Yaman G et al (2019) Laparoscopic splenectomy: clip ligation or en-bloc stapling? Turk J Surg 35:273–277. https://doi.org/10.5578/turkjsurg.4276

Van Der Veken E, Laureys M, Rodesch G, Steyaert H (2016) Perioperative spleen embolization as a useful tool in laparoscopic splenectomy for simple and massive splenomegaly in children: a prospective study. Surg Endosc 30:4962–4967. https://doi.org/10.1007/s00464-016-4838-5

Weledji EP (2014) Benefits and risks of splenectomy. Int J Surg 12:113–119. https://doi.org/10.1016/j.ijsu.2013.11.017

Woźniak W, Mlosek RK, Miłek T et al (2011) Splenic arteriovenous fistula – late complications of splenectomy. Acta Gastroenterol Belg 74:465–467

Wu S, Lai H, Zhao J et al (2018) Systematic review and meta-analysis of single-incision versus conventional multiport laparoscopic splenectomy. J Minim Access Surg 14:1–8. https://doi.org/10.4103/0972-9941.195573

Wu Z, Zhou J, Pankaj P, Peng B (2012a) Comparative treatment and literature review for laparoscopic splenectomy alone versus preoperative splenic artery embolization splenectomy. Surg Endosc 26:2758–2766. https://doi.org/10.1007/s00464-012-2270-z

Wu Z, Zhou J, Pankaj P, Peng B (2012b) Laparoscopic and open splenectomy for splenomegaly secondary to liver cirrhosis: an evaluation of immunity. Surg Endosc 26:3557–3564. https://doi.org/10.1007/s00464-012-2366-5

Zhan X-L, Ji Y, Wang Y-D (2014) Laparoscopic splenectomy for hypersplenism secondary to liver cirrhosis and portal hypertension. World J Gastroenterol 20:5794–5800. https://doi.org/10.3748/wjg.v20.i19.5794

Zheng H-D, Xu J-H, Sun Y-F (2021) Splenosis masquerading as gastric stromal tumor: a case report. World J Clin Cases 9:5724–5729. https://doi.org/10.12998/wjcc.v9.i20.5724

Robotische Leberchirurgie

20

Christian Benzing, Felix Krenzien und Johann Pratschke

Inhaltsverzeichnis

Das generelle Interesse am Einsatz des Operationsroboters in der Leberchirurgie ist hoch und deren Entwicklung ein hochdynamischer Prozess. Die Vorteile der roboterassistierten Leberchirurgie ergeben sich aus der Kombination eines minimalinvasiven Verfahrens mit einer verbesserten Funktionalität der Operationsinstrumente. Große Registerarbeiten und systematische Übersichtsarbeiten lassen einen Vorteil des Verfahrens vor allem bei hochkomplexen Lebereingriffen erkennen. Im vorliegenden Kapitel wird ein Überblick über die Anwendung und Durchführung roboterassistierten Eingriffe in der Leberchirurgie gegeben und ein Vergleich zu bestehenden Verfahren geführt.

Ergänzende Information Die elektronische Version dieses Kapitels enthält Zusatzmaterial, auf das über folgenden Link zugegriffen werden kann [https://doi.org/10.1007/978-3-662-67852-7_20]. Die Videos lassen sich durch Anklicken des DOI-Links in der Legende einer entsprechenden Abbildung abspielen, oder indem Sie diesen Link mit der SN More Media App scannen.

C. Benzing (✉) · F. Krenzien · J. Pratschke
Chirurgische Klinik, Charité – Universitätsmedizin Berlin,
Berlin, Deutschland
e-mail: christian.benzing@charite.de; felix.krenzien@charite.de;
johann.pratschke@charite.de

T. Keck, C.-T. Germer (Hrsg.), *Minimalinvasive Viszeralchirurgie*, https://doi.org/10.1007/978-3-662-67852-7_20

20.1 Einführung

Das Da Vinci System (Intuitive Surgical, Sunnyvale, Kalifornien, Vereinigte Staaten) wurde von der US-amerikanischen Food and Drug Administration 2000 zugelassen. Drei Jahre später berichteten Giulianotti et al. über die erste große Serie von robotergestützten allgemeinchirurgischen Eingriffen, einschließlich einer Lebersegmentresektion (Giulianotti et al. 2003). Der Einsatz des Operationsroboters in der Leberchirurgie hat sich seitdem weltweit verbreitet und weiterentwickelt. Anfängliche Befürchtungen bezüglich Patientensicherheit und mangelnder onkologischer Radikalität haben sich nicht bestätigt (Liu et al. 2019). Die roboterassistierte Leberresektion ist dabei die logische Weiterentwicklung der laparoskopischen Leberresektion, wobei die Vorteile der minimalinvasiven Chirurgie genutzt werden. Hierbei wurden jedoch die Operationsinstrumente fundamental novelliert. Prinzipiell ist die robotische Leberchirurgie eine Modifikation der minimalinvasiven (laparoskopischen) Leberchirurgie und die Vorteile der Laparoskopie gegenüber den offenen Leberresektion bestätigen sich auch für die roboterassistierten Eingriffe (Lorenz et al. 2021). Darüber hinaus scheint der Operationsroboter bei der Präparation am Leberhilus und bei der Durchführung von Gefäßnähten gegenüber der Laparoskopie Vorteile zu bieten (Cillo et al. 2021). Wichtig bei der Bewertung des Verfahrens ist, dass die robotische Leberresektion einer längeren Lernkurve bei den sogenannten ersten „Self-taught"-Chirurgen aufzeigte. Werden die Eingriffe anhand ihrer Komplexität nominiert (mit Hilfe der IWATE-Kriterien), ist die stabile Phase der Lernkurve erst nach mehr als 90 Eingriffen erreicht (Krenzien et al. 2022). Somit erscheint die Anwendung der Robotik zunächst an Zentren sinnvoll, die ein hohes Patientenaufkommen haben und so eine gute Ausbildung stattfinden kann. Dass diese Lernkurve in Zukunft, mit der nächsten Generation an jungen Chirurgen, früher abflachen wird, ist wahrscheinlich.

20.1.1 Aktuelle Evidenz der robotischen Leberchirurgie

Bei der Bewertung der robotischen Leberresektionen (RLR) ist es wichtig, dass die Vergleichsgruppen laparoskopische (LLR) und offene Leberresektionen (OLR) voneinander getrennt betrachtet werden. Zudem weist die Leberchirurgie eine hohe Varianz in Bezug auf deren Komplexität auf. Eine atypische Leberresektion ist nicht vergleichbar mit einer erweiterten Hemihepatektomie rechts mit möglicher hepatobiliärer Rekonstruktion. Hierfür hat sich die Implementierung der IWATE-Kriterien etabliert (Krenzien et al. 2022). Somit ist die Selektionsbias in den Studien wesentlicher Surrogatparameter, der das Outcome der Patienten und somit die Bewertung der Operationsmethode bestimmt.

Waren zunächst nur größere Fallserien und kleinere retrospektiven Analysen verfügbar, gibt es aktuelle größere Registerarbeiten. Die internationalen Studiengruppe für robotische und laparoskopische Leberresektionen hat ein Register von mehr als 20.000 Patienten.

In einer kürzlich erschienenen Analyse wurde die robotische mit der laparoskopischen Hemihepatektomie rechts (+ erweitert) verglichen (Chong et al. 2022). Von den 989 Personen, die die Studienkriterien erfüllten, unterzogen sich 220 einem robotergestützten und 769 einem laparoskopischen Eingriff. Die robotische Hemihepatektomie rechts war mit einer niedrigeren offenen Konversionsrate (19 von 220 [8,6 %] gegenüber 39 von 220 [17,1 %]; P = 0,01) und einem kürzeren postoperativen Krankenhausaufenthalt (Median [IQR], 7,0 [5,0–10,0] Tage gegenüber Median [IQR], 7,0 [5,75–10,0] Tage; P = 0,048) verbunden. Die Autoren schlussfolgerten, dass der Einsatz einer Roboterplattform dazu beitragen kann, die anfänglichen Herausforderungen der minimalinvasiven Hemihepatektomie rechts zu überwinden. In einer weiteren Studie derselben Arbeitsgruppe wurde die robotische mit der laparoskopischen Resektion von Tumoren in den Segment II, III, IVb, V, and VI verglichen (linkslaterale Resektionen ausgeschlossen) (Kadam et al. 2022). Insgesamt wurden 3202 Patienten analysiert, die zwischen 2005 und 2020 in 26 internationalen Zentren operiert wurden. Nach der Propensity Score Matched (PSM) und Coarsened Exact Matched (CEM) 1:1-Analyse zeigten sich keine signifikanten Unterschiede in Bezug auf Aufenthaltsdauer, Wiedereinweisungsraten, Morbidität, Mortalität und onkologischer Radikalität. RLR-Operationen waren im Vergleich zu LLR mit einem signifikant geringeren Blutverlust (50 ml vs. 100 ml, $P < 0{,}001$) und einer geringeren Rate an offenen Konversionen sowohl in der PSM (1,5 % vs. 6,8 %, P = 0,003) als auch in der CEM (1,4 % vs. 6,4 %, P = 0,004) verbunden.

Obwohl es nach wie vor keine randomisiert kontrollierten Studien zum Einsatz der RLR im Vergleich zur offenen oder laparoskopischen Chirurgie gibt, wächst die Evidenz und die Überzeugung, dass das robotische Verfahren dem offenen bzw. laparoskopischen zumindest gleichwertig ist.

Eine Schlüsselstudie für den Durchbruch der minimalinvasiven Leberchirurgie war die erste randomisiert-kontrollierte Studie (OSLO-COMET) zum Vergleich der LRL mit der offenen Leberresektion (OLR) bei kolorektalen Lebermetastasen (Fretland et al. 2018). Hier bestätigte sich das, was zahlreiche retrospektive Analysen vermutet hatten: Die minimalinvasive Leberresektion hat Vorteile hinsichtlich Morbidität und Kosteneffizienz bei gleichwertiger onkologischer Radikalität. Eine Metaanalyse zum Vergleich der perioperativen Ergebnisse von RLR und OLR bestätigte diese Vermutung auch für die Robotik (Machairas et al. 2019). Die Autoren fanden eine geringere Morbidität (P = 0,006, kürzere Krankenhausverweildauer rates (P < 0,00001), bei gleicher Rate an R0-Resektionen. Die Operationsdauer hingegen war bei der RLR länger als bei der OLR (P = 0,003). Eine weitere Metaanalyse verglich RLR mit LLR (insgesamt 2630 Patienten). Die Vorteile der RLR zeigten sich hierbei in einem geringeren intraoperativen Blutverlust (286 vs 301 mL, P < 0,001) und einem geringeren Wiederaufnahmerisiko nach Entlassung (odds ratio: 0,43, P = 0,005), wohingegen die LLR eine kürzere Operationszeit mit sich brachte als die RLR. Hinsichtlich Bluttransfusions- und Komplikationsrate, Gallelecks und Verweildauer waren keine Unterschiede zwischen RLR und LLR festzustellen.

Ein weiteres systematisches Literaturreview zum Thema robotische Leberchirurgie bei kolorektalen Lebermetastasen (keine Vergleichsgruppe) kommt ebenfalls zu dem Schluss, dass die RLR bei dieser Patientensubpopulation als technisches Upgrade zur LLR angesehen werden kann und sich als Goldstandard etablieren wird (Rocca et al. 2021). Die Studienergebnisse waren vergleichbar mit den in der Literatur verfügbaren Ergebnissen der LLR und OLR. Gleiches gilt für die Chirurgie des hepatozellulären Karzinoms (Magistri et al. 2019). Hinsichtlich der onkologischen Ergebnisse ist die Datenlage noch wenig valide. Ein weiteres Review zur RLR bei bösartigen Lebertumoren beschreibt jedoch – passend zu den vorherig genannten Analysen – eine 96 %ige R0-Rate bei geringer Morbidität und Mortalität (Diaz-Nieto et al. 2020).

20.1.2 Vorteile und Limitationen der robotischen Leberchirurgie

Vorteile Die Vorteile der laparoskopischen Leberchirurgie bestehen bei der robotischen Leberchirurgie gleichermaßen. Der minimalinvasive Ansatz ist mit einer geringeren postoperativen Komplikationsrate und weniger postoperativen Schmerzen verbunden. Dies resultiert im Allgemeinen in einer kürzeren Krankenhausverweildauer (Machairas et al. 2019; Kamarajah et al. 2021). Insbesondere bei Patienten mit Leberzirrhose oder -fibrose sind diese Vorteile von besonderer Bedeutung und führen zu einer signifikanten Reduktion der postoperativen Morbidität und Mortalität. Dies gilt gleichermaßen für die LLR wie für die RLR (Wabitsch et al. 2019; Mishima und Wakabayashi 2021; Panaro et al. 2011; Kato et al. 2021).

Entscheidende Vorteile des Operationsroboters lassen sich in 3 Blöcke gliedern:

1. Visualisierung mit 3D-Optik (Einsatz von 2 Kameras) und Vergrößerung,
2. Mechanik der Instrumente mit 4 Freiheitsgrade,
3. hiläre Präparation.

Insbesondere bei der hilären Präparation ist der Operationsroboter der Laparosokopie durch seine Vorteile bei Statik und Mechanik überlegen. Diese ist beispielsweise bei der hilären Lymphadenektomie von besonderer Relevanz und der Operationsroboter bietet hier Vorteile. Zudem ist der Einsatz des Operationsroboters bei hepatobiliärer Rekonstruktion möglich, wie beispielsweise bei Tumoren der Gallengangsgabel (perihiläre Karzinome/Klatskin-Tumore) (Cillo et al. 2021), wenngleich dies erste Fallberichte sind und keine etablierten Therapien darstellen. Die Weiterentwicklung der Operationsroboter wird hier zu einer weiteren Innovation führen und auch die Anwendungsgebiete erweitern.

Die Visualisierung ist durch die Vergrößerung und dreidimensionales Sehen ebenfalls deutlich verbessert (Wang et al. 2021). Die Mechanik des Operationsroboters revolutioniert darüber hinaus die Limitationen der laparoskopischen Chirurgie: Statisches Halten, Ausgleich von Tremor und die Freiheitsgrade der 360°-rotierbaren Instrumente bedeuten hier einen entscheidenden Vorteil gegenüber der laparoskopischen Chirurgie (Wang et al. 2021). Dies macht sich beispielsweise bei der Resektion der posterosuperioren Lebersegmente bemerkbar (Segment VII) (Nota et al. 2016).

Limitationen Die Limitationen der RLR ergeben sich größtenteils aus den aus der Laparoskopie bekannten Nachteilen.

- Einerseits ist die manuelle Palpation der Leber nicht möglich (fehlende Haptik), sodass bei malignen Erkrankungen in jedem Fall eine intraoperative Ultraschalluntersuchung notwendig ist (Santambrogio et al. 2007).
- Es ist weiterhin ein Bergeschnitt für große Resektate notwendig (Stewart und Fong 2021).
- Keine extramonetäre Vergütung durch die Krankenkassen bei gleichzeitig hohen intraoperativen Kosten. In Japan hingegen werden die minimalinvasiven Leberresektion extra vergütet (Benzing et al. 2022). Die erhöhten Kosten werden jedoch größtenteils durch eine verkürzte Rekonvaleszenzdauer ausgeglichen (Wu et al. 2019).

- Zusätzliche Operationszeiten für An- und Abdocken des Operationsroboters (Stewart und Fong 2021).
- Für kleine Eingriffe, Leberzysten, periphere Segmentresektion oder Cholezystektomie sind die intraoperativen Kosten und der zeitliche Aufwand (An- und Abdocken, Vorbereitung präoperativ) zu hoch.
- Statische Ausrichtung auf das Operationsfeld, dies kommt vor allem zum Tragen bei synchroner Resektion von kolorektalen Lebermetastasen und dem Primarius.
- Fehlende Übersicht bei Notfallsituation durch die visuelle Vergrößerung.
- Hoher Aufwand für die Schulung des Personals (Pflege und Ärzte).

20.1.3 Selektionsbias und Studienlage, Komplexität der Eingriffe

Wichtig bei der Betrachtung eines operativen Verfahrens ist die Selektion der Patienten für die Analyse und die im Bereich der Leberchirurgie hohen Varianz der Komplexität des Eingriffs. Dieser entscheidende Aspekt wird beim Vergleich perioperativer Ergebnisse häufig außer Acht gelassen und komplexe Eingriffe mit leichten Eingriffen verglichen. Grundsätzlich ist die Wahrscheinlichkeit hoch, dass multimorbide, voroperierte Patienten mit komplexer anatomischer Lage der Tumore häufiger für eine offene statt für eine robotische Operation ausgewählt werden (Sheetz et al. 2020). Dieser Selektionsbias ist aufgrund des Mangels an randomisiert-kontrollierten Studien nicht wirklich ausgleichbar. Eine Metaanalyse zur Evaluierung der Rolle minimalinvasiver (robotischer und laparoskopischer) Verfahren bei Patienten mit hepatozellulärem Karzinom kommt ebenfalls zu diesem Schluss. Einige wenige der inkludierten Studien versuchten diesen Selektionsbias auszugleichen, indem gematchte Kohorten verglichen wurden (Brolese et al. 2020).

Um dieses Problem zukünftig umgehen zu können, sollten Studien die Komplexität der Eingriffe mit angeben. Dies kann z. B. mit dem IWATE-Score erfolgen, welcher sich zu diesem Zweck bewährt hat (Krenzien et al. 2022, 2018) (Abb. 20.1).

20.1.4 Finanzielle Aspekte der robotischen Leberchirurgie

Unbestritten ist, dass die robotische Leberchirurgie durch den hohen apparativen Aufwand und die allein durch das An- und Abdocken verlängerte Operationszeit zu höheren perioperativen Kosten im Vergleich zur offenen Chirurgie führt.

Lage des Tumors

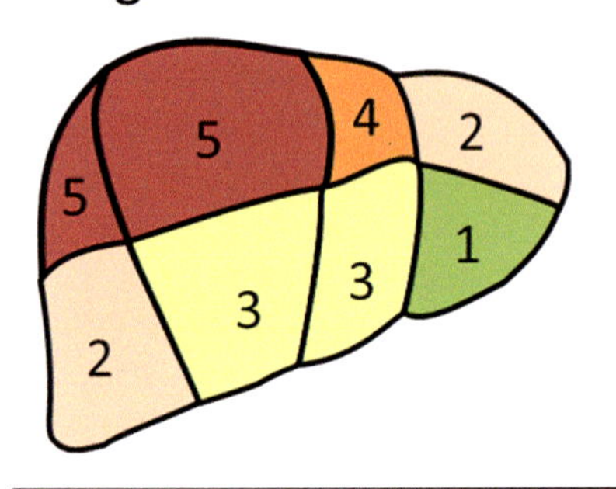

Ausmaß der Resektion	Score
Atypische Resektion	0
Linkslaterale Resektion	2
Segmentresektion	3
Sektionsresektion oder mehr	4

Tumorgröße	Score
< 30mm	0
≥ 30mm	1

Nähe zu den Gefäßen	Score
no	0
yes	1

HALS/Hybrid	Score
no	0
yes	- 1

Leberfunktion	Score
Child-Pugh A	0
Child-Pugh B	1

Schwierigkeit	Score
Leicht	1-3
Mittel	4-6
Schwer	7-9
Expertenstufe	10-12

Krenzien et. al, J Hepatobiliary Pancreat Sci. 2018

Abb. 20.1 Darstellung der IWATE-Kriterien zur Bestimmung der Komplexität der Leberresektion. Die Tumorlokalisierung (nach den verschiedenen Lebersegmenten), die Tumorgröße (< 30 oder ≥ 30 mm), das Ausmaß der Leberresektion (Teilresektion, linksseitige Resektion, Segmentektomie, Sektionsektomie oder mehr), die Leberfunktion (Child-Pugh-Score A/B), die Nähe zu den großen Gefäßen (zu den großen Lebervenen, der V. cava inferior oder den Hauptästen des Glisson-Baums) und die Verwendung des Hybridansatzes/HALS werden zu der Summe der einzelnen Scores addiert und ergeben den Schwierigkeitsgrad an. Die Bestimmung kann bereits präoperativ erfolgen

Ein ähnlicher Umstand bestand bereits in den 1990er-Jahren, als die Laparoskopie Einzug in die Viszeralchirurgie hielt. Somit hat dieser Aspekt vermutlich ebenfalls nur eine kurze Halbwertzeit und neue Produkte und Konkurrenz am Markt werden die Kosten in Zukunft bestimmen. Aktuell werden die erhöhten Kosten teilweise durch die schnellere Rekonvaleszenz und verkürzte Krankenhausverweildauer kompensiert (Hawksworth et al. 2021; Daskalaki et al. 2017; D'Hondt et al. 2022). Verglichen mit der laparoskopischen Chirurgie scheint die RLR hinsichtlich perioperativer Kosten Vorteile zu bieten. Die Kosten lassen sich leicht berechnen, jedoch ist dies im internationalen Vergleich kaum möglich. Aufgrund der sich ständig ändernden Kosten und Änderungen in den Erstattungssystemen ist eine ständige Aktualisierung der Kalkulation notwendig. Darüber hinaus wird in Zukunft noch mehr Arbeit nötig sein, um die Kostenerstattung für minimalinvasiven Techniken entsprechend anzupassen. In diesem Zusammenhang sei auf Japan hingewiesen, wo die Kostenerstattung für alle Arten der laparoskopischen Leberchirurgie garantiert wird.

20.2 Indikation und Kontraindikationen

Die Indikationen für die robotische Leberchirurgie wird der onkologischen Radikalität und der Patientensicherheit untergeordnet. Im Folgenden sind möglichen Indikationen aufgeführt. Formal ist die Indikation für benigne und maligne Entitäten gegeben:

- Hepatozelluläres Adenom der Leber
- Leberzysten (kein Vorteil gegenüber der Laparoskopie)
- Echinokokkuszysten (ausgewählte Fälle)
- Hepatozelluläres Karzinom
- Intrahepatisches cholangiozelluläres Karzinom
- Kolorektale Lebermetastasen
- Sonstige Lebermetastasen nach individueller Tumorboardentscheidung
- Gallenblasenkarzinome
- Perihiläre Cholangiokarzinome (experimentell, in ausgewählten Fällen)

Die Kontraindikationen sind meist relativer Natur und ergeben sich aus eher technischen Limitationen:

- Ausgeprägte intraabdominelle Verwachsungen, z. B. nach Hohlorganperforationen oder mehrfachen (offenchirurgischen) abdominellen Voroperationen,
- multiple, kleine Enukleationen, welche der intraoperativen Sonografie nicht ausreichend zugänglich sind (Visualisierung, Vanishing Leasons nach Chemotherapie),
- ausgeprägte kardiale oder pulmonale Vorerkrankungen, die ein Kapnoperitoneum verbieten.

20.3 Spezielle präoperative Diagnostik

Prinzipiell ist keine spezielle präoperative Diagnostik für eine robotische Leberresektion notwendig. Die folgenden Diagnostika sind generell bei allen Leberresektion relevant und notwendig:

- Computertomografie mit Gefäßdarstellung (Angio-CT als Goldstandard, 3 Phasen, arteriell, portal-venös und venös) ggf. inklusive Volumetrie des Restleberparenchyms oder
- MRT-Untersuchung mit leberspezifischem Kontrastmittel (z. B. Primovist) mit gleichzeitiger MRCP (Gallengangskarzinome),
- Leberfunktionstests; z. B. LiMAX Test (Humedics, Berlin, Deutschland),
- großes präoperatives Routinelabor inklusive Leberfunktionsparameter [Transaminasen: Alaninaminotransferase, Aspartataminotransferase; Cholestaseparameter, alkalische Phosphatase, γ-Glutamyltransferase, Bilirubin; Lebersyntheseparameter, International Normalized Ratio (INR), Albumin].

Wichtige Informationen aus der bildgebenden Diagnostik sind:

- Nähe des Tumors zu großen Gefäßen,
- Multifokalität der Tumore,
- Größe und Funktion des Restleberparenchyms zur Einschätzung des Risikos für postoperatives Leberversagen,
- extrahepatische Tumormanifestationen/Lymphknotenvergrößerungen.

20.4 Operationsplanung

Prinzipiell ist keine spezielle Operationsplanung für eine robotische Leberresektion notwendig und die folgende Planung ist bei allen Leberresektionen relevant und notwendig. Wenn alle Befunde und die Bildgebung vorliegen, beginnt nach Diskussion des Falls in der interdisziplinären Tumorkonferenz die Operationsplanungsphase. Hierbei müssen folgende Aspekte berücksichtigt werden:

- Anatomische vs. atypische Resektion [parenchymsparende Resektionen z. B. bei kolorektalen Lebermetastasen (Andreou et al. 2021)],
- ein- oder zweizeitige Leberresektion bei multifokalen Tumoren (Bednarsch et al. 2020),
- biliäre Rekonstruktion notwendig?
- Präoperative Enhanced Recovery after Surgery (ERAS-) Maßnahmen gemäß ERAS guidelines (Melloul et al. 2016) (Tab. 20.1),

Tab. 20.1 Leitlinien für die perioperative Versorgung in der Leberchirurgie: Empfehlungen der ERAS-Gesellschaft (Enhanced Recovery After Surgery) (Melloul et al. 2016).

ERAS-Item		Zusammenfassung
1	Präoperative Beratung	Die Patienten sollten vor einer Leberoperation routinemäßig eine spezielle präoperative Beratung und Aufklärung erhalten.
2	Perioperative Ernährung	Risikopatienten (Gewichtsverlust > 10–15 % innerhalb von 6 Monaten, BMI < 18,5 kg/m² und Serumalbumin < 30 g/l bei fehlender Leber- oder Nierenfunktionsstörung) sollten vor der Operation 7 Tage lang orale Nahrungsergänzungsmittel erhalten. Bei stark unterernährten Patienten (Gewichtsverlust > 10 %) sollte die Operation um mindestens 2 Wochen verschoben werden, um den Ernährungszustand zu verbessern und den Patienten eine Gewichtszunahme zu ermöglichen.
3	Perioperative orale Immunonutrition	Es gibt nur begrenzte Belege für den Einsatz von Immunonutrition in der Leberchirurgie. Immunonutrition kann für die präoperative Ernährung genutzt werden.
4	Präoperative Nüchternheit und präoperative Kohlenhydratbelastung	Die präoperative Nüchternheit beträgt bei fester Nahrung 6 h und bei flüssiger Nahrung 2 h. Am Abend vor einer Leberoperation und 2 h vor Einleitung der Anästhesie wird die Zufuhr von kohlenhydratreichen Getränken empfohlen.
5	Orale Vorbereitung des Darms	Eine mechanische Darmvorbereitung ist vor einer Leberoperation nicht angezeigt.
6	Präanästhetische Medikation	Langwirksame Anxiolytika sollten vermieden werden. Kurz wirksame Anxiolytika können zur regionalen Analgesie vor der Narkoseeinleitung verwendet werden.
7	Antithrombotische Prophylaxe	Niedermolekulares oder unfraktioniertes Heparin verringert das Risiko thromboembolischer Komplikationen und sollte 2–12 h vor dem Eingriff verabreicht werden, insbesondere bei größeren Hepatektomien. Zusätzlich sollten intraoperativ intermittierende pneumatische Kompressionsstrümpfe getragen werden, um dieses Risiko weiter zu verringern.
8	Verabreichung von perioperativen Steroiden	Steroide (Methylprednisolon) können vor der Hepatektomie bei normalem Leberparenchym eingesetzt werden, da sie die Leberschädigung und den intraoperativen Stress verringern, ohne das Risiko von Komplikationen zu erhöhen. Steroide sollten jedoch nicht bei Diabetikern verabreicht werden.
9	Antimikrobielle Prophylaxe und Hautvorbereitung	Eine Einzeldosis intravenöser Antibiotika sollte vor dem Hautschnitt und weniger als 1 h vor der Hepatektomie verabreicht werden („single shot"). Postoperative „prophylaktische" Antibiotika werden nicht empfohlen. Die Hautvorbereitung mit Chlorhexidin 2 % ist der Povidon-Iod-Lösung überlegen.
10	Schnittführung	Die Wahl der Schnittführung liegt im Ermessen des Chirurgen. Sie hängt von der Bauchform des Patienten und der Lage der zu resezierenden Läsion in der Leber ab. Eine Inzision vom Mercedes-Stern-Typ sollte wegen des höheren Risikos einer Inzisionshernie vermieden werden.
11	Minimalinvasiver Leberresektion	Die laparoskopische Hepatektomie kann von Leber- und Gallenchirurgen mit Erfahrung in der laparoskopischen Chirurgie durchgeführt werden, insbesondere bei der linkslateralen Sektionsektomie und der Resektion von Läsionen im vorderen Segment.
12	Prophylaktische nasogastrale Intubation	Die prophylaktische nasogastrale Intubation erhöht das Risiko pulmonaler Komplikationen nach der Hepatektomie. Ihre routinemäßige Anwendung ist nicht angezeigt.
13	Prophylaktische abdominale Drainage	Die vorliegenden Erkenntnisse sind nicht schlüssig und es kann keine Empfehlung für oder gegen eine prophylaktische Drainage nach einer Hepatektomie gegeben werden.
14	Vorbeugung der intraoperativen Hypothermie	Während der Leberresektion sollte eine perioperative Normothermie aufrechterhalten werden.
15	Postoperative Ernährung und frühe orale Aufnahme	Die meisten Patienten können am ersten Tag nach der Leberoperation normale Nahrung zu sich nehmen. Die postoperative enterale oder parenterale Ernährung sollte unterernährten Patienten oder Patienten mit verlängertem Fasten aufgrund von Komplikationen (z. B. Ileus > 5 Tage, verzögerte Magenentleerung) vorbehalten sein.
16	Postoperative Kontrolle des Blutzuckerspiegels	Eine Insulintherapie zur Aufrechterhaltung der Normoglykämie wird empfohlen.
17	Prävention der verzögerten Magenentleerung (DGE)	Ein Omentumlappen zur Abdeckung der Schnittfläche der Leber verringert das Risiko einer DGE nach linksseitiger Hepatektomie.
18	Anregung der Darmbewegung	Eine Stimulation der Darmbewegung nach einer Leberoperation ist nicht angezeigt.
19	Frühe Mobilisierung	Eine frühzeitige Mobilisierung nach der Hepatektomie sollte vom Morgen nach der Operation bis zur Entlassung aus dem Krankenhaus gefördert werden.
20	Analgesie	Eine routinemäßige thorakale Epiduralanästhesie kann bei offenen Leberoperationen für ERAS-Patienten nicht empfohlen werden. Wundinfusionskatheter oder intrathekale Opiate können in Kombination mit einer multimodalen Analgesie eine gute Alternative sein.

Tab. 20.1 (Fortsetzung)

ERAS-Item		Zusammenfassung
21	Vorbeugung von postoperativer Übelkeit und Erbrechen (PONV)	Bei PONV sollte ein multimodaler Ansatz gewählt werden. Die Patienten sollten eine PONV-Prophylaxe mit 2 Antiemetika erhalten.
22	Flüssigkeitsmanagement	Die Aufrechterhaltung eines niedrigen CVP (< 5 cmH_2O) mit genauer Überwachung während der Leberchirurgie wird befürwortet. Ausgewogene kristalloide Lösungen sollten 0,9 %iger NaCl-Lösung oder Kolloiden vorgezogen werden, um das intravaskuläre Volumen aufrechtzuerhalten und eine hyperchlorämische Azidose bzw. Nierenfunktionsstörung zu vermeiden.
23	Audit	Kontinuierliches systematisches Audit verbessert die Compliance und die klinischen Ergebnisse in der medizinischen Praxis.

20.5 Aufklärung

Es wird generell über die Leberresektion aufgeklärt (Resektionsausmaß, intraoperative Ausdehnung/Abbruch der Operation) sowie über spezifische Komplikationen (Galleleck, postoperatives Leberversagen), zudem über

- CO_2-Embolie (Otsuka et al. 2013) und die
- Möglichkeit, einer notwendig werdenden Konversion zur offenen Operation.

Des Weiteren muss über allgemeine Komplikationen wie Wundinfektionen, Narbenhernien, thromboembolische Ereignisse oder Verletzung benachbarter Organe aufgeklärt werden.

20.6 Operatives Setup

20.6.1 Lagerung

Die Abb. 20.2 zeigt die Lagerung des Patienten exemplarisch im Raum.

- Ähnlich wie bei der laparoskopischen Leberchirurgie können verschiedene Lagerungspositionen angewandt werden.
- Die Grundsätzliche Lagerung ist die Rückenlagerung in French-Position. Für posterolaterale Segmente kann ggf. eine überdrehte Linksseitenlagerung erfolgen, um die Trokarpositionierung im Ganzen nach rechts zu transponieren.
- Der erste Assistent ist zwischen den Patientenbeinen positioniert (Abb. 20.3).
- Das rechte Bein sollte aufgrund von möglichen Kollisionen mit dem Roboterarm 1 etwas weniger stark abgespreizt sein als das linke.
- Die Robotikeinheit wird links vom Patienten positioniert (Anlagern des linken Patientenarms).
- Intraoperative Anti-Trendelenburg-Lagerung, daher muss der Patient fixiert werden.

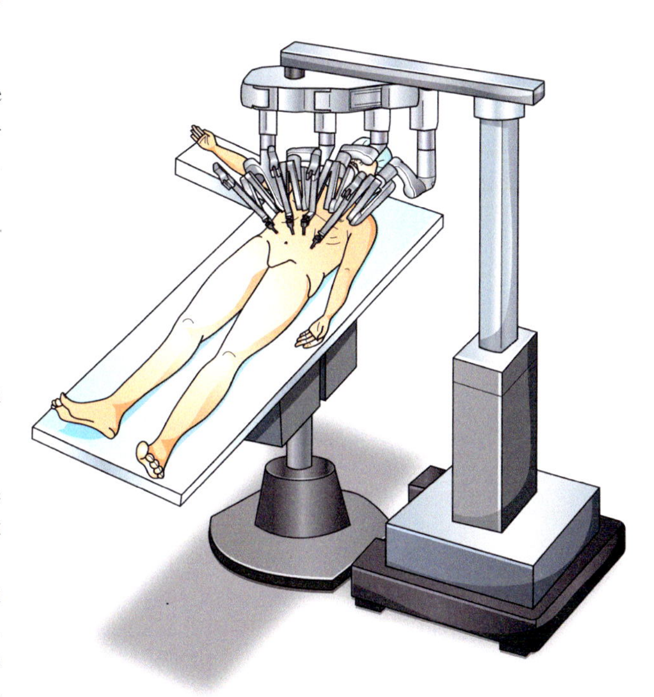

Abb. 20.2 Lagerung des Patienten. Die Robotereinheit wird links vom Patienten platziert.

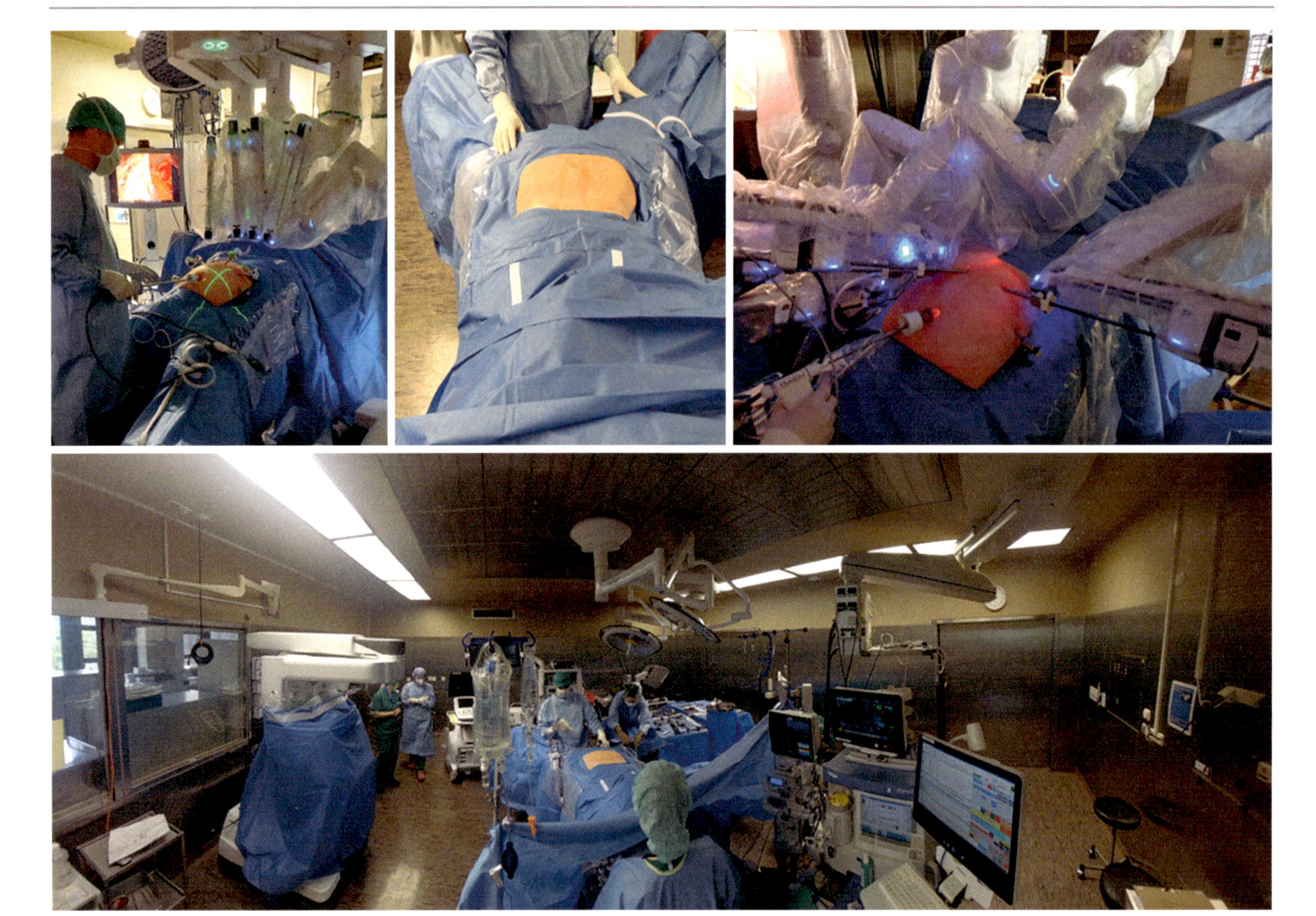

Abb. 20.3 Setup während einer Leberresektion. Grundsätzlich Rückenlagerung in French-Position. Für posterolaterale Segmente kann ggf. eine überdrehte Linksseitenlagerung erfolgen, um die Trokarpositionierung im Ganzen nach rechts zu transponieren. Der erste Assistent steht zwischen den Beinen des Patienten in French-Position.

20.6.2 Spezielle Lagerungshilfsmittel

- Spezieller Roboter-Operationstisch inkl. Verlängerungsplatte
- Abspreizbare Beinplatten
- Kopfstütze
- Armanlagerungsschienen
- Haltegurte an beiden Oberschenkeln
- Zur Thromboseprophylaxe: Anlage von Unterschenkelkompressionsmanschetten

20.6.3 Position im Raum

- Robotereinheit links vom Patienten
- Assistentenmonitor über der rechten Schulter des Patienten
- Assistent sitzt zwischen den Beinen rechten Seite oder auf der

Der/die instrumentierende operationstechnische AssistentIn ist rechts vom Patienten positioniert (siehe Abb. 20.3).

20.7 Team Time Out

Das Team-Time-Out gehört zur Routine vor Beginn einer Operation. Neben allgemeinen Aspekten wie Identität von Mitarbeitern und Patient, Eingriff, Lokalisation und zu erwartenden Schwierigkeiten, sollten folgende Aspekte besprochen werden:

- Blutdruckschwankungen während des Pringle-Manövers,
- Vorgehens bei möglicher CO_2-Embolie,
- Volumenmanagement, zentralvenöser Druck und ggf. Zeitpunkt der Kortikosteroidgabe vor Beginn der Resektionsphase (standardmäßig 250 mg Methylprednisolon) zur Reduktion der Inflammationsantwort und hepatischen Schädigung,

- Vollständigkeit der Instrumente gemäß Checkliste,
- Fadenmaterial liegt bereit und ist auf die vorgegebene Länge von 9 cm gekürzt: Prolene 4-0, Prolene 5-0, Vicryl 2-0, Vicryl 3-0,
- Druck des Pneumoperitoneums: 12–14 mmHg,
- die bipolare Pinzette wird auf Stufe 3 eingestellt und während der Parenchymphase auf Stufe 5 hochgestellt.

20.8 Technische Voraussetzungen

Neben dem Vorhandensein eines Operationsroboters (Da Vinci X, o. ä.) sind weitere technischen Voraussetzungen zu erfüllen:

- Ein Operationstisch, auf dem der Patient sicher und fest gelagert werden kann (Anti-Trendelenburg-Lagerung, Linksseitenlagerung). Der Tisch muss die Möglichkeit zur Abduktion der Beine des Patienten bieten.
- Das entsprechende robotische Instrumentarium (Abschn. 20.9). Daneben muss ein Laparoskopiesieb mit einer Auswahl an Fasszangen, Stromhäkchen, Trokaren und Scheren bereitstehen.
- Für den Fall der Konversion muss das OP-Instrumentarium für die offene Operation bereitstehen, falls intraoperative Komplikationen auftreten oder eine kontrollierte Konversion z. B. aus Gründen der Übersicht erfolgen muss.

20.9 Trokarpositionierung und Instrumente

20.9.1 Trokarpositionierung

Die Trokarposition ist exemplarisch in Abb. 20.4 dargestellt.

- Minilaparotomie umbilikal und Setzen des ersten Assistenztrokars. Hierüber setzen der Robotertrokare unter Sicht.
- Unter dem Rippenbogen werden die 4 × 8-mm-Robotertrokare im Abstand von je 7 cm zueinander unter Sicht auf einer queren Linie ca. 2 cm kaudal des Leberunterrands gesetzt.
- Setzen des Kameratrokars (Arm 2) einige cm tiefer als die restlichen Trokare (zur besseren Visualisierung).
- Ggf. zusätzliches Setzen von einem 12 mm Assistenztrokar paramedian rechts etwas kaudal der Roboterarme 1 und 2.
- Ein 5 mm im linken Oberbauch, der bei Anlegen eines externen Pringle-Bands eingesetzt wird. Alternativ kann das Pringle-Manöver auch intern erfolgen.

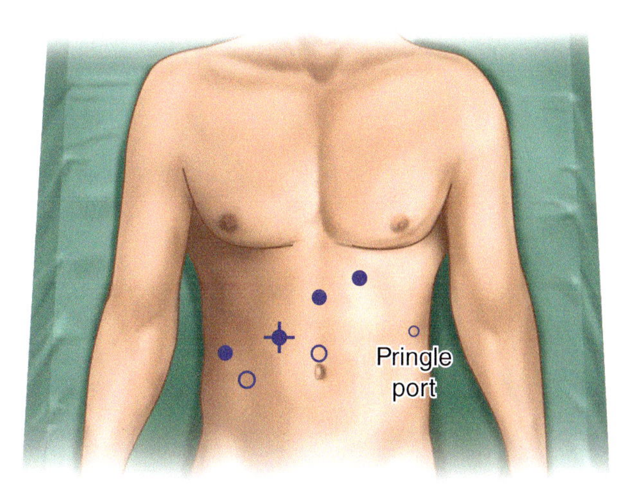

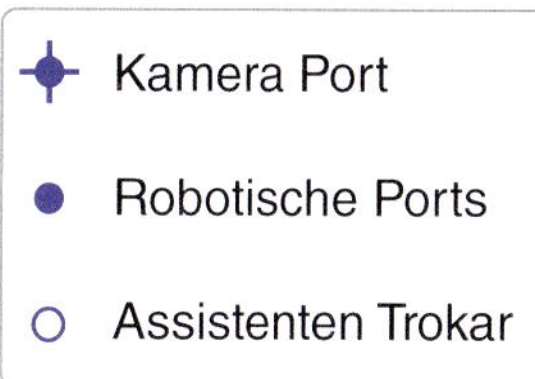

Abb. 20.4 Trokarpositionierung bei der robotischen Leberchirurgie. Die Positionierung ist für links- und rechtsseitige Resektionen kompatibel, kann aber individuell angepasst werden

Die 4 robotischen Trokare sollten auf einer Linie in einem Abstand von mindestens 7 cm platziert werden, wobei dies bei kleineren Patienten nicht immer eingehalten werden, kann und bei großen Patienten überschritten wird (Schmelzle et al. 2020). Die Positionierung ist für links- und rechtsseitige Resektionen kompatibel, kann aber individuell angepasst werden. Bei Resektionen im „caudal approach", wo die Dissektion von kaudal nach kranial erfolgt, ist die Platzierung der Trokar so ideal (Tomishige et al. 2013). Im Hinblick auf das Setzen der Trokare bei Resektionen von Superior-Segmenten kann die angegebenen Trokarplatzierung jedoch eine Einschränkung darstellen, vor allem wenn die Leber hypertrophiert ist. Hier ist daher ein Zugang eher von lateral zu empfehlen und eine überdrehte Linkslagerung des Patienten zu empfehlen.

20.9.2 Instrumentarium

Es gibt mehrere mögliche Einstellungen, die am häufigsten verwendete ist:

- Arm 1: Fenestrierte Bipolar-Zange (optional Arm 3)
- Arm 2: Kamera
- Arm 3: Harmonic Ace Curved Shears (optional Arm 1)
- Arm 4: Tip-up Fenestrated Grasper

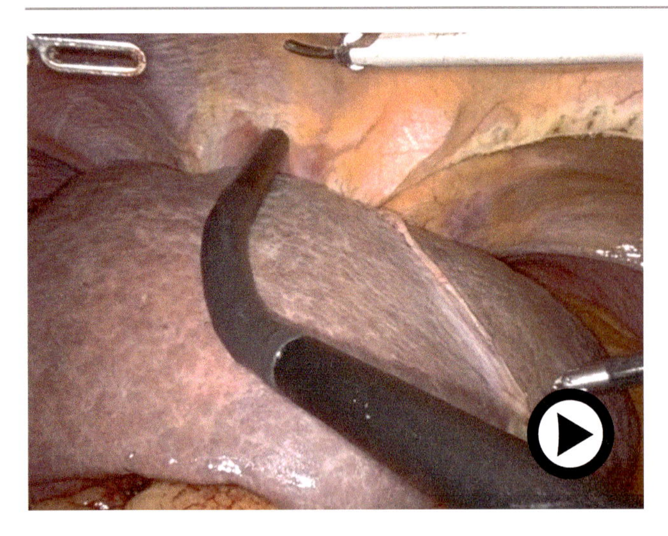

Abb. 20.5 Video 20.1 Robotisch assistierte Hemihepatektomie links (© Video: Christian Benzing, Felix Krenzien, Johann Pratschke) (▶ https://doi.org/10.1007/000-bjj)

Alternativ-Setup:

- Arm 1: Tip-up Fenestrated Grasper
- Arm 2: Fenestrierte Bipolar-Zange (optional Arm 4)
- Arm 3: Kamera
- Arm 4: Harmonic Ace Curved Shears (optional Arm 2)

Setup bei robotischem Nähen:

- Arm 1: Nadelhalter
- Arm 2: Kamera
- Arm 3: Nadelhalter
- Arm 4: Tip-up Fenestrated Grasper

In Video 20.1 ist beispielhaft eine robotischassistierte Hemihepatektomie links dargestellt (Abb. 20.5). Das Video zeigt den Situs eines 69-jährigen, männlichen Patienten mit multifokalem hepatozellulärem Karzinom in Leberfibrose im linken Leberlappen mit „bulky lymph nodes" im Leberhilus. Eine Transplantation ist bei floridem Alkoholabusus keine Therapieoption.

Literatur

Andreou A et al (2021) Parenchymal-sparing hepatectomy for colorectal liver metastases reduces postoperative morbidity while maintaining equivalent oncologic outcomes compared to non-parenchymal-sparing resection. Surg Oncol 38:101631

Bednarsch J et al (2020) ALPPS versus two-stage hepatectomy for colorectal liver metastases – a comparative retrospective cohort study. World J Surg Oncol 18:140

Benzing C et al (2022) Robotic versus open pancreatic surgery: a propensity score-matched cost-effectiveness analysis. Langenbeck's Arch Surg. https://doi.org/10.1007/s00423-022-02471-2

Brolese A et al (2020) Role of laparoscopic and robotic liver resection compared to open surgery in elderly hepatocellular carcinoma patients: a systematic review and meta-analysis. Hepatoma Res 2020

Chong CC et al (2022) Propensity score-matched analysis comparing robotic and laparoscopic right and extended right hepatectomy. JAMA Surg 157:436–444

Cillo U, D'Amico FE, Furlanetto A, Perin L, Gringeri E (2021) Robotic hepatectomy and biliary reconstruction for perihilar cholangiocarcinoma: a pioneer western case series. Updat Surg 73: 999–1006

D'Hondt M et al (2022) Transition from laparoscopic to robotic liver surgery: clinical outcomes, learning curve effect, and cost-effectiveness. J Robot Surg. https://doi.org/10.1007/s11701-022-01405-w

Daskalaki D et al (2017) Financial impact of the robotic approach in liver surgery: a comparative study of clinical outcomes and costs between the robotic and open technique in a single institution. J Laparoendosc Adv Surg Tech A 27:375–382

Diaz-Nieto R et al (2020) Robotic surgery for malignant liver disease: a systematic review of oncological and surgical outcomes. Indian J Surg Oncol 11:565–572

Fretland ÅA et al (2018) Laparoscopic versus open resection for colorectal liver metastases: the OSLO-COMET randomized controlled trial. Ann Surg 267:199–207

Giulianotti PC et al (2003) Robotics in general surgery: personal experience in a large community hospital. Arch Surg 138:777–784

Hawksworth J et al (2021) Robotic hepatectomy is a safe and cost-effective alternative to conventional open hepatectomy: a single-center preliminary experience. J Gastrointest Surg 25:825–828

Kadam P et al (2022) An international multicenter propensity-score matched and coarsened-exact matched analysis comparing robotic versus laparoscopic partial liver resections of the anterolateral segments. J Hepatobiliary Pancreat Sci. https://doi.org/10.1002/jhbp.1149

Kamarajah SK et al (2021) Robotic versus conventional laparoscopic liver resections: a systematic review and meta-analysis. Scand J Surg 110:290–300

Kato Y, Sugioka A, Uyama I (2021) Robotic liver resection for hepatocellular carcinoma: a focus on anatomic resection. Hepatoma Res 2021

Krenzien F et al (2018) Validity of the Iwate criteria for patients with hepatocellular carcinoma undergoing minimally invasive liver resection. J Hepatobiliary Pancreat Sci 25:403–411

Krenzien F et al (2022) Complexity-adjusted learning curves for robotic and laparoscopic liver resection: a word of caution. Ann Surg Open 3:e131

Liu R et al (2019) International consensus statement on robotic hepatectomy surgery in 2018. World J Gastroenterol 25:1432–1444

Lorenz E et al (2021) Robotic and laparoscopic liver resection—comparative experiences at a high-volume German academic center. Langenbeck's Arch Surg 406:753–761

Machairas N et al (2019) Comparison between robotic and open liver resection: a systematic review and meta-analysis of short-term outcomes. Updat Surg 71:39–48

Magistri P et al (2019) Robotic liver resection for hepatocellular carcinoma: a systematic review. Int J Med Robot 15:e2004

Melloul E et al (2016) Guidelines for perioperative care for liver surgery: enhanced recovery after surgery (ERAS) society recommendations. World J Surg 40:2425–2440

Mishima K, Wakabayashi G (2021) A narrative review of minimally invasive liver resections for hepatocellular carcinoma. Laparosc surg 5:46–46

Nota CLMA, Molenaar IQ, van Hillegersberg R, Borel Rinkes IHM, Hagendoorn J (2016) Robotic liver resection including the posterosuperior segments: initial experience. J Surg Res 206:133–138

Otsuka Y et al (2013) Gas embolism in laparoscopic hepatectomy: what is the optimal pneumoperitoneal pressure for laparoscopic major hepatectomy? J Hepatobiliary Pancreat Sci 20:137–140
Panaro F et al (2011) Robotic liver resection as a bridge to liver transplantation. JSLS 15:86–89
Rocca A et al (2021) Robotic surgery for colorectal liver metastases resection: a systematic review. Int J Med Robot 17:e2330
Santambrogio R et al (2007) Impact of intraoperative ultrasonography in laparoscopic liver surgery. Surg Endosc 21:181–188
Schmelzle M, Schöning W, Pratschke J (2020) Liver surgery – setup, port placement, structured surgical steps – standard operating procedures in robot-assisted liver surgery. Zentralbl Chir 145:246–251
Sheetz KH, Norton EC, Dimick JB, Regenbogen SE (2020) Perioperative outcomes and trends in the use of robotic colectomy for medicare beneficiaries from 2010 through 2016. JAMA Surg 155:41–49
Stewart C, Fong Y (2021) Robotic liver surgery—advantages and limitations. Eur Surg 53:149–157
Tomishige H et al (2013) Caudal approach to pure laparoscopic posterior sectionectomy under the laparoscopy-specific view. World J Gastrointest Surg 5:173–177
Wabitsch S et al (2019) Minimally invasive liver surgery in elderly patients-a single-center experience. J Surg Res 239:92–97
Wang Y et al (2021) Current trends in three-dimensional visualization and real-time navigation as well as robot-assisted technologies in hepatobiliary surgery. World J Gastrointest Surg 13:904–922
Wu C-Y et al (2019) Is robotic hepatectomy cost-effective? In view of patient-reported outcomes. Asian J Surg 42:543–550

Teil V

Minimalinvasive Eingriffe im Retroperitoneum

Retroperitoneoskopische Adrenalektomie

21

Franck Billmann

Inhaltsverzeichnis

Ergänzende Information Die elektronische Version dieses Kapitels enthält Zusatzmaterial, auf das über folgenden Link zugegriffen werden kann [https://doi.org/10.1007/978-3-662-67852-7_21]. Die Videos lassen sich durch Anklicken des DOI-Links in der Legende einer entsprechenden Abbildung abspielen, oder indem Sie diesen Link mit der SN More Media App scannen.

F. Billmann (✉)
Klinik für Allgemein-, Viszeral- und Transplantationschirurgie, Universitätsklinikum Heidelberg, Heidelberg, Deutschland
e-mail: franck.billmann@med.uni-heidelberg.de

T. Keck, C.-T. Germer (Hrsg.), *Minimalinvasive Viszeralchirurgie*, https://doi.org/10.1007/978-3-662-67852-7_21

▶ Seit ihrer Erstbeschreibung 1992 hat sich die minimalinvasive Nebennierenchirurgie rasch entwickelt. Aktuell werden 2 minimalinvasive Techniken über einen rein retroperitoneoskopischen Zugang durchgeführt. Die Indikationen für diese retroperitoneoskopische Adrenalektomie lehnen sich den Indikationen der transperitonealen Adrenalektomie an. Obwohl der retroperitoneoskopische Zugang speziellen technischen Voraussetzungen unterliegt und einen erfahrenen Operateur erfordert, bietet er dem Operateur und dem Patienten erhebliche Vorteile im Vergleich zum transperitonealen Zugang: ein kleineres OP-Trauma, einen einfachen Zugang beim bereits operierten Patienten, eine reduzierte KH-Verweildauer, die Möglichkeit einer bilateralen Resektion im selben Eingriff und die Möglichkeit einer partiellen Adrenalektomie. Eine evidenzbasierte Evaluation dieser Operationstechnik bietet die Möglichkeit eines Vergleichs mit den anderen Zugangswegen zur Nebenniere.

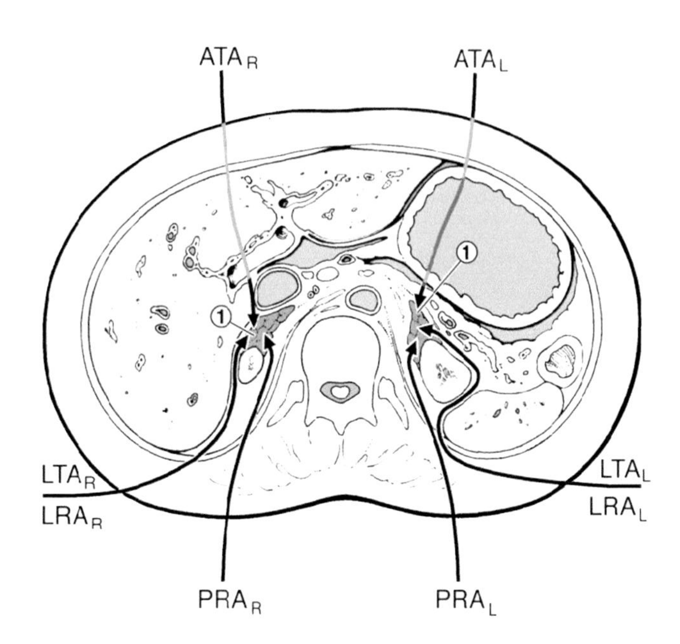

Abb. 21.1 Minimalinvasive Zugangswege zur Nebenniere. *ATA* anteriore transperitoneale Adrenalektomie, *LTA* laterale transperitoneale Adrenalektomie, *LRA* laterale retroperitoneale Adrenalektomie, *PRA* posteriore retroperitoneale Adrenalektomie, *1* Nebenniere (Zusätze: $_R$ für rechts, $_L$ für links). (Aus Walz 1998)

21.1 Einführung

Die Entwicklung der minimalinvasiven Nebennierenchirurgie wurde durch 2 Faktoren begünstigt: Zum einen bietet die Laparoskopie einen einfachen und direkten Zugang zur Nebenniere, zum anderen ermöglichen die minimalinvasiven Techniken, die Diskrepanz zwischen der Größe des zu entfernenden Nebennierengewebes und der dafür erforderlichen offenen Bauchwandinzision erheblich zu mindern. Seit deren Erstbeschreibung (Gagner et al. 1992) hat die minimalinvasive Adrenalektomie die offene Adrenalektomie, in den meisten chirurgischen Zentren mit Erfahrung in der minimalinvasiven Chirurgie, daher weitgehend ersetzt und wird als bevorzugte Methode der Resektion der meisten Nebennierentumore gesehen (Kebebew 2021). Die Eurocrine-Register-Daten (Deutschland, Österreich, Schweiz, 2015-2019), bestätigen diese Tendenz: 75,8 % aller Nebenniereneingriffe werden laparoskopisch oder retroperitoneoskopisch durchgeführt (Staubitz et al. 2021). Die zentrale Lage der Nebennieren hat, wie bei der offenen Nebennierenchirurgie, zur Entwicklung von 4 verschiedenen minimalinvasiven Zugänge geführt (Abb. 21.1), darunter 2 retroperitoneoskopische (retroperitoneale) Zugänge:

1. laterale retroperitoneale (retroperitoneoskopische) Adrenalektomie (LRA),
2. posteriore retroperitoneale (retroperitoneoskopische) Adrenalektomie (PRA).

Seit der Beschreibung der ersten retroperitonealen Adrenalektomie 1995 wurde diese Technik stets verbessert. Aktuell wird sie von vielen Autoren als die bevorzugte Technik für fast alle Nebennierenraumforderungen angesehen.

21.2 Indikation

Die Indikationen zur retroperitoneoskopischen Adrenalektomie lehnen sich den Indikationen der laparoskopischen transperitonealen Technik an (s. nachfolgende Übersicht). Fast alle Tumoren der Nebenniere, die mittels transperitonealer Technik operiert werden können, sind auch mittels Retroperitoneoskopie mit gleichzeitig geringerem Zugangstrauma zugänglich. Auch Phäochromozytome und

Nebennierenmetastasen können unter Berücksichtigung einzelner Einschlusskriterien über diesen Zugang reseziert werden (Abschn. 21.10).

Kontrovers in der Indikationsstellung zur retroperitoneoskopischen Adrenalektomie sind weiterhin das adrenokortikale Karzinom, Nebennierenmetastasen (abhängig von Größe) und das maligne Phäochromozytom (Abschn. 21.10).

Indikationen zur retroperitoneoskopischen Adrenalektomie

Funktionelle (hormonaktive) Raumforderungen

- Phäochromozytom
- Conn-Syndrom (Aldosteron-produzierendes Adenom)
- Cushing-Syndrom
- Kortisol-produzierendes Adenom
- Bilaterale Nebennierenhyperplasie (bei Versagen der medikamentösen Therapie)
- Ektopes ACTH-Syndrom
- Morbus Cushing (bei Versagen der transphenoidalen Chirurgie)
- Adrenokortikales Karzinom

Nichtfunktionelle (hormoninaktive) Raumforderungen

- Inzidentalom > 3–4 cm oder Größenprogredienz
- Isolierte Metastase
- Symptomatische Zyste oder Angiomyolipom
- Adrenokortikales Karzinom

Die einzige absolute Kontraindikation zur retroperitoneoskopischen Adrenalektomie ist eine nichtkorrigierte Koagulopathie. Relative Kontraindikationen des retroperitoneoskopischen Zuganges sind in der folgenden Übersicht zusammengefasst.

Relative Kontraindikationen zur retroperitoneoskopischen Adrenalektomie

- Funktionelle Tumore > 7 cm (in einzelnen Fällen bis 10 cm): große Tumore führen zu reduziertem Arbeitsplatz
- Nichtfunktionelle Tumore > 4–7 cm (Malignitätsprobabilität direkt abhängig vom Durchmesser)
- BMI > 45 kg/m^2: bei diesen Patienten ist die Übersicht schwierig wegen des retroperitonealen Fettes und wegen einer problematischen Trokarplatzierung
- Erhöhter Augendruck: die Knie-Ellenbogen-Position kann zu einer Erhöhung des Augendruckes führen
- Klare Zeichen eines malignen nichtresektablen Wachstums
- Bei Notwendigkeit das restliche Abdomen zu untersuchen (z. B. Metastasen)
- Fortgeschrittene kardiopulmonale Erkrankungen: Sind nur eine relative Kontraindikation, da die retroperitoneale Insufflation nur geringe Effekte auf das Diaphragma hat
- Intrakranielle Hypertension: kann eine relative Kontraindikation sein, insbesondere bei Operationen auf der rechten Seite (Erhöhung des Venendrucks und reduzierter venöser Rückfluss)

21.3 Spezielle präoperative Diagnostik

21.3.1 Computertomografie (CT)

Die Computertomografie bleibt aktuell die initiale Bildgebung der Wahl sowohl für die Darstellung als auch für die Charakterisierung der Nebennierentumore. Ein hochqualitatives CT mit Darstellung des Abdomens und des Pelvis hat eine hohe Sensitivität und ist kostengünstig; die Sensitivität des CT in der Detektion von adrenalen Läsionen liegt zwischen 93–100 % (Detektion von 95 % der adrenalen Raumforderungen grösser als 6–8 mm; Nwariaku et al. 2001; Udelsman und Fishman 2000).

21.3.2 Magnetresonanztomografie (MRT)

Das MRT (mit Kontrastmittel) hat sich der CT-Diagnostik in der Charakterisierung der adrenalen Tumoren als äquivalent gezeigt, mit Vorteilen in der Darstellung der Weichteile (Peppercorn und Reznek 1997) sowie der Vermeidung einer Strahlenbelastung des Patienten.

21.3.3 Nuklearmedizinische Bildgebung

Die nuklearmedizinische Bildgebung des adrenalen Kortex und der Medulla können wertvolle Informationen liefern. Wegen der exzellenten Ergebnisse des CT und des MRT wird diese Modalität jedoch nicht oft genutzt. Wenn sowohl CT als auch MRT keine weitere Information zur Diagnostik liefern, kann die nuklearmedizinische Bildgebung weiterhelfen (z. B. definitive Diagnose eines Paraganglioms). Obwohl sie Limitationen (z. B. räumliche Auflösung, Hintergrundsignal) aufweist, ist die Positronenemissionstomografie (in Kombination mit oder ohne CT) eine herausragende Modalität für die Darstellung der malignen Neoplasien der Nebenniere und der Nebennierenmetastasen.

21.3.4 Seitengetrennte Nebennierenvenen-Blutabnahme

Die Mehrheit der adrenalen Erkrankungen können mittels CT oder MRT lokalisiert (lateralisiert) werden (Cushing, Phäochromozytom, adrenokortikales Karzinom). Bei Patienten mit kleinem Conn-Adenom oder kleinen funktionellen Tumoren (< 20 mm) kann die Lokalisierung problematisch werden. Bei diesen Patienten ist die seitengetrennte selektive Nebennierenvenen-Blutabnahme eine bewährte Lokalisierungsmethode (Magill et al. 2001; Toniato et al. 2006). Aldosteronproduzierende Zellcluster oder Mikronoduli scheinen neben nicht-funktionellen Adenomen koexistieren zu können. Deshalb wird diese Untersuchung bei Conn-Syndrom Patient zunehmend als unabdingbar angesehen (Williams und Reinecke 2018).

21.4 Aufklärung

Die mögliche Notwendigkeit zur Konversion in ein Vorgehen mit transperitonealem oder offenem Zugang sollte erläutert werden. Eine frühzeitige Konversion kann bei folgenden Indikationen notwendig werden: 1) fehlender retroperitoneoskopischer Arbeitsraum (z. B. Adipositas, großer Tumor); 2) Infiltration des Tumors in Nachbarorgane (z. B. Peritoneum, Milz, Niere, Pankreas), die das Einhalten der onkologischen Prinzipien der Resektion bei adrenokortikalem Karzinom oder NN-Metastase unmöglich machen.

Folgende Komplikationen sollten Gegenstand der Aufklärung sein (in der Mehrzahl der Fälle können diese Komplikationen ohne Konversion beherrscht werden; eine Konversion ist selten notwendig):

- **Gefäßverletzung**:
  Generell scheint das Risiko einer Gefäßverletzung bei der Retroperitoneoskopie geringer zu sein als bei einem offenen oder laparoskopisch-transperitonealen Verfahren (Alesina 2015; Dickson et al. 2011; Schreinemakers et al. 2010; Walz et al. 2006). Der posteriore Zugang erlaubt eine leichtere Dissektion der Nebenniere. Außerdem ist die Darstellung der Nierengefäße, außer bei der Dissektion großer kaudal gelegener Tumoren, nicht erforderlich. Hinzu stellt der höhere Gasdruck (20–30 mmHg) einen Vorteil dar, da dieser allein in der Lage ist, venöse Blutungen zu stoppen.
- **Pleuraläsionen:**
  Pleuraläsionen gehören ebenfalls zu den möglichen Komplikationen der minimalinvasiven Adrenalektomie. Nur extrem selten führt der retroperitoneoskopische Zugang zu dieser Komplikation (Alesina 2015). Die meisten Läsionen sind nicht hämodynamisch oder respiratorisch relevant und bedürfen keiner Therapie, ansonsten kann eine Thoraxdrainage, die am Ende der Prozedur wieder entfernt wird, eingelegt werden.
- **Verletzung anderer Organe:**
  Die retroperitoneoskopische Adrenalektomie bietet unbestrittene Vorteile, da die Darstellung und Dissektion von Leber rechts und Pankreas und Milz links nicht notwendig ist. Nur die Niere wird bei der retroperitoneoskopischen Operation mobilisiert und kann dabei verletzt werden. Diese Kapselläsionen lassen sich in der Regel problemlos intraoperativ beherrschen; Nierenhämatome, welche sich postoperativ ggf. bilden können, bedürfen in der Regel keiner Reoperation und können konservativ behandelt werden (Walz et al. 2006). Die Retroperitoneoskopie in Bauchlage schließt Darmverletzungen aus, denn der Darm bleibt außerhalb des Präparationsfeldes. Sie bietet deshalb den geeignetsten Zugang für Patienten die abdominell voroperiert sind.
- **Nachblutung:**
  Postoperativ ist die Nachblutung, deren Inzidenz mit einer Häufigkeit von 0,2–6,1 % in der Literatur angegeben wird (Constantinides et al. 2012; Walz et al. 2006), die häufigste Komplikation der minimalinvasiven Adrenalektomie (transperitoneal oder retroperitoneoskopisch).

21.5 Lagerung

21.5.1 Posteriore retroperitoneoskopische Adrenalektomie

Die posteriore retroperitoneoskopische Adrenalektomie wird bevorzugt in Knie-Ellenbogen-Lage (Abb. 21.2) oder in Bauchlage durchgeführt. Die Knie-Ellenbogen-Lage be-

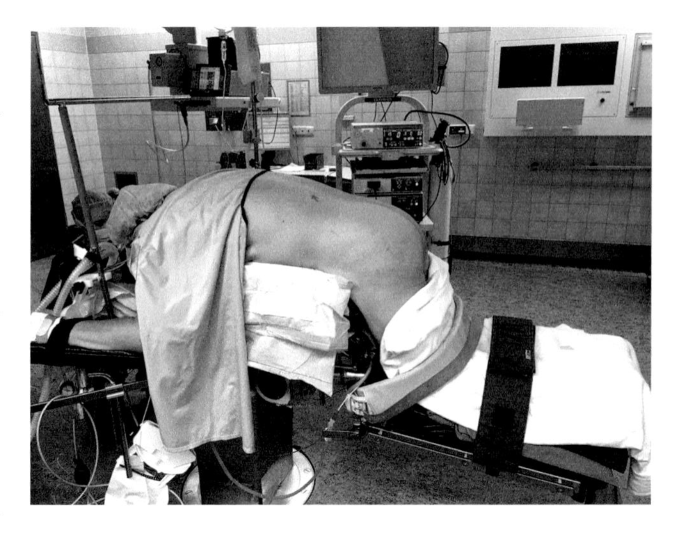

Abb. 21.2 Knie-Ellenbogen-Lagerung

sitzt den Vorteil die lumbale Lordose besser aufzuheben und die Distanz zwischen Rippenbogen und Beckenkamm zu maximieren, wodurch ein besserer Zugang zum Retroperitoneum gewährleistet wird. Der Patient liegt auf einer speziellen viereckigen Schaummatte, die es dem Bauch ermöglicht, durchzuhängen. Das Hüftgelenk sollte dabei ca. 90 ° flektiert werden, um die Lagerung voll auszunutzen. Als Alternative kann der Patient in Bauchlagerung gelagert werden, wobei im Tischgelenk des OP-Tisches eine Abknickung erfolgen kann. Der Operateur stellt sich auf die Seite der zu operierenden Nebenniere. Der Assistent und der Laparoskopieturm mit Monitor stehen auf der Gegenseite.

21.5.2 Laterale retroperitoneoskopische Adrenalektomie

Bei der lateralen retroperitoneoskopischen Adrenalektomie wird der Patient in lateralem Dekubitus gelagert (Abb. 21.3). Der Operationstisch wird in Höhe des Tischgelenkes geknickt, um die Distanz zwischen Rippenbogen und Beckenkamm zu maximieren. Der Chirurg und der Assistent stehen angesichts des Patientenrückens. Die Extremitäten müssen in neutraler Position und alle Druckpunkte mit Gelkissen gelagert werden.

▶ **Cave** Die prolongierte Flankenposition, insbesondere mit Flexion und Extension der Nierenlager kann zu signifikanten postoperativen neuromuskulären Komplikationen führen.

21.6 Technische Voraussetzungen

Folgende technische Voraussetzungen sollten gegeben sein:

- Ein Lagerungstisch mit der Möglichkeit zur optimalen Positionierung des Patienten sollte vorhanden sein. Der Schlüsselpunkt des Zuganges ist die optimale Flexion der Lendenwirbelsäule (posteriorer retroperitonealer Zugang) bzw. ipsilaterale laterale Extension (lateraler retroperitonealer Zugang), um eine maximale Distanz zwischen Rippenbogen und Beckenkamm zu erreichen (adäquate Beweglichkeit der Trokare). Weiter sollten spezielle Schaummatten und Gelkissen sowohl für die Knie-Ellenbogen-Lagerung als auch für die laterale Flankenlagerung vorhanden sein.
- CO_2-Insufflationsdruck (20–30 mmHg): Der höhere Insufflationsdruck (höher als bei der konventionellen Laparoskopie) ist notwendig, um einen ausreichenden Arbeitsraum für die retroperitoneale Dissektion zu gewährleisten. Weiter ermöglicht dieser Druck eine Hämostase der kleinen venösen Blutungen (s. Praxistipp CO_2-Druck im Abschnitt „Anlegen des Kapnoretroperitoneums und Präparation des Retroperitoneums").
- Dissektionsgeräte mit bipolarer Koagulation (z. B. Ligasure 5 mm 37 cm Maryland oder Dolphin Tip, Fa. Medtronic-Covidien, Boulder, CO, USA), Ultraschalldissektionsgerät (z. B. Ultracision, Fa. J&J Ethicon, Cornelia, GA, USA) oder Kombinationsgeräte (z. B. Thunderbeat, Olympus, Tokyo, Japan) sind erforderlich.

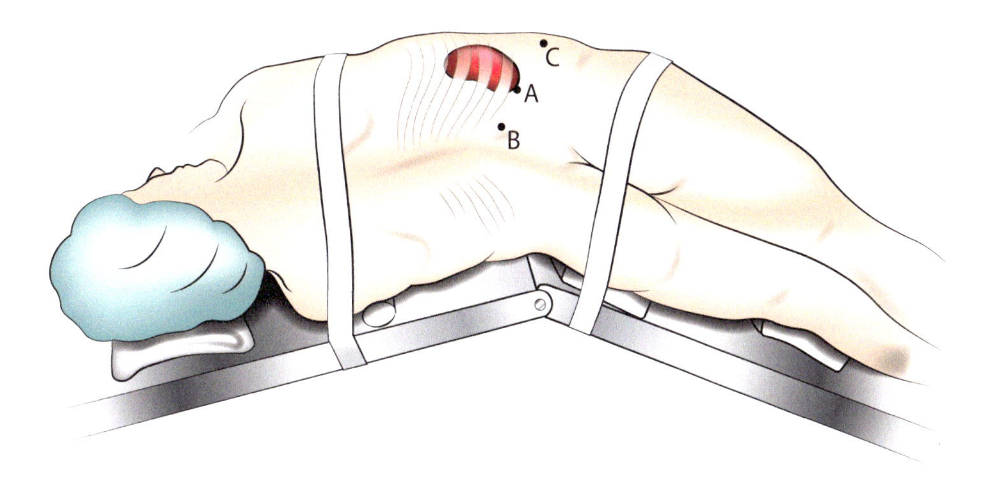

Abb. 21.3 Lagerung in lateralem Dekubitus für eine rechtsseitige laterale retroperitoneale Adrenalektomie

- Reguläres Instrumentarium zur Laparoskopie und spezielle Trokare: Ein laparoskopischer Overholt, ein laparoskopischer Tupfer zur atraumatischen Mobilisation der Niere und Nebenniere, eine laparoskopische Gefäßklemme und ein Bergebeutel zum Bergen des Präparates ohne Kontakt mit der Bauchwand sind notwendig. Folgende Trokare werden benutzt: ein 10 oder 12-mm-Trokar mit adaptierbaren Muffe und Fixationsballon (z. B. Kii Balloon Blunt Tip System 10 oder 12 mm, Fa. Applied Medical, Rancho Santa Margarita, CA, USA), um einen adäquaten Druckaufbau und Druckerhalt im Bereich des subkostalen Zuganges (12. Rippe) zu gewährleisten; ein 10 oder 12-mm-Trokar normal oder mit Fixationsballon; ein 5-mm-Trokar normal oder mit Fixationsballon (z. B. Kii Trocar 10 und 5 mm, Fa. Applied Medical, Rancho Santa Margarita, CA, USA).
- Bereitgestelltes OP-Instrumentarium für die transperitoneale Adrenalektomie und die offene Operation (evtl. Konversion).

21.7 Überlegungen zur Wahl des Operationsverfahren

21.7.1 Retroperitoneale Adrenalektomie: lateral oder posterior?

Der laterale retroperitoneoskopische Zugang, der von den anatomischen Landmarken der laparoskopischen Nephrektomie ähnlich ist, wird meist von den Urologen bevorzugt. Die Leitlinie der Society of American Gastrointestinal and Endoscopic Surgeons (SAGES 2011) besagt, dass der Chirurg die Technik anwenden sollte, mit der er am vertrautesten ist und in der er am meisten Erfahrung hat (strenge Empfehlung, hohe Qualität der Evidenz). Eine aktuelle Untersuchung bestätigt diese Aussage und beschreibt beide Zugänge als vergleichbar in allen untersuchten peri- und postoperativen Endpunkten (Oh et al. 2020).

21.7.2 Kortexsparende Adrenalektomie

Bei Patienten mit familiärem Phäochromozytom (MEN) oder Von-Hippel-Lindau-Syndrom (VHL), führt die radikale chirurgische Therapie, die bilateral angewandt werden muss, meist zu einer definitiven adrenalen Insuffizienz. Daher scheint für Patienten, die eine beidseitige Adrenalektomie benötigen wie z. B. hereditäre Phäochromozytome, die laparoskopische (daher auch die retroperitoneoskopische) kortexsparende Adrenalektomie die Methode der Wahl zu sein (schwache Empfehlung, niedrige Qualität der Evidenz). Die kortexsparende Adrenalektomie geht mit weniger als 5 % Rezidiven im 10-Jahres-Follow-up einher. Bei mehr als 50 % der Patienten, die mittels kortexsparender Technik operiert werden, bleibt die glukokortikoide Funktion postoperativ normal (Castinetti et al. 2016). Es kann daher zusammengefasst werden, dass die kortexsparende Adrenalektomie bei den meisten Patienten die Notwendigkeit einer Steroidsubstitution vorbeugen kann, ohne mit einer Erhöhung der Rezidivrate einherzugehen.

Die Indikationsstellung der kortexsparenden Adrenalektomie bei Patienten mit Conn-Adenom oder anderen benignen Raumforderungen ist deutlich kontroverser zu sehen. Die kortexsparende Adrenalektomie ist sicher in erfahrenen Händen (SAGES-Leitlinie). Eine aktuelle Metaanalyse und mehrere retrospektive gematchte Studien haben die Vorteile der partiellen Adrenalektomie belegt (kürzere Operationsdauer, geringere Komplikationen und kürzerer Krankenhausaufenthalt) (Li et al. 2020). Sie scheint auch dem Auftreten von spezifischen postoperativen Komplikationen (postoperativer Hypokortisolismus oder Hypoglykämie) vorzubeugen (Billmann et al. 2021a).

21.7.3 Roboterassistierte minimalinvasive Adrenalektomie

Sowohl die operativen Ergebnisse (OP-Dauer, Blutverlust, Konversion) als auch die Morbidität sind in beiden Techniken (laparoskopisch vs. roboterassistiert) vergleichbar. In Anbetracht der deutlich erhöhten Kosten der roboterassistierten Technik ist es aktuell nicht gerechtfertigt, diese zu bevorzugen (Chai et al. 2014). Zu einem ähnlichen Ergebnis kommt die Gruppe um Brandao. Obwohl der geschätzte Blutverlust und die Krankenhausverweildauer in der roboterassistierten Gruppe signifikant kürzer waren, zeigten sich Konversionsrate und Morbidität vergleichbar mit dem laparoskopischen Vorgehen (Brandao et al. 2014). Die SAGES-Leitlinie ergänzt, dass die roboterassistierte Adrenalektomie Vorteile für Patienten mit großen Tumoren oder mit Adipositas haben könnte (schwache Empfehlung, sehr niedrige Qualität der Evidenz). Wegen der erheblichen Kosten, der deutlich längeren OP-Zeiten und der fehlenden klaren Vorteile für den Patienten kann diese Technik jedoch nicht eindeutig empfohlen werden. In einer Netzwerk-Metaanalyse, die die roboterassistierte mit der laparoskopischen, der retroperitoneoskopischen und der offenen Adrenalektomie verglichen hat, wurde dies bestätigt (Heger et al. 2017). Sowohl in Bezug auf die postoperative Morbidität, die Operationsdauer als auch in Bezug auf den Blutverlust konnte die roboterassistierte Technik keinen Vorteil gegenüber der retroperitoneoskopischen/laparoskopischen Resektion vorweisen.

21.7.4 Single-Access-Chirurgie

Die Single-Access-Adrenalektomie scheint bei gut selektierten Patienten und obwohl sie mit einer höheren OP-Dauer einhergeht, deutliche Vorteile gegenüber der konventionellen Multi-Trokar-Technik zu haben (Walz et al. 2010). Diese Technik geht jedoch mit der Notwendigkeit einer extensiven Mobilisation des kranialen Nierenpols einher (Agha et al. 2010; Walz et al. 2010). Die Single-Access-Adrenalektomie ist eine sichere Technik in Händen eines erfahrenen Operateurs (SAGES-Leitlinie), sie hat jedoch nur wenig Vorteile über die konventionelle Adrenalektomie (schwache Empfehlung, sehr niedrige Qualität der Evidenz).

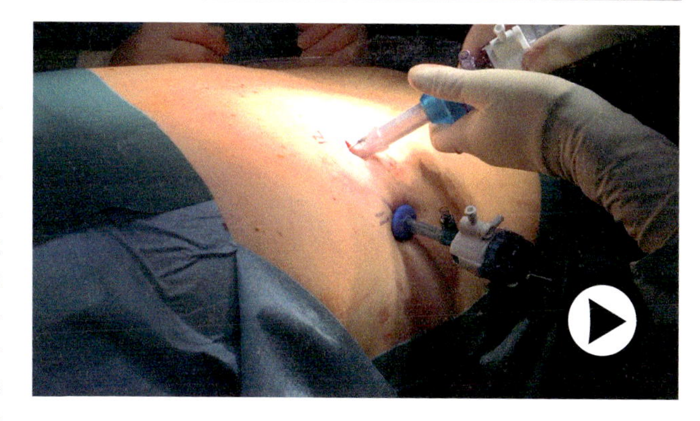

Abb. 21.4 Video 21.1: Retroperitoneoskopische Adrenalektomie rechts (© Video: Franck Billmann) (▶ https://doi.org/10.1007/000-bjm)

21.8 Operationsablauf – How to do it

21.8.1 Posteriore retroperitoneoskopische Adrenalektomie

Es sollte immer eine En-Block-Resektion der Nebenniere erfolgen (Ausnahme bei kortexsparender Operation). Folgender Ablauf sollte als Standardpräparationssequenz gelten:

- Präparation/Mobilisation des Nierenoberpols als erster OP-Schritt,
- dann Präparation des Nebennierenunterpols,
- Darstellung und Versorgung der Nebennierenvene.

Video 21.1 demonstriert die Präparationssequenz einer retroperitoneoskopischen Adrenalektomie rechts: 1) Zugang und Trokarplatzierung, 2) Eröffnung der Gerota-Faszie, 3) Darstellung der paravertebralen Muskulatur, 4) Darstellung des parietalen Peritoneums und des kranialen Nierenpols, 5) Identifikation der Vena cava inferior, 6) Mobilisation der kaudalen Nebenniere, 7) Darstellung und Versorgung der Nebennierenvene, 8) Komplette Mobilisation der Nebenniere und Bergen des Präparates (Abb. 21.4).

Video 21.2 demonstriert die Präparationssequenz einer retroperitoneoskopischen Adrenalektomie links bei Conn-Syndrom (Trokarplatzierung analog Video 21.1): 1) Eröffnung der Gerota-Faszie, Eingehen ins Retroperitoneum, Darstellung der paravertebralen Muskulatur, 2) Darstellung und Mobilisation des li. Nierenoberpols, 3) Darstellung der li. Nierengefäße, 4) Mobilisation der li. Nebenniere, 5) Resektion und Bergen des Präparates (Abb. 21.5).

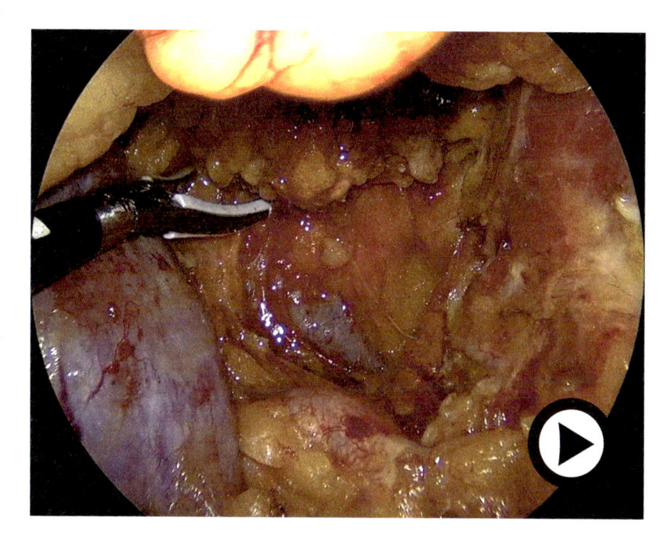

Abb. 21.5 Video 21.2: Retroperitoneoskopische Adrenalektomie links bei Conn-Syndrom (© Video: Franck Billmann) (▶ https://doi.org/10.1007/000-bjk)

Zugang ins Retroperitoneum

Initial erfolgt eine 1,5 cm lange transversale Inzision direkt unterhalb der Spitze der 12. Rippe. Der Zugang ins Retroperitoneum erfolgt, teils scharf teils stumpf, durch die posteriore Bauchdecke direkt in Kontakt und unterhalb der Apex der 12. Rippe. Durch digitale Präparation wird ein retroperitonealer Arbeitsraum geschaffen.

Platzieren der Trokare

Für den Eingriff sind 3 Trokare erforderlich (Abb. 21.6). Der retroperitoneale Arbeitsraum wird dazu benutzt, einen

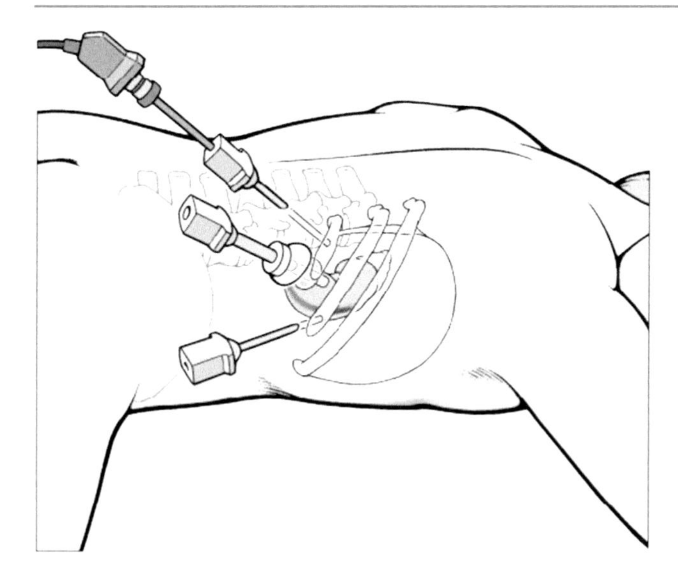

Abb. 21.6 Lagerung und Trokarplatzierung zur posterioren retroperitoneoskopischen Adrenalektomie rechts. (Aus Walz 1998)

5-mm-Trokar 4–5 cm lateral der 11. Rippe unter palpatorischer Kontrolle zu platzieren. Der 12-mm-Optiktrokar wird dann eingeführt, sein Ballon geblockt und die Muffe abgedichtet. Nach Anlage des Kapnoretroperitoneums, kann der mediale 10- bis 12-mm-Trokar ca. 4 cm medial der initialen Inzision, 3 cm unter der 12. Rippe, unter Sichtkontrolle platzieren werden (Abb. 21.7a).

▶ **Praxistipp** Dieser letzte mediale Trokar wird in kraniale Richtung mit einem 45 °-Winkel zur Horizontalen eingeführt. Dies erlaubt während der restlichen Operation, die Kamera ohne Hebelbewegungen zu führen.

Anlegen des Kapnoretroperitoneums und Präparation des Retroperitoneums

Unter Anlage des Kapnoretroperitoneums (Gasdruck 20–25 mmHg) beginnt die Präparation, indem das retroperitoneale Fettgewebe in der gefäßlosen Schicht von der Gerota-Faszie nach ventral abgeschoben wird (Abb. 21.7b). Auf diese Weise entsteht ein Hohlraum, der lateral, kranial, dorsal und medial durch Anteile des Zwerchfells bzw. des Peritoneums gebildet wird und der ventral durch die retroperitonealen Organe und das jeweils umgebende Fettgewebe begrenzt ist (Abb. 21.7c). Es wird dazu ein 10 mm/30°-Endoskop benutzt. Initial wird das Endoskop über den mittleren Trokar eingebracht, nach Bilden des retroperitonealen Arbeitsbereiches wird das Endoskop in den medialen (paravertebralen) Trokar platziert. Es beginnt dann die Darstellung und Mobilisation des kranialen Pols der Niere.

▶ **Praxistipp** Ein hoher CO_2-Druck ist bis vor kurzem bei diesem Zugang als ausschlaggebend angesehen worden. Aktuelle Untersuchungen zeigen jedoch, dass ein CO_2-Druck über 25 mmHg keinen zusätzlichen Vorteil, sondern eher Nachteile mit sich bringt. Eine Druckerhöhung ist nur im Fall einer signifikanten venösen Blutung (Vena cava, Nierenvene) oder Präparationsschwierigkeit zu empfehlen (Billmann et al. 2021b; Fraser et al. 2018). Es ist darauf zu achten, dass die kraniale Präparation der Nebenniere als letztes durchgeführt wird, da es dann während der gesamten Operation keiner Retraktion der Nebenniere nach kranial bedarf.

Darstellung und Präparation des kranialen Nierenpols

Die Präparation erfolgt entlang der Niere nach kranial und anterior, bis der Nierenoberpol mobilisiert ist. Die Niere kann mit dem Präparationstupfer weggehalten werden, um einer Kapselverletzung vorzubeugen.

▶ **Praxistipp** Bei einzelnen Patienten ist ein 4. Trokar notwendig, um die Niere adäquat nach kaudal wegzuhalten

Mobilisation der Nebenniere

Die Mobilisation der Nebenniere beginnt in gefäßarmen Schichten lateral und kranial und wird medial zwischen Zwerchfellschenkel und Nebenniere fortgesetzt. In diesem Spalt finden sich rechtsseitig in der Regel kleinere Nebennierenarterien, die die V. cava überkreuzen und mittels Dissektionsgeräten durchtrennt werden (Abb. 21.7d).

▶ **Praxistipp** Die Präparation kaudal der Nebenniere erfolgt von lateral nach medial.

Darstellen und Versorgung der Nebennierenvene

Auf der rechten Seite

Die Nebenniere wird mittels Präpariertupfer weggehalten, um die V. cava von hinten und die nach lateral-dorsal einmündende V. suprarenalis darzustellen (Abb. 21.7e). Dieses Gefäß wird auf einer Länge von 1 cm präpariert und dann mittels bipolaren Dissektionsgeräten versiegelt und durchtrennt.

▶ **Praxistipp** Auf Clips sollte bei der Versorgung der Vena suprarenalis verzichtet werden. Der Großteil der Nachblutungen erfolgt als Konsequenz einer Clipdislokation.

Auf der linken Seite

Auch linksseitig ist die Durchtrennung der Nebennierenvene der entscheidende operative Schritt. Diese Vene ist deutlich länger als rechts. Man findet sie im Spalt zwischen dem oberen Nierenpol und dem Zwerchfellschenkel, nach kaudal zur Nierenvene ziehend. Bei der Präparation dieser Region trifft man regelmäßig auf eine Zwerchfellvene, die in die supra-

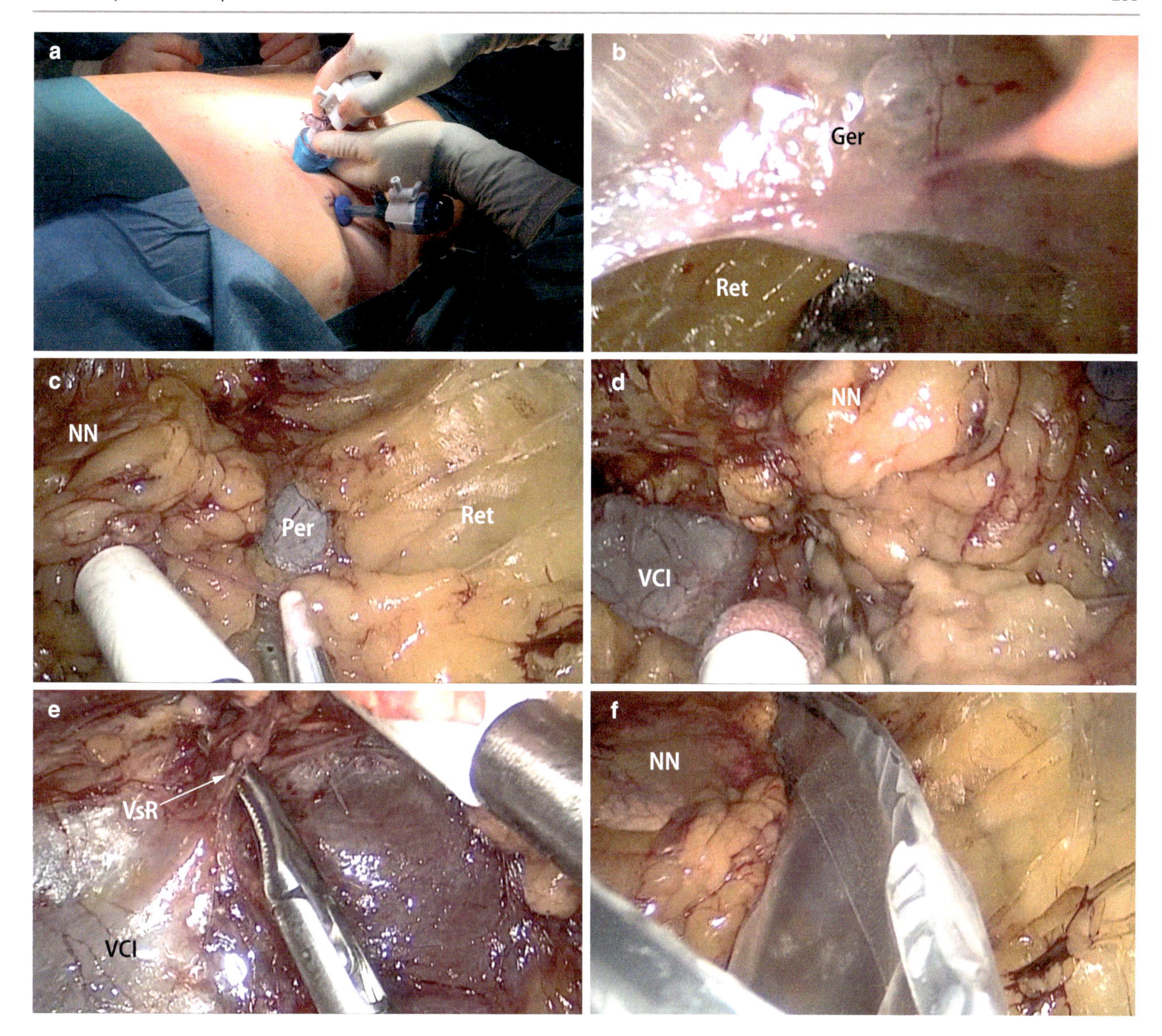

Abb. 21.7 (a–f) Retroperitoneoskopische Adrenalektomie rechts. (**a**) Platzieren der Trokare. (**b**) Eröffnung der Gerota-Faszie (*Ger*) und Präparation des retroperitonealen Fettgewebes (*Ret*). (**c**) Darstellung des parietalen Peritoneums (*Per*) über der Leber. (**d**) Darstellung der Vena cava inferior (*VCI*). (**e**) Darstellung und Versorgung der Vena suprarenalis rechts (*VsR*). (**f**) Komplette Mobilisierung der Nebenniere und Bergung des Präparates (*NN*) mittels Bergebeutel

renale Vene mündet, und auf kleinere querverlaufende Nebennierenarterien. Letztere werden mittels bipolarem Dissektionsgerät versiegelt und durchtrennt. Die Aorta ist durch den Zwerchfellschenkel abgedeckt und nicht sichtbar.

Vollständiges Mobilisieren der Nebenniere und Bergen des Präparates

Nachdem die suprarenale Vene durchtrennt wurde, kann die Nebenniere vollständig mobilisiert werden. Das Präparat sollte mittels Bergebeutel extrahiert werden (Abb. 21.7f). Es empfiehlt sich, die Bluttrockenheit nach Teilentlastung/Entlastung des CO_2-Druckes zu überprüfen. Abschließend ist dem Chirurgen überlassen, eine Drainage retroperitoneal einzulegen.

▶ **Praxistipp** Wir empfehlen die Faszie im Bereich der 10- bis 12-mm-Trokare mittels resorbierbarem geflochtenem Faden 2/0 zu verschließen.

Abb. 21.8 gibt einen schematischen Überblick des intraoperativen Situs bei der posterioren retroperitoneoskopischen Adrenalektomie der rechten und linken Seite.

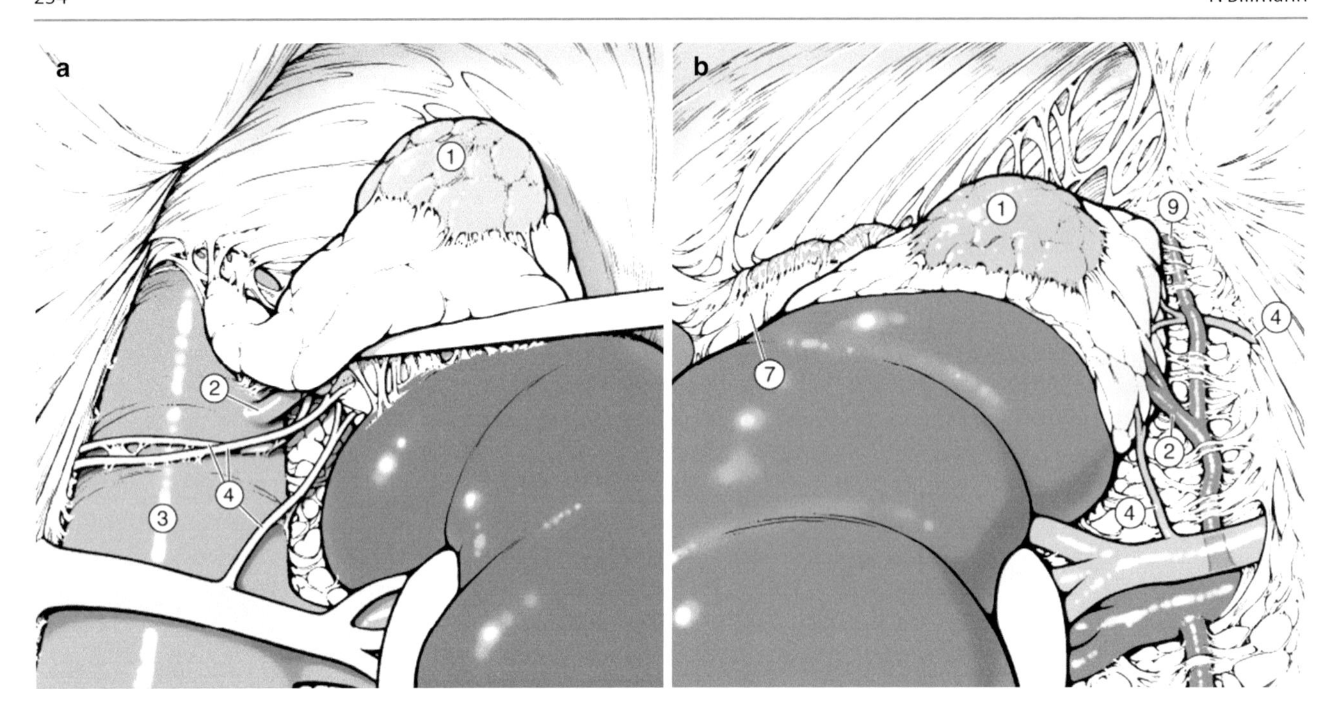

Abb. 21.8 (**a**, **b**) Intraoperativer Situs der rechtsseitigen (**a**) und linksseitigen (**b**) posterioren retroperitoneoskopischen Adrenalektomie. *1* Nebennierentumor; *2* Vena suprarenalis; *3* Vena cava inferior; *4* Aa. adrenales; *7* Pankreasschwanz; *9* Vena phrenica inferior. (Aus Walz 1998)

21.8.2 Laterale retroperitoneoskopische Adrenalektomie

Wie beim posterioren Zugang werden die Trokare kaudal des Rippenbogens eingebracht. Der Unterschied liegt darin, dass die Trokare im lateralen Rippenbogenbereich platziert werden. Im Übrigen sind die präparatorischen Schritte mit denen des posterioren Vorgehens vergleichbar. Der Einblick ins Retroperitoneum erfolgt von lateral nach medial.

Typischerweise geht diese Technik (verglichen mit dem posterioren Zugang) mit einer längeren OP-Dauer einher. Es sind meistens mehr Trokare notwendig (4–5 Trokare; Terachi et al. 2000; Sasagawa et al. 2003).

21.9 Spezielle intraoperative Komplikationen und ihr Management

21.9.1 Intraoperative Blutung (Verletzung Nebennierenvene, Vena cava inferior)

Der posteriore Zugang erlaubt eine leichtere Dissektion der Nebenniere von der V. cava inferior auf der rechten Seite. Außerdem ist die Darstellung der Nierengefäße, außer bei der Dissektion großer kaudal gelegener Tumoren, nicht erforderlich. Hinzu stellt der höhere Gasdruck (20–25 mmHg) einen Vorteil dar, da dieser alleine in der Lage ist, venöse Blutungen zu stoppen (Walz et al. 2006; Alesina 2015). Bei einer Blutung der Vena cava inferior kann der Druck über 25 mmHg erhöht werden, sodass das Übernähen der Gefäßverletzung möglich ist. Obwohl arterielle Gefäßverletzungen während der Dissektion seltener vorkommen, können die Nierenarterie oder eine ihrer Endäste bei der Retroperitoneoskopie verletzt werden. Das unbedachte Verwenden von Clips oder gefäßversiegelnden Instrumenten kann unbemerkt zum Verschluss der Gefäße und zu segmentalen Infarkten des Parenchyms oder komplettem Verlust der Niere führen (Gaujoux et al. 2011; Tessier et al. 2009).

21.9.2 Pleuraverletzung mit intraoperativem Pneumothorax

Pleuraläsionen gehören ebenfalls zu den Komplikationen der Adrenalektomie. Die Erkennung dieser Komplikation ist in der Regel einfach, weil ein Pneumothorax bzw. Pneumomediastinum entsteht (Alesina 2015). Die meisten Läsionen sind nicht hämodynamisch relevant und bedürfen keiner Therapie, ansonsten kann eine Thoraxdrainage, die am Ende der Prozedur wieder entfernt wird, eingelegt werden.

21.10 Evidenzbasierte Evaluation

21.10.1 Offene vs. minimalinvasive Adrenalektomie

Die Literatur zu diesem Thema zeigt in der laparoskopischen Gruppe deutlich reduzierte postoperative Schmerzen (Thompson et al. 1997; Brunt et al. 1996; Barreca et al. 2003; Wu et al. 2006; Hallfeldt et al. 2003; Hazzan et al. 2001; Tanaka et al. 2000; Imai et al. 1999; Ishikawa et al. 2002; Korman et al. 1997; Winfield et al. 1998; Guazzoni et al. 1995; Hemal et al. 2003; Edwin et al. 2001; Inabnet et al. 2000; Mobius et al. 1999), eine Reduktion der Morbidität (Lee et al. 2008; Thompson et al. 1997; Hazzan et al. 2001; Duncan et al. 2000; Shen et al. 1999), einen niedrigeren (Kwan et al. 2007; Brunt et al. 1996; Wu et al. 2006; Hallfeldt et al. 2003; Imai et al. 1999; Ishikawa et al. 1997; Guazzoni et al. 1995; Hemal et al. 2003; Chotirosnramit et al. 2007; Tiberio et al. 2008; Lang et al. 2008; Ishikawa et al. 2002; Sprung et al. 2000) oder vergleichbaren intraoperativen Blutverlust (Tanaka et al. 2000; Korman et al. 1997; Edwin et al. 2001; Inabnet et al. 2000; Duncan et al. 2000; Naito et al. 1995; Davies et al. 2004), eine kürzere Krankenhausverweildauer (Kwan et al. 2007; Lee et al. 2008; Thompson et al. 1997; Brunt et al. 1996; Barreca et al. 2003; Wu et al. 2006; Hallfeldt et al. 2003; Hazzan et al. 2001; Tanaka et al. 2000; Imai et al. 1999; Korman et al. 1997; Winfield et al. 1998; Duncan et al. 2000; Chotirosnramit et al. 2007; Naito et al. 1995; Acosta et al. 1999) und eine schnellere Genesung. Die NSQIP-Registerstudie des American College of Surgeons Qualitätssicherungsprogramms (Eichhorn-Wharry et al. 2012) konnte zeigen, dass im Rahmen der Adrenalektomie die minimalinvasiven Techniken den offenen Techniken eindeutig überlegen sind. Sowohl OP-Dauer, Krankenhausaufenthalt als auch die risikoangepasste Morbidität (Calvien 4 und 5 Komplikationen) sind bei den minimalinvasiven Techniken signifikant reduziert.

21.10.2 Retroperitoneoskopisch oder transperitoneal?

In Bezug auf die Spätmorbidität konnte eine Cochrane-Databanken-Metaanalyse zeigen, dass die retroperitoneoskopische Adrenalektomie der laparokopischen Technik überlegen ist (Arezzo et al. 2018). Es wurde jedoch betont, dass die Qualität der Studien meist unzureichend sei. Die publizierte Metaanalyse von Constantinides (22 Studien, 1966 Patienten) konnte eine Überlegenheit der retroperitoneoskopischen Technik in Bezug auf Krankenhausverweildauer und daher auch Kosten, OP-Dauer und intraoperativen Blutverlust zeigen (Constantinides et al. 2012). Ähnliche Ergebnisse zeigte die randomisierte Studie von Barczynski (Barczynski et al. 2014). Nigri et al. dagegen konnten diese Unterschiede nicht belegen (21 Studien, 1205 Patienten), sie berichteten identische Ergebnisse im Vergleich des laparoskopischen vs. des retroperitoneoskopischen Vorgehen (Nigri et al. 2013). Die CAEK-Leitlinie überlässt, bei Gleichwertigkeit, die Wahl des Zuganges der Erfahrung des Chirurgen (Lorenz et al. 2019). Die SAGES-Leitlinie schließt sich dem an und überlässt dem Chirurgen die Wahl der Technik, mit der er am meisten Erfahrung gesammelt hat und mit der er die besten Ergebnisse erzielt (strenge Empfehlung, moderate Qualität der Evidenz). Folgende Empfehlungen können jedoch in Betracht gezogen werden:

- Bei Patienten nach vorangegangenen abdominellen Eingriffen kann der retroperitoneoskopische Zugang zu einer Minderung der OP-Dauer und der Komplikationen führen (milde Empfehlung, niedrige Qualität der Evidenz).
- Im Falle einer bilateralen Adrenalektomie kann der retroperitoneoskopische Zugang vorteilhaft sein, da keine Umlagerung notwendig ist (milde Empfehlung, niedrige Qualität der Evidenz).
- Bei adipösen Patienten (BMI > 35 kg/m^2) und für große Tumore (> 6 cm) kann die laterale transperitoneale Adrenalektomie von der Durchführbarkeit einfacher sein als die retroperitoneoskopische Adrenalektomie (milde Empfehlung, niedrige Qualität der Evidenz).

Vier aktuelle Metaanalysen konnten, in Bezug auf Operationsdauer, Blutverlust, Krankenhausverweildauer und postoperative Schmerzen, eine Überlegenheit der retroperitoneoskopischen Technik belegen (Heger et al. 2017; Meng et al. 2021; Gavriilidis et al. 2021; Jiang et al. 2020). Eine aktuelle retrospektive Untersuchung weist auf geringere Kosten der retroperitoneoskopischen Technik im Vergleich zur laparoskopischen Technik hin (Fischer et al. 2023). Eine Zusammenfassung der Ergebnisse der wichtigsten Metaanalysen liefert Tab. 21.1.

Tab. 21.1 Zusammenfassung der Metaanalysen zum Vergleich der posterioren retroperitoneoskopischen vs. lateralen transperitonealen Adrenalektomie. PRA (posteriore retroperitoneoskopische Adrenalektomie, LTA (laterale transperitoneale Adrenalektomie)

Metaanalyse Autor/Jahr	n PRA	n LTA	n Studien	Mortalität	Kurzzeit-Morbidität	Langzeit-Morbidität	Krankenhaus-aufenthalt	Dauer bis Mobilisation	Dauer bis zur Wiederaufnahme normalen Tätigkeiten	Operations-dauer	Geschätzter Blutverlust	Konversion s-rate	Dauer bis Wiederaufnahme Ernährung	Postop. Schmerzen
Constandinides VA et al. 2012	238	471	22											
Nigri G et al. 2013	688	1205	21											
Heger P et al. 2017	422	981	26											
Arezzo A et al. 2018	127	117	5											
Jiang YL et al. 2020	111	92	4											
Gavriidis P et al. 2021	341	434	12											
Meng C et al. 2021	431	369	9											

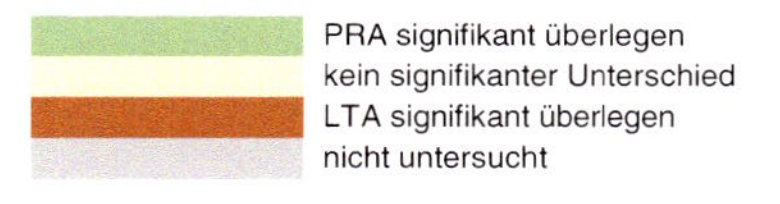

PRA signifikant überlegen
kein signifikanter Unterschied
LTA signifikant überlegen
nicht untersucht

21.10.3 Adrenokortikales Karzinom

Gegen eine minimalinvasive Strategie zur Behandlung des adrenokortikalen Karzinoms sprechen in der Literatur höhere Raten von peritonealen und lokalen Rezidiven, ein kürzeres rezidivfreies Intervall und höhere R1-Resektionen (Gonzales et al. 2005; Miller et al. 2010; Leboulleux et al. 2010). Eine minimalinvasive Technik scheint jedoch bei Stadium-I- und Stadium-II-Tumoren in Zentren mit adäquater Erfahrung vertretbar; die Prinzipien der onkologischen Chirurgie müssen dabei strikt eingehalten werden (Nocca et al. 2007; Porpiglia et al. 2011; Brix et al. 2010; Fassnacht et al. 2018; Gaujoux et al. 2017). Wenn die Indikation zur minimalinvasiven Strategie gestellt wird, sollte eine frühzeitige Konversion bei großem Tumor (> 6 cm), Tumorinfiltration, vergrößerten Lymphknoten oder erschwerter Dissektion erfolgen (Henry et al. 2000, 2002; Shen et al. 2005). Diese Empfehlung gibt auch die SAGES-Leitlinie (strenge Empfehlung, niedrige Qualität der Evidenz). Es sollte immer eine lokoregionale Lymphadenektomie erfolgen. Wenn der Tumor Kontakt zum Truncus coeliacus hat, sollte eine paraaortale und paracavale Lymphadenektomie erfolgen. Ausgedehnte en-Bloc-Multiviszeralresektionen sollten offen durchgeführt werden, wenn der Verdacht einer Infiltration dieser Strukturen besteht (Gaujoux et al. 2017).

21.10.4 Nebennierenmetastasen

Die laparoskopische Resektion einer solitären Nebennierenmetastase bei einem Patienten mit einem limitierten und kontrollierten Tumorleiden scheint in der Literatur eine sinnvolle Prozedur mit sehr niedriger Morbidität und demselben Langzeitergebnis wie die offene Chirurgie zu sein (Castillo et al. 2007; Marangos et al. 2009; Strong et al. 2007; Adler et al. 2007; Heniford et al. 1999; Sarela et al. 2003; Sebag et al. 2006; Miccoli et al. 2004; Muth et al. 2010; Wu et al. 2011). Des Weiteren scheint sie im Vergleich zum offenen Verfahren zu kürzeren OP-Zeiten, einem kürzeren KH Aufenthalt, geringerem intraoperativen Blutverlust und zu einer Reduktion der Gesamtmorbidität zu führen. Die R1-Resektionsraten sind in beiden Verfahren analog, genauso wie die Lokalrezidivrate und das krankheitsfreie Überleben (Adler et al. 2007; Sarela et al. 2003; Muth et al. 2010). Die SAGES-Leitlinie lehnt sich diesen Ergebnissen an und empfiehlt, dass solitäre NN-Metastasen ohne Hinweis auf lokale Invasion von Chirurgen mit einer ausreichenden Erfahrung in der MI-Chirurgie der Nebenniere laparoskopisch angegangen werden können (milde Empfehlung, sehr niedrige Qualität der Evidenz). Sollte eine Infiltration intraoperativ dargestellt werden, so sollte eine frühzeitige Konversion erfolgen (strenge Empfehlung, sehr niedrige Qualität der Evidenz).

Literatur

Acosta E, Pantoja JP, Gamino R, Rull JA, Herrera MF (1999) Laparoscopic versus open adrenalectomy in Cushing's syndrom and disease. Surgery 126:1111–1116

Adler JT, Mack E, Chen H (2007) Equal oncologic results for laparoscopic and open resection of adrenal metastases. J Surg Res 140:159–164

Agha A, Hornung M, Iesalnieks I, Glockzin G, Schlitt HJ (2010) Single-incision retroperitoneoscopic adrenalectomy and single-incision laparoscopic adrenalectomy. J Endourol 24:1765–1770

Alesina PF (2015) Komplikationen der minimal-invasiven Adrenalektomie. Chirurg 86:29–32

Andreas, Fischer Oliver, Schöffski Anna, Nießen Alexander, Hamm Ewan A., Langan Markus W., Büchler Franck, Billmann (2023) Retroperitoneoscopic adrenalectomy may be superior to laparoscopic transperitoneal adrenalectomy in terms of costs and profit: a retrospective pair-matched cohort analysis Abstract Surgical Endoscopy 37(10):8104–8115. https://doi.org/10.1007/s00464-023-10395-1

Arezzo A, Bullano A, Cochetti G, Cirocchi R, Randolph J, Mearini E, Evangelista A, Ciccone G, Bonjer HJ, Morino M (2018) Transperitoneal versus retroperitoneal laparoscopic adrenalectomy for adrenal tumours in adults. Cochrane Database Syst Rev 12(12):CD011668. https://doi.org/10.1002/14651858.CD011668.pub2

Barczynski M, Konturek A, Nowak W (2014) Randomized clinical trial of posterior retroperitoneoscopic adrenalectomy versus lateral transabdominal laparoscopic adrenalectomy with a 5-year follow-up. Ann Surg 260:740–747

Barreca M, Presenti L, Renzi C, Cavallaro G, Borrelli A, Stipa F, Valeri A (2003) Expectations and outcomes when moving from open to laparoscopic adrenalectomy: multivariate analysis. World J Surg 27:223–228

Billmann F, Billeter A, Thomusch O, Keck T, El Shishtawi S, Langan EA, Strobel O, Müller-Stich BP (2021a) Minimally invasive partial versus total adrenalectomy for unilateral primary hyperaldosteronism-a retrospective, multicenter matched-pair analysis using the new international consensus on outcome measures. Surgery 169(6):1361–1370. https://doi.org/10.1016/j.surg.2020.09.005

Billmann F, Strobel O, Billeter A, Thomusch O, Keck T, Langan EA, Pfeiffer A, Nickel F, Müller-Stich BP (2021b) Insufflation pressure above 25 mm Hg confers no additional benefit over lower pressure insufflation during posterior retroperitoneoscopic adrenalectomy: a retrospective multi-centre propensity score-matched analysis. Surg Endosc 35(2):891–899. https://doi.org/10.1007/s00464-020-07463-1

Brandao LF, Autorino R, Laydner H, Haber GP, Ouzaid I, De Sio M, Perdonà S, Stein RJ, Porpiglia F, Kaouk JH (2014) Robotic versus laparoscopic adrenalectomy: a systematic review and meta-analysis. Eur Urol 65:1154–1161

Brix D, Allolio B, Fenske W, Agha A, Dralle H, Jurowich C, Langer P, Mussack T, Nies C, Riedmiller H, Spahn M, Weismann D, Hahner S, Fassnacht M (2010) Laparoscopic versus open adrenalectomy for adrenocortical carcinoma: surgical and oncologic outcome in 152 patients. Eur Urol 58:609–615

Brunt LM, Doherty GM, Norton JA, Soper NJ, Quasebarth MA, Moley JF (1996) Laparoscopic adrenalectomy compared to open adrenalectomy for benign adrenal neoplasms. J Am Coll Surg 183:1–10

Castillo OA, Vitagliano G, Kerkebe M, Parma P, Pinto I, Diaz M (2007) Laparoscopic adrenalectomy for suspected metastasis of adrenal glands: our experience. Urology 69:637–641

Castinetti F, Taieb D, Henry JF, Walz M, Guerin C, Brue T, Conte-Devoix B, Neumann HP, Sebag F (2016) Management of endocrine disease: outcome of adrenal sparing surgery in heritable pheochromocytoma. Eur J Endocrinol 174:R9–R18

Chai YJ, Kwon H, Yu HW, Kim SJ, Choi JY, Lee KE, Youn YK (2014) Systematic review of surgical approaches for adrenal tumors: lateral transperitoneal versus posterior retroperitoneal and laparoscopic versus robotic adrenalectomy. Int J Endocrinol 918346. https://doi.org/10.1155/2014/918346

Chotirosnramit N, Angkoolpakdeekul T, Kongdan Y, Suvikapakornkul R, Leelaudomlipi S (2007) A laparoscopic versus open adrenalectomy in Ramathibodi Hospital. J Med Assoc Thai 90(2):638–2643

Constantinides VA, Christakis I, Touska P, Palazzo FF (2012) Systematic review and meta-analysis of retroperitoneoscopic versus laparoscopic adrenalectomy. Br J Surg 99:1639–1648

Davies MJ, McGlade DP, Banting SW (2004) A comparison of open and laparoscopic approaches to adrenalectomy in patients with phaeochromocytoma. Anaesth Intensive Care 32:224–229

Dickson PV, Alex GC, Grubbs EG, Ayala-Ramirez M, Jimenez C, Evans DB, Lee JE, Perrier ND (2011) Posterior retroperitoneoscopic adrenalectomy is a safe and effective alternative to transabdominal laparoscopic adrenalectomy for pheochromocytoma. Surgery 150:452–458

Duncan JL 3rd, Fuhrman GM, Bolton JS, Bowen JD, Richardson WS (2000) Laparoscopic adrenalectomy is superior to an open approach to treat primary hyperaldosteronism. Am Surg 66:932–935. discussion 935–936

Edwin B, Kazaryan AM, Mala T, Pfeffer PF, Tonnessen TI, Fosse E (2001) Laparoscopic and open surgery for pheochromocytoma. BMC Surg 1:2

Eichhorn-Wharry LI, Talpos GB, Rubinfeld I (2012) Laparoscopic versus open adrenalectomy: another look at outcome using the Clavin classification system. Surgery 212:659–667

Fassnacht M, Dekkers O, Else T, Baudin E, Berruti A, de Krijger R, Haak H, Mihai R, Assie G, Terzolo M (2018) European Society of Endocrinology Clinical Practice Guidelines on the management of adrenocortical carcinoma in adults, in collaboration with the European Network for the Study of Adrenal Tumors. Eur J Endocrinol 179(4):G1–G46. https://doi.org/10.1530/EJE-18-0608

Fraser S, Norlén O, Bender K, Davidson J, Bajenov S, Fahey D, Li S, Sidhu S, Sywak M (2018) Randomized trial of low versus high carbon dioxide insufflation pressures in posterior retroperitoneoscopic adrenalectomy. Surgery 163(5):1128–1133. https://doi.org/10.1016/j.surg.2017.10.073

Gagner M, Lacroix A, Bolté E (1992) Laparoscopic adrenalectomy in Cushing's syndrom and pheochromocytoma. N Engl J Med 327:1033

Gaujoux S, Bonnet S, Leconte M, Zohar S, Bertherat J, Bertagna X, Dousset B (2011) Risk factors for conversion and complications after unilateral laparoscopic adrenalectomy. Br J Surg 98:1392–1399

Gaujoux S, Mihai R, Joint working group of ESES and ENSAT (2017) European Society of Endocrine Surgeons (ESES) and European Network for the Study of Adrenal Tumours (ENSAT) recommendations for the surgical management of adrenocortical carcinoma. Br J Surg 104(4):358–376. https://doi.org/10.1002/bjs.10414

Gavriilidis P, Camenzuli C, Paspala A, Di Marco AN, Palazzo FF (2021) Posterior retroperitoneoscopic versus laparoscopic transperitoneal adrenalectomy: a systematic review by an updated meta-analysis. World J Surg 45(1):168–179. https://doi.org/10.1007/s00268-020-05759-w

Gonzales RJ, Shapiro S, Sarlis N, Vassilopoulos-Sellin R, Perrier ND, Evans DB, Lee JE (2005) Laparoscopic resection of adrenal cortical carcinoma: a cautionary note. Surgery 138:1078–1085

Guazzoni G, Montorsi F, Bocciardi A, Da Pozzo L, Rigatti P, Lanzi R, Pontiroli A (1995) Transperitoneal laparoscopic versus open adrenalectomy for benign hyperfunctioning adrenal tumors: a comparative study. J Urol 153:1597–1600

Hallfeldt KK, Mussack T, Trupka A, Hohenbleicher F, Schmidbauer S (2003) Laparoscopic lateral adrenalectomy versus open posterior adrenalectomy for the treatment of benign adrenal tumors. Surg Endosc 17:264–267

Hazzan D, Shiloni E, Golijanin D, Jurim O, Gross D, Reissman P (2001) Laparoscopic vs open adrenalectomy for benign adrenal neoplasm. Surg Endosc 15:1356–1358

Heger P, Probst P, Hüttner FJ, Gooßen K, Proctor T, Müller-Stich BP, Strobel O, Büchler MW, Diener MK (2017) Evaluation of open and minimally-invasive adrenalectomy: a systematic review and network meta-analysis. World J Surg 41:2746–2757

Hemal AK, Kumar R, Misra MC, Gupta NP, Chumber S (2003) Retroperitoneoscopic adrenalectomy for pheochromocytoma: comparison with open surgery. JSLS 7:341–345

Heniford BT, Arca MJ, Walsh RM, Gill IS (1999) Laparoscopic adrenalectomy for cancer. Semin Surg Oncol 16:293–306

Henry JF, Defechereux T, Raffaelli M, Lubrano D, Gramatica L (2000) Complications of laparoscopic adrenalectomy: results of 169 consecutive procedurs. World J Surg 24:1342–1346

Henry JF, Sebag F, Iacobone M, Miraille E (2002) Results of laparoscopic adrenalectomy for large and potentially malignant tumors. World J Surg 26:1043–1047

Imai T, Kikumori T, Ohiwa M, Mase T, Funahashi H (1999) A case-controlled study of laparoscopic compared with open lateral adrenalectomy. Am J Surg 178:50–53; discussion 54

Inabnet WB, Pitre J, Bernard D, Chapuis Y (2000) Comparison of the hemodynamic parameters of open and laparoscopic adrenalectomy for pheochromocytoma. World J Surg 24:574–578

Ishikawa T, Sowa M, Nagayama M, Nishiguchi Y, Yoshikawa K (1997) Laparoscopic adrenalectomy: comparison with the conventional approach. Surg Laparosc Endosc 7:275–280

Ishikawa T, Mikami K, Suzuki H, Imamoto T, Yamazaki T, Naya Y, Ueda T, Igarashi T, Ito H (2002) Laparoscopic adrenalectomy for pheochromocytoma. Biomed Pharmacother 56:S149–S153

Jiang YL, Qian LJ, Li Z, Wang KE, Zhou XL, Zhou J, Ye CH (2020) Comparison of the retroperitoneal versus Transperitoneal laparoscopic Adrenalectomy perioperative outcomes and safety for Pheochromocytoma: a meta-analysis. BMC Surg 20(1):12. https://doi.org/10.1186/s12893-020-0676-4

Kebebew E (2021) Adrenal Incidentaloma. N Engl J Med 384(16):1542–1551. https://doi.org/10.1056/NEJMcp2031112

Korman JE, Ho T, Hiatt JR, Phillips EH (1997) Comparison of laparoscopic and open adrenalectomy. Am Surg 63:908–912

Kwan TL, Lam CM, Yuen AW, Lo CY (2007) Adrenalectomy in Hong Kong: a critical review of adoption of laparoscopic approach. Am J Surg 194:153–158

Lang B, Fu B, Ouyang JZ, Wang BJ, Zhang GX, Xu K, Zhang J, Wang C, Shi TP, Zhou HX, Ma X, Zhang X (2008) Retrospective comparison of retroperitoneoscopic versus open adrenalectomy for pheochromocytoma. J Urol 179:57–60

Leboulleux S, Deandreis D, Al Ghuzian A, Auperin A, Goere D, Dromain C, Elias D, Caillou B, Travagli JP, De Baere T, Lumbroso J, Young J, Schlumberger M, Baudin E (2010) Adrenocortical carcinoma: is the surgical approach a risk factor of peritoneal carcinomatosis? Eur J Endocrinol 162:1147–1153

Lee J, El-Tamer M, Schifftner T, Turrentine FE, Henderson WG, Khuri S, Hanks JB, Inabnet WB 3rd (2008) Open and laparoscopic adrenalectomy: analysis of the National Surgical Quality Improvement Program. J Am Coll Surg 206:953–959. discussion 959–961

Li J, Wang Y, Chang X, Han Z (2020) Laparoscopic adrenalectomy (LA) vs open adrenalectomy (OA) for pheochromocytoma (PHEO): A systematic review and meta-analysis. Eur J Surg Oncol 46(6):991–998. https://doi.org/10.1016/j.ejso.2020.02.009

Lorenz K, Langer P, Niederle B, Alesina P, Holzer K, Nies C, Musholt T, Goetzki PE, Rayes N, Quinkler M, Waldmann J, Simon D, Trupka A, Ladurner R, Hallfeldt K, Zielke A, Saeger D, Pöppel T, Kukuk G, Hötker A, Schabram P, Schopf S, Dotzenrath C, Riss P, Steinmüller T, Kopp I, Vorländer C, Walz MK, Bartsch DK (2019) Surgical therapy of adrenal tumors: guidelines from the German Association of Endocrine Surgeons (CAEK). Langenbeck's Arch Surg 404:385–401. https://doi.org/10.1007/s00423-019-01768-z

Magill SB, Raff H, Shaker JL, Brickner RC, Knechtges TE, Kehoe ME, Findling JW (2001) Comparison of adrenal vein sampling and computed tomography in the differentiation of primary hyperaldosteronism. J Clin Endocrinol Metab 86:1066–1071

Marangos IP, Kazaryan AM, Rosseland AR, Rosok BI, Carlsen HS, Kromann-Andersen B, Brennhovd B, Hauss HJ, Giercksky KE, Mathisen O, Edwin B (2009) Should we use laparoscopic adrenalectomy for metastases? Scandinavian multicenter study. J Surg Oncol 100:43–47

Meng C, Du C, Peng L, Li J, Li J, Li Y, Wu J (2021) Comparison if posterior retroperitoneoscopic versus lateral transperitoneal laparoscopic adrenalectomy for adrenal tumors: a systematic review and meta-analysis. Front Oncol 11:667985

Miccoli P, Materazzi G, Mussi A, Lucchi M, Massi M, Berti P (2004) A reappraisal of the indications for laparoscopic treatment of adrenal metastases. J Laparendosc Adv Surg Tech A 14:139–145

Miller BS, Armori JB, Gauger PG, Broome JT, Hammer GD, Doherty GM (2010) Laparoscopic resection is inappropriate in patients with known oe suspected adrenocortical carcinoma. World J Surg 34:1380–1385

Mobius E, Nies C, Rothmund M (1999) Surgical treatment of pheochromocytomas: laparoscopic or conventional? Surg Endosc 13:35–39

Muth A, Persson F, Jansson S, Johanson V, Ahlman H, Wangberg B (2010) Prognostic factors for survival after surgery for adrenal metastasis. Eur J Surg Oncol 36:699–704

Nagaraja V, Eslick GD, Edirimanne S (2015) Recurrence and functional outcomes of partial adrenalectomy: a systematic review and meta-analysis. Int J Surg 16:7–13

Naito S, Uozumi J, Shimura H, Ichimiya H, Tanaka M, Kumazawa J (1995) Laparoscopic adrenalectomy: review of 14 cases and comparison with open adrenalectomy. J Endourol 9:491–495

Nigri G, Rosman AS, Petrucciani N, Fancellu A, Pisano M, Zorcolo L, Ramacciato G, Melis M (2013) Meta-analysis of trials comparing laparoscopic transperitoneal and retroperitoneal adrenalectomy. Surgery 153:111–119

Nocca D, Aggarwal R, Mathieu A, Blanc PM, Deneve E, Salsano V, Figuiea G, Sanders G, Domergue J, Millat B, Fabre PR (2007) Laparoscopic surgery and corticoadrenalomas. Surg Endosc 21: 1373–1376

Nwariaku FE, Champine J, Kim LT, Burkey S, O'Keefe G, Snyder WH 3rd (2001) Radiologic characterization of adrenal masses: the role of computed tomography – derived attenuation values. Surgery 130:1068–1071

Oh JY, Chung HS, Yu SH, Kim MS, Yu HS, Hwang EC, Oh KJ, Kim SO, Jung SI, Kang TW, Park K, Kwon D (2020) Comparison of surgical outcomes between lateral and posterior approaches for retroperitoneal laparoscopic adrenalectomy: a single-surgeon's experience. Invest Clin Urol 61(2):180–187. https://doi.org/10.4111/icu.2020.61.2.180

Peppercorn PD, Reznek RH (1997) State-of-the-art CT and MRI of the adrenal gland. Eur Radiol 7:822–836

Porpiglia F, Miller BS, Manfred M, Fiori C, Doherty GM (2011) A debate on laparoscopic versus open adrenalectomy for adrenocortical carcinoma. Horm Cancer 2:372–377

SAGES (Society of American Gastrointestinal and Endoscopic Surgeons) Guideline (2011) Guideline for the minimally invasive treatment of adrenal pathology. http://www.sages.org/publications/guidelines/guidelines-for-the-minimally-invasive-treatment-of-adrenal-pathology/

Sarela AI, Murphy I, Coit DG, Conlon KC (2003) Metastasis to the adrenal gland: the emerging role of laparoscopic surgery. Ann Surg Oncol 10:1191–1196

Sasagawa I, Suzuki Y, Itoh K, Izumi T, Miura M, Suzuki H, Tomita Y (2003) Posterior retroperitoneoscopic partial adrenalectomy: clinical experience in 47 procedures. Eur Urol 43:381–385

Schreinemakers JM, Kiela GJ, Valk GD, Vriens MR, Rinkes IH (2010) Retroperitoneal endoscopic adrenalectomy is safe and effective. Br J Surg 97:1667–1672

Sebag F, Calzolari F, Harding J, Sierra M, Palazzo FF, Henry JF (2006) Isolated adrenal metastasis: the role of laparoscopic surgery. World J Surg 30:888–892

Shen WT, Lim RC, Siperstein AE, Clark OH, Schecter WP, Hunt TK, Horn JK, Duh QY (1999) Laparoscopic vs open adrenalectomy for the treatment of primary hyperaldosteronism. Arch Surg 134:628–631; discussion 631–622

Shen WT, Sturgeon C, Duh QY (2005) From incidentaloma to adrenocortical carcinoma: the surgical management of adrenal tumors. J Surg Oncol 89:186–192

Sprung J, O'Hara JF Jr, Gill IS, Abdelmalak B, Sarnaik A, Bravo EL (2000) Anesthetic aspects of laparoscopic and open adrenalectomy for pheochromocytoma. Urology 55:339–343

Staubitz JI, Clerici T, Riss P, Watzka F, Bergenfelz A, Bareck E, Fendrich V, Goldmann A, Grafen F, Heintz A, Kaderli RM, Karakas E, Kern B, Matter M, Mogl M, Nebiker CA, Niederle B, Obermeier J, Ringger A, Schmid R, Triponez F, Trupka A, Wicke C, Musholt TJ (2021) EUROCRINE®: Nebennierenoperationen 2015-2019 – überraschende erste Ergebnisse. Chirurg 92:448–463. https://doi.org/10.1007/s00104-020-01277-6

Strong VE, D'Angelica M, Tang L, Prete F, Gonen M, Coit D, Touijer KA, Fong Y, Brennan MF (2007) Laparoscopic adrenalectomy for isolated adrenal metastasis. Ann Surg Oncol 14:3392–3400

Tanaka M, Tokuda N, Koga H, Kimoto Y, Naito S (2000) Laparoscopic adrenalectomy for pheochromocytoma: comparison with open adrenalectomy and comparison of laparoscopic surgery for pheochromocytoma versus other adrenal tumors. J Endourol 14:427–431

Terachi T, Yoshida O, Matsuda T, Orikasa S, Chiba Y, Takahashi K, Takeda M, Higashihara E, Murai M, Baba S, Fujita K, Suzuki K, Ohshima S, Ono Y, Kumazawa J, Naito S (2000) Complications of laparoscopic and retroperitoneoscopic adrenalectomies in 370 cases in Japan: a multi-institutional study. Biomed Pharmacother 54:S211–S214

Tessier DJ, Iglesias R, Chapman WC, Kercher K, Matthews BD, Gorden DL, Brunt LM (2009) Previously unreported high-grade complications of adrenalectomy. Surg Endosc 23:97–102

Thompson GB, Grant CS, van Heerden JA, Schlinkert RT, Young WF Jr, Farley DR, Ilstrup DM (1997) Laparoscopic versus open posterior adrenalectomy: a case-control study of 100 patients. Surgery 122:1132–1136

Tiberio GA, Baiocchi GL, Arru L, Agabiti Rosei C, De Ponti S, Matheis A, Rizzoni D, Giulini SM (2008) Prospective randomized comparison of laparoscopic versus open adrenalectomy for sporadic pheochromocytoma. Surg Endosc 22:1435–1439

Toniato A, Bernante P, Rossi GP, Pelizzo MR (2006) The role of adrenal venous sampling in the surgical management of primary aldosteronism. World J Surg 30:624–627

Udelsman R, Fishman EK (2000) Radiology of the adrenal. Endocrinol Metab Clin North Am 29:27–42

Walz MK (1998) Minimal-invasive Nebennierenchirurgie. Chirurg 69:613–620

Walz MK, Alesina PF, Wenger FA, Deligiannis A, Szuczik E, Petersenn S, Ommer A, Groeben H, Peitgen K, Janssen OE, Philipp T, Neumann HPH, Schmid KW, Mann K (2006) Posterior retroperitoneoscopic adrenalectomy – results of 560 procedures in 520 patients. Surgery 140:943–950

Walz MK, Groeben H, Alesina PF (2010) Single-access retroperitoneoscopic adrenalectomy (SARA) versus conventional retroperitoneoscopic adrenalectomy (CORA): a case-control study. World J Surg 34:1386–1390

Williams TA, Reinecke M (2018) Management of endocrine disease: diagnosis and management of primary aldosteronism: the endocrine society guideline 2016 revisited. Eur J Endocrinol 179:R19–R29. https://doi.org/10.1530/EJE-17-0990

Winfield HN, Hamilton BD, Bravo EL, Novick AC (1998) Laparoscopic adrenalectomy: the preferred choice? A comparison to open adrenalectomy. J Urol 160:325–329

Wu CT, Chiang YJ, Chou CC, Liu KL, Lee SH, Chang YH, Chuang CK (2006) Comparative study of laparoscopic and open adrenalectomy. Chang Gung Med J 29:468–473

Wu HY, Yu Y, Xu LW, Li XD, Yu DM, Zhang ZG, Li GH (2011) Transperitoneal laparoscopic adrenalectomy for adrenal metastasis. Surg Laparosc Endosc Percutan Tech 21:271–274

Laparoskopische Adrenalektomie

22

Christian Jurowich, Florian Seyfried,
und Martin Fassnacht

Inhaltsverzeichnis

Ergänzende Information Die elektronische Version dieses Kapitels enthält Zusatzmaterial, auf das über folgenden Link zugegriffen werden kann [https://doi.org/10.1007/978-3-662-67852-7_22]. Die Videos lassen sich durch Anklicken des DOI-Links in der Legende einer entsprechenden Abbildung abspielen, oder indem Sie diesen Link mit der SN More Media App scannen.

C. Jurowich (✉)
Klinik für Allgemein-, Viszeral- und Thoraxchirurgie, Innklinikum Altötting, Altötting, Deutschland
e-mail: christian.jurowich@innklinikum.de

F. Seyfried
Klinik für Allgemein-, Viszeral-, Gefäß- und Kinderchirurgie, Universitätsklinikum Würzburg, Würzburg, Deutschland
e-mail: seyfried_f@ukw.de

M. Fassnacht
Lehrstuhl Endokrinologie und Diabetologie, Zentrum für Innere Medizin, Universitätsklinikum Würzburg, Würzburg, Deutschland
e-mail: fassnacht_m@ukw.de

T. Keck, C.-T. Germer (Hrsg.), *Minimalinvasive Viszeralchirurgie*, https://doi.org/10.1007/978-3-662-67852-7_22

▶ Die laparoskopische Adrenalektomie stellt heute ein Standardverfahren zur minimalinvasiven Nebennierenentfernung dar und kann in vielen Kliniken standardisiert und sicher angeboten werden. Das folgende Kapitel vermittelt einen Überblick über die Indikationen zur laparoskopischen Adrenalektomie, die Technik der Durchführung sowie das perioperative Management. Relevante, aktuelle Diskussionspunkte werden ausführlich erörtert und wichtige Details der laparoskopischen Nebennierenentfernung aufgezeigt.

22.1 Einleitung

Die minimalinvasive Nebennierenchirurgie stellt heute den Standard für die meisten Erkrankungsentitäten, die eine teilweise oder komplette Entfernung der Nebenniere erforderlich machen, dar (Mazzaglia und Vezeridis 2010). Grundsätzlich sind dabei vorab zwei Fragen zu berücksichtigen:

- Wie hoch ist die Wahrscheinlichkeit, dass ein maligner Tumor vorliegt?
- Liegt eine Hormonaktivität vor?

Grundsätzlich unterscheiden wir hormonaktive (z. B. Phäochromozytom, aldosteron- oder kortisolproduzierende Tumoren) von hormoninaktiven Tumoren sowie Tumoren, die primär von der Nebenniere ausgehen, von solchen die dies nicht tun (z. B. Metastasen, Lymphome). Ein wesentlicher Anteil der adrenalen Raumforderungen wird zufällig im Rahmen anderweitiger Diagnostik entdeckt (sog. Inzidentalome). Meist handelt es sich dabei um hormoninaktive, gutartige Adenome, differenzialdiagnostisch kommen jedoch auch alle anderen Nebennierentumorentitäten in Betracht.

Neben der retroperitoneoskopischen Adrenalektomie hat in diesem Zusammenhang die laparoskopische Adrenalektomie einen festen klinischen Stellenwert und obwohl die aktuellen Literaturdaten eine geringfügige Überlegenheit des retroperitonealen Zugangs nahelegen, bleibt die laparoskopische Adrenalektomie ein sicheres und wichtiges Verfahren im klinischen Alltag.

22.2 Indikation

Indikationen für die minimalinvasive Adrenalektomie sind

- einseitige hormonproduzierende Raumforderungen der Nebenniere, die bildmorphologisch als benigne einzustufen sind (aldosteronproduzierendes Nebennierenadenom [Conn-Adenom], kortisolproduzierendes Nebennierenadenom, Phäochromozytom);
- beidseitige mikronoduläre oder makronoduläre Nebennierenhyperplasien, die mit einem klinisch manifesten ACTH-unabhängigen Cushing-Syndrom einhergehen (beidseitige Operation);
- beidseitige Nebennierenhyperplasien als Folge einer hypophysären oder ektopen ACTH-Produktion mit nicht anders beherrschbarem Cushing-Syndrom (beidseitige Operation).
- Indikationen für die laparoskopische partielle Adrenalektomie sind
- gut lokalisierbare Phäochromozytome, die einer parenchymsparenden Resektion technisch zugänglich sind (insbesondere bei bilateraler Erkrankung bzw. nachgewiesenen Keimbahnmutation, die für eine bilaterale Erkrankung prädisponieren [z. B. RET-Onkogen, von-Hippel-Lindau-Gen, etc.]);
- gut lokalisierbare Conn-Adenome, die einer parenchymsparenden Resektion technisch zugänglich sind;[1]
- im Einzelfall können auch andere, nichtmalignitätsverdächtige Raumforderungen der Nebenniere abhängig von der Tumormorphologie und -lokalisation parenchymsparend reseziert werden (im eigenen Patientengut wird auf eine parenchymsparende Resektion in diesen Fällen verzichtet).

[1] Obwohl die aktuelle Datenlage bei Nachweis einer lokalisierbaren Raumforderung und klinischem Bild eines primären Hyperaldosteronismus keine abschließende Empfehlung im Hinblick auf die Sinnhaftigkeit einer parenchymsparenden Resektion des jeweiligen Befundes zulässt, wird derzeit im eigenen Patientengut bei technischer Machbarkeit die Adenomenukleation/parenchymsparende Resektion bevorzugt.

Indikationen für die laparoskopische radikale Adrenalektomie sind

- Raumforderungen, bei denen die präoperative Diagnostik Malignität nicht sicher ausschließen kann und bei denen unter Berücksichtigung der Tumorgröße und -konfiguration, sowie der Patientenmorphologie eine radikale Adrenalektomie mit Dissektion des umliegenden Lymph- und Weichgewebes sinnvoll möglich scheint, ohne eine Verletzung der Tumorkapsel zu riskieren (dies sollte präoperativ durch einen entsprechend erfahrenen Operateur beurteilt werden).

Tumoren, die präoperativ als maligne eingestuft werden und bei denen es Hinweise für eine lokale Invasivität in Nachbarorgane oder die Vena cava gibt, werden primär offen operiert.

22.3 Spezielle präoperative Diagnostik

Das aktuelle Würzburger Vorgehen bei Nebennierentumoren umfasst die folgenden Schritte (vgl. Tab. 22.1):

- Genaue klinische Evaluation: Hypertonus?, Hinweise auf Phäochromozytom, manifestes Cushing-Syndrom, Androgen- oder Östrogenexzess?

Tab. 22.1 Endokrine Diagnostik bei klinisch endokrin unauffälligen Nebenniereninzidentalomen (≥ 1 cm). (Modifiziert nach Fassnacht et al. 2016)

Diagnostik	Beurteilung/Kommentare
Obligate Untersuchungen	
Metanephrine im Plasma oder im 24-h-Urin	Nur Werte deutlich über Normbereich beweisend für Phäochromozytom
Serumkortisol im 1-mg-Dexamethason-Test	Bei Serumkortisol >3 µg/dl ist eine weitere Diagnostik erforderlich
Fakultative Untersuchungen	
Aldosteron-Renin-Quotient	Nur bei Patienten mit Hypertonie und/oder Hypokaliämie
DHEA-S	Nur bei Raumforderungen >4 cm oder suspekter Bildmorphologie; deutlich erhöhte Werte sprechen für ein Nebennierenkarzinom (DD PCO-Syndrom)
Folgeuntersuchungen (in Abhängigkeit der o. g. Ergebnisse)	
Bei Phäochromozytom	Ggf. Clonidin-Test MIBG-Szintigraphie
Bei Glukokortikoidexzess	Mitternachtskortisol (Speichel oder Serum), 24-h-Urin auf freies Kortisol Plasma-ACTH bzw. CRH-Stimulationstest
Bei primärem Hyperaldosteronismus	NaCl-Belastungstest Ggf. selektiver Nebennierenvenenkatheter
Bei Malignitätsverdacht	17-OH-Progesteron, Androstendion Östradiol bei Männern und postmenopausalen Frauen

- Bei unauffälliger Klinik werden nur Raumforderungen ≥ 1 cm weiter evaluiert, da die Wahrscheinlichkeit eines relevanten Hormonexzesses oder Malignität ansonsten minimal ist.
- Bei klinischem Verdacht Durchführung der entsprechenden endokrinologischen Funktionsdiagnostik ansonsten endokrines Screening (Tab. 22.1).
- Mit der initialen Diagnostik wird eine endgültige Diagnose angestrebt.

22.3.1 Bildgebung

Um gutartige von bösartigen Veränderungen der Nebenniere zu unterscheiden ist v. a. die Beurteilung des Fettgehaltes und des Kontrastmittelverhaltens entscheidend. Das am besten evaluierte Verfahren ist das Nativ-CT ohne Kontrastmittel. Liegen hier die Hounsfield-Units ≤ 10, ist von einem benignen Tumor auszugehen. Da dies aber bei manchen gutartigen Tumoren nicht der Fall ist, kann alternativ bzw. ergänzend die Magnetresonanztomografie (MRT), CT-Untersuchung mit verzögertem Kontrastmittel-Washout oder ein FDG-PET/CT durchgeführt werden. Zeigt sich im MRT mit In-phase/opposed-phase-Sequenz ein eindeutiger Abfall, spricht dies ebenfalls für einen hohen Fettgehalt und damit Benignität. Beim Kontrastmittel-CT braucht es eine Spätaufnahme nach 10 min oder 15 min, um den relativen „KM-wash-out" zu berechnen. Für das Vorliegen eines Adenoms spricht ein relativer KM-Wash-out >58 % (Schloetelburg et al. 2021). Damit können auch die lipidarmen (10–40 %) Adenome detektiert werden. Kann mit den genannten Verfahren die Dignität der Raumforderung nicht eindeutig beurteilt werden, spielt heute auch zunehmend die PET-CT-Diagnostik eine wichtige Rolle. Alleinige Ultraschalluntersuchungen sind bei geplanter Nebennierenoperation unabhängig von den Untersuchungsbedingungen nicht ausreichend.

22.3.2 Seitenlokalisation beim primären Hyperaldosteronismus

Conn-Adenome können sehr klein sein (<5 mm) und sind deshalb unter Umständen in der bildgebenden Diagnostik nicht sichtbar. Da differenzialdiagnostisch immer auch eine bilaterale Nebennierenhyperplasie in Betracht kommt, braucht es hier regelhaft eine weiterführende Diagnostik. Der Goldstandard, von dem man nur im begründeten Ausnahmefall abweichen sollte, ist die beidseitige Nebennierenvenenkatheterisierung (Dralle 2012; Schirpenbach und Reincke 2007; Schirpenbach et al. 2009; Abb. 22.1).

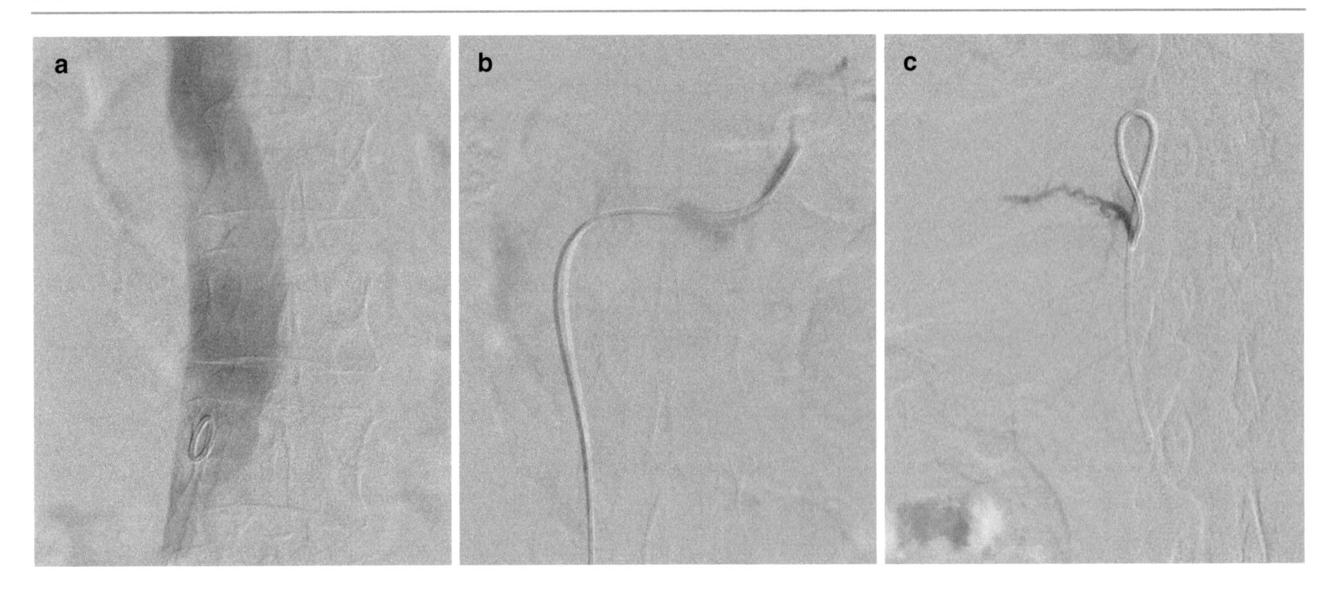

Abb. 22.1 (a–c) Angiografische Kontrolle der Katheterplatzierung bei der selektiven Venenblutentnahme. (a) Supraselektive Katheterisierung der Vena suprarenalis links. (b) Supraselektive Katheterisierung der Vena suprarenalis rechts. (c) Katheterplatzierung in der Vena cava inferior infrarenal

22.4 Perioperatives Management

22.4.1 Phäochromozytom

- Mittel der Wahl zur präoperativen Behandlung ist Phenoxybenzamin (irreversibler Alphablocker) in steigender Dosierung für mind. 10–14 Tage.
- Phenoxybenzamin zum letzten Mal am Vorabend der OP verabreichen (cave: lange HWZ, postoperative Hypotonie).
- Bei intraoperativen Blutdruckanstiegen/-krisen: Volatile Anästhetika steigern >Nitroglyzerin nach Wirkung (Bolus i.v., ggf. Perfusor)>Urapidil (Ebrantil® 10–50 mg i.v., ggf. Perfusor)>ggf. Nitroprussid-Natrium (0,5–10 µg/kg KG/min).
- Bei Hypotonie nach Venenligierung: Volumengabe. Nur wenn dies nicht reicht Versuch der Vasokonstriktorgabe (Arterenol als Perfusor), was aufgrund der Rezeptorrunterregulation bzw. der Alphablockervorbehandlung unterschiedlich wirksam ist.
- Cave Hypoglykämien.
- Bei eindeutigem unilateralem Phäochromozytom erfolgt keine perioperative Hydrokortisongabe.
- Postoperative Überwachung auf einer Intensivüberwachungsstation ist obligat.
- Postoperativ Anpassung der sonstigen präoperativen Blutdruckmedikation nach aktuellem Blutdruck. Bei manchen Patienten ist eine komplette Beendigung der antihypertensiven Medikation möglich.
- Endokrinologische Evaluation 4–10 Wochen postoperativ.

22.4.2 Conn-Syndrom

- Patienten werden präoperativ für mind. 4–6 Wochen mit Spironolacton vorbehandelt.
- Spironolacton/Aldactone® (und ggf. Kalium) wird am Morgen der Operation zum letzten Mal gegeben.
- Bei ausschließlich Aldosteron-produzierendem Adenom erfolgt keine perioperative Hydrokortisongabe.
- Postoperativ wird in den ersten 3 Tagen täglich das Serumkalium kontrolliert.
- Postoperativ Anpassung der Blutdruckmedikation nach aktuellem Blutdruck. Bei manchen Patienten ist eine komplette Beendigung der antihypertensiven Medikation möglich.
- Endokrinologische Evaluation 6–10 Wochen postoperativ.

22.4.3 Cushing-Syndrom

- Präoperativ ggf. eingesetzte Adrenostatika (Ketoconazol [Nizoral®], Metyrapon, etc.) werden am Abend vor der Operation zum letzten Mal gegeben.
- Die Hydrokortisonsubstitution wird mit Beginn der Narkosevorbereitung begonnen: Kontinuierliche Infusion 200 mg/24 h (alternativ 100 mg Bolus + 100 mg/24 h).
- 1. postoperativer Tag: Hydrokortison i.v. 150 mg/24 h (bei sehr ausgeprägtem Cushing ggf. auch mehr).
- 2. postoperativer Tag: Hydrokortison i.v. 100 mg/24 h.
- Sobald Nahrungsaufnahme möglich, Hydrokortison oral verabreichen. Bei problemlosem Verlauf schon am 2.

postoperativen Tag: 30–30–20 mg p. o., weitere Reduktion nach Klinik und Rücksprache mit Endokrinologen.
- Cave: Hypotonie, Hypoglykämie und Hyperkaliämie; entsprechende Kontrollen in den ersten 2–3 Tagen.
- Schulung des Patienten hinsichtlich der Hydrokortisontherapie durch die Endokrinologie!

22.4.4 V. a. Nebennierenkarzinom/hormoninaktive Adenome

- Management in Abhängigkeit von präoperativem Hormonstatus.
- Im Zweifelsfall Therapie wie bei Cushing-Syndrom; je nach präoperativen Glukokortikoidstatus kann/sollte die postoperative Hydrokortisongabe allerdings niedriger dosiert werden.

22.5 Aufklärung

Minimalinvasive Eingriffe an der Nebenniere stellen heute den Goldstandard für nichtmaligne Raumforderungen der Nebenniere dar. Trotzdem sollte dem Patienten die Technologie und auch die technischen Alternativen (retroperitonealer, laparoskopischer und/oder offener Zugang) erläutert werden. Bei allen minimalinvasiven Eingriffen sollte auf die Möglichkeit der Konversion hingewiesen werden. Bei **rechtsseitigen Operationen** können Verletzungen der Vena cava inferior, der rechten Vena renalis sowie der Nierenarterie auftreten. Da es sich bei Blutungen aus diesem Bereich um potenzielle Massenblutungsquellen handelt, sollte neben der Möglichkeit der Konversion auch explizit auf die Notwendigkeit einer Bluttransfusion in diesem Zusammenhang hingewiesen werden. Darüber hinaus sollte im Falle von zu erwartenden postoperativen hormonellen Veränderungen die perioperative Hormonsubstitution und auch die längerfristige endokrinologische Therapie besprochen werden. Im Einzelfall sollte im Vorfeld die Situation einer möglichen Nebennierenrindeninsuffizienz (Addison-Krise) erläutert werden. Auf zugangs- und technikbedingte Verletzungen der umliegenden Organe (Niere, Leber, Gallenblase, Dünndarm) ist hinzuweisen. Bei **linksseitigen Eingriffen** müssen zusätzlich das Risiko der Pankreasverletzung mit konsekutiver Pankreasfistel sowie die Milzverletzung bis hin zur Splenektomie inkl. deren Folgen besprochen werden. Da für die laparoskopische linksseitige Adrenalektomie die Mobilisation der linken Kolonflexur in der Regel erforderlich ist, sollte speziell über Dickdarmverletzungen und deren Folgen informiert werden. Vaskuläre Strukturen auf der linken Seite, die operationsbedingt einem Risiko ausgesetzt sind, sind v. a. die Nierengefäße (Arterie und Vene renalis).

22.6 Lagerung

Wie bei allen minimalinvasiven Operationsverfahren ist die optimale Lagerung des Patienten für eine gute Exposition des Operationssitus entscheidend. In der eigenen Klinik wird für die laparoskopische Adrenalektomie die 90°-Seitenlagerung verwendet (Abb. 22.2). Beide Arme sind nach ventral ausgelagert, dabei ist zur Vermeidung von Plexusschäden sorgfältig auf eine ausreichende Polsterung und eine auf eine Schulterabduktion <90° zu achten. Zur Stabilisierung der Lagerung wird eine kurze Vakuummatratze am Rumpf platziert. Haltegurte werden im Bereich der Hüften angelegt, um den Patienten ausreichend zu fixieren. Die Beine werden durch spezielle Schaumstofflagerungsschienen fixiert. Die Neutralelektrode wird seitlich am linken oder rechten Oberschenkel (je nachdem welche Seite operiert wird) angebracht. Bei lang dauernden Eingriffen und Risikopatienten ist ggf.

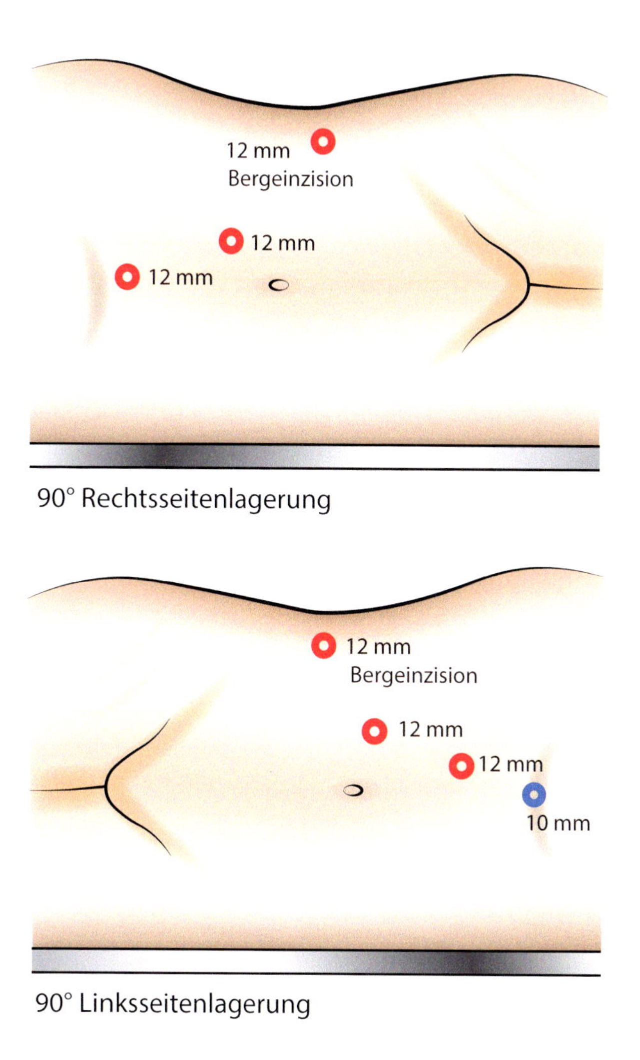

Abb. 22.2 Darstellung der Trokarpositionen und -größen in Abhängigkeit von der Lagerung

die Verwendung von hydraulischen Kompressionssystemen an den Unterschenkeln zu erwägen. Der Operateur steht auf der Seite, die dem Operationsgebiet gegenüberliegt, fußwärts davon steht der erste Assistent. Der Monitor wird gegenüber dem Operateur positioniert. Die instrumentierende Kraft steht am Bein auf der gegenüberliegenden Seite des Operateurs.

22.7 Technische Voraussetzungen

Folgende technische Voraussetzungen müssen gegeben sein:

- ein Lagerungstisch mit der Möglichkeit zur optimalen Ausnutzung des Gravity Displacement (v. a. bei der linksseitigen Adrenalektomie),
- ein Dissektionsgerät (in der eigenen Klinik wird ein Ultraschalldissektionsgerät verwandt),
- ein Clipapplikator für die Laparoskopie 10 mm,
- reguläres Instrumentarium zur Laparoskopie,
- bereitgestelltes Operationsinstrumentarium für die offene Operation, damit im Blutungsfall ggf. eine rasche Konversion erfolgen kann.

22.8 Überlegungen zur Wahl des Operationsverfahrens

22.8.1 Lokal/radikal

Bei allen Nebennierenraumforderung bei denen der Verdacht auf Malignität besteht, beziehungsweise diese nicht ausgeschlossen werden kann, stellt sich die Frage nach der Radikalität der geplanten Nebennierenentfernung. Dabei muss berücksichtigt werden, dass bislang nur wenige Daten zur Wertigkeit einer Lymphadenektomie bei Nebennierentumoren existieren. Darüber hinaus sind auch die Daten zum Lymphabstrom im Vergleich zu anderen soliden Tumoren des Gastrointestinaltraktes unzureichend. Kann Malignität durch die präoperative Diagnostik nicht ausgeschlossen werden, empfehlen wir bislang die radikale Adrenalektomie nach dem Schema in Abb. 22.3.

Abhängig von der Tumorgröße und der Patientenkonfiguration (BMI) kann im Einzelfall die radikale Operation auch minimalinvasiv durchgeführt werden (Abb. 22.4). Ziel muss jedoch neben der ausreichenden Lymph- und

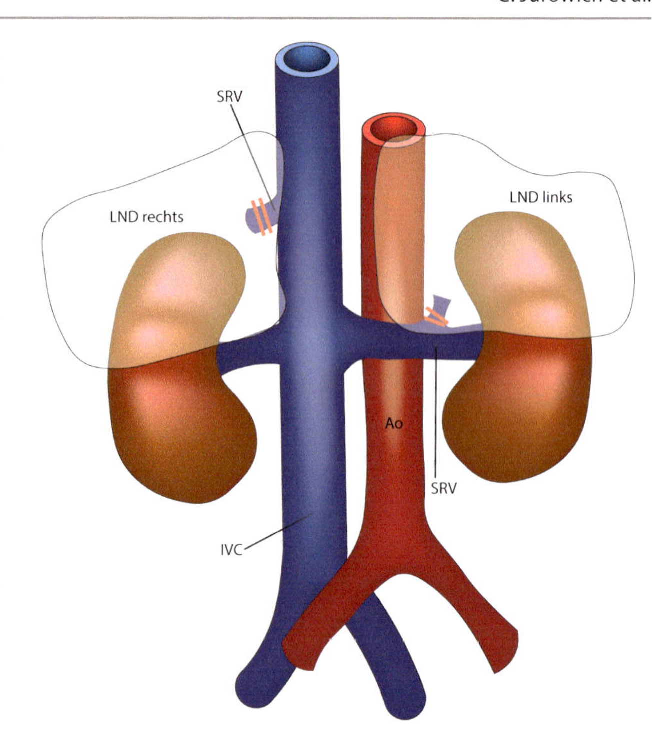

Abb. 22.3 Darstellung des rechten und linken Dissektionsareals bei radikaler Adrenalektomie. (*LND right* Dissektionsareal rechts, *LND left* Disssektionsareal links, *IVC* Vena cava inferior, *Ao* Aorta, *SRV* Vena suprarenalis)

Weichgewebsdissektion unbedingt die Intaktheit der Tumorkapsel sein. Im Zweifelsfall sollte bei malignitätsverdächtigen Raumforderungen die offene Operation bevorzugt werden.

22.8.2 Enukleation/Ektomie

Ist eine Nebennierenraumforderung klein und gut abgrenzbar, besteht grundsätzlich die Möglichkeit einer parenchymsparenden Resektion. Dabei wird dann nach ausreichender Mobilisation der Nebenniere unter Erhalt des venösen Blutabflusses der Tumor mit einem entsprechenden Dissektionsinstrument vom gesunden Gewebe separiert. Die Durchtrennung des Nebennierenparenchyms verlangt eine subtile Kontrolle auf Bluttrockenheit und unter Umständen die Verwendung von Hämostyptika. Die eigenen Erfahrungen mit der partiellen Adrenalektomie sind gut und zeigen im Vergleich zur Adrenalektomie kein erhöhtes Komplikationsrisiko.

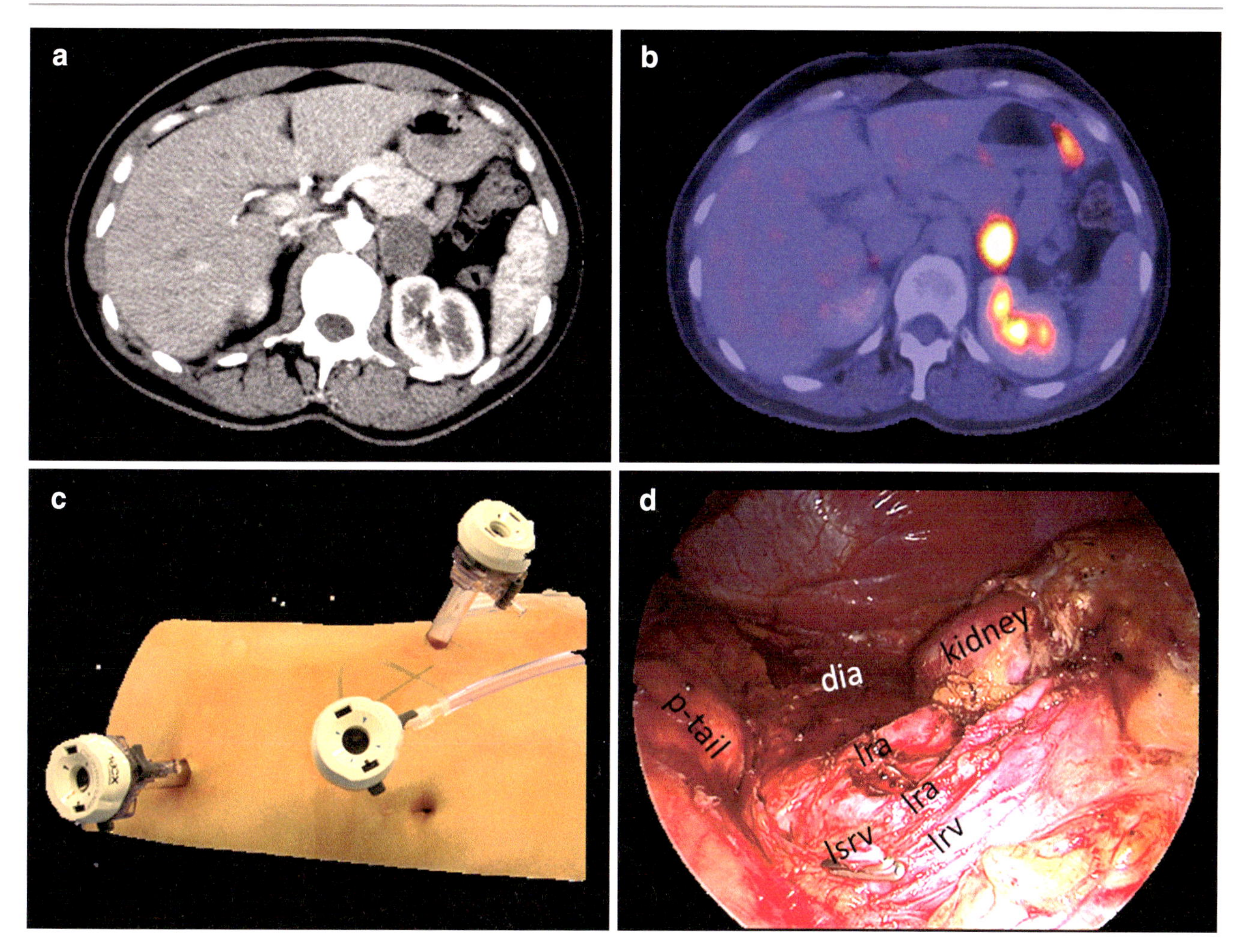

Abb. 22.4 (**a–d**) Patient mit Nebennierenkarzinom links. (**a**) CT-Abdomen mit i.v.-Kontrastmittel und Darstellung einer ca. 3–4 cm großen Nebennierenraumforderung links. (**b**) FDG-PET-CT mit Darstellung der FDG-aviden Nebennierenraumforderung links, verdächtig auf Nebennierenkarzinom. (**c**) 90°-Rechtsseitenlagerung für die laparoskopische transabdominelle Adrenalektomie mit entsprechender Trokarpositionierung. (**d**) Intraoperativer Situs nach Entfernung der linken Nebenniere mit regionaler radikaler Lymphadenektomie. (*Dia* Diaphragma; *lr* linke Nierenarterie; *lrv* linke Nierenvene; *lsrv* linke suprarenale Vene; *p-tail* Pankreasschwanz)

22.9 Operationsablauf – How To Do It

22.9.1 Trokarplatzierung

Für die laparoskopische Adrenalektomie werden die Patienten in 90°-Seitenlagerung gelagert, um optimalen Zugang zum Nebennierenlager zu bekommen. Die Trokarpositionen und -größen sind Abb. 22.4 zu entnehmen. Für den Primärzugang (Optik) verwenden wir einen 12-mm-Optik-Dissektionstrokar (Fa. Ethicon), dieser wird transrektal (Rectus abdominis) zwischen Nabel und Rippenbogenrand unter Sicht platziert. Dies ermöglicht auch bei adipösen Patienten eine risikoarme Platzierung des Optiktrokars, zudem ist aufgrund des dadurch entstehenden Kulissenphänomens ein Zugangsverschluss am Ende der Operation nicht notwendig.

Video 22.1 zeigt die laparoskopische Adrenalektomie rechts bei einem Phäochromozytom von ca. 6 cm Durchmesser (Abb. 22.5). Der Patient ist entsprechend dem dargestellten perioperativen Standard vorbereitet. Es erfolgt die vollständige Entfernung der rechten Nebenniere. Der intra- und postoperative Verlauf gestaltete sich komplikationsfrei.

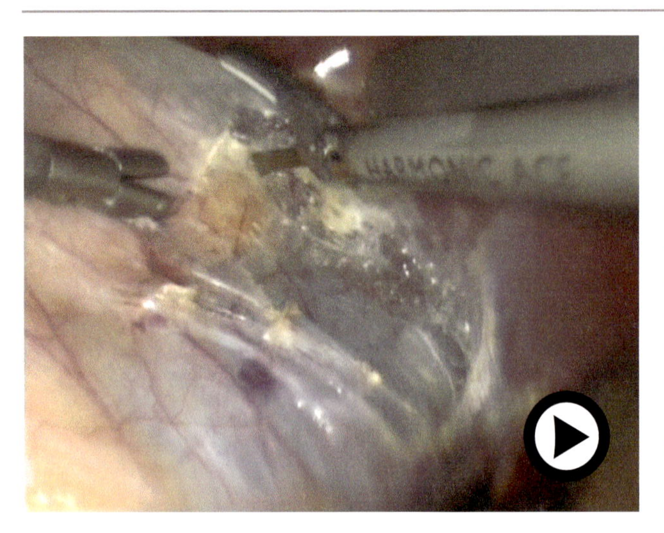

Abb. 22.5 Video 22.1: Laparoskopische Adrenalektomie rechts (© Video Christian Jurowich, Christoph-Thomas Germer). (▶ https://doi.org/10.1007/000-bjn)

22.9.2 Operationsschritte

Rechte Seite

Zunächst wird nach Platzieren der Trokare und Rundumblick ein Retraktorsystem über den epigastrischen Trokar eingebracht, um die Leber nach kranial halten zu können. Hierdurch wird der subhepatische Raum zugänglich und man erhält Aufsicht auf das Retroperitoneum rechts. Es folgt die Darstellung der Vena cava inferior infrahepatisch, dann die Inzision des Peritoneum parietale am rechts-lateralen Rand der Vena cava inferior und die Präparation ausgehend von der rechten Nierenvene nach kranial. Subhepatisch kann dann die Vena suprarenalis auf der rechten Seite identifiziert, unterfahren und mittels Clipapplikation versorgt werden.

▶ **Praxistipp** Kommt es bei der Präparation der Vena suprarenalis zu einer stärkeren Blutung aus dem Gefäß selbst oder aus der Vena cava inferior, handelt es sich um einen absoluten Blutungsnotfall, welcher umgehend therapiert werden muss. In manchen Fällen hat sich hier das Setzen einer arretierbaren Zange auf den Gefäßdefekt als nützlich erwiesen. Lässt sich die Blutung dadurch kontrollieren, kann unter stabilen Verhältnissen auf das offene Operationsverfahren konvertiert werden. Das unkontrollierte Setzen von zusätzlichen Clips führt in dieser Situation häufig zu einer Steigerung der Blutungsintensität.

Ist die Vena suprarenalis versorgt und durchtrennt, wird das Peritoneum parietale auf Höhe der Nierenvene sowie subhepatisch nach lateral hin eröffnet und die Nebenniere mit einem entsprechend geeigneten Dissektionsinstrument aus dem Retroperitoneum herausgelöst. Dabei ist speziell am Nierenhilus auf evtl. Nierenpolarterien zu achten, da bei der Durchtrennung oder Verschluss derselben mit einem manifesten renalen Hypertonus zu rechnen ist. Nach vollständiger Mobilisation des Operationspräparates wird dieses im Bergebeutel über den rechtslateralen Trokarzugang, welcher nach Bedarf erweitert wird, geborgen. Die Integrität der Kapsel der Nebenniere sollte vor der Bergung im Operationsbericht erwähnt werden, um bei späteren Läsionen Rückschlüsse für die onkologische Therapie ziehen zu können (gelegentlich kommt es zum Kapselriss im Rahmen des Bergemanövers). Es folgt bedarfsorientiert der Faszienverschluss der Berge(Trokar)inzision. Auf eine Indikatordrainage kann in den meisten Fällen verzichtet werden.

Linke Seite

Nach Platzieren der Trokare und diagnostischem Rundumblick wird zunächst die linke Kolonflexur aus dem Retroperitoneum mobilisiert. Aufgrund der 90°-Seitenlagerung stellt dies in der Regel kein Problem dar und sollte soweit durchgeführt werden, bis die Flexur die Gerota'sche Faszie und den Nierenhilus frei gibt. Anschließend werden sowohl Milz als auch Pankreasschwanz von der retroperitonealen Fixierung gelöst, sodass beide Strukturen inkl. der schnell sichtbar werdenden Vena lienalis nach rechts hinüber fallen und die Nebennierenloge freigegeben. Es folgt die Inzision der Gerota-Faszie und die Darstellung der linken Vena renalis. Durch vorsichtige Präparation kann auch hier regelhaft die Mündung der Vena suprarenalis in die Vena renalis dargestellt werden. An dieser Stelle wird das Gefäß mittels Clips belegt und anschließend durchtrennt. Es folgt wie auf der rechten Seite das Auslösen der Nebenniere mit einem geeigneten Dissektionsgerät aus dem Retroperitoneum. Dabei ist der Erhalt der renalen Gefäße zu beachten. Nach vollständiger Mobilisation des Operationspräparates wird dieses im Bergebeutel über den linkslateralen Trokarzugang, welcher nach Bedarf erweitert wird, geborgen. Die Integrität der Kapsel der Nebenniere sollte vor der Bergung im Operationsbericht erwähnt werden, um bei späteren Läsionen Rückschlüsse für die onkologische Therapie ziehen zu können. Es folgt bedarfsorientiert der Faszienverschluss der Berge(Trokar)inzision. Auf eine Indikatordrainage kann in den meisten Fällen verzichtet werden.

22.10 Evidenzbasierte Evaluation

22.10.1 MIC vs. konventionelle Adrenalektomie

Seit ihrer Einführung in den frühen 1990er-Jahren hat sich die minimalinvasive Adrenalektomie rasant zum Goldstandard für die Entfernung von benignen Nebennierenraumforderungen entwickelt. Trotz fehlender prospektiv-randomisierter Vergleichsstudien zwischen minimalinvasiver und konventioneller Operationstechnik überzeugt die laparoskopische Adrenalektomie in Hinblick auf den intraoperativen Blutverlust, die postoperative Patientenmobilisation, die Dauer des stationären Aufenthaltes und die schnellere Rekonvaleszenz (Carr und Wang 2016).

22.10.2 Laparoskopische vs. retroperitoneoskopische Adrenalektomie

Kurz nach der Einführung der laparoskopischen transabdominellen Adrenalektomie durch Gagner et al. (1992) wurde durch Gaur (1992) die Retroperitoneoskopie in diesem Zusammenhang beschrieben. Die Anwendung der retroperitoneoskopischen Adrenalektomie ist inzwischen ebenfalls in großen Serien überprüft und Protagonisten der Methode (Walz et al. 2006a,b) postulieren eine kürzere Krankenhausverweildauer, weniger postoperative Schmerzen, weniger Komplikationen und ein besseres kosmetisches Ergebnis. Obwohl auch bei diesem Vergleich prospektiv-randomisierte Untersuchungen fehlen, existieren verschiedene systematische Reviews und Metaanalysen (Constantinides et al. 2012; Nigri et al. 2013), welche im Wesentlichen zum gleichen Schluss kommen, nämlich der Forderung nach weiterer Datenerhebungen. Die vorliegenden vergleichenden Daten sprechen tatsächlich für eine kürzere Operationszeit, eine kürzere Hospitalisation und weniger Schmerzen bei retroperitonealem Zugang. Die Häufigkeit von perioperativen Komplikationen unterscheidet sich nicht. Kritisch anzumerken ist in diesem Zusammenhang die Tatsache, dass die Operationszeit der zugrunde liegenden Studien insgesamt ungewöhnlich hoch scheint. Darüber hinaus sind die Daten zu Aufenthaltsdauer und postoperativen Schmerzen bei uneinheitlichem perioperativen Behandlungskonzept mit Vorsicht zu interpretieren.

Zusammenfassend haben aus unserer Sicht beide technischen Verfahren derzeit ihre Berechtigung und die Wahl sollte der Präferenz des Operateurs vorbehalten sein.

22.10.3 Partielle oder totale Entfernung der Nebenniere

Die Frage nach der partiellen oder totalen Entfernung der Nebenniere stellt sich v. a. bei sporadischen oder hereditären bilateralen Nebennierentumoren, da nach beidseitiger Adrenalektomie trotz adäquater Steroidtherapie in 10–35 % der Patienten mit dem Auftreten einer Addison-Krise zu rechnen ist. Darüber hinaus werden auch kleine, funktionell aktive Nebennierentumore zunehmend häufiger diagnostiziert (sporadische Phäochromozytome, aldosteron- oder kortisolproduzierenden Adenome). In diesen Fällen ist das Ziel einer parenchymsparenden Resektion, das Risiko einer Nebenniereninsuffizienz zu minimieren für den Fall, dass eine Operation der gegenseitigen Nebenniere zukünftig erforderlich wird. Gleichzeitig ist aber der partielle Nebennierenerhalt mit dem Risiko der lokal rezidivierenden Erkrankung assoziiert. In der Tat konnte eine aktuelle Metaanalyse von Nagaraja et al. (2015) bestätigen, dass im Falle einer partiellen Adrenalektomie der Bedarf einer Steroidtherapie reduziert werden kann und Rezidive insgesamt infrequent auftreten. Die Autoren kommen zu dem Schluss, dass die partielle Adrenalektomie v. a. für Patienten mit hereditären und bilateralen Erkrankungen diskutiert werden sollte, wenn immer möglich. Im eigenen Krankengut wird die partielle Adrenalektomie darüber hinaus lediglich bei Patienten mit gut lokalisierbaren, kleinen Conn-Adenomen und genetisch-bedingten Phäochromozytomen durchgeführt, wobei die aktuelle Datenlage keine abschließende Bewertung in Bezug auf den Parenchymerhalt zulässt.

Literatur

Carr AA, Wang TS (2016) Minimally Invasive Adrenalectomy. Surg Oncol Clin N Am 25:139–152

Constantinides VA, Christakis I, Touska P, Palazzo FF (2012) Systematic review and meta-analysis of retroperitoneoscopic versus laparoscopic adrenalectomy. Br J Surg 99:1639–1648

Degenhart C (2014) [Adrenal tumors: principles of imaging and differential diagnostics]. Der Radiologe 54:998–1006

Dralle H (2012) [Adrenal vein catheter: standard of care for operation planning for primary hyperaldosteronism]. Der Chirurg 83:176–177

Fassnacht M, Arit W, Bancos I, Dralle H, Newell Price J, Sahdey A, Tabarin A, Terzolo M, Tsagarakis S, Dekkers OM (2016) Management of adrenal incidentalomas: European Society of Endocrinology Clinical Practice Guideline in collaboration with the European Network for the Study of Adrenal Tumors. Eur J Endocrinol 175(2):G1–G34

Gagner M, Lacroix A, Bolte E (1992) Laparoscopic adrenalectomy in Cushing's syndrome and pheochromocytoma. N Engl J Med 327:1033

Gaur DD (1992) Laparoscopic operative retroperitoneoscopy: use of a new device. J Urol 148:1137–1139

Mazzaglia PJ, Vezeridis MP (2010) Laparoscopic adrenalectomy: balancing the operative indications with the technical advances. J Surg Oncol 101:739–744

Nagaraja V, Eslick GD, Edirimanne S (2015) Recurrence and functional outcomes of partial adrenalectomy: a systematic review and meta-analysis. Int J Surg 16:7–13

Nigri G, Rosman AS, Petrucciani N, Fancellu A, Pisano M, Zorcolo L, Ramacciato G, Melis M (2013) Meta-analysis of trials comparing laparoscopic transperitoneal and retroperitoneal adrenalectomy. Surgery 153:111–119

Schirpenbach C, Reincke M (2007) Primary aldosteronism: current knowledge and controversies in Conn's syndrome. Nat Clin Pract Endocrinol Metab 3:220–227

Schirpenbach C, Segmiller F, Diederich S, Hahner S, Lorenz R, Rump LC, Seufert J, Quinkler M, Bidlingmaier M, Beuschlein F, Endres S,

Reincke M (2009) The diagnosis and treatment of primary hyperaldosteronism in Germany: results on 555 patients from the German Conn Registry. Dtsch Arztebl Int 106:305–311

Schloetelburg W, Ebert I, Petritsch B, Weng AM, Dischinger U, Kircher S, Buck AK, Bley TA, Deutschbein T, Fassnacht M (2021) Adrenal wash-out CT: moderate diagnostic value in distinguishing benign from malignant adrenal masses. Eur J Endocrinol 186(2):183–119

Walz MK, Alesina PF, Wenger FA, Deligiannis A, Szuczik E, Petersenn S, Ommer A, Groeben H, Peitgen K, Janssen OE, Philipp T, Neumann HP, Schmid KW, Mann K (2006a) Posterior retroperitoneoscopic adrenalectomy – results of 560 procedures in 520 patients. Surgery 140:943–948. discussion 948–950

Walz MK, Alesina PF, Wenger FA, Koch JA, Neumann HP, Petersenn S, Schmid KW, Mann K (2006b) Laparoscopic and retroperitoneoscopic treatment of pheochromocytomas and retroperitoneal paragangliomas: results of 161 tumors in 126 patients. World J Surg 30: 899–908

Laparoskopische Enukleationen am Pankreas

23

Steffen Deichmann und Volker Fendrich

Inhaltsverzeichnis

Ergänzende Information Die elektronische Version dieses Kapitels enthält Zusatzmaterial, auf das über folgenden Link zugegriffen werden kann [https://doi.org/10.1007/978-3-662-67852-7_23]. Die Videos lassen sich durch Anklicken des DOI-Links in der Legende einer entsprechenden Abbildung abspielen, oder indem Sie diesen Link mit der SN More Media App scannen.

S. Deichmann (✉)
Klinik für Chirurgie, Universitätsklinikum Schleswig-Holstein, Lübeck, Deutschland
e-mail: steffen.deichmann@uksh.de

V. Fendrich
Klinik für Endokrine Chirurgie, Schön Klinik Hamburg Eilbek, Hamburg, Deutschland
e-mail: vfendrich@schoen-kliniken.de

Bei ausgewählten Patienten mit eher kleinen, oberflächlich gelegenen pankreatischen neuroendokrinen Neoplasien oder Pankreaszysten stellt die Enukleation ein exzellentes Operationsverfahren dar. Diese wird zunehmend laparoskopisch durchgeführt. Das Verfahren ist zwar mit einer relativ hohen postoperativen Pankreasfistelrate assoziiert, führt aber in der Regel zu keinerlei Einschränkungen der exokrinen oder endokrinen Funktion des Pankreas.

T. Keck, C.-T. Germer (Hrsg.), *Minimalinvasive Viszeralchirurgie*, https://doi.org/10.1007/978-3-662-67852-7_23

23.1 Einführung

Die chirurgische Therapie benigner zystischer Neoplasien und insbesondere neuroendokriner Tumoren des Pankreas beinhaltet durch die Anwendung parenchymsparender limitierender Verfahren der Tumorresektion gewebe- und funktionserhaltende Operationen, die mit einer niedrigen postoperativen Komplikationsrate, sehr niedrigen Krankenhausletalität und minimalem Rezidivrisiko einhergehen. Die Anwendung von Standardverfahren – Kausch-Whipple-Resektion, Pankreaslinksresektion, totale Pankreatektomie – ist hingegen mit einem erhöhten Risiko für postoperative Komplikationen und Reinterventionen und einer teilweise erheblichen Einschränkung der endokrinen und exokrinen Pankreasfunktionen assoziiert.

Durch die Weiterentwicklung der minimalinvasiven Operationsverfahren ist es heutzutage möglich, die Enukleation in den meisten Fällen laparoskopisch durchzuführen. Dadurch wird der postoperative Schmerz reduziert, die postoperative Darmatonie minimiert und der Aufenthalt der Patienten auf der Intensivstation und im Krankenhaus verkürzt.

23.2 Indikation

Indikationen für die (laparoskopische) Enukleation von Pankreastumoren sind (Ge et al. 2010; Siech et al. 2012; Bartsch et al. 2013; Lopez et al. 2016):

- zystische Tumoren (z. B. Zystadenom),
- sporadische pankreatische neuroendokrine Neoplasien (pNEN, außer Gastrinom),
- Insulinome bei Patienten mit multipler endokriner Neoplasie Typ 1,
- ggf. intraduktale papillär-muzinöse Neoplasien des Pankreas (IPMN) vom Side-Branch-Typ,
- ggf. Metastasen anderer Malignome (z. B. Nierenzellkarzinom).

23.3 Spezielle präoperative Diagnostik

Den Goldstandard in der Bildgebung vor chirurgischen Eingriffen an der Bauchspeicheldrüse stellt die Computertomografie mit Gefäßdarstellung (Angio-CT) dar. Die MRT-Untersuchung mit gleichzeitiger MRCP kann gerade im Falle von zystischen Tumoren der Bauchspeicheldrüse weitere Informationen liefern, wie Gangkommunikation oder Differenzierung seröser und muzinöser Neoplasien. Die präoperative Lokalisationsdiagnostik beim Insulinom und kleinen pNENs muss trotz aller Fortschritte der bildgebenden Verfahren mit Verstand eingesetzt werden. Aufgrund der geringen Größe dieser Tumore können sie im transabdominellen Ultraschall, CT oder MRT oft nicht identifiziert werden. Der endoskopische Ultraschall in der Hand eines erfahrenen Endoskopeur lokalisiert die pNENs in 70–95 % aller Fälle (Fendrich et al. 2009).

23.4 Aufklärung

Der Patient muss über die verschiedenen Resektionsverfahren am Pankreas aufgeklärt werden, die je nach Befund angewendet werden. Primäres Ziel ist die lokale parenchymsparende Enukleation des Tumors, insbesondere bei Lokalisation im Pankreaskopf. So muss bei enger Lagebeziehung des Tumors zum Ductus Wirsungianus vielleicht doch eine milzerhaltende Pankreaslinksresektion bzw. subtotale Pankreaslinksresektion, in sehr seltenen Fällen auch eine pyloruserhaltende Pankreaskopfresektion vorgenommen werden, was als Ausweitung der geplanten Operation in die Aufklärung einbezogen werden muss. Eine postoperative diabetische Stoffwechsellage resultiert nach Enukleation praktisch nie. Auch eine postoperative exokrine Pankreasinsuffizienz ist bei sparsamer Parenchymresektion nicht zu erwarten. Der Patient muss informiert werden, dass ein Insulinom auch durch einen erfahrenen Operateur in 1–5 % der Fälle nicht aufgefunden werden kann und somit postoperativ der organische Hyperinsulinismus persistieren kann. Eine typische Komplikation der Enukleation ist die postoperative Pankreasfistelbildung (POPF). Das Blutungsrisiko ist als gering einzustufen. Für den Fall einer intraoperativen Blutung, z. B. bei Milzgefäß- bzw. Milzverletzung, sollten jedoch Blutkonserven bereitstehen.

23.5 Lagerung

Bei der laparoskopischen Enukleation bevorzugen die meisten Autoren eine 70°- bis 90°-Links- oder Rechtsseitenlagerung, je nachdem ob der Tumor im linkseitigen Pankreas oder im Pankreaskopf lokalisiert ist (Fendrich et al. 2009). Für die Operation wird der Patient halbsitzend mit gespreizten Beinen mit leicht erhöhtem Oberkörper gelagert (sog. Beach-Chair-Lagerung oder French Position). Beide Arme sind zur Vermeidung von Plexusläsionen anzulagern, ggf. kann der rechte Arm für die Zugänglichkeit im Rahmen der Anästhesie ausgelagert werden. Der Patient sollte unbedingt auf einer Vakuummatratze gelagert werden, da zum Teil extreme Seitenlagerungen notwendig sind, um am Pankreasschwanz bzw. Pankreaskopf zu präparieren. Die Neutralelektrode wird seitlich am linken oder rechten Oberschenkel angebracht. Der Monitor ist über der linken Schulter des Patienten positioniert, der Operateur steht zwischen den Beinen des Patienten, der erste (kameraführende) Assistent rechts oder links des Patienten, ggf. steht der zweite Assistent auf der anderen Seite des Patienten.

23.6 Technische Voraussetzungen

Bei einer Konsensuskonferenz bezüglich laparoskopischer Eingriffe am Pankreas (Siech et al. 2012) definierte das Gremium die notwendigen technischen Voraussetzungen, die zur Durchführung (laparoskopischer) Enukleationen als essenziell erachtet werden. Dies sind für die Lokalisation insbesondere kleinerer Tumoren die Kernspin- oder hochauflösende Computertomografie und insbesondere die Verfügbarkeit der laparoskopischen Endosonographie.

Für laparoskopische Dissektionsschritte sollten auch für die chirurgischen Eingriffe spezielle Hilfsmittel vorhanden sein (wie bipolare Scheren, Ultracision®, Biclamp®, Ligasure®, spezielle Klammernahtgeräte). Spezifische Empfehlungen wurden dazu keine gegeben, da verschiedene Mitglieder des Konsensus unterschiedliche Hilfsmittel verwenden (Siech et al. 2012).

23.7 Überlegungen zur Wahl des Operationsverfahrens

23.7.1 Rationale zur Enukleation

Aktuelle Daten zur Häufigkeit von Rehospitalisation, 90-Tage-Letalität und Spätkomplikationen haben zu einer Neubewertung der Kausch-Whipple-Resektion (PD) und auch der Pankreaslinksresektion bei benignen und prämalignen Tumoren im Pankreaskopfbereich geführt (Diener et al. 2011; Beger 2016; Nimptsch et al. 2016). Diese Resektionsverfahren bewirken eine Einschränkung der exo- und endokrinen Pankreasfunktion. Bei Patienten mit benignen und prämalignen Pankreastumoren, die mit PD oder Pankreaslinksresektion operiert wurden, kommt es in 12–20 % zu einem postoperativ neu aufgetretenen Diabetes mellitus; 30–40 % der präoperativ diabetischen Patienten erleiden eine Verschlechterung der Einstellbarkeit des diabetischen Stoffwechsels, ein Teil davon wird insulinabhängig. Eine exokrine Funktionseinschränkung tritt bei 30–50 % der Patienten nach PD auf (Beger 2016, Nimptsch et al. 2016). Die begleitende Duodenektomie bewirkt eine nachhaltige Störung der Sekretion gastrointestinaler Hormone und der gastrointestinalen Transportmotilität. Die Entwicklung parenchymerhaltender lokaler Operationsverfahren wie die Tumorenukleation hat als gewebesparende Operationstechnik aufgrund ihrer Vorteile eine zunehmende Bedeutung in der aktuellen chirurgischen Therapie erlangt (Fernández-Cruz et al. 2012). Die großen Vorteile einer organerhaltenden, lokal-resektiven Tumorexstirpation sind insbesondere eine niedrige Krankenhausletalität und Erhaltung der endo- und exokrinen Pankreasfunktionen (Strobel et al. 2015; Beger 2016). Bei einzelnen Tumorentitäten wie dem sporadischen Insulinom und anderen pNENs ist die Enukleation mit > 50 % das am häufigsten angewandte Operationsverfahren (Mehrabi et al. 2015). Einzelne Arbeitsgruppen berichten auch über die erfolgreiche Anwendung von Enukleationen einzelner hormonaktiver pNENs bei Patienten mit einer multiplen endokrinen Neoplasie Typ 1. Hier konnte durch die Enukleation eines Insulinoms die hypoglykämische Stoffwechsellage beendet werden, ohne den Patienten durch eine zu ausgedehnte Pankreasresektion in eine diabetische Stoffwechsellage zu transferieren. Einzelne nichtfunktionelle pNENs von < 2 cm wurden dabei bewusst nicht reseziert (Bartsch et al. 2013; Lopez et al. 2016).

23.7.2 Offen oder laparoskopisch?

Das operative Vorgehen bei den o. g. Indikationen hängt heute im Wesentlichen von der Wahl der Operationsmethode ab. Prinzipiell können neuroendokrine Neoplasien des Pankreas oder andere geeignete Raumforderungen konventionell chirurgisch oder minimalinvasiv laparoskopisch enukleiert werden. Das laparoskopische Vorgehen erfordert neben ausreichender Erfahrung in der endokrinen Pankreaschirurgie auch eine ausgereifte laparoskopische Expertise. Nach Ansicht der meisten Experten eignet sich das laparoskopische Vorgehen nur für Tumoren im Pankreasschwanz bzw. ventral gelegene Tumoren im Pankreaskorpus oder -kopf. Die vorliegenden Daten vieler Fallserien zeigen, dass die laparoskopische Enukleation sehr gut möglich ist und mit dem konventionellen Verfahren um den Status des Goldstandards zumindest konkurriert (Beger 2016; s. hierzu auch Abschn. 19.10). Tief im Pankreaskopf oder dorsal im Pankreaskopf bzw. Pankreashals liegende Raumforderungen sind hingegen für das laparoskopische Vorgehen in Form einer Enukleation nicht geeignet (Fendrich et al. 2009; Mehrabi et al. 2015).

23.8 Operationsablauf – How I do it

Video 23.1 zeigt die die Enukleation eines symptomatischen Insulinoms im Bereich des Pankreaskorpus (Abb. 23.1). Da der Patient sehr jung war und ein etwaiger Diabetes mellitus nach Pankreaslinksresektion eine Berufsunfähigkeit nach sich gezogen hätte, wurde eine Enukleation geplant.

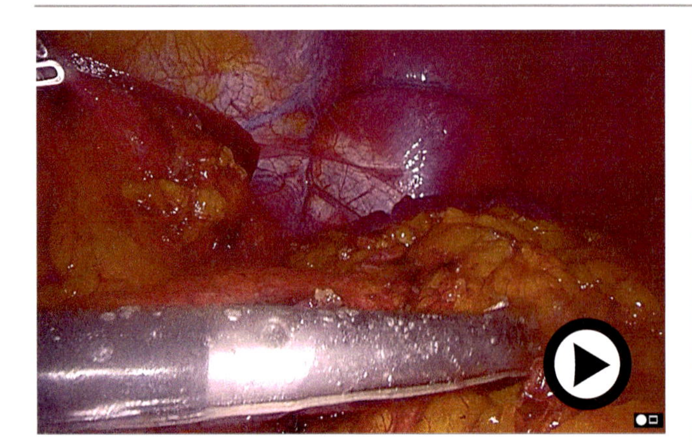

Abb. 23.1 Video 23.1: Laparoskopische_Enukleation: Insulinom des Pankreas (© Video: Dirk Bausch, Tobias Keck) (▶ https://doi.org/10.1007/000-bjp)

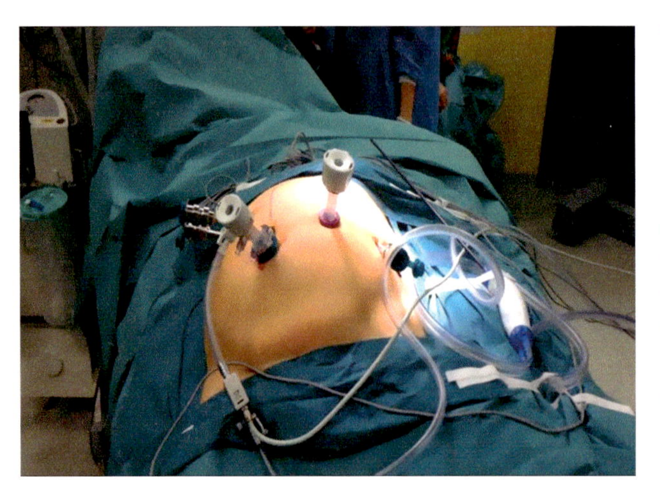

Abb. 23.2 Trokarpositionierung zur laparoskopischen Pankreasenukleation in Trokartechnik

23.8.1 Trokarplatzierung und Zugang zur Bursa omentalis

Die Trokarposition ist von der Lokalisation des Tumors abhängig. Die meisten Autoren benutzen 4–5 Trokare, die je nach Lokalisation des Insulinoms im rechten oder linken Oberbauch platziert werden (Dedieu et al. 2011; Abb. 23.2). Bei der roboterassistierten Enukleation ist die Trokarpositionierung sehr ähnlich (Abb. 23.3).

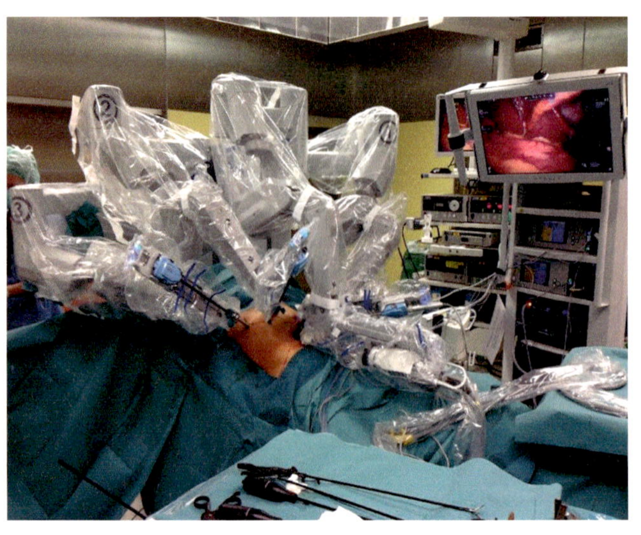

Abb. 23.3 Aufbau zur roboterassistierten Enukleation am Pankreas

23.8.2 Exploration und (laparoskopische) intraoperative Sonografie

Nach Exploration des Abdomens wird die Bursa omentalis unter Erhalt der gastroepiploischen Gefäßarkade eröffnet. Die Eröffnung der Bursa erfolgt nahe an der gastroepiploischen Arkade. Dadurch kann das Omentum majus bei leichter Oberkörperhochlagerung das Querkolon nach unten ziehen.

Anschließend wird auch bei bereits identifiziertem Tumor eine intraoperative Sonografie (IOUS) durchgeführt, deren Nutzen in zahlreichen Studien belegt und von besonderem Wert im Nachweis sehr kleiner (< 10 mm) und multipler Insulinome ist (Mehrabi et al. 2015). Neben der Tumordetektion besteht der vielleicht noch größere Nutzen der IOUS in der Darstellung des Tumors und seines Verhältnisses zum Ductus Wirsungianus und zu den Gefäßen (Vena und Arteria lienalis, Pfortader; Mehrabi et al. 2015). Für linksseitige Läsionen werden zunächst die Ligamenti splenorenale und spleocolicum mit dem Ultraschalldissektor durchtrennt. Die linke Kolonflexur wird nach kaudal abpräpariert und anschließend das Lig. gastrocolicum weit bis zur mesenterikoportalen Gefäßachse eröffnet, sodass Pankreaskorpus und -schwanz sichtbar werden. Die Vorderfläche des Pankreas wird exponiert, indem die Adhäsionen zur dorsalen Magenwand durchtrennt werden, wobei die Vv.

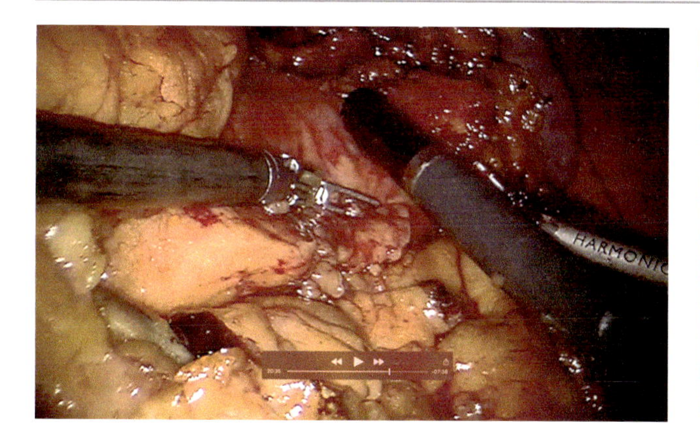

Abb. 23.4 Intraoperative laparoskopische Sonografie zur Lagekontrolle des Tumors

gastricae breves geschont werden sollten. Anschließend wird das Pankreas vorsichtig unter Schonung der Milzgefäße aus der retroperitonealen Platte mit dem harmonischen Skalpell heraus mobilisiert. Nun erfolgt erneut der laparoskopische intraoperative Ultraschall, um die präoperative Lokalisation des Tumors zu bestätigen und ggf. die Präsenz weiterer Tumore nachzuweisen (Abb. 23.4).

23.8.3 Enukleation der Raumforderung

Die eigentliche Enukleation bedeutet dann eine tumorwandnahe Entfernung aus dem Pankreasparenchym mit möglichst geringer Verletzung von Pankreasgängen (Mehrabi et al. 2015) unter Verwendung einer bipolaren Pinzette und eines harmonischen Skalpells (Ultracision) oder den äquivalenten Instrumenten bei der roboterassistierten Enukleation (Abb. 23.5). Bei oberflächlicher Lage gelingt dies in der Regel gut, da die Tumore meist eine Pseudokapsel haben, wodurch sich eine klare Dissektionsebene zwischen Tumor und normalem Pankreas etablieren lässt. Als sicherer Abstand des Tumors bzw. der Raumforderung zum Pankreashauptgang hat sich in der Literatur ein Abstand von 2–3 mm etabliert. Liegt der Tumor tief im Parenchym oder in unmittelbarer Nähe (< 2–3 mm) zum Pankreasgang, ist ein Resektionsverfahren entsprechend der Lokalisation vorzuziehen (Brient et al. 2012; Crippa et al. 2012; Dedieu et al. 2011; Heeger et al. 2014; Mauriello et al. 2015; Wolk et al. 2015). Sollte sich der Tumor im laparoskopischen Ultraschall ventral gelegen und ohne unmittelbare Beziehung zum Ductus Wirsungianus zeigen, kann er enukleiert werden (Mauriello et al. 2015; Abb. 23.6).

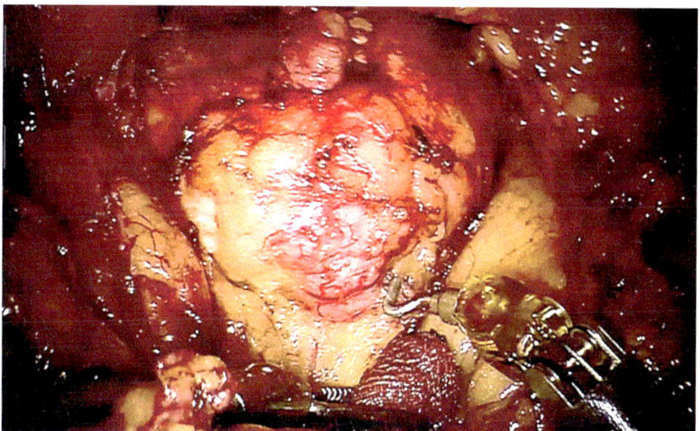

Abb. 23.5 Roboterassistierte Enukleation eines Insulinoms

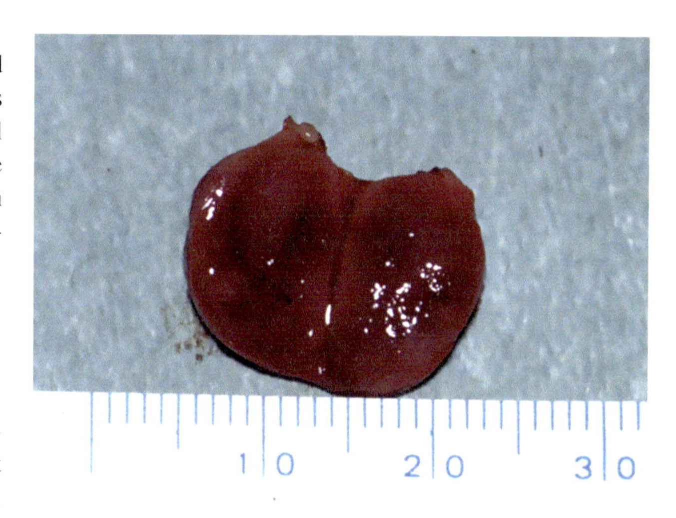

Abb. 23.6 Insulinom nach Enukleation

23.8.4 Versorgung der Enukleationshöhle: Deckung oder nicht?

Die meisten Autoren und auch wir empfehlen, die Enukleationshöhle nicht zu decken, sondern nur zu drainieren (Crippa et al. 2012; Fendrich et al. 2009; Dedieu et al. 2011; Ge et al. 2010). Andere Autoren benutzen Fibrinkleber oder eine andere Fibrinversiegelungsmatrix wie TachoSil (Takeda, Konstanz, Deutschland; Zhang et al. 2013; Song et al. 2015). Eine signifikante Reduktion der Entstehung einer Pankreasfistel konnte aber in keiner Fallserie (auch nicht in einer retrospektiven) gezeigt werden (Zhang et al. 2013). Aus unserer Sicht sollte die Enukleationshöhle nicht mit einer ausgeschalteten Dünndarmschlinge gedeckt werden. Da bei pNENs und Pankreaszysten das restliche

Pankreasgewebe sehr weich ist und nicht wie bei der chronischen Pankreatitis fibrosiert, kommt es hier zu hohen Insuffizienzraten, die bei einer tatsächlichen Anastomose zwischen Darm und Pankreas aufgrund der durch Enterokinase aktivierten Pankreasenzyme nur zu zusätzlichen Komplikationen führen (Wolk et al. 2015).

23.8.5 Bergung des Organs und Drainage

Im Anschluss wird das Präparat im Bergebeutel über eine der Trokarstellen geborgen (Zhang et al. 2016). Die Platzierung von Drainagen ist aufgrund der hohen Fistelrate nach Enukleation obligat und wird von allen Autoren empfohlen. Die Drainagen werden direkt an der Enukleationshöhle platziert. Anschließend erfolgen die Entfernung der Trokare und der Verschluss der Trokareinstichstellen.

23.9 Spezielle intraoperative Komplikationen und ihr Management

Intraoperative Blutungen sind bei Enukleationen am Pankreas ein eher mittelgradiges Risiko. Eine größere Komplikation stellt die Eröffnung des Ductus Wirsungianus dar, die eine hochvolumige Pankreasfistel erwarten lässt, weshalb dann auf ein Resektionsverfahren umgestiegen werden sollte.

23.10 Evidenzbasierte Evaluation

23.10.1 Enukleation versus Standardresektion

Bis heute gibt es keine prospektiv-randomisierten Studien, die die Enukleation mit den resezierenden Standardverfahren, Kausch-Whipple, Pankreaslinks- oder Pankreatektomie, vergleicht. Ob eine Enukleation auch onkologisch ausreicht (z. B. beim pNET), ist bis heute noch nicht abschließend geklärt. Hier sind die Fragen der ausreichenden Resektionsgrenzen sowie die ggf. unterlassene Lymphadenektomie noch nicht abschließend beantwortet und weitere Studien zur endgültigen Klärung sind nötig. Jedoch mehrten sich in den letzten 10 Jahren zunehmend Studien zum Vergleich der beiden Verfahren, sodass mehrere Metaanalysen publiziert wurden (Beger et al. 2015; Hüttner et al. 2015; Chua et al. 2016; Finkelstein et al. 2017; Ratnayake et al. 2019; Beger et al. 2022). Allerdings bestehen die Daten der zugrunde liegenden Metaanalysen meist aus retrospektiven Kollektiven. Somit besteht die „evidenzbasierte Evaluation“ aus Konsensuskonferenzen, Fallstudien, retrospektiven Analysen, Kohortenstudien mit historischen Kontrollgruppen oder Metaanalysen, die aber eigentlich aufgrund fehlender RCTs die Kriterien für eine Metaanalyse gar nicht erfüllen (Beger et al. 2015). Zudem entstammen die hier vorgestellten Studien aus hoch spezialisierten Pankreaszentren mit einer hohen Expertise in der (laparoskopischen) Pankreaschirurgie.

Hüttner et al. verglichen in ihrer Metaanalyse Enukleationen von Pankreastumoren mit Resektionsverfahren (Hüttner et al. 2015). Sie evaluierten hierfür 22 Studien mit insgesamt 1148 Patienten. In dieser sog. Metaanalyse waren bei den Enukleationen die OP- und Verweildauer, der Blutverlust und die postoperative exo- und endokrine Pankreasinsuffizienz statistisch signifikant geringer. Dagegen zeigten sich keine signifikanten Unterschiede im Vergleich zu Resektionsverfahren am Pankreas in Hinblick auf Mortalität, Reoperationsrate und Magenentleerungsstörung. Die Rate der POPF war jedoch signifikant höher bei Patienten mit Enukleationen, was aber nicht zu einer erhöhten Mortalität führte

Chua et al. verglichen in ihrer Arbeit ebenfalls die Datenlage zum Vergleich der beiden Verfahren in dem Zeitraum von 2000–2015 (Chua et al. 2016). Insgesamt wurden 1101 Patienten untersucht, wovon 619 enukleiert und 482 Patienten reseziert wurden. Auch hier zeigte sich, dass die Enukleation zu einer kürzeren Operationsdauer und weniger Blutverlust geführt hat. Die Mortalität, Morbidität sowie die Dauer des Krankenhausaufenthaltes waren gleich. Die signifikant erhöhte Rate an postoperativen Pankreasfisteln (POPF) nach Enukleation bestätigte auch diese Studie. Auch die verbesserten endo- und exokrinen Pankreasfunktion konnten bestätigt werden. Anzumerken ist, dass in dieser Studie der Teil der laparoskopisch enukleierten Patienten nur 9 % betrug.

In der aktuellen Metaanalyse von Beger et al. wurde die Rate von Stoffwechselstörungen und Steatosis hepatis nach Standard- und Lokalresezierenden Verfahren bei benignen und prämalignen Befunden verglichen (Beger et al. 2022). Es wurden 40 Kohortenstudien mit insgesamt 2729 Patienten eingeschlossen. Bei Pankreaskopfresektionen bei benignen Befunden betrug die Rate von neu aufgetretenem Diabetes mellitus(NODM) 14,1 % und die exokrine Pankreasinsuffizienz 44,9 %. Ferner zeigte die Metaanalyse im Vergleich der pyloruserhaltenden Pankreaskopfresektion (PPPD) mit der Enukleation einen NODM von 19,7 % versus 5,7 %. Am Ende schlussfolgerten die Autoren, dass Standardresektionen bei benignen Befunden ein hohes Risiko von endo- und exokrinen Pankreasinsuffizienzen haben. Hingegen zeigten parenchymsparende und lokale Resektionen signifikant weniger Stoffwechselstörungen.

Zusammenfassend zeigten alle Metaanalysen ein ähnliches Bild, bei dem sich der Vorteil der Enukleation vor allen in der OP-Zeit, aber noch wichtiger in der postoperativen verbesserten endo- und exokrinen Funktion zeigte (Beger et al. 2015; Hüttner et al. 2015; Chua et al. 2016; Finkelstein et al. 2017; Ratnayake et al. 2019; Beger et al. 2022). Bei gleichbleibender Mortalität scheint jedoch die POPF-Rate bei der Enukleation erhöht. Unter Verweis auf die schwache

Evidenz können laut Leitlinie der North American Neuroendocrine Tumor Society (NANETS) Enukleationen bei pNETs bei eher gutartig und kleinen Befunden (< 2 cm), welche > 2–3 mm vom Hauptgang entfernt sind, durchgeführt werden (Howe et al. 2020). Daher sollten Enukleationen bei benignen zystischen Befunden (z. B. BD-IPMN), funktionellen neuroendokrinen Tumoren (z. B. Insulinom) sowie bei kleinen pankreatischen non-funktionellen Neuroendokrinen Tumoren (NF-pNET) als Behandlungsoption vor Resektion in Betracht gezogen werden.

23.10.2 Offene versus laparoskopischer Enukleation

Wie bereits erwähnt gibt es auch keine prospektiv-randomisierten Studien, die die konventionelle Enukleation mit der laparoskopisch minimalinvasiven vergleichen. Es liegen jedoch Fallserien aus spezialisierten Zentren vor, die nicht nur die Machbarkeit, sondern auch die Sicherheit des laparoskopischen Verfahrens nachweisen konnten (Tab. 23.1). Song et al. (2015) berichteten über ihre

Tab. 23.1 Aktuelle Studien zur Pankreaschirurgie und Häufigkeit postoperativer Pankreasfisteln

Autor/Jahr	Patienten (N)	OP-Verfahren	POPF (%)	Grad der POPF (%)	30-Tage-Mortalität (%)	Indikation	Postoperative Verweildauer (Tage)
Heeger et al. 2014	60	52 Offen 8 Laparoskopisch	51,7	A: 10 B: 66 C: 24	0	56 pNENs 3 Zysten 1 GIST	13
Maire et al. 2015	161	NR	56	A: 65 B: 28 C: 7	0	NR	NR
Song et al. 2015	65	35 Offen 30 Laparoskopisch	20	A: 54 B: 16 C: 30	0	24 pNENs 33 Zysten 8 Andere	9 7,8 Lap 11,9 Offen
Geet et al. 2010	11	11 Offen	18,2	NR	0	11 Zystadenome	11, 4
Zhang et al. 2013	119	109 Offen 10 Laparoskopisch	60,5	A: 54 B: 39 C: 7	0	91 pNENs 27 Zysten 1 Lipom	13
Crippa et al. 2012	106	100 Offen 6 Laparoskopisch	42	A: 50 B: 43 C: 7	0	106 pNENs (alles Insulinome)	10,5
Wolk et al. 2015	17	17 Offen	70,6	A: 50 B: 50 C: 0	0	9 pNENs 1 Zyste 7 Andere	18,8
Dedieu et al. 2011	23	23 Laparoskopisch	13	A: 66 B: 34 C: 0	4	15 pNENs 8 Zysten	9
Zhang et al. 2015	37	22 Offen 15 Laparoskopisch	37,8	A: 57 B: 43 C: 0	0	17 pNENs 20 Zysten	9 7,9 Lap 11,2 Offen
Zhao et al. 2011	229	199 Offen 30 Laparoskopisch	45,2	A: 68 B: 25 C: 7	0	229 pNENs (alles Insulinome)	19 15,1 Lap 21,2 Offen
Cauley et al. 2012	45	29 Offen 16 Laparoskopisch	33	A: 54 B: 39 C: 7	0	23 pNENs 20 Zysten 2 Andere	6
Falconi et al. 2010	26	26 Offen	38	A: 70 B: 20 C: 10	0	26 pNENs	10,5
Inchauste et al. 2012	62	53 Offen 9 Laparoskopisch	27,4	A: 38 B: 55 C:7	1,6	62 pNENs	NR
Faitot et al. 2015	126	120 Offen 6 Laparoskopisch	57	A: 28 B: 60 C: 12	0,8	47 pNENs 64 Zysten 16 Andere	18
Brient et al. 2012	52	42 Offen 10 Laparoskopisch	27	A: 50 B: 0 C: 50	0	35 pNENs 8 Zysten 9 Andere	12,9 9,1 ohne POPF 29 mit POPF
Strobel et al. 2015	166	163 Offen 3 Laparoskopisch	41	A: 50 B: 15 C: 35	0,6	60 pNENs 89 Zysten 17 Andere	8,5

NR Nicht berichtet; POPF postoperative Pankreasfistel; pNENs pankreatische neuroendokrine Neoplasien.

Erfahrungen bei 65 Enukleationen, davon 35 offen und 30 laparoskopisch durchgeführte. Dabei zeigte sich eine signifikant kürzere Operationszeit (124 min vs. 159 min; p < 0,01) und eine kürzere Krankenhausverweildauer (7,8 Tage vs. 11,9 Tage, p = 0,002) in der laparoskopischen Gruppe. Die Komplikationsrate, insbesondere der postoperativen Pankreasfistel, ergab keine Unterschiede (Song et al. 2015).

Zu ähnlichen Ergebnissen kommt die Arbeitsgruppe von Zhang et al. (2016). Sie verglichen 12 Patienten mit laparoskopischer Enukleation mit 22 Patienten, bei denen eine offene Enukleation durchgeführt wurde. Auch hier zeigte sich eine signifikant kürzere Operationszeit (118 min vs. 155 min, p < 0,009) und eine kürzere Verweildauer (7,9 Tage vs. 11,2 Tage, p = 0,002) in der laparoskopischen Gruppe. Die Rate an Typ-B- und Typ-C-Fisteln blieb ohne signifikanten Unterschied in den beiden Gruppen (20 % vs. 13,6 %, p = 0,874). Dagegen konnten Zhao et al. in ihrem Vergleich von 199 Patienten mit offener Enukleation zu 30 Patienten mit laparoskopischer Enukleation keine signifikanten Unterschiede hinsichtlich Operationsdauer, Blutverlust, der Entwicklung von POPF und anderen Komplikationen nachweisen (Zhao et al. 2011). In einer Metaanalyse von Guerra et al. erfolgte die Analyse von 8 Studien mit insgesamt 413 Patienten (Guerra et al. 2018). Im Kollektiv der minimal-invasiven Chirurgie waren robotische wie laparoskopische Enukleationen mit der offenen Enukleation verglichen worden. Zusammenfassend zeigte die Metaanalyse die bekannten Vorteile der minimal-invasiven Chirurgie mit Vorteilen bei einem kürzeren Krankenhausaufenthalt sowie eine verringerte Gesamtmorbidität. Der Rate der postoperative Pankreasfisteln nach offener und minimal-invasiver Enukleation waren gleich.

23.10.3 Pankreasfistel

Die postoperative Pankreasfistel stellt die mit Abstand größte und schwerwiegendste Komplikation der Enukleation da. Die Fistelraten lagen meistens zwischen 13 % und 50 % (Atema et al. 2015; Cherif et al. 2012a,b; Dedieu et al. 2011; Heeger et al. 2014; Maire et al. 2015; Song et al. 2015; Ge et al. 2010; Zhang et al. 2016, Crippa et al. 2012), wobei bis zu 70 % POPF berichtet werden (Wolk et al. 2015; Tab. 23.1). Auch handelt es sich bei diesen hohen Werten durchaus nicht nur um Typ-A-Fisteln, sondern um die sog. klinisch relevanten Typ-B- und Typ-C-Fisteln, die bis zu 50 % des Fistelaufkommens ausmachen können (Heeger et al. 2014; Crippa et al. 2012; Wolk et al. 2015).

Die Tumornähe zum Pankreashauptgang begrenzt die Anwendung einer Enukleation. Tumoren > 3 cm, die bis zum Pankreashauptgang ausgedehnt sind, haben das Risiko einer Gangeröffnung mit nachfolgender langwieriger Pankreasfistelkomplikation (Beger 2016). Heeger et al. konnten in ihrer Arbeit von über 60 Patienten mit Enukleation nachweisen, dass Tumoren mit einem Abstand zum Pankreashauptgang von < 3 mm eine signifikant höhere Fistelrate aufweisen (73 %), als Tumoren die > 3 mm vom Pankreashauptgang entfernt lagen (30 %; Heeger et al. 2014). Brient et al. (2012) analysierten dies noch detaillierter. In ihrem Patientengut war die Rate an POPF bei einem Abstand des Tumors vom Pankreashauptgang von > 3 mm bzw. 4 mm verglichen mit < 3 mm oder 4 mm statistisch nicht signifikant. Bei einem Abstand von < 2 mm dagegen kam es zu einer signifikant höheren Rate an POPF. Eine Arbeitsgruppe aus Heidelberg konnte in ihrer großen Patientenkohorte bei 166 Enukleationen keine Korrelation einer postoperativen Pankreasfistelentwicklung zum Abstand des Tumors vom Pankreashauptgang nachweisen (Strobel et al. 2015). Unabhängiger Risikofaktor für die Entwicklung einer POPF war lediglich die Diagnose „zystischer Tumor".

Zhang et al. (2013) konnten in einer multivariaten Analyse von 119 Patienten mit Enukleation eine Herzinsuffizienz NYHA II oder III und eine OP-Dauer > 180 min als unabhängige Risikofaktoren für die Entwicklung einer POPF nachweisen. Andere Gruppen identifizierten vererbbare Tumorsyndrome wie das MEN-1-Syndrom (Inchauste et al. 2012), pNENS (Fendrich et al. 2009; Faitot et al. 2015) oder die Lokalisation des Tumors im Pankreaskopf (Faitot et al. 2015) als Risikofaktor für eine POPF (Inchauste et al. 2012).

In einer kürzlich publizierten Arbeit zeigten Maire et al., dass bei persistierenden Pankreasfisteln an der Enukleationsstelle, die endoskopische Einlage eines Stents in den Pankreashauptgang die Fistel zur Ausheilung bringen konnte (Maire et al. 2015). Faitot et al. führten bei persistierender POPF mit einer Sekretion > 200 ml/Tag über 2 Wochen eine endoskopische Sphinkterotomie durch mit Stenteinlage (Faitot et al. 2015).

23.10.4 Roboterassistierte Enukleation

Als konsequente technische Weiterentwicklung der laparoskopischen Enukleation ist die roboterassistierte Enukleation von Pankreastumoren anzusehen. Aktuell ist das Da Vinci-Operationssystem (Intuitive Surgical, Sunnyvale, CA, USA) das am weitesten verbreitete und verwendete System. Jedoch drängen aktuell andere Hersteller auf den Markt, und ob diese dem Da Vinci-System ebenbürtig sind, muss abgewartet werden. Daher ist der häufig gebrauchte Begriff „robotische Chirurgie" genau genommen nicht korrekt. Vielmehr handelt es sich um einen computerisierten Telemanipulator, der nach dem sog. Master-slave-Prinzip arbeitet. Darüber hinaus hat das Da Vinci-Operationssystem mehrere Vorteile gegenüber der konventionellen Laparoskopie. Die Da Vinci-Instrumente übertragen mittels 7 Freiheitsgraden exakt die Bewegungen der Finger und Hände des

Operateurs, der das OP-Feld über eine 3-dimensionale Optik mit der Möglichkeit der stufenlosen Vergrößerung einsieht. Gerade hierdurch ist die Enukleation eines pNENs eine ideale Indikation für die roboterassistierte Technik (Abb. 23.5). Es gibt bereits mehrere Fallserien, die die Machbarkeit dieser Technik bei gleichen Komplikationsraten, gleicher OP- und Verweildauer, aber höheren Kosten im Vergleich zur konventionell laparoskopischen Enukleation nachweisen (Zhan et al. 2013; Zureikat et al. 2013).

23.10.5 Fazit für die Praxis

Die derzeit vorliegende Studienlage lässt den Schluss zu, dass bei ausgewählten Patienten mit eher kleinen, oberflächlich gelegenen pNENs oder Pankreaszysten die laparoskopische Enukleation ein exzellentes Operationsverfahren darstellt. Das Verfahren ist zwar mit einer relativ hohen Rate an postoperativen Pankreasfisteln assoziiert, führt aber in der Regel zu keinerlei Einschränkungen der exokrinen oder endokrinen Funktion des Pankreas.

Literatur

Atema JJ, Jilesen AP, Busch OR, van Gulik TM, Gouma DJ, Nieveen van Dijkum EJ (2015) Pancreatic fistulae after pancreatic resections for neuroendocrine tumours compared with resections for other lesions. HPB (Oxford) 17:38–45

Bartsch DK, Albers M, Knoop R, Kann PH, Fendrich V, Waldmann J (2013) Enucleation and limited pancreatic resection provide long-term cure for insulinoma in multiple endocrine neoplasia type 1. Neuroendocrinology 98:290–298

Beger HG (2016) Surgical treatment of benign, premalignant and low-risk tumors of the pancreas: standard resection or parenchyma preserving, local extirpation. Chirurg 87(7):579–584

Beger HG, Siech M, Poch B, Mayer B, Schoenberg MH (2015) Limited surgery for benign tumours of the pancreas: a systematic review. World J Surg 39:1557–1566

Beger HG, Mayer B, Vasilescu C, Poch B (2022) Long-term metabolic morbidity and steatohepatosis following standard pancreatic resections and parenchyma-sparing, Local extirpations for benign tumor: a systematic review and meta-analysis. Ann Surg 275:54–66

Brient C, Regenet N, Sulpice L, Brunaud L, Mucci-Hennekine S, Carrère N, Milin J, Ayav A, Pradere B, Hamy A, Bresler L, Meunier B, Mirallié E (2012) Risk factors for postoperative pancreatic fistulization subsequent to enucleation. J Gastrointest Surg 16:1883–1887

Cauley CE, Pitt HA, Ziegler KM, Nakeeb A, Schmidt CM, Zyromski NJ, House MG, Lillemoe KD (2012) Pancreatic enucleation: improved outcomes compared to resection. J Gastrointest Surg 16:1347–1353

Cherif R, Gaujoux S, Couvelard A, Dokmak S, Vuillerme MP, Ruszniewski P, Belghiti J, Sauvanet A (2012a) Parenchyma-sparing resections for pancreatic neuroendocrine tumors. J Gastrointest Surg 16:2045–2055

Cherif R, Gaujoux S, Sauvanet A (2012b) Enucleation of pancreatic lesions through laparotomy. J Visc Surg 149:395–399

Chua TC, Yang TX, Gill AJ, Samra JS (2016) Systematic review and meta-analysis of enucleation versus standardized resection for small pancreatic lesions. Ann Surg Oncol 23:592–599

Crippa S, Zerbi A, Boninsegna L, Capitanio V, Partelli S, Balzano G, Pederzoli P, Di Carlo V, Falconi M (2012) Surgical management of insulinomas: short- and long-term outcomes after enucleations and pancreatic resections. Arch Surg 147:261–266

Dedieu A, Rault A, Collet D, Masson B, Sa Cunha A (2011) Laparoscopic enucleation of pancreatic neoplasm. Surg Endosc 25:572–576

Diener MK, Seiler CM, Rossion I, Kleeff J, Glanemann M, Butturini G, Tomazic A, Bruns CJ, Busch OR, Farkas S, Belyaev O, Neoptolemos JP, Halloran C, Keck T, Niedergethmann M, Gellert K, Witzigmann H, Kollmar O, Langer P, Steger U, Neudecker J, Berrevoet F, Ganzera S, Heiss MM, Luntz SP, Bruckner T, Kieser M, Büchler MW (2011) Efficacy of stapler versus hand-sewn closure after distal pancreatectomy (DISPACT): a randomised, controlled multicentre trial. Lancet 377:1514–1522

Faitot F, Gaujoux S, Barbier L, Novaes M, Dokmak S, Aussilhou B, Couvelard A, Rebours V, Ruszniewski P, Belghiti J, Sauvanet A (2015) Reappraisal of pancreatic enucleations: a single-center experience of 126 procedures. Surgery 158:201–210

Falconi M, Zerbi A, Crippa S, Balzano G, Boninsegna L, Capitanio V, Bassi C, Di Carlo V, Pederzoli P (2010) Parenchyma-preserving resections for small nonfunctioning pancreatic endocrine tumors. Ann Surg Oncol 17:1621–1627

Fendrich V, Waldmann J, Bartsch DK, Langer P (2009) Surgical management of pancreatic endocrine tumors. Nat Rev Clin Oncol 6:419–428

Fernández-Cruz L, Molina V, Vallejos R, Jiménez Chavarria E, López-Boado MA, Ferrer J (2012) Outcome after laparoscopic enucleation for non-functional neuroendocrine pancreatic tumours. HPB (Oxford) 14:171–176

Finkelstein P, Sharma R, Picado O, Gadde R, Stuart H, Ripat C, Livingstone AS, Sleeman D, Merchant N, Yakoub D (2017) Pancreatic Neuroendocrine Tumors (panNETs): analysis of overall survival of nonsurgical management versus surgical resection. J Gastrointest Surg 21:855–866

Ge C, Luo X, Chen X, Guo K (2010) Enucleation of pancreatic cystadenomas. J Gastrointestinal Surg 14:141–147

Guerra F, Giuliani G, Bencini L, Bianchi PP, Coratti A (2018) 'Minimally invasive versus open pancreatic enucleation. Systematic review and meta-analysis of surgical outcomes'. J Surg Oncol 117:1509–1516

Heeger K, Falconi M, Partelli S, Waldmann J, Crippa S, Fendrich V, Bartsch DK (2014) Increased rate of clinically relevant pancreatic fistula after deep enucleation of small pancreatic tumors. Langenbecks Arch Surg 399:315–321

Howe JR, Merchant NB, Conrad C, Keutgen XM, Hallet J, Drebin JA, Minter RM, Lairmore TC, Tseng JF, Zeh HJ (2020) The North American Neuroendocrine Tumor Society consensus paper on the surgical management of pancreatic neuroendocrine tumors. Pancreas 49:1

Hüttner FJ, Koessler-Ebs J, Hackert T, Ulrich A, Büchler MW, Diener MK (2015) Meta-analysis of surgical outcome after enucleation versus standard resection for pancreatic neoplasms. Br J Surg 102:1026–1036

Inchauste SM, Lanier BJ, Libutti SK, Phan GQ, Nilubol N, Steinberg SM, Kebebew E, Hughes MS (2012) Rate of clinically significant postoperative pancreatic fistula in pancreatic neuroendocrine tumors. World J Surg 36:1517–1526

Lopez CL, Albers MB, Bollmann C, Manoharan J, Waldmann J, Fendrich V, Bartsch DK (2016) Minimally invasive versus open pancreatic surgery in patients with multiple endocrine neoplasia type 1. World J Surg 40(7):1729–1736

Maire F, Ponsot P, Debove C, Dokmak S, Ruszniewski P, Sauvanet A (2015) Endoscopic management of pancreatic fistula after enucleation of pancreatic tumors. Surg Endosc 29:3112–3116

Mauriello C, Napolitano S, Gambardella C, Candela G, De Vita F, Orditura M, Sciascia V, Tartaglia E, Lanza M, Santini L, Conzo G

(2015) Conservative management and parenchyma-sparing resections of pancreatic neuroendocrine tumors: literature review. Int J Surg 21(Suppl 1):S10–S14

Mehrabi A, Hafezi M, Arvin J, Esmaeilzadeh M, Garoussi C, Emami G, Kössler-Ebs J, Müller-Stich BP, Büchler MW, Hackert T, Diener MK (2015) A systematic review and meta-analysis of laparoscopic versus open distal pancreatectomy for benign and malignant lesions of the pancreas: it's time to randomize. Surgery 157:45–55

Nimptsch U, Krautz C, Weber GF, Mansky T, Grützmann R (2016) Nationwide in-hospital mortality following pancreatic surgery in germany is higher than anticipated. Ann Surg 264(6):1082–1090

Ratnayake CB, Biela C, Windsor JA, Pandanaboyana S (2019) Enucleation for branch duct intraductal papillary mucinous neoplasms: a systematic review and meta-analysis. HPB (Oxford) 21: 1593–1602

Siech M, Bartsch D, Beger HG (2012) Indications for laparoscopic pancreas operations: results of a consensus conference and the previous laparoscopic pancreas register. Chirurg 83:247–253

Song KB, Kim SC, Hwang DW, Lee JH, Lee DJ, Lee JW, Jun ES, Sin SH, Kim HE, Park KM, Lee YJ (2015) Enucleation for benign or low-grade malignant lesions of the pancreas: single-center experience with 65 consecutive patients. Surgery 158:1203–1210

Strobel O, Cherrez A, Hinz U, Mayer P, Kaiser J, Fritz S, Schneider L, Klauss M, Büchler MW, Hackert T (2015) Risk of pancreatic fistula after enucleation of pancreatic tumours. Br J Surg 102:1258–1266

Wolk S, Distler M, Kersting S, Weitz J, Saeger HD, Grützmann R (2015) Evaluation of central pancreatectomy and pancreatic enucleation as pancreatic resections – A comparison. Int J Surg 22:118–124

Zhan Q, Deng XX, Han B, Liu Q, Shen BY, Peng CH, Li HW (2013) Robotic-assisted pancreatic resection: a report of 47 cases. Int J Med Robot 9:44–51

Zhang RC, Zhou YC, Mou YP, Huang CJ, Jin WW, Yan JF, Wang YX, Liao Y (2016) Laparoscopic versus open enucleation for pancreatic neoplasms: clinical outcomes and pancreatic function analysis. Surg Endosc 30(7):2657–2665

Zhang T, Xu J, Wang T, Liao Q, Dai M, Zhao Y (2013) Enucleation of pancreatic lesions: indications, outcomes, and risk factors for clinical pancreatic fistula. J Gastrointest Surg 17:2099–2104

Zhao YP, Zhan HX, Zhang TP, Cong L, Dai MH, Liao Q, Cai LX (2011) Surgical management of patients with insulinomas: result of 292 cases in a single institution. J Surg Oncol 103:169–174

Zureikat AH, Moser AJ, Boone BA, Bartlett DL, Zenati M, Zeh HJ 3rd. (2013) 250 robotic pancreatic resections: safety and feasibility. Ann Surg 258:554–559; discussion 559–562

Laparoskopische Pankreaslinksresektion

24

Ulrich Wellner und Tobias Keck

Inhaltsverzeichnis

Die laparoskopische Pankreaslinksresektion eignet sich als rein resektives Verfahren hervorragend für eine laparoskopische Operationstechnik. Die derzeitigen Studien zeigen Machbarkeit und Sicherheit der Operation auch hinsichtlich onkologischer Aspekte. Die wesentlichen Vorteile der laparoskopischen Operation liegen in der Rate des gesteigerten Milzerhalts bei nichtonkologischen Operationen und dem deutlich verringerten Krankenhausaufenthalt. Die Fistelrate nach Pankreaslinksresektion ist weiterhin relativ hoch und unabhängig, aber niedriger nach laparoskopischer Operation. Beschichtung des Staplers, langsame und mehrfache Kompression des Parenchyms und mittlere bis große Klammerhöhe konnten in nichtrandomisierten Studien die Pankreasfistelrate nach Pankreaslinksresektion reduzieren.

Ergänzende Information Die elektronische Version dieses Kapitels enthält Zusatzmaterial, auf das über folgenden Link zugegriffen werden kann [https://doi.org/10.1007/978-3-662-67852-7_24]. Die Videos lassen sich durch Anklicken des DOI-Links in der Legende einer entsprechenden Abbildung abspielen, oder indem Sie diesen Link mit der SN More Media App scannen.

U. Wellner (✉) · T. Keck
Klinik für Chirurgie, Universitätsklinikum Schleswig-Holstein, Lübeck, Deutschland
e-mail: ulrich.wellner@uksh.de; tobias.keck@uksh.de

T. Keck, C.-T. Germer (Hrsg.), *Minimalinvasive Viszeralchirurgie*, https://doi.org/10.1007/978-3-662-67852-7_24

24.1 Einführung

Minimal invasive distale Pankreasresektion erstmals erst vor etwa 30 Jahren eingesetzt
In der Folge der Etablierung der minimalinvasiven kolorektalen Chirurgie erfolgten vor ca. 30 Jahren die ersten Versuche, minimalinvasive Operationsverfahren auch in der Pankreaschirurgie einzusetzen. Die laparoskopische Pankreaslinksresektion wurde erstmals 1994 von Cuschieri beschrieben (Cuschieri et al. 1996; Cuschieri 1994). Seitdem hat sich dieses Operationsverfahren in zahlreichen Zentren als das Standardverfahren bei der Behandlung benigner, prämaligner oder unklarer Tumoren des Pankreasschwanzes etabliert.

Nur wenige prospektiv randomisierte Studien und aktuelle Leitlinien
Die minimal-invasive Pankreaschirurgie unterliegt aktuell einer raschen Entwicklung. Aus zahlreichen Expertenmeinungen sowie monozentrischer Evidenz stechen aktuell drei Konsensusempfehlungen hervor: die Miami International Evidence-based Guidelines on Minimally Invasive Pancreas Resection (Ashburn et al. 2020) die Coimbatore Summit Statements (Palanivelu et al. 2018) und die International consensus statement on robotic pancreatic surgery (Liu et al. 2019). Allen vorgenannten Leitlinien gemeinsam ist die Empfehlung zur Bildung von Arbeitsgruppen innerhalb praäexistenter Institutionen auf nationaler Ebene zwecks Promotion, Training und Monitoring minimal-invasiver Pankreaschirurgie. Hierzu wird eine obligatorische Teilnahme an prospektiven Registern empfohlen (Ashburn et al. 2020). Für Deutschland existiert mit dem StuDoQ (Studien-, Dokumentations- und Qualitätszentrum)|Pankreas-Register der Deutschen Gesellschaft für Allgemein- und Viszeralchirurgie (DGAV) bereits ein Register für Pankreaschirurgie, welches diesem Zweck gerecht wird (Petrova et al. 2019). Minimal-invasive Eingriffe werden dort über die Operationstechnik erfasst und ermöglichen so eine Einordnung im Vergleich zu offen durchgeführten Eingriffen im Rahmen von Registerstudien.

Selektionsbias von Studien zur minimal invasiven Pankreaschiurgie (Selektion, Konversion)
Indikationen für minimal-invasive Pankreasoperationen wurden in Deutschland bereits früh in der Entwicklung dieser Operationsform durch eine Expertengruppe definiert (Siech et al. 2012). Die hier genannten Indikationen stellen bereits eine Hürde in der Evaluation größere auch nachfolgender Studien dar, nämlich den Selektionsbias zugunsten kleinerer Tumoren mit vermeintlich einfacherer Operation. Es bestehen keine harten Kontraindikationen zur minimalinvasiven Pankreaschirurgie hinsichtlich Patientenalter, Body-Mass-Index (BMI) oder Voroperationen (Ashburn et al. 2020). In diesem Zusammenhang ist andererseits darauf hinzuweisen, dass die Selektion zugunsten kleinerer Tumoren ggf. auch eine Selektion zugunsten sog. Hochrisikopankreata bezüglich der postoperativen Fistelbildung darstellen (Wellner et al. 2010), (Petrova et al. 2019).

Insbesondere im Rahmen der Etablierungsphase minimalinvasiver Eingriffe treten häufig Konversionen zum offenen Vorgehen auf. Es liegen keine Studien zum optimalen Zeitpunkt einer Konversion vor (Ashburn et al. 2020). Belegte Risikofaktoren für Konversion sind Erfahrung des Chirurgen, hoher BMI, Nikotinabusus und maligne Tumoren (Ashburn et al. 2020).

Instrumentarium für die minimal invasive Pankreaschirurgie
Angesichts einer Vielzahl strombetriebener Versiegelungsinstrumente und lokaler Hämostyptika existiert aktuell keine Evidenz für Überlegenheit spezieller Methoden oder Instrumente in der minimal-invasiven Pankreaschirurgie (Ashburn et al. 2020). Die Weiterentwicklung der Videotechnik und Instrumente hinsichtlich „augmented reality" und „enhanced visualization" ist Gegenstand der aktuellen Wissenschaft und Entwicklung (Ashburn et al. 2020) und wird als ein wesentliches Potenzial insbesondere der robotischen Systeme gesehen.

24.2 Indikation

Indikationen für die minimalinvasive **milzerhaltende Pankreaslinksresektion** sind

- zystische Tumoren,
- neuroendokrine Tumoren.

Die **onkologische Pankreaslinksresektion mit simultaner Splenektomie** wird eingesetzt bei

- zystischen Tumoren mit Malignitätsverdacht,
- neuroendokrinen Tumoren mit Malignitätsverdacht,
- bei malignen Tumoren des Pankreasschwanzes durchgeführt (Siech et al. 2012).

24.3 Spezielle präoperative Diagnostik

- Computeromografie mit Gefäßdarstellung (Angio-CT = Goldstandard)
- MRT-Untersuchung mit gleichzeitiger MRCP (zystische Tumore)
- Endosonografie (Wandunregelmäßigkeiten, worrysome features, untersucherabhängig)

Wichtige Informationen aus der bildgebenden Diagnostik:

- Nähe des Tumors zur A. lienalis, Truncus coeliacus und V. lienalis sowie V. portae (Wahl der Technik, Möglichkeit des Milzerhaltes)
- Relation des Tumors zum Pankreasgang. (Entscheidung zwischen resezierendem Verfahren und einer Enukleation).

24.4 Aufklärung

- Aufklärung über die Tatsache, dass es sich um eine neue Technologie handelt
- Notwendigkeit zur Konversion und zum offenen operativen Vorgehen
- Verletzungen der Milzvene oder Milzarterie mit Notwendigkeit der Splenektomie
- Bei milzerhaltender Pankreaslinksresektion (OP-Technik nach Warshaw; Warshaw 1988) Gefahr der sekundären Milzinfarzierung
- Notwendigkeit der sekundären Splenektomie.
- Pankreasfistel (bis zu 30 % nach randomisierten Daten; Diener et al. 2011).
- **Allgemeine OP-Komplikationen** ergeben sich aus dem Eingriff und sind regelhaft in den kommerziell verfügbaren Aufklärungsbögen verschiedener Anbieter aufgeführt. Zu den speziellen Komplikationen des Eingriffs gehören Verletzungen benachbarter Organe, akute Hämorrhagie, OPSI (overwhelming post splenectomy syndrome), Abszesse im Milzlager oder subphrenisch.

24.5 Lagerung

- Halbsitzend mit gespreizten Beinen und erhöhtem Oberkörper (modifizierte Beach-Chair-Lagerung oder französische Lagerung).
- Beide Arme sind zur Vermeidung von Plexusläsionen anzulagern
- Bereitstellung **spezieller Lagerungshilfsmittel** (OP-Tisch-Verlängerungsplatte), variable abspreizbare Beinplatten, eine Kopfstütze, ein seitlicher Haltebügel für die Kopfstütze, seitliche Retraktoren (insbesondere auf der rechten Patientenseite) und Haltegurte an beiden Oberschenkeln. Auch die stabilisierende Lagerung auf einer kurzen Vakuummatratze am Rumpf hat sich bewährt.
- Die Haltegurte im Bereich der beiden Oberschenkel
- Beine des Patienten werden abgewinkelt
- Haltevorrichtungen sind von besonderer Bedeutung, da zum Teil eine extreme Rechtslagerung notwendig ist, um am Milzhilus zu präparieren.
- Neutralelektrode seitlich am linken oder rechten Oberschenkel
- Bei lang dauernden Eingriffen und Risikopatienten ist ggf. die Verwendung von hydraulischen Kompressionssystemen an den Unterschenkeln

  Positionierung im Raum:
- Monitor über der linken Schulter des Patienten
- Operateur steht auf der rechten Seite, der erste (kameraführende) Assistent zwischen den Beinen des Patienten, ggf. steht der zweite Assistent auf der linken Seite des Patienten.
- Die instrumentierende OTA nimmt am Bein des Patienten auf der Seite des Operateurs Position ein (Abb. 24.1).

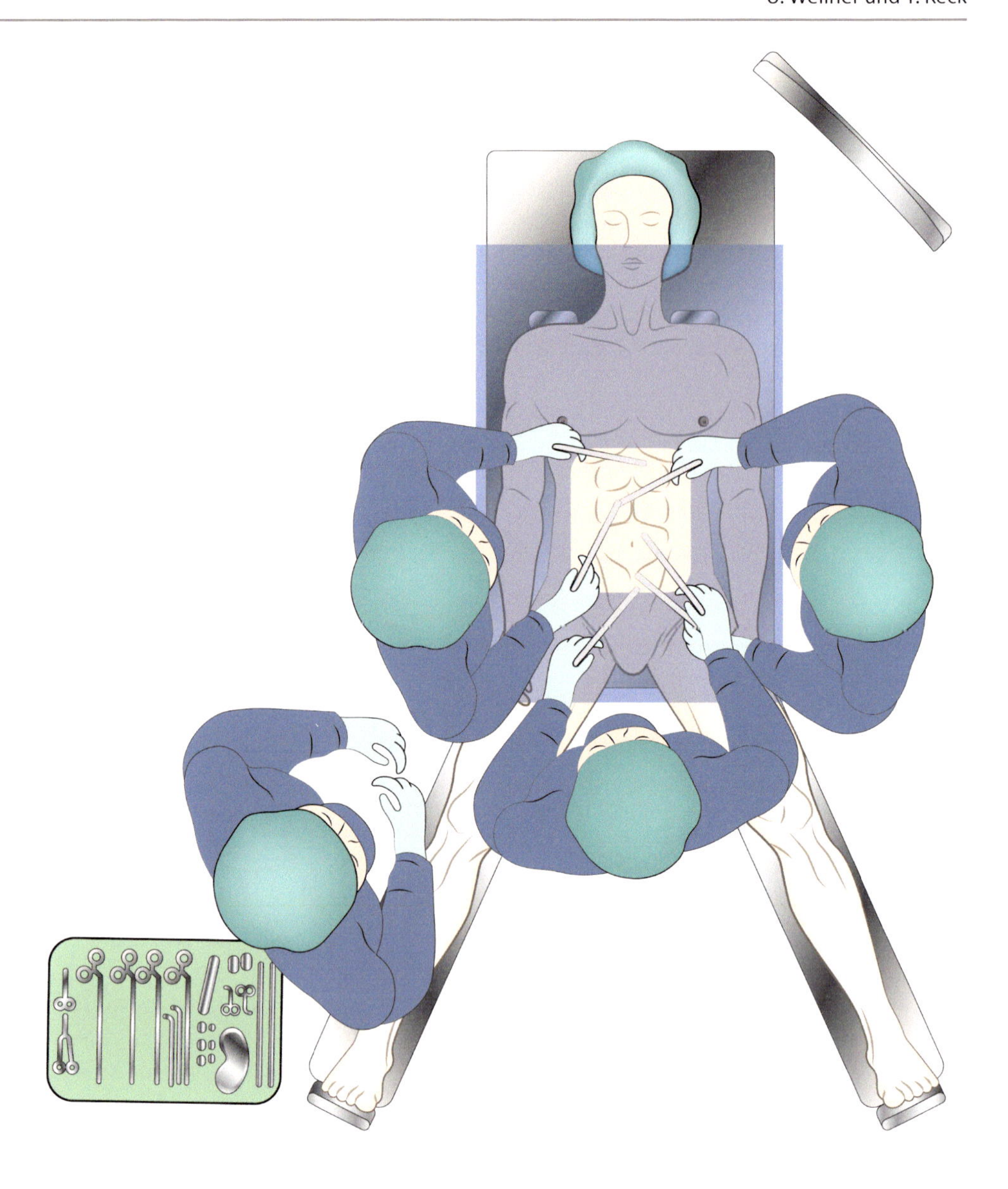

Abb. 24.1 Patientenlagerung in Beach-Chair-Position. Der Operateur steht auf der rechten Seite, der kameraführende 1. Assistent zwischen den Beinen des Patienten. Der Patient ist halbsitzend gelagert, ggf. mit angehobenem Oberkörper und leicht nach rechts gedreht

24.6 Technische Voraussetzungen

Folgende technische Voraussetzungen sollten gegeben sein:

Ein **Lagerungstisch** mit der Möglichkeit zur optimalen Ausnutzung des Gravity Displacement und Abduktionsfähigkeit der Beine für die Etablierung der modifizierten Beach-Chair-Lagerung oder französischen Lagerung.

Ein **Dissektionsgerät** mit bipolarer Koagulation (z. B. Ligasure Dolphin Tip, Fa. Covidien, Boulder, CO, USA), Ultraschalldissektionsgerät (z. B. Ultracision, Fa. J & J Ethicon, Cornelia, GA, USA) oder Kombinationsgeräte (z. B. Thunderbeat, Olympus, Tokyo, Japan). Thermische Effekte an den Gefäßen (V. lienalis) und feine Präparationsmöglichkeit sollten in der Produktauswahl Berücksichtigung finden.

Das reguläre Instrumentarium zur Laparoskopie, ggf. ergänzt durch laparoskopische Bulldog-Klemmen (z. B. Aesculap), Goldfinger (z. B. OB Tech), bipolare laparoskopische Schere und bipolarer laparoskopischer Overholt (z. B. Aesculap).

Bereitgestelltes **OP-Instrumentarium für die offene Operation**, da im Blutungsfall ggf. eine rasche Konversion erfolgen muss.

24.7 Überlegungen zur Wahl des Operationsverfahrens

24.7.1 Splenektomie oder Milzerhalt?

Entscheidend sind technische und onkologische Aspekte

Bei **Malignitätsverdacht** sollte im Wesentlichen zur Vervollständigung der Lymphadenektomie am Milzhilus eine **Splenektomie** erfolgen.

Auch die peripankreatischen Lymphknoten am Pankreasoberrand sind bei Entfernung der Milzvene und Milzarterie besser zu entfernen. Es erfolgt eine modifizierte D2-Lymphadenektomie: die Lymphknoten im Bereich des Ligamentum hepatoduodenale, der A. hepatica, der A. gastrica sinistra und des Truncus coeliacus sowie am Pankreasoberrand im Verlauf der A. lienalis werden entfernt. Im Falle einer Tumorinfiltration in die umgebenden Strukturen, wie Magen, Mesokolon, Gerota'sche Faszie oder linke Nebenniere, müssen diese bei organübergreifendem Wachstum im Sinne einer multiviszeralen Resektion mit entfernt werden (Strasberg et al. 2007). Die multiviszerale Resektion schließt dabei das minimalinvasive Vorgehen nicht unbedingt aus. Auch bei neuroendokrinen Tumoren > 2 cm sollte eine LAD erfolgen und damit im Zweifelsfall die Milzentfernung.

Milzerhalt. Die Entfernung der Milz sollte bei benignen Indikationen nicht erfolgen, da diese mit einer erhöhten Rate an infektiösen Komplikationen (Morgan und Tomich 2012) und einer erhöhten Inzidenz von Zweitmalignomen assoziiert ist (Linet et al. 1996).

Hierzu ist anzumerken, dass die minimalinvasive Technik insbesondere in Hinblick auf den Milzerhalt den offen chirurgischen Operationsverfahren überlegen zu sein scheint (Kim et al. 2008). Folgende technische Verfahren finden bei der Pankreaslinksresektion unter Milzerhalt Verwendung:

- Erhalt der A. und V. lienalis. Bei der konventionellen minimalinvasiven Technik werden die A. und V. lienalis erhalten. (**Kimura**)
- Methode nach **Warshaw** mit Resektion derselben Gefäße. Hier erfolgt die Milzdurchblutung später über die Vv. gastricae breves. Da zu Beginn der Operation gerade bei größeren Tumoren oftmals nicht sicher feststeht, ob die A. lienalis oder V. lienalis im Operationsverlauf erhalten werden können, ist es empfehlenswert, die Vv. gastricae breves zu Beginn der Operation generell nicht zu durchtrennen.
- **Alternative:** Erhalt der A. lienalis und Resektion der V. lienalis. Venöse Drainage über Vv. gastricae breves. Anwendbar bei intraparenchymatösem Verlauf der Vena lienalis.
- **Technisch** ist der Einsatz von Dissektionsgeräten oder kleinen Metallclips geeignet, um die kleinen und multiplen Gefäßäste aus der A. und V. lienalis zur Bauchspeicheldrüse zu durchtrennen. Bipolare Dissektionsgeräte sind nach unserer Erfahrung hierfür besonders gut geeignet.

Die unterschiedlichen technischen Modifikationen für den Milzerhalt beruhen auf der redundanten anatomischen Gefäßversorgung der Milz über die Vv. gastricae breves und die A. und V. lienalis. Demnach kann der Milzerhalt auch ohne Erhalt der A. und V. lienalis erfolgen (Operation nach Warshaw; Warshaw 1988). Bei der Warshaw-Technik ist gemäß einer Metaanalyse von 928 Patienten die Operationszeit zwar kürzer (160 min vs. 215 min, $p<0{,}001$), der Blutverlust geringer (301 ml vs. 390 ml, $p<0{,}001$) und der Krankenhausaufenthalt verkürzt (8 vs. 11 Tage, $p<0{,}001$; Jain et al. 2013). Es treten nach der Warshaw-Operation allerdings signifikant häufiger sekundäre Probleme an der Milz oder ein Milzinfarkt auf, die u. U. mittels metachroner Splenektomie behandelt werden müssen, als nach einer Operation mit Erhalt der Milzgefäße (Jain et al. 2013). Wir empfehlen daher die Modifikation dieser Technik mit Erhalt der A. lienalis und V. lienalis.

24.7.2 Versorgung des Pankreasabsetzungsrandes: Stapler, Naht oder Deckung mit vitalem Gewebe?

Gefäße bei der Pankreaslinksresektion isoliert und nicht gemeinsam mit dem Parenchym absetzen

Vaskularstapler oder PDS-Clips für die Durchtrennung der Gefäße sind sehr gut geeignet. Nach Versorgung der Gefäße sollte dann die Durchtrennung des Pankreasparenchyms erfolgen. Hierzu empfehlen wir den Einsatz eines beschichteten Staplers (z. B. Seamguard) mit relativ großer Klammernahtdicke (> 3 mm). Nach vollständiger Unterminierung des Organs kann dieses unter Verwendung des Goldfingers herausgelöst und dann unter Verwendung des Staplers durchtrennt werden (Abb. 24.4e).

Je weiter distal das Absetzen der Bauchspeicheldrüse erfolgt, umso höher das Fistelrisiko

Distal der Überkreuzungsstelle der mesenterico-portalen Achse wird das Organ voluminöser und umso höher wird das Risiko, dass es beim Abstaplen zu einem Riss im Parenchym kommt. Das parenchymsparende linkslaterale Absetzen, wenn tumorbedingt möglich, senkt das Risiko einer sekundären endokrinen Insuffizienz. Es empfiehlt sich der Bezug der Staplerreihe mit einem resorbierbaren Reinforcement (z. B. Gore, Seamguard o. ä.; Yamamoto et al. 2009). Da prospektiv-randomisierte Daten zeigen, dass die Versorgung des Pankreasrestes mittels Stapler oder Naht prinzipiell keinen Unterschied bezüglich der Entwicklung von postoperativen Pankreasfisteln macht, ist die Wahl des Verfahrens dem Anwender überlassen. Unter Berücksichtigung der im Vorfeld dargestellten Sicherheitshinweise hat sich aber die Transsektion des Pankreas mit dem beschichteten Stapler in unserer praktischen Erfahrung bewährt.

▶ **Praxistipp** Die Verwendung der Beschichtung des Staplers reduziert das Risiko auf eine Ruptur oder einen Einriss des Pankreasparenchyms beim Absetzen des Pankreasparenchyms.

▶ **Praxistipp** Um das Risiko postoperativer Pankreasfisteln zu reduzieren, ist beim Absetzen des Pankreas besonders darauf zu achten, dass es zu keinem Einriss oberhalb oder unterhalb der Pankreaskapsel kommt.

▶ **Praxistipp** Sollte es zum Bruch des Pankreasgewebes unterhalb oder oberhalb der Staplerlinie kommen, empfehlen wir die Deckung der Schnittfläche mit einem Ligamentum-falciforme-Patch bei Absetzung nahe der mesenterikoportalen Achse oder mit einer Darmschlinge als seroparenchymatöse Naht bei Absetzung im linkslateralen Teil des Pankreas (Wellner et al. 2012).

24.8 Operationsablauf – How we do it

24.8.1 Trokarplatzierung und Zugang zur Bursa omentalis

In Video 24.1 werden unterschiedliche Optionen der Pankreaslinksresektion in der Technik nach Kimura (Milzerhalt unter Erhalt der A. und V. lienalis), der Technik nach Warshaw (Milzerhalt mit Resektion der A. und V. lienalis) und der onkologischen Pankreaslinksresektion mit Milzerhalt schrittweise dargestellt (Abb. 24.2).

▶ **Praxistipp** Die Verfügbarkeit von intraoperativem laparoskopischem Ultraschall stellt eine essenzielle technische Voraussetzung der laparoskopischen Operationsverfahren am Pankreas dar, um die Ausdehnung des Tumors, dessen Kontakt zu den Umgebungsgefäßen und auch zum Pankreasgang eindeutig festzulegen.

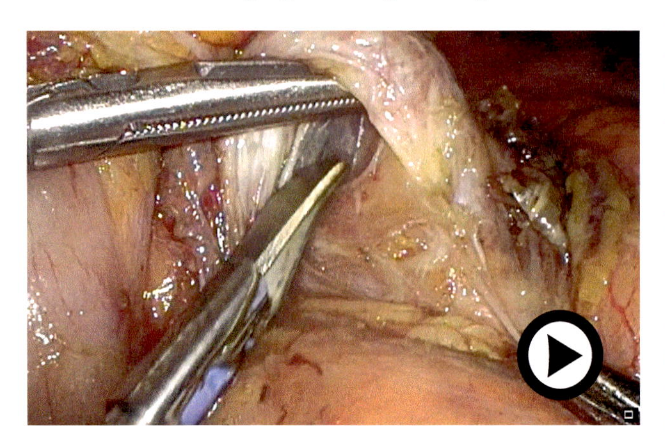

Abb. 24.2 Video 24.1: Alternativen der laparoskopischen Pankreaslinksresektion (© Video: Tobias Keck). (▶ https://doi.org/10.1007/000-bjq)

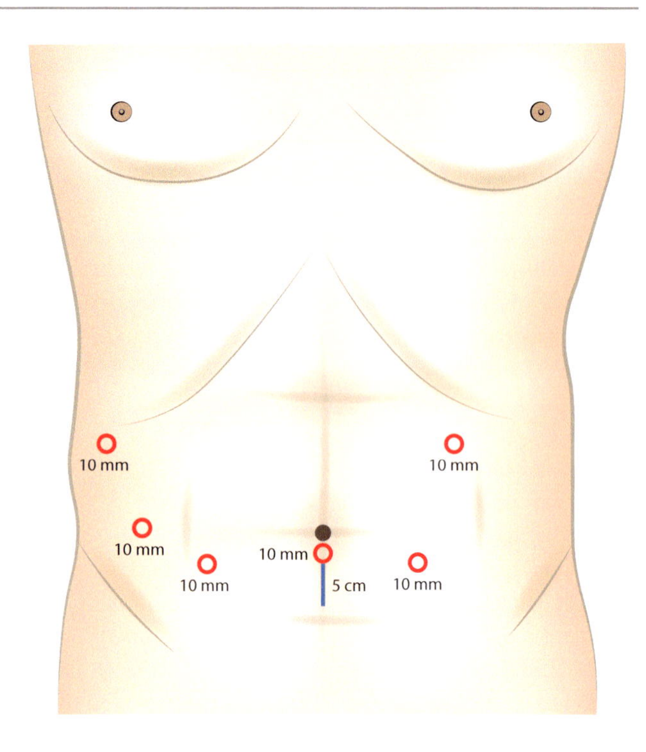

Abb. 24.3 Trokarpositionierung zur laparoskopischen Pankreaslinksresektion in 5-Trokar-Technik. Der Kameratrokar kann subumbilikal oder im Bereich des rechten Mittelbauches eingebracht werden. Die übrigen Trokare liegen in einer semilunären Linie um den Befund

▶ **Praxistipp** Gravity Displacement erfordert zum Teil extreme Lagerungen in der laparoskopischen Pankreaschirurgie. Seitenstützen auf der rechten Seite ermöglichen extreme Lagerungen für den Zugang zur Milz und erlauben eine lagerungsinduzierte intraabdominelle Verlagerung von Organen (Kolon und Omentum).

Im Rahmen einer laparoskopischen Pankreaslinksresektion werden in der Regel 4 Arbeitstrokare und 1 Optiktrokar benötigt (Abb. 24.3). Letzterer wird 2 QF unterhalb des Nabels in der Medianlinie platziert, die Arbeitstrokare werden im rechten Oberbauch und im linken Mittel- und Unterbauch in einer semilunären Linie um den operationswürdigen Befund eingebracht.

24.8.2 Exploration und laparoskopische Sonografie

Bei kleinen Tumoren verschaffen wir uns dann mittels intra-operativer Sonografie zunächst Überblick darüber, wo sich der Tumor befindet. Die intraoperative Sonografie ist nach unserer Ansicht unentbehrlich für die laparoskopische Pankreaschirurgie, um die genaue Lokalisation des Tumors zu ermitteln, da die Palpation ja nicht möglich ist (Abb. 24.4).

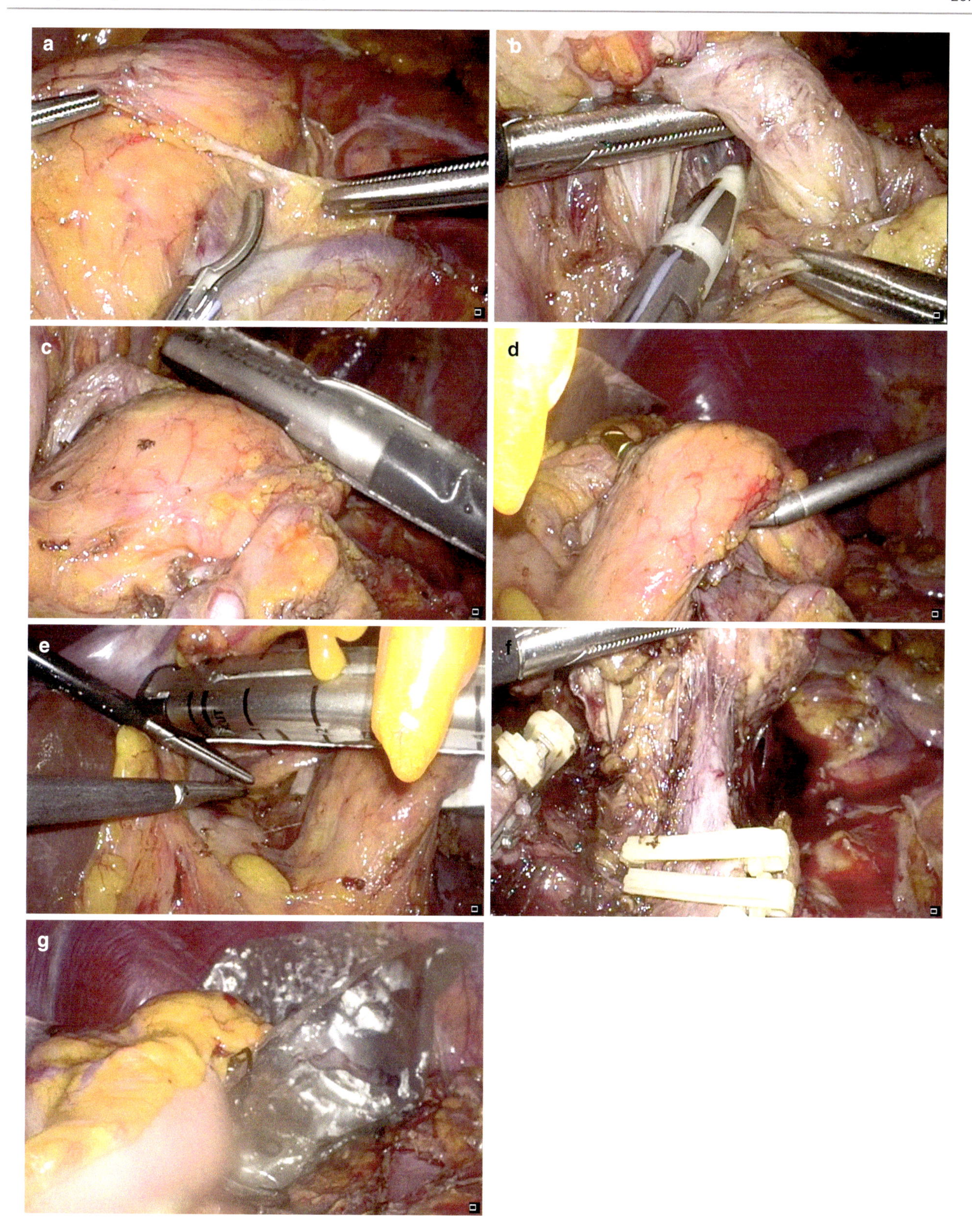

Abb. 24.4 (**a–g**) Onkologische laparoskopische Pankreaslinksresektion mit Splenektomie. (**a**) Präparation der V. mesenterica superior am Pankreasunterrand. (**b**) Präparation und Lymphadenektomie am Pankreasoberrand zur Darstellung der A. lienalis. (**c**) Sonografische Kontrolle der Tumorausdehnung mittels laparoskopischem Ultraschall. (**d**) Unterminierung des Pankreas auf Höhe der mesenteriko-portalen Achse unter Verwendung eines Goldfingers. (**e**) Absetzen mit dem beschichteten Endostapler (Seamguard). (**f**) Darstellung der V. lienalis im Bereich des venösen Konfluens und Absetzen mittels Laparo-PDS-Clips. (**g**) Verbringung des Pankreasschwanzes und der Milz in einen Bergebeutel für die Bergung über den Pfannenstielschnitt

Durch die Mobilisation der linken Kolonflexur und die Darstellung der V. mesenterica inferior und superior kann der Pankreasunterrand komplett eingesehen und somit die Lagebeziehung des Tumors zur mesenterikoportalen Achse definiert werden. Hier ist bei größeren Tumoren auf die unmittelbare Nähe der Pars III und IV des Duodenums zu achten.

24.8.3 Mobilisation des Pankreas und Freilegung der Gefäße

Die Freilegung der Gefäße stellt technisch den schwierigsten Schritt der Operation dar. In der Regel beginnen wir mit der Präparation der V. lienalis (Abb. 24.4). Die V. lienalis wird zunächst von kaudal kommend in der Rinne zwischen Pankreasunterrand und Mesocolon transversum dargestellt. Hierbei beginnen wir im Bereich der Einmündung der V. mesenterica inferior und präpariere von dort weiter nach lateral in Richtung zur bereits freigelegten linken Kolonflexur. Im Anschluss erfolgt die Präparation am Pankreasoberrand zur Darstellung der Organgrenzen.

Bei der milzerhaltenden Pankreaslinksresektion ist es ratsam, im nächsten Schritt zuerst die A. lienalis aufzusuchen und sie in ihrem Verlauf am Pankreasoberrand freizulegen, um im Falle der Verletzung der Vene bei der weiteren Präparation schnell Blutungskontrolle durch Abklemmen der A. lienalis mit einem laparoskopischen Bulldog zu erreichen (Abb. 24.4).

Die V. lienalis kann unterhalb des Pankreas, bei leicht nach oben luxiertem Pankreas, übersichtlich präpariert werden. So ist letztlich die zirkuläre Freipräparation der V. lienalis über ein kurzes Segment möglich.

Bei der hilusnahen Präparation empfiehlt es sich, die Milz komplett von ihren ligamentären Verwachsungen zu lösen. Um eine bessere Manipulation der Milz im weiteren Verlauf zu ermöglichen, sollte etwas Omentum majus am Milzhilus belassen werden.

24.8.4 Absetzen der Gefäße und des Pankreas

Bei einer Operation nach Warshaw oder bei malignen Befunden können nun die A. und V. lienalis dargestellt und durchtrennt werden. Die Restdurchblutung der Milz erfolgt über die Vv. gastricae breves. Nach Durchtrennung der A. lienalis nimmt der Durchmesser der Milzvene stark ab, wodurch ein Absetzen mit Clips ermöglicht wird.

Erfolgt die Durchtrennung der V. lienalis proximal der Einmündung der V. mesenterica inferior, so muss diese ebenfalls versorgt und durchtrennt werden oder mal wählt die Absetzungsebene distal von der Einmündung, wenn dies onkologisch vertretbar erscheint.

Bei klassischer onkologischer Operation erfolgt die Untertunnelung des Pankreas auf Höhe der mesenterikoportalen Achse (Abb. 24.4; bei einer parenchymsparenden Operation mit Absetzung des Organs weiter distal ist dieser Schritt nicht notwendig) und die Präparation der V. lienalis kann weiter distal erfolgen. Um laparoskopisch die Lymphadenektomie am Truncus coeliacus zu komplettieren, muss häufig die V. coronaria ventriculi am Pankreasoberrand direkt neben der A. gastrica sinistra dargestellt und durchtrennt werden.

Nach weiterer Mobilisierung und Untertunnelung des Pankreas auf Höhe der gewünschten Absetzungsachse kann das Organ unterfahren und anschließend mit dem Endostapler abgesetzt werden (Abb. 24.4). Hier ist vor dem Absetzen eine nochmalige kurze sonografische Lokalisation des Tumors und Beurteilung der Absetzungsachse empfehlenswert. In manchen Fällen ist es ratsam, die V. lienalis erst nach dem Absetzen des Pankreasparenchyms zu durchtrennen. Hierzu finden ein Vaskularstapler oder PDS-Clips Verwendung (Abb. 24.4).

24.8.5 Bergung des Organs und Drainage

Die weitere Präparation erfolgt von medial nach lateral auf der Gerota-Faszie. Diese erstmalig von Strassberg beschriebene Präparationsebene gibt eine gute Übersicht zur Nebenniere und Gerota-Faszie (auch RAMPPS-Operation). Im Falle einer onkologischen Resektion kann die Präparationsebene auch eine Schicht tiefer direkt entlang der linken Nierenvene erfolgen und die Gerota-Faszie kann en bloc mitentfernt werden. Im Anschluss wird das Präparat Pankreas mit oder ohne Milz im Bergebeutel über einen Pfannenstielschnitt geborgen (Abb. 24.4). Die Platzierung von Drainagen halten wir aufgrund der hohen Fistelrate nach Pankreaslinksresektion für obligat. Diese werden am Pankreasabsetzungsrand und ggf. im Milzlager subphrenisch platziert. Anschließend erfolgen die Entfernung der Trokare und der Verschluss der Trokareinstichstellen.

24.9 Spezielle intraoperative Komplikationen und ihr Management

Intraoperative Blutungen

Blutungen sind bei der milzerhaltenden Pankreaslinksresektion ein imminentes Risiko. Um auf diese mögliche Komplikation vorbereitet zu sein, sollte zu Beginn vor der Präparation der Milzvene die Milzarterie abgangsnah dargestellt und mit einem laparoskopischen Loop angezügelt werden. Sollte es zur Blutung aus der Vene im weiteren Operationsverlauf kommen, kann hier eine laparoskopische Bulldog-Klemme platziert werden, um den Blutfluss zur Milz zu drosseln. Weiterhin sollte auch die Milzvene in dem

Bereich, in dem eine Absetzung möglich ist, zirkulär freipräpariert werden, um im Blutungsfall auch hier eine Bulldog-Klemme laparoskopisch platzieren zu können. Bei Blutungen aus der Milzvene sollte der intraabdominelle Druck erhöht werden (auf ca. 16 mmHg). Damit ist oft eine bessere Übersicht zu erreichen. Unkontrollierte Koagulationen an der Milzvene sollten unterbleiben.

Vorgehen bei einer Blutung aus der Milzvene bei milzerhaltender Pankreaslinksresektion

- Zuerst Zufluss (A. lienalis), dann Abfluss (V. lienalis) durch laparoskopischen Bulldog drosseln
- Intraabdominellen Druck erhöhen
- Spülen, nicht saugen
- Blutungen an der Milzvene nähen oder mit Clip versorgen, nicht unkontrolliert koagulieren

Parenchymbruch oder -verletzung

Ein weiteres Problem kann, wie oben bereits erwähnt, beim Absetzen des Pankreas mit dem Stapler auftreten. Kommt es beim Absetzen des Pankreas zum sichtbaren Bruch des Pankreasparenchyms oder einem Riss (häufig unter der Klammernahtreihe), dann droht das Risiko einer Pankreasfistel. In diesem Falle ist es ggf. nötig, die Schnittfläche mit einer ungeöffneten Darmschlinge oder einem Ligamentum-faciforme-Patch zu decken. Dies kann laparoskopisch oder über eine Minilaparotomie direkt über der Absetzungslinie des Pankreas erfolgen.

▶ **Cave** Bei venösen Blutungen sollte im Blutungsfall zur besseren Übersicht gespült, nicht gesaugt werden. Saugen reduziert den intraabdominellen Druck und führt in der Regel zu stärkerer Blutung.

24.10 Evidenzbasierte Evaluation

Kürzere Krankenhausverweildauer, weniger Blutverlust, bessere Lebensqualität durch laparoskopisches Vorgehen (benigne Tumore) 1b

Zur minimal-invasiven Pankreaslinksresektion existiert nur eine *RCT* (de Rojii et al. 2019) aus den Niederlanden (LEOPARD-1), welche multizentrisch die laparoskopische (*laparoskopische distale Pankreasresektion*, LDP) mit der offenen Pankreaslinksresektion (offene distale Pankreasresektion, ODP) vergleicht. Durch den Einsatz der Laparoskopie zeigt sich eine kürzere Verweildauer, weniger Blutverlust sowie eine bessere Lebensqualität („quality of life", QoL) nach 30 Tagen (Ashburn et al. 2020); GdE 1B; (de Rojii et al. 2019). Aufgrund der Patientenselektion in dieser RCT sind diese Ergebnisse jedoch nur für Patienten mit benignen und Low-grade-Tumoren repräsentativ.

Kürzere OP Zeit, mehr Milzerhalt durch laparoskopisches Vorgehen 2a–b

Eine exemplarische retrospektive Studie unter vielen untersuchte die Ergebnisse von LDP vs. ODP in der Subgruppe von *Risikopatienten* mit ASA (American Society of Anesthesiologists)-Klassifikation 3 und 4. Es zeigten sich signifikante Vorteile in der Operationszeit, der Rate an Milzerhalt und postoperativen Komplikationen sowie der Verweildauer (GdE 2C; Ashburn et al. 2020).

Ein weiterer vermuteter Vorteil der minimal-invasiven Operationstechnik ist eine erhöhte Rate an *Milzerhalt* bei Pankreaslinksresektion. Dies bestätigt sich in einigen vergleichenden retrospektiven Fallserien (Ashburn et al. 2020); sowie auch in einer Auswertung aus dem deutschen DGAV-StuDoQ|Pankreas-Register (Wellner et al. 2017). Es muss bei dieser Registerstudie davon ausgegangen werden, dass ein gewisser Selektionsbias vorliegt. Es existieren keine Studien zum spezifischen Vergleich milzerhaltender Pankreaslinksresektionen in minimal-invasiver vs. offener Technik. Für die Durchführung der laparoskopischen milzerhaltenden Pankreaskopfresektion ist bemerkenswert, dass in einer internationalen multizentrischen retrospektiven Studie die Technik nach Kimura (Erhalt der A. und V. lienalis) und Warshaw (Opferung der A. und V. lienalis mit Erhalt der Vasa gastricae breves) im technischen Vergleich bezüglich kurzzeitigen und langzeitig Ergebnissen keinen Unterschied zeigten (Paiella et al. 2019)

Milzerhalt gelingt in gematchten Patientenserien durch laparoskopische Operationen häufiger als durch offen chirurgische, sogar dann wenn bezüglich der onkologischen Fälle ein Matching der Gruppen erfolgt (Kim et al. 2008; Mehta et al. 2012). Ursachen könnten in der besseren Übersichtlichkeit bei der Laparoskopie, der exakten Versorgung der kleinen Gefäßäste aus der A. und V. lienalis und der optischen Vergrößerung liegen. Diese Punkte werden auch zur Begründung des geringeren Blutverlustes nach laparoskopischer Pankreaslinksresektion zur Argumentation aufgeführt.

Keine ausreichende Evidenz zu verwendeten Materialien (Stapler, Cover) oder Kosten

Hinsichtlich der verwendeten *Instrumente und Materialien* besteht wenig spezifische Evidenz. Der Einsatz von Staplern zum Absetzen des Pankreas kann auf der Basis zahlreicher nicht komparativer Serien als sicher angesehen werden (GdE 1C; Ashburn et al. 2020). Für eine Augmentation der Klammernaht mit Klebstoff, synthetischem oder biologischem Netz/Vlies existiert aktuell keine überzeugende Evidenz (GdE 2C; Ashburn et al. 2020): Zum Einsatz nahtverstärkender Vliese liegen widersprüchliche Daten vor, der

Einsatz von Tachosil konnte keinen Effekt in der Reduktion postoperativer Pankreasfisteln zeigen. Auch zur *Kosteneffizienz* der minimal-invasiven Linksresektion besteht bisher wenig Evidenz. Zwei Beobachtungsstudien weisen sogar einen geringen Kostenvorteil der LDP gegenüber der ODP nach, sodass erhöhte Kosten unwahrscheinlich sind (GdE 2C). Eine Kostenersparnis durch den Einsatz minimalinvasiver Techniken bei der Pankreaslinksresektion konnte in transparenten Gesundheitssystemen nicht gezeigt werden (Gurusamy et al. 2017).

Technisch ist der Überzug der Klammernahtreihe oder die Applikation von Sealants nicht wirksam, um das Risikos von Pankreasfisteln zu reduzieren (Sa Cunha et al. 2015). Der Verschluss des Pankreas mittels Handnaht ist dem Verschluss mittels Klammernaht nicht überlegen (Diener et al. 2011). Diese beiden Aspekte sind evidenzbasiert durch 2 große prospektiv-randomisiert kontrollierte Studien abgesichert. Individuelle Vorgehensweisen weichen jedoch häufig von dieser Evidenz ab.

Keine ausreichende Evidenz zu onkologischer Indikation

Aktuell *laufende RCT zur LDP* sind die europaweit multizentrische DIPLOMA-Studie (ISRCTN44897265) beim Pankreaskarzinom (van Hilst et al. 2019), ihr chinesisches Pendant CSPAC-2- (NCT03792932) sowie die bizentrische LAPOP-Studie (ISRCTN26912858) aus Schweden (Björnsson et al. 2019).

In der onkologischen Therapie ist die laparoskopische Pankreaslinksresektion bisher nur unzureichend evaluiert. Die Metaanalysen weisen onkologische Gleichwertigkeit des laparoskopischen mit dem konventionellen Vorgehen nach sowie vergleichbare oder bessere R0-Resektionsraten (Tab. 24.1). Zwei retrospektiven Studien mit 212 (Kooby et al. 2010) und 62 (Magge et al. 2013) Patienten zeigten zudem selbst bei der Behandlung des duktalen Adenokarzinoms keine Unterschiede bei R0-Resektionsraten, entnommener Lymphknotenanzahl sowie dem Gesamtüberleben im Vergleich zur konventionellen Therapie. In vielen Studien dienten Lymphknotenzahl und Radikalität der Operation (R0/R1) als Surrogatparameter für die onkologische Sicherheit. Nur wenige Studien liefern Langzeitdaten zu den onkologischen Ergebnissen. Diejenigen, die das tun, zeigen ebenfalls onkologische Gleichwertigkeit.

Bewertung von Metaanalysen und Bewertung des Selektionsbias

Sämtliche derzeit verfügbaren Metaanalysen, welche die konventionelle mit der laparoskopischen Pankreaslinksresektion vergleichen, basieren auf überwiegend retrospektiven Studien, die oft durch die bevorzugte Therapie kleinerer Läsionen mittels minimalinvasiver Verfahren einen deutlichen Selektionsbias aufweisen. Die Metaanalyse von Mehrabi et al. (Mehrabi et al. 2015) greift also nicht auf prospektiv-randomisierte Studien zu, was die Aussagekraft dieser Betrachtung insgesamt reduziert. Dass es sich bei diesen laparoskopischen Operationen um selektionierte Fälle handelt, wird an zwei Punkten deutlich: Zum einen ist die onkologische Radikalität in der Mehrzahl der Fälle nach laparoskopischer Operation besser als bei offen operierten Fällen, die Tumoren in der Regel kleiner, Gefäßresektionen der mesenterikoportalen Achse kommen in der laparoskopischen Gruppe nur ausnahmsweise vor. Zum zweiten ist die beobachtete Konversionsrate von bis zu 37 % in Metaanalysen sehr hoch, was die Selektion, auch intraoperativ, mit Umstieg auf ein offenes Verfahren im Falle von größeren Tumoren nochmals unterstreicht (Nigri et al. 2011).

Die Mehrzahl der verfügbaren Metaanalysen zeigt jedoch, unter der Einschränkung der zugrunde liegenden Datenqualität, klare Vorteile der minimalinvasiven Therapie im Vergleich zum konventionellen Vorgehen für die Pankreaslinksresektion: Operationszeit, Morbidität – wie die Pankreasfistelrate – und Mortalität sind durchgehend besser als beim konventionellen Vorgehen. Dies ist umso erstaunlicher, da die Mehrzahl der Organe, die laparoskopisch operiert werden, sog. High-risk-Pankreata sind. High-risk-Pankreata weisen eine weiche Gewebetextur auf und haben damit per se ein erhöhtes Fistelrisiko (Harris et al. 2010). Die laparoskopische Therapie verkürzt den Krankenhausaufenthalt und vermindert den intraoperativen Blutverlust. Hierzu ist anzumerken, dass die Wiederaufnahmerate nach Pankreasresektionen generell additiv betrachtet werden muss. Damit wird unter Berücksichtigung der Wiederaufnahme die primär kürzere Krankenhausverweildauer nach laparoskopischem Vorgehen ggf. sekundär länger und ist nicht mehr unterschiedlich zum konventionellen Vorgehen (Baker et al. 2011).

Anhand der derzeit vorliegenden Studien kann die onkologische Äquivalenz der Operationsverfahren vermutet werden, dennoch fehlen derzeit größere prospektive Studien, die dies in ausreichendem Maß absichern. Vor einem routinemäßigen Einsatz des laparoskopischen Verfahrens in der onkologischen Therapie sollte die Evidenzlage verbessert werden. Allerdings werden bei der laparoskopischen Pankreaslinksresektion alle der klassischerweise der Laparoskopie zugeschriebenen Vorteile erreicht, was das Verfahren insbesondere bei benignen oder prämalignen Veränderungen prädestiniert. Es ist jedoch zu beachten, dass derzeit in Deutschland nur unter ca. 10 % der Pankreaslinksresektionen in laparoskopischer Technik durchgeführt werden (Quelle: StudoQ, DGAV). Die verfügbaren Ergebnisse entstammen retrospektiven Serien aus in der Regel hoch spezialisierten Pankreaszentren mit einer hohen Expertise in der laparoskopischen Pankreaschirurgie. Zu beachten sind des Weiteren die für die Pankreaschirurgie evidenten Aussagen zu Mindestmengen.

Tab. 24.1 Metaanalysen zum Vergleich der laparoskopischen vs. offenen Pankreaslinksresektionen.(Adaptiert nach Bausch und Keck 2017)

Autor/Jahr	L (n)	O (n)	Studienanzahl	Morbidität	Mortalität	Pankreasfistelrate	OP-Zeit	Blutverlust	Krankenhausaufenthalt	Milzerhalt	R0-Resektion
Ricci et al. 2015	80	181	5	±	±	±	2212	+	+		±
Mehrabi et al. 2015	1328	1368	23	±	±	±	±	+	+		±
Nakamura und Nakashima 2013	1057	1847	24	+	+	+	±	+	+		+
Xie et al. 2012	501	840	9	±		±	+		+	+	
Pericleous et al. 2012	286	379	4	+	±		–		+		
Sui et al. 2012	805	1130	19	+				+	+		±
Venkat et al. 2012	780	1033	18	+		±	±	+	+		±
Jusoh und Ammori 2012	503	588	11	+	±	±	±	+	+	+	
Jin et al. 2012	553	903	15	±		±	±	+	+	+	
Nigri et al. 2011	349	380	10	+		±		+	+		

L laparoskopische Pankreaslinksresektion; O offene Pankreaslinksresektion.
+ laparoskopische Resektion besser; – offene Resektion besser; ± laparoskopische und offene Resektion gleichwertig

Literatur

Asbun HJ, Moekotte AL, Vissers FL, Kunzler F, Cipriani F, Alseidi A, D' Angelica MI, Balduzzi A, Bassi C, Björnsson B, Boggi U, Callery MP, Del Chiaro M, Coimbra FJ, Conrad C, Cook A, Coppola A, Dervenis C, Dokmak S, Edil BH, Edwin B, Giulianotti PC, Han H-S, Hansen PD, van der Heijde N, van Hilst J, Hester CA, Hogg ME, Jarufe N, Jeyarajah DR, Keck T, Kim SC, Khatkov IE, Kokudo N, Kooby DA, Korrel M, de Leon FJ, Lluis N, Lof S, Machado MA, Demartines N, Martinie JB, Merchant NB, Molenaar IQ, Moravek C, Mou Y-P, Nakamura M, Nealon WH, Palanivelu C, Pessaux P, Pitt HA, Polanco PM, Primrose JN, Rawashdeh A, Sanford DE, Senthilnathan P, Shrikhande SV, Stauffer JA, Takaori K, Talamonti MS, Tang CN, Vollmer CM, Wakabayashi G, Walsh RM, Wang S-E, Zinner MJ, Wolfgang CL, Zureikat AH, Zwart MJ, Conlon KC, Kendrick ML, Zeh HJ, Hilal MA, Besselink MG, International Study Group on Minimally Invasive Pancreas Surgery (I-MIPS) (2020) The Miami international evidence-based guidelines on minimally invasive pancreas resection. Ann Surg 271:1–14

Björnsson B, Sandström P, Larsson AL, Hjalmarsson C, Gasslander T (2019) Laparoscopic versus open distal pancreatectomy (LAPOP): study protocol for a single center, nonblinded, randomized controlled trial. Trials 20(1):356. https://doi.org/10.1186/s13063-019-3460-y

Baker MS, Bentrem DJ, Ujiki MB et al (2011) Adding days spent in readmission to the initial postoperative length of stay limits the perceived benefit of laparoscopic distal pancreatectomy when compared with open distal pancreatectomy. Am J Surg 201:295–299; discussion 299–300. https://doi.org/10.1016/j.amjsurg.2010.09.014

Bausch D, Keck T (2017) Distale Spleno/Pankreatektomie. In: Izbicki JR, Perez D (Hrsg) Expertise Pankreas. Thieme, Stuttgart (im Druck)

Cuschieri A (1994) Laparoscopic surgery of the pancreas. J R Coll Surg Edinb 39:178–184

Cuschieri A, Jakimowicz JJ, van Spreeuwel J (1996) Laparoscopic distal 70 % pancreatectomy and splenectomy for chronic pancreatitis. Ann Surg 223:280–285

de Rooij T, van Hilst J, van Santvoort H, Boerma D, van den Boezem P, Daams F, van Dam R, Dejong C, van Duyn E, Dijkgraaf M, van Eijck C, Festen S, Gerhards M, Groot Koerkamp B, de Hingh I, Kazemier G, Klaase J, de Kleine R, van Laarhoven C, Luyer M, Patijn G, Steenvoorde P, Suker M, Abu Hilal M, Busch O, Besselink M, Dutch Pancreatic Cancer Group (2019) Minimally invasive versus open distal pancreatectomy (LEOPARD): a multicenter patient-blinded randomized controlled trial. Ann Surg 269(1):2–9. https://doi.org/10.1097/SLA.0000000000002979

Diener MK, Seiler CM, Rossion I et al (2011) Efficacy of stapler versus hand-sewn closure after distal pancreatectomy (DISPACT): a randomised, controlled multicentre trial. Lancet 377:1514–1522. https://doi.org/10.1016/S0140-6736(11)60237-7

Gurusamy KS, Riviere D, van Laarhoven CJH, Besselink M, Abu-Hilal M, Davidson BR, Morris S (2017) Cost-effectiveness of laparoscopic versus open distal pancreatectomy for pancreatic cancer. PLoS One 12(12):e189631. https://doi.org/10.1371/journal.pone.0189631

Harris LJ, Abdollahi H, Newhook T et al (2010) Optimal technical management of stump closure following distal pancreatectomy: a retrospective review of 215 cases. J Gastrointest Surg Off J Soc Surg Aliment Tract 14:998–1005. https://doi.org/10.1007/s11605-010-1185-z

Jain G, Chakravartty S, Patel AG (2013) Spleen-preserving distal pancreatectomy with and without splenic vessel ligation: a systematic review. HPB 15:403–410. https://doi.org/10.1111/hpb.12003

Jin T, Altaf K, Xiong JJ et al (2012) A systematic review and metaanalysis of studies comparing laparoscopic and open distal pancreatectomy. HPB 14:711–724. https://doi.org/10.1111/j.1477-2574.2012.00531.x

Jusoh AC, Ammori BJ (2012) Laparoscopic versus open distal pancreatectomy: a systematic review of comparative studies. Surg Endosc 26:904–913. https://doi.org/10.1007/s00464-011-2016-3

Kim SC, Park KT, Hwang JW et al (2008) Comparative analysis of clinical outcomes for laparoscopic distal pancreatic resection and open distal pancreatic resection at a single institution. Surg Endosc 22:2261–2268

Kooby DA, Hawkins WG, Schmidt CM et al (2010) A multicenter analysis of distal pancreatectomy for adenocarcinoma: is laparoscopic resection appropriate? J Am Coll Surg 210(779–785):786–787

Linet MS, Nyren O, Gridley G et al (1996) Risk of cancer following splenectomy. Int J Cancer 66:611–616. https://doi.org/10.1002/(SICI)1097-0215(19960529)

Liu R, Wakabayashi G, Palanivelu C, Tsung A, Yang K, Goh BKP, Chong CC-N, Kang CM, Peng C, Kakiashvili E, Han H-S, Kim H-J, He J, Lee JH, Takaori K, Marino MV, Wang S-N, Guo T, Hackert T, Huang T-S, Anusak Y, Fong Y, Nagakawa Y, Shyr Y-M, Wu Y-M, Zhao Y (2019) International consensus statement on robotic pancreatic surgery. Hepatobiliary Surg Nutr 8:345–360

Magge D, Gooding W, Choudry H et al (2013) Comparative effectiveness of minimally invasive and open distal pancreatectomy for ductal adenocarcinoma. JAMA Surg 1–7. https://doi.org/10.1001/jamasurg.2013.1673

Mehrabi A, Hafezi M, Arvin J et al (2015) A systematic review and meta-analysis of laparoscopic versus open distal pancreatectomy for benign and malignant lesions of the pancreas: it's time to randomize. Surgery 157:45–55. https://doi.org/10.1016/j.surg.2014.06.081

Mehta SS, Doumane G, Mura T et al (2012) Laparoscopic versus open distal pancreatectomy: a single-institution case-control study. Surg Endosc 26:402–407. https://doi.org/10.1007/s00464-011-1887-7

Morgan TL, Tomich EB (2012) Overwhelming post-splenectomy infection (OPSI): a case report and review of the literature. J Emerg Med 43:758–763. https://doi.org/10.1016/j.jemermed.2011.10.029

Nakamura M, Nakashima H (2013) Laparoscopic distal pancreatectomy and pancreatoduodenectomy: is it worthwhile? A metaanalysis of laparoscopic pancreatectomy. J Hepato-Biliary-Pancreat Sci 20:421–428. https://doi.org/10.1007/s00534-012-0578-7

Nigri GR, Rosman AS, Petrucciani N et al (2011) Metaanalysis of trials comparing minimally invasive and open distal pancreatectomies. Surg Endosc 25:1642–1651. https://doi.org/10.1007/s00464-010-1456-5

Palanivelu C, Takaori K, Abu Hilal M, Kooby DA, Wakabayashi G, Agarwal A, Berti S, Besselink MG, Chen KH, Gumbs Khatkov I, Kim HJ, Li JT, Long DTC, Machado MA, Matsushita A, Menon K, Min-Hua Z, Nakamura M, Nagakawa Y, Pekolj J, Poves I, Rahman S, Rong L, Sa Cunha A, Senthilnathan P, Shrikhande SV, Gurumurthy SS, Sup Yoon D, Yoon Y-S, Khatri VP (2018) International summit on laparoscopic pancreatic resection (ISLPR) "coimbatore summit statements". Surg Oncol 27:A10–A15

Paiella S, De Pastena M, Korrel M, Pan TL, Butturini G, Nessi C, De Robertis R, Landoni L, Casetti L, Giardino A, Busch O, Pea A, Esposito A, Besselink M, Bassi C, Salvia R (2019) Long term outcome after minimally invasive and open Warshaw and Kimura techniques for spleen-preserving distal pancreatectomy: International multicenter retrospective study. Eur J Surg Oncol 45(9):1668–1673. https://doi.org/10.1016/j.ejso.2019.04.004

Pericleous S, Middleton N, McKay SC et al (2012) Systematic review and meta-analysis of case-matched studies comparing open and laparoscopic distal pancreatectomy: is it a safe procedure? Pancreas 41:993–1000. https://doi.org/10.1097/MPA.0b013e31824f3669

Petrova E, Lapshyn H, Bausch D, D' Haese J, Werner J, Klier T, Nüssler NC, Gaedcke J, Ghadimi M, Uhl W, Belyaev O, Kantor O, Baker M, Keck T, Wellner UF, StuDoQ|Pancreas study group and members of StuDoQ|Pancreas registry of the German Society for General and Visceral Surgery (DGAV) (2019) Risk stratification for postoperative pancreatic fistula using the pancreatic surgery registry StuDoQ|Pancreas of the German Society for General and Visceral Surgery. Pancreatology 19(1):17–25. https://doi.org/10.1016/j.pan.2018.11.008

Ricci C, Casadei R, Taffurelli G et al (2015) Laparoscopic distal pancreatectomy in benign or premalignant pancreatic lesions: is it really more cost-effective than open approach? J Gastrointest Surg Off J Soc Surg Aliment Tract. https://doi.org/10.1007/s11605-015-2841-0

Sa Cunha A, Carrere N, Meunier B et al (2015) Stump closure reinforcement with absorbable fibrin collagen sealant sponge (TachoSil) does not prevent pancreatic fistula after distal pancreatectomy: the FIABLE multicenter controlled randomized study. Am J Surg. https://doi.org/10.1016/j.amjsurg.2015.04.015

Siech M, Bartsch D, Beger HG et al (2012) Indications for laparoscopic pancreas operations: results of a consensus conference and the previous laparoscopic pancreas register. Chirurg 83:247–253. https://doi.org/10.1007/s00104-011-2167-8

Strasberg SM, Linehan DC, Hawkins WG (2007) Radical antegrade modular pancreatosplenectomy procedure for adenocarcinoma of the body and tail of the pancreas: ability to obtain negative tangential margins. J Am Coll Surg 204:244–249. https://doi.org/10.1016/j.jamcollsurg.2006.11.002

Sui C-J, Li B, Yang J-M et al (2012) Laparoscopic versus open distal pancreatectomy: a meta-analysis. Asian J Surg Asian Surg Assoc 35:1–8. https://doi.org/10.1016/j.asjsur.2012.04.001

van Hilst J, de Rooij T, Klompmaker S, Rawashdeh M, Aleotti F, Al-Sarireh B, Alseidi A, Ateeb Z, Balzano G, Berrevoet F, Björnsson B, Boggi U, Busch OR, Butturini G, Casadei R, Del Chiaro M, Chikhladze S, Cipriani F, van Dam R, Damoli I, van Dieren S, Dokmak S, Edwin B, van Eijck C, Fabre JM, Falconi M, Farges O, Fernández-ruz L, Forgione A, Frigerio I, Fuks D, Gavazzi F, Gayet B, Giardino A, Groot Koerkamp B, Hackert T, Hassenpflug M, Kabir I, Keck T, Khatkov I, Kusar M, Lombardo C, Marchegiani G, Marshall R, Menon KV, Montorsi M, Orville M, de Pastena M, Pietrabissa A, Poves I, Primrose J, Pugliese R, Ricci C, Roberts K, Røsok B, Sahakyan MA, Sánchez-Cabús S, Sandström P, Scovel L, Solaini L, Soonawalla Z, Souche FR, Sutcliffe RP, Tiberio GA, Tomazic A, Troisi R, Wellner U, White S, Wittel UA, Zerbi A, Bassi C, Besselink MG, Hilal AM (2019) European consortium on minimally invasive pancreatic surgery (E-MIPS). Minimally invasive versus open distal pancreatectomy for ductal adenocarcinoma (DIPLOMA): a pan-European propensity score matched study. Ann Surg 269(1):10–17. https://doi.org/10.1097/SLA.0000000000002561

Venkat R, Edil BH, Schulick RD et al (2012) Laparoscopic distal pan reatectomy is associated with significantly less overall morbidity compared to the open technique: a systematic review and metaanalysis. Ann Surg 255:1048–1059. https://doi.org/10.1097/SLA.0b013e318251ee09

Warshaw AL (1988) Conservation of the spleen with distal pancreatectomy. Arch Surg 123:550–553

Wellner UF, Makowiec F, Sick O et al (2012) Arguments for an individualized closure of the pancreatic remnant after distal pancreatic resection. World J Gastrointest Surg 4:114–120. https://doi.org/10.4240/wjgs.v4.i5.114

Wellner UF, Kayser G, Lapshyn H, Sick O, MakowiecF HJ, Hopt UT, Keck T (2010) A simple scoring system based on clinical factors related to pancreatic texture predicts postoperative pancreatic fistula preoperatively. HPB 12(10):696–702. https://doi.org/10.1111/j.1477-2574.2010.00239.x

Wellner UF, Lapshyn H, Bartsch DK, Mintziras I, Hopt UT, Wittel U, Krämling HJ, Preissinger-Heinzel H, Anthuber M, Geissler B, Köninger J, Feilhauer K, Hommann M, Peter L, Nüssler NC, Klier T, Mansmann U, Keck T, StuDoQ Pancreas study group and members of StuDoQ|Pancreas registry of the German Society for General and Visceral Surgery (DGAV) (2017) Laparoscopic versus open distal pancreatectomy-a propensity score-matched analysis from the German StuDoQ|Pancreas registry. Int J Color Dis 32(2):273–280. https://doi.org/10.1007/s00384-016-2693-4. Epub 2016 Nov 4

Xie K, Zhu YP, Xu XW et al (2012) Laparoscopic distal pancreatectomy is as safe and feasible as open procedure: a meta-analysis. World J Gastroenterol 18:1959–1967. https://doi.org/10.3748/wjg.v18.i16.1959

Yamamoto M, Hayashi MS, Nguyen NT et al (2009) Use of Seamguard to prevent pancreatic leak following distal pancreatectomy. Arch Surg 144:894–899

Minimalinvasive (laparoskopische und robotische) Pankreatoduodenektomie

25

Ulrich Wellner und Tobias Keck

Inhaltsverzeichnis

Ergänzende Information Die elektronische Version dieses Kapitels enthält Zusatzmaterial, auf das über folgenden Link zugegriffen werden kann [https://doi.org/10.1007/978-3-662-67852-7_25]. Die Videos lassen sich durch Anklicken des DOI-Links in der Legende einer entsprechenden Abbildung abspielen, oder indem Sie diesen Link mit der SN More Media App scannen.

U. Wellner (✉) · T. Keck
Klinik für Chirurgie, Universitätsklinikum Schleswig-Holstein, Lübeck, Deutschland
e-mail: ulrich.wellner@uksh.de; tobias.keck@uksh.de

T. Keck, C.-T. Germer (Hrsg.), *Minimalinvasive Viszeralchirurgie*, https://doi.org/10.1007/978-3-662-67852-7_25

► Die minimalinvasive Pankreatoduodenektomie (MIPD) in der laparoskopischen (LPD), robotischen (RPD) oder einer Hybrid-Technik (HLPD, HRPD) ist derzeit nur in wenigen Kliniken etabliert. Das Verfahren ist im Vergleich zur minimalinvasiven Pankreaslinksresektion durch eine komplexe Rekonstruktionsphase charakterisiert, welche ein hohes Maß an Fertigkeiten erfordert. Es gibt bisher wenig Daten zum Einsatz der minimalinvasiven Pankreaskopfresektion als operatives Routineverfahren in der Breite, jedoch liegen erste randomisierte Studien aus spezialisierten Zentren vor, welche Vorteile hinsichtlich des perioperativen Verlaufs demonstrieren. In einzelnen Studien konnte der Anteil an komplettierter adjuvanter Chemotherapie und der frühere Zugang zur Chemotherapie nach minimalinvasiver Operation des Pankreaskarzinoms demonstriert werden. Die langfristigen onkologischen Ergebnisse der minimalinvasiven Technik scheinen denen der offenen Technik auf noch limitierter Datenbasis mindestens gleichwertig. Die Lernkurve liegt nach derzeitigen Schätzungen bei etwa 40 Eingriffen und der empfohlene jährliche Case Load bei mindestens 20 MIPD (Anaya et al. 2020), was einen Einsatz außerhalb von High-Volume-Zentren fragwürdig macht. Beobachtungsstudien belegen, dass der Einsatz im Low-Volume-Setting zu einer erhöhten Morbidität und Mortalität führt (Nimptsch et al. 2016).

25.1 Einführung

Die laparoskopische Pankreaskopfresektion ist derzeit nur in wenigen Zentren weltweit etabliert. Die nur langsame Verbreitung dieser Technik seit der Durchführung der ersten laparoskopischen Pankreaskopfresektion im Jahr 1994 durch Gagner und Pomp (Gagner und Pomp 1994), ist mehreren Ursachen geschuldet:

1. Im Vergleich zu der laparoskopischen Pankreaslinksresektion unterscheidet sich dieser Eingriff durch eine komplexe Rekonstruktion insbesondere im Bereich der Pankreasanastomose und der biliodigestiven Anastomose
2. Die technischen Voraussetzungen an Dissektoren und Instrumentarium haben sich erst in den letzten Jahren entwickelt.
3. Die Kombination von laparoskopischen Fähigkeiten und hoher Expertise in der Pankreaschirurgie hat sich erst in den jetzt nachfolgenden Generationen von Chirurgen in Dualität ergeben.
4. In den vergangenen Jahren waren also sehr dynamische Entwicklungen auch bei der laparoskopischen Pankreaskopfresektion zu beobachten und es sind zum Teil größere Serien mit über 50 Patienten publiziert worden, die die Machbarkeit und Sicherheit dieses Verfahrens in spezialisierten Einheiten zeigen. In hochspezialisierten Teams wurde das Verfahren auch weiterentwickelt, sodass schließlich auch komplexere Operationen inkl. Pfortaderresektionen und Pfortaderrekonstruktionen laparoskopisch durchgeführt wurden (Croome et al. 2014). Die Tatsache, dass sich dieses Feld jetzt schon seit ca. 10 Jahren rapide entwickelt, zeigt sich exemplarisch daran, dass allein die Zahl der Fälle, die zwischen 1. Januar 2012 und 1. Juni 2013 publiziert wurden, die Zahl der Fälle in den vorangegangenen 15 Jahren überschritt (Boggi et al. 2015). Aktuell findet v. a. die robotische Viszeralchirurgie rasche Verbreitung, an spezialisierten Zentren auch die robotische Pankreatoduodenektomie. Inzwischen reicht die Fallzahl publizierter Registerstudien oder Metaanalysen zur MIPD in die tausende und es liegen erste randomisierte Studien zur LPD vor.

Grundsätzlich sind bei der Nomenklatur der Operationen verschiedene technische Vorgehensweisen zu unterscheiden: die offene Pankreatoduodenektomie (OPD), die laparoskopische Pankreatoduodenektomie mit laparoskopischer Rekonstruktion (LPD), die robotische Pankreatoduodenektomie (RPD) und sogenannte Hybrid-Verfahren, wo Anteile der Operation (typischerweise die Rekonstruktion) geplant in offener Technik erfolgen (Montagnini et al. 2017). Im Wesentlichen konzentrieren wir uns in diesem Kapitel auf die ersten beiden Verfahren. Es sei vorausgestellt, dass die hier beschriebenen Ergebnisse trotz hoher Fallzahlen einigen wenigen Expertenzentren weltweit zuzuschreiben sind und die MIPD derzeit immer noch nicht zur generellen Anwendung empfohlen werden kann.

25.2 Indikation

Klassische Indikationen für die minimal-invasive Pankreatoduodenektomie sind zystische Tumore, neuroendokrine Neoplasien sowie kleine periampulläre Adenokarzinome ohne Gefäßinfiltration (Siech et al. 2012). Gleichwohl sind seit der Publikation dieser Erfahrungen zahlreiche Berichte auch zu komplexeren Operationen mit Gefäßresektion und -rekonstruktion erschienen. Der Anteil maligner Tumore in publizierten Serien liegt bei bis zu 50 % (Boggi et al. 2015).

25.3 Spezielle präoperative Diagnostik

Den Goldstandard in der Bildgebung von chirurgischen Eingriffen an der Bauchspeicheldrüse ist die Computertomografie mit Gefäßdarstellung in arterieller und venöser Phase. Insbesondere die Beurteilung der Nähe eines Tumors zur mesenteriko-portalen Achse muss in der Bildgebung erfasst und evaluiert werden, da ein entzündlicher oder invasiver Kontakt des Tumors zur mesenteriko-portalen Achse häufig zur Konversion führt (Wellner et al. 2014). Eine gute präoperative Bildgebung kann also bei der Konsequenz der präoperativen Selektion zu einer Reduktion der Konversionsrate gerade zu Beginn der Lernkurve führen. Die MRT-Untersuchung mit MRCP oder EUS wird für zystische Tumore der Bauchspeicheldrüse empfohlen da hiermit wichtige Informationen zur Risikostratifizierung, wie murale Knötchen, Hauptgangbeteiligung oder Differenzierung seröser und muzinöser Neoplasien nur mittels MRT oder EUS erschlossen werden können.

25.4 Aufklärung

Die derzeitig gültigen Leitlinien (Leitlinienprogramm Onkologie 2021) empfehlen keinen generellen Einsatz der minimalinvasiven Pankreatoduodenektomie. Da sich aus dem Einsatz dieses Verfahren in dem Falle einer Komplikation also möglicherweise juristische Folgen ergeben können, ist auf eine erweiterte Aufklärung abzuheben. Konversionen sind derzeit auch in größeren Serien noch häufig und liegen um 25 % (Ouyang et al. 2022). Registerstudien aus den USA (Anaya et al. 2020; Adam et al. 2015) zeigten erstmals, dass es einen hochsignifikanten Zusammenhang zwischen der Zahl an minimalinvasiven Pankreasoperationen in einem Zentrum und den Ergebnissen gibt. Kliniken mit einer geringen Expertise in der Pankreaschirurgie im Generellen hatten in dieser Studie eine relevant erhöhte Eingriffsletalität zu verzeichnen. Gerade in Low-Volume-Zentren ist dieses Verfahren also nur unter sehr ausführlicher Aufklärung durchführbar und nach derzeitiger Datenlage generell nicht zu empfehlen.

Die mögliche Notwendigkeit zur Konversion und zum offenen operativen Vorgehen sollte erläutert werden. Verletzungen der mesenteriko-portalen Achse und der Gefäße des Truncus coeliacus sowie der Arteria mesenterica superior sollten unbedingt vermieden werden. Eine häufige Komplikation nach offener, aber auch laparoskopischer Pankreaskopfresektion ist die Pankreasfistel (bis über 20 % nach Daten aus RCTs (Keck et al. 2016)). Bisher gibt es keine ausreichende Datenlage, die suggerieren würde, dass die Inzidenz von Pankreasfisteln nach minimalinvasiver Pankreaskopfresektion geringer wäre. Im Gegenteil zeigt sich retrospektiv sogar oft eine höhere Fistelrate, was aber einem Selektionsbias zuzuschreiben ist: Kleine Tumore sind in der Regel mit einem weniger fibrotisch veränderten Pankreas assoziiert, was wiederum mit besserer Pankreasfunktion und schlechterer Nahtfähigkeit verbunden ist. Vorteile des laparoskopischen Vorgehens sind eine verkürzte postoperative Rekonvaleszenz, eine kürzere Krankenhaus- und Intensivverweildauer, weniger Schmerzen und ein geringerer Blutverlust. Onkologische Vorteile könnten sich aus der Tatsache ergeben, dass mehr Patienten schneller eine adjuvante Therapie erhalten (Croome et al. 2014). Die Daten hierzu sind jedoch noch nicht ausreichend belegt.

Allgemeine OP-Komplikationen ergeben sich aus dem Eingriff und sind regelhaft in den kommerziell verfügbaren Aufklärungsbögen verschiedener Anbieter aufgeführt. Dazu gehören Verletzungen benachbarter Organe, akute Hämorrhagie, Fisteln der Pankreasanastomose, der Gallengangsanastomose oder verzögerte Hämorrhagie (Pseudoaneurysma).

25.5 Laparoskopische Pankreatoduodenektomie

Zu diesem Verfahren liegen bereits zahlreiche Publikationen sowie vier RCTs vor (Tab. 25.1) (Boggi et al. 2015; Nickel et al. 2020; Kamarajah et al. 2020). In der Rekonstruktion kommt wie auch in der offenen Chirurgie die Pankreatojejunostomie häufiger zum Einsatz als die Pankreatogastrostomie. Die Pankreatogastrostomie stellt eine einfachere und schnellere Form der Anastomose dar, die insbesondere im Setting der minimalinvasiven Rekons-

Tab. 25.1 RCTs zur minimal-invasiven Pankreatoduodenektomie.PD Pankreatoduodenektomie, OPD offene PD, LPD laparoskopische PD, RPD robotische PD.

RCT	Land	Ergebnis/Referenz
Abgeschlossene RCTs		
PLOT	Indien 2017	Unizentrisch offen 32 LPD vs 32 OPD. LPD: Krankenhausverweildauer kürzer (7 vs 13 Tage), Blutverlust geringer (250 ml vs 401 ml). (Palanivelu et al. 2017)
PADULAP	Spanien 2018	Unizentrisch offen 34 LPD vs 32 OPD. LPD: Krankenhausverweildauer kürzer (13,5 vs 17 Tage, weniger Komplikationen CDC Grad 3–5 (16 % vs 28 %), OP-Zeit länger (486 min vs 365 min). (Poves et al. 2018)
LEOPARD-2	Niederlande 2019	Multizentrisch verblindet 50 LPD vs 49 OPD, an Zentren mit mindestens 20 PD pro Jahr, nach LPD-Trainingsprogramm. LPD: 90-Tages-Mortalität nicht-signifikant erhöht (10 % vs 2 %), deshalb vorzeitiger Studienabbruch, keine signifikanten Vorteile mit LPD. (van Hilst et al. 2019)
MITG-P-CPAM	China 2021	Multizentrisch offen 297 LPD vs 297 OPD, an Zentren mit Erfahrung von > 100 LPD LPD: Krankenhausverweildauer kürzer (15 vs 16 Tage). (Wang et al. 2021)
Laufende RCTs (Stand Ende 2022)		
EUROPA	Deutschland	RPD vs OPD (Klotz et al. 2021)
PORTAL	China	RPD vs OPD (Jin et al. 2021)
DIPLOMA-2	Niederlande	RPD/LPD vs OPD (Abu Hilal 2022)
MIOPP	China	LPD vs OPD (Dai 2022)
NCT03722732	Indien	LPD vs OPD (Nag 2022)
NCT03870698	Korea	LPD vs OPD (Kim 2022)
NCT03785743	China	LPD vs OPD (Pan et al. 2022)

truktion durch Simplifizierung erhebliche Vorteile bieten könnte. Eine Studie zum randomisierten Vergleich der Pankreatogastrostomie zur Pankreatikojejunostomie (RECOPANC) hat unlängst die Sicherheit des Rekonstruktionsverfahrens Pankreatogastrostomie bestätigt (Keck et al. 2016). Die Rekonstruktion der Gallenwege durch eine biliodigestive Anastomose gestaltet sich in laparoskopischer Technik oftmals noch schwieriger als die Pankreasanastomose, da der Winkel zur Rekonstruktion über die bei der Resektion platzierten Ports ungünstig ist.

Kumulative Betrachtungen von Einzelserien (Ouyang et al. 2022; Vladimirov et al. 2022) zeigen, dass die durchschnittliche Operationszeit mit ca. 420 min (7 h) für die weitestgehend selektionierten Patienten in Zentren mit viel Erfahrung noch über den OP-Zeiten für offene Operationen liegen. Die Morbiditäts- (ca. 50 %) und Mortalitätsraten (<5 %) liegen zwar im Bereich derjenigen der offenen Operationen, dies muss jedoch kritisch unter Berücksichtigung von Registerstudien (Adam et al. 2015) evaluiert werden, die eine deutlich höhere Morbidität und Mortalität bei komplett laparoskopischen Eingriffen konstatieren. Möglicherweise werden hier in Einzelserien nur Expertenergebnisse oder Ergebnisse nach der Lernkurve veröffentlicht (Publikationsbias). Ebenfalls wurde eine multizentrische randomisierte Studie zur LPD in den Niederlanden aufgrund erhöhter Mortalität im LPD-Arm abgebrochen (van Hilst et al. 2019).

Lange und flache Lernkurven werden häufig als Nachteile der laparoskopischen Pankreaskopfresektion aufgeführt. Der Einsatz von Hybridverfahren zur Verkürzung der Lernkurve hat sich bewährt, um ein laparoskopisches Pankreasprogramm sicher zu implementieren (Vladimirov et al. 2022; Speicher et al. 2014). Detaillierte Untersuchungen zur laparoskopischen Pankreaschirurgie gehen von einer Lernkurve von ca. 50 Operationen aus, damit die Vorteile des Verfahrens in Hinblick auf OP-Zeit und reduzierten Blutverlust erreicht werden, wobei die ersten 10 Fälle die relevantesten Hindernisse in der Implementierung eines Programms darstellen (Speicher et al. 2014). Diese Ergebnisse bestätigt eine risikoadjustierte kumulative Summenanalyse (Wang et al. 2016).

Technisch ist der Einsatz von Dissektionsgeräten oder kleinen Metallclips geeignet, um die kleinen und multiplen Gefäßäste zur Bauchspeicheldrüse zu durchtrennen. Bipolare Dissektionsgeräte sind nach unserer Erfahrung hierfür besonders gut geeignet. Ein kritischer Punkt, der erheblich von der offenen Operation abweicht, ist die Transsektion des Pankreasparenchyms auf der mesenterikoportalen Achse. Während in der offenen Chirurgie die Transsektion am Pankreashals in der Regel mit dem Skalpell erfolgt und die Blutung durch das vorherige Setzen von Haltenähten an der Pankreasrandarkade vermieden wird, ist dieses Vorgehen bei der laparoskopischen Pankreaschirurgie aufgrund der Blutung ungeeignet. Die Transsektion erfolgt deshalb in der Regel durch Verwendung von Energy Devices (häufiger Ultraschallschere) oder Staplern mit anschließender Wiedereröffnung des Pankreasgangs durch Entfernen der Stapler-Klammern in diesem Bereich. Erstes Verfahren beinhaltet das Risiko einer thermischen Schädigung des Organs (Emam und Cuschieri 2003; Lämsä et al. 2009).

Praxistipp Die Transsektion des Pankreashalses vor der Pankreaskopfresektion stellt bei der laparoskopischen Pankreaskopfresektion eine besondere Herausforderung dar. Zum Einsatz kommen Stapler und Ultraschalldissektionsgeräte. Bei Verwendung eines Staplers muss der Pankreasgang vor der Anastomosierung isoliert wieder-eröffnet werden. Die Transsektion mit Ultraschalldissektoren birgt das Risiko einer thermischen Schädigung und Pankreatitis im Pankreasrest.

25.5.1 Lagerung

Für die Operation wird der Patient in Rückenlage mit ausgelagertem rechtem Arm und Y-förmig gespreizten Beinen gelagert. Die Beine des Patienten werden abgewinkelt und mittels elastischer Binden oder alternativer Haltevorrichtungen an den Beinplatten fixiert. Lagerungshilfsmittel sind eine OP-Tisch-Verlängerungsplatte, abspreizbare Beinplatten mit Fußstützen, eine Kopfstütze oder -schale, seitliche Lagerungsstützen (insbesondere auf der rechten Patientenseite), sowie elastische Binden zur Fixierung beider Oberschenkel. Auch die Lagerung auf einer Vakuummatratze mit Einschluss des Kopfes und Beckens hat sich bewährt, hier sind zusätzlich nur Seitenstützen notwendig.

Die Haltevorrichtungen sind von besonderer Bedeutung, da zum Teil extreme Rechtslagerung notwendig ist, um den Pankreasschwanz ausreichend weit nach links zu präparieren. Die Neutralelektrode wird seitlich am linken oder rechten Oberschenkel angebracht. Bei lang dauernden Eingriffen und Risikopatienten ist ggf. die Verwendung von hydraulischen Kompressionssystemen an den Unterschenkeln zu erwägen.

Der Monitor steht über der linken Schulter des Patienten, der Operateur steht auf der rechten Seite, der erste (kameraführende) Assistent steht zwischen den Beinen des Patienten, ggf. sitzt der zweite Assistent auf der linken Seite des Patienten. Die instrumentierende OTA steht rechten am Bein auf der Seite des Operateurs.

25.5.2 Technische Voraussetzungen

Folgende technische Voraussetzungen sollten gegeben sein:

Ein Lagerungstisch mit der Möglichkeit zur optimalen Ausnutzung des Gravity Displacement und Abduktionsfähigkeit der Beine für die Etablierung der modifizierten Beach-Chair-Lagerung oder französischen Lagerung.

Ein Dissektionsgerät mit bipolarer Koagulation (z. B. Ligasure Dolphin Tip, Fa. Covidien, Boulder, CO, USA), Ultraschalldissektionsgerät (z. B. Ultracision, Fa. J & J Ethicon, Cornelia, GA, USA) oder Kombinationsgeräte (z. B. Thunderbeat, Olympus Tokyo Japan). Thermische Effekte an den Gefäßen (Truncus coeliacus, A. mesenterica superior, mesentericoportale Venenachse) und feine Präparationsmöglichkeit sollten in der Produktauswahl Berücksichtigung finden.

Das reguläre Instrumentarium zur Laparoskopie, ggf. ergänzt durch laparoskopische Bulldog-Klemmen (Aesculap), Goldfinger (OB Tech), bipolare laparoskopische Schere und bipolarer laparoskopischer Overholt (Aesculap), Endo Paddle Retract (Covidien) sowie Titan-Clips.

Das bereitgestellte OP-Instrumentarium für die offene Operation, da im Blutungsfall ggf. eine rasche Konversion erfolgen muss.

25.5.3 Operationsablauf – How we do it

In Video 25.1 demonstrieren wir die Durchführung der laparoskopischen Pankreaskopfresektion und beide Rekonstruktionsmöglichkeiten, die laparoskopische Rekonstruktion und die Hybrid laparoskopische Rekonstruktion. Entsprechend der Präferenz der Pankreatogastrostomie in der eigenen Klinik erfolgt die Rekonstruktion als Invaginationsanastomose in den Magen (Abb. 25.1).

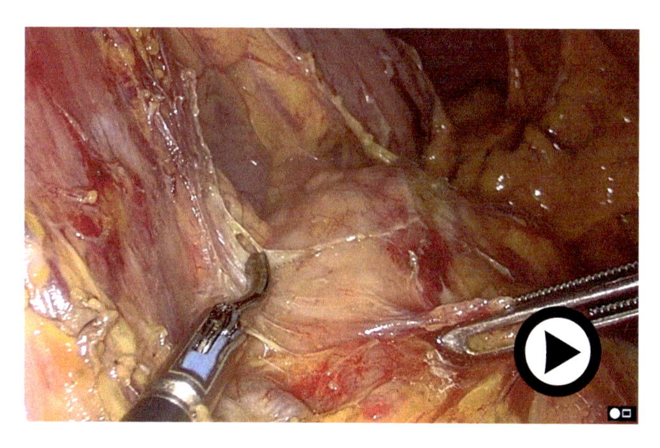

Abb. 25.1 Video 25.1: Laparoskopische pyloruserhaltende Pankreaskopfresektion (© Video: Tobias Keck, David Ellebrecht) (▶ https://doi.org/10.1007/000-bjr)

25.5.4 Trokarplatzierung und Zugang zur Bursa omentalis

Im Rahmen einer laparoskopischen Pankreatoduodenektomie werden in der Regel 4 Arbeitstrokare und 1 Optiktrokar benötigt. Letzterer wird 2 QF unterhalb des Nabels in der Medianlinie platziert, die Arbeitstrokare werden im rechten Oberbauch und im linken Mittel- und Unterbauch in einer semilunären Linie um den operationswürdigen Befund eingebracht. Die 5-mm-Trokare rechts sind dabei etwas weiter rechts positioniert als bei der Pankreaslinksresektion, um ein vollständiges Kocher-Manöver durchführen zu können (Abb. 25.2).

▶ **Praxistipp** Gravity Displacement erfordert zum Teil extreme Lagerungen in der laparoskopischen Pankreaschirurgie. Seitenstützen auf der rechten Seite ermöglichen extreme Lagerungen für den Zugang zum Pankreasschwanz und erlauben eine lagerungsinduzierte intraabdominelle Verlagerung von Organen (Kolon und Omentum).

Nach Exploration des Abdomens erfolgt die Eröffnung der Bursa omentalis unter Erhalt der gastroepiploischen Gefäßarkade. Die Eröffnung der Bursa erfolgt nahe an der gastroepiploischen Arkade. Dadurch kann das Omentum majus bei leichter Oberkörperhochlagerung das Querkolon nach unten ziehen.

Der zweite Assistent erfüllt in der Regel vornehmlich statische Aufgaben. Er steht auf der linken Seite des Patienten und hebt mit einer atraumatischen Fasszange den Magen nach kranial zur Bauchdecke.

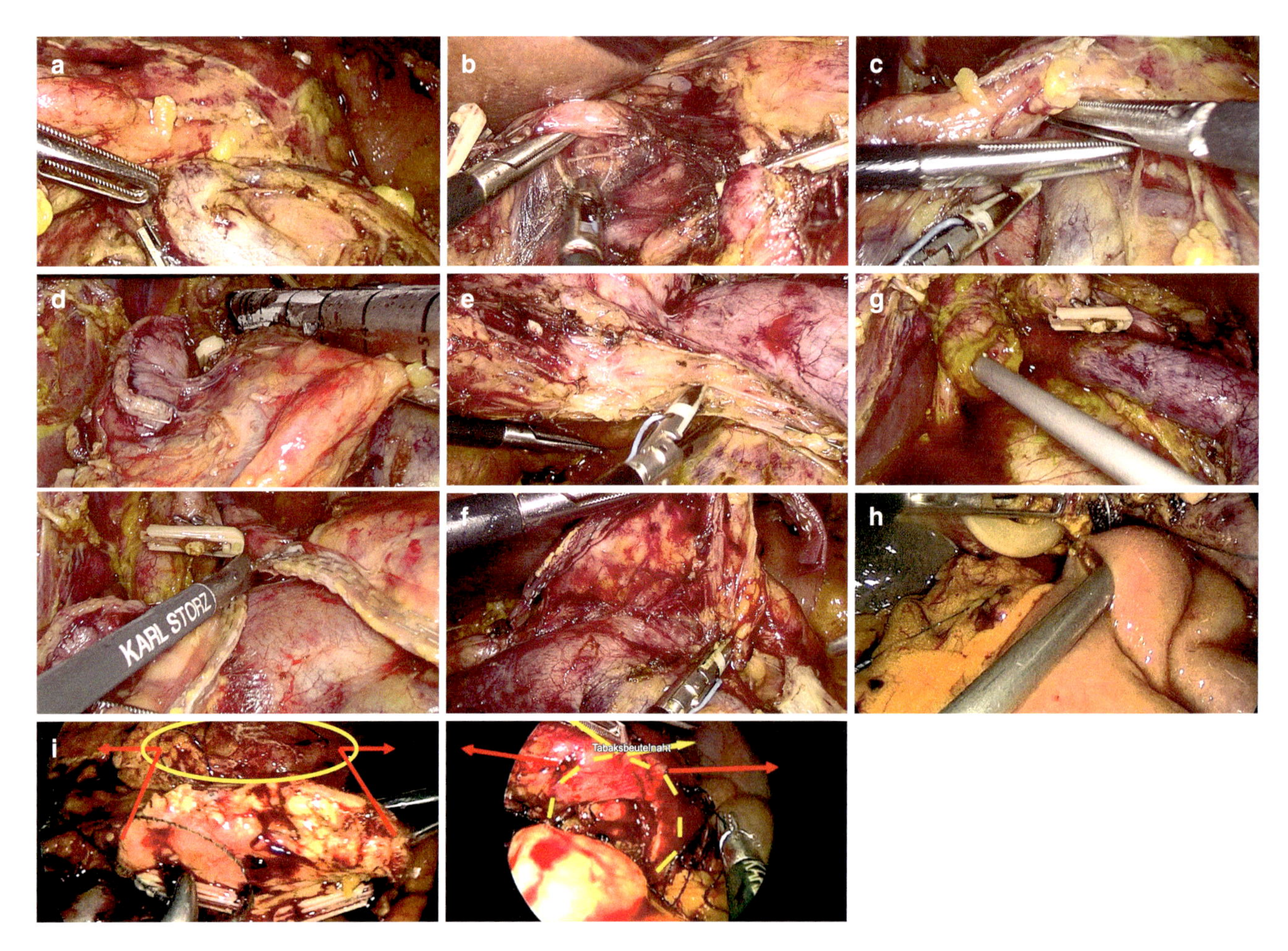

Abb. 25.2 Onkologische laparoskopische Pankreaskopfresektion und laparoskopische Rekonstruktion. (**a**) Präparation der Vena mesenterica superior am Pankreasunterrand. (**b**) Präparation und Lymphadenektomie am Pankreasoberrand zur Darstellung der A. hepatica. (**c**) Unterminierung des Pankreas auf Höhe des Pankreashalses. (**d**) Absetzen des Pankreas unter Verwendung eines Seamguard beschichteten Staplers (der Pankreasgang im Bereich des Pankreasschwanzes wird isoliert eröffnet). (**e**) Präparation entlang der A. mesenterica superior und Durchtrennung des Mesopankreas. (**f**) Situs nach Resektion. (**g**) Präparation des Pankreas für die spätere Invagination in den Magen. (**h**) Anlage der biliodigestiven Anastomose (Schienung über gekürzten Blasenkatheter). (**i**) Invaginationsanastomose des Pankreas in den Magen unter Verwendung von 2 Ecknähten und einer Tabaksbeutelnaht (Details im Text)

Praxistipp Die Durchtrennung des Omentum nahe der gastroepiploischen Arkade anstelle direkt am Kolon erleichtert durch Zug des Omentum nach kaudal die passive Öffnung der Bursa bei leichter Oberkörperhochlagerung.

25.5.5 Exploration und laparoskopische Sonografie

Bei kleinen Tumoren verschaffen wir uns dann mittels intraoperativer Sonographie zunächst Überblick darüber, wo sich der Tumor befindet. Bei der Pankreaskopfresektion ist hierbei insbesondere die Lage des Tumors zur mesenterikoportalen Achse und zum Truncus coeliacus/A. mesenterica superior entscheidend.

Praxistipp Sonographische Informationen zur Nähe des Tumors zur mesenterikoportalen Achse können die weitere Präparation erleichtern und das Risiko einer Verletzung der Vene reduzieren.

Im Anschluss erfolgt die Mobilisation der rechten Kolonflexur und die Durchführung eines Kocher-Manövers, welches laparoskopisch über die Vena cava inferior hinweg bis zum Ursprung der A. mesenterica superior aus der Aorta durchgeführt werden kann (Arteria-mesenterica-first-Approach).

25.5.6 Mobilisation des Pankreas und Freilegung der Gefäße

Die Freilegung der Gefäße erfolgt zunächst von kaudal. Als Leitstruktur zum Auffinden der V. mesenterica superior dienen die Strukturen der Henle-Schleife, insbesondere die V. gastroepiploica dextra. Dieses Gefäß wird dann direkt an der V. mesenterica superior abgesetzt, wobei sich ein Titan-Clip zur V. mesenterica superior bewährt hat. Bei größeren Tumoren erfolgt die Präparation der Äste der V. mesenterica superior näher zum Duodenalknie im Bereich der Mesenterialwurzel. Insgesamt stellt dieser Präparationsschritt mit zirkulärer Freilegung der V. mesenterica superior einen technisch schwierigen Schritt dar (Abb. 25.2). Nach zirkulärer Freilegung der V. mesenterica superior wird der Pankreasunterrand noch einige Zentimeter weiter Richtung Pankreasschwanz präpariert.

Die A. gastroepiploica dextra wird am Pankreaskopf dargestellt und durchtrennt, der Pylorus wird ebenfalls zirkulär freipräpariert, das Duodenum 1 cm postpylorisch unter Verwendung eines Endostaplers abgesetzt und der mobilisierte Magen in den linken Oberbauch positioniert.

Das Ligamentum hepatoduodenale wird dargestellt. Es erfolgt die vollständige Lymphadenektomie und die Darstellung der Arteriae hepatica communis, hepatica propria, hepatica dextra und sinistra sowie der Arteria gastroduodenalis (Abb. 25.2b). Vor der Durchtrennung des Gallengangs wird sichergestellt, dass keine replatzierte oder zusätzliche rechte Leberarterie im tangentialen Verlauf des Gallengangs zu finden ist. Die Gallenblase wird vor der Durchtrennung des Gallengangs antegrad oder retrograd aus dem Gallenblasenbett entfernt und verbleibt am pankreasseitigen Teil des abgesetzten Gallengangs. Nach der Durchtrennung des Gallengangs ist die Sicht auf die A. gastroduodenalis erleichtert und diese kann unter PDS-Clips durchtrennt werden. Nun wird die LAD am Pankreasoberrand, im Bereich des Truncus coeliacus und der A. gastrica sinistra komplettiert und die Pfortader am Pankreasoberrand zirkulär freigelegt.

Von kaudal und kranial werden nun die Präparationsebenen am Pankreas vereint und das Organ auf Höhe der mesenterikoportalen Achse unterminiert.

25.5.7 Durchtrennung des Pankreas am Pankreashals und Präparation des Mesopankreas entlang der A. mesenterica superior

Nach Unterminierung des Pankreas auf Höhe der mesenterikoportalen Achse (Abb. 25.2c) erfolgt die Durchtrennung des Parenchyms am Pankreashals. Zu den unterschiedlichen Vorgehensweisen wurde bereits in Abschn. 21.7.2 Stellung genommen. Wir präferieren die Durchtrennung des Parenchyms mit einem abwinkelbaren linearen Endostapler, um eine gute Blutstillung zu erreichen (Abb. 25.2d). Hier ist vor dem Absetzen eine nochmalige kurze sonographische Lokalisation des Tumors und Beurteilung der Absetzungsachse empfehlenswert. Anschließend erfolgt dann die punktuelle Entfernung der Klammernahtreihe im Bereich des Pankreasgangs. Alternativ kann das Parenchym unter Verwendung eines Ultraschalldissektors schrittweise durchtrennt werden, wobei der Gang isoliert identifiziert und geschont werden muss. Nach Durchtrennung des Organs erfolgt dessen Mobilisation nach links lateral entlang der V. lienalis über 3 cm zur Vorbereitung der späteren Pankreatogastrostomie. In der Regel müssen hier zwei kleine arterielle Äste, die von unten zum Pankreas aus der A. mesenterica superior und der A. lienalis ziehen, mit Titan-Clips versorgt werden.

Im nächsten Schritt erfolgt inframesokolisch die Darstellung der ersten Jejunalschlinge nach Hochklappen des Kolon durch den zweiten Assistenten mit einem Endoretraktor (z. B. Endo Paddle Retract®, Covidien Medtronic). Die weitere Präparation erfolgt jetzt auf die Mesenterialwurzel hin bis zur Fusion der Präparationsebene mit der vorherigen Mobilisation nach Kocher. Das Jejunum wird inframesokolisch unter Verwendung eines Linearstaplers durchtrennt und in den rechten Oberbauch positioniert. Jetzt erfolgt schrittweise die Durchtrennung des sog. Mesopankreas entlang des ersten venösen Jejunalastes und später der Arteria mesenterica superior nach kranial (Abb. 25.2e). Der erste Assistent schiebt dabei die V. mesenterica superior unter Verwendung eines 5-mm-Stieltupfers nach kranial und links lateral. Die einzelnen Äste der A. mesenterica superior (A. pancreaticoduodenalis inferior und superior) werden mit Titan-Clips versorgt und die Präparationsebene dann mit der Ebene des im Vorfeld beim Kocher-Manöver durchgeführten Arteria-mesenterica-first-Approach aortennah wieder verbunden. Kleinere venöse Äste aus dem Pankreas in die mesenterikoportale Achse werden mit dem Energy Device durchtrennt (Abb. 25.2f).

Nunmehr ist der gesamte Pankreaskopf mobilisiert und freigelegt und kann über einen Bergebeutel entweder über einen Bergeschnitt suprasymphysär (Pfannenstielschnitt) oder eine kleine Medianlaparotomie epigastrisch entfernt werden. Die epigastrische Medianlaparotomie kann für die Anlage der Anastomosen verwendet werden (Hybrid-OP). Hierfür eignet sich die Offenhaltung des Zugangs über einen Wundretraktor (z. B. Alexis O Wound Retractor Applied®).

25.6 Rekonstruktion und Anastomosen

25.6.1 Überlegungen zur Wahl des Rekonstruktionsverfahrens

Im Vergleich der bereits beschriebenen drei Techniken (total laparoskopisch, hybrid-laparoskopisch und robotisch) zeigten sich bei allen Techniken ähnliche Ergebnisse bezüglich der Morbidität und Mortalität. Hybrid-laparoskopische Operationen wiesen in einigen Serien schon zu Beginn der Lernkurve die gleichen Vorteile auf, die auch für die voll laparoskopischen und robotischen Operationen beschrieben wurden, bei zum Teil kürzerer Operationszeit und weniger Komplikationen (Vladimirov et al. 2022). Das Verfahren wird jedoch in vielen Zentren als Überbrückung zum komplett laparoskopischen Verfahren gesehen. Zur Wahl dieses Hybridverfahrens lassen sich jedoch einige Vorteile aufführen:

1. Bei der Rekonstruktion über den Bergeschnitt im Oberbauch lässt sich die laparoskopische Resektion mit den Vorteilen der dort gegebenen Übersichtlichkeit und Vergrößerung mit einem sicheren Verfahren der Rekonstruktion verbinden.
2. Der Zugang für die Rekonstruktion, der in einigen Publikationen hierfür angewandt wird, ist kaum größer als der Bergeschnitt.
3. Die Lernkurve insbesondere bei der komplexen und ergebnisentscheidenden Rekonstruktion wird vermieden.
4. Auch bei anderen Operationen (laparoskopisch assistierte Hemikolektomie rechts, laparoskopisch assistierte Sigmaresektion) kommen offene Phasen zum Einsatz.

25.6.2 Rekonstruktion über Bergeschnitt (Hybrid-laparoskopische Technik)

Die Rekonstruktion über den Bergeschnitt ist insbesondere in der Initialphase der Lernkurve eine gute Methode zur Reduktion des Risikos der laparoskopischen Rekonstruktion, wie in einigen Studien gezeigt werden konnte (Abschn. 21.7.1). Nach Einbringen des Wundretraktors und eines Retraktorsystems wird die Rekonstruktion klassisch über den Bergeschnitt durchgeführt. Nach unserer Erfahrung genügt hierzu ein medianer Bergeschnitt im Oberbauch mit einer Länge von 8 cm. Über das Retraktorsystem erfolgt zunächst der Zug in den rechten Oberbauch. An die retrokolisch hochgezogene Schlinge erfolgt die Anlage einer Hepatikojejunostomie als End-zu-Seit-Anastomose in Einzelknopfnahttechnik mit 5-0 oder 6-0 PDS C1. Die Pankreasanastomose führen wir regelhaft als PankreatogastrostomiePankreas: durch, da eine horizontal angelegte Anastomose wie die Pankreato- oder Pankreatikojejunostomie über den limitierten Zugang eher schwierig anzulegen sind. Die Pankreatogastrostomie erfolgt als invaginierte Anastomose über eine kleine dorsale Gastrostomie und eine größere ventrale Gastrostomie als Arbeitszugang zum Magen (Abb. 25.2g). Als äußere Nahtschicht wird eine Tabaksbeutelnaht mit 2-0 PDS SH angelegt. Die innere Anastomose erfolgt mit 4-0 PDS SH als zirkuläre Einzelknopfnähte. Die Duodenojejunostomie wird ebenfalls über den Bergeschnitt als End-zu-Seit-Anastomose in fortlaufender Nahttechnik mit 4-0 PDS angelegt. Abschließend werden über die laparoskopischen Trokarstellen im rechten und linken Mittelbauch Drainagen (Easy Flow) an die Pankreas- und Gallengangsanastomose platziert und die Medianlaparotomie mit einer fortlaufenden Fasziennaht, Subkutannaht und intrakutanen Hautnaht verschlossen.

25.6.3 Total laparoskopische Rekonstruktion (Pankreatogastrostomie, biliodigestive Anastomose und Duodenojejunostomie)

Pankreatogastrostomie

Bei der laparoskopischen Pankreatogastrostomie wird zunächst nur die Inzision an der Magenhinterwand über 2–3 cm durchgeführt. Dann werden zwei von 6 h auf 12 h gestochene

V-Loc®-Fäden (Stärke 2-0) als Tabaksbeutelnaht links und rechts der dorsalen Inzision am Magen vorgelegt. Die Invagination des Pankreas in den Magen erfolgt über zwei Haltenähte, die lateral am Pankreas gestochen und mit einem PDS-Clip markiert werden. Dieser PDS-Clip gibt die Höhe vor, mit der das Pankreas in den Magen invaginiert werden muss, in der Regel sind das 2 cm. Nach der Invagination wird die vorgelegte Tabaksbeutelnaht zugezogen und so das Pankreas im Magen fixiert (Abb. 25.2i). Da es nach offener Pankreatogastrostomie in randomisierten Studien (Keck et al. 2016; Wellner et al. 2012) häufiger zu Blutungen aus der Pankreasschnittfläche kommen kann, verschließen wir bei dieser Nahttechnik das Pankreas mit einem Stapler und öffnen das Pankreas in der Klammernahtreihe nur im Bereich des Pankreasganges. Dieser muss aber nach unserer Auffassung sicher dargestellt und geöffnet sein. Im Zweifelsfall erfolgt eine intraoperative Kontrolle der Anastomose mittels Gastroskopie.

Biliodigestive Anastomose

Die biliodigestive Anastomose (Abb. 25.2h) ist die schwierigere der beiden Anastomosen bei der laparoskopischen Rekonstruktion. Da hier häufig der Winkel für die Rekonstruktion ungünstig ist, begibt sich der Operateur für diesen OP-Schritt zwischen die Beine des Patienten. Nunmehr erfolgt die Anastomose ebenfalls getrennt nach linker und rechter Wand des Gallengangs von 6 Uhr bis 12 Uhr. Ein identisches Vorgehen bei der Naht der rechten und linken Seitenwand zur Naht der Vorderwand und Hinterwand beim offenen Vorgehen hat sich bei der Laparoskopie aus Gründen der Übersichtlichkeit bewährt. Bei einem dickwandigen ggf. bereits präoperativ gestenteten Gallengang erfolgt die Anastomose als fortlaufende Naht unter Verwendung eines selbsthaltenden Fadens oder eines Fadens mit gewisser Retraktionskraft (Stratafix® 5-0 oder V-Loc® 4-0 oder Silk 5-0). Bei einem dünnen Gallengang kann die Naht mit 5-0 oder 6-0 PDS oder Vicryl angelegt werden. PDS-Fäden sind für ein laparoskopisches Vorgehen prinzipiell schlechter geeignet, da sie die Spannung schlechter halten und die Gefahr des Fadenbruchs beim Fassen der Fäden mit laparoskopischen Instrumenten besteht.

Duodenojejunostomie

Für diese Anastomose erfolgt zunächst die Fixierung des Magens und Jejunums im Bereich der vorherigen Klammernahtreihe durch eine fortlaufende Naht. Im Anschluss wird die Klammernaht am Magen und Dünndarm eröffnet und eine zweite Nahtreihe an der Hinterwand sowie eine einreihige Vorderwandnaht gesetzt. Diese erfolgen in fortlaufender Nahttechnik mit 4-0 Vicryl.

Die Drainage der Anastomose erfolgt wie oben beschrieben. Die Trokare werden unter Sicht entfernt, um Blutungen aus der Bauchdecke zu detektieren, und die Tokarstellen mit Naht verschlossen.

25.7 Spezielle intraoperative Komplikationen und deren Management

Intraoperative relevante Blutungen sind bei der laparoskopischen Pankreaskopfresektion selten jedoch im Handling oftmals kompliziert. Um auf mögliche Blutungskomplikationen vorbereitet zu sein, sollte zu Beginn der Operation die mesentrikoportale Achse unterhalb des Pankreas dargestellt werden. Die Orientierung erfolgt hierbei durch Präparation entlang der großen Venen. Sollte es zur Blutung aus der Vene im weiteren Operationsverlauf kommen, kann hier eine laparoskopische Bulldog-Klemme platziert werden. Bei Blutungen aus dem Pfortadersystem sind aufgrund des erhöhten intraabdominellen Drucks oft geringere Blutungen als in der offenen Chirurgie zu detektieren. Zunächst sollte der intraabdominelle Druck weiter erhöht werden (ca. 16 mmHg). Damit ist oft eine bessere Übersicht zu erreichen. Unkontrollierte Koagulationen sollten unterbleiben. Zunächst sollte eine Kompression mit einem 10-mm-lap-Stielchen erfolgen, um sich eine Übersicht über die Situation zu verschaffen. Eine primäre Naht ist in der Regel notwendig.

> **Cave** Bei venösen Blutungen sollte im Blutungsfall zur besseren Übersicht gespült, nicht gesaugt, werden. Saugen reduziert den intraabdominellen Druck und führt in der Regel zu stärkerer Blutung.

Ein weiteres Problem kann beim Absetzen des Pankreas mit dem Stapler auftreten (Abschn. 21.7.2). Kommt es beim Absetzen des Pankreas zu einer Blutung kann entlang der Klammernahtreihe bipolar koaguliert werden, häufig sistiert die Blutung durch Kompression zum Beispiel mit einer eingebrachten Kompresse.

Thermische Schädigungen an den Arterien können ebenfalls eine Gefahr bei gefäßnaher Präparation darstellen. Wir verwenden für das Absetzen von Ästen aus der A. mesenterica superior zum Pankreaskopf oder von Ästen zum Pankreaskörper daher in der Regel Titan-Clips. Eine Konversion zum offenen Vorgehen ist bei komplexeren arteriellen Verletzungen in der Regel notwendig.

25.8 Robotische Pankreatoduodenektomie[1]

Die robotische Pankreatoduodenektomie ist das modernste Verfahren und gewinnt in den letzten Jahren zunehmend gegenüber der laparoskopischen Technik an Bedeutung. Ein

[1] Der Kapitelabschnitt 25.8 wurde mit freundlicher Genehmigung des Thieme-Verlages aus folgender Publikation übernommen: Wellner/Petrova/Keck, Laparoskopische und robotische Pankreaschirurgie. Allgemein- und Viszeralchirurgie up2date 2020; 14(06): 539–553. DOI: 10.1055/a-1128-3340. © 2020. Thieme.

Grund hierfür ist wahrscheinlich eine kürzere Lernkurve: Abwinkelbare Instrumente in Kombination mit dreidimensionaler Sicht auf den Situs sind intuitiv einfacher zu bedienen, vor allem bei komplexen Rekonstruktionsschritten.

25.8.1 Trokarplatzierung und Docking

Lagerung und Docking

Die Lagerung erfolgt in Y-Lage mit angelagerten Armen. Nach Einbringen der Trokare erfolgt das Docking an den Patient Cart des Da Vinci-Systems von rechts kranial. Der Tisch-Assistent steht zwischen den Beinen. Dem Einbringen der Kamera in den zweiten Roboter-Trokar folgt das Targeting und Docking der übrigen Trokare. Hier sollte zwischen den Roboterarmen mindestens eine Faustbreite Abstand bestehen bleiben. Nach Abschluss des Dockings werden die Instrumente wie folgt positioniert: bipolare gefensterte Pinzette via Trokar 1, Kamera via Trokar 2, bipolare Schere via Trokar 3 und ein Halte-Instrument wie z. B. kleiner Retraktor via Trokar 4. Über den Hilfs-Trokar können bei Bedarf weitere Laparoskopie-Instrumente wie Stapler oder Versiegelungs-Instrumente eingeführt werden (Abb. 25.3).

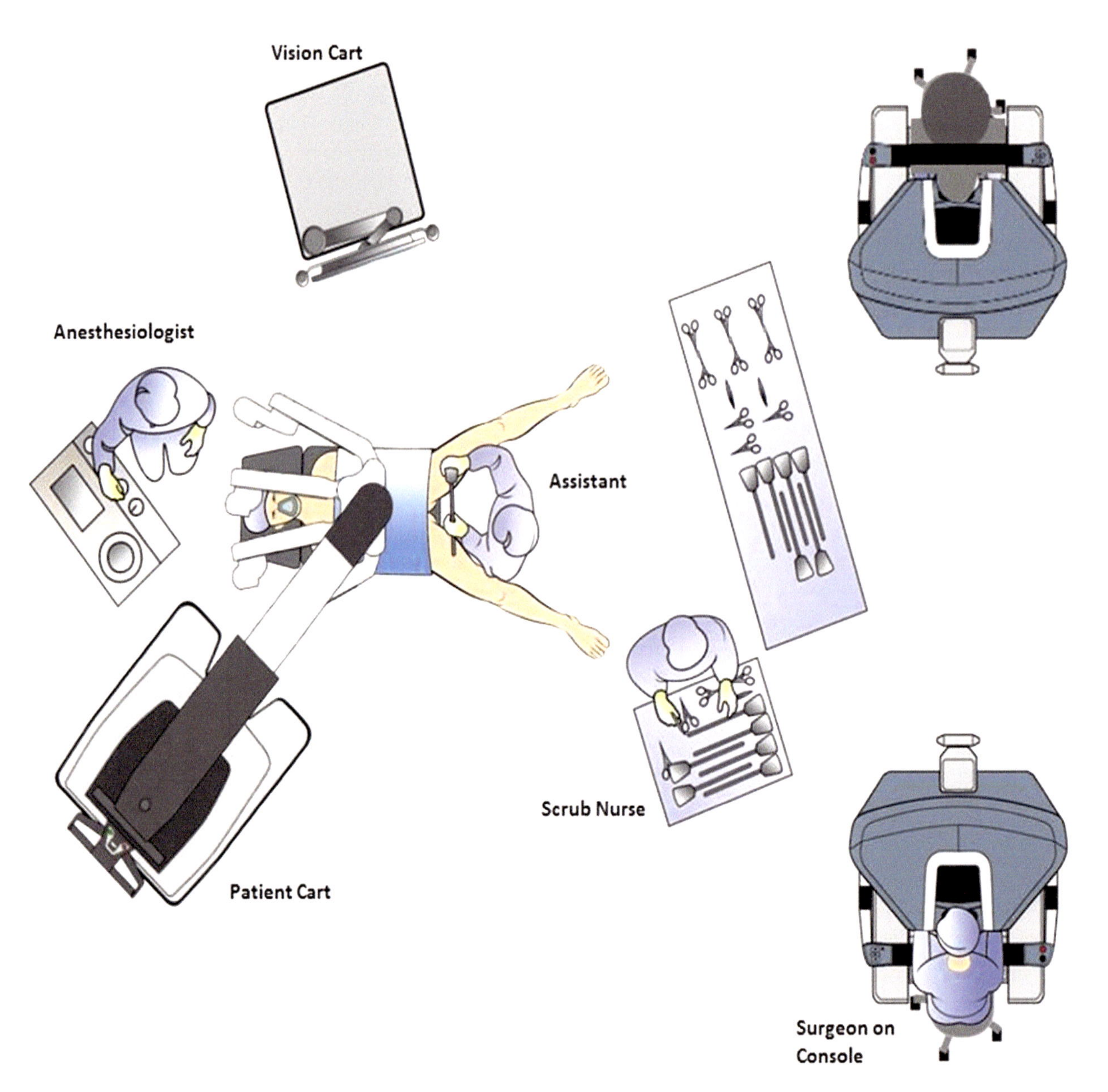

Abb. 25.3 Setting bei einer robotisch assistierten Pankreasoperation. Der Patient Cart des DaVinci-Xi-Systems wird von oben rechts an den Patienten herangefahren. Der Tischassistent sitzt zwischen den Beinen des Patienten. (Quelle: Müller-Debus CF, Thomaschewski M, Zimmermann M et al. Robotergestützte Bauchspeicheldrüsenchirurgie. Zentralbl Chir 2020; 145: 260–270. doi:10.1055/a-1150-8361)

Trokare

Bei robotischen Pankreasoperationen verwenden wir einen Hilfs-Trokar zusätzlich zu den 4 Da Vinci Trokaren. Die Trokarplatzierung wird mit dem Hilfs-Trokar zur diagnostischen Laparoskopie begonnen. Wir verwenden hierfür einen 12 mm First-Entry-Trokar, wodurch das Risiko eines Emphysems oder gar einer CO2-Retention verringert wird (Kii Fios-First Entry, Applied Medical, Rache Santa Margarita, CA, USA). Die exakte Positionierung der Roboter-Trokare wird im jeweiligen Abschnitt erläutert, die Nummerierung der Trokare respektive Roboter-Arme erfolgt von rechts nach links von eins bis vier.

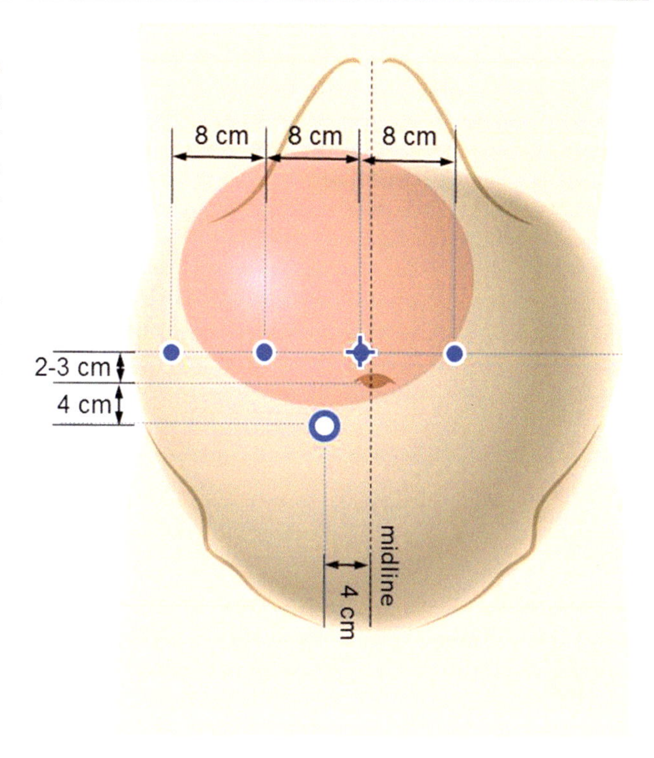

Abb. 25.4 **Trokarplatzierung für eine robotisch assistierte Pankreatoduodenektomie**. Der Hilfstrokar wird ca. 4 cm rechts vom Nabel des Patienten und 4 cm unterhalb des Bauchnabels (diagonale Linie) gesetzt. Die 4 Robotertrokare werden mit einem Abstand von 8 cm auf einer geraden horizontalen Linie mit einem Abstand von ca. 20 cm zum Operationsfeld gesetzt. (Quelle: Müller-Debus CF, Thomaschewski M, Zimmermann M et al. Robotergestützte Bauchspeicheldrüsenchirurgie. Zentralbl Chir 2020; 145: 260–270. doi:10.1055/a-1150-8361)

25.8.2 Robotische Pankreatoduodenektomie: Operationsschritte

Trokarplatzierung und Lagerung

Der Hilfs-Trokar wird ca. 4 cm rechts und 4 cm unterhalb des Bauchnabels gesetzt. Nach Anlage des Pneumoperitoneums werden die vier Roboter Trokare unter Sicht in einer horizontalen Linie etwa 2 cm oberhalb des Nabels im Abstand von 8 cm untereinander eingebracht. Vor dem Andocken wird der Operationstisch um 15° Anti Trendelenburg und um 8° zur linken Seite des Patienten gekippt. Weitere Bewegungen des OP-Tisches sind meist nicht mehr notwendig (Abb. 25.4).

Zugang zum Pankreas

Das Lig. teres hepatis wird über eine transkutan platzierte 2-0-Naht mit einer geraden Nadel an der oberen Bauchdecke fixiert, um die Leber nach kranial und zur Bauchdecke zu positionieren. Zur Eröffnung der Bursa omentalis mit Erhalt der gastroepiploischen Arkade wird der Magen wird über Arm 4 mittels Small Grasping Retractor angehoben. Der Tisch-Assistent zieht das Colon transversum/Omentum majus nach kaudal sofern die Anti-Trendelenburg Lagerung nicht schon ausreichend spontane Traktion erzeugt. Zur exakten Tumorlokalisation kann ein intraoperativer Ultraschall durchgeführt werden (Abb. 25.5).

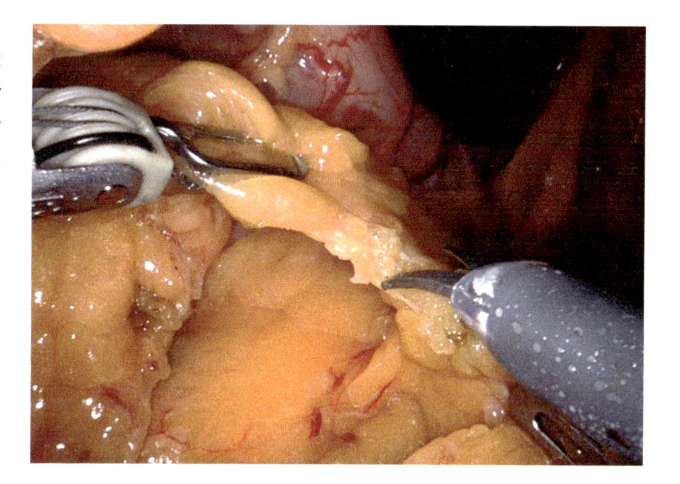

Abb. 25.5 **Zugang zu Bursa omentalis und Pankreas**. Das Ligamentum gastrocolicum wird unter Schonung der gastroepiploischen Arkade durchtrennt.

Kocher-Manöver

Es folgt die Mobilisation der rechten Kolonflexur entlang des Duodenums (Pars II und III), der Magen wird hierbei in den linken kranialen Quadranten gehalten (Arm 4). Anschließend wird die Leber nach kranial gehalten (Arm 4) und ein Kocher-Manöver von Pars I bis III des Duodenums durchgeführt. Im Sinne eines artery first approach kann jetzt

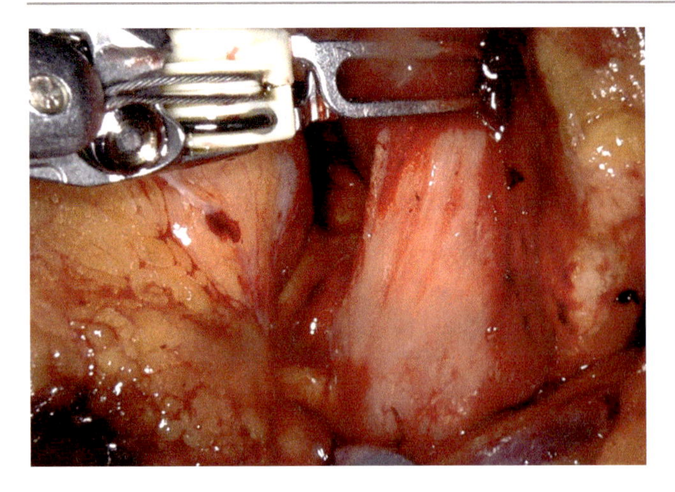

Abb. 25.6 Mobilisation des Duodenums nach Kocher. Die Mobilisation geschieht unter Schonung der rechten Kolonflexur (links im Bild) von Pars I bis zu Beginn von Pars IV duodeni

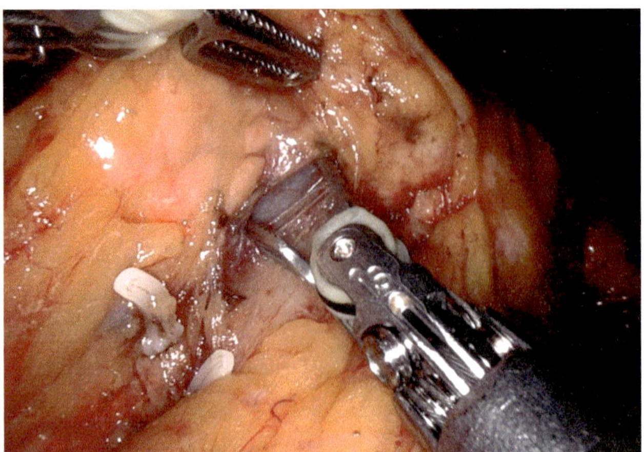

Abb. 25.7 Präparation am Pankreasunterrand. Darstellung der Vena mesenterica superior am Pankreasunterrand und Beginn der Untertunnelung des Pankreashalses von kaudal auf der Pfortader

bereits eine Infiltration der A.mesenterica superior beurteilt werden. Entgegen des Uhrzeigersinns wird dann das Duodenum in Pars IV mobilisiert und die V.mesenterica superior (VMS) am Processus uncinatus dargestellt (Abb. 25.6).

Präparation am Pankreas-Unterrand

Während dieses OP-Schrittes werden Magen und Pylorus nach kranial gehalten (Arm 4). Zunächst wird die VMS aufgesucht. Als Leitstruktur dienen V. gastroepiploica dextra und V. colica media, diese werden bis zur Einmündung in die VMS dargestellt. Die V. gastroepiploica wird am Pankreaskopf zirkulär freigelegt und zwischen Clips durchtrennt. Nach der Präparation der VMS am Pankreas-Unterrand wird die Präparation für einige weitere Zentimeter am Pankreas-Unterrand nach links Richtung Pankreasschwanz fortgeführt (Abb. 25.7).

Der Pylorus wird nun zirkulär mobilisiert, anschließend das Duodenum 2 cm postpylorisch durchtrennt. Dies erfolgt durch den Tisch-Assistenten mittels Endostapler (Endo GIA lila 60 mm, Medtronic, Dublin, Irland) via Hilfs-Trokar. Der nun mobilisierte Magen kann für die verbleibende Präparationsphase im linken Oberbauch platziert werden.

Präparation am Pankreas-Oberrand

Die Präparation wird jetzt entlang des Pankreas-Oberrandes fortgesetzt. Mit Arm 4 wird die Leber nach kranial gehalten, der Tisch-Assistent drückt das Pankreas mit einem Stieltupfer oder einer geschlossenen Zange vorsichtig nach kaudal. Zuerst erfolgt die Eröffnung des Omentum minus und die Lymphadenektomie am Ligamentum hepatoduodenale (Abb. 25.8).

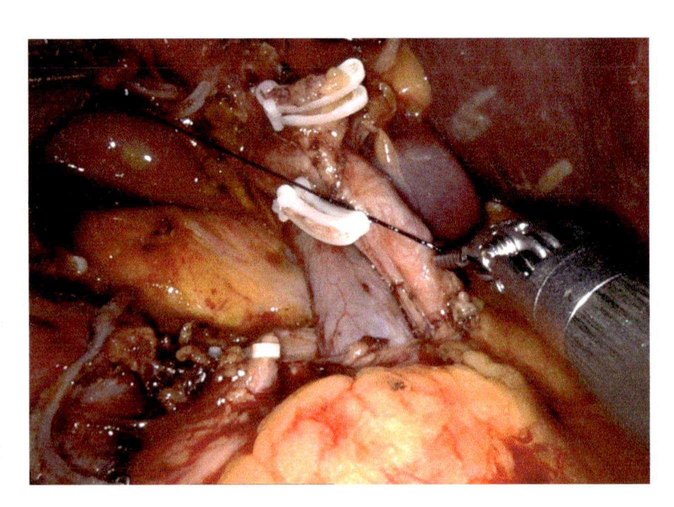

Abb. 25.8 Absetzen der A.gastroduodenalis. Der Stumpf der A.gastroduodenalis wird mit zwei Clips und einer nicht-resorbierbaren Ligatur gesichert.

Leitstruktur ist hierbei die Lymphknotenstation 8 am Oberrand des Pankreas. Nach Dissektion derselben wird die A. hepatica communis sichtbar und die Lymphadenektomie in Richtung Truncus coeliacus fortgesetzt. Dieses Lymphknoten-Paket wird dann in Richtung des Lig.hepatoduodenale weiterentwickelt und verbleibt am Hauptpräparat. Die weitere Lymphadenektomie wird zuerst rechts, dann links im Ligamentum hepatoduodenale fortgeführt. Die A. hepatica communis, A. gastroduodenalis, A. hepatica propria und ihre Bifurkation werden hierbei dargestellt. Diese Gefäße müssen vollständig dargestellt sein, um eine atypische oder akzessorische A. hepatica dextra aus der A. mesenterica superior (AMS) nicht zu übersehen.

Nun folgt die antegrade Cholezystektomie mit Verfolgung des D.cysticus und Durchtrennung des Ductus hepaticus communis (DHC) kranial der Einmündung des D.cysticus. Die A. gastroduodenalis wird mit Hem-o-lock™ Clips verschlossen und durchtrennt, hierbei wird die A. gastroduodenalis nach zentral stets durch zwei Clips und einen nicht resorbierbaren Faden dreifach ligiert. Zuletzt wird die Lymphadenektomie abgeschlossen und die V.portae damit bis zum Pankreas-Oberrand mobilisiert.

Transsektion des Pankreas

Mit der schrittweisen Untertunnelung des Pankreas auf der Pfortader vereinigen sich die Präparationsebenen von Pankreas-Ober- und Unterrand. Anschließend wird das Pankreasparenchym am Pankreas-Hals durchtrennt. Um Blutungen aus der oberen und unteren Gefäßarkade des Pankreas zu vermeiden, werden am Pankreas-Ober- und Unterrand jeweils zwei Durchstechungsligaturen zur Kontrolle der oberen und unteren Randarkade platziert. Wir ziehen es vor, die Bauchspeicheldrüse nach der Koagulation mit der bipolaren Maryland-Pinzette schrittweise im Wechsel mit der monopolaren Schere zu durchtrennen. Der D. Wirsungianus sollte identifiziert, leicht prominent zum Pankreaskopf hin präpariert und dann mit leichtem Überstand durchtrennt werden. Am D. Wirsungianus wird keine Elektrokauterisation durchgeführt Abb. 25.9).

Nach der Transsektion wird das Rest-Pankreas entlang der V. lienalis ca. 3 cm in Richtung Cauda mobilisiert. Hierbei wird der Pankreasschwanz an den zuvor gesetzten Durchstechungsligaturen mittels 4 Arm angehoben. In der Regel zeigen sich bei dieser Mobilisation zwei kleine Gefäße dorsal am Pankreas-Corpus welche aus A. lienalis und AMS entspringen und durchtrennt werden müssen.

Präparation der Mesenterialwurzel

Im nächsten Schritt wird die erste Jejunalschlinge präpariert. Dieser Schritt ist besonders bei übergewichtigen Patienten in Roboter-assistierter Technik eine Herausforderung. Die Präparation wird an Pars IV Duodeni von der rechten Seite der Mesenterialwurzel begonnen und bis zum Treitz-Band fortgesetzt (d. h. Präparation ausschließlich von rechts). So wird der Processus uncinatus vollständig mobilisiert. Arm 4 zieht dabei das Duodenum Richtung rechts kranial. Das Jejunum wird erst durchtrennt, wenn es vollständig unter der Mesenterialwurzel hindurch in den rechten oberen Quadranten mobilisiert ist. Hinsichtlich der späteren Rekonstruktion verläuft das Jejunum jetzt im Bett des ehemaligen Duodenums Abb. 25.10).

Transsektion des Mesopankreas

Nun erfolgt die Transsektion des Mesopankreas entlang von Processus uncinatus und Pankreaskopf von kaudal nach kranial. Als Leitstruktur dient anfangs der erste Venenast des Jejunums zur VMS, danach die rechte Zirkumferenz der AMS. Zur optimalen Exposition dieser Leitstrukturen schiebt der Tisch-Assistent die V. mesenterica vorsichtig mit einem 5-mm-Tupfer nach kranial links. Die größeren Äste der VMS und AMS (Aa. pancreatico-duodenalis inferior et superior) werden schrittweise mittels Hem-o-lock™ Clips oder Ligaturen verschlossen, für kleinere venöse Äste zur VMS/V.portae kann der Vessel Sealer zum Einsatz kommen (Abb. 25.11).

Der mesopankreane Schnittrand entscheidet beim Pankreaskopfkarzinom in der Regel über den Resektionsstatus im Sinne der CRM (circumferential margin) Klassifikation. Hier stellt ein Abstand von 1 mm oder mehr vom Tumor einen starken unabhängigen Prognosefaktor dar (Keck et al. 2016).

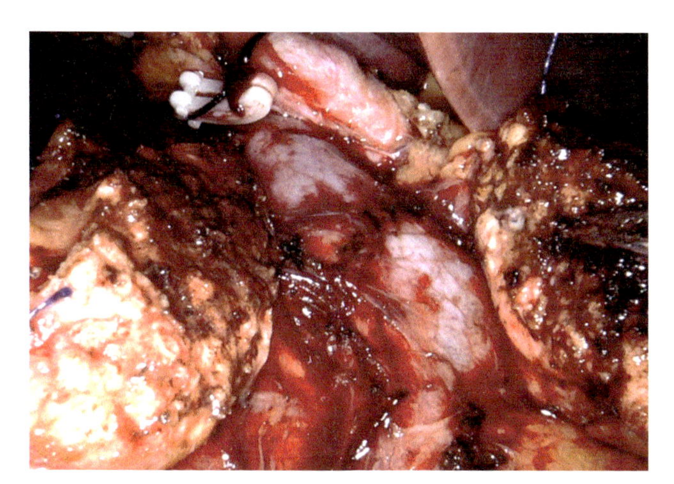

Abb. 25.9 Transsektion des Pankreashalses. Durch Transsektion des Pankreashalses werden die Pfortader und das Mesopankreas exponiert. Rechts im Bild das Restpankreas mit schmalem normkalibrigen Pankreasgang.

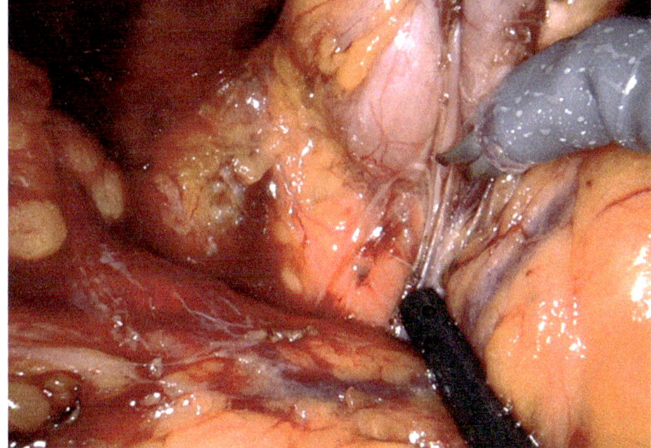

Abb. 25.10 Vollständige Mobilisation des Duodenums. Die Mobilisation der Pars IV duodeni bis zum Treitz'schen Band erfolgt vollständig von rechts unter guter Sicht von rechts unter die Mesenterialwurzel.

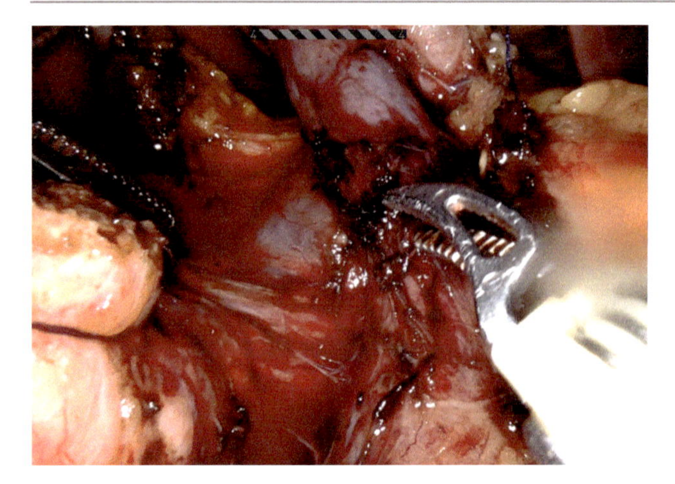

Abb. 25.11 **Mesopankreane Transsektion**. Die schrittweise Durchtrennung des Mesopankreas rechts der A.mesenterica superior von kaudal nach kranial beendet die Resektionsphase.

Am Ende der mesopankreanen Transsektion vereint sich deren Präparationsebene mit der des anfangs beschriebenen Kocher-Manövers mit Artery first approach, womit die Resektionsphase abgeschlossen ist. Die Bergung des Präparats erfolgt ohne Abdocken der Roboterarme über eine 5–7 cm lange Medianlaparotomie im Epigastrum unter Verwendung eines kleinen Alexis-Retraktors (Alexis O Wound Protector mit laparoskopischer Kappe, Applied Medical, Rachno Santa Margarita, CA, USA). Der Zugang wird zunächst mit der Kappe des Alexis-Retraktors verschlossen.

Pankreatiko-Jejunostomie

Im Gegensatz zur offenen Rekonstruktion, bei der wir die Pankreatogastrostomie bevorzugen (Nickel et al. 2020), verwenden wir bei der robotischen Operation die Pankreatiko-Jejunostomie (PJ) nach Blumgart. Der Grund dafür ist, dass das Einbringen des Restpankreas in den Magen über eine anteriore Gastrotomie bei der gegebenen Trokarpositionierung in der Regel unübersichtlich ist und das Restpankreas bei mangelndem haptischem Feedback des Robotersystems hierbei beschädigt werden kann (Abb. 25.12).

Die Pankreatiko-Jejunostomie nach Blumgart beginnt mit drei doppelt armierten Nähten (PDS 4.0 15 cm mit MH-Nadel, Ethicon, J&J, USA). Diese werden U-förmig transpankrean und seromuskulär am Jejunum gestochen, so dass sich eine Invagination des Restpankreas von ca. 1 cm ergibt. Nach Vorlegen dieser invaginierenden Hinterwand-Nähte folgt die punktförmige Eröffnung des Jejunums und Duct-to-Mucosa-Anastomose mit internem verlorenen Stent (PancreasPlus 6F, Pflugbeil, Zorneding, Deutschland) in Einzelknopftechnik (5-0 PDS C1-Nadel 10 cm, Ethicon, J&J, USA). Die Duct-to-Mucosa-Naht wird durch Vervoll-

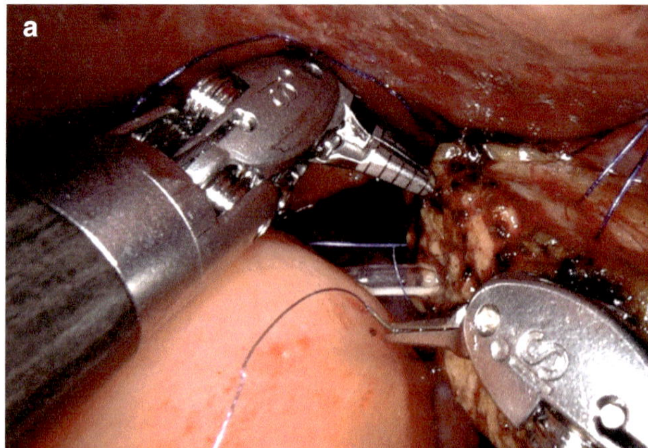

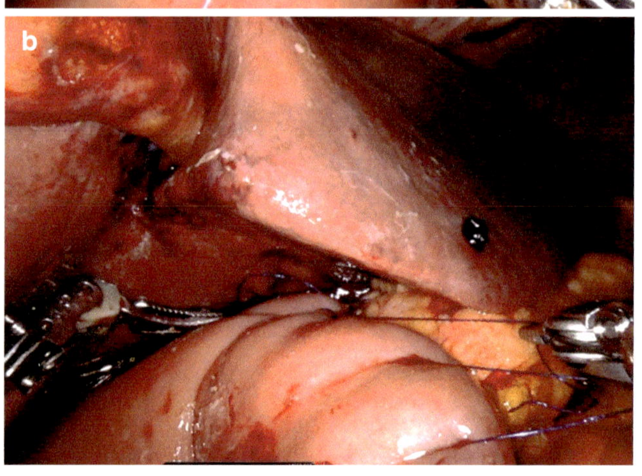

Abb. 25.12 **Pankreatiko-Jejunostomie nach Blumgart**. (**a**) Nach Vorlegen der drei invaginierenden Blumgart-Nähte an der Hinterwand erfolgt die Duct-Mucosa-Anastomose in Einzelknopftechnik mit internem Stenting. (**b**) Die vorderwandseitigen Blumgart-Nähte vervollständigen die Invagination der Anastomose.

ständigung der invaginierenden Blumgart-Nähte an der Vorderwand gedeckt (zuvor vorgelegte PDS 4-0 MH).

25.8.3 Hepatiko-Jejunostomie

Nach Abschluss der PJ folgt distal davon die biliodigestive Anastomose analog zur offenen Ein-Schlingen-Technik. Nach punktförmiger Eröffnung des Jejunums mit der monoploaren Schere wird die Hinterwand in Einzelknopftechnik (PDS 5.0 C1 Needle 10 cm Ethicon, J&J, USA) genäht. Vor Fertigstellung der Vorderwand wird ein verlorener interner Stent eingelegt (PancreasPlus 6F, Pflugbeil, Zorneding, Deutschland). Um die Anastomosenspannung zu verringern, kann eine Fixierung der Jejunalschlinge an der Leber mit einer einzelnen 4-0-Monofilamentnaht (4-0-PDS-SH-Nadel, Ethicon J & J, USA) im Gallenblasenbett sinnvoll sein Abb. 25.13).

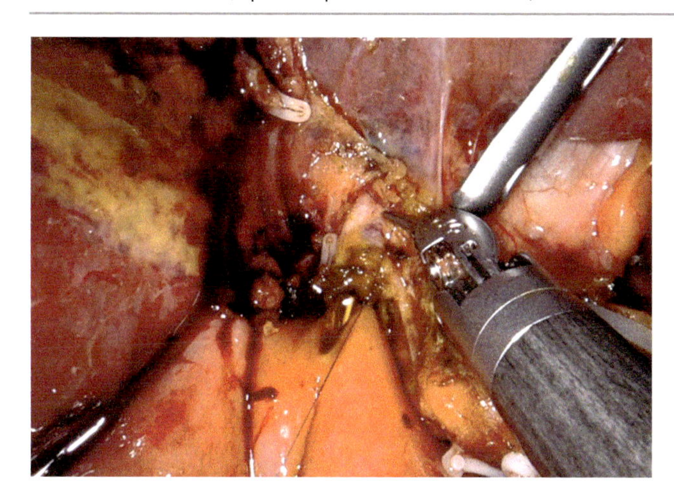

Abb. 25.13 **Hepatiko-Jejunostomie**. Die Hepatiko-Jejunostomie erfolgt in Einzelknopftechnik mit internem Stenting. Die Jejunalschlinge wurde zuvor mit einer Haltenaht im Gallenblasenbett pexiert (links im Bild).

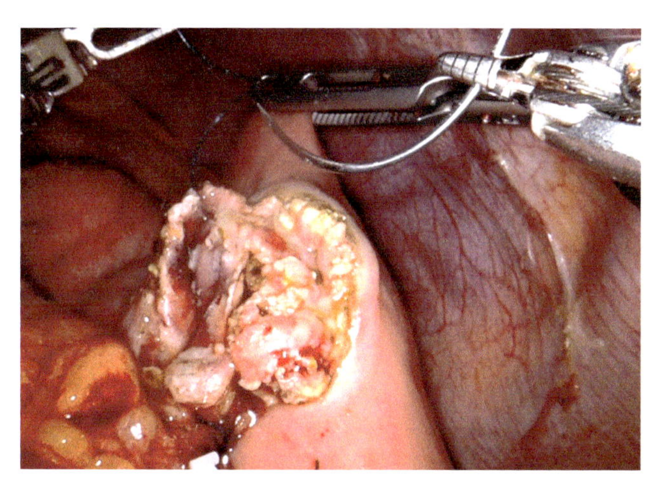

Abb. 25.14 **Duodeno-Jejunostomie**. Diese erfolgt als infrakolische End-zu-Seit-Omega Anastomose in einreihig fortlaufender Nahttechnik

Duodeno-Jejunostomie

Die Rekonstruktion der intestinalen Passage erfolgt als infrakolische End-zu-Seit- Omega-Duodenojejunostomie. Die Klammernaht am Duodenum wird reseziert und die Anastomose in einreihig fortlaufender Nahttechnik hergestellt (PDS 4.0 SH Nadel 15 cm, Ethicon, J&J, USA). Die Manipulation via Arm 4 und Tisch-Assistent (Hilfs-Trokar) kann durch Haltenähte erleichtert werden (Abb. 25.14).

Die Mobilisation des inframesokolischen Dünndarms kann aufgrund des ungünstigen Winkels der Roboterarme kompliziert sein. Die Anastomose kann daher alternativ über die Berge-Laparotomie erfolgen, welche nur temporär mit Kappe verschlossenen wurde (s.o.).

Drainagen und Bauchdeckenverschluss

Vor Abschluss der Operation werden vier EasyFlow™-Drainagen platziert: jeweils zwei dorsal und ventral der biliodigestiven und der Pankreas-Anastomose. Die Trokare werden unter Sicht entfernt und die Bauchdecke im Bereich aller Zugänge schichtweise verschlossen (Fasziennaht mit PDS 2.0 UR6, Ethicon, J&J USA).

25.9 Evidenzbasierte Evaluation

25.9.1 Aktuelle Evidenz

Die minimal-invasive Pankreaschirurgie unterliegt aktuell einer raschen Entwicklung. Aus zahlreichen Expertenmeinungen sowie monozentrischer Evidenz stechen aktuell drei Konsensusempfehlungen hervor: Die Miami International Evidence-based Guidelines on Minimally Invasive Pancreas Resection (Asbun et al. 2020), die Coimbatore Summit Statements (Palanivelu et al. 2018) und die International consensus statement on robotic pancreatic surgery (Liu et al. 2019). Im Folgenden wird auf die wichtigsten Aspekte dieser Leitlinien eingegangen.

Allen gemeinsam ist die Empfehlung zur Bildung von Arbeitsgruppen innerhalb präexistenter Institutionen auf nationaler Ebene, zwecks Promotion, Training und Monitoring minimal-invasiver Pankreaschirurgie. Hierzu wird eine obligatorische Teilnahme an prospektiven Registern empfohlen (Asbun et al. 2020). Für Deutschland existiert mit dem StuDoQ|Pankreas Register der Deutschen Gesellschaft für Allgemein- und Viszeralchirurgie (DGAV) bereits ein Register für Pankreaschirurgie welches diesem Zweck gerecht wird (Wellner et al. 2017).

25.9.2 Indikationsstellung

Es bestehen keine harten Kontraindikationen zur minimal-invasiven Pankreaschirurgie hinsichtlich Patientenalter, BMI oder Voroperationen (Asbun et al. 2020).

Insbesondere im Rahmen der Etablierung minimal-invasiver Eingriffe treten häufig Konversionen zum offenen Vorgehen auf. Es liegen keine Studien zum optimalen Zeitpunkt einer Konversion vor (Asbun et al. 2020). Belegte Risikofaktoren für Konversion sind Erfahrung des Chirurgen, hoher BMI, Nikotinabusus und maligne Tumore (Asbun et al. 2020). Erstere zwei Aspekte leuchten intuitiv ein, die letzteren beiden sind als Surrogatparameter für peripankreatische Entzündung und Verwachsungen im Sinne begleitender chronischer Pankreatitis zu interpretieren.

25.9.3 Instrumente

Angesichts einer Vielzahl strombetriebener Versiegelungs-Instrumente und lokaler Hämostyptika existiert aktuell keine Evidenz für Überlegenheit spezieller Methoden oder Instrumente in der minimal-invasiven Pankreaschirurgie (Asbun et al. 2020). Die Weiterentwicklung der Videotechnik und Instrumente hinsichtlich augmented reality und enhanced visualization ist Gegenstand der aktuellen Wissenschaft und Entwicklung (Asbun et al. 2020) und wird als ein wesentliches Potenzial insbesondere der robotischen Systeme gesehen.

Hinsichtlich der Kosteneffizienz robotischer Pankreasresektionen liegt noch keine gesicherte Evidenz vor, erste Studien weisen jedoch nicht in Richtung auf erhöhte Gesamtbehandlungskosten (Liu et al. 2019).

25.9.4 Etablierung/Lernkurve

Komplexe chirurgische Eingriffe erfordern z. T. erhebliche Eingriffszahlen bevor Lerneffekte nachgewiesen werden können. Als **Maß für Lerneffekte** in der minimal-invasiven Pankreaschirurgie dient meist die Operationszeit, ferner auch die Rate Konversionen zur offenen Technik oder die Rate an technisch anspruchsvollen Operationen z. B. bei chronischer Pankreatitis, Pankreaskarzinom und Operationen mit Gefäßresektion (Asbun et al. 2020). Signifkant erhöhte Raten an Major-Komplikationen während der Etablierungs- und Lernphase wurden bisher nicht berichtet und konnten folglich nicht als Maß für Lerneffekte dienen. Eine Studie belegte auch die Sicherheit der LDP im Rahmen der chirurgischen Ausbildung (Asbun et al. 2020). Die erforderliche **Fallzahl zum Überwinden der Lernkurve** wird in den verfügbaren retrospektiven Studien unterschiedlich beziffert: für LDP 10–40, LPD 10–50, RDP 7–37, RPD 20–40 (Asbun et al. 2020). Ein Grund für diese doch deutliche Heterogenität ist sicherlich das unterschiedliche Ausgangsniveau an Fertigkeiten der beteiligten Chirurgen, welches jedoch nicht an einer allgemein akzeptierten Skala bemessen werden kann.

Unabhängig von der Operationstechnik gilt in der Pankreaschirurgie, insbesondere bei der Pankreatoduodenektomie, eine deutliche **Volume-Outcome-Beziehung** als allgemein anerkannt. Die Ursache hierfür scheint weniger in der chirurgisch-manuellen Fertigkeit als in Indikationsstellung und interdisziplinärem perioperativen Management zu liegen. Mehrere Arbeiten belegen vergleichbare Komplikationsraten aber signifikante Reduktion des "Failure to Rescue" (Versterben nach Auftreten einer Komplikation) mit zunehmender Fallzahl pro Zentrum bzw. Chirurg (Gleeson et al. 2021; van Rijssen et al. 2019; Ratnayake et al. 2022). Die perioperative Mortalität sinkt messbar ab einer Fallzahl von mehr als 10 minimal-invasiven Pankreatoduodenektomien pro Jahr, die Morbidität erst ab mehr als 20 (Asbun et al. 2020). Die gesetzliche Mindestmenge für Pankreasresektionen liegt in Deutschland aktuell bei 10 pro Jahr und Institution.

Die Konsensus-Statements aus Miami nennen zusammenfassend folgende **Voraussetzungen zur Etablierung der minimal-invasiven Pankreaschirurgie**: 1. ein dediziertes Trainingsprogramm, 2. mindestens zwei beteiligte spezialisierte Chirurgen, eine (nicht näher benannte) Mindestfallzahl pro Jahr sowie die Durchführung von Qualitätssicherungsmaßnahmen, idealerweise durch Teilnahme an einem prospektiven Register für Pankreaschirurgie (Asbun et al. 2020). Für die robotische Chirurgie wurde vom Team der Universität Pittsburgh ein Trainingsprogramm in zwei Schritten etabliert: 1. Virtuelles Training, 2. Biotissue Training (Tam et al. 2017; Hogg et al. 2017). In den Niederlanden wurden drei **nationale Trainingsprogramme** für LDP, LPD und RPD mit validierten Lerneffekten auf OP-Zeit, Blutverlust sowie Häufigkeit der Anwendung durchgeführt (de Rooij et al. 2016; de Rooij et al. 2019; Zwart et al. 2021).

25.9.5 Minimal-invasive versus offene Pankreatoduodenektomie

Die laparoskopische Pankreaskopfresektion wurde erstmals 1994 von Ganger und Pomp berichtet (Gagner und Pomp 1994). Aktuell liegen vier **randomisierte kontrollierte Studien (RCT)** aus Indien, Spanien, den Niederlanden und China zum Vergleich der laparoskopischen (LPD) mit der offenen Pankreatoduodenektomie (OPD) vor (Tab. 25.1) (van Hilst et al. 2019; Palanivelu et al. 2017; Poves et al. 2018; Wang et al. 2021). Die beiden monozentrischen RCT aus Indien und Spanien zeigen eine signifikant verkürzte Verweildauer, verlängerte OP-Zeit und geringeren Blutverlust im laparoskopischen Arm, bei vergleichbarer Morbidität und Mortalität. Die **multizentrische RCT** aus den Niederlanden hingegen wurde wegen erhöhter 90-Tage-Mortalität im laparoskopischen Arm bereits nach der Interim-Analyse gestoppt. Sie zeigte bei somit noch geringer Fallzahl keine signifikanten Unterschiede in Mortalität, Morbidität oder Verweildauer, lediglich eine signifikant längere OP-Zeit. Das Ergebnis wird von den meisten Autoren als ein Beleg für die erhebliche Lernkurve des laparoskopischen Verfahrens gesehen.

Hinsichtlich der **robotischen PD (RPD)** liegen keine abgeschlossenen RCTs vor (Tab. 25.1). Eine aktuelle **Metaanalyse retrospektiver** vergleichender Studien belegt auch hier eine signifikant kürzere Verweildauer für die RPD (Gagner und Pomp 1994). In der Subgruppe von Patienten mit hohem BMI zeigte sich in einer retrospektiven Analyse sogar ein Vorteil für RPD versus OPD hinsichtlich kürzerer OP-Zeit, weniger Blutverlust und weniger postoperativen Pankreasfisteln (POPF) (Anaya et al. 2020).

Des Weiteren zeigt sich bei **Vergleich von LPD und RPD** auf der Grundlage retrospektiver Registerdaten kein signifikanter Unterschied hinsichtlich perioperativer und onkologischer Ergebnisse (GdE 2C) (Anaya et al. 2020).

Die **hybrid-laparoskopische PD (HLPD)** mit laparoskopischer Resektion und offener Rekonstruktion wird seltener durchgeführt (Montagnini et al. 2017; Siech et al. 2012). Trotz der rekonstruktiven Mini-Laparotomie scheint die HLPD dieselben perioperativen Vorteile wie LPD und RPD gegenüber der OPD zu bieten, bei ebenfalls onkologischer Gleichwertigkeit. Sie hat außerdem natürlich den Vorteil einer technisch weniger anspruchsvollen Rekonstruktionsphase.

Interessanterweise wurde auch eine **hybrid-laparoskopisch-robotische PD (HLRPD)** beschrieben, bei der die Resektion laparoskopisch und die Rekonstruktion robotisch erfolgt (Gagner und Pomp 1994), mit der Rationale einer rascheren Resektion (da laparoskopisch) und Rekonstruktion (da mit Hilfe abwinkelbarer robotischer Instrumente).

25.9.6 Onkologisches Ergebnis

Neben patientenspezifischen perioperativen Vorteilen, die sich durch eine minimal-invasive Pankreaskopfresektion evtl. ergeben, ist die Betrachtung der onkologischen Aspekte wesentlich relevanter. Da die meisten publizierten Serien derzeit stark selektionierte Erfahrungen widerspiegeln, sind die perioperativ erhobenen Surrogatparameter onkologischer Radikalität (R0-Rate oder LN-Rate) nur beschränkt für die Beantwortung dieser Frage geeignet. Interessante Erfahrungen aus einem hoch spezialisierten Zentrum für minimalinvasive onkologische Pankreaskopfresektionen kommen aus der Mayo Klinik. In einer Matched-pair-Analyse von offenen vs. laparoskopischen Pankreaskopfresektionen bei Patienten mit duktalem Pankreasadenokarzinom zeigte sich dort ein längeres progressionsfreies Überleben in der laparoskopischen Gruppe (Croome et al. 2014) (Abb. 25.15). Gleichzeitig wurde eine signifikant geringere Rate an Lokalrezidiven berichtet. In der Erfahrung der Mayo Klinik erhielten signifikant mehr Patienten in signifikant kürzerer Zeit eine adjuvante Therapie nach laparoskopischer Pankreaskopfresektion.

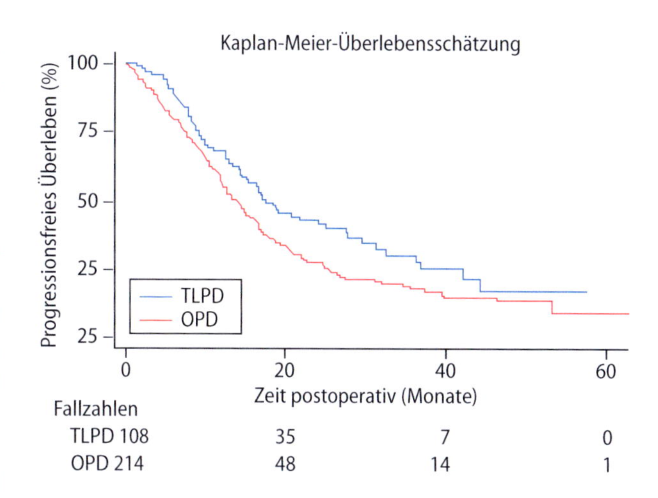

Abb. 25.15 **Einzelserien und Expertenergebnisse**: Kein Unterschied im Gesamtüberleben bei Patienten mit Pankreaskarzinom, aber besseres progressionsfreies Überleben nach laparoskopischer Pankreaskopfresektion gegenüber offener Pankreaskopfresektion. TLPD total laparoskopische Pankreatoduodenektomie, OPD offene Pankreatoduodenektomie. (Nach (Croome et al. 2014))

25.9.7 Zusammenfassung der aktuellen Evidenz

Aktuell lassen sich folgende Punkte zur Evidenz der minimalinvasiven Pankreaskopfresektionen zusammenfassen:

- Die Machbarkeit ist auch für komplexe Operationen gezeigt, minimalinvasive Verfahren scheinen aber v. a. sinnvoll für selektionierte Patienten ohne Notwendigkeit von Gefäßresektionen und ohne ausgeprägte chronische Pankreatitis
- Ein hoher Case Load im Zentrum und beim einzelnen Chirurgen ist für die Etablierung nötig
- Die Lernkurve für robotische Technik scheint kürzer als für laparoskopische
- Daten aus randomisierten Studien liegen bisher nur für die laparoskopische Technik vor und zeigen perioperativ Vorteile der minimalinvasiven Technik
- Die onkologische Qualität der minimalinvasiven Verfahren scheint bei limitierter Datenlage gleichwertig zum offenem Verfahren
- Registerstudien sind auch in Zukunft notwendig

Literatur

Abu Hilal M (2022) ISRCTN27483786 Minimally invasive versus open pancreatoduodenectomy (surgery to remove the head of the pancreas, duodenum, gallbladder and other nearby tissues) for premalignant and malignant disease (DIPLOMA-2). https://www.isrctn.com/ISRCTN27483786. Zugegriffen am 09.12.2022

Adam MA, Choudhury K, Dinan MA et al (2015) Minimally invasive versus open pancreaticoduodenectomy for cancer: practice patterns and short-term outcomes among 7061 patients. Ann Surg 262(2):372–377

Anaya DA, Maduekwe U, He J (2020) The Miami international evidence-based guidelines on minimally invasive pancreas resection: moving from initial adoption to thoughtful dissemination. Ann Surg Oncol 27(6):1726–1729

Asbun HJ, Moekotte AL, Vissers FL et al (2020) The Miami international evidence-based guidelines on minimally invasive pancreas resection. Ann Surg 271(1):1–14

Boggi U, Amorese G, Vistoli F et al (2015) Laparoscopic pancreaticoduodenectomy: a systematic literature review. Surg Endosc 29(1):9–23

Croome KP, Farnell MB, Que FG et al (2014) Total laparoscopic pancreaticoduodenectomy for pancreatic ductal adenocarcinoma: oncologic advantages over open approaches? Ann Surg 260(4):633–638; discussion 638–640

Dai M (2022) NCT03747588 the comparision of laparoscopic and open pancreaticoduodenectomy for pancreatic cancer (MIOPP). https://clinicaltrials.gov/ct2/show/NCT03747588. Zugegriffen am 03.05.2022

Emam TA, Cuschieri A (2003) How safe is high-power ultrasonic dissection? Ann Surg 237(2):186–191

Gagner M, Pomp A (1994) Laparoscopic pylorus-preserving pancreatoduodenectomy. Surg Endosc 8(5):408–410

Gleeson EM, Pitt HA, Mackay TM et al (2021) Failure to rescue after pancreatoduodenectomy: a transatlantic analysis. Ann Surg 274(3):459–466

van Hilst J, de Rooij T, Bosscha K et al (2019) Laparoscopic versus open pancreatoduodenectomy for pancreatic or periampullary tumours (LEOPARD-2): a multicentre, patient-blinded, randomised controlled phase 2/3 trial. Lancet Gastroenterol Hepato 4(3):199–207

Hogg ME, Tam V, Zenati M et al (2017) Mastery-based virtual reality robotic simulation curriculum: the first step toward operative robotic proficiency. J Surg Educ 74(3):477–485

Jin J, Shi Y, Chen M et al (2021) Robotic versus open pancreatoduodenectomy for pancreatic and periampullary tumors (PORTAL): a study protocol for a multicenter phase III non-inferiority randomized controlled trial. Trials 22(1):954

Kamarajah SK, Bundred JR, Marc OS et al (2020) A systematic review and network meta-analysis of different surgical approaches for pancreaticoduodenectomy. HPB 22(3):329–339

Keck T, Wellner UF, Bahra M et al (2016) Pancreatogastrostomy versus pancreatojejunostomy for RECOnstruction after PANCreatoduodenectomy (RECOPANC, DRKS 00000767): perioperative and long-term results of a multicenter randomized controlled trial. Ann Surg 263(3):440–449

Kim S-C (2022) NCT03870698 comparison of functional recovery between laparoscopic and open pancreaticoduodenectomy. https://clinicaltrials.gov/ct2/show/NCT03870698. Zugegriffen am 03.05.2022

Klotz R, Dörr-Harim C, Bruckner T et al (2021) Evaluation of robotic versus open partial pancreatoduodenectomy-study protocol for a randomised controlled pilot trial (EUROPA, DRKS00020407). Trials 22(1):40

Lämsä T, Jin H-T, Nordback PH, Sand J, Luukkaala T, Nordback I (2009) Pancreatic injury response is different depending on the method of resecting the parenchyma. J Surg Res 154(2):203–211

Leitlinienprogramm Onkologie (2021) S3-Leitlinie Exokrines Pankreaskarzinom. {Deutsche Krebsgesellschaft, Deutsche Krebshilfe, AWMF}

Liu R, Wakabayashi G, Palanivelu C et al (2019) International consensus statement on robotic pancreatic surgery. Hepatobiliary Surg Nutr 8(4):345–360

Montagnini AL, Røsok BI, Asbun HJ et al (2017) Standardizing terminology for minimally invasive pancreatic resection. HPB 19(3):182–189

Nag HH (2022) NCT03722732 comparison of blood loss in laparoscopic vs open pancreaticoduodenectomy in patients with periampullary carcinoma. https://clinicaltrials.gov/ct2/show/NCT03722732. Zugegriffen am 03.05.2022

Nickel F, Haney CM, Kowalewski KF et al (2020) Laparoscopic versus open pancreaticoduodenectomy: a systematic review and meta-analysis of randomized controlled trials. Ann Surg 271(1):54–66

Nimptsch U, Krautz C, Weber GF, Mansky T, Grützmann R (2016) Nationwide in-hospital mortality following pancreatic surgery in germany is higher than anticipated. Ann Surg 264(6):1082–1090

Ouyang L, Zhang J, Feng Q, Zhang Z, Ma H, Zhang G (2022) Robotic versus laparoscopic pancreaticoduodenectomy: an up-to-date system review and meta-analysis. Front Oncol 12:834382

Palanivelu C, Senthilnathan P, Sabnis SC et al (2017) Randomized clinical trial of laparoscopic versus open pancreatoduodenectomy for periampullary tumours. Br J Surg 104(11):1443–1450

Palanivelu C, Takaori K, Abu Hilal M et al (2018) International summit on laparoscopic pancreatic resection (ISLPR) "Coimbatore Summit Statements". Surg Oncol 27(1):A10–A15

Pan S, Qin T, Yin T et al (2022) Laparoscopic versus open pancreaticoduodenectomy for pancreatic ductal adenocarcinoma: study protocol for a multicentre randomised controlled trial. BMJ Open 12(4):e057128

Poves I, Burdío F, Morató O et al (2018) Comparison of perioperative outcomes between laparoscopic and open approach for pancreatoduodenectomy: the PADULAP randomized controlled trial. Ann Surg 268(5):731–739

Ratnayake B, Pendharkar SA, Connor S et al (2022) Patient volume and clinical outcome after pancreatic cancer resection: a contemporary systematic review and meta-analysis. Surgery 172(1):273–283

van Rijssen L, Zwart M, Van Dieren S et al (2019) Variation in hospital mortality after pancreatoduodenectomy is related to failure to rescue rather than major complications: a nationwide audit [Internet]. HPB 21:S755–S756. https://doi.org/10.1016/j.hpb.2019.10.1494

de Rooij T, van Hilst J, Boerma D et al (2016) Impact of a nationwide training program in minimally invasive distal pancreatectomy (LAELAPS). Ann Surg 264(5):754–762

de Rooij T, van Hilst J, Topal B et al (2019) Outcomes of a multicenter training program in laparoscopic pancreatoduodenectomy (LAELAPS-2). Ann Surg 269(2):344–350

Siech M, Bartsch D, Beger HG et al (2012) Indications for laparoscopic pancreas operations: results of a consensus conference and the previous laparoscopic pancreas register. Chirurg 83(3):247–253

Speicher PJ, Nussbaum DP, White RR et al (2014) Defining the learning curve for team-based laparoscopic pancreaticoduodenectomy. Ann Surg Oncol [Internet]. https://doi.org/10.1245/s10434-014-3839-7

Tam V, Zenati M, Novak S et al (2017) Robotic pancreatoduodenectomy biotissue curriculum has validity and improves technical performance for surgical oncology fellows. J Surg Educ 74(6):1057–1065

Vladimirov M, Bausch D, Stein HJ, Keck T, Wellner U (2022) Hybrid laparoscopic versus open pancreatoduodenectomy. A meta-analysis. World J Surg 46(4):901–915

Wang M, Meng L, Cai Y et al (2016) Learning curve for laparoscopic pancreaticoduodenectomy: a CUSUM analysis. J Gastrointest Surg 20(5):924–935

Wang M, Li D, Chen R et al (2021) Laparoscopic versus open pancreatoduodenectomy for pancreatic or periampullary tumours: a multicentre, open-label, randomised controlled trial. Lancet Gastroenterol Hepatol 6(6):438–447

Wellner UF, Sick O, Olschewski M, Adam U, Hopt UT, Keck T (2012) Randomized controlled single-center trial comparing pancreatogastrostomy versus pancreaticojejunostomy after partial pancreatoduodenectomy. J Gastrointest Surg 16(9):1686–1695

Wellner UF, Küsters S, Sick O et al (2014) Hybrid laparoscopic versus open pylorus-preserving pancreatoduodenectomy: retrospective matched case comparison in 80 patients. Langenbeck's Arch Surg 399(7):849–856

Wellner UF, Klinger C, Lehmann K, Buhr H, Neugebauer E, Keck T (2017) The pancreatic surgery registry (StuDoQ|Pancreas) of the German Society for General and Visceral Surgery (DGAV) – presentation and systematic quality evaluation. Trials 18(1):163

Zwart MJW, Nota CLM, de Rooij T et al (2021) Outcomes of a multicenter training program in robotic pancreatoduodenectomy (LAELAPS-3). Ann Surg [Internet]. https://doi.org/10.1097/SLA.0000000000004783

Retroperitoneoskopische und transgastrale Nekrosektomie am Pankreas

26

Tobias Keck und Dirk Bausch

Inhaltsverzeichnis

Ergänzende Information Die elektronische Version dieses Kapitels enthält Zusatzmaterial, auf das über folgenden Link zugegriffen werden kann [https://doi.org/10.1007/978-3-662-67852-7_26]. Die Videos lassen sich durch Anklicken des DOI-Links in der Legende einer entsprechenden Abbildung abspielen, oder indem Sie diesen Link mit der SN More Media App scannen.

T. Keck
Klinik für Chirurgie, Universitätsklinikum Schleswig-Holstein, Lübeck, Deutschland
e-mail: tobias.keck@uksh.de

D. Bausch (✉)
Klinik für Allgemein- und Viszeralchirurgie, Marien Hospital Herne, Universitätsklinikum der Ruhr-Universität Bochum, Herne, Deutschland
e-mail: dirk.bausch@elisabethgruppe.de

Im Verlauf einer nekrotisierenden Pankreatitis kommt es oft zu einer interventionspflichtigen Superinfektion der zuvor sterilen Nekroseareale. Die Nekrosen können auch dauerhaft als „walled-off pancreatic necrosis" (WOPN) bestehen bleiben. Bis vor ungefähr zehn Jahren erfolgte die Behandlung mittels offener Nekrosektomie mit einer hohen Morbidität und Mortalität. Seit einigen Jahren wird nach dem „step-up" Konzept zunächst interventionell drainiert und eine chirurgische Therapie nur falls notwendig durchgeführt. Diese erfolgt in der Regel als minimal-invasive transgastrale oder retroperitoneoskopische Nekrosektomie. Die offene Operation wird nur noch zur Beherrschung schwerwiegender Komplikationen (Blutung, Hohlorganperforation, Ischämie) eingesetzt.

T. Keck, C.-T. Germer (Hrsg.), *Minimalinvasive Viszeralchirurgie*, https://doi.org/10.1007/978-3-662-67852-7_26

26.1 Einführung

Die akute Pankreatitis ist eine der häufigsten Erkrankungen des Pankreas. Die schwerwiegende Verlaufsform einer nekrotisierenden Pankreatitis entwickelt sich in 15 % der Fälle (Yadav und Lowenfels 2013). Hier entstehen zunächst sterile Nekrosen des Pankreasgewebes und in der Umgebung des Organs (Banks et al. 2013). Diese verursachen oft schon früh im Krankheitsverlauf ein generalisiertes systemisches Inflammationssyndrom (SIRS). In 40–70 % der Fälle kommt es im weiteren Krankheitsverlauf zu einer Superinfektion der Nekroseareale (Yadav und Lowenfels 2013; Banks et al. 2013), welche eine Sepsis mit Multiorganversagen verursachen und unterhalten können. Dieser schwerwiegende Krankheitsverlauf ist auch die Ursache für die hohe Morbidität und Mortalität der nekrotisierenden Pankreatitis von 8–39 % (Blum et al. 2001; Gloor et al. 2001; Ashley et al. 2001). Die Frühmortalität in den ersten zwei Wochen nach Krankheitsbeginn ist hierbei zumeist durch ein septisches Multiorganversagen oder Komplikationen der Pankreatitis bedingt, während im weiteren Krankheitsverlauf zumeist die Folgen der superinfizierten oder sterilen Nekrosen zum Tode führen können (Gloor et al. 2001; Ashley et al. 2001; Beger et al. 2003).

Das nekrotische Gewebe verflüssigt sich im weiteren Krankheitsverlauf oft partiell und wird dann von einer dicken Membran umgeben, welche das Areal vom umgebenden gesunden Gewebe abgrenzt. Diese nicht spontan regredienten Strukturen werden dann als „walled-off pancreatic necrosis" (WOPN) (Banks et al. 2013) bezeichnet (Abb. 26.1). Pseudozysten, welche als Folge einer chronischen Pankreatitis oder einer schweren interstitiell-ödematösen akuten Pankreatitis auftreten können, weisen im Unterschied zu WOPN keine soliden Anteile auf (Banks et al. 2013). Häufig sind WOPN klinisch mit einer persistierenden Infektkonstellation, Schmerz und einem anhaltenden Gewichtsverlust vergesellschaftet. Zudem können bedingt durch eine mechanische Kompression Magenausgangsstenosen oder Stenosen der Gallenwege bzw. Pfortader auftreten (Banks et al. 2013).

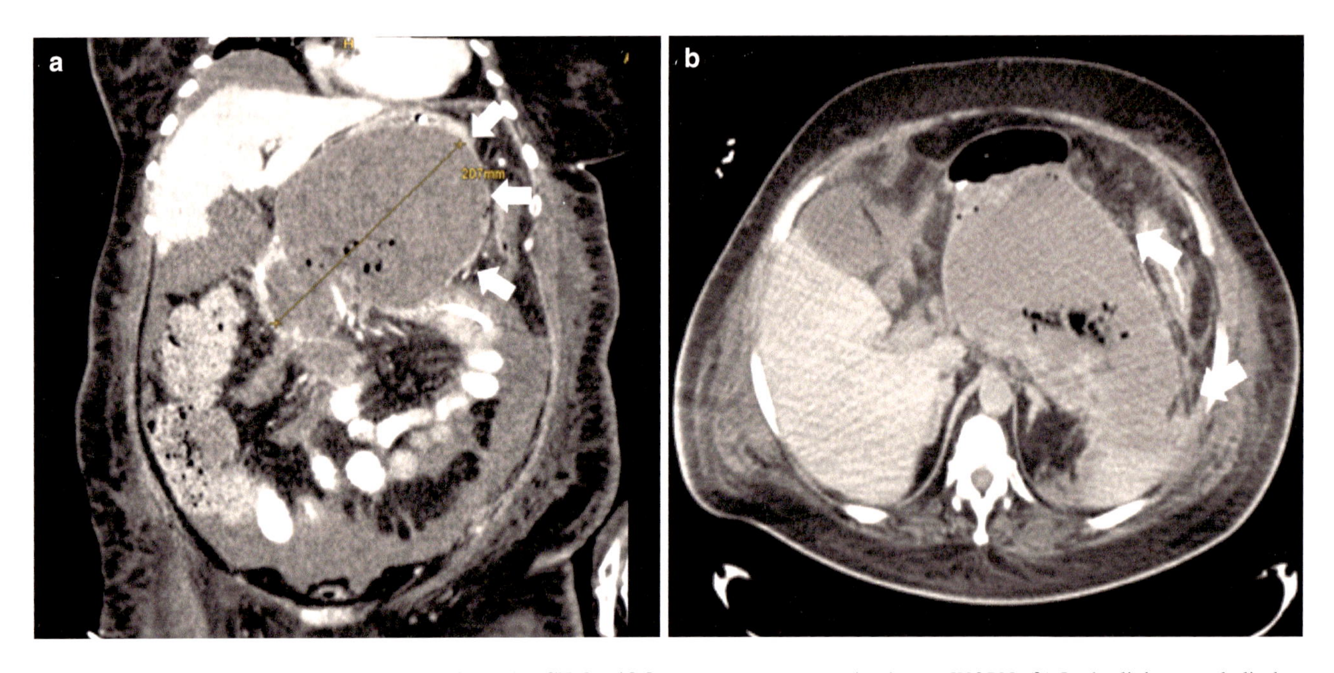

Abb. 26.1 **Walled of pancreatic necrosis (WOPN) im CT des Abdomens**: (**a**) retrogastral gelegene WOPN. (**b**) In der linken parakolischen Rinne gelegene WOPN

26.2 Indikation

Eine Nekrosektomie ist bei nekrotisierenden Pankreatitis ist erforderlich:

- bei Verschlechterung
- bei Stagnation

des Patientenzustands.

Ziel der Behandlung:

- Sanierung des Sepsisfokus
- Beherrschung assoziierter Komplikationen

der Pankreatitis.

Hierzu muss das nekrotische Gewebe entfernt werden. Hierzu wird die Behandlung, falls erforderlich, schrittweise eskaliert:

- Interventionelle Drainageneinlage
- Nekrosektomie bei fortbestehenden symptomatischen Nekrosen/WOPN.

Diese sollte so spät wie möglich im Krankheitsverlauf erfolgen. Die heutzutage am weitesten verbreiteten Verfahren zur Nekrosektomie sind neben dem konventionellen offenen Vorgehen die retroperitoneoskopische und die transgastrale Nekrosektomie (Working Group und I.A.P.A.P.A.A.P.G. 2013).

26.3 Spezielle präoperative Diagnostik

- Computertomographie des Oberbauchs mit Gefäßdarstellung (Angio-CT) (Working Group und I.A.P.A.P.A.A.P.G. 2013).
- sonographische oder CT-gestützte Drainageeinlage
- ggf. Endosonographie bei retrogastralen Verhalten (obligat bei transgastraler Nekrosektomie)

26.4 Aufklärung

- Möglichkeit einer freien Perforation hingewiesen werden,
- Konversion auf offenes operatives Vorgehen
- Gefahr einer Kolonverletzung
- Blutungsrisiko hingewiesen

Im Gegensatz zu anderen Eingriffen am Pankreas werden Pankreasfisteln bei beiden Operationsverfahren nur selten beobachtet, können allerdings als Folge der Pankreatitis auftreten. Allgemeine OP-Komplikationen sind regelhaft in den kommerziell verfügbaren Aufklärungsbögen verschiedener Anbieter aufgeführt. Hierzu zählen Verletzungen benachbarter Organe oder Wundinfekte.

26.5 Lagerung

Transgastrale Nekrosektomie:

- - Seitenlagerung zur Aspirationsprophylaxe
- - ggf. Umlagerung zur besseren Exposition

Besondere Lagerungshilfsmittel sind hier in der Regel nicht erforderlich.

Retroperitoneoskopische Nekrosektomie:

- Halbseitenlage mit Anhebung der betroffenen Seite und Anlagerung beider Arme
- ggf. einen Arm auslagern (Zugänglichkeit für Anästhesisten)

Lagerungshilfsmittel:

- - OP-Tisch-Verlängerungsplatte
- - Kopfstütze
- - seitlicher Haltebügel für die Kopfstütze
- - seitliche Retraktoren
- - Haltegurte
- - aufblasbares Kissen
- - ggf. Vakuummatratze

26.6 Positionierung im Raum

- Monitor steht über der nicht betroffenen Schulter des Patienten
- Operateur und 1. Assistent auf der betroffenen Seite
- ggf. 2. Assistent auf der nicht betroffenen Seite
- OTA am Bein auf der Seite des Operateurs

26.7 Technische Voraussetzungen

Folgende technische Voraussetzungen sollten für die retroperitoneoskopischen Nekrosektomie gegeben sein:

- Lagerungstisch mit der Möglichkeit zur optimalen Ausnutzung des Gravity displacement und der Möglichkeit einer Links- bzw. Rechtsseitenlage.
- Reguläres Instrumentarium zur Laparoskopie sowie bipolare laparoskopische Schere und bipolarer laparoskopischer Overholt.
- Proktoskop
- OP-Instrumentarium für die offene Operation, da im Falle einer Perforation oder Blutung ggf. eine rasche Konversion erfolgen muss.

Die technischen Voraussetzungen für die transgastrale Nekrosektomie sind:

- Möglichkeit der Sonographie, Endosonogroaphie und endosonographischen Punktion
- Gastroskop mit geeigneten Fasszangen

26.8 Überlegungen zur Wahl des Operationsverfahrens

Die Wahl des Operationsverfahrens richtet sich nach der Lagebeziehung der WOPN oder infizierten Pseudozyste zum Magen und zur Bauchdecke. Hinter dem Magen gelegene Verhalte können am besten mittels transgastraler Nekrosektomie therapiert werden. Voraussetzung ist jedoch, dass die WOPN oder infizierte Pseudozyste ausreichenden Kontakt zur Magenhinterwand hat (Abb. 26.1a, Tab. 26.1). Während Stenteinlagen auch in der Frühphase der Pankreatitis (<2 Wochen) transgastral möglich sind, setzt die Nekrosektomie eine ausreichend ausgebildete Pseudokapsel voraus, da andernfalls eine freie Ruptur in die Bauchhöhle droht, welche einer operativen Revision bedarf. Dies ist in der Regel nach 4–6 Wochen der Fall.

Voraussetzung für die retroperitoneoskopische Nekrosektomie sind bauchwandnah gelegene WOPN oder infizierte Pseudozysten. Diese finden sich am häufigsten im Bereich des Pankreasschwanzes oder der linken parakolischen Rinne, seltener auch im Bereich des Pankreaskopfes bzw. der rechten parakolischen Rinne (Abb. 26.1b, Tab. 26.1). Auch hier muss eine ausreichend ausgebildete Pseudokapsel vorliegen, da andernfalls ebenfalls eine freie Ruptur in die Bauchhöhle droht, welche einer offenen operativen Revision bedarf. Dies ist in der Regel nach 4–6 Wochen der Fall. Die vorherige interventionelle Einlage von Drainagen in den Verhalt ist hilfreich, da diese während des Eingriffs die Orientierung ermöglichen. Falls erforderlich, kann dies bereits in der Frühphase der Pankreatitis (<2 Wochen) zur Drainage der Verhalte erfolgen.

Akut in der Frühphase auftretende Komplikationen der Pankreatitis, wie Blutungen oder Ischämien sowie Hohlorganperforationen sind auch weiterhin eine Domäne der offenen Chirurgie.

Tab. 26.1 **Vor- und Nachteile transgastraler und retroperitoneoskopischer Nekrosektomie im Vergleich**

	Transgastrale Nekrosektomie	Retroperitoneoskopische Nekrosektomie
Indikation	retrogastrale WOPN mit Kontakt zur Magenhinterwand und Vorwölbung in den Magen	WOPN der parakolischen Rinnen (links > rechts)
Nachteile	multiple WOPN nur mit mehreren Zugängen WOPN in den parakolischen Rinnen schlecht erreichbar	Pankreaskopf oder -korpus schlecht erreichbar
Komparti-mentierung	erhalten	erhalten
Zugangstrauma	minimal	gering

26.9 Operationsablauf – How to do it

26.9.1 Retroperitoneoskopische-Nekrosektomie

Vor dem Eingriff erfolgt zunächst die interventionelle Drainageeinlage in die WOPN (Abb. 26.2a). Intraoperativ wird dann zunächst mittels Elektrokauter der Zugang zur WOPN geschaffen (Abb. 26.2b, c). Die Präparation erfolgt hierbei entlang der Drainage, welche als Führung dient. Der Zugang muss ausreichend dimensioniert sein, um die Einbringung eines Rektoskops zu ermöglichen (ca. 4–5 cm). Nun wird die Drainage entfernt und ein Rektoskop über den geschaffenen Zugang eingebracht (Abb. 26.2d). Jetzt lässt sich oft schon nekrotisches Gewebe mit infizierter Flüssigkeit absaugen. Die Entnahme eines Abstrichs sollte hier obligat sein. Ein blindes Absaugen in der Tiefe ist zu vermeiden, da es leicht zu einer Verletzung von Gefäßen in der Wand der WOPN kommen kann. Vielmehr sollte eine laparoskopische Kameraoptik zur weiteren Orientierung eingebracht werden. Zur besseren Visualisierung lässt sich mittels laparoskopischem Spül-Saugsystem weiteres Material absaugen

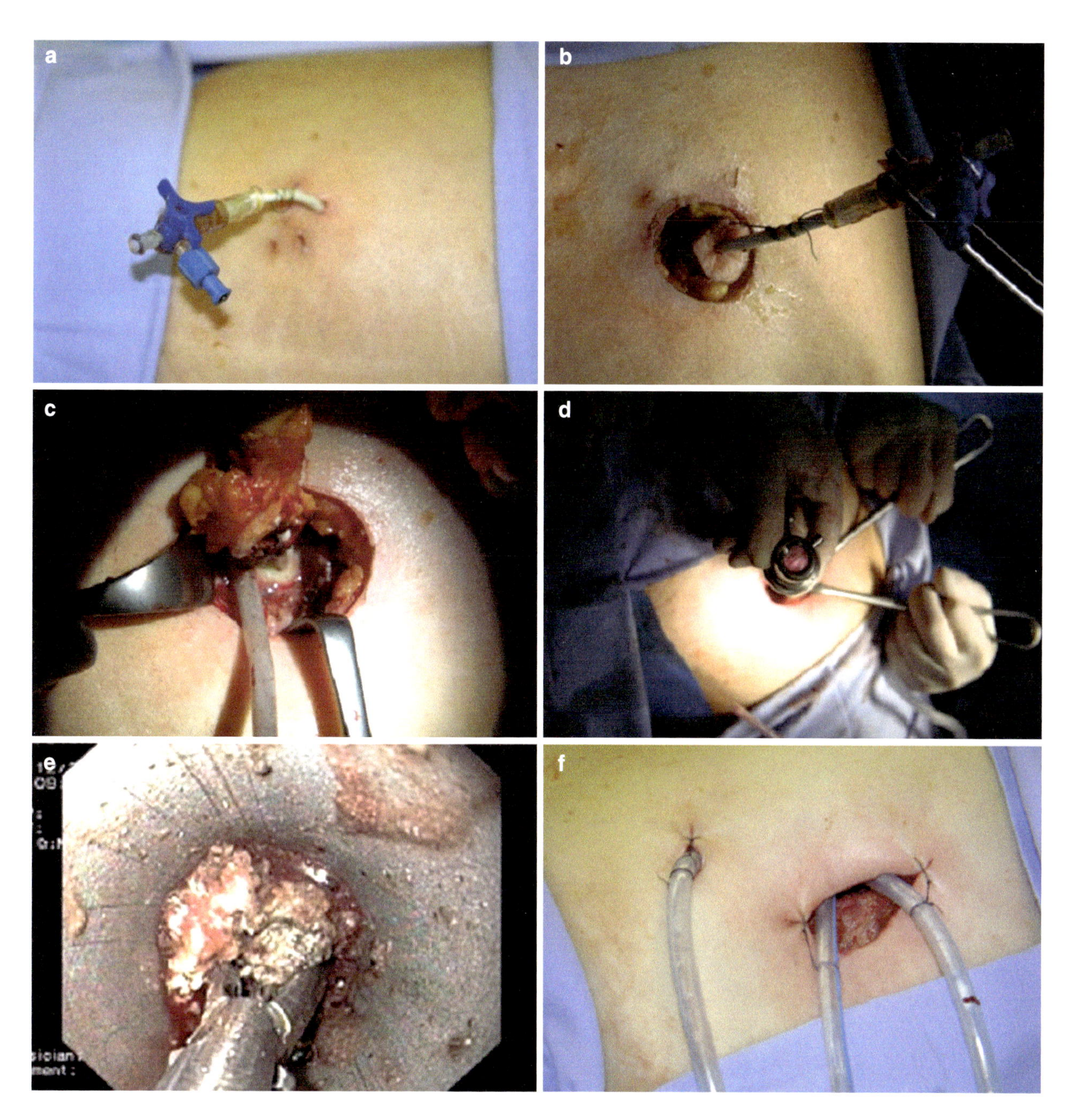

Abb. 26.2 **Retroperitoneoskopische Nekrosektomie**: (**a**) interventionell eingelegte Drainage als Leitstruktur. (**b**, **c**) Eröffnen der WOPN entlang des Drainagekanals. (**d**) Einsetzen eines Rektoskops. (**e**) Nekrosektomie unter Sicht. (**f**) Platzierung von Drainagen

bzw. die Nekrosehöhle spülen. Festes nekrotisches Material kann dann mittels laparoskopischer Fasszange entfernt werden (Abb. 26.2e). Es sollten hierbei möglichst alle wenig oder mäßig adhärenten nekrotischen Gewebefragmente entfernt werden. Die vollständige Entfernung aller Nekrosen ist jedoch nicht Ziel des Eingriffs, da es hierbei leicht zu einer Verletzung der Wand der WOPN von Gefäßen kommen kann.

Nach dem Abschluss der Nekrosektomie wird die Nekrosehöhle lavagiert, bis die abgesaugte Spülflüssigkeit klar ist. Dann erfolgt die Einlage einer oder mehrerer großlumiger Silikondrainagen (Abb. 26.2f). Mindestens eine Drainage sollte hierbei in den tiefsten Punkt der Nekrosehöhle eingelegt werden. Die Drainagen sollten bis zur vollständigen Abheilung der WOPN in situ bleiben.

Nach Annaht der Drainagen kann ein partieller Verschluss des Zugangswegs erwogen werden. Ein vollständiger Wundverschluss sollte aufgrund des hohen Risikos eines Wundinfektes nicht durchgeführt werden.

Video 26.1 zeigt illustrierend eine linksseitige retroperitoneoskopische Nekrosektomie am Pankreas. (Abb. 26.3). Der Patient hatte bei nekrotisierender Pankreatitis eine „Walled-off pancreatic necrosis" entwickelt. Trotz interventioneller Einlage einer Drainage war es nicht zu einer Besserung des Befundes gekommen. Daher wurde die Indikation zur retroperitoneoskopischen Nekrosektomie gestellt.

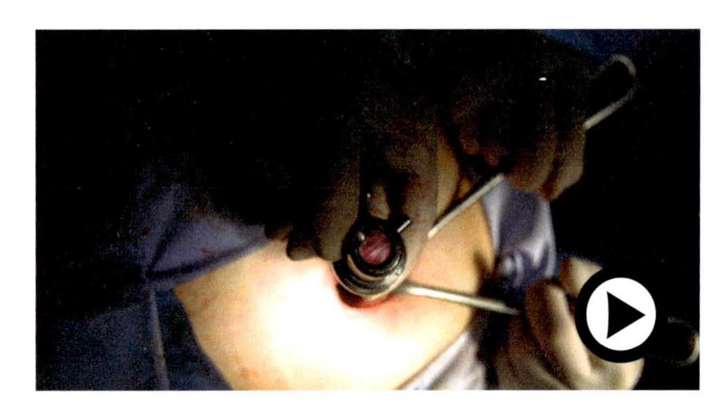

Abb. 26.3 Video 26.1: Minimalinvasive retroperitoneoskopische Nekrosektomie (©Video: Dirk Bausch, Tobias Keck). (▶ https://doi.org/10.1007/000-bjs)

26.9.2 Transgastrale Nekrosektomie

Die genaue Lage der WOPN in Relation zur Magenwand wird mittels Sonographie oder Endosonographie bestimmt. Im Rahmen dieser Untersuchung erfolgt die Punktion der WOPN und ein weicher Führungsdraht wird über die Punktionskanüle in den Verhalt eingebracht. Im Anschluss kann dann gastroskopisch mittels Elektrohaken entlang des Führungsdrahts ein breiter Zugang zu der Nekrosehöhle geschaffen werden (Abb. 26.4a). Alternativ kann auch ein Ballondilatationskatheter über den Führungsdraht eingebracht werden, um einen Zugang zur Nekrosehöhle zu schaffen. Nun kann unter Sicht in die WOPN die Nekrosektomie mittels einer endoskopischen Fasszange erfolgen (Abb. 26.4b, c). Das nekrotische Material kann entweder entfernt oder im Magenlumen belassen werden. Auch im Rahmen der transgastralen Nekrosektomie werden möglichst alle wenig oder mäßig adhärenten nekrotische Gewebefragmente entfernt. Die vollständige Entfernung aller nekrotischen Gewebefragmente ist auch bei diesem Eingriff nicht das Ziel, da es leicht zu einer Verletzung der Wand der WOPN oder von Gefäßen kommen kann.

Nach dem Abschluss der Nekrosektomie wird die Nekrosehöhle lavagiert, bis die abgesaugte Spülflüssigkeit klar ist. Dann werden zwei Pigtail-Drainagen in die WOPN eingelegt (Abb. 26.4d). Diese ermöglichen einerseits eine kontinuierliche Drainage der Nekrosehöhle, verhindern andererseits aber auch einen vorzeitigen Verschluss der geschaffenen Öffnung. Auch diese Drainagen sollten in situ verbleiben, bis die WOPN vollständig abgeheilt ist. Alternativ ist auch die temporäre Einlage eines vollgecoverten großlumigen Metallstents möglich, welcher ebenfalls die Verbindung zwischen Magenlumen und Nekrosehöhle offenhält (Sarkaria et al. 2014).

Alternativ zum oben beschriebenen Vorgehen kann auch zunächst eine PEG-Sonde transkutan eingelegt werden. Über einen entsprechenden Spezialadapter lassen sich dann konventionelle laparoskopische Instrumente über diesen Zugang zur Nekrosektomie nutzen (Fischer et al. 2008).

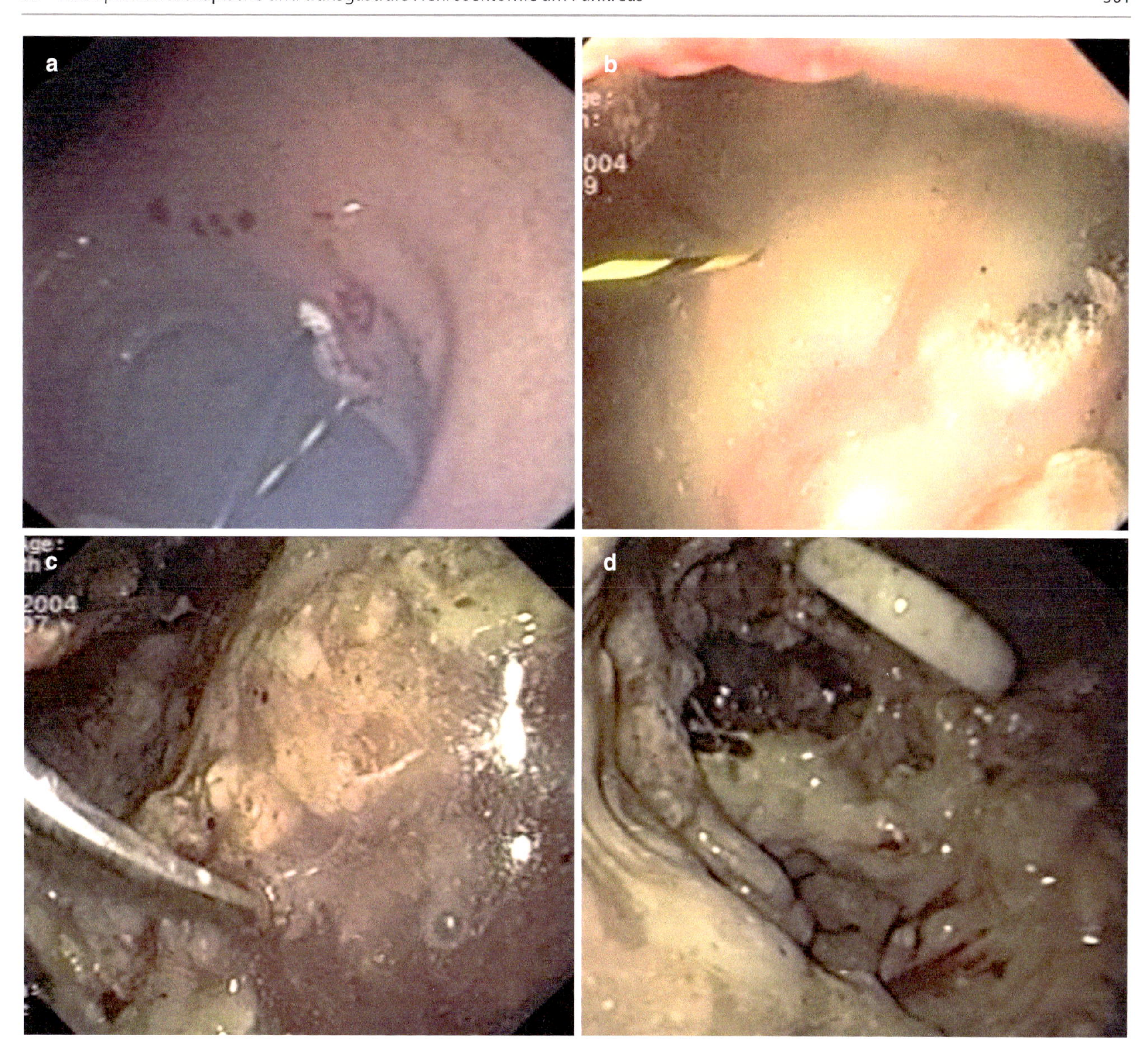

Abb. 26.4 **Transgastrale Nekrosektomie**: (**a**) Eröffnen der Nekrosehöhle mittels Elektrokauter. Führungsdraht als Leitstruktur. (**b**) Einblick in die Nekrosehöhle zu Beginn der Nekrosektomie. (**c**) Fassen von nekrotischem Gewebe mittels Fasszange. (**d**) Platzierung von Pigtail-Drainagen

26.10 Spezielle intraoperative Komplikationen und ihr Management

26.10.1 Hämorrhagie

Die akute Blutung stellt die häufigste Komplikation der retroperitoneoskopischen Nekrosektomie dar, insbesondere, wenn der Eingriff früh im Krankheitsverlauf oder sehr ausgedehnt durchgeführt wird. In diesem Fall kann ein Packing der Nekrosehöhle zur temporären Blutstillung führen. Ein Verfahrenswechsel zur offenen Nekrosektomie mit Blutstillung kann erfolgen, ist jedoch mit einer signifikanten Mortalität vergesellschaftet. Alternativ ist auch eine angiographische Blutstillung mittels Coiling möglich.

Postoperative Blutungen nach erfolgreicher Nekrosektomie sind wesentlich seltener. Ihnen geht häufig eine selbstlimitierende „sentinel Blutung" voraus. Klinisch imponiert diese als plötzlicher HB-Abfall mit blutiger Sekretion aus den einliegenden Drainagen oder seltener als obere gastrointestinale Blutung. In diesem Fall sollte zunächst eine

Angiographie zur Blutstillung erfolgen, da eine offene operative Versorgung oft schwierig ist und mit einer hohen Mortalität einhergeht.

26.10.2 Magenperforation

Durch eine transgastrale Nekrosektomie kann es zu einer freien Magenperforation in die Abdominalhöhle kommen, wenn das nekrosektomierte Areal noch nicht ausreichend im Sinne einer WOPN verkapselt ist. Auch bei nicht ausreichendem Kontakt der WOPN zur Magenwand kann es zu einer freien Perforation in die Bauchhöhle kommen. In diesen Fällen muss die Perforation mittels offener Operation versorgt werden. In diesem Rahmen kann dann auch ggf. eine offene Nekrosektomie durchgeführt werden.

26.10.3 Gastrointestinale Fisteln

In seltenen Fällen können spontan oder nach einer Nekrosektomie Fisteln zum Gastrointestinaltrakt auftreten. Häufig liegen Fisteln zum Colon vor. Diese führen in der Regel zu einer klinischen Verschlechterung des Patientenzustands und müssen operativ versorgt werden. Eine Ausschaltung mittels doppelläufiger Stomaanlage oder eine Resektion mit Blindverschluss und Stomaanlage müssen dann durchgeführt werden. Eine Resektion mit primärer Anastomosierung ist aufgrund der hiermit assoziierten hohen Insuffizienzrate nicht empfehlenswert.

26.11 Robotische Operationstechniken

Im Gegensatz zu vielen anderen Bereichen der Viszeralchirurgie spielt die Robotik bei der minimal-invasiven Nekrosektomie bisher keine Rolle. Bisher wurden lediglich retrospektive Analysen kleinster Fallserien veröffentlicht, die zeigen, dass ein robotisches Vorgehen technisch möglich ist (Khreiss et al. 2015).

26.12 Evidenzbasierte Evaluation

Bis vor 10 Jahren erfolgte die Behandlung von Patienten mit superinfizierten Nekrosen des Pankreas noch vornehmlich durch offene Nekrosektomie (Werner et al. 2005; Bassi et al. 2003; Slavin et al. 2001; Sarr et al. 1991; Buchler et al. 2000; Connor et al. 2005; Besselink et al. 2006). Dieses Vorgehen war jedoch mit einer hohen Morbidität und Mortalität von bis zu 39 % assoziiert (Werner et al. 2005; Bassi et al. 2003; Slavin et al. 2001; Sarr et al. 1991; Buchler et al. 2000; Connor et al. 2005; Besselink et al. 2006).

Seit 10 Jahren wird nach dem „step-up“ Konzept, dessen Vorteile in einer prospektiv randomisierten Studie gezeigt werden konnten (van Santvoort et al. 2010), behandelt. Beim „step-up“ Konzept werden infizierte Nekrosen interventionell drainiert, um eine chirurgische Therapie zu vermeiden oder hinauszuzögern, da eine frühe chirurgische Intervention (<72 h) mit einer hohen Mortalität von bis zu 56 % einhergeht (Armbruster und Kriwanek 1998; Huguier 1999). Eine minimal-invasiven Nekrosektomie wird nur falls notwendig durchgeführt und war bei 35 % der Patienten nicht notwendig (van Santvoort et al. 2010). Falls dennoch erforderlich, wird die Nekrosektomie so spät wie möglich im Krankheitsverlauf angestrebt (>2 Wochen) (Armbruster und Kriwanek 1998; Huguier 1999; Boxhoorn et al. 2021). Durch den Einsatz des „step-up“ Konzeptes konnte zwar die Mortalität nicht gesenkt werde, aber Morbidität und Kosten waren deutlich geringer (van Santvoort et al. 2010). In einer großen retrospektiven Analyse konnte zudem eine deutliche Senkung der Mortalität durch das „step-up“ Konzept gezeigt werden (Gomatos et al. 2016). Entsprechend hat dieses Vorgehen auch in die aktuelle Leitlinie zur Behandlung der Pankreatitis Eingang gefunden (Beyer et al. 2022).

Ein Vergleich der verschiedenen Therapieverfahren ist schwierig, da sowohl die transgastrale als auch die retroperitoneoskopische Nekrosektomie vornehmlich zur Behandlung von WOPN geeignet sind, welche erst spät im Krankheitsverlauf auftreten. Die offene Operation wird hingegen inzwischen meist nur noch zur Beherrschung schwerwiegender Komplikationen (Blutung, Hohlorganperforation, Ischämie) oder bei Versagen des „step-up“ Konzepts eingesetzt (van Brunschot et al. 2014; Bausch et al. 2012).

Literatur

Armbruster C, Kriwanek S (1998) Early versus late necrosectomy in severe necrotizing pancreatitis. Am J Surg 175(4):341

Ashley SW et al (2001) Necrotizing pancreatitis: contemporary analysis of 99 consecutive cases. Ann Surg 234(4):572–579; discussion 579–80

Banks PA et al (2013) Classification of acute pancreatitis-2012: revision of the Atlanta classification and definitions by international consensus. Gut 62(1):102–111

Bassi C et al (2003) Outcome of open necrosectomy in acute pancreatitis. Pancreatology 3(2):128–132

Bausch D et al (2012) Minimally invasive operations for acute necrotizing pancreatitis: comparison of minimally invasive retroperitoneal necrosectomy with endoscopic transgastric necrosectomy. Surgery 152(3 Suppl 1):S128–S134

Beger HG, Rau B, Isenmann R (2003) Natural history of necrotizing pancreatitis. Pancreatology 3(2):93–101

Besselink MG et al (2006) Surgical intervention in patients with necrotizing pancreatitis. Br J Surg 93(5):593–599

Beyer G et al (2022) Z Gastroenterol 60(3):419–521

Blum T et al (2001) Fatal outcome in acute pancreatitis: its occurrence and early prediction. Pancreatology 1(3):237–241

Boxhoorn L et al (2021) Immediate versus postponed intervention for infected necrotizing pancreatitis. N Engl J Med 385(15): 1372–1381

van Brunschot S et al (2014) Endoscopic transluminal necrosectomy in necrotising pancreatitis: a systematic review. Surg Endosc 28(5):1425–1438

Buchler MW et al (2000) Acute necrotizing pancreatitis: treatment strategy according to the status of infection. Ann Surg 232(5):619–626

Connor S et al (2005) Early and late complications after pancreatic necrosectomy. Surgery 137(5):499–505

Fischer A et al (2008) Debridement and drainage of walled-off pancreatic necrosis by a novel laparoendoscopic rendezvous maneuver: experience with 6 cases. Gastrointest Endosc 67(6):871–878

Gloor B et al (2001) Late mortality in patients with severe acute pancreatitis. Br J Surg 88(7):975–979

Gomatos IP et al (2016) Outcomes from minimal access retroperitoneal and open pancreatic necrosectomy in 394 patients with necrotizing pancreatitis. Ann Surg 263(5):992–1001

Huguier M (1999) Early versus late necrosectomy for necrotizing pancreatitis. Am J Surg 177(6):528

Khreiss M et al (2015) Cyst gastrostomy and necrosectomy for the management of sterile walled-off pancreatic necrosis: a comparison of minimally invasive surgical and endoscopic outcomes at a high-volume pancreatic center. J Gastrointest Surg 19(8):1441–1448

van Santvoort HC et al (2010) A step-up approach or open necrosectomy for necrotizing pancreatitis. N Engl J Med 362(16):1491–1502

Sarkaria S et al (2014) Pancreatic necrosectomy using covered esophageal stents: a novel approach. J Clin Gastroenterol 48(2):145–152

Sarr MG et al (1991) Acute necrotizing pancreatitis: management by planned, staged pancreatic necrosectomy/debridement and delayed primary wound closure over drains. Br J Surg 78(5):576–581

Slavin J et al (2001) Management of necrotizing pancreatitis. World J Gastroenterol 7(4):476–481

Werner J et al (2005) Surgery in the treatment of acute pancreatitis – open pancreatic necrosectomy. Scand J Surg 94(2):130–134

Working Group und I.A.P.A.P.A.A.P.G (2013) IAP/APA evidence-based guidelines for the management of acute pancreatitis. Pancreatology 13(4 Suppl 2):e1–e15

Yadav D, Lowenfels AB (2013) The epidemiology of pancreatitis and pancreatic cancer. Gastroenterology 144(6):1252–1261

Laparoskopische Spendernephrektomie bei Nierenlebendspende

27

Ingo Klein

Inhaltsverzeichnis

27.1 Einführung

Nierentransplantate von lebenden Organspendern stellen eine in quantitativer und qualitativer Hinsicht unverzichtbare Ergänzung der rückläufigen Organspenden von verstorbenen Spendern dar. In Deutschland wurden im Zeitraum 2010–2015 jährlich zwischen 600 und 700 Nierenlebendspenden durchgeführt. Im Eurotransplant-Raum beträgt die absolute Anzahl an Lebend-Nierenspenden ca. 1300, in Nordamerika ca. 6000 Lebendspenden pro Jahr. Dies entspricht jeweils knapp 30 % der insgesamt durchgeführten Nierentransplantationen, bedeutet aber auch, dass die Gesamtzahl der Lebend-Spender nahezu der Anzahl der postmortalen Spender entspricht. Die Qualität der Nierentransplantate von Lebendspendern übertrifft in allen objektivierbaren Parametern, wie z. B. unmittelbare Transplantatfunktion, durchschnittliches Transplantatüberleben und durch Transplantation gewonnene Lebensjahre („life years gained from transplant") die Qualität von Organen nach postmortaler Organspende (Matas et al. 2015). Die laparoskopische Spendernephrektomie wurde erstmals von Ratner 1995 beschrieben (Ratner et al. 1995), wobei die deutlich verbesserte postoperative Rekonvaleszenz der Organspender bereits in frühen Einzelserien hervorgehoben wurde. Neuere randomisiert kontrollierte Studien zeigen gegenüber dem offen chirurgischen, transabdominellen oder retroperitonealen Zugang eine, reduzierte Morbidität und ein reduziertes Schmerzerleben sowie eine schnellere postoperative Arbeitsfähigkeit

I. Klein (✉)
Hepatobiliäre und Transplantationschirurgie, Klinik und Poliklinik für Allgemein- und Viszeralchirurgie, Gefäß- und Kinderchirurgie, Zentrum Operative Medizin, Universitätsklinik Würzburg, Würzburg, Deutschland
e-mail: klein_i@ukw.de

T. Keck, C.-T. Germer (Hrsg.), *Minimalinvasive Viszeralchirurgie*, https://doi.org/10.1007/978-3-662-67852-7_27

und somit eine verbesserte Spenderzufriedenheit (Perry et al. 2003; Kok et al. 2006) bei gleichwertiger Organqualität (Simforoosh et al. 2005; Nogueira et al. 1999; Wolf Jr. et al. 2001). Diese Verbesserung der perioperativen Beeinträchtigung hat neben der zunehmenden Wartezeit auf eine postmortale Organallokation zu einer deutlichen Zunahme der Lebendspenden seit 1990 geführt. Die Anzahl durchgeführter Nierenlebendspenden ist nach 2-stelligen Zuwachsraten zwischen 1995 und 2010 in den in den vergangenen 5 Jahren in der westlichen Welt trotz verbesserter Spendebedingungen (Einführung von Austauschprogrammen in Form von Kreuz- und Serienspenden in zahlreichen Ländern) weitgehend konstant geblieben, wobei die Anzahl älterer Spender und Spender, die in keinem Verwandtschaftsverhältnis zum Empfänger stehen in den letzten Jahren zugenommen hat. Abwägungen zur Sicherheit des Organspenders müssen jede prä-, intra-, und postoperative Entscheidung des behandelnden Ärzteteams und insbesondere des Spender-Chirurgen bestimmen. Eine verlässliche Vermeidung von Major-Komplikationen und die langfristige Spendergesundheit sind daher Grundvoraussetzungen für die Legitimation einer Organentnahme des lebenden Spenders (Muzaale et al. 2014).

27.2 Indikation/Rationale zur Spendernephrektomie

Die Spendernephrektomie ist grundsätzlich eine sichere Operation mit sehr niedrigem Mortalitäts- und Morbiditätsrisiko (Melcher et al. 2005). Trotzdem muss jede Komplikation unter dem Gesichtspunkt gesehen werden, dass ein freiwilliger, gesunder Spender geschädigt wird. Aus diesem Grund ist ein sorgfältiger, umfassender und multidisziplinärer Evaluationsprozess die grundsätzliche Voraussetzung für eine Spendernephrektomie, in dessen Verlauf dem zukünftigen Organspender jederzeit die Möglichkeit gegeben sein muss, ohne moralischen Druck das selbstlose Angebot einer Organspende zurückzuziehen.

Die Wartezeit bis zur Nierentransplantation ist durch eine Lebendspende gegenüber der postmortalen Nierentransplantation deutlich verkürzt, und bietet darüber hinaus in Deutschland die einzige Möglichkeit einer präemptiven Nierentransplantation vor Initiierung der Hämodialyse, was per se einen gesicherten Prognosefaktor für das langfristige Transplantat-Überleben darstellt (Meier-Kriesche und Kaplan 2002). Die Nieren-Lebendspende erlaubt eine elektive Operationsplanung mit Optimierung der allgemeinen und immunologischen Ausgangssituation des Transplantatempfängers. Auf der anderen Seite erfahren Empfänger von Nieren-Lebendspenden neben einer verkürzten Wartezeit auch ein deutlich verbessertes Langzeitüberleben. Verglichen mit der Nierentransplantation von hirntoten Spendern zeigen Organe nach Lebendspende eine deutlich verbesserte frühe Transplantatfunktion: Die Rate einer verzögerten Transplantatfunktion (delayed graft function) lag nach Lebendspenden bei 3,4 % gegenüber 23,5 % nach postmortaler Organspende. Darüber hinaus setzt sich diese deutlich verbesserte Frühfunktion auch im langfristigen Transplantatüberleben fort: Das 10-Jahre-Transplantatüberleben lag nach Lebendspende bei 59,6 % gegenüber 42,7 % nach Organspende von hirntoten Spendern (Matas et al. 2015). Das verbesserte Langzeitüberleben von Nieren nach Lebendspende entlastet somit auch durch Senkung der Retransplantationsrate zusätzlich die Wartelisten.

Trotz aller Vorteile der Nierenlebendspende muss die Sicherheit und das langfristige Wohlergehen des Organspenders das zentrale Anliegen des Spender Operateurs sein. Hieraus resultierend richtet sich die Entscheidung, welche Niere des Organspenders für die Spende ausgewählt werden soll, einerseits nach der Sicherheit der Prozedur (Anzahl der zu präparierenden Nierenvenen und -arterien sowie deren Verlauf). Darüber hinaus sollte bei Unterschieden in Größe, Qualität oder bei Vorliegen von Nierenzysten oder -steinen, die höherwertige Niere beim Organspender verbleiben.

Kontraindikationen für eine laparoskopische Durchführung der Spendernephrektomie können eine komplexe Gefäßsituation oder Voroperationen sein, welche den laparoskopischen Zugang erschweren.

Das perioperative Mortalitätsrisiko wird auf ca. 3 Todesfälle pro 10.000 Lebendspenden eingeschätzt, wobei dieses Risiko trotz der Tendenz zu älteren und zunehmend komplexeren Organspender bestand zu haben scheint (Davis und Cooper 2010; Segev et al. 2010).

27.3 Spezielle präoperative Diagnostik

Neben der allgemein medizinischen und nephrologischen Evaluation ist auch die psychosoziale Evaluation, die Freigabe in einer multidisziplinären Indikationskonferenz und durch ein unabhängiges klinisches Ethikkomitee Voraussetzung für eine Lebendspende, auf die an dieser Stelle nicht weiter eingegangen wird. Für die Planung der laparoskopischen Spendernephrektomie, insbesondere auch für die Seitenwahl, ist eine abdominelle Schnittbildgebung notwendig. Hier kommen CT-Angiografie und MR-Angiografie zur Anwendung. Nierengröße, Anomalien des Nierenbeckenkelchsystems, arterielle und venöse Anatomie sowie andere abdominelle Pathologien können hierdurch sicher erfasst werden. Vorteil der CT-Angiografie ist die sicherere Abbildung kleinerer akzessorischer Gefäße aufgrund reduzierter Bewegungsartefakte, wobei die MR-Tomografie den potenziellen Spender keiner ionisierenden Strahlung aussetzt.

27.4 Aufklärung

Eine Aufklärung des potenziellen Organspenders sollte zunächst den Evaluationsprozess einschließen, in dessen Verlauf es ebenfalls zu invasiven Untersuchungen kommen kann. Im Rahmen der Spenderevaluation sollten dem zukünftigen Organspender bereits umfangreiche Informationen bezüglich operativer Risiken und potenzieller zukünftiger Beeinträchtigungen sowie Ausmaß und Dauer eines Verdienstausfalles zur Verfügung gestellt werden. Somit ist auch die chirurgische Aufklärung als Teil eines längerfristigen Prozesses zu sehen. Die chirurgische Aufklärung sollte insbesondere die Blutungsgefahr und die damit ggf. erforderliche Konversion sowie allgemeine Risikofaktoren wie Thrombose, Embolie, Elektrolytstörungen und Wundheilungsstörungen beinhalten.

27.5 Lagerung

Nach Intubation des Patienten erfolgt die Lagerung für die transabdominelle Spendernephrektomie in Seitenlage mit der zu explantierenden Niere nach oben. Der Operationstisch wird in Extension gebracht, um eine ausreichende Distanz zwischen dem Rippenbogen und der crista iliaca zu erreichen.

▶ **Praxistipp** Bei geplanter Bergung der Transplantatniere über einen Pfannenstielschnitt sollte dieser vor Umlagerung angezeichnet werden, um ein optimale kosmetische Schnittführung sicherzustellen.

Auf eine ausreichende Abstützung im Bereich der Hüfte und der Schulter ist zu achten, um den Patienten im Lauf der Operation, insbesondere im Rahmen der Extraktion, nach dorsal kippen zu können. Auf eine ausreichende Entlastung der aufliegenden Schulter, im Bereich der Knie und Versen ist zu achten. Der vom Tisch abgewandte Arm kann hängend oder durch ausreichend gepolsterte Armschiene gelagert werden, eine Traktionsverletzung muss sicher ausgeschlossen werden. Der Kopf sollte in axialer Verlängerung der Wirbelsäule gelagert werden. Operateur und Assistent stehen auf der ventralen Patientenseite, der Instrumententisch über der unteren Extremität mit der instrumentierenden Pflegekraft auf der gegenüberliegenden Seite.

▶ **Praxistipp** Eine Bewegung des Operationstisches in die im Verlauf der OP benötigten Positionen zur Kontrolle der Lagerung und Patientensicherung ist vor der chirurgischen Hautdesinfektion und dem Abdecken empfehlenswert.

27.6 Technische Voraussetzungen

Als technische Voraussetzungen sollten vorhanden sein:

- Lagerungstisch mit Extensionsmöglichkeit der Liegefläche
- Mono- und bipolare Koagulationsgeräte
- Ultraschalldissektionsgerät (z. B. Ultracision Fa. Johnson & Johnson Ethicon) oder bipolare bzw. Kombinationsgeräte (z. B. Thunderbeat, Fa. Olympus; Ligasure, Fa. Covidion)
- Übliches Instrumentarium zur Laparoskopie, ergänzend ggf. Kombinationsgerät (Spülung/Saugung-Koagulation, z. B. Fa. Valleylab/Covidien), laparoskopischer TA Stapler; Auswahl an Gefäßclips (z. B. Hem-o-lock Clip XL; Multifire Titan Clip 12 mm)

27.7 Unterschiedliche Formen der laparoskopischen Spendernephrektomie

Bei der laparoskopischen Spendernephrektomie kommen unterschiedliche Operationsverfahren zur Anwendung. Unterschieden werden die rein laparoskopische transabdominelle Operation und die laparoskopische Nephrektomie über einen retroperitonealen Zugang, wobei beide Verfahren jeweils mit einem Handport-Zugang kombiniert werden können. Die roboterassistierte Spendernephrektomie wird in manchen Zentren ebenfalls eingesetzt. Die Wahl des operativen Zugangsweges und die Verwendung von Handportsystemen unterliegen weitestgehend unterschiedlichen Zentrumspräferenzen, Vorteile für die unterschiedlichen Verfahren konnten bisher nicht gezeigt werden.

27.8 Operationsverlauf

Beschrieben wird hier die rein laparoskopische transabdominelle Spendernephrektomie der linken Seite, wobei Modifikationen für die rechte Seite im Anschluss besprochen werden.

27.8.1 Trokar-Platzierung und Zugang zum Retroperitoneum

Als primärer Zugang eignet sich ein periumbilicaler 12 mm Trokar zur Anlage des Kapnoperitoneums mit 15 mmHg, der nach hausinternen Standards eingebracht wird. Die weiteren

Trokare werden in der Medioclavicularline und caudal in der vorderen Axillarline eingebracht (Abb. 27.1). Wir bevorzugen jeweils 12 mm Trokare, da so eine maximale Flexibilität bei späteren Clip- oder Staplermanövern besteht. Der erste Operationsschritt bei der linksseitigen Spendernephrektomie besteht in der Mobilisation des linksseitigen Hemicolons nach medial unter sorgfältiger Schonung des Mesocolons.

▶ **Cave** Sollte es hierbei zu Perforationen im Bereich des Mesocolons kommen, sollten diese zur Vermeidung innerer Hernien vor Abschluss der Operation verschlossen werden.

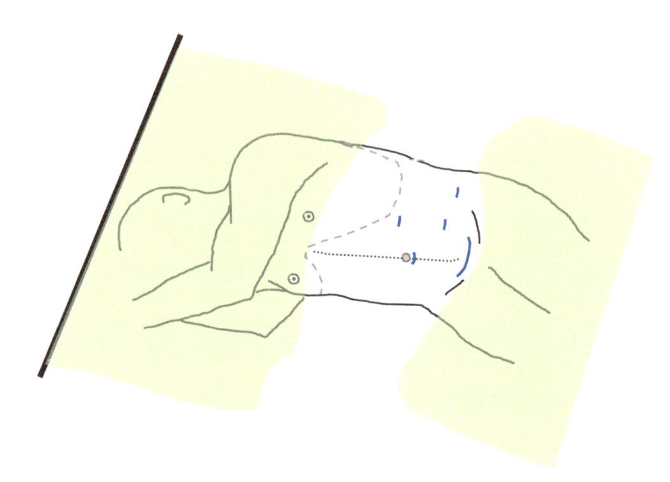

Abb. 27.1 Lagerung und Trokarpositionierung. Für die linksseitige Spendernephrektomie erfolgt die Lagerung in Rechtsseitenlage mit Extension des Operationstisches. Die Position von Trokaren und der Pfannenstielincision erfolgt in der Medianlinie, der Medioclavicuarlinie und der vorderen Axillarlinie

27.8.2 Retroperitoneale Präparation

Am Nieren-Unterpol beziehungsweise cranial der Iliakalgefäße werden nun der Ureter und die Vena ovarica/testicularis identifiziert. Die Präparation des Ureters sollte im Hinblick auf das periureterale Gewebe schonend erfolgen, er kann an dieser Stelle leicht unterfahren und angeschlungen werden.

▶ **Praxistipp** Das Anschlingen von Gefäßen und Ureter erlaubt eine gewebeschonende Manipulation im Verlauf der Präparation sowie die leichtere Identifikation beim Wechsel von der ventralen zur dorsalen Präparation. Wir verwenden halbierte Vessel loops, die mit Titanclips fixiert werden.

Die Vena ovarica/testicularis kann an dieser Stelle mittels Clips abgesetzt werden oder ohne Absetzen nach cranial bis zur Einmündung in die Vena renalis verfolgt werden, wo sie unterfahren und mit Clips abgesetzt wird. In diesem Bereich finden sich regelhaft auch ein oder mehrere Äste kaliberstarker Lumbalvenen, die ebenfalls mittels Clips abgesetzt werden. Die Präparation wird dann entlang der Vena renalis bis über die Aorta fortgesetzt. Teilweise ist hier eine weitere Mobilisation des Mesocolons erforderlich, um eine optimale Exposition zu erreichen. Am Oberrand der Nierenvene wird nun der Zufluss der linken Nebennierenvene aufgesucht und freipräpariert, die mittels Clips abgesetzt wird (Abb. 27.2).

▶ **Praxistipp** Für die Präparation und Identifikation der Gefäße ist die Kenntnis der vaskulären Anatomie anhand der präoperativen Schnittbildgebung entscheidend. Insbesondere die Lagebeziehung der Nierenarterie/n zur

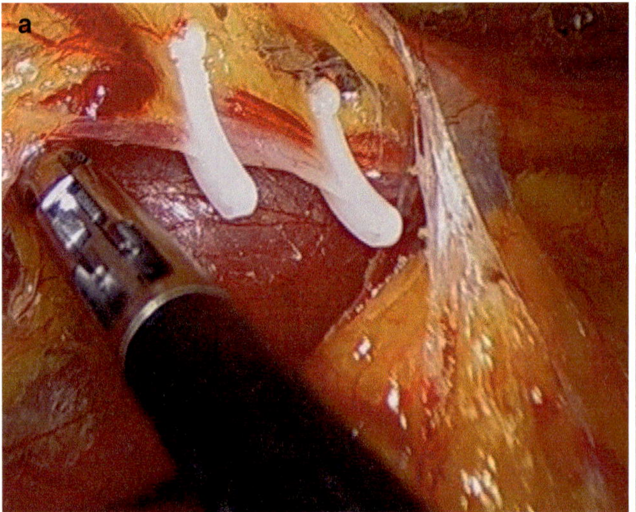

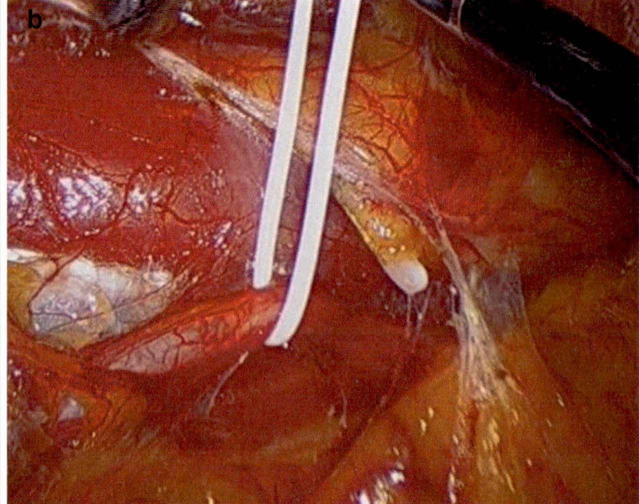

Abb. 27.2 (**a**, **b**) Distales Absetzen der V. ovarica/testicularis, Isolation und Anschlingen des Ureters

bereits präparierten Nierenvene erleichtert insbesondere beim adipösen Spender das Auffinden der Nierenarterie/n.

▶ **Cave** Beim Setzen der Clips im Bereich der Nebennierenvene und Lumbalvenen muss bei späterer Verwendung eines Staplers zum Absetzen der Nierenvene darauf geachtet werden, dass die Platzierung des Staplers durch das Vorhandensein der Clips nicht verhindert wird. In seltenen Fällen kann es erforderlich sein Nebennierenvene oder Lumbaläste ebenfalls mittels Stapler abzusetzen.

Nun kann die Nierenvene unterfahren und angeschlungen werden. Durch Traktion der Nierenvene nach cranial kann die zumeist caudal und dorsal der Vene gelegene Nierenarterie identifiziert, präpariert und ebenfalls angeschlungen werden. Es erfolgt nun das Abpräparieren der Nebenniere vom Oberpol der Spenderniere, wobei hier die Präparationsschicht unmittelbar lateral der Nebenniere verlaufen sollte, um Oberpolgefäße der Spender Niere nicht zu kompromittieren. Zur Eröffnung der geeigneten Präparationsschicht kann nach lateraler Mobilisierung die Traktion der Milz nach medial hilfreich sein (Abb. 27.3).

▶ **Cave** Bei diesen Präparationsschritten ist auf eine versehentliche Verletzung der Milz beziehungsweise des Pankreasunterrandes zu achten.

Für die Präparation der Nebenniere sowie des Nierenoberpols eignen sich Ultraschalldissektionsgerät oder Kombinationsgeräte. Die Mobilisation des Nierenoberpols wird bis zum Musculus psoas hin fortgesetzt. Anschließend erfolgt die Mobilisation der Niere lateral und am Unterpol lateral des Ureters. Durch leichte Umlagerung des Patienten kann nach zunehmender Mobilisierung die Niere nun nach medial luxiert werden und die Präparation dorsal der Niere bis zu den Nierengefäßen komplettiert werden. Hierbei können die vorgelegten Vessel-Loops als Orientierung dienen, um die akzidentelle Verletzung der Gefäße sicher zu vermeiden. Nach Abschluss dieses Präparationsschrittes sollte die Niere unmittelbar wieder nach lateral zurück luxiert werden, um einer venösen Abflussstauung vorzubeugen.

27.8.3 Absetzen und Extraktion der Spenderniere

Nach Isolation von Ureter und Gefäßen und der Mobilisation der Niere sollten nun gegebenenfalls erneut Diuretika appliziert werden, der Druck des Kapnoperitoneums kann reduziert werden und die Pfannenstil-Inzision bis zum Peritoneum durchgeführt werden. Zur späteren Extraktion kann nun ein Bergebeutel eingebracht werden und bereits um die Niere platziert werden.

Nun erfolgt bei simultan durchgeführter Empfängeroperation die Koordination mit dem Implantationsteam. Die Heparinisierung des Spenders vor Absetzen der Gefäße wird in Zentren unterschiedlich gehandhabt, wir verwenden eine Bolusgabe von ca. 50 U/kg Körpergewicht in dieser Operationsphase, die nach Absetzen der Gefäße mit Protamin antagonisiert wird. Die Entfernung der Niere beginnt mit der Clipligatur und Durchtrennung des Ureters unmittelbar kranial der Iliakalgefäße, wobei diese sicher geschont werden müssen. Anschließend folgt das Absetzen der Nierenarterie beziehungsweise der Nierenarterien mittels Stapler oder Gefäßclips.

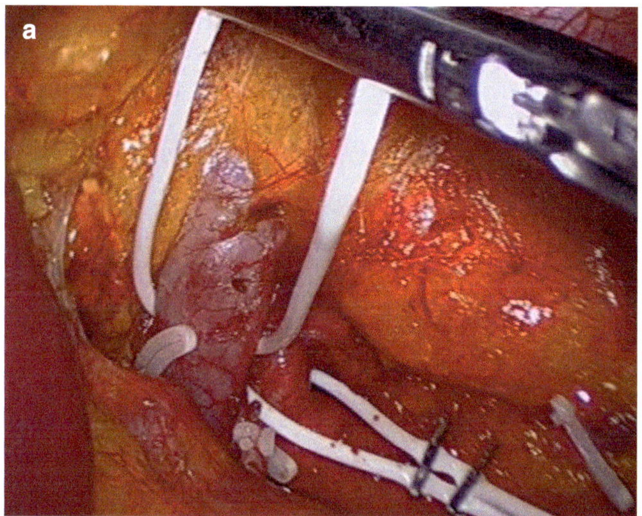

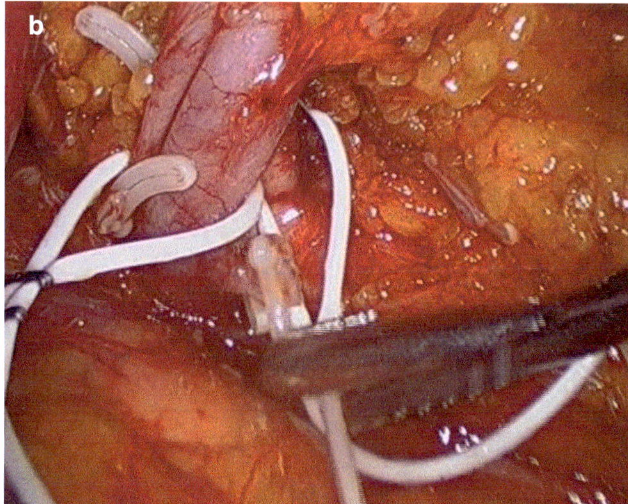

Abb. 27.3 (a, b) Präparation und Anschlingen von Nierenvene und Nierenarterie

Cave In den USA wurde nach postoperativen Blutungen aus der Nierenarterie die Verwendung des Hem-o-lok-Systems für die Ligatur der Arteria renalis durch die FDA untersagt. Die Modalität des Arterienverschlusses außerhalb der USA obliegt dem Spenderoperateur, jedoch gelten hier bezüglich der Verwendung von Gefäßclips grundsätzlich die zuvor angesprochenen Überlegungen zur Spendersicherheit.

Bei Verwendung des Staplers und dem Vorhandensein mehrerer Nierenarterien setzten wir bei einem Abstand von weniger als 12 mm beide Gefäße mit einem TA-Stapler ab. Die Nierenarterie/n werden distal der Staplerreihe mit der Schere abgesetzt. Anschließend erfolgt die Traktion der Niere nach lateral, um ein Absetzen der Nierenvene möglichst nahe an der Konfluenz mit der Vena cava zu ermöglichen (Abb. 27.4). Auch hier empfiehlt sich der Gefäßverschluss mittels TA-Stapler um ein Absetzen möglichst nahe an der Vena cava zu ermöglichen ohne diese jedoch einzuengen. Das Absetzen erfolgt ebenfalls mit der Präparierschere.

Praxistipp Nach dem Absetzen der Nierengefäße ist vor der Extraktion eine Kontrolle auf Bluttrockenheit aus den proximalen Gefäßstümpfen obligat, da durch den auf die Extraktion folgenden Verschluss des Bergezugangs für eine gewisse Zeit keine laparoskopische Sicht besteht.

Nach Ausschluss einer relevanten Blutung erfolgt der Verschluss des Bergebeutels unter Sicht, um eine Verletzung von Ureter oder Niere sicher zu verhindern. Nach Eröffnung des Peritoneums erfolgt die Extraktion mittels Bergebeutel und Übergabe der Spenderniere an den Empfängerchirurgen, der eine unmittelbare Perfusion und Lagerung auf Eis vornimmt.

Es erfolgt nun der Verschluss der Pfannenstiel-Inzision, wobei wir zunächst die Naht des Peritoneums mit einem monofil-resorbierbaren Faden der Stärke 4.0 durchführen. Anschließend erfolgt gegebenenfalls die lockere Adaptation der Rektusmuskulatur sowie die querverlaufende Naht des vorderen Blattes der Rektusscheide mit monofil-resorbierbarem Faden der Stärke 1. das Einbringen einer subkutanen Drainage ist in der Regel nicht notwendig, die Hautnaht erfolgt in intrakutan fortlaufender Nahttechnik.

Nach erneuter Anlage des Kapnoperitoneums erfolgt nun die abermalige Kontrolle auf Bluttrockenheit im Retroperitoneum sowie am Pankreasunterrand und der Milz und erneute Inspektion im Bereich des abgesetzten Ureters, der Nierenarterie/n und der Vene/n. Das linksseitige Hemicolon wird nun in seine ursprüngliche Position replatziert und das Mesocolon erneut auf Lücken inspiziert, die ggf. verschlossen werden müssen. Die Einlage einer abdominellen Drainage ist nicht erforderlich. Die Entfernung der Trokare erfolgt in üblicher Form, ein Verschluss der Faszienlücke ist in der Regel nicht erforderlich, auch wenn es in Einzelfällen postoperativ zu Trokarhernien gekommen war. Die Hautnaht erfolgt ebenfalls mit monofilem resorbierbaren Nahtmaterial in intrakutaner Nahttechnik. Die lokale Infiltration der Incisionsstellen mit einem lang wirksamen Lokalanästhetikum ist sinnvoll.

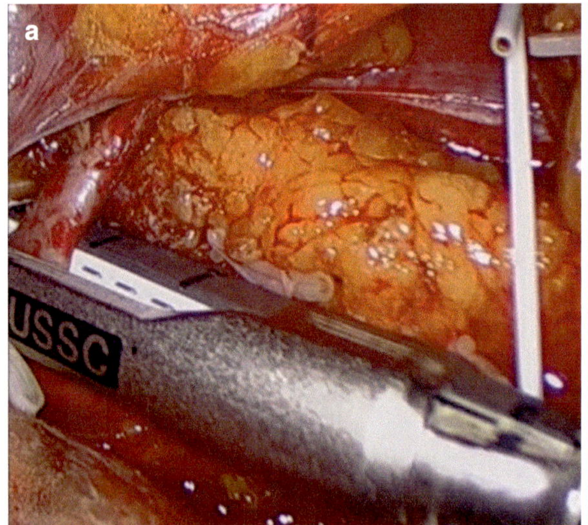

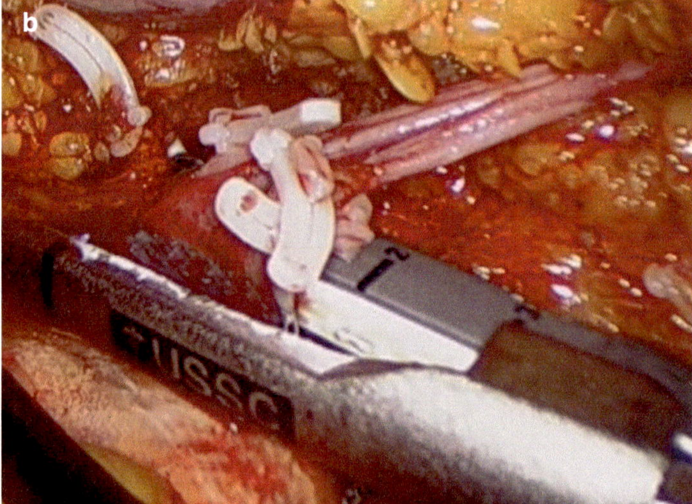

Abb. 27.4 (**a**, **b**) Absetzen von Nierenvene und Nierenarterie

27.9 Spendernephrektomie rechts

Bei der rechtsseitigen Spendernephrektomie erfolgen Lagerung und Trokarplatzierung spiegelbildlich, wobei subcostal in der Medioklavikularlinie zumeist die Platzierung eines weiteren 5 mm Trokares zur Retraktion des rechten Leberlappens erforderlich ist. Die Leber kann mittels Fasszange oder Retraktor nach kranial retrahiert werden, um die Präparation im Bereich des Nieren-Oberpols zu ermöglichen. Aufgrund der kurzen rechten Nierenvene ist die Retraktion der Niere nach lateral zum Setzen des TA-Staplers für eine ausreichend lange Vene essenziell. Die rechte Nierenvene verfügt gegenüber der linken Nierenvene regelhaft über eine deutlich dünnere Gefäßwand und erfordert daher eine Präparation mit größter Sorgfalt. Die Vergegenwärtigung der individuellen arteriellen Anatomie ist zur Schonung einzelner Äste bei früher Aufzweigung der rechten Nierenarterie dorsal der Vena cava essenziell. Eine Mobilisation und Präparation dorsal der Vena cava ermöglicht eine ausreichende Länge der Nierenarterie (Abrahams et al. 2004). Das Absetzen der Nebennierenvene entfällt auf der rechten Seite.

27.10 Komplikationen und Komplikationsmanagement

Die häufigste intraoperative Major-Komplikation ist sicherlich die venöse Blutung, die in größeren Fallserien eine Konversionsrate von 0,2–1,6 % erforderlich macht (Melcher et al. 2005; Jacobs et al. 2000). Die Kontrolle einer intraoperativen Blutung kann jedoch häufig auch ohne Konversion beherrscht werden, hierbei kommt u. a. die Verwendung von laparoskopischen Gefäßklemmen zur Anwendung, die entweder bis zur Extraktion in situ verbleiben, oder einen laparoskopischen Gefäßverschluss durch Naht oder Clip erleichtern. Neben der Blutung werden als häufigste Komplikationen bei Kollektiven mit über 80.000 laparoskopischen Spendernephrektomien (Segev et al. 2010) in 0,2–1 % der Fälle prolongierter Ileus, Darmverschluss, Hernien und die Notwendigkeit einer Bluttransfusion angegeben (Matas et al. 2015; Melcher et al. 2005).

27.11 Peri- und postoperatives Management

Aufgrund des erhöhten intraabdominellen Druckes durch das Kapnoperitoneum ist die Nierenperfusion und der venöse Rückfluss kompromittiert. Eine enge Absprache mit dem anästhesiologischen Team zur Sicherstellung einer ausreichenden kontinuierlichen Diurese ist daher essenziell. Die wichtigste Maßnahme zur Sicherstellung der jährlichen Diurese ist die Volumenapplikation, wobei 4–6 l kristalloider Lösung regelhaft erforderlich sind (London et al. 2000). Zusätzlich können mehrere Gaben von Diuretika (Furosemid ± Mannitol) hilfreich sein, um eine kontinuierliche Diurese sicherzustellen. Aufgrund der resultierenden Hypervolämie ist die postoperative Gabe von Diuretika ebenfalls empfehlenswert, um die Hypervolämie rasch zurückzuführen. Analgetisch empfiehlt sich eine patientenkontrollierte Analgetikatherapie (PCA), aufgrund der Heparinisierung und des regelhaft niedrigen Analgetikabedarfs verzichten wir auf die Anlage eines Periduralkatheters. Ab dem ersten postoperativen Tag erfolgt die Umstellung auf orale Analgetika. Am ersten postoperativen Tag ist regelhaft ein Anstieg des Serumkreatinins um 20–40 % zu verzeichnen, der sich in den folgenden 2–3 Tagen zurückgebildet, wobei auf eine ausreichende Trinkmenge geachtet werden sollte. Die Entfernung des Blasenkatheters erfolgt am ersten postoperativen Tag.

Literatur

Abrahams HM, Meng MV, Freise CE et al (2004) Pure laparoscopic right donor nephrectomy: step-by-step approach. J Endourol 18(3):221–225

Davis CL, Cooper M (2010) The state of U.S. living kidney donors. Clin J Am Soc Nephrol 5:1873–1880

Jacobs SC, Cho E, Dunkin BJ et al (2000) Laparoscopic live donor nephrectomy: the University of Maryland 3-year experience. J Urol 164:1494–1499

Kok NF, Lind MY, Hansson BM et al (2006) Comparison of laparoscopic and mini incision open donor nephrectomy: single blind, randomised controlled clinical trial. BMJ 333:221

London ET, Ho HS, Neuhaus AM et al (2000) Effect of intravascular volume expansion on renal function during prolonged CO_2 pneumoperitoneum. Ann Surg 231:195–201

Matas AJ, Smith JM, Skeans MA et al (2015) OPTN/SRTR 2013 annual data report: kidney. Am J Transplant Suppl 2:1–34

Meier-Kriesche HU, Kaplan B (2002) Waiting time on dialysis as the strongest modifiable risk factor for renal transplant outcomes: a paired donor kidney analysis. Transplantation 74:1377–1381

Melcher ML, Carter JT, Posselt A et al (2005) More than 500 consecutive laparoscopic donor nephrectomies without conversion or repeated surgery. Arch Surg 140(9):835–839

Muzaale AD, Massie AB, Wang MC et al (2014) Risk of end-stage renal disease following live kidney donation. JAMA 311(6):579–586

Nogueira JM, Cangro CB, Fink JC et al (1999) A comparison of recipient renal outcomes with laparoscopic versus open live donor nephrectomy. Transplantation 67:722–728

Perry KT, Freedland SJ, Hu JC et al (2003) Quality of life, pain and return to normal activities following laparoscopic donor nephrectomy versus open mini-incision donor nephrectomy. J Urol 169:2018–2021

Ratner LE, Ciseck LJ, Moore RG et al (1995) Laparoscopic live donor nephrectomy. Transplantation 60:1047–1049

Segev DL, Muzaale AD, Caffo BS et al (2010) Perioperative mortality and long-term survival following live kidney donation. JAMA 303(10):959–966

Simforoosh N, Basiri A, Tabibi A et al (2005) Comparison of laparoscopic and open donor nephrectomy: a randomized controlled trial. BJU Int 95:851–855

Wolf JS Jr, Merion RM, Leichtman AB et al (2001) Randomized controlled trial of hand-assisted laparoscopic versus open surgical live donor nephrectomy. Transplantation 72:284–290

Teil VI

Minimalinvasive Eingriffe am unteren Gastrointestinaltrakt

Laparoskopische Dünndarmchirurgie (Meckel-Divertikel, Dünndarmresektionen, Ileostomaanlage), Ileus

28

Gabriel Glockzin, Igors Iesalnieks und Ayman Agha

Inhaltsverzeichnis

Ergänzende Information Die elektronische Version dieses Kapitels enthält Zusatzmaterial, auf das über folgenden Link zugegriffen werden kann [https://doi.org/10.1007/978-3-662-67852-7_28]. Die Videos lassen sich durch Anklicken des DOI-Links in der Legende einer entsprechenden Abbildung abspielen, oder indem Sie diesen Link mit der SN More Media App scannen.

G. Glockzin · A. Agha (✉)
Klinik für Allgemein-, Viszeral-, Endokrine und Minimal-invasive Chirurgie, München Klinik gGmbH, München Klinik Bogenhausen, München, Deutschland
e-mail: gabriel.glockzin@muenchen-klinik.de; ayman.agha@muenchen-klinik.de

I. Iesalnieks
Klinik für Allgemein-, Viszeral- und Gefäßchirurgie, Evangelisches Krankenhaus Köln-Kalk gGmbH, Köln, Deutschland
e-mail: igors.iesalnieks@evkk.de

T. Keck, C.-T. Germer (Hrsg.), *Minimalinvasive Viszeralchirurgie*, https://doi.org/10.1007/978-3-662-67852-7_28

▶ Die laparoskopischen Eingriffe am Dünndarm gehören mittlerweile zu den häufig durchgeführten und etablierten minimalinvasiven Operationen, allerdings liegen hierzu nur wenige systematische Untersuchungen vor. In diesem Kapitel sind die Erkenntnisse aus der Literatur und die eigenen Erfahrungen zur laparoskopischen Chirurgie des Meckel'schen, der Dünndarmresektionen und der Ileostomaanlage zusammengefasst. Darüber hinaus wird das laparoskopische Vorgehen bei obstruktivem Dünndarmileus diskutiert. Die wichtigsten Tipps zu den Zugangswegen, Risiken, Vorteilen und Grenzen des minimalinvasiven Verfahrens werden vorgestellt.

28.1 Einführung

28.1.1 Keine prospektiv randomisierten Studien zur laparoskopischen Operation am Meckel'schen Divertikel bei Erwachsenen

Im Gegensatz zu vielen anderen Bereichen der laparoskopischen Chirurgie wie der Cholezystektomie, der Hernienchirurgie, der kolorektalen Chirurgie, der Refluxchirurgie, der Nebennierenchirurgie u. a. gehört die minimalinvasive Chirurgie des Dünndarms eher zu den selteneren und kaum systematisch untersuchten Operationsverfahren. Die häufigen laparoskopischen Resektionsverfahren bei M. Crohn werden in Kap. 29 ausführlich behandelt. Das Meckel'sche Divertikel gehört mit einer Prävalenz von ca. 2 % zu den häufigsten angeborenen Anomalien des Gastrointestinaltrakts. Die symptomatischen Fälle betreffen v. a. Kinder in den ersten Lebensjahren und selten junge Erwachsene. Während für die laparoskopische Resektion bei pädiatrischen Patient*innen zumindest retrospektive Analysen größerer Patientenkollektive publiziert sind (Ezekian et al. 2019; Skertich et al. 2021), liegen zur laparoskopischen Resektion des Meckel-Divertikels bei Erwachsenen insgesamt wenig Daten und insbesondere keine prospektiv randomisierten Studien im Vergleich zur offenen Chirurgie vor. Dennoch hat sich das minimalinvasive Vorgehen zunehmend etabliert.

28.1.2 Laparoskopischer Zugang beim obstruktiven Dünndarmileus

Die oft notfallmäßige chirurgische Therapie des obstruktiven Dünndarmileus mit Adhäsiolyse und ggf. Dünndarmresektion blieb lange Zeit der offenen Chirurgie vorbehalten. Allerdings kommen auch hier mit der stetigen Weiterentwicklung der Laparoskopie und der zunehmenden operativen Expertise bei selektionierten Patient*innen immer häufiger minimalinvasive Operationsverfahren zum Einsatz. Zum Vergleich der beiden Operationsverfahren liegt neben mehreren größeren retrospektiven Analysen auch eine aktuelle, im Jahr 2020 publizierte prospektiv randomisierte klinische Studie vor (Sallinen et al. 2019).

28.2 Indikation

Die Indikation zur Resektion eines Meckel'schen Divertikels beim Erwachsenen besteht bei Auftreten von Komplikationen wie

- Blutungen aufgrund von Ulzerationen der ektopen Magenschleimhaut (ca. 30 % aller Komplikationen),
- mechanischem Ileus diverser Ätiologie wie Bildung einer inneren Hernie, Volvulus um ein strangartiges Rudiment des Ductus omphaloentericus oder Invagination und Inkarzeration des Divertikels in einer Nabel- oder Leistenhernie (Littré-Hernie),
- der Meckel-Divertikulitis und
- der seltenen freien Divertikelperforation.

Das laparoskopische Vorgehen ist v. a. in diagnostisch unklaren Fällen insbesondere in Abgrenzung zur akuten Appendizitis hilfreich, da die Dünndarmexploration häufig deutlich einfacher ist als beispielsweise über einen Wechselschnitt nach McBurney.

▶ **Praxistipp** Die Entwicklung eines mechanischen Dünndarmileus mit einem im Abdomen-CT sichtbaren Kaliberunterschied im rechten Unterbauch bei Patienten ohne vorausgegangene Operationen und ohne Nachweis einer Bauchwandhernie sollte an ein Meckel'sches Divertikel denken lassen.

Das doppelläufige Ileostoma wird meist als protektive Maßnahme im Rahmen anderer kolorektaler Resektionen angelegt. Seltener wird die Ileostomaanlage als eigenständige Operation durchgeführt – dann oft vor geplanten komplexen perianalen Eingriffen (wie z. B. vor einer Musculus-gracilis-Plastik bei rektovaginalen oder rektourethralen Fisteln) oder im Rahmen der Therapie einer Insuffizienz im Bereich kolokolischer oder kolorektaler Anastomosen. Das Ziel der Laparoskopie ist die sichere Identifikation der distalsten Ileumschlinge.

Die Indikation für eine laparoskopische Dünndarmresektion ist weniger klar definiert. Viele Dünndarmresektionen werden notfallmäßig beispielsweise wegen Strangulation, Volvulus, Invagination oder Ischämie oftmals konventionell durchgeführt. Die Inzisionslänge für eine Dünndarmresektion ist selten länger als 10–15 cm, so dass die Nachtteile des offenen Vorgehens gegenüber der Minilaparotomie im Rahmen einer laparoskopischen Dünndarmresektion eher gering sind. Dünndarmresektionen für kleinere Tumore (GIST, Lymphom, NET u. a.) sowie für Crohn-Stenosen können meist problemlos laparoskopisch durchgeführt werden, wobei die Laparoskopie v. a. der Identifikation des zu resezierenden Segmentes dient. Darüber hinaus ermöglicht der laparoskopische Zugang eine einfache Exploration des gesamten Abdomens z. B. zum Ausschluss einer peritonealen Metastasierung bei der Resektion von Dünndarmtumoren.

Der mechanische Ileus stellt auch als Notfalleingriff grundsätzlich keine Kontraindikation für ein laparoskopisches operatives Vorgehen dar. Insbesondere einzelne Briden, innere Hernierungen, Volvuli oder Dünndarmtorsionen nach minimalinvasiven aber auch nach offenen Voroperationen lassen sich oftmals erfolgreich laparoskopisch therapieren. Auch komplexere Adhäsiolysen mit und ohne Dünndarmresektion sind laparoskopisch möglich. Limitierend sind häufig das Ausmaß der Dilatation der Darmschlingen und das ileusassoziierte Darmwandödem, die eine adäquate Übersicht nach Anlage des Pneumoperitoneums verhindern und die intraoperative Mobilität des Dünndarms erheblich einschränken. Die Indikation zum minimalinvasiven Vorgehen sollte daher immer unter Berücksichtigung der präoperativen Diagnostik und der laparoskopischen Expertise des OP-Teams gestellt werden.

28.3 Spezielle präoperative Diagnostik

Das symptomatische Meckel'sche Divertikel wird auch heute meist erst intraoperativ diagnostiziert, obwohl die Computertomographie (CT) die richtige Diagnosestellung in vielen Fällen bereits präoperativ erlaubt. Bei Patienten mit Divertikelblutungen ist die CT-Angiographie diagnoseführend. Im CT zeigt sich das Divertikel als tubuläre blindendende Struktur im rechten Unterbauch an dem antimesenterialen Rand des Ileums (Kotha et al. 2014). Das Divertikel ist in unkomplizierten Fällen relativ schwer zu erkennen und wird meist für eine Dünndarmschlinge gehalten. In komplizierten Fällen (Divertikulitis, Abszess, Perforation) ist die Erkennung auf Grund der typischen Lokalisation, der o. g. Merkmale und der vorhandenen Wandverdickung leichter. Der Nachweis einer normalen Appendix vermiformis verstärkt den Verdacht. Die Erkennung wird dadurch erleichtert, dass symptomatische Divertikel in der Regel wesentlich länger als asymptomatische sind. In der Spitze des entzündeten Divertikels können gelegentlich Enterolithe oder Tumore nachgewiesen werden (Abb. 28.1).

Die CT-Angiographie hat die ^{99m}Tc-Szintigraphie als diagnostisches Verfahren für Patienten mit unklaren gastrointestinalen Blutungen weitgehend verdrängt. Durch die selektive Speicherung des ^{99m}Tc-Pertechnetats in den muzinproduzierenden Zellen der Magenschleimhaut kann die ektope Magenschleimhaut im Meckel'schen Divertikel detektiert werden. Die Sensitivität der Untersuchung beträgt bei Kindern 85–90 %, allerdings nur noch 60 % bei Erwachsenen (Poulsen und Qvist 2000).

Die selektive mesenteriale Subtraktionsangiographie erlaubt die Detektion einer Blutung aus einem Meckel'schen Divertikel bei einer Blutungsrate von >0,5 ml/min (Elsayes et al. 2007) und kann einen Blush der ektopen Magenschleimhaut demonstrieren. Eine selektive Embolisation ist ebenfalls möglich.

Präoperative Standarddiagnostik für Patient*innen mit Ileus ist neben der Abdomensonographie die kontrastmittelverstärkte Computertomographie des Abdomens. Die wichtigsten präoperativen Informationen aus der Bildgebung im Hinblick auf das operative Vorgehen sind

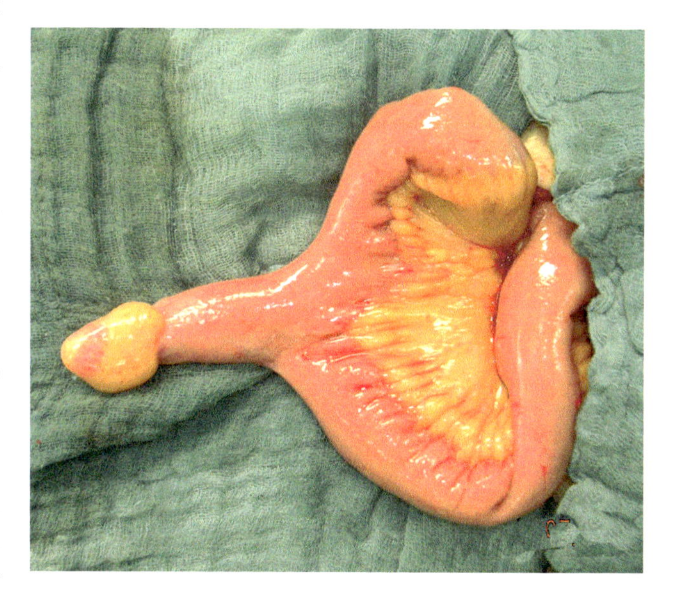

Abb. 28.1 Ektopes Pankreasgewebe an der Spitze eines Meckel'schen Divertikels bei einer 35-jährigen Frau mit M. Crohn

- Ausmaß des Ileus (Dilatation, Wandödem),
- Lokalisation der Stenose (Verfahrenswahl, Trokarplatzierung),
- Ursache der Stenose (einzelne Bride, multiple Adhäsionen, Hernie, Torsion, Invagination, Konglomerat, Tumor, Crohn-Stenose etc.).

Bei unklaren Befunden kann im Einzelfall eine ergänzende präoperative diffusionsgewichtete MRT des Abdomens sinnvoll sein.

28.4 Aufklärung

Im Folgenden werden nur die speziellen Komplikationen und Besonderheiten der in diesem Kapitel behandelten Operationen aufgeführt.

28.4.1 Operation am Meckel'schen Divertikel

- ausführliche Aufklärung über mögliche Differentialdiagnosen (Appendizitis, Dünndarmtumore, M. Crohn, Angiodysplasie, Ischämie etc.)
- unterschiedliches operatives Vorgehen, Resektionsausmaß und Konversionsrisiko je nach intraoperativer Diagnose
- Aufklärung über die seltenen Befunde von Tumoren im Divertikel
- postoperative Dünndarmstenose nach Divertikelresektion (selten)
- Möglichkeit der Dünndarmsegmentresektion mit Anastomose und deren Komplikationen

28.4.2 Laparoskopische Ileostomaanlage

- Möglicherweise höheres Torsionsrisiko im Vergleich zur konventionellen Ileostomaanlage (Abschn. 28.9.1)

28.4.3 Ileus

- Erhöhtes Konversionsrisiko
- Erhöhte Vulnerabilität des Dünndarms
- Erhöhtes Risiko für eine Anastomoseninsuffizienz im Falle einer Dünndarmresektion
- Mögliche primäre Diskontinuitätsresektion mit Stomaanlage

28.5 Lagerung

- Rückenlagerung mit angelagertem linkem und ausgelagertem rechtem Arm (Meckel'sches Divertikel, Ileostomanlage) ohne Vakuummatratze
- Alternativ: Grätschelagerung, beide Arme angelagert, Vakuummatratze (unklarer Befund, Ileus)

28.5.1 Positionierung im Raum

- Operateur und der Kameraassistent positionieren sich auf der linken Patientenseite
- Monitor auf der rechten Patientenseite
- Alternativ: Grätschelagerung ermöglicht alle Positionen von Operateur und Kameraassistent (links, rechts oder zwischen den Beinen) und Monitor (rechts, links oder über dem Kopf des Patienten)

28.6 Technische Voraussetzungen

Für die laparoskopische Ileostomaanlage (als eigenständiger Eingriff) sind ein 10-mm-Optiktrokar und ein oder zwei 5-mm-Arbeitstrokare ausreichend. Für geplante Dünndarmresektionen (z. B. bei Verdacht auf kleinere GIST) kann die gleiche Trokarkombination verwendet werden. Auch der Single-Port-Zugang kann im Falle einer Dünndarmresektion durchaus nützlich sein, da man den Portzugang zur Exteriorisierung der zu resezierenden Dünndarmschlinge nutzen kann. Auch für die geplante Operation am Meckel'schen Divertikel können ein 10-mm-Optiktrokar und zwei 5-mm-Arbeitstrokare eingesetzt werden, wobei einer der 5-mm-Trokare bei Entschluss zur intrakorporalen Staplerresektion durch einen 12-mm-Trokar ersetzt werden muss. Auch im Falle der Operation am Meckel'schen Divertikel kann die Single-Port-Technik genutzt werden. Der Einsatz eines Energiegeräts („energy device") ist bei Operationen am Dünndarm (ob Dünndarmresektion oder Operation wegen Meckel-Divertikel) in der Regel nicht erforderlich.

28.7 Überlegung zur Wahl des Operationsverfahrens

Bei Operationen am Meckel'schen Divertikel sollte gewährleistet sein, dass die ektope Magenschleimhaut (falls vorhanden) im Rahmen des Eingriffes vollständig entfernt wird. Dies trifft v. a. auf Patient*innen mit Blutungen zu.

Bei einer Resektion mit Stapler besteht die Gefahr, dass ektope Magenschleimhaut an der Divertikelbasis verbleibt, sodass es zu Rezidivblutungen kommen kann. Eine Alternative zur tangentialen Staplerresektion ist in diesen Fällen eine Wedgeresektion oder eine Dünndarmsegmentresektion. Im Zweifel können durch ein laparoskopisch-assistiertes Vorgehen mit Minilaparotomie die Vorteile der Laparoskopie mit der Möglichkeit der Palpation und offenen Resektion des Befundes kombiniert werden (Lequet et al. 2017).

Die Wahl des Operationsverfahrens bei Patient*innen mit Ileus wird im Wesentlichen durch die Befunde der präoperativen Bildgebung und den intraoperativen Befund bestimmt. Die Eingriffe reichen von der Durchtrennung einer einzelnen Bride bis zur komplexen Adhäsiolyse mit Darmresektion. Insbesondere bei komplexen intraoperativen Befunden und/oder inadäquater Exposition sollte ggf. eine frühzeitige Konversion auf ein offenes Operationsverfahren in Betracht gezogen werden.

28.8 Operationsablauf – How we do it

28.8.1 Anlage eines doppelläufigen Ileostomas als selbständiger Eingriff

Ein periumbilikal platzierter Optiktrokar liegt unter Umständen sehr nah (3–5 cm) an der markierten Stomastelle. Dies erschwert die Übersicht und die Beurteilung des Mesenteriums nach dem Durchzug der Schlinge in den Stomakanal. Wir empfehlen daher bei geplanter Ileostomaanlage als selbständiger Eingriff den Optiktrokar links subkostal zu platzieren. Bei Patienten mit Ileostomaanlage im Rahmen anderer Operationen ist es ratsam, die Kamera zur Beurteilung des Mesenteriums am Ende der Operation über einen Trokar im linken Unterbauch einzuführen. Um das Aufsuchen der distalen Ileumschlinge zu erleichtern, kann der Patient in die Trendelenburg-Position gebracht und der OP-Tisch nach links geschwenkt werden. Der erste 5-mm-Arbeitstrokar wird in den meisten Fällen im linken Unterbauch platziert. Für die Anlage eines doppelläufigen Ileostomas kann ein Arbeitstrokar unter Umständen bereits ausreichend sein. Ein zweiter kann über die vorher für das Stoma markierte Stelle eingeführt werden. Mit der Fasszange, die über diesen zweiten Arbeitstrokar eingeführt wird, kann die ausgewählte distale Ileumschlinge gefasst und an die Bauchdecke herangezogen werden. Erfahrungsgemäß kann das Stoma später spannungsfrei eingenäht werden, wenn die ausgewählte Schlinge bei noch bestehendem Pneumoperitoneum ohne Spannung an der markierten Stelle zur Bauchdecke geführt werden kann. Die ausgewählte Schlinge wird mit einer weichen Fasszange gefasst und gehalten, während der Stomakanal gebildet wird. Nachdem das Peritoneum eröffnet wurde, entweicht das CO_2 aus der Bauchhöhle, sodass für diesen Schritt der Operation die laparoskopische Übersicht fehlt. Bei Patienten, die nicht sehr adipös sind, kann die Schlinge meist unproblematisch in den Stomakanal gereicht und mit einer Allis-Klemme oder mit einer Pinzette gefasst und herausgezogen werden. Bei adipösen Patienten kann dieser Schritt dagegen schwieriger sein. Als Alternative kann durch den gebildeten Stomakanal eine Allis-Klamme in die Bauchhöhle eingeführt werden und der Stomakanal zur Erhaltung des Pneumoperitoneums mit einer feuchten Kompresse abgedichtet werden (Abb. 28.2). Das Überreichen der ausgewählten Dünndarmschlinge erfolgt also intraabdominell unter laparoskopischer Sicht.

Video 28.1 zeigt die Anlage eines protektiven Ileostomas im Rahmen einer tiefen anterioren Rektumresektion. Dem Auffinden des terminalen Ileums folgen die Bildung des Stomakanals, der Durchzug der ausgewählten Schlinge und das evertierende Einnähen (Abb. 28.3).

Nach Herausleiten der Ileumschlinge ist das Einlegen eines „Reiters" nicht erforderlich (Speirs et al. 2006), kann jedoch aus pragmatischen Gründen bis zum Abschluss des Eingriffes hilfreich sein. Es muss stets darauf geachtet werden, dass die Dünndarmschlinge leicht und ohne Spannung durch die Bauchdecke gezogen werden kann. Ist die Dünndarmschlinge unter Spannung ausgeleitet worden, wird auch der „Reiter" eine spätere Retraktion des Stomas nicht verhindern.

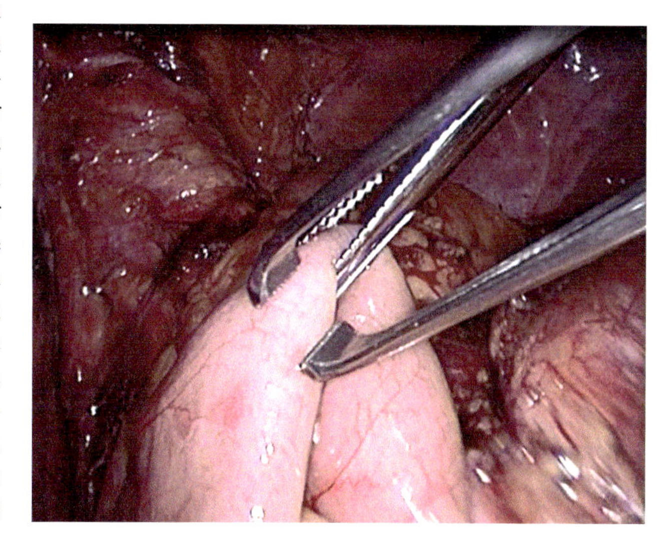

Abb. 28.2 Fassen des terminalen Ileums mit einer durch den Stomakanal eingeführten Allis-Klemme. Die laparoskopische Babcock-Klemme hält die Schlinge an der ausgewählten Position fest

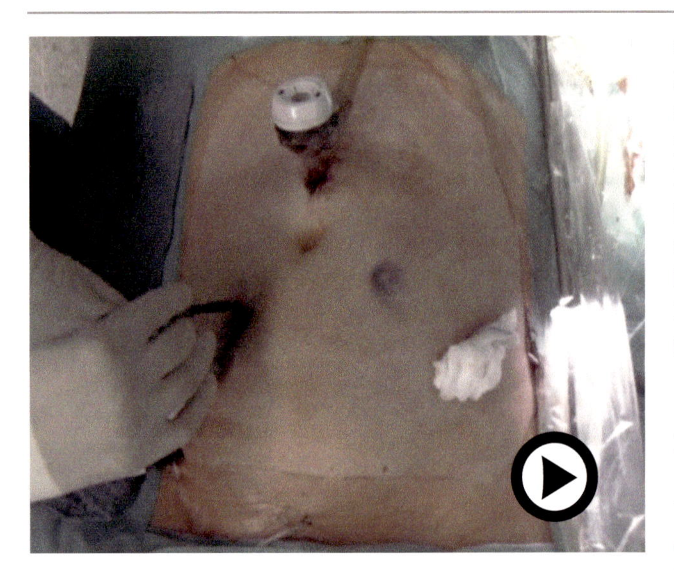

Abb. 28.3 Video 28.1: Laparoskopische Ileostomaanlage. (© Video: Igors Iesalnieks, Ayman Agha). (▶ https://doi.org/10.1007/000-bjt)

▶ **Praxistipp** Als Faustregel bei der Anlage eines doppelläufigen Ileostomas gilt: der mesenteriale Rand des Dünndarms soll spannungsfrei das Hautniveau erreichen können.

Solange lediglich der antimesenteriale Rand des Dünndarms im Stomakanal erscheint, ist die Gefahr das Stoma unter Spannung anzulegen erheblich. Der Eingriff sollte jedoch so lange fortgesetzt werden, bis eine spannungsfreie Anlage gelingt. Als Erstes sollte geprüft werden, dass die Schlinge nicht torquiert ist. Ist dies nicht der Fall, kann der Stomakanal etwas erweitert werden, um die Reibung in der Bauchdecke zu reduzieren, was v. a. bei adipösen Patienten und in Notfallsituationen hilfreich sein kann. In der Notfallsituation kann das spannungsfreie Herausleiten besonders schwierig sein, weil die Darmwand und das Mesenterium ödematös sind. Auf jeden Fall ist das Risiko der parastomalen Hernie sicherlich als kleineres Übel zu sehen im Vergleich zu einer Stomaretraktion. Sollte das Mesenterium der letzten Ileumschlinge zu kurz sein, kann 10–20 cm nach oral hin ausgeleitet werden, wobei hier stets an die Gefahr des High-out-Stomas gedacht werden muss. Bei Bedarf kann der ileozökale Übergang mobilisiert werden, was die Mesenteriumlänge in diesem Bereich deutlich erhöht. Wurde die Stomamarkierung präoperativ kranial des Nabelniveaus gesetzt, so kann das Stoma als Ultima ratio im Unterbauch ausgeleitet werden, wobei zu beachten ist, dass das Ignorieren der präoperativen Markierung stark mit späteren Stomakomplikationen korreliert (Parmar et al. 2011).

Nachdem die Schlinge durch den Stomakanal ausgeleitet wurde, sollte noch einmal laparoskopiert werden. Dabei sollte kontrolliert werden, dass das Mesenterium nicht torquiert ist. Im Rahmen der konventionellen Stomaanlage wird der zuführende Schenkel meist kaudal und der abführende Schenkel kranial platziert. Bei der laparoskopischen Stomaanlage ist es hingegen oft einfacher und sicherer den zuführenden Schenkel kranial auszuleiten (Khoo et al. 1993). Nachdem das Pneumoperitoneum abgelassen und die Trokarzugänge verschlossen wurden, kann nun die Dünndarmschlinge eröffnet und evertierend eingenäht werden. Es sollte beachtet werden, dass das Stoma mindestens 1 cm über dem Hautniveau liegt (Cottam et al. 2007). Wurde vorher ein Reiter benutzt, kann er nun entfernt werden.

28.8.2 Operation am Meckel'schen Divertikel

Von den meisten Autoren (Hosn et al. 2014) wird empfohlen, den Optiktrokar periumbilikal zu platzieren, was v. a. in der Situation der unklaren präoperativen Diagnose hilfreich ist. Um einen ausreichenden Abstand zum Befund zu haben, kann der Optiktrokar 3–5 cm kranial des Nabels in der Mittellinie positioniert werden. Die Arbeitstrokare können sowohl rechts als auch links platziert werden. Befindet sich der Befund im rechten Unterbauch (was häufiger der Fall ist), so ist es sinnvoll, den ersten Arbeitstrokar im linken Unterbauch zu setzen. Der zweite Arbeitstrokar kann in der linken Flanke platziert werden – so zumindest bevorzugen das die Autoren. Er wird in der Mitte der imaginären Verbindungslinie zwischen dem Optiktrokar und dem ersten Arbeitstrokar positioniert (Abb. 28.4). So kann die bestmögliche Triangulation der Trokare zueinander erreicht werden. Von manchen Autoren wird der zweite Arbeitstrokar über der Symphyse oder gar im rechten Unterbauch platziert (Palani-

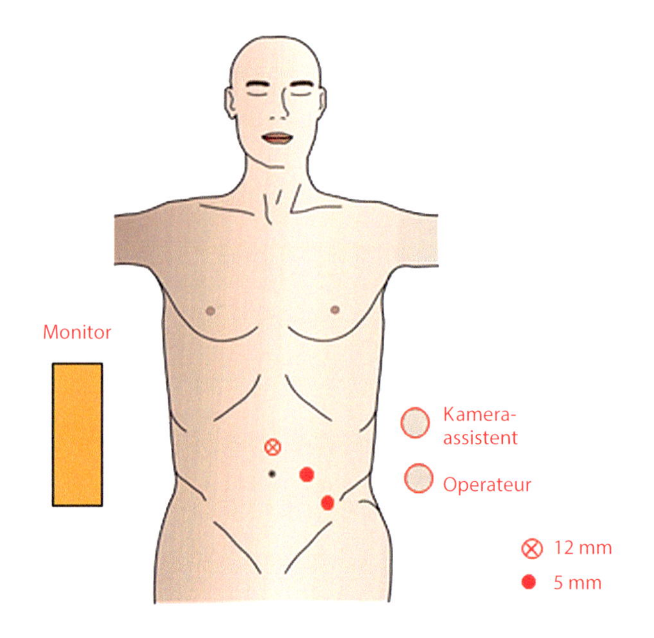

Abb. 28.4 Vorgeschlagene Trokarposition für die laparoskopische Resektion eines Meckel'schen Divertikels

velu et al. 2008; Ding et al. 2012). Der zweite Arbeitstrokar kann auch links subkostal gesetzt werden. Damit erreicht man eine noch größere Triangulation der beiden Arbeitstrokare. Allerdings ist dann die Führung der Optik ergonomisch schwieriger. Das Aufsuchen des Meckel'schen Divertikels dürfte in den meisten Fällen unproblematisch sein. Liegt ein Ileus vor, muss genau darauf geachtet werden, dass die dilatierten Schlingen während der Trokarplatzierung und der Dünndarmmanipulation nicht verletzt werden. Vor allem in der Nähe der Arbeitstrokare kann eine Läsion unbemerkt bleiben. Auch das Einführen der Instrumente über die Arbeitstrokare sollte stets langsam und vorsichtig geschehen, da die dilatierten Dünndarmschlingen bei Seitenlagerung des OP-Tisches oft direkt den Trokaren aufliegen und so eine Verletzungsgefahr besteht.

Sollte das Meckel'sche Divertikel in entzündlichen Adhäsionen fixiert sein, so wird es meist gelingen, diese stumpf zu lösen. Beim Vorliegen eines (paralytischen) Ileus sollte auf den Einsatz des monopolaren Stroms verzichtet werden, da die Gefahr einer Dünndarmläsion zu hoch ist. Sollten die Adhäsionen zu anderen Dünndarmschlingen zu fest sein, muss die Schwelle zur Konversion in ein offenes Vorgehen besonders niedrig sein. Hier gilt es zu berücksichtigen, dass eine konventionelle Operation am Meckel'schen Divertikel meist über eine recht kurze Laparotomie unproblematisch gelingt und das Operationstrauma nicht groß ist. Ein unbedingtes Fortführen des laparoskopischen Verfahrens ist bei der Operation des Meckel'schen Divertikels nicht zu rechtfertigen.

Das Divertikel kann mit einem Endostapler abgesetzt oder im Sinne einer Wedge- oder Dünndarmresektion entfernt werden. Ist die Basis des Divertikels nicht entzündet, werden die meisten Chirurgen mit einem Endostapler absetzen. Dies sollte quer zum Dünndarmverlauf geschehen. Für diesen Schritt kann ein 5-mm-Trokar durch einen 12-mm-Trokar ersetzt werden. Ist die Basis des Divertikels stark entzündet oder gar perforiert, so kann die betroffene Dünndarmschlinge unproblematisch über eine der Trokareinstichstellen (oder über den Single-Port-Zugang, falls verwendet) exteriorisiert und der Eingriff hier mit einer Wedge- oder Dünndarmresektion beendet werden. Eine laparoskopische Dünndarmsegmentresektion mit intrakorporaler Anastomose (z. B. Seit-zu-Seit-Stapleranastomose) ist ebenfalls möglich.

Das Präparat sollte noch während der Operation eröffnet und inspiziert werden, um zu kontrollieren, dass die gesamte Magenschleimhaut vollständig reseziert wurde.

28.8.3 Laparoskopische Dünndarmresektion

Die Trokarpositionen sollten sich der zu erwartenden Befundlokalisation anpassen. Bei Befunden im terminalen Ileum können die Trokare wie in der Beschreibung der Operation für das Meckel'sche Divertikel platziert werden. Bei Befunden im proximalen Ileum und im Jejunum kann das Positionieren der Kamera rechts subkostal und der beiden Arbeitstrokare in der rechten Flanke hilfreich sein, da auf diese Weise ein ausreichender Abstand zum Befund gewährleistet wird. Bei einfachen Segmentresektionen beschränkt sich der laparoskopische Anteil auf das Durchmustern des Dünndarms und Exteriorisieren der befallenen Schlinge. Bei radikalen onkologischen Operationen (z. B. bei neuroendokrinen Tumoren) kann das Mesenterium mit einem Energiegerät („energy device") skelettiert werden, wobei hier stets kritisch der Vorteil der laparoskopischen Resektion gegenüber der relativ einfachen, wenig traumatischen konventionellen Dünndarmresektion abgewogen werden sollte. Die Dünndarmsegmentresektion kann auch vollständig laparoskopisch mit intrakorporaler Dünndarmanastomose durchgeführt werden. Wir bevorzugen in diesem Fall eine Seit-zu-Seit-Stapleranastomose. Größere Präparate können anschließend über einen Pfannenstielschnitt geborgen werden.

28.9 Spezielle intraoperative Komplikationen und ihr Management

28.9.1 Laparoskopische Ileostomaanlage

Neben den laparoskopietypischen Risiken (Verletzungen nichtbetroffener Dünndarmschlingen, intraabdominelle Blutungen, Blutungen aus den Trokareinstichstellen, Trokarhernien etc.) sollte insbesondere die Stomatorsion angesprochen werden (Abb. 28.5). Diese Komplikation ist nach konventioneller Ileostomaanlage sehr selten, tritt jedoch mit gewisser Regelmäßigkeit nach laparoskopischer Anlage auf. Die Ursache dürfte v. a. die mangelnde Be-

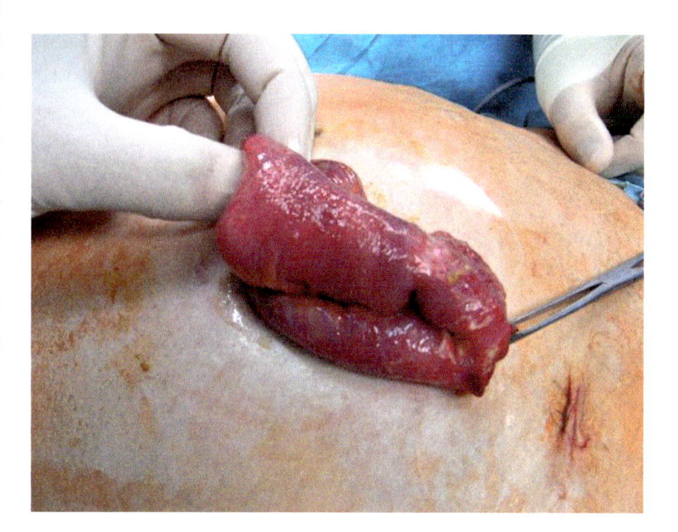

Abb. 28.5 Revision eines torquierten doppelläufigen Ileostomas bei einer Patientin, die 4 Tagen zuvor wegen eines Rektumkarzinoms operiert wurde. Die Schnürfurche ist eindeutig sichtbar

urteilbarkeit der Mesenteriumlage sein. Es wird allerdings auch vermutet, dass die Torsion der ausgeleiteten Schlinge erst beim Ablassen des Pneumoperitoneums auftreten kann. Die Inzidenz der Stomatorsion beträgt laut Literatur 0–5 %, wobei die Studien v. a. von Ende der 1990er-Jahre stammen und relativ kleine Patientenkollektive umfassen (Liu et al. 2005; Oliveira et al. 1997). Die Konversionsrate ist bei nichtvoroperierten Patienten sehr niedrig (Gorgun et al. 2015).

28.9.2 Laparoskopische Dünndarmresektion, Operation am Meckel'schen Divertikel, Ileus

Das Risiko einer iatrogenen Dünndarmverletzung dürfte hauptsächlich bei Patienten mit mechanischer Obstruktion wegen eines Meckel'schen Divertikels oder eines Dünndarmtumors erhöht sein. Hier sollten die Vorteile des laparoskopischen Vorgehens stets kritisch gegen das bei der Laparoskopie erhöhte Risiko der Dünndarmverletzung abgewogen werden. Wegen der eingeschränkten intraoperativen Visualisierung bei einem Dünndarmileus sollten diese Patienten stets vom erfahrenen Laparoskopiker operiert werden.

28.10 Evidenzbasierte Evaluation

28.10.1 Laparoskopische Ileostomaanlage

Es existieren keine prospektiv-randomisierten Studien, welche laparoskopische vs. offene Ileostomaanlage vergleichen. Erwähnenswert ist lediglich eine retrospektive Fallkontrollstudie von Gorgun et al. (2015), in der 43 laparoskopisch angelegte Ileo- und Kolostomien als eigenständige Operationen mit 43 offenen Stomaanlagen verglichen wurden. Die Anzahl der angelegten laparoskopischen doppelläufigen Ileostomata betrug in beiden Gruppen 25. Es konnte gezeigt werden, dass die stationäre Liegedauer und die stationäre Wiederaufnahmerate in der laparoskopischen Gruppe signifikant niedriger waren. Die Stomakomplikationen traten dagegen mit 2 % in der laparoskopischen und 7 % in der offenen Gruppe (p =0,62) vergleichbar oft auf. Stomatorsionen wurden in dieser Studie keine berichtet.

28.10.2 Laparoskopische Dünndarmresektion und Operation am Meckel'schen Divertikel

Es existieren nur wenige Studien, welche laparoskopische mit offenen Dünndarmresektionen vergleichen, wobei das Evidenzniveau niedrig ist. In einer retrospektiven Studie aus Taiwan wurden 26 Patienten, die wegen gastrointestinaler Stromatumoren am Dünndarm laparoskopisch operiert wurden, mit 59 offenen Resektionen verglichen (Liao et al. 2015). In der laparoskopischen Gruppe war der Kostaufbau schneller und die stationäre Liegedauer kürzer, die onkologischen Ergebnisse und die Komplikationsrate waren vergleichbar.

Es liegen keine klinischen Studien vor, die laparoskopische Operationen mit offenen Eingriffen wegen Meckel'schen Divertikels bei erwachsenen Patienten vergleichen. In einem Review von Hosn et al. (2014) wurden 5 Serien mit insgesamt 35 erwachsenen laparoskopisch operierten Patienten zusammengefasst. Bei 23 Patienten wurde eine tangentiale Stapler- oder Wedgeresektion und bei 12 Patienten eine Segmentresektion durchgeführt. Die Operationsindikation war in 4 Fällen eine Blutung und in den restlichen Fällen eine Divertikulitis oder ein Volvulus. Postoperativ traten keine Komplikationen auf, die Konversionsrate lag bei 26 %, die stationäre Liegedauer betrug 3–5 Tage.

28.10.3 Obstruktiver Dünndarmileus

Zum Vergleich zwischen offener und laparoskopischer Operation bei obstruktivem Adhäsionsileus des Dünndarms liegt eine prospektiv randomisierte klinische Studie vor. In diese wurden nur Patient*innen (n =100) mit einer hohen Wahrscheinlichkeit einer einzelnen Bride und elektiven Eingriffen eingeschlossen. Es ergab sich eine Reduktion der Liegedauer um 1,3 Tage zugunsten des laparoskopischen Vorgehens (4,2 vs. 5,5 Tage). Hinsichtlich der 30-Tage-Morbidität zeigte sich kein signifikanter Unterschied (Sallinen et al. 2019). Mehrere retrospektive Analysen mit größeren Patientenkollektiven kommen zu vergleichbaren Ergebnissen (Yamamoto et al. 2022; Sebastian-Valverde et al. 2019). Allerdings ergab sich in einer weiteren retrospektiven Analyse mit weniger strikten Selektionskriterien für das laparoskopische Vorgehen ein erhöhtes Risiko für intraoperative Darmverletzungen (Behman et al. 2017). Zudem egalisiert die Notwendigkeit einer Konversion die Vorteile des laparoskopischen gegenüber dem offenen Vorgehen (Sebastian-Valverde et al. 2022). Präoperative Patientenselektion und die Expertise des OP-Teams spielen in allen Analysen eine entscheidende Rolle für die positiven Effekte der Laparoskopie im Vergleich zum offenen Vorgehen.

▶ Konsequente Patientenselektion für ein primäres laparoskopisches Vorgehen unter Berücksichtigung der präoperativen Diagnostik und der Expertise des OP-Teams

Literatur

Behman R, Nathens AB et al (2017) Laparoscopic surgery for adhesive small bowel obstruction is associated with higher risk of bowel injury: a population-based analysis of 8584 patients. Ann Surg 266:489–498

Cottam J, Richards K et al (2007) Results of a nationwide prospective audit of stoma complications within 3 weeks of surgery. Colorectal Dis 9:834–838

Ding Y, Zhou Y et al (2012) Laparoscopic management of perforated Meckel's diverticulum in adults. Int J Med Sci 9:243–247

Elsayes KM, Menias CO et al (2007) Imaging manifestations of Meckel's diverticulum. AJR Am J Roentgenol 189:81–88

Ezekian B, Leraas HJ et al (2019) Outcomes of laparoscopic resection of Meckel's diverticulum are equivalent to open laparotomy. J Pediatr Surg 54:507–510

Gorgun E, Gezen FC et al (2015) Laparoscopic versus open fecal diversion: does laparoscopy offer better outcomes in short term? Tech Coloproctol 19:293–300

Hosn MA, Lakis M et al (2014) Laparoscopic approach to symptomatic Meckel diverticulum in adults. JSLS 18:pii: e2014.00349. https://doi.org/10.4293/JSLS.2014.00349

Khoo RE, Montrey J et al (1993) Laparoscopic loop ileostomy for temporary fecal diversion. Dis Colon Rectum 36:966–968

Kotha VK, Khandelwal A et al (2014) Radiologist's perspective for the Meckel's diverticulum and its complications. Br J Radiol 87:20130743

Lequet J, Menahem B et al (2017) Meckel's diverticulum in the adult. J Visc Surg 154:253–259

Liao CH, Yeh CN et al (2015) Surgical option for intestinal gastrointestinal stromal tumors-perioperative and oncological outcomes of laparoscopic surgery. Anticancer Res 35:1033–1040

Liu J, Bruch HP et al (2005) Stoma formation for fecal diversion: a plea for the laparoscopic approach. Tech Coloproctol 9:9–14

Oliveira L, Reissman P et al (1997) Laparoscopic creation of stomas. Surg Endosc 11:19–23

Palanivelu C, Rangarajan M et al (2008) Laparoscopic management of symptomatic Meckel's diverticula: a simple tangential stapler excision. JSLS 12:66–70

Parmar KL, Zammit M et al (2011) A prospective audit of early stoma complications in colorectal cancer treatment throughout the Greater Manchester and Cheshire colorectal cancer network. Colorectal Dis 13:935–938

Poulsen KA, Qvist N (2000) Sodium pertechnetate scintigraphy in detection of Meckel's diverticulum: is it usable? Eur J Pediatr Surg 10:228–231

Sallinen V, Di Saverio S et al (2019) Laparoscopic versus open adhesiolysis for adhesive small bowel obstruction (LASSO): an international, multicentre, randomized, open-label trial. Lancet Gastroenterol Hepatol 4:278–286

Sebastian-Valverde E, Poves I et al (2019) The role of the laparoscopic approach in the surgical management of acute adhesive small bowel obstruction. BMC Surg 19:40–46

Sebastian-Valverde E, Téllez C et al (2022) Need for conversion reduces the benefits of laparoscopic approach for adhesive small bowel obstruction. A propensity-score matching analysis. J Gastrointest Surg. https://doi.org/10.1007/s11605-022-05322-z

Skertich NJ, Ingram MC et al (2021) Outcomes of laparoscopic versus open resection of Meckel's diverticulum. J Surg Res 264: 362–367

Speirs M, Leung E et al (2006) Ileostomy rod – is it a bridge too far? Colorectal Dis 8:484–487

Yamamoto Y, Kitazawa M et al (2022) Comparison of clinical outcomes and safety between open and laparoscopic surgery for adhesive small bowel obstruction: a propensity-matched analysis of a national inpatient database. J Laparoendosc Adv Surg Tech A. https://doi.org/10.1089/lap.2022.0050

Laparoskopische Crohn-Chirurgie

29

Michael Meir und Joachim Reibetanz

Inhaltsverzeichnis

▶ Die chirurgische Therapie bei Morbus Crohn stellt aufgrund der diversen Komplikationen sowie der häufig notwendigen Rezidiveingriffe meist eine Herausforderung dar. Bei der Indikationsstellung sollte stets der Leitsatz „so viel wie nötig und so wenig wie möglich" gelten. Gerade Patienten mit Morbus Crohn profitieren aufgrund ihres Alters und der Notwendigkeit der Rezidiveingriffe von einer minimalinvasiven Therapie. Jedoch sollte vor einer Exploration eine differenzierte Diagnostik und soweit möglich eine Reduktion der Immunsuppression erfolgen, um bereits präoperativ operationstaktische Überlegung (Resektionsausmaß, Strikturoplastik, Dilatation, Stomaanlage) treffen zu können. Aus diesen Gründen und der häufig komplexen intraabdominellen Situation sollte eine entsprechende chirurgische Expertise vorhanden sein.

M. Meir (✉) · J. Reibetanz
Klinik für Allgemein-, Viszeral-, Gefäß- und Kinderchirurgie, Universitätsklinikum Würzburg, Würzburg, Deutschland
e-mail: meir_m@ukw.de; reibetanz_j@ukw.de

T. Keck, C.-T. Germer (Hrsg.), *Minimalinvasive Viszeralchirurgie*, https://doi.org/10.1007/978-3-662-67852-7_29

29.1 Einführung

Der Morbus Crohn ist eine schubweise verlaufende, chronisch-entzündliche Darmerkrankung, die durch eine transmurale Entzündungsausbreitung charakterisiert ist und den gesamten Gastrointestinaltrakt befallen kann. Die chronische Entzündung kann zu diversen Komplikationen führen, wovon die Striktur, der Abszess, die Fistel oder die maligne Transformation zu den Hauptindikationen für chirurgische Eingriffe zählen. Trotz der Fortschritte in der konservativen Therapie wird geschätzt, dass bis zu 80 % der Patienten mit Morbus Crohn innerhalb ihres Lebens operiert werden müssen (Frolkis et al. 2013), und bis zu 30 % dieser Patienten müssen innerhalb von 10 Jahren nach dem initialen Eingriff erneut operiert werden (Tsai et al. 2021). Dieser häufig komplizierte und rezidivierende Verlauf der Grunderkrankung macht die chirurgische Therapie des Morbus Crohn besonders anspruchsvoll. Gleichzeitig sind Patienten mit Morbus Crohn theoretisch ideale Kandidaten für einen minimalinvasiven Zugang: Die Patienten sind in der Regel jung und im Alltag aktiv, sodass die Vorzüge der Laparoskopie (kosmetischer Aspekt, schnellere postoperative Rekonvaleszenz, Wiedereingliederung in das Arbeitsleben) hier besonders zum Tragen kommen.

Darüber hinaus erwartet man von einem minimalinvasiven Eingriff eine deutlich reduzierte Rate an postoperativen Verwachsungen und damit eine deutlich erleichterte Reoperabilität der Patienten. Diese Vorteile der minimalinvasiven Chirurgie führten in der aktuellen Empfehlung der Europäischen Crohn's und Colitis Organisation (ECCO) zu der Aussage, dass bei der Ileozökalresektion das laparoskopische Verfahren gegenüber dem konventionellen Vorgehen bevorzugt angewandt werden sollte und dass darüber hinaus auch komplexere oder Rezidivfälle bei geeigneter Expertise keine Kontraindikation für ein minimalinvasives Verfahren sind (Adamina et al. 2020a). Trotz der Vorteile der minimalinvasiven Chirurgie sollte das Grundprinzip der Beherrschung der Komplikationen und der Wiederherstellung der Lebensqualität des Pateinten keinesfalls durch den Zugangsweg in Frage gestellt werden. So zeigt sich weiter eine gewisse Präferenz für offene Verfahren, was u. a. durch das Vorhandensein von Adhäsionen infolge vorangegangener Eingriffe sowie allgemein technische Schwierigkeiten wie chronisch-verdicktes Mesenterium, vulnerable Gewebeverhältnisse, intraabdominelle oder retroperitoneale Abszesse, Fisteln und chronisch dilatierte Darmschlingen erklärt wird. Des Weiteren zeigt sich im Langzeitverlauf eine vergleichbare Lebensqualität von minimalinvasiven und laparoskopischen Verfahren (Pak et al. 2021)

29.2 Indikation

Eine wichtige Richtlinie ergibt sich aus der Tatsache, dass der Morbus Crohn chirurgisch nicht geheilt werden kann und daher, wenn immer möglich, der konservativen Therapie der Vorzug zu geben ist. Indikationen zum operativen Eingriff ergeben sich bei Morbus Crohn v. a. aus chronischen und akuten Komplikationen sowie dem Versagen der konservativ medikamentösen Therapie (Tab. 29.1). Chronische Komplikationen beinhalten v. a. das Risiko einer chronischen intestinalen Obstruktion (z. B. narbige Stenose) oder der malignen Entartung. Daneben müssen therapieassoziierte Nebenwirkungen (z. B. steroidinduzierte Osteoporose) zu den chronischen Komplikationen gezählt werden.

Allerdings wurde gezeigt, dass junge Patienten mit einem isolierten Ileozäkalen Befall von einer frühzeitigen Operation profitieren (Ponsioen et al. 2017), da bei diesen Patienten die medikamentösen Therapieoptionen im Laufe ihres Lebens weiter offengehalten werden. Die Langzeitergebnisse der Studie (5- Jahres Follow-up) wies nach, dass die Hälfte der initial konservativ mit Infliximab behandelten Patienten im Verlauf doch einer Operation bedurfte, und dass die andere Hälfte weiterhin dauerhaft mit Infliximab (oder anderen Immunsuppressiva) behandelt werden musste. Im Gegensatz dazu blieb knapp die Hälfte der Patienten, die initial ileozökalreseziert wurden, langfristig frei von einer zusätzlichen medikamentösen/immunsuppressiven Therapie. Diese Daten wurden auch in der aktuellen Leitlinie berücksichtigt, die bei Patienten mit isoliertem ileozökalen Befall (und einer höherer Krankheitsaktivität) die Ileozökalresektion als Alternative zur konservativen Therapie empfiehlt.

Bei den akuten Komplikationen stehen dagegen der Ileus/Darmobstruktion, das toxische Megakolon, die gastrointestinale Blutung oder die Perforation im Vordergrund (Shaffer und Wexner 2013). Abgesehen von diesen spezifischen Komplikationen kann sich bei Morbus Crohn eine Operationsindikation auch aus der damit erhofften Verbesserung der Lebensqualität begründen.

Tab. 29.1 Operationsindikationen bei M. Crohn

Relativ	Absolut	Dringlich/Notfall
– Stenose		– Ileus
– Symptomatische Fistel – Low grade intraepitheliale Neoplasie – Isolierter Ileozäkaler Befall	– High grade intraepitheliale Neoplasie – Karzinom – Fistel (enterovesikal, retroperitoneal, funktionelles Kurzdarmsyndrom)	– Perforation – Endoskopisch nichtstillbare Blutung – Toxisches Megakolon

Die aktuelle Leitlinie der Arbeitsgemeinschaft empfiehlt, in allen elektiven Fällen sollte präoperativ eine interdisziplinäre Diskussion zwischen behandelnden Gastroenterologen, Chirurgen und Radiologen erfolgen, um ein individuelles Behandlungskonzept zu erstellen (Stallmach et al. 2020).

▶ **Praxistipp** Es sollte die Einrichtung einer interdisziplinären Konferenz (Gastroenterologen, Radiologen und Chirurgen) analog zu einem onkologischen Tumorboard erfolgen, um die Erstellung eines individuellen Therapiekonzeptes zu erleichtern.

Theoretisch ist bei entsprechender chirurgischer Expertise jeder operative Eingriff bei Morbus Crohn auch laparoskopisch möglich, wobei individuell die Kontraindikationen zu beachten sind.

Kontraindikationen für laparoskopische Operationsverfahren sind:

- die fehlende Möglichkeit, ein sicheres Pneumoperitoneum herzustellen (ausgeprägte Verwachsungen nach Voroperationen, ausgeprägtes Fistelsystem, massive Darmdilatation),
- die fäkulente Peritonitis,
- die Notfallindikation (längere Operationszeit, Gefährdung des Patienten),
- generelle Kontraindikationen gegen die Laparoskopie (schwere Lungengrunderkrankung, schlechter Allgemeinzustand, mangelnde Erfahrung des Operateurs).

29.3 Spezielle präoperative Diagnostik

Goldstandard in der Diagnosesicherung des Morbus Crohn ist die Endoskopie mit Biopsie. Vor einer Operation sollte eine Ileokoloskopie (und ggf. Ösophagogastroduodenoskopie) zur Beurteilung der Entzündungsaktivität durchgeführt bzw. wiederholt werden, da die Sensitivität einer präoperativen Bildgebung im Bereich des Kolons lediglich 69 % beträgt (Chavoshi et al. 2021). Dies zum einen, um (am Kolon) das Resektionsausmaß genau festlegen zu können, zum anderen um eine Anastomosierung in einem akut entzündeten Bereich zu vermeiden.

Da große Teile des Gastrointestinaltraktes endoskopisch nicht oder nur schwer einsehbar sind, nimmt auch die präoperative (Schnitt-)Bildgebung eine zentrale Rolle im diagnostischen Algorithmus ein. Sowohl mit der Computertomografie als auch mit der Magnetresonanztomografie (als MR-Enterographie) lässt sich der gesamte Gastrointestinaltrakt beurteilen. Dies bezieht insbesondere die Darstellung von verschiedenen extra- und intraluminalen Crohn-typischen Komplikationen wie interenterischen Fisteln, Abszedierungen und Strikturen mit ein. Dabei scheint die diagnostische Genauigkeit der MR-Enterographie und der Computertomografie insgesamt bei Morbus Crohn und seinen Komplikationen vergleichbar. Die MR-Enterographie hat neben der fehlenden Strahlenbelastung v. a. aufgrund des besseren Weichteilkontrastes gegenüber der Computertomografie gewisse Vorteile. So zeigen Studien, dass mit der MR-Enterographie Stenosen, Abszesse und Fisteln mit einer Genauigkeit von > 85 % diagnostiziert werden können und folglich die chirurgische Strategie in > 90 % der Fälle korrekt vorhergesagt werden kann (Spinelli et al. 2014). Die Computertomografie steht dagegen nahezu flächendeckend auch als Notfalluntersuchung zur Verfügung.

▶ **Praxistipp** Da die intraoperative Exploration des Gastrointestinaltrakts gerade beim laparoskopischen Operieren unter Umständen eingeschränkt sein kann, sollten präoperativ die Möglichkeiten der (Schnitt-)Bildgebung ausgeschöpft werden.

29.4 Präoperative Reduktion der immunsuppressiven Therapie

Eine präoperative Reduktion der immunsuppressiven Therapie wird häufig sehr kontrovers diskutiert. Ein Problem ist, dass einerseits eine immunsuppressive Therapie zu einer Erhöhung der perioperativen Komplikationsraten führen kann, ein Absetzen ggf. jedoch zu einer Zunahme der Krankheitsaktivität führt, die ebenfalls negative Einflüsse auf den Operationsverlauf haben kann.

Insgesamt ist anzumerken, dass die aktuelle Datenqualität zu diesem Thema weiter unbefriedigend bleibt. Häufig werden in Studien unterschiedliche Operationen und Indikationen zusammen ausgewertet und anhand ihrer perioperativen Komplikationsrate untersucht.

- **Kortison:** Da eine Dosis von mehr als 20 mg/Tag Prednisolonäquivalent zu einer signifikanten Erhöhung der perioperativen Komplikationen führt, sollte wenn möglich die Kortisondosis auf < 20 mg/Tag reduziert werden. So zeigen Metaanalysedaten, dass unter laufender perioperativer Kortisontherapie das Risiko sowohl allgemeiner, als auch septischer postoperativer Komplikationen um den Faktor 1,4 bzw. 1,6 erhöht ist und dieser Zusammenhang auch dosisabhängig wirkt (Subramanian et al. 2008)
- **Exkurs: Perioperative Kortisonsubstitution bei steroidtherapierten Patienten mit chronisch-entzündlicher Darmerkrankung als sog. Kortisonstressdosis**. Zur Prävention einer perioperativen Nebenniereninsuffizienz stellt die hochdosierte perioperative Kortisonsubstitution als sog. Stressdosis ein Standardvorgehen bei Patienten dar, die unter Dauersteroidmedikation

stehen und sich einem (größeren) operativen Eingriff unterziehen müssen. Aktuelle Daten prospektiv-randomisierter Studien zeigen jedoch, dass mit Kortikoiden therapierte CED-Patienten hinsichtlich der Vermeidung einer Nebennierenrindeninsuffizienz nicht von einer perioperativen Dosiserhöhung des Kortisons profitieren. In Anbetracht des ungünstigen Nebenwirkungsprofils einer höher dosierten Kortisontherapie sollten diese Patienten daher ausschließlich niedrigdosiert, also entsprechend ihrer Hausmedikation, substituiert werden (Zaghiyan et al. 2014). Die aktuelle Studienlage stellt damit die Jahrzehnte lang geübte chirurgische und anästhesiologische Praxis der Applikation einer perioperativen „Stressdosis" bei Patienten unter laufender Kortisontherapie auf den Prüfstand!

- **Azathioprin, 6-Mercaptopurin und Methotrexat:** Eine Medikation mit Azathioprin oder 6-Mercaptopurin kann zu einer erhöhten Rate an intraadominellen septischen Komplikationen führen (Myrelid et al. 2009). Ähnliches gilt sehr wahrscheinlich auch für Methotrexat. Da jedoch die aktiven Metabolite bis zu 3 Monate nach Absetzen wirken, führt dies in Praxis meistens dazu, dass die Medikation aufgrund der dringlicheren Operationsindikation nicht abgesetzt werden kann.
- **TNF-alpha-Antagonisten**, **Vedolizumab** und **Ustekinumab:** Eine präoperative Therapie mit „Biologicals" erhöht sehr wahrscheinlich nicht wesentlich die Rate an postoperativen infektiösen Komplikationen (Shah et al. 2021; Garcia et al. 2021). Da die Qualität der einzelnen Studien jedoch sehr limitiert ist, konnte eine aktuelle Chochrane Analyse zu diesem Thema keine Handlungsempfehlung ableiten (Law et al. 2020)
- Wir führen aus diesem Grund, wenn möglich, die Operation nicht in der Hauptwirkphase dieser Medikamente durch In den meisten Zentren wird die Durchführung eines chirurgischen Eingriffs erst 4–6 Wochen nach der letzten Gabe empfohlen. Allerdings sollte ein notwendiger chirurgischer Eingriff nicht durch das Abwarten unnötig verschoben werden.

29.5 Präoperative Verbesserung des Ernährungsstatus

Im Gegensatz zur Reduktion der Immunsuppressiven Therapie gibt es für eine präoperative Verbesserung des Ernährungsstatus eine sehr gute Datenlage und so empfiehlt die aktuelle Leitlinie, dass bei allen Crohn Patienten vor einer geplanten Operation der Ernährungszustand erhoben werden soll (Stallmach et al. 2020). Bei einer Mangelernährung sollte wenn möglich der Eingriff sogar so weit verschoben und der Ernährungszustand des Patienten in einem interdisziplinären Team verbessert werden, um die Rate an postoperativen Komplikationen zu reduzieren (Brennan et al. 2018; Adamina et al. 2020b).

29.6 Komplexe Crohn-Erkrankung: Crohn-Rezidiv, Abszesse und Fisteln

Auch bei komplizierter Crohn-Erkrankung bzw. einem Crohn-Rezidiv erweist sich die laparoskopische Resektion als ein für den Patienten sicheres Verfahren mit guten postoperativen Ergebnissen. So zeigte eine Studie zu laparoskopischen vs. offenen Redoeingriffen im Bereich des (neo-) ileozökalen Übergangs bei Crohn-Rezidiven zwar eine höhere Rate an intraoperativen Dünndarmverletzungen in der Laparoskopiegruppe, hieraus resultierte jedoch kein Unterschied in der postoperativen Gesamt- oder Majormorbidität. Auch die postoperative Verweildauer war in beiden Patientengruppen identisch. Bei einer Konversionsrate von 31 % konnten das Vorhandensein einer interenterischen Fistel und die intraoperative Darmläsion als Risikofaktoren für eine Konversion identifiziert werden (Brouquet et al. 2010). Diese Ergebnisse werden durch eine große retrospektive Arbeit zum postoperativen Outcome von Patienten gestützt, die laparoskopisch entweder an einer Primärmanifestation oder einem Rezidiv ihres Morbus Crohn operiert wurden. Bei einer tendenziell erhöhten Konversionsrate in der Gruppe der reoperierten Patienten waren der postoperative Verlauf und die Komplikationsrate für beide Patientengruppen identisch. (Carmichael et al. 2021). Eine weitere prospektive Studie zur Laparoskopie bei Patienten mit kompliziertem (Rezidiv, Abszess oder Fistel) bzw. unkompliziertem Morbus Crohn des ileozökalen Übergangs bestätigt diese Ergebnisse. So fanden die Autoren eine etwas erhöhte Rate an postoperativen Komplikationen und die Notwendigkeit eines um 1 cm längeren Bergeschnittes, bei einer vergleichbaren Operationsdauer und stationären Verweildauer der Patienten mit unkompliziertem und kompliziertem Crohn Befall des Ileozäkalen Überganges. (Manabe et al. 2016)

Somit stellen weder ein vorangegangener Eingriff noch ein lokal komplizierter Verlauf des Morbus Crohn eine Kontraindikation für einen laparoskopischen Zugang dar.

▶ **Praxistipp** Die Notwendigkeit einer entsprechend großen Bergeinzision bei lokal kompliziertem Morbus Crohn (z. B. ausgedehnte Konglomerattumorbildung), kann jedoch die Vorteile eines laparoskopischen Zugangs relativieren.

29.6.1 Medikamentöse vs. chirurgische Therapie bei Crohn-assoziiertem intraabdominellen Abszess

Ungefähr 10 % der Morbus-Crohn-Patienten entwickeln im Rahmen ihrer Erkrankung einen spontanen intraabdominellen Abszess. Zur Therapie dieser Abszesse wurden verschiedene Strategien vorgeschlagen: die prolongierte antibiotische Therapie, die perkutane Drainage und die Operation. Ziel von zwei aktuellen Metaanalysen war der Vergleich zwischen initial konservativer vs. chirurgischer Behandlung von Morbus Crohn-assoziierten Abszessen (Nguyen et al. 2015; Clancy et al. 2016). In der Arbeit von Nguyen et al. wurde ein chirurgisches Vorgehen mit einem konservativ-medikamentösen Vorgehen (in ggf. Kombination mit einer perkutanen Drainage) verglichen. Zusammengefasst zeigt diese Metaanalyse, dass die initial chirurgische der medikamentösen Therapie bei Patienten mit Morbus Crohn-assoziierten intraabdominellen Abszessen überlegen ist, insbesondere im Hinblick auf die Ausbildung von Rezidiv Abszessen. So fand sich eine > 3-mal so hohe Rate an initialer Abszessabheilung bei primär chirurgischer Intervention gegenüber einer medikamentösen Therapie. Hinsichtlich der dauerhaften Abszessabheilung/Rezidivfreiheit für länger als 1 Jahr war die chirurgische gegenüber der medikamentösen Therapie sogar um Faktor > 4 effektiver.

Die zweite Metaanalyse von Clancy et al., bei der alle konservativ behandelten Patienten eine perkutane Drainage erhielten, zeigt eine ähnlich hohe Rate an Rezidiv-Abszessen innerhalb von 2 Jahren in der konservativen Gruppe im Vergleich zu den Patienten, die primär operiert wurden. Allerdings konnte im 30 % der Fälle eine Operation und Darmresektion durch die Anlage einer Drainage verhindert werden. Insgesamt zeigen die Metaanalysen, dass bestimmte Patienten durchaus von einer interventionellen Therapie bei Crohn-assoziiertem Abszess profitieren können.

29.7 Lagerung

Die Lagerung des Patienten richtet sich in erster Linie nach dem zu resezierenden Organ(abschnitt). Im Falle der laparoskopischen Ileozökalresektion lagern die Autoren den Patienten in Rückenlage mit beidseits angelagerten Armen. Zudem werden (bei geplanter Kopftieflagerung des Patienten) Schulterstützen bzw. ein Trendelenburg-Kissen sowie eine Seitenstütze links angebracht. Bei Resektionen des linken Hemikolons oder des Rektums erfolgt die Lagerung in Steinschnittlage unter ebenfalls Verwendung der oben genannten Lagerungshilfen.

29.8 Überlegungen zur Operationstaktik

29.8.1 Dilatation, Strikturoplastik oder Resektion?

Das Grundprinzip der Crohn-Chirurgie lautet: „So wenig wie möglich, so viel wie nötig", da aufgrund der häufig wiederholt notwendigen Operationen bei diesen Patienten ein Kurzdarmsyndrom droht. Aus diesem Grund ist eine Dilatation oder Strikturoplastik einer Resektion vorzuziehen. Strikturoplastiken können auch minimalinvasiv durchgeführt werden. Praktisch bewährt hat sich die extraabdominelle Durchführung der Strikturoplastik, bei der die Stenose über einen Bergeschnitt vor das Abdomen mobilisiert wird und dort offen eine Strikturoplastik durchgeführt wird (Abb. 29.1, 29.2 und 29.3).

▶ **Praxistipp** Die Verwendung eines Gel-Ports ermöglicht eine Relaparoskopie nach Bergeschnitt und damit ein stufenweises Vorgehen.

Es gibt jedoch einige Gründe, die eine Strikturoplastik oder Dilatation verbieten. Insbesondere bei Malignitätsverdacht muss zwingend eine Resektion erfolgen. Ein Malignitätsverdacht ist v. a. bei Stenosen im Bereich des Kolons gegeben, sodass die Indikation einer Strikturoplastik bei einer Kolonstenose sehr eng gestellt werden sollte. Ebenso sollte bei einer Stenose-assoziierten Fistel oder Phlegmone ebenfalls die Resektion bevorzugt werden.

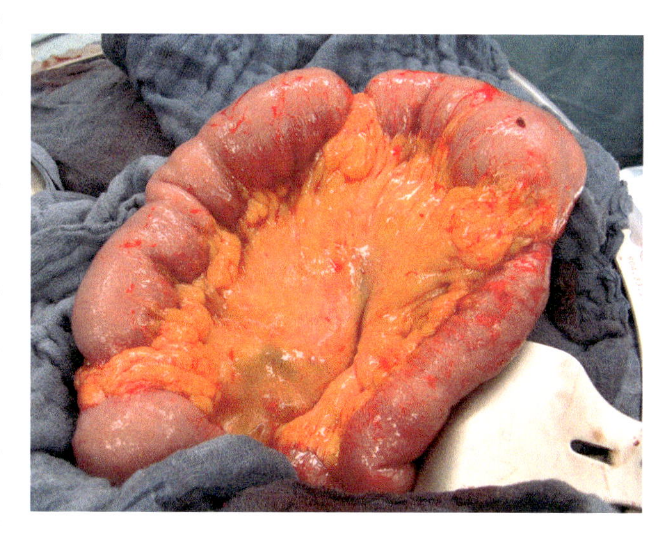

Abb. 29.1 Kurzstreckige hintereinandergeschaltete Stenosen bei M. Crohn des Dünndarms

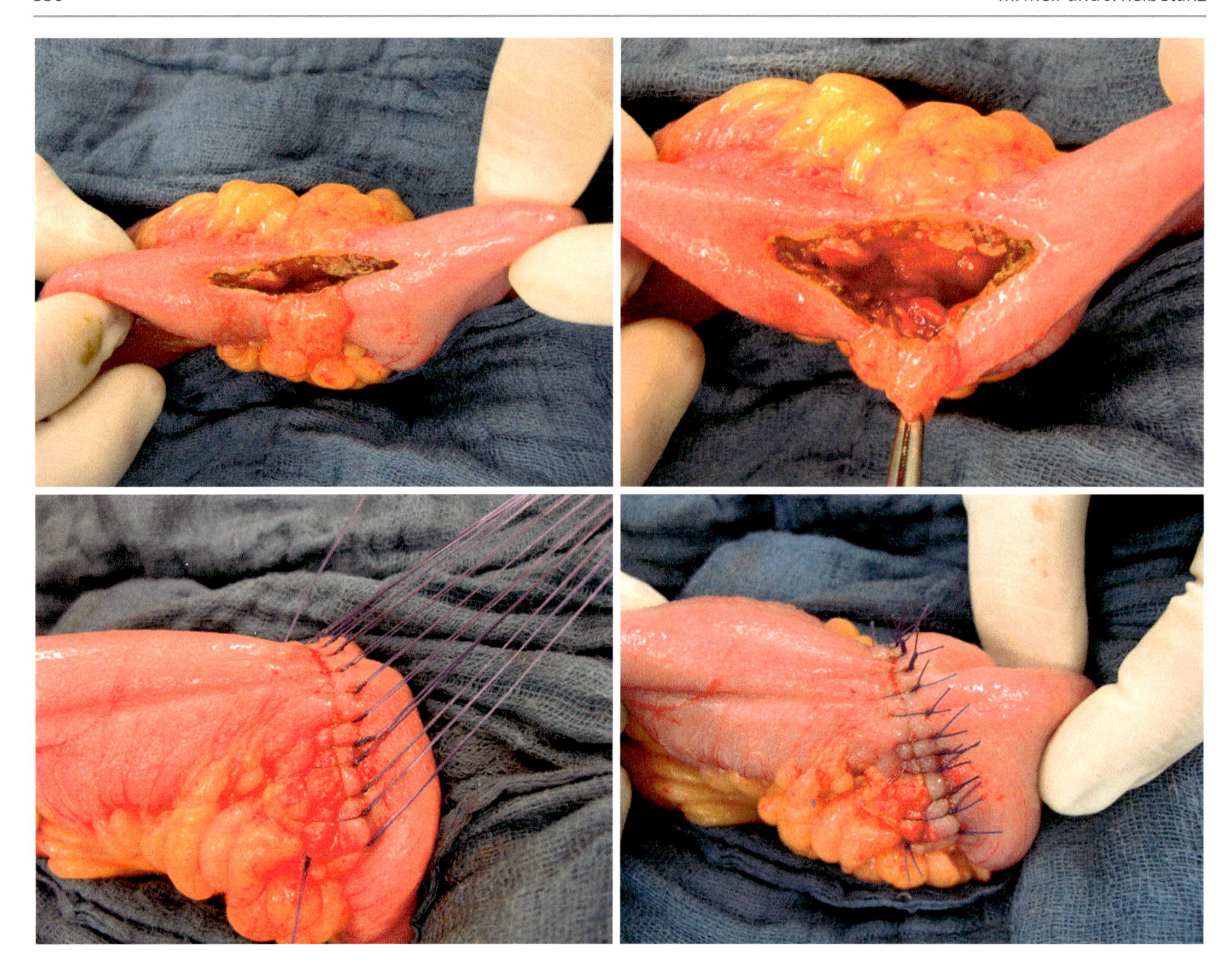

Abb. 29.2 Versorgung mittels extraabdominell durchgeführter Strikturoplastik: Längsinzision im Stenosebereich (*oben*) und querer Verschluss im Sinne einer Erweiterungsplastik (*unten*)

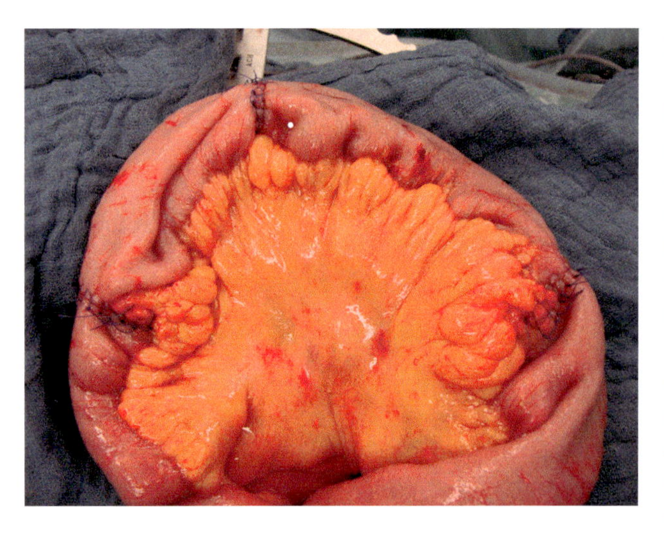

Abb. 29.3 Dünndarm nach Strikturoplastik

29.8.2 Resektionsausmaß

Ein wichtiger Kritikpunkt an der minimalinvasiven Chirurgie bei Morbus Crohn war die Sorge, dass durch die Laparoskopie keine komplette Exploration des gesamten Darmes möglich sei und dies dazu führen könnte, dass betroffene Darmsegmente intraoperativ nicht suffizient identifiziert werden können. Diese Bedenken werden jedoch von der Literatur nicht gestützt.

Des Weiteren wurde vermutet, dass die Beurteilbarkeit des Resektionsausmaßes laparoskopisch nicht ausreichend gegeben ist. Seit den 1990er-Jahren ist jedoch bekannt, dass eine Vergrößerung des Sicherheitsabstandes bei der Resektion nicht zu einer Reduktion der Rezidivrate führt (Fazio et al. 1996). Zudem zeigten mehrere Arbeiten der letzten Jahre, dass durch ein minimalinvasives Vorgehen weder das

Ausmaß der Resektion noch die Rezidivrate im Vergleich zum offenen Verfahren verändert ist (Lowney et al. 2006)

▶ **Praxistipp** Bei jeder Operation sollte im Operationsbericht das Resektionsausmaß und die verbliebene Restdünndarmlänge dokumentiert werden.

29.8.3 Anlage eines Stoma

Mehrere retrospektive Analysen weisen darauf hin, dass eine Stomaanlage bei Patienten in einem schlechten Allgemein- und Ernährungszustand oder unter immunsuppressiver Therapie notwendig sein kann, um das Risiko lokaler septischer Komplikationen zu reduzieren. Eine aktuelle retrospektive Arbeit (Yoon et al. 2021) legt jedoch dar, dass eine protektive Stomaanlage keinen (günstigen) Einfluss auf die Gesamtmorbidität oder die Rate an septischen Komplikationen hat. Allerdings wurde ein protektives Stoma in der vorliegenden Serie bei Patienten mit Gewichtsverlust, Hypoalbuminämie und prolongierter Operationszeit – allesamt bekannte Risikofaktoren für einen komplikationsträchtigen postoperativen Verlauf – häufiger angelegt und damit septische Komplikationen in dieser Hochrisiko-Subgruppe auf ein „normales, durchschnittliches Maß" reduziert. Eine weitere retrospektive Analyse konnte den Notfalleingriff, Rauchen, eine präoperative Hospitalisation der Patienten, die Wundinfektionsklasse 3 oder 4, Gewichtsverlust, Steroidmedikation und eine längere Operationsdauer als unabhängige Risikofaktoren für die Anastomoseninsuffizienz identifizieren und nachweisen, dass mit zunehmender Anzahl dieser Risikofaktoren die Rate an Anastomoseninsuffizienzen ab ≥ 3 Risikofaktoren mit jedem weiteren Risikofaktor nahezu linear anstieg. Mit dem Ziel der Minimierung der Gesamtmorbidität sollten daher Crohn-Patienten mit gegebener Indikation zur elektiven ICR entsprechend des Anastomoseninsuffizienzsrisikos risiko-stratifiziert werden. Bei Vorliegen von ≥ 3 Risikofaktoren bestünde dann u. U. die Indikation zur Stomaprotektion.

29.8.4 Anastomosentechnik

Die Technik der Reanastomosierung als integraler Bestandteil der intestinalen Resektion ist in der Literatur noch immer widersprüchlich diskutiert, allerdings zeigen aktuelle Daten, dass mutmaßlich die Technik der Kono-S-Anastomose den bisherigen Anastomosentechniken überlegen ist (Luglio et al. 2020). So zeigt eine Metaanalyse, dass die Kono-S-Anastomose im Vergleich mit konventionellen Anastomosentechniken in einer signifikanten Reduktion der Rate an chirurgischen Rezidiven resultierte (Ng et al. 2021) ($N = 436$ Patienten eingeschlossen; $OR = 0{,}10$; 95 %-KI: 0,04–0,26; $p < 0{,}00001$). Entsprechend war das „operationsfreie" Überleben nach 5 Jahren nach Kono-S-Anastomose signifikant höher als in der Kontrollgruppe ($N = 357$ Patienten eingeschlossen; $OR = 8{,}62$; 95 %-KI: 0,97–76,36; $p = 0{,}05$). Ebenso zeigte sich ein signifikant niedrigerer Rutgeerts-Score (als Hinweis auf ein endoskopisches Rezidiv im Bereich der Anastomose) zugunsten der Kono-S Anastomose ($N = 221$ Patienten eingeschlossen; $MD = -0{,}90$; 95 %-KI: $-1{,}048$ bis $-0{,}32$; $p = 0{,}002$).

Eine mögliche Ursache für die Überlegenheit der Kono-S-Anastomose gegenüber herkömmlichen Anastomosentechniken könnte sein, dass bei Kono-S neben der großen Lumenweite das Mesenterium (als ein Ausgangspunkt des Crohn-Rezidivs) der eigentlichen Anastomose „abgewandt" ist. Der Einschluss von Studien aus unterschiedlichen Regionen der Welt (Asien, Europa, USA) in die vorliegende Metaanalyse spricht für die „Reproduzierbarkeit" der guten Ergebnisse dieser neuen Anastomosentechnik (Abb. 29.4).

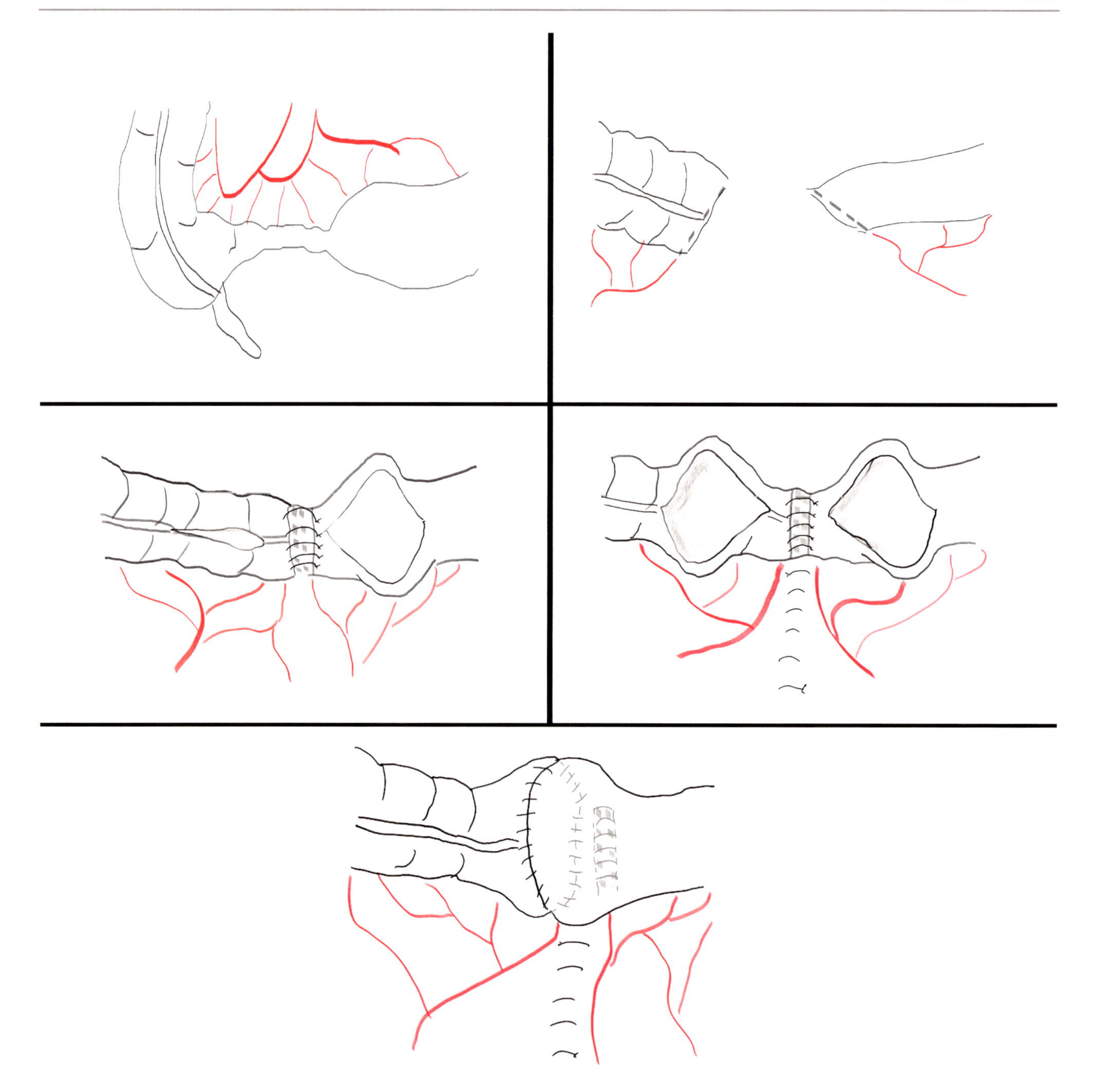

Abb. 29.4 Schematische Darstellung der Anlage einer Kono-S-Anastomose bei ileozäkalem M. Crohn

29.9 Operationsablauf – How we do it

Beschrieben wird im Folgenden eine **laparoskopisch-assistierte Ileozökalresektion** mit Kono-S-Anastomose.

29.9.1 Technische Voraussetzungen

Für ein laparoskopisch-assistiertes Vorgehen sollte ein veränderbarer OP-Tisch vorliegen (Kopf-/Fußtieflage, Rechts-/Linksseitenlage) und entsprechende Stabilisierungen für die Lagerung des Patienten (Schulterstützen, Trendelenburg-Kissen, Fuß- und Seitenstützen) vorhanden sein. Für die laparoskopische Präparation sind keine besonderen Instrumente notwendig, jedoch empfehlen die Autoren zur Präparation ein Ultraschall-basiertes Dissektionsgerät.

29.9.2 Operatives Vorgehen

Nach Lagerung und sterilem Abwaschen erfolgt ein gemeinsames „Team-time-out", um die Identifikation des Patienten, die Art der Operation, die Indikation der Operation sowie Besonderheiten (Allergien, antibiotische Prophylaxe, Kortisonsubstitution) des Patienten im gesamten Team (OP-Pflege, Anästhesie, Anästhesiepflege und Chirurgen) gemeinsam zu besprechen. Bei einer Ileozäkalresektion sollte eine antibiotische Prophylaxe erfolgen, die das zu erwartende Keimspektrum abdeckt (bspw. 2. Generations-Cephalosporin mit Metronidazol).

Anschließend wird der Optiktrokar durch eine Minilaparotomie im Bereich des Nabels eingebracht und mit Faszienhaltenähten fixiert. Nach diagnostischer Laparoskopie des gesamten Abdomens werden zwei 5-mm-Arbeitstrokare im rechten und linken Mittelbauch und ein 12-mm-Arbeitstrokar suprapubisch unter Sicht platziert. Gegebenenfalls erfolgt vor Platzierung des suprapubischen Torkars die Anlage eines suprapubischen Katheters, sofern die Harnblase bereits gefüllt ist. Typischer Weise erkennt man den Crohn-Befall des terminalen Ileums durch das sog. Fat-Stranding und den entzündlich veränderten Aspekt des Darmabschnittes.

Bei der Präparation des Darmes muss eine ausreichende Mobilität der rechten Kolonflexur erreicht werden, so dass eine extrakorporale Anastomose über eine sparsame Erweiterung des umbilikalen Zugangs ermöglicht wird. Dazu erfolgt zunächst die Mobilisation des Colon transversum und das Durchtrennen des Ligamentum gastrocolicum, im Anschluss die Mobilisation der rechten Kolonflexur unter Durchtrennung des Ligamentum duodenocolicum und letztlich die vollständige Mobilisation des Colon ascendens unter Auslösen embryonaler Verwachsungen zur retroperitonealen Faszie. Dabei ist der rechtsseitige Ureter darzustellen und sicher zu schonen.

> **Praxistipp** Wird in der präoperativen Diagnostik eine Beteiligung des Retroperitoneums festgestellt, sollte eine präoperative Harnleiterschienung erfolgen, um Verletzungen des Ureters zu vermeiden.

Nach der Mobilisation des ileozökalen Übergangs und des rechten Hemikolons wird der umbilikale Arbeitstrokar entfernt und der Schnitt zu einer sparsamen Medianlaparotomie erweitert. Über diesen Schnitt wird der ileozökale Übergang nach extrakorporal luxiert und das Resektionsausmaß definiert. Dabei sollten die Resektionsränder makroskopisch entzündungsfrei sein. Nach Resektion des betroffenen Ileozökalsegmentes führen die Autoren in der Regeleine Kono-S-Anastomose durch. Dabei erfolgt initial eine adaptierende Naht der beiden abgesetzten Darmenden. Danach erfolgt eine Anti-mesenteriale Längsinzision des Darmes. Danach erfolgt eine laterolaterale Handnahtanastomose, bei der die Längsinzision quer vernäht wird, um eine Erweiterung der Anastomose zu gewährleisten. . Anschließend wird der Mesenterialschlitz übernäht und der Darm nach intraabdominell verlagert. Nach Einbringen eines Gel Portes erfolgt die erneute Anlage des Pneumoperitoneums und die abschließende Kontrolllaparoskopie und Spülung des Abdomens. Nach Bergung der Trokare unter Sicht wird die Minilaparotomie paraumbilikal schichtgerecht verschlossen und die Wunden mit resorbierbarem Nahtmaterial intrakutan adaptiert.

29.9.3 Postoperative Maßnahmen

Die perioperative Schmerztherapie erfolgt in der Regel durch einen Periduralkatheter der zwischen dem 3. und 5. postoperativen Tag entfernt wird. Diese suffiziente Analgesie ermöglicht ein Fast-track-Konzept, bei dem der Patient bereits am OP-Tag an die Bettkante und am 1. postoperativen Tag vor das Bett mobilisiert und kostaufgebaut werden kann. Eine ambulante Weiterbetreuung kann in der Regel ab dem 5. bis 7. Tag erfolgen.

29.10 Evidenzbasierte Evaluation

29.10.1 Crohn-Chirurgie am Dünndarm

In etwa der Hälfte der Fälle manifestiert sich der Morbus Crohn im Bereich des terminalen Ileums. Damit stellt die Ileozökalresektion den häufigsten chirurgischen Eingriff bei Patienten mit Morbus Crohn dar. Gerade bei einer lokalisier-

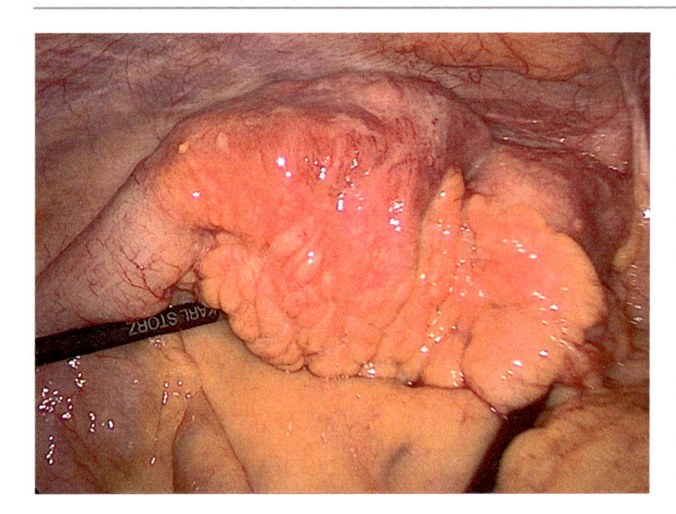

Abb. 29.5 Typischer makroskopischer Aspekt einer Ileitis terminalis mit deutlich entzündlich verdicktem Mesenterium

ten, nichtpenetrierenden Entzündung ohne ausgeprägte Konglomerattumorbildung kann die laparoskopische Ileozökalresektion als Paradebeispiel für die laparoskopische Crohn-Chirurgie gelten (Abb. 29.5). In neueren Übersichtsarbeiten liegt die Konversionsrate bei Morbus Crohn bei ≤ 10 % (Stevens et al. 2020) und entspricht damit den bekannten Konversionsrate der laparoskopischen Chirurgie bei anderen gastrointestinalen Krankheitsentitäten (z. B. Kolonkarzinom). Bei erwartungsgemäß längerer Operationszeit der laparoskopischen gegenüber der offenen Ileozökalresektion bestätigen sich in der Mehrzahl der Studien Vorteile des minimalinvasiven Zugangs hinsichtlich postoperativer Rekonvaleszenz und der Dauer des stationären Aufenthalts bei vergleichbarer perioperativer Morbidität. Auch ist bei den häufig jungen Patienten der kosmetische Aspekt ein gewichtiges Argument für die laparoskopische Ileozökalresektion. Initiale Bedenken, dass durch ggf. eingeschränkte Möglichkeiten der laparoskopischen Exploration des Restdünndarms Crohn-befallene Dünndarmsegmente übersehen werden könnten und hieraus ein höheres Risiko eines postoperativen Rezidivs resultiere, ließen sich in Studien nicht bestätigen. So zeigte eine retrospektive Analyse von Lowney et al., dass sich Patienten nach offener vs. laparoskopischer Ileozökalresektion langfristig weder in der Notwendigkeit der immunsuppressiven Therapie noch in der Zeit bis zum Crohn-Rezidiv unterscheiden (Lowney et al. 2006).

Für die laparoskopische Ileozökalresektion sind in der Literatur verschiedene technische Varianten publiziert. Viele Autoren bevorzugen die handassistierte Technik. In unserer Klinik hat sich dagegen die laparoskopisch-assistierte Technik durchgesetzt. Hierbei erfolgt die gesamte Dissektion und Mobilisation des ileozökalen Übergangs (und rechten Hemikolons) auf rein laparoskopischem Weg. Zur Bergung des Resektates und Anlage einer extrakorporalen Kono-S-Anastomose führen wir routinemäßig einee sparsame Erweiterung des umbilikalen Zuganges und Verwendung eines Gelportes durch, da dieser operationstechnisch besonders günstig erscheint. Alternativ kann dies sicherlich auch über einen Pfannenstielschnitt erfolgen, der kosmetisch günstiger erscheint. Bei Bergung des Präparats über einen Pfannenstielschnitt und Anlage einer extrakorporalen Anastomose ist jedoch auf eine ausreichende Mobilität des gesamten rechten Hemikolons zu achten.

29.10.2 Schlussfolgerung

Obwohl die Datenlage zum Benefit der minimalinvasiven Chirurgie bei M. Crohn zumeist auf retrospektiven Analysen oder auf Registerstudien fußt, zeigt sich ein deutlicher Benefit in den Lang- und Kurzzeitergebnissen gegenüber den offenen Verfahren. Aus diesem Grund sollte bei der operativen Behandlung des Morbus Crohn einem minimalinvasiven Zugang – wenn möglich – der Vorzug gegeben werden. Dieser Zugang erfordert jedoch aufgrund der häufig komplexen intraabdominellen Situation noch mehr als sonst eine entsprechende chirurgische Expertise. Daher sollten derart komplexe Operationen und Rekonstruktionen spezialisierten Operateuren in Zentren vorbehalten bleiben.

Literatur

Adamina M, Bonovas S, Raine T, Spinelli A, Warusavitarne J, Armuzzi A, Bachmann O, Bager P, Biancone L, Bokemeyer B, Bossuyt P, Burisch J, Collins P, Doherty G, El-Hussuna A, Ellul P, Fiorino G, Frei-Lanter C, Furfaro F, Gingert C, Gionchetti P, Gisbert JP, Gomollon F, Gonzalez Lorenzo M, Gordon H, Hlavaty T, Juillerat P, Katsanos K, Kopylov U, Krustins E, Kucharzik T, Lytras T, Maaser C, Magro F, Marshall JK, Myrelid P, Pellino G, Rosa I, Sabino J, Savarino E, Stassen L, Torres J, Uzzan M, Vavricka S, Verstockt B, Zmora O (2020a) ECCO guidelines on therapeutics in Crohn's disease: surgical treatment. J Crohns Colitis 14:155–168

Adamina M, Gerasimidis K, Sigall-Boneh R, Zmora O, De Buck Van Overstraeten A, Campmans-Kuijpers M, Ellul P, Katsanos K, Kotze PG, Noor N, Schafli-Thurnherr J, Vavricka S, Wall C, Wierdsma N, Yassin N, Lomer M (2020b) Perioperative dietary therapy in inflammatory bowel disease. J Crohns Colitis 14:431–444

Brennan GT, Ha I, Hogan C, Nguyen E, Jamal MM, Bechtold ML, Nguyen DL (2018) Does preoperative enteral or parenteral nutrition reduce postoperative complications in Crohn's disease patients: a meta-analysis. Eur J Gastroenterol Hepatol 30:997–1002

Brouquet A, Bretagnol F, Soprani A, Valleur P, Bouhnik Y, Panis Y (2010) A laparoscopic approach to iterative ileocolonic resection for the recurrence of Crohn's disease. Surg Endosc 24:879–887

Carmichael H, Peyser D, Baratta VM, Bhasin D, Dean A, Khaitov S, Greenstein AJ, Sylla P (2021) The role of laparoscopic surgery in repeat ileocolic resection for Crohn's disease. Colorectal Dis 23:2075–2084

Chavoshi M, Mirshahvalad SA, Kasaeian A, Djalalinia S, Kolahdoozan S, Radmard AR (2021) Diagnostic accuracy of magnetic resonance enterography in the evaluation of colonic abnormalities in Crohn's disease: a systematic review and meta-analysis. Acad Radiol 28(Suppl 1):S192–S202

Clancy C, Boland T, Deasy J, Mcnamara D, Burke JP (2016) A meta-analysis of percutaneous drainage versus surgery as the initial treatment of Crohn's disease-related intra-abdominal abscess. J Crohns Colitis 10:202–208

Fazio VW, Marchetti F, Church M, Goldblum JR, Lavery C, Hull TL, Milsom JW, Strong SA, Oakley JR, Secic M (1996) Effect of resection margins on the recurrence of Crohn's disease in the small bowel. A randomized controlled trial. Ann Surg 224:563–571; discussion 571–573

Frolkis AD, Dykeman J, Negron ME, Debruyn J, Jette N, Fiest KM, Frolkis T, Barkema HW, Rioux KP, Panaccione R, Ghosh S, Wiebe S, Kaplan GG (2013) Risk of surgery for inflammatory bowel diseases has decreased over time: a systematic review and meta-analysis of population-based studies. Gastroenterology 145:996–1006

Garcia MJ, Rivero M, Miranda-Bautista J, Baston-Rey I, Mesonero F, Leo-Carnerero E, Casas-Deza D, Cagigas Fernandez C, Martin-Cardona A, El Hajra I, Hernandez-Aretxabaleta N, Perez-Martinez I, Fuentes-Valenzuela E, Jimenez N, Rubin DE Celix C, Gutierrez A, Suarez Ferrer C, Huguet JM, Fernandez-Clotet A, Gonzalez-Vivo M, Del Val B, Castro-Poceiro J, Melcarne L, Duenas C, Izquierdo M, Monfort D, Bouhmidi A, Ramirez De La Piscina P, Romero E, Molina G, Zorrilla J, Calvino-Suarez C, Sanchez E, Nunez A, Sierra O, Castro B, Zabana Y, Gonzalez-Partida I, De La Maza S, Castano A, Najera-Munoz R, Sanchez-Guillen L, Riat Castro M, Rueda JL, Benitez JM, Delgado-Guillena P, Tardillo C, Pena E, Frago-Larramona S, Rodriguez-Grau MC, Plaza R, Perez-Galindo P, Martinez-Cadilla J, Menchen L, Barreiro-De Acosta M, Sanchez-Aldehuelo R, De La Cruz MD, Lamuela LJ, Marin I, Nieto-Garcia L, Lopez-San Roman A, Herrera JM, Chaparro M, Gisbert JP, On Behalf of the Young Group of Geteccu (2021) Impact of biological agents on postsurgical complications in inflammatory bowel disease: a multicentre study of Geteccu. J Clin Med. 2021 Sep 26;10(19):4402. https://doi.org/10.3390/jcm10194402. PMID: 34640421; PMCID: PMC8509475

Law CC, Bell C, Koh D, Bao Y, Jairath V, Narula N (2020) Risk of postoperative infectious complications from medical therapies in inflammatory bowel disease. Cochrane Database Syst Rev 10:CD013256

Lowney JK, Dietz DW, Birnbaum EH, Kodner IJ, Mutch MG, Fleshman JW (2006) Is there any difference in recurrence rates in laparoscopic ileocolic resection for Crohn's disease compared with conventional surgery? A long-term, follow-up study. Dis Colon Rectum 49:58–63

Luglio G, Rispo A, Imperatore N, Giglio MC, Amendola A, Tropeano FP, Peltrini R, Castiglione F, De Palma GD, Bucci L (2020) Surgical prevention of anastomotic recurrence by excluding mesentery in Crohn's disease: the SuPREMe-CD Study – a randomized clinical trial. Ann Surg 272:210–217

Manabe T, Ueki T, Nagayoshi K, Moriyama T, Yanai K, Nagai S, Esaki M, Nakamura K, Nakamura M (2016) Feasibility of laparoscopic surgery for complex Crohn's disease of the small intestine. Asian J Endosc Surg 9:265–269

Myrelid P, Olaison G, Sjodahl R et al (2009) Thiopurine therapy is associated with postoperative intra-abdominal septic complications in abdominal surgery for Crohn's disease. Dis Colon Rectum 52:1387–1394

Ng CH, Chin YH, Lin SY, Koh JWH, Lieske B, Koh FH, Chong CS, Foo FJ (2021) Kono-S anastomosis for Crohn's disease: a systemic review, meta-analysis, and meta-regression. Surg Today 51:493–501

Nguyen DL, Nguyen ET, Bechtold ML (2015) Outcomes of initial medical compared with surgical strategies in the management of intra-abdominal abscesses in patients with Crohn's disease: a meta-analysis. Eur J Gastroenterol Hepatol 27:235–241

Pak SJ, Kim YI, Yoon YS, Lee JL, Lee JB, Yu CS (2021) Short-term and long-term outcomes of laparoscopic vs open ileocolic resection in patients with Crohn' disease: propensity-score matching analysis. World J Gastroenterol 27:7159–7172

Ponsioen CY, De Groof EJ, Eshuis EJ, Gardenbroek TJ, Bossuyt PMM, Hart A, Warusavitarne J, Buskens CJ, Van Bodegraven AA, Brink MA, Consten ECJ, Van Wagensveld BA, Rijk MCM, Crolla R, Noomen CG, Houdijk APJ, Mallant RC, Boom M, Marsman WA, Stockmann HB, Mol B, De Groof AJ, Stokkers PC, D'Haens GR, Bemelman WA, Group LCS (2017) Laparoscopic ileocaecal resection versus infliximab for terminal ileitis in Crohn's disease: a randomised controlled, open-label, multicentre trial. Lancet Gastroenterol Hepatol 2:785–792

Shaffer VO, Wexner SD (2013) Surgical management of Crohn's disease. Langenbecks Arch Surg 398:13–27

Shah RS, Bachour S, Jia X, Holubar SD, Hull TL, Achkar JP, Philpott J, Qazi T, Rieder F, Cohen BL, Regueiro MD, Lightner AL, Click BH (2021) Hypoalbuminaemia, not biologic exposure, is associated with postoperative complications in Crohn's disease patients undergoing ileocolic resection. J Crohns Colitis 15:1142–1151

Spinelli A, Fiorino G, Bazzi P, Sacchi M, Bonifacio C, De Bastiani S, Malesci A, Balzarini L, Peyrin-Biroulet L, Montorsi M, Danese S (2014) Preoperative magnetic resonance enterography in predicting findings and optimizing surgical approach in Crohn's disease. J Gastrointest Surg 18:83–90; discussion 90–91

Stallmach A, Sturm A, Blumenstein I, Helwig U, Koletzko S, Lynen P, Schmidt C, Dignass A, Kucharzik T et al (2020) Addendum to S3-guidelines Crohn's disease and ulcerative colitis: management of patients with inflammatory bowel disease in the COVID-19 pandemic – open questions and answers. Z Gastroenterol 58:982–1002

Stevens TW, Haasnoot ML, D'Haens GR, Buskens CJ, de Groof EJ, Eshuis EJ, Gardenbroek TJ, Mol B, Stokkers PCF, Bemelman WA, Ponsioen CY, Group LCS (2020) Laparoscopic ileocaecal resection versus infliximab for terminal ileitis in Crohn's disease: retrospective long-term follow-up of the LIR!C trial. Lancet Gastroenterol Hepatol 5:900–907

Subramanian V, Saxena S, Kang JY, Pollok RC (2008) Preoperative steroid use and risk of postoperative complications in patients with inflammatory bowel disease undergoing abdominal surgery. Am J Gastroenterol 103:2373–2381

Tsai L, Ma C, Dulai PS, Prokop LJ, Eisenstein S, Ramamoorthy SL, Feagan BG, Jairath V, Sandborn WJ, Singh S (2021) Contemporary risk of surgery in patients with ulcerative colitis and Crohn's disease: a meta-analysis of population-based cohorts. Clin Gastroenterol Hepatol 19:2031–2045.e11

Yoon YS, Stocchi L, Holubar S, Aiello A, Shawki S, Gorgun E, Steele SR, Delaney CP, Hull T (2021) When should we add a diverting loop ileostomy to laparoscopic ileocolic resection for primary Crohn's disease? Surg Endosc 35:2543–2557

Zaghiyan K, Melmed GY, Berel D, Ovsepyan G, Murrell Z, Fleshner P (2014) A prospective, randomized, noninferiority trial of steroid dosing after major colorectal surgery. Ann Surg 259:32–37

Laparoskopische Appendektomie

30

Franziska Köhler, Armin Wiegering und Michael Meir

Inhaltsverzeichnis

Ergänzende Information Die elektronische Version dieses Kapitels enthält Zusatzmaterial, auf das über folgenden Link zugegriffen werden kann [https://doi.org/10.1007/978-3-662-67852-7_30]. Die Videos lassen sich durch Anklicken des DOI-Links in der Legende einer entsprechenden Abbildung abspielen, oder indem Sie diesen Link mit der SN More Media App scannen.

F. Köhler (✉)
Klinik und Poliklinik für Allgemein-, Viszeral-, Transplantations-, Gefäß- und Kinderchirurgie, Universitätsklinikum Würzburg, Würzburg, Deutschland
e-mail: koehler_f2@ukw.de

A. Wiegering · M. Meir
Klinik für Allgemein-, Viszeral-, Gefäß- und Kinderchirurgie, Universitätsklinikum Würzburg, Würzburg, Deutschland
e-mail: wiegering_a@ukw.de; meir_m@ukw.de

▶ Die akute Appendizitis ist der häufigste abdominalchirurgische Notfall (Bhangu et al. 2015). Das Lebenszeitrisiko für die Entstehung einer Appendizitis wird in der westlichen Welt mit 8,6 % für Männer und 6,7 % für Frauen angegeben (Addiss et al. 1990). Gehäuft tritt die akute Appendizitis in der zweiten bis dritten Lebensdekade auf (Bhangu et al. 2015; Baum et al. 2019). Seit der Einführung der Laparoskopie in den 1980er-Jahren haben unzählige Studien und eine Cochrane-Analyse gezeigt, dass die laparoskopische Appendektomie der offenen Appendektomie zu bevorzugen ist. So weisen die beiden Verfahren ein ähnliches Risikoprofil auf, jedoch führt die laparoskopische Appendektomie zu einer Reduktion der

T. Keck, C.-T. Germer (Hrsg.), *Minimalinvasive Viszeralchirurgie*, https://doi.org/10.1007/978-3-662-67852-7_30

postoperativen Schmerzen und ermöglicht eine schnellere Rekonvaleszenz. Andererseits treten nach laparoskopischen Appendektomien etwas häufiger intraabdominelle Abszesse postoperativ auf (Ortega et al. 1995; Milewczyk et al. 2003; Katkhouda et al. 2005; Horvath et al. 2017; Sauerland et al. 2002).

▶ Die akute Appendizitis lässt sich in die einfache, unkomplizierte Form und die komplizierte Form unterteilen. Gegen die Hypothese, dass die Appendizitis eine progrediente Erkrankung darstellt, die von der unkomplizierten in die komplizierte Form voranschreitet und letztlich zur Perforation und Peritonitis führt sprechen aktuelle Studien, die vermuten lassen, dass die einfache und die komplizierte Appendizitis unterschiedlichen Ursprungs sind (Bhangu et al. 2015; Andersson 2007; Rubér et al. 2010).

▶ Die einfache Form beschreibt eine ulzerophlegmonöse Entzündung, die unter antibiotischer Therapie prinzipiell reversibel ist. Die komplexe Appendizitis beinhaltet eine gangräneszierende Entzündung der Appendix, die zur Perforation, Abszessausbildung und Peritonitis führen kann und einer operativen Therapie bedarf (Bhangu et al. 2015).

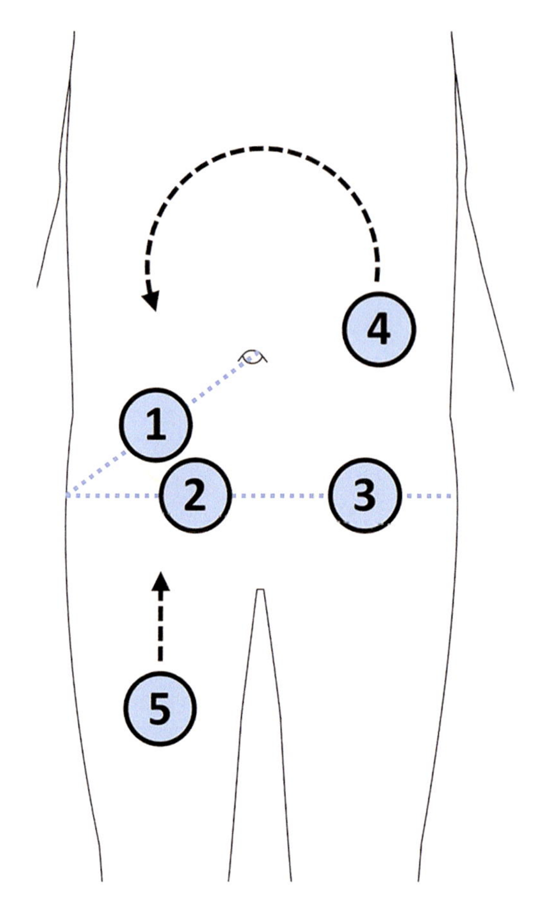

Abb. 30.1 Bildliche Darstellung der „klassischen Appendizitiszeichen“: 1: McBurney-Punkt; 2: Lanz-Punkt; 3: kontralateraler Loslassschmerz; 4: Rovsing-Zeichen; 5: Psoas-Zeichen

30.1 Präoperative Diagnostik

30.1.1 Anamnese und körperliche Untersuchung

Eine genaue Anamnese und die körperliche Untersuchung sind in der Diagnostik der akuten Appendizitis weiterhin unverzichtbar, auch wenn viele der Symptome oftmals unspezifisch sind. Anamnestisch erreicht lediglich eine Migration der Schmerzen in den rechten Unterbauch eine akzeptable Spezifität von bis zu 60 % (Andersson 2004).

In der körperlichen Untersuchung können die klinischen Appendizitiszeichen hilfreich für die Diagnosestellung sein (Abb. 30.1) (Alvarado 1986). Die in den Lehrbüchern häufig zitierte rektoaxilläre Temperaturdifferenz oder der postulierte Douglas-Schmerz konnten in einer Metaanalyse keinen relevanten prädiktiven Wert erbringen (Andersson 2004).

- **McBurney-Punkt**: Druckschmerz im rechten Unterbauch zwischen dem lateralen und mittleren Drittel einer gedachten Linie vom Nabel zur Spina iliaca anterior superior (Bhangu et al. 2015)
- **Lanz-Punkt**: Druckschmerz zwischen dem lateralem und mittleren Drittel auf einer gedachten Linie zwischen den beiden Spinae anterior superio (Ferris et al. 2017)
- **Blumberg-Zeichen/kontralateraler Loslassschmerz**: in den rechten Unterbauch projizierende Schmerzen nach Druckentlastung im linken Unterbauch (Addiss et al. 1990)
- **Rovsing-Zeichen**: Schmerzen im rechten Unterbauch beim Ausstreichen des Kolonrahmens gegen den Uhrzeigersinn
- **Psoas-Zeichen**: Schmerzen im rechten Unterbauch beim Anheben des rechten Beins gegen Widerstand (Ortega et al. 1995)

30.1.2 Laborchemie

Laborchemisch zeigen sich häufig erhöhte Leukozyten, ein erhöhtes C-reaktives Protein und Procalcitonin. Negative Infektparameter machen eine Appendizitis unwahrscheinlicher, schließen diese allerdings nicht aus (Di Saverio et al. 2016; Hallan und Åsberg 1997). In einer Metaanalyse konnte für das C-reaktive Protein eine Sensitivität von 57 % und Spezifität von 87 %, für erhöhte Leukozyten eine Sensitivität von 62 % und Spezifität von 75 % und für das Procalcitonin eine Sensitivität von 33–62 % und Spezifität von 79–94 % ermittelt werden (Yu et al. 2013). Insbesondere um Differenzialdiagnosen wie einen Harnwegsinfekt oder eine (extrauterine) Gravidität auszuschließen, sollte eine Urinuntersuchung erfolgen.

30.1.3 Bildgebung

Neben der klinischen und laborchemischen Untersuchung wird der Bildgebung ein hoher Stellenwert eingeräumt. Zumeist wird eine Sonographie des Abdomens durchgeführt, diese ist allerdings in ihrer Sensitivität (77,6 %) und Spezifität (75,3 %) stark untersucherabhängig (Becker et al. 2022). Die CT-Untersuchung ist im deutschsprachigen Raum, im Vergleich zum angloamerikanischen Raum, auf Grund der Strahlenbelastung Erwachsenen vorbehalten. Sie ist ebenfalls untersucherabhängig, führt aber zu einer deutlich höheren Sensitivität (96,9–98,4 %) und Spezifität (91,8–93,3 %) im Vergleich zur Ultraschalluntersuchung (Bracken et al. 2022).

Eine MRT-Untersuchung ist im Notfall in nur wenigen Kliniken durchführbar. Sie ist aber ebenfalls ein geeignetes diagnostisches Mittel mit hoher Sensitivität (93,8–96,9 %) und Spezifität (88,8–89,6 %) und auch bei Kindern und Schwangeren anwendbar (Bracken et al. 2022; D'Souza et al. 2021).

30.1.4 Diagnostikscores

Um die Wahrscheinlichkeit einer Negativ-Appendektomie zu reduzieren, wurden Scores entwickelt (Alvarado 1986; Andersson und Andersson 2008; Sammalkorpi et al. 2014). Der bekannteste hiervon ist der Alvarado-Score (Tab. 30.1), der bei einem Wert von > 5 eine Appendizitis für wahrscheinlich hält und ab einem Wert von > 7 diese für sehr wahrscheinlich erachtet (Alvarado 1986). Der „Adult Appendicitis Score" (AAS) weist die höchste Genauigkeit auf, ist bei Frauen allerdings nicht geeignet, da es hier, auch bei hoher Wahrscheinlichkeit für das Vorliegen einer Appendizitis im Test, häufiger zu einer Negativ-Appendektomie kommt (Bhangu et al. 2020).

Tab. 30.1 Alvarado-Score: > 5 Punkte mögliche Appendizitis, > 7 Punkte wahrscheinliche Appendizitis, > 9 Punkte sehr wahrscheinliche Appendizitis

		Wert:
Symptome	Übelkeit/Erbrechen	1
	Appetitlosigkeit	1
	Migration der Schmerzen in den rechten Unterbauch	1
Klinische Untersuchung	Erhöhte Temperatur	1
	Loslassschmerz	1
	Druckschmerz im rechten Unterbauch	2
Laborparameter	Leukozytose	2
	Linksverschiebung	1
	Gesamt:	10

30.1.5 Differenzialdiagnosen

- Gastroenteritis
- Entzündetes Meckel-Divertikel
- Leisten-/Schenkelhernie
- Ileitis terminalis
- Gynäkologischer Fokus: extrauterine Gravidität, Adnexitis, Ovarialtorsion
- Urologischer Fokus: Ureterolithiasis, Harnwegsinfekt, Pyelonephritis

30.1.6 Perforierte Appendizitis mit perithyphlitischem Abszess

Während für die akute Appendizitis die dringliche Appendektomie nach wie vor die Therapie der Wahl darstellt, sind Art und Zeitpunkt der therapeutischen Intervention bei perithyphlitischem Abszess diskutabel. Die Inzidenz des perityphlitischen Abszesses liegt zwischen 2–10 % und er präsentiert sich üblicherweise als entzündlich-abszedierender und gedeckt-perforierter „Tumor" im Bereich des ileozökalen Übergangs (Cheng et al. 2017). Da die notfallmäßige operative Intervention bei perityphlitischen Abszess mit einem nicht unerheblichen perioperativen Risiko assoziiert ist (Wundinfektion, intraabdomineller Abszess, Ileus, notwendige Erweiterung zur Ileozökalresektion oder Hemikolektomie rechts), empfehlen einige Übersichtsarbeiten als (sichere) therapeutische Option eine initiale antibiotische Behandlung und/oder interventionelle Drainage, gefolgt von einer elektiven Intervallappendektomie nach 6–10 Wochen (Andersson und Petzold 2007). Insgesamt zeigt die aktuelle Studienlagen, dass bei perityphlitischem Makroabszess einer „verzögert durchgeführten" Appendektomie der Vorzug gegeben werden sollte, da insbesondere das Risiko der intraabdominellen Nahtinsuffizienz und damit einer schweren septischen Komplikation deutlich abnimmt (Cheng et al. 2017).

30.2 Aufklärung

Neben der Erläuterung des Ablaufs des operativen Eingriffs muss insbesondere auf intraoperative Risiken wie die Verletzung von Nachbarorganen hingewiesen werden sowie die Erweiterung des Eingriffs je nach intraoperativem Befund ggf. mit der Anlage eines Anus praeters. Über die Möglichkeit der Konversion auf einen offenen Eingriff sollte ebenfalls aufgeklärt werden.

Als postoperative Risiken sollte die Appendixstumpfinsuffizienz mit notwendiger Re-Operation sowie das Risiko intraabdomineller Abszesse, Verhaltformationen, Wundheilungsstörungen, Trokarhernien und adhäsionsbedingter Komplikationen erwähnt werden.

Als alternative Therapie zur Appendektomie bei der unkomplizierten Appendizitis müssen Patienten über die Möglichkeit einer antibiotischen Therapie aufgeklärt werden und auf die Vor- und Nachteile im Vergleich zur operativen Therapie hingewiesen werden. Bei der unkomplizierten Appendizitis ist die antibiotische Therapie im Akutfall eine ebenbürtige Therapieoption zur Appendektomie (Prechal et al. 2019; Jaschinski et al. 2018a, b; Köhler et al. 2021). Während die Kurzzeitergebnisse der antibiotischen Therapie bei unkomplizierter Appendizitis durchaus überzeugen, hat diese Methode jedoch als hauptsächlichen Nachteil eine nicht unerhebliche Rate an Therapieversagen (Appendizitisrezidiv) in der Größenordnung von 27 % nach einem Jahr. Zudem zeigte sich eine deutliche Einschränkung der Lebensqualität im Langzeitverlauf. Die hohe Rate an rezidivierenden Beschwerden, die im 5-Jahres-Verlauf fast 40 % der Patienten betrifft und die Tatsache, dass für die sichere Diagnose einer unkomplizierten Appendizitis eine Schnittbildgebung erforderlich ist, führt die Autoren zu dem Schluss, dass eine antibiotische Therapie der akuten Appendizitis nicht routinemäßig Einzug in die deutsche Versorgungswirklichkeit halten wird, auch wenn es eine Therapieoption darstellt (O'Leary et al. 2021).

▶ **Cave** Je nach Dringlichkeit des Eingriffs darf durch die Aufklärung keine zeitliche Verzögerung verursacht werden. Daher sollte bei septischen Patienten auf eine ausführliche Aufklärung verzichtet und die Therapie möglichst zeitnah eingeleitet werden, um das Outcome zu verbessern.

30.3 Benötigtes Instrumentarium

- Laparoskopisches Grundsieb
- Appendixbasisverschluss: Klammernahtgerät, Röder-Schlingen oder Clips
- Bergebeutel
- Laparoskopische Spülung und Sauger mit ggf. Sekretfalle zur mikrobiologischen Untersuchung
- Ggf. Titan-Clips

30.4 Lagerung

Der Patient wird in flacher Rückenlage mit beidseitig angelagerten Armen und Schulterstützen gelagert, um eine sichere Trendelenburg-Lagerung des Patienten zu gewährleisten. Zudem ist so eine Linksseitenlage möglich. Ergänzend sollte ein Haltegurt angebracht werden.

Operateur und Assistent stehen nach Etablieren des Kapnoperitoneums links vom Patienten. Zumeist positioniert sich die/der Instrumentierende rechts vom Patienten (Abb. 30.2).

▶ **Cave** Bei ausgelagerten Armen und Schulterstützen kann es zu einer Schädigung des Plexus brachialis kommen, wenn der Patient in Kopftieflage gelagert wird, daher sollten beide Arme angelagert werden.

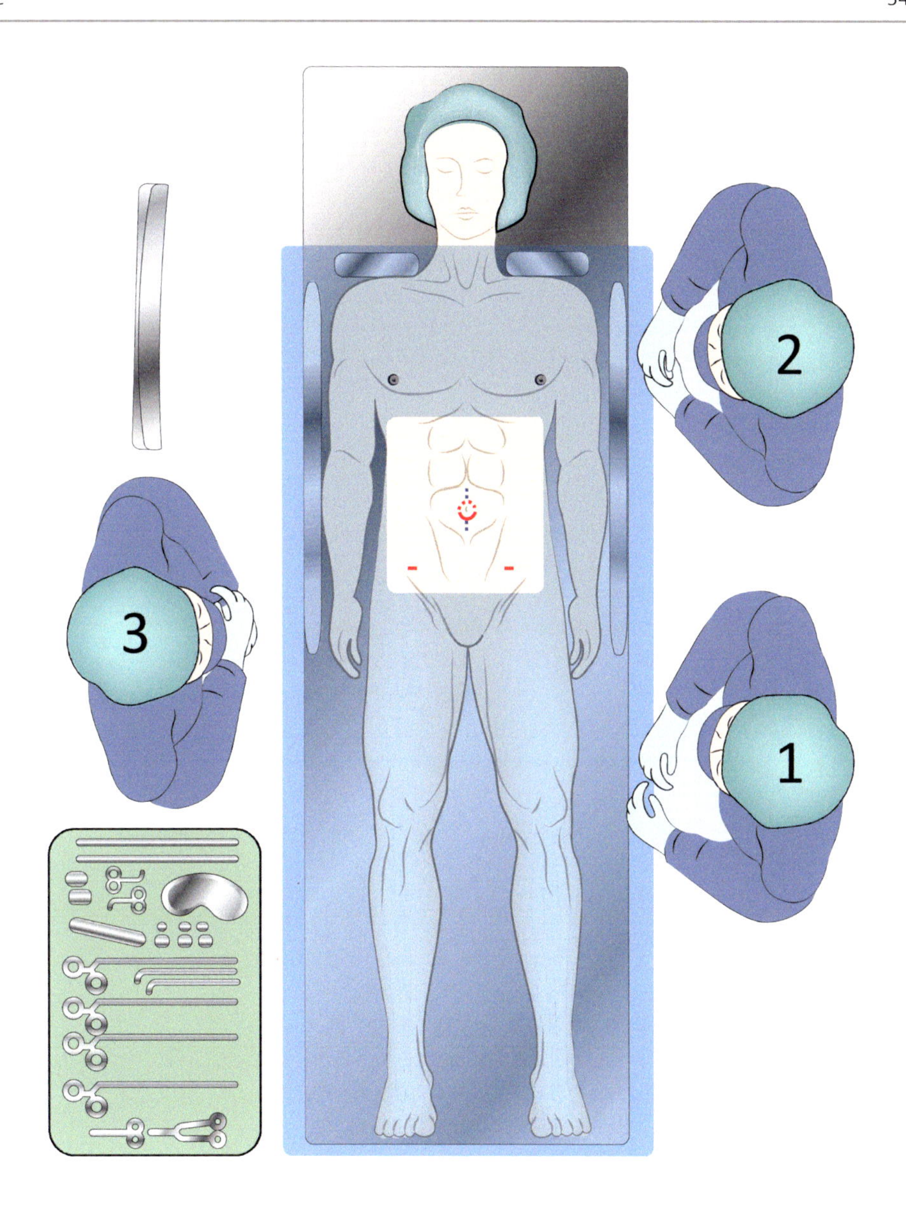

Abb. 30.2 Lagerung des Patienten mit beidseitigen Armstützen sowie Schulterstützen, um eine sichere Trendelenburg-Lagerung zu ermöglichen; *1* Operateur; *2* Assistent; *3* Instrumentierender; *rot* Schnittführung zum Setzen der Trokare; *blau* alternative Schnittführung zum Setzen des Optiktrokars

30.5 Präoperative Überlegungen

30.5.1 Wie hoch ist das Risiko einer Konversion?

Dies sollte in die Überlegung der Trokarplatzierung eingeschlossen werden. Ist das Risiko präoperativ als hoch anzusehen, z. B. auf Grund der erfolgten Schnittbildgebung, sollte der Optikzugang infra- oder supraumbilikal in Längsrichtung gewählt werden, um bei einer Konversion den Schnitt auf eine Medianlaparotomie erweitern zu können.

30.5.2 Welche Optik sollte genutzt werden?

Wird eine 10 mm Optik verwendet muss diese durch 2 Trokare eingeführt werden können und daher müssen 2 (mindestens) 10 mm Trokare verwendet werden. Alternativ kann eine Wechseloptik oder primär eine 5 mm Optik genutzt werden, sodass nur ein 10 mm Trokar und zwei 5 mm Trokare ausreichend sind.

30.6 How we do it

Nach Lagerung in flacher Rückenlage mit beidseits angelagerten Armen und Schulterstützen erfolgt die Hautdesinfektion und das sterile Abdecken. Es sollte ausreichend weit nach kaudal abgewaschen werden, um den Zugangsweg auf Höhe einer gedachten Linie zwischen den beiden Spinae iliaca anterior superior zu gewährleisten. Meist verwenden wir einen infraumbilikalen halbmondförmigen Hautschnitt.

Nach Präparation durch die Subkutis, wird die Faszie im Bereich der Linea alba recti dargestellt. Diese wird durchtrennt, das Peritoneum stumpf eröffnet und es werde Faszienfäden vorgelegt. Danach wird der Optiktrokar eingeführt und das Kapnoperitoneum etabliert. Anschließend erfolgt eine erste explorative Laparoskopie, um die Diagnose zu verifizieren und Verletzungen im Bereich des Zugangswegs auszuschließen. Durch Lagerung des Patienten in Trendelenburg-Position und moderater Linksseitenlagerung ist der rechte Unterbauch bestmöglich exponiert. Nach dem Setzten der Arbeitstrokare im rechten und linken Unterbauch unter Sicht kann die Appendix exponiert werden (Abb. 30.3). Vor dem Exponieren der Appendix ist ggf. das Lösen von Verwachsungen notwendig. Dies sollte wenn möglich stumpf erfolgen, um Verletzungen z. B. des Zökums zu vermeiden.

Die Appendix wird nun basisnah mit einer Zange gegriffen und mit einem Overholt appendixnah unterfahren (Abb. 30.4). Hierfür ist ggf. zunächst die punktuelle Eröffnung des Peritoneums mit bipolarem Strom notwendig. Das geschlossene Präparierinstrument sollte zwanglos unter der Appendix entlanggeführt werden können. Wenn dies möglich ist, wird der laparoskopischen Stapler unter Sicht unter der Appendixbasis platziert (Abb. 30.5). Anschließend erfolgt das Absetzen des Appendixmesenterium ebenfalls unter Sicht mit dem Stapler (Abb. 30.6).

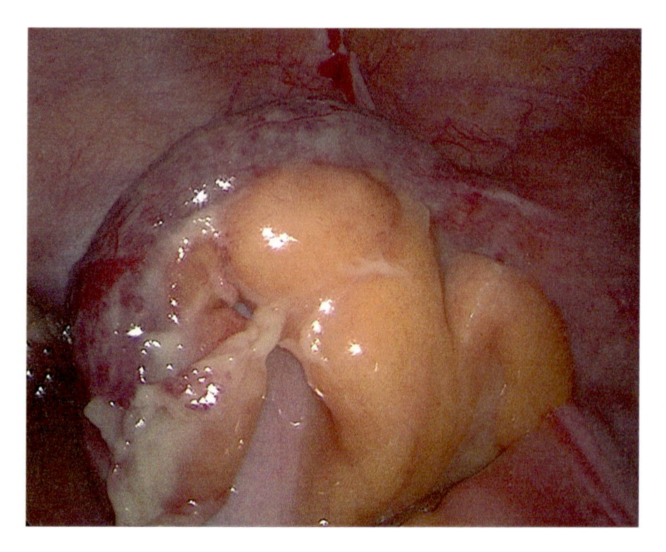

Abb. 30.3 Ulzerophlegmonöse Appendizitis

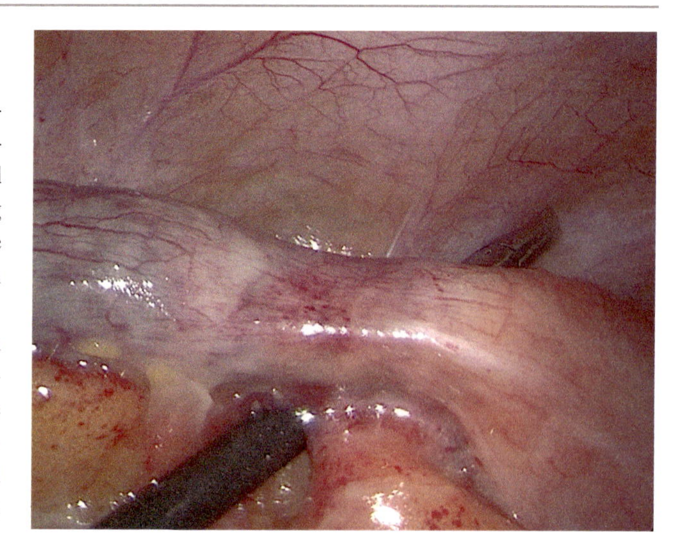

Abb. 30.4 Unterfahren der Appendixbasis mit dem Overholt

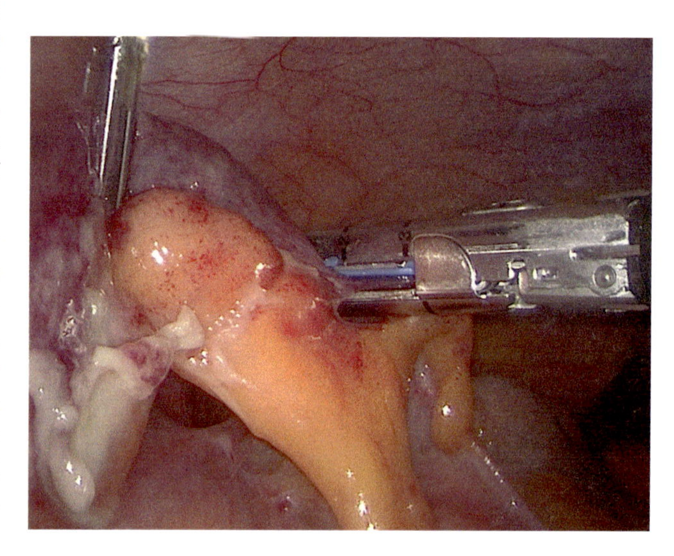

Abb. 30.5 Kontrolle der korrekten Staplerplatzierung zum Absetzen der Appendixbasis

Unter Umständen kann es sich zur besseren Exposition anbieten, die Optik auf den Zugang im linken Unterbauch zu wechseln.

Die Kontrolle auf Blutungen aus der Absetzungsebene sollte unmittelbar erfolgen (Abb. 30.7), um einen unnötigen Blutverlust zu vermeiden. Falls sich eine Blutung aus der Absetzungsebene zeigt, kann diese mit Titan-Clips versorgt werden.

Das Abdomen wird anschließend gespült mit besonderem Fokus auf das kleine Becken und den rechten Oberbauch, da dort lagerungsbedingt häufig Flüssigkeit kumuliert. Beim Vorliegen einer Peritonitis, die eine postoperative antimikrobielle Therapie notwendig macht, sollte Sekret zur mikrobiologischen Untersuchung asserviert werden.

Die Appendix wird in einen Bergebeutel verbracht und über den umbilikalen Zugang geborgen. Unter Sicht werden

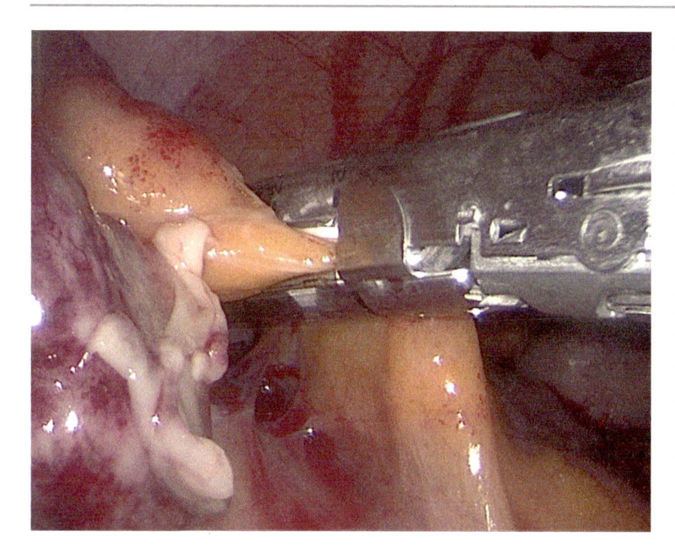

Abb. 30.6 6 Kontrolle der korrekten Staplerplatzierung zum Absetzen des Appendixmesenteriums

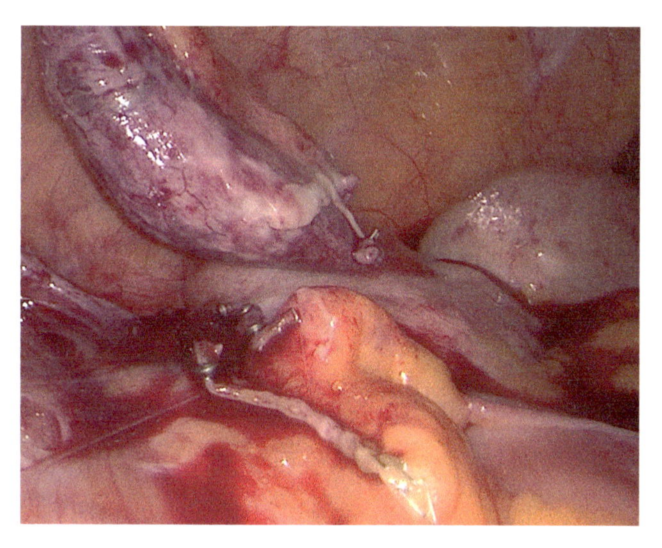

Abb. 30.7 Situs nach Absetzen der Appendixbasis und des Appendixmesenteriums

die Trokare im rechten und linken Unterbauch entfernt. Bei Trokaren mit einem Durchmesser > 5 mm sollte ein zusätzlicher Faszienverschluss unter laparoskopischer Kontrolle erfolgen. Nach Faszienverschluss im Bereich des infraumbilikalen Optikzugangs sollte das Spülen der subkutanen Wunden erfolgen und anschließend der Hautverschluss mit resorbierbarem oder nichtresorbierbarem Nahtmaterial. Zur postoperativen Analgesie kann eine Infiltration der Wunden mit einem langwirksamen Lokalanästhetikum erwogen werden. In Video 30.1 ist der Ablauf der laparoskopischen Appendektomie dargestellt (Abb. 30.8).

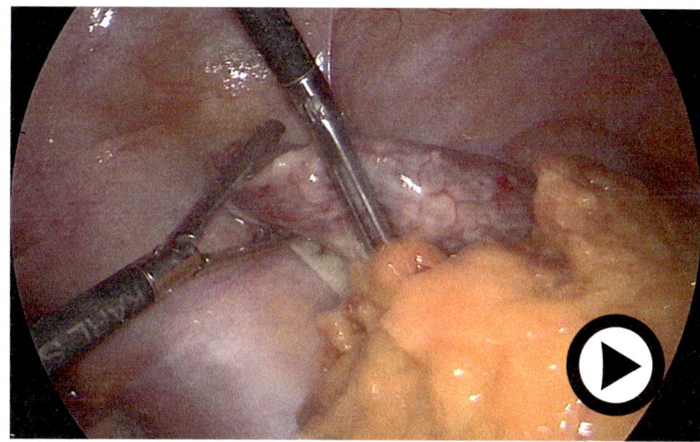

Abb. 30.8 Video 30.1: Laparoskopische Appendektomie. (© Video: Franziska Köhler, Armin Wiegering, Michael Meir) (▶ https://doi.org/10.1007/000-bjv)

30.6.1 Verschluss der Appendixbasis

Eine randomisierte Studie zeigt auf hohem Evidenzniveau, dass es hinsichtlich der postoperativen Morbidität (insbesondere in Bezug auf die Appendixstumpfinsuffizienz) keine signifikanten Unterschiede dahingehend gibt, auf welche Weise der Appendixstumpfverschluss erfolgte (Röder-Schlinge, Clipverschluss oder Stapler). Signifikante, wenn auch fraglich klinisch relevante, Unterschiede zeigten sich lediglich im Hinblick auf Operationszeit (Clipverschluss am kürzesten) und Kosten (Stapler am teuersten) des Verfahrens (Ihnát et al. 2021).

30.7 Spezielle Situationen

30.7.1 Schwangerschaft

Die akute Appendizitis während der Schwangerschaft stellt eine Herausforderung für die behandelnden Ärztinnen und Ärzte dar. Zum einen können Symptome der Appendizitis wie abdominelle Schmerzen, Übelkeit und Erbrechen Zeichen einer frühen Schwangerschaft sein, zum anderen sind die diagnostischen Möglichkeiten begrenzt, wodurch die zeitgerechte Diagnosestellung erschwert wird (Zhang et al. 2021).

Insbesondere die Sensitivität der Ultraschalluntersuchung nimmt mit fortschreiten der Schwangerschaft ab und ist im dritten Trimenon bei 51 % (Moghadam et al. 2022). Im Gegensatz hierzu kann eine MRT-Untersuchung auch in der Schwangerschaft eine hohe Sensitivität sowie Spezifität bieten (D'Souza et al. 2021).

In mehreren Metaanalysen wurde eine signifikant höhere Abortrate nach laparoskopischer Appendektomie im Vergleich zur offenen Appendektomie beschrieben (Zhang et al. 2021; Augustin et al. 2020). Diese Ergebnisse beruht auf einer Registerstudie von McGory et al. (McGory et al. 2007) die eine Abortrate von 7 % nach laparoskopischer und 3 % nach offener Appendektomie beschreibt. Weitere Studien konnten diese Beobachtungen bisher nicht bestätigen. Die laparoskopische Appendektomie führte im Vergleich zur offenen Appendektomie zu einem kürzeren Krankenhausaufenthalt und einer geringeren Rate an Wundinfektionen (Zhang et al. 2021; Augustin et al. 2020; Lee et al. 2019).

In Zusammenschau der aktuellen Datenlage kann eine laparoskopische Appendektomie auch in der Schwangerschaft durchgeführt werden, das Risiko eines Schwangerschaftsverlusts muss allerdings berücksichtigt werden (Ball et al. 2019). Aus medikolegalen Gründen sollte daher vor und nach dem operativen Eingriff eine Vitalitätskontrolle des Fötus erfolgen.

▶ **Praxistipp** Das Setzen der Trokare ist mit voranschreitender Schwangerschaft zunehmend erschwert, da der Uterus weiter nach kranial reicht. Das präoperative sonografisch kontrollierte Anzeichnen des Uterus kann bei der korrekten Platzierung der Trokare helfen und Verletzungen des Uterus können vermieden werden (Abb. 30.9)

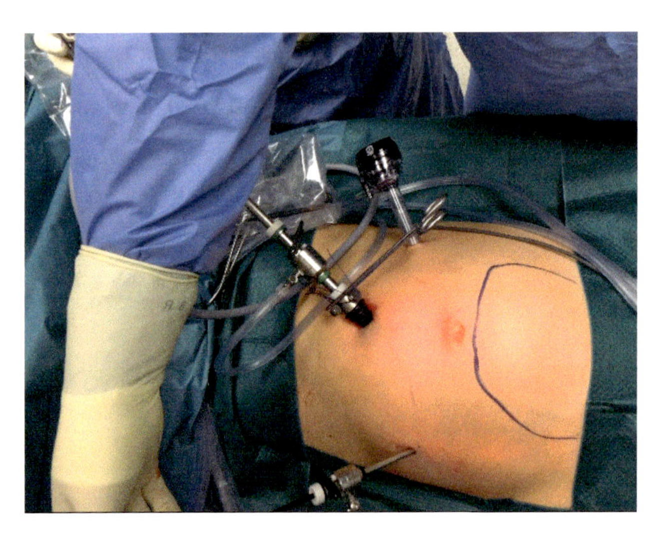

Abb. 30.9 Appendektomie in der 27. Schwangerschaftswoche, eingezeichnet ist der Uterus

30.7.2 Inzipiente Appendizitis/Negativ-Appendektomie

Die Rate an Negativ-Appendektomien konnte durch die präoperative Diagnostik, insbesondere der häufigeren Verwendung von Schnittbildgebungen reduziert werden (Sartelli et al. 2018; Mock et al. 2016; Wagner et al. 2020). Insgesamt ist eine Negativ-Appendektomie mit einem längeren Krankenhausaufenthalt, höherer Morbidität und höheren Kosten für das Gesundheitssystem verbunden (Mock et al. 2016).

Sollte sich die Appendix makroskopisch unauffällig darstellen, muss eine intensive Inspektion der Abdominalhöhle erfolgen, um mögliche andere Ursachen für die Beschwerden zu detektieren. Der gesamte Dünndarm sollte systematisch durchgemustert werden, die Gallenblase inspiziert werden sowie das kleine Becken und das innere Genitale.

Bei der Durchmusterung des Dünndarms, um ein Meckel-Divertikel auszuschließen, muss zwingend darauf geachtet werden den Dünndarm mit einem atraumatischen Instrument zu greifen, um keine Verletzung zu verursachen.

Ergibt sich hier kein Fokus, sollte abgewogen werden zwischen einer möglichen Negativ-Appendektomie und einer makroskopisch nicht erkennbaren Appendizitis, die im Inneren des Appendixlumens beginnt.

30.7.3 Neoplasie der Appendix

Bei bis zu 1,7 % der Appendektomiepräparate lässt sich eine Neoplasie nachweisen, zumeist eine low-grade muzinöse Neoplasie der Appendix (LAMN) oder ein neuroendokriner Tumor (NET) (Loftus et al. 2017; Smeenk et al. 2008). Bei einem Bruchteil der Patienten ist der Verdacht auf eine Neoplasie bereits präoperativ geäußert worden. Häufig erbringt die pathologische Untersuchung der Appendix den Nachweis einer Neoplasie, seltener zeigt sich die Appendix makroskopisch aufgetrieben oder aber Muzin disseminiert in der Abdominalhöhle verteilt als Zeichen eines Pseudomyxoma peritonei.

Während neuroendokrine Tumore der Appendix die kleiner als 2 cm sind und keine Risikofaktoren aufweisen mit einer alleinigen Appendektomie als suffizient therapiert gelten, sollte bei Tumoren größer als 2 cm oder bei Vorliegen von Risikofaktoren eine onkologische Hemikolektomie rechts erfolgen (Rinke et al. 2018).

Bei intraoperativem Verdacht auf eine LAMN sollte eine Perforation der Appendix zwingend vermieden werden. Nur wenige Kliniken haben durchgehend einen Schnellschnitt verfügbar oder die Möglichkeit eine HIPEC (hypertherme intraperitoneale Chemotherapie) durchzuführen. Daher ist das operative Vorgehen bei dem Zufallsbefund einer LAMN in der Vielzahl der Fälle zweizeitig.

Im Primäreingriff sollte bei Vorliegen einer tumorinduzierten Appendizitis eine Appendektomie durchgeführt werden und anschließend die Durchmusterung des Abdomens erfolgen zur Erhebung des Peritonealkarzinose-Index.

Bei einem Pseudomyxoma peritonei sollte 2-zeitig die Reexploration, Zytoreduktion und ergänzende HIPEC erfolgen (Köhler et al. 2023).

> **Cave** Eine Perforation der Appendix sollte in jedem Fall vermieden werden!

30.7.4 Meckel-Divertikel

Das Meckel-Divertikel ist die häufigste angeborene Fehlbildung des Gastrointestinaltrakts und kommt bei bis zu 2 % der Bevölkerung vor. Männer sind mehr als doppelt so häufig betroffen als Frauen. Das Meckel-Divertikel entsteht bei unvollständigem Verschluss des Ductus omphalomesentericus und ist eine meist antimesenteriale Aussackung, 40–70 cm proximal der Bauhin-Klappe. Typischerweise ist in einem Meckel-Divertikel ektope Magenschleimhaut zu finden. Der größte Teil der Patienten ist asymptomatisch. Kommt es durch die ektope Schleimhaut zu Erosionen, Ulzerationen, Entzündungen oder Blutungen wird das Divertikel symptomatisch (Ludwig et al. 2022; Chang et al. 2021).

Zeigt sich intraoperativ die Appendix unauffällig und in der Durchmusterung des Dünndarms kann ein entzündetes Meckel-Divertikel detektiert werden, sollte dies reseziert werden. Die Resektion von Meckel-Divertikeln mit einem Längen-Basisdurchmesser-Verhältnis $\geq$ 2 kann als Divertikelresektion bzw. tangentiale Resektion erfolgen. Bei Meckel-Divertikeln mit einer breiten Basis und konsekutiv einem kleineren Längen-Basisdurchmesser-Verhältnis sollte eine Ileumsegmentresektion erfolgen (Varcoe et al. 2004). Die tangentiale Resektion als auch die Segmentresektion können, je nach Expertise des Operateurs, laparoskopisch durchgeführt werden und führen im Vergleich zur offenen Resektion zu einem kürzeren Krankenhausaufenthalt und einer schnelleren Erholung (Jung et al. 2020).

Das Vorgehen bei dem Vorliegen eines nichtentzündeten Meckel-Divertikels ist weiterhin Gegenstand von Diskussionen. Auf der einen Seite führt ein Meckel-Divertikel nur bei etwa 4 % der Patienten im Laufe ihres Lebens zu Beschwerden, auf der anderen Seite ist insbesondere die tangentiale Resektion mit einer geringen Komplikationsrate verbunden (Chang et al. 2021; Varcoe et al. 2004; Jung et al. 2020; Tartaglia et al. 2020).

30.8 Postoperative Maßnahmen

Nach einer laparoskopischen Appendektomie sollten die Patienten nach dem Fast-track-Konzept behandelt werden und noch am Operationstag mobilisiert werden und der Kostaufbau zeitnah auf Vollkost ausgebaut werden. In den meisten Fällen ist keine intravenöse Schmerztherapie notwendig.

Zeigt sich intraoperativ eine Peritonitis sollte in Anbetracht des Ausmaßes der Peritonitis die antimikrobielle Therapie postoperativ fortgeführt werden. Nach Erhalt des intraoperativen Abstrichergebnis ist ggf. eine Umstellung und/oder Deeskalation der Therapie möglich. Eine Fortführung der antimikrobiellen Therapie für mehr als 4 Tage postoperativ führt zu keinem Vorteil (Surat et al. 2022; Sawyer et al. 2015; Rattan et al. 2016).

Die Entlassung der Patienten kann ab dem 1. postoperativen Tag erfolgen. Im Entlassgespräch sollte der Patient auf das mögliche Risiko einer Appendixstumpfinsuffizienz hingewiesen werden. Falls ein Fadenzug notwendig ist, kann dieser ab dem 12. postoperativen Tag erfolgen.

Längerfristige Einschränkungen in der Belastbarkeit des Patienten sind nicht zu erwarten.

Literatur

Addiss DG, Shaffer N, Fowler BS, Tauxe RV (1990) The epidemiology of appendicitis and appendectomy in the United States. Am J Epidemiol 132:910–925

Alvarado A (1986) A practical score for the early diagnosis of acute appendicitis. Ann Emerg Med 15:557–564

Andersson REB (2004) Meta-analysis of the clinical and laboratory diagnosis of appendicitis. Br J Surg 91:28–37

Andersson RE (2007) The natural history and traditional management of appendicitis revisited: spontaneous resolution and predominance of prehospital perforations imply that a correct diagnosis is more important than an early diagnosis. World J Surg 31:86–92

Andersson M, Andersson RE (2008) The appendicitis inflammatory response score: a tool for the diagnosis of acute appendicitis that outperforms the Alvarado score. World J Surg 32:1843–1849

Andersson RE, Petzold MG (2007) Nonsurgical treatment of appendiceal abscess or phlegmon: a systematic review and meta-analysis. Ann Surg 246:741–748

Augustin G, Boric M, Barcot O, Puljak L (2020) Discordant outcomes of laparoscopic versus open appendectomy for suspected appendicitis during pregnancy in published meta-analyses: an overview of systematic reviews. Surg Endosc 34:4245–4256

Ball E, Waters N, Cooper N, Talati C, Mallick R, Rabas S et al (2019) Evidence-based guideline on laparoscopy in pregnancy. Facts Views Vis Obgyn 11:5–25

Baum P, Diers J, Lichthardt S, Kastner C, Schlegel N, Germer CT et al (2019) Mortality and complications following visceral surgery. Dtsch Arztebl Int 116:739–746

Becker BA, Kaminstein D, Secko M, Collin M, Kehrl T, Reardon L et al (2022) A prospective, multicenter evaluation of point-of-care ultrasound for appendicitis in the emergency department. Acad Emerg Med 29:164–173

Bhangu A, Søreide K, Di Saverio S, Assarsson JH, Drake FT (2015) Acute appendicitis: modern understanding of pathogenesis, diagnosis, and management. Lancet 386:1278–1287

Bhangu A, Nepogodiev D, Matthews JH, Morley GL, Naumann DN, Ball A et al (2020) Evaluation of appendicitis risk prediction models in adults with suspected appendicitis. Br J Surg 107:73–86

Bracken RL, Harringa JB, Markhardt BK, Kim N, Park JK, Kitchin DR et al (2022) Abdominal fellowship-trained versus generalist radiologist accuracy when interpreting MR and CT for the diagnosis of appendicitis. Eur Radiol 32:533–541

Chang Y-C, Lai J-N, Chiu L-T, Wu M-C, Wei JC-C (2021) Epidemiology of Meckel's diverticulum: a nationwide population-based study in Taiwan. Medicine (Baltimore) 100:e28338

Cheng Y, Xiong X, Lu J, Wu S, Zhou R, Lin Y et al (2017) Early versus delayed appendicectomy for appendiceal phlegmon or abscess. Cochrane Database Syst Rev 6: CD011670

D'Souza N, Hicks G, Beable R, Higginson A, Rud B (2021) Magnetic resonance imaging (MRI) for diagnosis of acute appendicitis. Cochrane Database Syst Rev 12: CD012028

Di Saverio S, Birindelli A, Kelly MD, Catena F, Weber DG, Sartelli M et al (2016) WSES Jerusalem guidelines for diagnosis and treatment of acute appendicitis. World J Emerg Surg 11:1–25

Ferris M, Quan S, Kaplan BS, Molodecky N, Ball CG, Chernoff GW et al (2017) The global incidence of appendicitis. Ann Surg 266:237–241

Hallan S, Åsberg A (1997) The accuracy of C-reactive protein in diagnosing acute appendicitis – a meta-analysis. Scand J Clin Lab Invest 57:373–380

Horvath P, Lange J, Bachmann R, Struller F, Königsrainer A, Zdichavsky M (2017) Comparison of clinical outcome of laparoscopic versus open appendectomy for complicated appendicitis. Surg Endosc 31:199–205

Ihnát P, Tesař M, Tulinský L, Ihnát Rudinská L, Okantey O, Durdík Š (2021) A randomized clinical trial of technical modifications of appendix stump closure during laparoscopic appendectomy for uncomplicated acute appendicitis. BMC Surg 21:1–8

Jaschinski T, Sauerland S, Neugebauer EAM (2018a) Laparoscopic versus open surgery for suspected appendicitis – update of an existing cochrane review. Surg Endosc Other Interv Tech 11:1–166

Jaschinski T, Mosch CG, Eikermann M, Neugebauer EAM, Sauerland S (2018b) Laparoscopic versus open surgery for suspected appendicitis. Cochrane Database Syst Rev 11:CD001546

Jung HS, Park JH, Yoon SN, Kang BM, Oh BY, Kim JW (2020) Clinical outcomes of minimally invasive surgery for Meckel diverticulum: a multicenter study. Ann Surg Treat Res 99:213–220

Katkhouda N, Mason RJ, Towfigh S, Gevorgyan A, Essani R, Barbul A et al (2005) Laparoscopic versus open appendectomy: a prospective randomized double-blind study. Ann Surg 242:439–450

Köhler F, Rosenfeldt M, Matthes N, Kastner C, Germer CT, Wiegering A (2019) Zufallsbefund muzinöse Neoplasie der Appendix – Therapeutische Strategien. Chirurg 90:194–201

Köhler F, Hendricks A, Kastner C, Müller S, Boerner K, Wagner JC et al (2021) Laparoscopic appendectomy versus antibiotic treatment for acute appendicitis – a systematic review. Int J Colorectal Dis 36:2283–2286

Köhler F, Matthes N, Rosenfeldt M, Kunzmann V, Germer CT, Wiegering A (2023) Neoplasms of the appendix. Dtsch Arztebl Int 120:519–525

Lee SH, Lee JY, Choi YY, Lee JG (2019) Laparoscopic appendectomy versus open appendectomy for suspected appendicitis during pregnancy: a systematic review and updated meta-analysis. BMC Surg 19:1–12

Loftus TJ, Raymond SL, Sarosi GA, Croft CA, Smith RS, Efron PA et al (2017) Predicting appendiceal tumors among patients with appendicitis. J Trauma Acute Care Surg 82:771–775

Ludwig K, De Bartolo D, Salerno A, Ingravallo G, Cazzato G, Giacometti C et al (2022) Congenital anomalies of the tubular gastrointestinal tract. Pathologica 114:40–54

McGory ML, Zingmond DS, Tillou A, Hiatt JR, Ko CY, Cryer HM (2007) Negative appendectomy in pregnant women is associated with a substantial risk of fetal loss. J Am Coll Surg 205:534–540

Milewczyk M, Michalik M, Ciesielski M (2003) A prospective, randomized, unicenter study comparing laparoscopic and open treatments of acute appendicitis. Surg Endosc Other Interv Tech 17:1023–1028

Mock K, Lu Y, Friedlander S, Kim DY, Lee SL (2016) Misdiagnosing adult appendicitis: clinical, cost, and socioeconomic implications of negative appendectomy. Am J Surg 212:1076–1082

Moghadam MN, Salarzaei M, Shahraki Z (2022) Diagnostic accuracy of ultrasound in diagnosing acute appendicitis in pregnancy: a systematic review and meta-analysis. Emerg Radiol 29(3): 437–448

O'Leary DP, Walsh SM, Bolger J, Baban C, Humphreys H, O'Grady S et al (2021) A randomized clinical trial evaluating the efficacy and quality of life of antibiotic-only treatment of acute uncomplicated appendicitis: results of the COMMA trial. Ann Surg 274: 240–247

Ortega AE, Hunter JG, Peters JH, Swanstrom LL, Schirmer B (1995) A prospective, randomized comparison of laparoscopic appendectomy with open appendectomy. Am J Surg 169:208–213

Prechal D, Damirov F, Grilli M, Ronellenfitsch U (2019) Antibiotic therapy for acute uncomplicated appendicitis: a systematic review and meta-analysis. Int J Colorectal Dis 34:963–971

Rattan R, Allen CJ, Sawyer RG, Askari R, Banton KL, Claridge JA et al (2016) Patients with complicated intra-abdominal infection presenting with sepsis do not require longer duration of antimicrobial therapy. J Am Coll Surg 222:440–446

Rinke A, Wiedenmann B, Auernhammer C, Bartenstein P, Bartsch DK, Begum N et al (2018) S2k-Leitlinie Neuroendokrine Tumore Practice guideline neuroendocrine tumors. Z Gastroenterol 56: 583–681

Rubér M, Andersson M, Petersson BF, Olaison G, Andersson RE, Ekerfelt C (2010) Systemic Th17-like cytokine pattern in gangrenous appendicitis but not in phlegmonous appendicitis. Surgery 147: 366–372

Sammalkorpi HE, Mentula P, Leppäniemi A (2014) A new adult appendicitis score improves diagnostic accuracy of acute appendicitis – a prospective study. BMC Gastroenterol 14:1–7

Sartelli M, Baiocchi GL, Saverio SD, Ferrara F, Labricciosa FM, Ansaloni L et al (2018) Prospective observational study on acute appendicitis worldwide (POSAW). World J Emerg Surg 13:1–10
Sauerland S, Lefering R, Neugebauer E (2002) Laparoscopic versus open surgery for suspected appendicitis (review). Cochrane Database Syst Rev 1: CD001546
Sawyer RG, Claridge JA, Nathens AB, Rotstein OD, Duane TM, Evans HL et al (2015) Trial of short-course antimicrobial therapy for intraabdominal infection. N Engl J Med 372:1996–2005
Smeenk RM, van Velthuysen MLF, Verwaal VJ, Zoetmulder FAN (2008) Appendiceal neoplasms and pseudomyxoma peritonei: a population based study. Eur J Surg Oncol 34:196–201
Surat G, Meyer-Sautter P, Rüsch J, Braun-Feldweg J, Germer CT, Lock JF (2022) Retrospective cohort analysis of the effect of antimicrobial stewardship on postoperative antibiotic therapy in complicated intra-abdominal infections: short-course therapy does not compromise patients' safety. Antibiotics 11:120
Tartaglia D, Cremonini C, Strambi S, Ginesini M, Biloslavo A, Paiano L et al (2020) Incidentally discovered Meckel's diverticulum: should I stay or should I go? ANZ J Surg 90:1694–1699
Varcoe RL, Wong SW, Taylor CF, Newstead GL (2004) Diverticulectomy is inadequate treatment for short Meckel's diverticulum with heterotopic mucosa. ANZ J Surg 74:869–872
Wagner PDJ, Haroon M, Morarasu S, Eguare E, Al-Sahaf O (2020) Does CT reduce the rate of negative laparoscopies for acute appendicitis? A single-center retrospective study. J Med Life 13:26–31
Yu CW, Juan LI, Wu MH, Shen CJ, Wu JY, Lee CC (2013) Systematic review and meta-analysis of the diagnostic accuracy of procalcitonin, C-reactive protein and white blood cell count for suspected acute appendicitis. Br J Surg 100:322–329
Zhang J, Wang M, Xin Z, Li P, Feng Q (2021) Updated evaluation of laparoscopic vs. Open appendicectomy during pregnancy: a systematic review and meta-analysis. Front Surg 8:1–12

Laparoskopische Hemikolektomie rechts mit kompletter mesokolischer Exzision

31

Stefan Benz

Inhaltsverzeichnis

▶ Die derzeitige Evidenz deutet darauf hin, dass die komplette mesokolische Exzision (CME) der Standardoperation des Kolonkarzinoms hinsichtlich der onkologischen Ergebnisse überlegen ist. Auch konnte gezeigt werden, dass mit der laparoskopischen Operation im Vergleich zur offenen bessere Kurzzeitergebnisse erzielt werden können. Daher ist es naheliegend auch die CME laparoskopisch durchzuführen. Das Problem hierbei besteht in dem Komplikationsrisiko bedingt durch die sehr komplexe vaskuläre Anatomie der Mesenterialwurzel. Ein Ansatz dieses Risiko minimieren ist der hier vorgestellte Uncinate First Approach. Dabei werden das Duodenum und der Pankreaskopf von der Flexura duodenojejunalis aus freigelegt, um so die anatomische Übersicht über die kritischen Strukturen zu einem sehr frühen Zeitpunkt der Operation zu gewinnen.

S. Benz (✉)
Klinik für Allgemeine- Viszeral- und Kinderchirurgie, Klinikum Sindelfingen-Böblingen, Klinikverbund Südwest, Böblingen, Deutschland
e-mail: s.benz@klinikverbund-suedwest.de

T. Keck, C.-T. Germer (Hrsg.), *Minimalinvasive Viszeralchirurgie*, https://doi.org/10.1007/978-3-662-67852-7_31

31.1 Einführung

„Der Chirurg ist der wichtigste Risikofaktor des Kolonkarzinoms". Dieser Ausspruch wurde von Hermanek 1994 geprägt, nachdem er nachweisen konnte, dass die Prognose nach operativer Versorgung von Patienten mit Kolonkarzinomen zwischen verschiedenen Kliniken und Chirurgen erhebliche Unterschiede aufwies (Hermanek et al. 1994). Zu dieser Zeit waren allerdings die Faktoren nicht charakterisiert, die zu diesen Unterschieden führen. Auch heute ist dies nicht zweifelsfrei geklärt, wobei das Konzept komplette mesokolische Exzision (CME) derzeit die besten Ergebnisse zu erzielen scheint und die Evidenz sich zunehmend verfestigt. Die CME wurde 2009 von Hohenberger beschrieben und überträgt die Prinzipien der totalen mesorektalen Exzision (TME) für die operative Behandlung des Rektumkarzinoms auf die Chirurgie Kolonkarzinoms (Hohenberger et al. 2009). Dementsprechend besteht die CME in einer Schonung der mesokolischen Grenzlamellen und einem zentralen Absetzten der Mesogefäße am Stammgefäß (Aorta bzw. A. mes superior). Für die Linkshemikolektomie entspricht dieses Verfahren dem Vorgehen der Operation des Rektumkarzinoms mit einer kompletten Mobilisation der linken Kolonflexur und dem Absetzen der A. mesenterika inferior. Die mesorektale Schicht geht hierbei kontinuierlich in die dorsale Mobilisationsschicht für das linke Hemikolon über. Für die Rechtshemikolektomie ist die anatomische Situation deutlich komplexer und die CME ist ein im Vergleich zur Standardhemikolektomie deutlich aufwändigerer Eingriff, insbesondere wenn er laparoskopisch durchgeführt werden soll.

31.2 Anatomie

31.2.1 Grenzlamellen und Peritonealverhältnisse

Die beiden Prinzipien der CME – zentrales Absetzen der Gefäße und die Schonung der Grenzlamellen – sind nach den Erkenntnissen der TME leicht nachvollziehbar, auch wenn deren definitive Überprüfung noch aussteht. Die Frage ist aber, ob es eine anatomische Entsprechung der mesorektalen Faszie (Faszia pelvis viszeralis) am Kolon gibt und wie das zentrale regionäre Lymphabflussgebiet definiert ist. Zur Diskussion dieser Aspekte ist eine embryologische Betrachtung unerlässlich:

Das gesamte Darmrohr entsteht als intraperitoneales Organ mit einem dorsalen (und bis zum Lig. falciforme ventralen) Meso. Diese Meso ist damit beidseits von Peritoneum überkleidet. Das ursprüngliche parietale Peritoneum über zieht die urogenitalen Organe und die autonomen Nervenbahnen (hypogastrische Nervenplexus). Bedingt durch die Einbettung ins kleine Becken, fusioniert das viszerale Peritoneum zirkulär mit dem parietalen Peritoneum und bildet so die Mesorektale Schicht für die Dissektion bestehend aus der Faszia pelvis viszeralis (Waldeyer) und Faszia pelvis parietalis. Am linken Kolon findet dieser Prozess ausschließlich auf der Dorsalseite des Mesokolon descendens statt. Hier fusioniert das dorsal liegende (viszerale) Peritoneum des Mesos mit dem parietalen Peritoneum. Daraus entsteht dorsalseitig die Gerota-Faszie und mesoseitig die mesokolische Faszie (Toldt 1879). Daher entsteht auch hier, völlig analog zum Rektum, eine avaskuläre Schicht mit beidseitiger Barriere für den Lymphabfluss – die holy plane of colon surgery. Auf der rechten Seite unterscheidet sich die Situation dahingehend, dass durch die Darmdrehung mehrere, ehemals intraperitoneale Anteile miteinander fusionieren. Dies geschieht zunächst für das embryologisch intraperitoneale Duodenum und Pankreas (F1). Dorsal entsteht so die chirurgische Schicht für das Kochermaneuver zwischen V. cava/Aorta und dem Duodenum bzw. dem Pankreaskopf. Auf die zunächst noch intraperitoneal gelegene Vorderfläche des Pankreaskopfes legt sich dann das rechte Kolon bzw. die rechte Kolonflexur. Dadurch entsteht eine avaskuläre Schicht zwischen der Vorderfläche des Pankreaskopfes und des Duodenums einerseits und dem rechtsseitigen Mesokolon andererseits, die auch als Fredet-Raum Raum bezeichnet wird (Abb. 31.1). Diese Schicht endet zentral an den Mesenterika superior Gefäßen. Lateral wird sie durch eine Verschmelzungslinie zwischen dem dorsalen Blatt des Mesokolons und dem Duodenum begrenzt (F2). Die Kenntnis die-

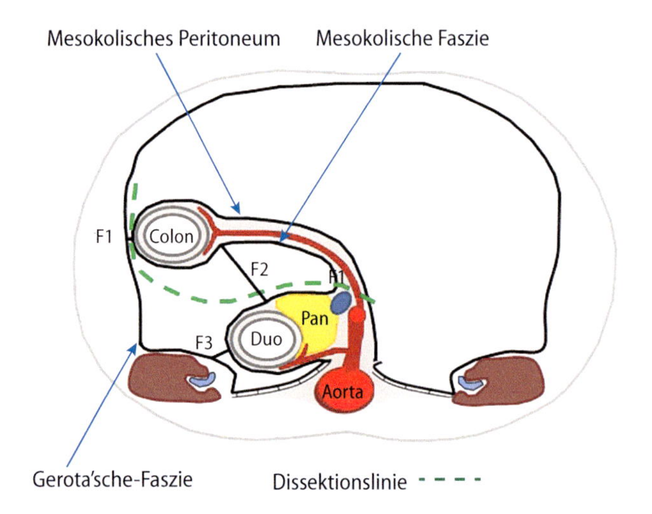

Abb. 31.1 Embryologischer Situs vor der Verschmelzung der rechten Kolonflexur mit dem Pankreaskopf. *F1* „weiße Linie" Fusion von Colon ascendens mit dem parietalen Peritoneum. *F2* Fusionslinie zwischen Mesokolon und Pankreaskopf. *F3* Fusionslinie zwischen Duodenum und dem dorsalen parietalen Peritoneum

ser Fusionslinie ist eine entscheidende Bedingung für Trennung von Mesokolon und Pankreaskopf, da die Verfolgung der vermeintlich richtigen Schicht bei der Auslösung des rechten Kolons ansonsten hinter das Duodenum, in die Schicht des Kochermaneuvers führt.

Am rechten Kolon transversum fusionieren Teile des rechten nach kranial gerichteten Mesokolon mit dem dorsalen Magenmeso (Mesogastrium dorsale), das die rechtsseitigen gastroepiploischen Gefäße enthält. Hier entsteht die Trennschicht zwischen dem auf dem Pankreaskopf liegenden gastroepiploischen Fettkörper einerseits und dem Mesokolon transversum andererseits. Diese Schicht ist im Wesentlichen gefäßfrei. Sie wird aber in der Mehrzahl der Fälle von der V. kolika dextra gekreuzt, die zum Truncus (venosus pankreatiko-gastro-kolikus) Henle zieht (Jin et al. 2006). Nach rechts geht diese Schicht in die Schicht zwischen Pankreaskopf und rechten Mesokolon über.

Obwohl die embryologische Entwicklung des Gastrointerstinaltraktes seit langem bekannt ist, wurden die daraus resultierenden avaskulären Schichten und Grenzlamellen wie sie oben den beschrieben sind, nicht akzeptiert. Bis in die 2000-er-Jahre wurde in Anatomiebüchern beschrieben, dass sich die embryonalen Peritonealblätter bei ihrer Fusion komplett auflösen. Einen entsprechenden wissenschaftlichen Disput hatte F. Treves 1886 (Treves 1885) gegen C. Toldt für sich entschieden und damit die Lehrmeinung bis in die jüngste Vergangenheit definiert. Inzwischen ist das Toldt´sche Modell allgemein anerkannt (Culligan et al. 2014). Dennoch wird die Diskussion um Details des embryologischen Ursprungs der Faszien und Schichten gerade aktuell neu geführt und nicht damit noch nicht abgeschlossen.

31.2.2 Arterielle Versorgung

Das arterielle Hauptgefäß des rechten Hemikolons ist die A. Ileokolika, die aus der A mes. superior entspringt. Die Arterie verläuft in ca. 60 % hinter der V. mes. superior. Entsprechend den Untersuchungen von Gillot endet das regionäre Lymphabflussgebiet nicht an der Mündung der A. Ileokolika sondern zieht bis zur Mündung des Trunkus venosus gastrokolikus (Henle) am Pankreasunterrand (Gillot et al. 1964). Dieser Gewebeabschnitt wird als *surgical trunk* bezeichnet (Gillot et al. 1964) und gehört zum Lymphadenektomiepräparat der CME. Eine A. kolika dextra ist nur in ca. 10–40 % der Fälle vorhanden und liegt dann ebenfalls im Bereich des *surgical trunks (*Mike und Kano 2013*)*. Diese kreuzt die V. mes. superior in der Regel ventral. Die A. kolika media ist hochgradig variabel, insbesondere kann die Teilung in einen rechten und linken Ast sehr peripher oder auch direkt am Ursprung aus der A. mes. superior liegen.

31.2.3 Venöse Drainage

Wenn auf der einen Seite die Orientierung an der arteriellen Versorgung für die onkologische Radikalität der Operation entscheidend ist, ist die Orientierung an der venösen Drainage die wichtigste Maßnahme zur Vermeidung schwerer Komplikationen bei der CME. Wenig problematisch sind hier die Ileokolische Vene und die V. kolika media. Beide münden direkt in die V. mesenterica superior und stellen keine besondere Problematik dar. Schwieriger ist die Situation am Truncus Henle. Um die chirurgische Anatomie besser zu erfassen, wurde von der Deutschen Expertengruppe Lap-CME das Open-book-Model entwickelt (Strey et al. 2018), das den Operationssitus bei der laparoskopischen Rechtshemikolektomie mit CME abstrahiert (Abb. 31.2). Dabei entspricht die Mesenterialwurzel mit der VMS der Basis bzw. der ileokolischen (Buch)seite. Senkrecht dazu befindet sich die mesogastrische Seite mit dem nach kranial retrahierten Magen. Die dritte Seite des Buches, die als Winkelhalbierende zwischen den beiden vorgenannten liegt, entspricht dem Mesokolon. Der Truncus Henle liegt dabei an der Schnittlinie aller drei Seiten und hat auch Zuflüsse daraus: Pankreaskopf (Vena pankreatika duodenalis anterior superior), Magen (Vena gastroepiploika dexta) und dem Mesokolon (Vena kolika dextra superior, SRCV) und (Vena kolika dextra, RCV) (Jin et al. 2006). Ein weiterer Zufluss kann aus dem Omentum in den Truncus Henle einmünden (nicht dargestellt).

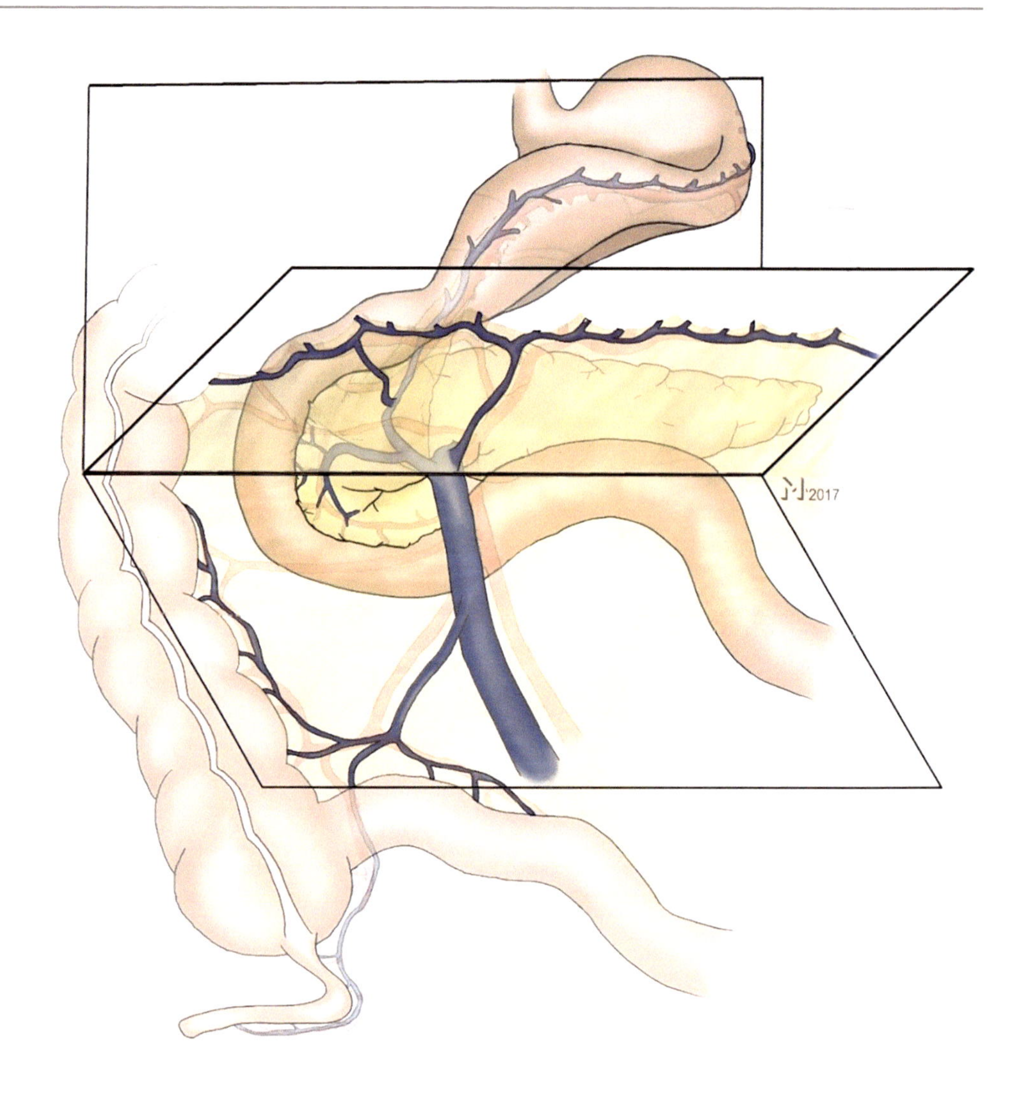

Abb. 31.2 Open-book-Modell nach (Strey et al. 2018). *VKDS* Vena koloka dextra superior, *RAAKM* Rechter Ast Arteria kolika media, *VGOD* Vena gastroomentalis dextra, *TH* Truncus Henle.

31.3 Indikation

Alle Adenokarzinome und neuroendokrine Karzinome des rechten Hemikolons und des terminalen Ileums stellen eine Indikation für eine onkologische Rechtshemikolektomie mit CME dar. Da das laparoskopische Vorgehen gegenüber der offenen Operation in den Kurzzeitergebnissen besser (Juo et al. 2014; Mamidanna et al. 2012; Panis et al. 2011; Schwenk et al. 2014; Yamamoto et al. 2014) und in den Langzeitergebnissen mindestens so gut ist (Bonjer et al. 2007; Kitano et al. 2017), sollte der Eingriff laparoskopisch durchgeführt werden. Die laparoskopische Operation aber eine komplexe Intervention darstellt und schwere Komplikationen unbedingt vermieden werden sollen, stellt sich die Frage nach der Selektion der Patienten. Technisch am einfachsten ist die Operation naturgemäß bei schlanken Patienten mit einem kleinen Tumor. Mit entsprechender Erfahrung und einem standardisierten Vorgehen können aber auch deutlich adipöse Patienten und solche mit größeren Tumoren ohne Kompromisse an die Radikalität laparoskopisch operiert werden. Hinsichtlich der Adipositas und der Tumorgröße muss die Patientenselektion der eigenen Expertise kontinuierlich angepasst werden. Dahingegen stellt das Alter und eine hohe Komorbidität eher ein weiteres Argument für ein laparoskopisches Vorgehen dar, da diese Patientengruppe besonders von den besseren Kurzzeitergebnissen profitiert (Panis et al. 2011).

Eindeutige Kontraindikationen für ein laparoskopisches Vorgehen sind Verwachsungssitus und sehr voluminöse T4-Tumoren, die eine Multiviszeralresektion erfordern. Bei Patienten mit einer fortgeschrittenen Leberzirrhose und portaler Hypertension, sollte eher ein limitiertes Verfahren angewandt werden.

31.4 Spezielle präoperative Diagnostik

Zur Behandlung eines malignen Tumors wird in aller Regel ein Staging durchgeführt. Entsprechend der Leitlinien gehört hierzu nicht zwingend eine Kontrastmittel CT des Abdomens. Zur Planung einer laparoskopischen CME ist dies hinsichtlich zweier Aspekte aber sehr hilfreich. Zum einen kann dadurch präoperativ die Tumorgröße und die mögliche Infiltration von Nachbarstrukturen abgeschätzt werden, was besonders für das Duodenum oder das Pankreas weit reichende operative Konsequenzen hat. Für die laparoskopische Operation ist aber bereits die Infiltration der dorsalen Grenzlamelle (Gerota'sche Faszie) und die Beziehung eines größeren Tumors zum Ureter eine wichtige Information. Zudem können suspekte Lymphknoten in der Mesenterialwurzel lokalisiert und die Operation entsprechend modifiziert werden. Der zweite Aspekt betrifft die Gefäßanatomie. In einem Dünnschicht CT kann der Verlauf und damit die anatomischen Varianten der Gefäße dargestellt werden. Dies gilt besonders für die Ileokoischen Gefäße aber auch für Verhältnisse am Truncus Henle. Aus diesen Gründen sollte ein KM-CT vor ein laparoskopischen CME –idealerweise mit 3D-Gefäßrekosruktion (Nesgaard et al. 2015)- zum Standard gehören.

31.5 Aufklärung

Nach den bisher publizierten Daten hat die laparoskopische Hemikolektomie rechts eine eher geringere Morbidität als die offene Operation. Allerding muss davon ausgegangen werden, dass nur ein geringer Anteil der publizierten Operationen in CME-Technik durchgeführt wurden. Mit entsprechender Expertise hat die CME keine erhöhte postoperative Morbidität (Cho et al. 2015; Yamamoto et al. 2014). Bei geringer Erfahrung oder ohne ein optimales Teaching besteht aber ein erhebliche Morbiditätsrisiko hinsichtlich schwerer Blutungen und einem daraus resultierenden Verschluss der großen Mesenterialgefäße. Diesem Risiko sollte aber eher durch ein optimales Setting als durch eine umfangreiche Aufklärung Rechnung getragen werden. Die Aufklärung muss sich daher bis auf die Konversion nicht von der einer offenen CME unterscheiden, wenn die Operation unter geeigneten Bedingungen durchgeführt wird. Neben der Besprechung möglicher Komplikationen sollte bei der Aufklärung auch immer auf die Notwendigkeit frühen Mobilisation hingewiesen werden.

31.6 Lagerung

Die Operation wird in Lloyd-Davis Lagerung, auf einem in allen Richtungen kippbaren OP-Tisch, durchgeführt. Das Abrutschen des Patienten bei extremen Lagen kann dabei am besten durch eine Vakuummatratze verhindert werden. Schulterstützen halten wir wegen des hohen Risikos für Plexusläsionen für ungeeignet. Der Monitor sowie sämtliche anderen Geräte sind auf der rechten Patientenseite platziert. Der Operateur steht an der linken Patientenseite, die Kamaraassistenz steht während des größten Teils der Operation zwischen den Patientenbeinen.

▶ **Praxistipp** Vor dem Abdecken sollte geprüft werden, ob der Patient auch bei maximaler Kopftieflage nicht rutscht.

31.7 Technische Voraussetzungen

Folgende technische Voraussetzungen sollten gegeben sein:

- Dissektionsgerät (Ultraschall, Bipolar oder Kombination).
  Wir bevorzugen das Ultraschalldissektionsgerät wegen der feineren Präparationsmöglichkeit.
- Monitor mit HD/4K oder 3D Technologie

▶ **Praxistipp** Bei Verwendung des Ultraschalldissektionsgeräts muss darauf geachtet werden, dass die aktive Klinge nicht in Kontakt mit der Vena mesenterika superior kommt, da es hierbei zu Perforationen mit Blutungen kommen kann.

Blutungen im Bereich der großen Venen können besser mit der bipolaren Fasszange als mit einem Dissektionsgerät kontrolliert werden.

Zusätzlich zum Standardinstrumentarium sollten folgende Instrumente vorhanden sein:

- Ein 10 mm Overholt, der das Umfahren der Gefäßabgänge erheblich erleichtert. Bei 5 mm Overholts reicht häufig die Biegung für das Umfahren nicht aus, auch sind diese oft zu spitz und führen dann zu Gefäßverletzungen.
- Zwei 10 mm Stiltupfer. Diese Stiltupfer dienen nahezu ausschließlich zur Retraktion des Darmes oder des Mesos. Werden Fasszangen hierfür benutzt, verursachen diese sehr schnell – wahrscheinlich- prognoserelevante Mesodefekte.

- Bipolare Fasszange/Overholt (z. B. Maryland) zur Koagulation. Blutungen im Meso oder aus den größeren Venen können oft nur mit der bipolaren Zange kontrolliert werden. Dissektionsgeräte vergrößern das Loch in der Vene ggf. noch.
- Das Instrumentarium für eine Konversion sollte bereit liegen.

31.8 Operationsausmaß

Das Standardresektionsausmaß bei einer Hemikolektomie rechts mit CME für Zökum- und Aszendenztumore umfasst folgende Strukturen und Landmarken (Abb. 31.3):

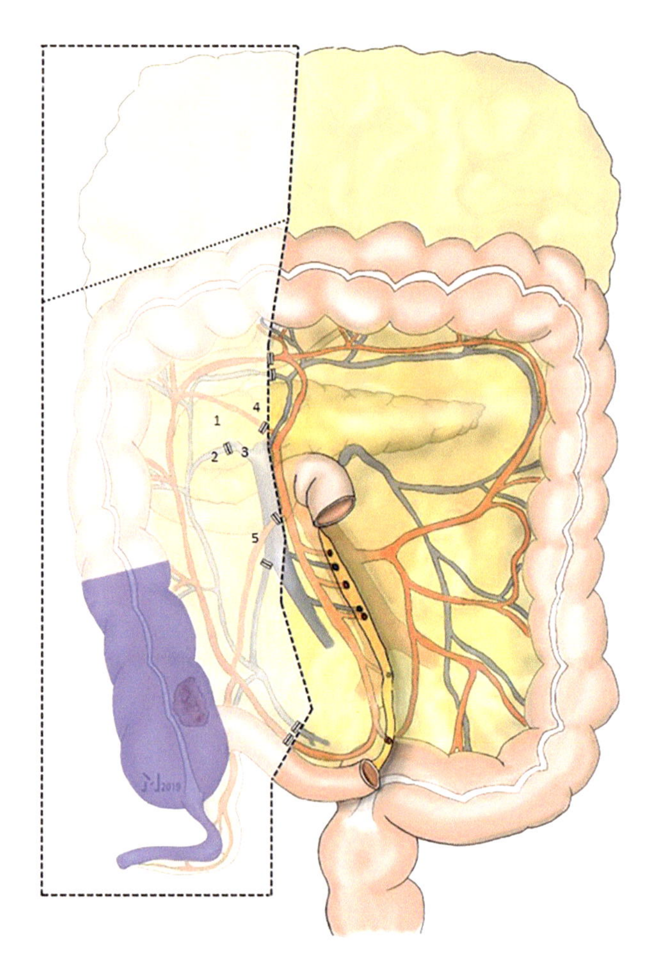

Abb. 31.3 Resektionsausmaß der CME bei Zoekum- und Aszendenzkarzinom nach
1. V. gastroepiploika dextra
2. Vena kolika dextra superior
3. Truncus Henle
4. Rechts Ast A. kolika media
5. Ileokolische Gefäße

- Absetzten der Vena Ileocolica direkt am Abgang des VMS
- Absetzten der A. Ilecolica am Abgang aus der AMS oder bei dorsalem Verlauf auf Höhe der VMS.
- Lymphadenektomie der rechten und vorderen Zirkumferenz der VMS und damit Entfernung des „surgical trunks) von ca. 2 cm distal der Ileokolischen Gefäße bis zum Truncus Henle.
- Absetzten der A. kolika dextra, wenn vorhanden
- Absetzten des rechten Astes der A. kolika media am Abgang aus der A kolika media.
- Das Omentum majus muss aus Radikalitätsgründen nicht mitreseziert werden, wird aber auch technischen Gründe in unserem Standardvorgehen empfohlen
- Belassen werden der gastoepiploische Fettkörper mit den Vasa gastroepiploicae und der Truncus Henle

▶ **Cave** Die Durchtrennung des Stammes des Truncus Henle kann wegen abgehender Venen in den Pankreaskopf zu gravierenden Blutungen führen.

31.9 Mögliche Vorgehensweisen bei laparoskopischen Hemikolektomie rechts mit CME

31.9.1 Lateral Approach

Hierbei beginnt die Operation, wie meist beim offenen Verfahren, mit der Auslösung des rechten Hemikolons von lateral entlang der weißen Linie. Erst danach werden die Mesenterialwurzel und die Venen des Truncus Henle disseziert. Diese Verfahren war historisch des erste, das für ein Rechtshemikolektomie eingesetzt wurde, es kommt aber heute seltener zur Anwendung, da die Übersicht durch die Mobilität des Präparats eingeschränkt ist. Ein zweiter Nachteil ist, dass für die Exposition des Pankreaskopfes das Präparat nach medial weggehalten werden muss und damit ein schwer dosierbarer Zug auf die Venen des Truncus Henle mit Einrissen und Blutungen versursacht werden kann.

31.9.2 Medial Approach

Bei diesem Vorgehen wird primär im Winkel zwischen den Ileokolischen Gefäßen und der VMS eingegangen. Dorsal kann an dieser Stelle in der Regel das Duodenum dargestellt werden. Das Meso wird von hier aus nach lateral von der Gerotafaszie abgehoben. Duodenum und Pankreaskopf können ebenfalls von medial nach lateral dargestellt werden. Dieses Vorgehen ermöglicht eine bessere Übersicht und eine kontrollierte Präparation an sämtlichen zentralen Strukturen im Vergleich zum lateralen Vorgehen. Nachteilig ist aber, dass das regionäre Lymphabflussgebiet bei der Präparation im Winkel zwischen den Vasa Ileokolika und der VMS notwendigerweise eröffnet wird. Auch die Darstellung der Schicht zwischen mesokolischer Faszie und Gerota-Faszie ist eher schwierig und es kommt leicht zu Lazerationen am Meso in dem Bemühen die richtige Schicht darzustellen.

31.9.3 Ucinate First Approach (UFA)

Beim UFA (Benz 2016; Benz et al. 2016) beginnt die Präparation an der Flexura duodenu-jejunalis. Dort werden von medial nach lateral das Duodenum dorsal der Mesenterialwurzel bis zur Pars II, der Prozessus uncinatus und die „holy plane" bis zur lateralen Bauchwand dargestellt. Erst danach erfolgt die Inzision des Mesos von ventral. Da das Meso nun bereits von der Gerotafaszie mobilisiert wurde, wird das Erreichen der korrekten Schicht klar durch das Eröffnen der Präparationshöhle angezeigt. Die Inzision kann daher mit genügend Abstand zu zentralen Lymphabflussgebiet erfolgen, da die Mündung der Ileokolischen Gefäße nicht mehr als Landmarke für die Mesoinzision benötigt wird. Durch die primäre Mobilisation der Mesenterialwurzel und Darstellung des Pankreaskopfs ist die zentrale Gefäßdurchtrennung und die Lymphadenektomie entlang der VMS deutlich einfacher und übersichtlicher. Schwieriger als bei den vorgenannten Zugängen ist beim UFA lediglich der primäre Einstieg, für den die Flexura duodenujejunalis exponiert werden muss, was bei adipösen Patienten schwierig und gelegentlich unmöglich sein kann. In diesem Fall kann alternativ die Inzision medial am Mesoansatz des terminalen Ileums erfolgen. Die Präparation kann dann dorsal in Richtung auf die Flexura duodenu-jejunalis weitergeführt werden, wo die Pars IV und der Processus uncinatus erreicht werden. Diese Variante wird als „infraileal" approach bezeichnet.

31.9.4 Critical View Concept

Im Folgenden wird die standardisierte Operation der Deutschen Expertengruppe Lap-CME nach dem critical-view-Konzept dargestellt (Strey et al. 2018). Dieses basiert auf dem *Open-book*-Modell. Die Operation ist in 8 Teilschritte untergliedert, die jeweils mit einem kritischen Sicherheitsblick abgeschlossen werden müssen. Werden diese nicht erreicht, muss die Situation neu evaluiert und ggf. auch konvertiert werden. Ein wichtiges Prinzip der Operation ist, dass die Seiten des Buches im *open-book*-Modell zunächst voneinander separiert werden, bevor die Gefäße durchtrennt werden, die in den Seiten verlaufen: Open-the-book-Prinzip.

31.10 Operationsablauf

Wir beginnen die Operation mit einem ausführlichen Team Time out. Zusätzlich zu den WHO-Kriterien wird abgefragt, ob alle notwendigen Geräte als betriebsbereit getestet wurden.

Trokarpositionierung: in offener Technik median oberhalb des Nabels. Zwei 12 mm Einmalports im linken Mittel- und Unterbauch in der Mediaklavikularlinie. Ein weiter 5 mm Port im linken Oberbauch subcostal ebenfalls in der Medioklavikularlinie. Ein suprapubischer 10 mm Port, der während des größten Teils der Operation als Kameraport dient (Abb. 31.4).

> **Praxistipp** Bestehen ausgiebigere Verwachsungen an der ventralen Mesenterialwurzel oder zum rechtsseitigen Transversum sollte an dieser Stelle auf eine offene Operation übergegangen werden, da es dann sehr schwierig ist die Übersicht über die Mesenterialwurzel zu erlangen und es bei der weiteren Präparation sehr leicht zu Läsionen des Mesos kommt.

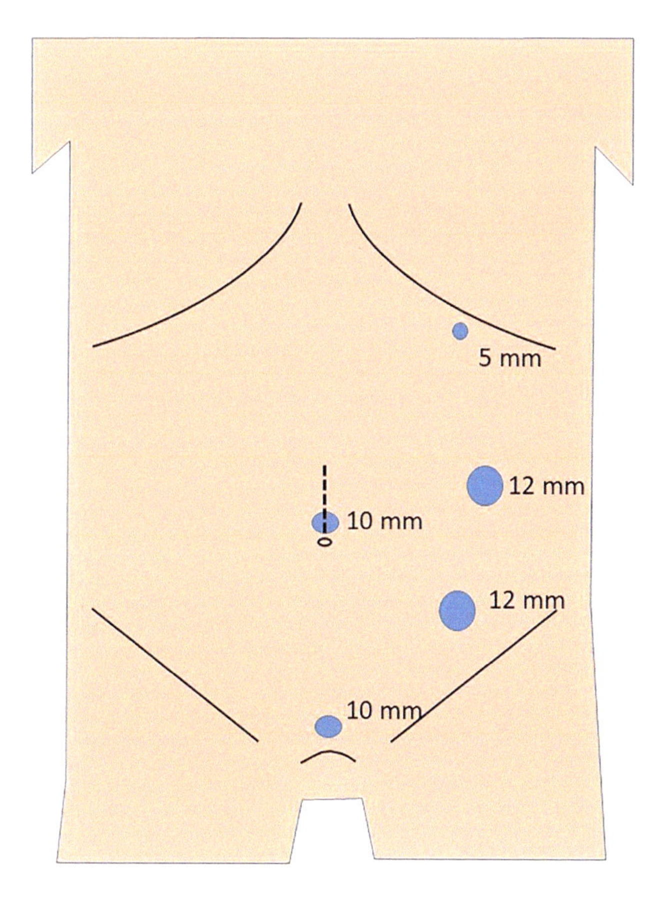

Abb. 31.4 Trokarposition

Die Operation beginnt als modifizierter Uncinate first approach (UFA). Dementsprechend muss im ersten Schritt die Flexura Duodeno-jejunalis exponiert werden. Der Patient wird dazu in Kopftief- und Rechtsseitenlage gebracht und der Dünndarm möglichst komplett in den rechten oberen Quadranten verlagert. Dieses Manöver kann bei adipösen Patienten sehr schwierig oder auch unmöglich sein. Wichtig ist hierbei den Dünndarm und das Meso durch die Manipulation nicht zu verletzten. Das Peritoneum wird nun an der dorso-caudalen Zirkumferenz des Duodenums inzidiert und das Duodenum von medial nach rechts-lateral unter der Mesenterialwurzel hindurch verfolgt (Abb. 31.5). Der Stieltupfer kann an dieser Stelle unter die Mesenterialwurzel geschoben werden, um diese nach ventral zu retrahieren. Damit kann das Duodenum schrittweise bis zur Pars II verfolgt werden. Bei schlanken Patienten erkennt man hier bereits die VMS in der Mesenterialwurzel. Vom Duodenum nach kaudal und lateral wird nun die mesokolische Faszie weiter dargestellt und von der Gerotafaszie vorsichtig abgelöst. Ureter und die Gonadengefäße werden dadurch ebenfalls dargestellt. Die Peritonealinzision wird schrittweise in Richtung Zökum erweitert. Jetzt wird die Faszie entlang des der äußeren Zirkumferenz des Duodenuns eröffnet und der Fredet-Raum und damit die Vorderfläche des Pankreaskopfes dargestellt. Am Ende dieses Präparationsabschnitts ist das Mesokolon aszendenz und die Mesenterialwurzel von der Medialseite aus, vom Zökum bis zur rechten Flexur, komplett mobil. Das Kolon ist nur noch lateral fixiert. Es ist das Duodenum und der Pankreaskopf sichtbar (kritischer Blick 1)

Als zweiter Präparationsabschnitt folgt die Eintrennung des Mesos von ventral und Darstellung der VMS. Dazu wird der Patient in eine leichte Kopftieflage ohne seitliche Kippung gebracht und das Dünndarmpaket auf die linke Seite verlagert, sodass die Vorderfläche des Mesokolon aszendenz frei liegt. Die Kamera verbleibt im suprasymphysären Port. Über den supraumbilikalen Port wird die Appendix gefasst und nach rechts-kaudal gehalten, um das Ileokolische Gefäßband anzuspannen. Dieses bildet nun ein gut sichtbares „V" mit den Mesenterika-superior Gefäßen (V-Blick, kritischer Blick 2). Das Meso wird nun ca. 3 cm distal der vermuteten

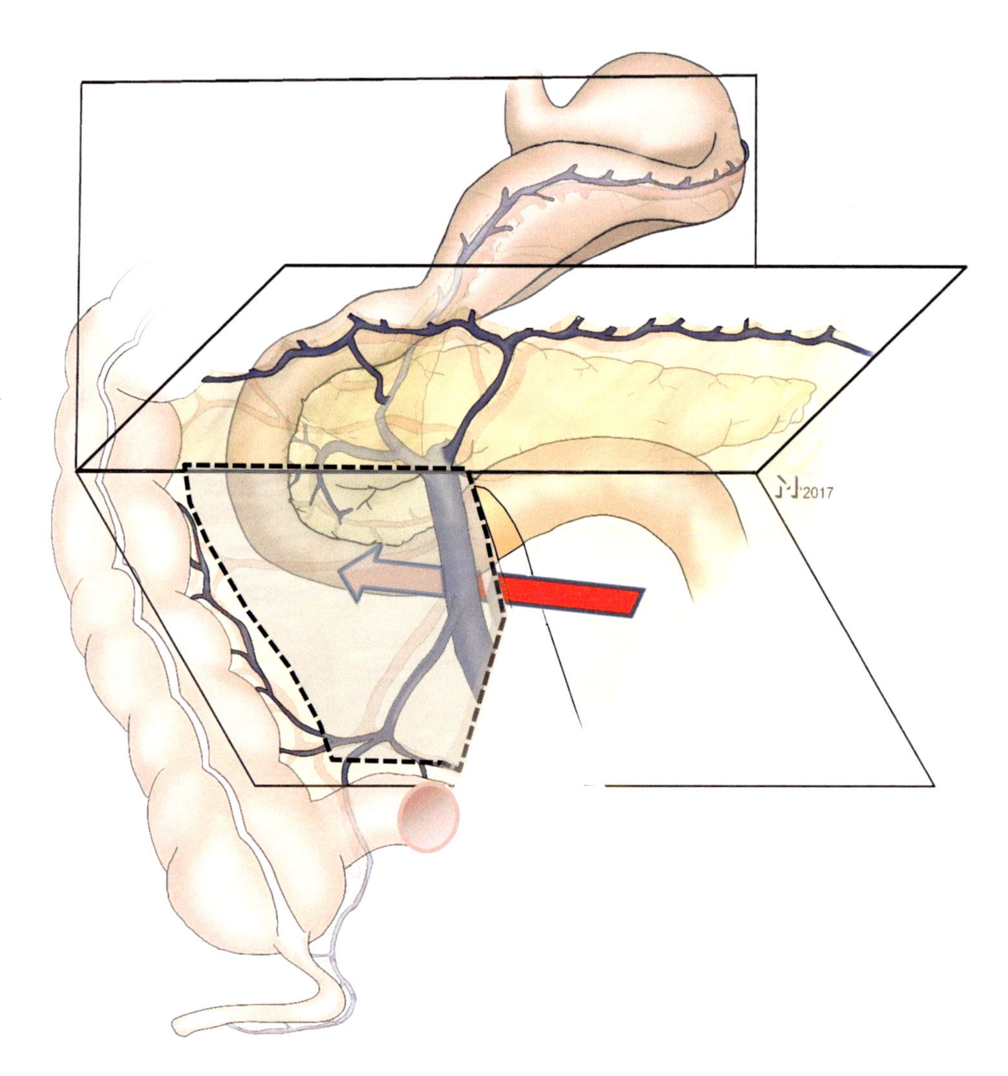

Abb. 31.5 Schematische Darstellung des ersten Dissektionsschritts beim *uncinate first approach*
RGEV: Right gastroepiploic vein – V. gastroepiploika dextra
SRCV: Superior right colic vein – Vena kolika dextra superior
GTH: Gastrocolik trunk of Henle – Trunkus venosus gastrokolikus Henle
ASPV: Ascending superior pancreatic vein- Vena pankreatika aszendenz superior
VMS: Superior mesenteric vein – Vena mesenterika superior
ICV: Ileocolic vein – Vena ileokolika
Gestrichelte Linie: Begrenzung des dissezierten Raums dorsal der Mesenterialwurzel

Mündung der V. ileokolika und ca. 2 cm lateral der VMS mit dem Ultraschalldissektionsgerät inzidiert. Nach Durchtrennung des dorsalen Mesoblatts (Mesokolische Faszie) gelangt man, in die zuvor geschaffene dorsale Präparationshöhle. In diesem Bereich enthält das Meso keine größeren Gefäße. Sollten hier größere Gefäße zur Darstellung kommen, muss die anatomische Situation neu geklärt werden. Keinesfalls dürfen die Gefäße durchtrennt werden, ohne dass sichergestellt ist, dass es sich nicht um die den VMS/AMS handelt. Nach Erreichen der dorsalen Präparationshöhle wird die Zange zur Retraktion der Appendix durch den Stieltupfer ersetzt, der durch die Mesoöffnung nach lateral vorgeschoben wird. Dadurch kann das Meso nach kranial und lateral retrahiert werden. Wird die Mesoinzision noch etwas in Richtung auf die VMS erweitert, ist das freiliegende Duodenum und der Pankreaskopf sichtbar. Auch erkennt man den Verlauf der VMS nach zentral, da sich die Mesenterialwurzel vom Duodenum und dem Prozessus uncinatus abhebt. Von dieser Inzision wird die VMS nun ca. 3 cm vor der Einmündung der V. ileokolika dargestellt. In ca. der Hälfte der Fälle trifft man hierbei aber zunächst auf die AMS, die dann, wie die VMS, weiter nach zentral dargestellt und an ihrem rechten Aspekt –unter Schonung der autonomen Nerven- lymphadenektomiert wird. Vor diesem Präparationsschritt empfiehlt es sich die Inzision des Peritoneums in Richtung auf die Mesenterialwurzel und dann auf deren Mitte bis zum Ansatz des Mesokolon transversum zu markieren. Ist die VMS dargestellt (kritischer Blick 3), kann diese meist relativ einfach auf der Ventralseite bis zum Ansatz des Mesokolon transversums verfolgt werden. An dieser Stelle ist es hilfreich, wenn der Verlauf der A. ileokolika ventral oder dorsal der VMS bekannt ist. Liegt die Arterie ventral muss sie in der Regel vor der V. Ileokolika durchtrennt werden. Bei dorsaler Lage wird die Vene als Erstes dargestellt und durchtrennt. Dieser Schritt muss mit größter Vorsicht geschehen, um ggf. kleine zusätzlich einmündende Venen zu erkennen und damit Blutungen zu vermeiden. Bei der Darstellung der A. Ileokolika auf Höhe der VMS kommt in der Regel auch die AMS zur Darstellung, auch wenn diese zuvor nicht präpariert wurde. Die A. Ileokolika muss daher vor der Durchtrennung komplett mit dem (10 mm) Overholt umfahren werden, um Verletzungen der AMS zu vermeiden (kritischer Blick 4). Die AMS/VMS können nun noch über eine Strecke von ca. 2 cm nach zentral bis zum Ansatz des Mesokolon transversums aber höchstens bis zur Mündung des Truncus Henle verfolgt werden. Wichtig ist bei diesem Präparationsschritt, dass die großen Mesenterialgefäße nicht nur freigelegt, sondern auch das Lymphgewebe an der rechten Zirkumferenz der Mesenterialwurzel (surgical trunk) abgelöst und mit dem Präparat *en bloc* reseziert wird. Dieser Schritt wird durch den modifizierten uncinatus first approach und der damit verbundenen Übersicht sowie Mobilität der Mesenterialwurzel deutlich erleichtert.

Als nächstes wird nun die mesogastrische- von der mesokolischen Seite separiert. Dazu Durchtrennung des Lig gastrokolikums unter Schonung der gastroomentalen Arkade von der Mittellinie bis zur rechten Flexur. Der kritische Blick 5 ist definiert als die Darstellung der Magenhinterwand in der Bursa omentalis.

▶ **Praxistipp** Die Inzision des Ligamentum gastrokolikums sollte etwas links der Mitte erfolgen, um sicher in die offene Bursa zu gelangen. Ansonsten kann es leicht zu einer versehentlichen Durchtrennung des Mesokolon transversum kommen.

Dabei erfolgt eine Separation des Mesogastriums (gastroepiploischer Fettkörper) mit V. gastroomentalis einerseits und des Mesokolons andererseits. Zwischen beiden Mesos befindet sich eine avaskuläre Trennschicht. Wie im Open-Book Modell beschrieben, endet diese dorsal auf dem Pankreaskopf auf Höhe des Truncus Henle. Nach lateral verläuft sie über die Pars II duodeni hinweg zur rechten Flexur. Die Schicht wird vorsichtig nach dorsal eröffnet, bis die Gefäße sichtbar werden, die vom Mesokolon und Mesogastrium an der Basis diese Präparationsgebiets konvergieren. Die Gefäße werden zu diesem Zeitpunkt noch nicht durchtrennt. Nach lateral wird durch diese Präparation die Pars II duodeni freigelegt. Bei den Gefäßen handelt es sich cranial im Mesogastrium um die reche Vena gastroomentalis dextra und caudal im Mesocolon (in der Regel) um die V. kolika dextra superior (Bleeding-Point-Vene). Als kritischer Blick 6 (Bursa-Sulkus-Blick) ist das vollständig separierte Mesokolon und Mesogastrium definiert, die einen Sulkus in horizontaler Richtung auf dem Pankreaskopf bilden, an dessen lateralen Ende das Duodenum sichtbar ist.

Als nächste Schritt folgt nun die Darstellung und Durchtrennung des rechten Asts der A. kolika media. Bei diesem handelt es in der Regel nicht um die Aufzweigung der Randarkade, sondern um einen Ast, der nur wenige mm ventral der VMS nach rechts kreuzt und tief aus der AMS entspringt. Die Variabilität ist aber hoch. Dazu wird das Mesokolons wieder nach kranial retrahiert. Für den Fall, dass die Äste im Mesokolon transversum sichtbar sind, wird das Mesokolon zwischen dem rechten und linken Ast in mittlerer Höhe inzidiert. Sind die Äste nicht sichtbar, erfolgt die Inzision ventral der VMS auch bis in die mittlere Höhe des Mesokolons. Da die „mesogastrische Seite" bereits von der „mesokolischen Seite" separiert ist, gelangt man hier problemlos in den freien Raum der ehemaligen Bursa. In diese Inzision kann nun eine Fasszange eingeführt werden, mit der eine sehr gezielte Retraktion auf das Gewebes um die Arterie ausgeübt werden kann. Diese Inzision wird nun entlang des linken Astes mit derjenigen an der VMS auf der Mesenterialwurzel verbunden. Von ventral nach dorsal wird nun das Mesokolon schrittweise unter Freilegung des rechten Aspekts der A. kolika media durchtrennt und der rechte Ast isoliert. Neben der onkologischen Radikalität muss in diesem Schritt die linksseitige arterielle Perfusion des Mesokolon sichergestellt werden. Der Kritische Blick 7 besteht in der eindeutigen 360° Darstellung des Abgangs des rechten Astes der A. kolika media aus dem Stamm.

Im letzten Schritt müssen noch die Venen des Mesokolons an der Mündung in den Truncus Henle abgesetzt werden. Dazu wird die Vorderfläche des Trunkus dargestellt und schrittweise von medial nach lateral verfolgt. Alle Venen, die von ventral oder caudal in den Trunkus einmünden, werden isoliert und durchtrennt. Durch die vorhergehende Darstellung des Sulkus-Blicks ist die V. gastroomentalis dextra definiert und kann geschont werden. Das Präparat ist dann komplett mobil. Der kritische Blick 8 besteht in der Darstellung der Vorderfläche des Truncus Henle.

Das Präparat wird nun vollends lateral ausgelöst.

▶ **Cave** Die laterale Auslösung muss mit großer Sorgfalt erfolgen, da hier in Tumornähe präpariert wird. Die Beendigung der komplexen zentralen Präparation sollte nicht zu einem Abfall der Konzentration für diesem Präparationsschritt führen.

Um die Extraktion des Präparats zu erleichtern, wird die Appendix oder das terminale Ileum mit einer Fasszange markiert. Bei schlanken Patienten kann das Omentum majus *ex situ* durchtrennt werden. Bei Adipösen ist eine Durchtrennung *in situ* empfehlenswert, da dadurch die Extraktion des Präparats erheblich erleichtert wird.

Der fünfte Operationsabschnitt betrifft die Bergung, Resektion und Anastomose.

Wir benutzen für die Bergung eine ca. 6 cm lange supraumbilikale Medianlaparostomie. Diese sollte mit einem Kunststofffolienretraktor versehen werden, um die Inzision hinsichtlich Bauchdeckenmetastasen zu schützen aber auch um die Extraktion zu erleichtern.

▶ **Praxistipp** Die Bergelaparotomie muss so groß sein, dass sich das Präparat ohne Mühe extrahieren lässt. Einrisse im Meso, die durch die Extraktion entstehen, können die Prognose des Patienten drastisch verschlechtern.

Bevor das Meso und das Darmrohr am Ileum und am Kolon transversum vollends durchtrennt werden, muss auf die Beibehaltung der Rotation geachtet werden, da diese durch die Bergelaparotomie kaum zu überprüfen ist. Wir setzten den Darm beidseits mit dem Klammernahtgerät ab und invertieren die Klammernahtreihe durch eine fortlaufende Naht. Die Anastomose erfolgt seit-zu-seit (iso- oder anisoperistaltisch) durch Handnaht zweireihig fortlaufend mit monofilem, resorbierbaren Nahtmaterial.

Gab es während der Operation keine Blutungsproblematik, wird die Bauchhöhle nur durch die Bergelaparotomie auf Blutung inspiziert und das Abdomen mit fortlaufender monofiler Naht verschlossen. Eine Drainage wird nicht routinemäßig eingelegt.

Alternativ kann eine intrakorporale Anastomose erfolgen. Wir führen diese als isoperistaltische Stapleranastomose durch. Die Einführungsöffnung für den Stapler verschließen wir mit Widerhakennähten, die jeweils aus den Ecken gestochen werden. Die Nähe kreuzen sich dann in der Mitte, sodass ein kompletter zweireihiger Verschluss erfolgt.

31.10.1 Variante Flexurenkarzinom

Da für die Resektion eines Flexurenkarzinoms die A. kolika media und der Gastroepiploische Fettkörper mitreseziert werden müssen, ergeben sich einige Änderungen an dem geschilderten Ablauf. Die ersten Operationsabschnitte (Kritische Blicke 1–4) bleiben unverändert. Die Eröffnung der Bursa omentalis sollte direkt an der großen Magenkurvatur etwas links der Medianlinie erfolgen. Von hier aus wird die gastroepiploische Arkade komplett vom Magen abskelettiert, auch die Zuflüsse aus der Pars I duodeni werden unter Schonung des Pankreasparenchyms durchtrennt. Außerdem werden mögliche Verwachsungen in der Bursa zum Mesokolon transversum gelöst. Damit enthält die gastrische Ebene im Dreiebenenmodell nur noch den Magen und die Pars I duodeni. Das Mesokolon wird an der linken Kante der Mesenterialwurzel eingetrennt und die Bursa transmesokolisch (nochmals) eröffnet. Das Mesokolon kann nun unter Darstellung und zentraler Durchtrennung der A. und Vena kolika media vom Pankreasunterrand abgelöst werden. Am Truncus Henle wird jetzt zusätzlich die V. gastroomentalis dextra durchtrennt. Nach Durchtrennung der Venen gelangt man unter Ablösung des Fett/Lymphgewebes vom Pankreaskopf an die A gastroepiploika dextra, die ebenfalls durchtrennt wird. Danach ist das Präparat von medial komplett mobilisiert.

▶ **Cave** Entlang der A. gastroomentalis dextra wächst gelegentlich ein Zapfen Pankreasgewebe nach ventral. Dieser muss unbedingt geschont werden, um pankreasseitig Komplikationen zu vermeiden.

Ist am Ende der Dissektion an der Resektionsgrenze am Kolon transversum kein eindeutiger Puls nachweisbar, muss die gesamte linke Flexur mobilisiert und die Resektion um die linke Flexur erweitert werden.

31.11 Spezielle intraoperative Komplikationen und deren Management

Ein wesentliches spezifisches Risiko ist die Blutung aus der VMS oder den Zuflüssen des Truncus Henle. Kleinere Blutungen z. B. aus kleinen Abgängen können relativ gut mit dem bipolaren Overholt (Maryland) gefasst und koaguliert werden. Auf keinen Fall sollte das Dissektionsgerät als primäre Option versucht werden, da dadurch oft größere Defekte entstehen. Auch von der ungezielten Applikation von Clips würde ich abraten, da auch hierdurch weitere Blutungen erzeugt werden können. Bei größeren Blutungen muss zunächst überlegt werden, ob eine passagere Blutstillung durch Kompression mit Kompressen oder ein Fassen mit einer atraumatischen Klemme möglich ist. Gelingt dies nicht rasch, muss umgehend konvertiert werden. Auch nach passagerer Blutstillung muss abhängig von der persönlichen Expertise entschieden werden, ob der Befund laparoskopisch oder durch Konversion gemanagt werden kann. Unabhängig davon sollte man sich darüber im Klaren sein, dass der Patient mehr durch ungezielte Umstechungen in der Mesenterialwurzel mit konsekutiver Durchblutungsstörung des Dünndarms als durch den Blutverlust gefährdet ist.

▶ **Praxistipp** Blutungen aus der VMS können meist durch geduldige Kompression gestillt werden

Das Häufigkeit von Pankreasläsionen bei der CME wird eher überschätzt, dennoch sind diese potenziell deletär. Sollte es dazu kommen, wird von der Lokalisation und Ausdehnung das Management abhängig gemacht. Minimale Läsionen können bipolar koaguliert werden.

Die beste Prävention der genannten Komplikationen ist ein ruhige, um nicht zu sagen langsame Präparation. Operationszeiten um drei Stunden sind die Regel, nicht die Ausnahme.

31.12 Evaluation des Präparates

Zur eigenen Qualitätskontrolle sollte jedes Präparat fotodokumentiert werden. Unsere Arbeitsgruppe hat eine Klassifikation zur Beurteilung der Vollständigkeit des Präparats entwickelt, die sich als sehr praxistauglich erweist (Benz et al. 2019).

31.13 Evidenzbasierte Evaluation

Das Konzept der CME wurde zwar erst 2009(Hohenberger et al. 2009) beschreiben, es gab aber bereits davor Hinweise, dass die Art und Weise der Operation staken Einfluss auf die Prognose hat. So hat Bokey 2003 ein um ca. 10 % bessere Fünfjahresüberlebensrate beschrieben, wenn die Auslösung des Mesokolons in der embryonalen Schicht erfolgt (Bokey et al. 2003). Diese Verbesserung durch eine Respektierung des Mesokolons und seiner Grenzlamellen konnte einer Analyse von Kolonresektaten mit einer Unterteilung der mesokolischen Resektionsqualität in drei Grade, durch West et al bestätigt werden (West et al. 2008). Die Ergebnisse von Hohenberger enthalten zwar keine eigentliche Kontrollgruppe, sie zeigen aber eine Verbesserung der Prognose in zeitlicher Korrelation mit der Implementierung der CME. Eine Claus Anders Bertelsen untersuchte in einer populationsbasierten Analyse die Ergebnisse nach kurativer Operation von Kolonkarzinomen in der Region Kopenhagen mit insgesamt vier behandelnden Kliniken. In einer davon wurden alle Chirurgen hinsichtlich der CME geschult. Nach vier Jahren fand sich ein Unterschied im krankheitsfreien Überleben von ca. 10 % zwischen der geschulten und den nicht-geschulten Kliniken über alle Stadien (Bertelsen et al. 2015) in einer Nachfolgestudie sowie in einer schwedischen populationsbasierten Analyse haben sich die Ergebnisse bestätigt (Bernhoff et al. 2021; Bertelsen et al. 2019). Wir haben unsere eigenen Ergebnisse prospektiv dokumentiert und analysiert. Dabei fanden wir bei geringer Fallzahl einen signifikanten Vorteil für die CME (Benz 2013). Wie viel die beiden Komponenten der CME (Respektierung der Grenzlamellen und Zentrale Gefäßdurchtrennung) zu diesem Effekt beitragen ist umstritten. In einer Pilotstudie haben wir die zentralen vier Zentimeter der Ileokolischen Gefäße markiert und den Lymphknotenbefall separat analysiert (Benz et al. 2015). Dabei zeigte sich ein Befall in diesem Areal in 3/51 Patienten (5,8 %). Dies liegt in einer ähnlichen Größenordnung, wie sie frühere Japanische Arbeiten gezeigt haben (Toyota et al. 1995). Damit sprechen viele Hinweise für eine Verbesserung der Langzeitprognose durch die CME, eine wirklich prospektive Sicherung dieses Konzepts liegt aber noch nicht vor. Eine solche multizentrische Validierungsstudie unserer Arbeitsgruppe hat die Rekrutierung 2016 beendet, die Ergebnisse sind zur Publikation eingereicht.

Zusammenfassend kann gesagt werden, dass die laparoskopische Hemikolektomie rechts mit CME sowohl gegenüber der konventionellen Operation als auch gegenüber der Standard- (nicht-CME) Hemikolektomie Vorteile zu haben scheint. Diese rechtfertigen nach meiner Einschätzung die Durchführung dieses Verfahrens. Allerdings muss sich alle, die dieses Verfahren durchführen entsprechende theoretische und praktische Kenntnisse aneignen, damit die potenziellen Vorteile nicht durch eine erhöhe Morbidität oder inadäquate Präparatequalität aufzehrt werden.

Videolink laparoskopische CME (Youtubekanal Stefan Benz)

Open access Publikation: Critical view Konzept (Strey et al. 2018)

Literatur

Benz S (2013) Survival after complete mesocolic excision (CME) for right sided coloncancer compared to standard surgery. Open Surg J 7:6–10

Benz S (2016) The uncinate-first approach for laparoscopic complete mesocolic right hemicolectomy – a video vignette. Colorectal Disease 18:109

Benz S, Tam Y, Tannapfel A et al (2016) The uncinate process first approach: a novel technique for laparoscopic right hemicolectomy with complete mesocolic excision. Surg Endosc 30(5):1930–1937

Benz S, Tannapfel A, Tam Y et al (2019) Proposal of a new classification system for complete mesocolic excison in right-sided colon cancer. Tech Coloproctol 23:251–257

Benz SR, Tannapfel A, Tam Y et al (2015) Complete mesocolic excision for right-sided colon cancer – the role of central lymph nodes. Zentralbl Chir 140(4):449–452

Bernhoff R, Sjovall A, Granath F et al (2021) Oncological outcomes after complete mesocolic excision in right-sided colon cancer: a population-based study. Colorectal Dis 23:1404–1413

Bertelsen CA, Neuenschwander AU, Jansen JE et al (2015) Disease-free survival after complete mesocolic excision compared with conventional colon cancer surgery: a retrospective, population-based study. Lancet Oncol 16:161–168

Bertelsen CA, Neuenschwander AU, Jansen JE et al (2019) 5-year outcome after complete mesocolic excision for right-sided colon cancer: a population-based cohort study. Lancet Oncol 20:1556–1565

Bokey EL, Chapuis PH, Dent OF et al (2003) Surgical technique and survival in patients having a curative resection for colon cancer. Dis Colon Rectum 46:860–866

Bonjer HJ, Hop WC, Nelson H et al (2007) Laparoscopically assisted vs open colectomy for colon cancer: a meta-analysis. Arch Surg 142:298–303

Cho MS, Baek SJ, Hur H et al (2015) Modified complete mesocolic excision with central vascular ligation for the treatment of right-sided colon cancer: long-term outcomes and prognostic factors. Ann Surg 261:708–715

Culligan K, Walsh S, Dunne C et al (2014) The mesocolon: a histological and electron microscopic characterization of the mesenteric attachment of the colon prior to and after surgical mobilization. Ann Surg 260:1048–1056

Gillot C, Hureau J, Aaron C et al (1964) The superior mesenteric vein, an anatomic and surgical study of eighty-one subjects. J Int Coll Surg 41:339–369

Hermanek P Jr, Wiebelt H, Riedl S et al (1994) Long-term results of surgical therapy of colon cancer. Results of the Colorectal Cancer Study Group. Chirurg 65:287–297

Hohenberger W, Weber K, Matzel K et al (2009) Standardized surgery for colonic cancer: complete mesocolic excision and central ligation – technical notes and outcome. Colorectal Dis 11:354–364; discussion 364–355

Jin G, Tuo H, Sugiyama M et al (2006) Anatomic study of the superior right colic vein: its relevance to pancreatic and colonic surgery. Am J Surg 191:100–103

Juo YY, Hyder O, Haider AH et al (2014) Is minimally invasive colon resection better than traditional approaches?: first comprehensive national examination with propensity score matching. JAMA Surg 149:177–184

Kitano S, Inomata M, Mizusawa J et al (2017) Survival outcomes following laparoscopic versus open D3 dissection for stage II or III colon cancer (JCOG0404): a phase 3, randomised controlled trial. Lancet Gastroenterol Hepatol 2:261–268

Mamidanna R, Burns EM, Bottle A et al (2012) Reduced risk of medical morbidity and mortality in patients selected for laparoscopic colorectal resection in England: a population-based study. Arch Surg 147:219–227

Mike M, Kano N (2013) Reappraisal of the vascular anatomy of the colon and consequences for the definition of surgical resection. Dig Surg 30:383–392

Nesgaard JM, Stimec BV, Bakka AO et al (2015) Navigating the mesentery: a comparative pre- and per-operative visualization of the vascular anatomy. Colorectal Dis 17:810–818

Panis Y, Maggiori L, Caranhac G et al (2011) Mortality after colorectal cancer surgery: a French survey of more than 84,000 patients. Ann Surg 254:738–743; discussion 743–734

Schwenk W, Neudecker J, Haase O (2014) Current evidence for laparoscopic surgery of colonic cancer. Chirurg 85:570–577

Strey CW, Wullstein C, Adamina M et al (2018) Laparoscopic right hemicolectomy with CME: standardization using the "critical view" concept. Surg Endosc 32:5021–5030

Toldt (1879) Toldt C. Bau und wachstumsveranterungen der gekrose des menschlischen darmkanales. Denkschrdmathnaturwissensch 41:56

Toyota S, Ohta H, Anazawa S (1995) Rationale for extent of lymph node dissection for right colon cancer. Dis Colon Rectum 38: 705–711

Treves F (1885) Lectures on the anatomy of the intestinal canal and peritoneum in man. Br Med J 1:580e583

West NP, Morris EJ, Rotimi O et al (2008) Pathology grading of colon cancer surgical resection and its association with survival: a retrospective observational study. Lancet Oncol 9:857–865

Yamamoto S, Inomata M, Katayama H et al (2014) Short-term surgical outcomes from a randomized controlled trial to evaluate laparoscopic and open D3 dissection for stage II/III colon cancer: Japan Clinical Oncology Group Study JCOG 0404. Ann Surg 260:23–30

Laparoskopische Sigmaresektion bei Divertikulitis

32

Jörg-Peter Ritz

Inhaltsverzeichnis

Ergänzende Information Die elektronische Version dieses Kapitels enthält Zusatzmaterial, auf das über folgenden Link zugegriffen werden kann [https://doi.org/10.1007/978-3-662-67852-7_32]. Die Videos lassen sich durch Anklicken des DOI-Links in der Legende einer entsprechenden Abbildung abspielen, oder indem Sie diesen Link mit der SN More Media App scannen.

J.-P. Ritz (✉)
Klinik für Allgemein- und Viszeralchirurgie, Helios Kliniken Schwerin GmbH, Schwerin, Deutschland
e-mail: joerg-peter.ritz@helios-gesundheit.de

T. Keck, C.-T. Germer (Hrsg.), *Minimalinvasive Viszeralchirurgie*, https://doi.org/10.1007/978-3-662-67852-7_32

▶ Die laparoskopische Sigmakontinuitätsresektion stellt das Standardverfahren für die Behandlung der Divertikulitis dar. Sie gilt als klassische Einsteigeroperation für die kolorektale minimalinvasive Chirurgie. Indiziert ist der Zugangsweg v. a. in der Elektivsituation bei chronisch rezidivierenden bzw. chronisch komplizierten Stadien. In der Notfallsituation entscheidet die Expertise des Operateurs über die Wahl des Zugangsweges. Entscheidend bei der laparoskopischen Resektion ist die Mitnahme des rektosigmoidalen Übergangs. Eine Entfernung aller Divertikel oral des Entzündungstumors ist nicht erforderlich. Dieses Kapitel stellt die präoperative Diagnostik, die Indikationsstellung, das perioperative Management und technische Vorgehen bei der laparoskopischer Sigmaresektion sowie die potenziellen intraoperativen Komplikationen vor.

32.1 Einleitung

Die Divertikulitis ist die häufigste Komplikation der Divertikulose und gehört weltweit zu den häufigsten benignen Erkrankungen des Gastrointestinaltraktes. 1849 wurde die Erkrankung erstmals durch Cruveilhier beschrieben, wobei damals noch auf ihre große Seltenheit hingewiesen wurde. Seit den 1930er-Jahren steigt die Prävalenz und Inzidenz der Erkrankung v. a. in westlichen Industrieländern an. Allein in Deutschland werden jährlich etwa 150.000 Patienten wegen einer Divertikulitis stationär behandelt, 20.000 davon wegen einer komplizierten Divertikulitis (Jun und Stollman 2002). Die Prävalenz der Erkrankung steigt mit dem Alter der Patienten an, wobei der stärkste Anstieg in der Gruppe der Patienten unter 45 Jahre zu beobachten ist. In dieser Gruppe sind Männer deutlich häufiger betroffen (Etzioni et al. 2009). Insgesamt ist jedoch das Risiko für Patienten mit asymptomatischer Divertikulose im Verlauf eine Divertikulitis zu entwickeln gering und liegt bei ca. 4 % in über 10 Jahren (Strate et al. 2012).

Die Sigmakontinuitätsresektion stellt das Standardverfahren zur chirurgischen Behandlung der Divertikulitis dar. Der laparoskopische Zugangsweg hat sich dabei seit den ersten Publikationen zur laparoskopischen kolorektalen Chirurgie Anfang der 1990er-Jahre zu einem Routineverfahren entwickelt. Zwar sind im Langzeitverlauf keine Unterschiede zwischen laparoskopischer und offener Operation festzustellen, jedoch schneidet die laparoskopische Operation im kurzzeitigen Verlauf besser ab und wird daher in der deutschen Leitlinie als Standardverfahren gesehen (Leifeld et al. 2014).

▶ **Praxistipp** Die laparoskopische bzw. laparoskopisch-assistierte Operation ist der offenen Resektion vorzuziehen, sofern nicht triftige Gründe dagegensprechen.

32.2 Indikation

Die Indikationsstellung zur laparoskopischen Sigmaresektion bei Divertikulitis hat sich in den letzten Jahren deutlich gewandelt. Grundlagen dafür sind zum einen die zunehmende Expertise in der laparoskopischen Chirurgie, durch die bei entsprechender Erfahrung mittlerweile alle Stadien der Erkrankung sicher minimalinvasiv behandelt werden können. Zum anderen änderte sich die Indikationsstellung zur Operation durch Studienergebnisse über den Langzeitverlauf der Divertikulitis. Die konservative Therapie der akuten Entzündung führt bei 80–85 % aller Patienten zu einer Ausheilung ohne Rezidive. Weiterhin nimmt das Perforationsrisiko mit jedem weiteren Entzündungsschub ab. Die elektive Sigmaresektion bei einer benignen Erkrankung wie der Divertikulitis ist eine prophylaktische Therapie zur Verhinderung weiterer Komplikationen und zur Verbesserung der Lebensqualität des Patienten. Es gilt daher Risikogruppen zu definieren, die nach konservativer Anbehandlung ein hohes Rezidiv- oder Komplikationsrisiko aufweisen und somit von einer operativen Therapie profitieren (Peppas et al. 2007).

32.2.1 Klassifikation

Voraussetzung für eine Definition von Risikogruppen und für eine stadiengerechte Therapieentscheidung ist die Anwendung einer Klassifikation des Patienten. In der internationalen Literatur hat sich die Hinchey-Klassifikation durchgesetzt (Hinchey et al. 1978). Diese klassifiziert jedoch nur komplizierte Stadien mit gedeckter und freier Perforation. Mit der 2014 publizierten deutschen S2K-Leitlinie zur Divertikulitis wurde eine neue weiterentwickelte Klassifikation erstellt, die alle Stadien der Erkrankung umfasst und prätherapeutisch anwendbar ist (Tab. 32.1). Als Grundlage dienen die Anamnese und eine aktuelle Schnittbildgebung.

In der neuen Klassifikation werden im Wesentlichen 4 Typen der Divertikulose bzw. Divertikelkrankheit unterschieden (Leifeld et al. 2014):

- **Typ 0** entspricht dem Stadium der asymptomatischen Divertikulose und wird zumeist als Zufallsbefund bei einer Kolonoskopie entdeckt.
- **Typ 1** entspricht dem Stadium der akut unkomplizierten Divertikulitis. Dabei wird unterteilt zwischen einer Divertikulitis ohne (Typ 1a) und mit phlegmonöser Umgebungsreaktion (Typ 1b).
- Unter **Typ 2** werden die **akut komplizierten Stadien** zusammengefasst. Diese können mit einer gedeckten oder freien Perforation einhergehen. Bei der gedeckten Perforation wird dabei weiter unterteilt zwischen Mikroabszessen < 1 cm (Typ 2a) und Makroabszessen (Typ 2b).

Tab. 32.1 Klassifikation der Divertikulose und Divertikelkrankheit nach deutscher S2k-Leitlinie

Typ	Krankheitsstadium	Befunde
0	Asymptomatische Divertikulose	Zufallsbefund; asymptomatisch; keine Krankheit
1	Akute unkomplizierte Divertikulitis	
1a	Divertikulitis ohne Umgebungsreaktion	Auf die Divertikel beziehbare Symptome; Entzündungszeichen (Labor): optional; typische Schnittbildgebung
1b	Divertikulitis mit phlegmonöser Umgebungsreaktion	Entzündungszeichen (Labor): obligat; Schnittbildgebung: phlegmonöse Divertikulitis
2	Akute komplizierte Divertikulitis wie 1b, zusätzlich	
2a	Mikroabszess	Gedeckte Perforation; kleiner Abszess (≤ 1 cm); minimale parakolische Luft
2b	Makroabszess	Para- oder mesokolischer Abszess (> 1 cm)
2c	Freie Perforation	Freie Perforation, freie Luft/Flüssigkeit; generalisierte Peritonitis
2c1	Eitrige Peritonitis	
2c2	Fäkale Peritonitis	
3	Chronische Divertikelkrankheit/ rezidivierende oder anhaltende symptomatische Divertikelkrankheit	
3a	Symptomatische unkomplizierte Divertikelkrankheit	Typische Klinik; Entzündungszeichen (Labor): optional
3b	Rezidivierende Divertikulitis ohne Komplikationen	Entzündungszeichen (Labor): vorhanden; Schnittbildgebung: typisch
3c	Rezidivierende Divertikulitis mit Komplikationen	Nachweis von Stenosen, Fisteln, Konglomerat
4	Divertikelblutung	Nachweis der Blutungsquelle

Bei der freien Perforation wird weiter unterteilt in eine Perforation mit eitriger Peritonitis (Typ 2c1) beziehungsweise fäkaler Peritonitis (Typ 2c2).

- Treten **chronische oder rezidivierende Symptome** auf, spricht man vom **Typ 3**. Dieser wird eingeteilt in die symptomatisch unkomplizierte Divertikelkrankheit (Typ 3a), die vom Reizdarm abgegrenzt werden muss. Weiterhin wird in diesem Stadium unterschieden nach dem Fehlen (Typ 3b) oder Vorhandensein von Komplikationen (Typ 3c). Zu den Komplikationen der chronisch rezidivierenden Divertikulitis gehören Fisteln, Stenosen oder Konglomerattumore.

32.2.2 Stadienadaptierte Indikationsstellung

- **Akut komplizierte Divertikulitis mit gedeckter Perforation (Typ 2a/b):** Der Verlauf von Patienten mit akut komplizierter Divertikulitis nach initial konservativer Therapie unterscheidet sich deutlich von Patienten mit unkomplizierter Divertikulitis. Die Rezidivquote liegt bei 46 %, operationspflichtige Rezidive treten in bis zu 40 % auf (Collins und Winter 2008; Ritz et al. 2011). Bei diesen Patienten besteht nach erfolgreich konservativ behandelter Erkrankung die Indikation zur Operation im entzündungsfreien Intervall (Tab. 32.2).

▶ **Praxistipp** Die spätelektive Sigmaresektion bietet Vorteile gegenüber einer frühelektiven Operation im Hinblick auf Wundinfektionen und Operationsdauer und sollte 4–6 Wochen nach einer ausbehandelten Sigmadivertikulitis erfolgen.

Tab. 32.2 Typen der Sigmadivertikelkrankheit gemäß aktueller Leitlinie mit stadienabhängiger Therapieempfehlung

Typ	Krankheitsstadium	Therapie
0	Asymptomatische Divertikulose	Keine spezifische Therapie
1	Akute unkomplizierte Divertikulitis	Primär konservativ (außer bei Immunsuppression)
1a	Divertikulitis ohne Umgebungsreaktion	Konservative Therapie (Antibiotika?)
1b	Divertikulitis mit phlegmonöser Umgebungsreaktion	Konservative Therapie (Antibiotika?)
2	Akute komplizierte Divertikulitis wie 1b, zusätzlich	Operative Therapie
2a	Mikroabszess	(Elektive OP nach antibiotischer Therapie)
2b	Makroabszess	Elektive OP, ggf. vorher Abszessdrainage
2c	Freie Perforation	Notfall-OP
3	Chronische Divertikelkrankheit/ rezidivierende oder anhaltende symptomatische Divertikelkrankheit	Abhängig von Beschwerdebild, nicht von Anzahl der Schübe
3a	Symptomatische unkomplizierte Divertikelkrankheit	Konservativer Therapieversuch (z. B. Mesalazin)
3b	Rezidivierende Divertikulitis ohne Komplikationen	Operativ bei häufiger/ schwelender Entzündung
3c	Rezidivierende Divertikulitis mit Komplikationen	Elektive OP
4	Divertikelblutung	Endoskopische oder angiographische Blutstillung; bei Therapieversagen operativ

- **Akut komplizierte Divertikulitis mit freier** Perforation (Typ 2c): Die freie Perforation stellt eine Indikation zur Notfalloperation dar. Eine freie Perforation ist ein insgesamt seltenes Ereignis mit wenigen Fällen pro Krankenhaus und pro Jahr (Anaya und Flum 2005). In der Akutsituation liegt das wesentliche Augenmerk der Operation auf der Fokussanierung. Dies geschieht typischerweise durch die Resektion des entzündungstragenden Darmabschnittes und kann bei vorhandener Expertise laparoskopisch erfolgen. In den letzten Jahren sind mehrere Studien zur Evaluation der laparoskopischen Lavage und Drainage ohne Darmresektion bei Patienten mit perforierter Divertikulitis publiziert worden. Die Ergebnisse sind uneinheitlich. Eine laparoskopische Lavage sollte keinesfalls durchgeführt werden bei kotiger Peritonitis oder beim Nachweis einer sichtbaren Leckage im Darm (Toorenvliet et al. 2010).

▶ **Praxistipp** In der Akutsituation steht die Fokussanierung im Vordergrund. Diese erfolgt durch Resektion des entzündlichen Darmabschnittes. Der Wert des laparoskopischen Zugangs oder einer alleinigen laparoskopischen Lavage und Drainage ist in dieser Situation nicht ausreichend belegt.

- **Rezidivierende Divertikulitis ohne Komplikationen (Typ 3b):** 80–85 % der Patienten heilen ohne Rezidiv aus und mit jedem Schub sinkt das Perforationsrisiko. Nur in seltenen Fällen kommt es zu schwerwiegenden Komplikationen wie Notfalloperation, Stomaanlage oder Tod. Eine Operation sollte daher nur nach sorgfältiger Nutzen-Risiko-Abwägung erfolgen. Patienten mit einer „smoldering" (schwelenden) Divertikulitis weisen nach konservativer Anbehandlung rasch wiederkehrende Symptome und Beschwerden auf (Boostrom et al. 2012). Hier besteht die Indikation zur elektiven Operation.

▶ **Praxistipp** Die Anzahl der Entzündungsschübe ist nicht wesentlich für die Stellung der OP-Indikation. Bei rezidivierenden Schüben muss eine individuelle Abwägung unter Berücksichtigung der Anzahl, dem Intervall und dem Schweregrad der Entzündung sowie der hierdurch bedingten Einschränkung der Lebensqualität erfolgen.

- **Ausnahmeindikation – immunsupprimierte Patienten:** Patienten mit Immunsuppression (z. B. chronische Steroidgabe, Einnahme Immunsuppressiva, Z. n. Transplantation etc.) haben ein signifikant erhöhtes Risiko für perioperative Komplikationen und Letalität. Das Risiko für transplantierte Patienten eine Divertikulitis zu entwickeln, liegt bei etwa 1 pro 100. Der Anteil an komplizierten Fällen in dieser Gruppe liegt bei bis zu 40 % (Chapman et al. 2006; Oor et al. 2014). Daher ist in dieser Patientengruppe auch nach erfolgreich behandelter akuter unkomplizierter Divertikulitis eine Operationsindikation gegeben.

▶ **Praxistipp** Bei immunsupprimierten Patienten besteht auch nach unkompliziertem Erkrankungsschub eine Indikation zur Operation.

- **Rezidivierende Divertikulitis mit Komplikationen (Typ 3c):** Durch rezidivierende Divertikulitisschübe kann es zu Komplikationen kommen. Typisch sind die narbige Wandverdickung mit Sigmastenose und die Fistelbildung in benachbarte Organe wie Blase oder Vagina. Beim Vorliegen dieser Komplikationen besteht die Indikation zur elektiven laparoskopischen Sigmaresektion.

32.3 Spezielle präoperative Diagnostik

Die präoperative Diagnostik einer Divertikulitis ist entscheidend für die Zuordnung des Patienten in ein Stadium und somit die notwendige Basis für die Einleitung einer stadienadaptierten Therapie. Der primäre Verdacht auf eine Divertikulitis wird typischerweise durch die klinische Untersuchung und Anamnese gestellt. Bei weiblichen Patienten sollte eine gynäkologische Untersuchung erfolgen, um Erkrankungen des inneren Genitales auszuschließen. In der Anamnese wird die Anzahl der vorausgegangen Entzündungsschübe und deren Intervalle sowie Behandlungsmaßnahmen erfasst (Laurell et al. 2007).

Zur präoperativen Diagnostik gehören immer folgende Maßnahmen:

- Anamnese (Anzahl, Zeitpunkt bisheriger Schübe),
- klinische Untersuchung,
- Labor (CRP),
- Schnittbilddiagnostik (CT, ggf. qualifizierter US),
- Stadieneinteilung (Verlaufsbeurteilung und Therapieentscheidung),
- Kolonoskopie (im entzündungsfreien Intervall; präoperativ obligat).

32.3.1 Labor

Spezifische Laborparameter zur Diagnosesicherung einer Divertikulitis existieren nicht. Am verlässlichsten ist das CRP geeignet, den klinischen Verdacht einer Divertikulitis zu erhärten. Eine akute stationär zu behandelnde Divertikulitis geht typischerweise mit CRP-Werten > 5 mg/100 ml einher. CRP-Werte > 20 mg/100 ml treten überproportional häufig im Zusammenhang mit einer Perforation (positiv prädiktiver Wert 69 %) auf, während Werte < 5 mg/100 ml eine Perforation eher ausschließen (negativ prädiktiver Wert 79 %; Kaser et al. 2010).

▶ **Praxistipp** Zur Akutdiagnostik und Verlaufsbeurteilung der Divertikulitis ist das C-reaktive Protein der am besten validierte Laborparameter.

32.3.2 Bildgebung

Zur Sicherung der Diagnose muss ein Schnittbildverfahren angeschlossen werden, mit dem die Diagnose bestätigt und das Erkrankungsstadium festgelegt werden kann. Hierfür stehen prinzipiell grafie, Computertomographie (CT) und Magnetresonanztomographie (MRT) zur Verfügung. Der Kolonkontrasteinlauf hat heute keinen Stellenwert mehr.

Die abdominelle Sonographie durch den erfahrenen Untersucher ist ein ubiquitär unkompliziert einsetzbares, kostengünstiges und belastungsarmes Diagnostikum. Problematisch bleibt die Untersucherabhängigkeit der Sonographie. Besonders bei Negativbefunden, unerfahrenen Untersuchern oder unsicheren Untersuchungsergebnissen sollte eine weitere Schnittbilddiagnostik angeschlossen werden. Dabei ist die CT-Untersuchung der MRT-Untersuchung aufgrund ihrer verlässlicheren Beurteilung und raschen Verfügbarkeit zu bevorzugen. Sie sollte frühelektiv nach Verdachtsdiagnose einer akuten Divertikulitis erfolgen. Durch eine rektale Kontrastierung mit wasserlöslichem Kontrastmittel wird eine bessere Beurteilbarkeit des Rektums und des Sigmas sowie der Ausschluss von Mikroperforationen ermöglicht.

Die Schnittbilddiagnostik dient als Basis zur Stadieneinteilung der Divertikulitis und ist damit notwendige Voraussetzung für die Einleitung einer stadienadaptierten Therapie. Liegt ein akutes Abdomen vor, kann der klinische Verdacht mit dem Nachweis freier Luft als Indikation zur Notfalloperation ausreichend sein (van Randen et al. 2011; Gielens et al. 2012; Heverhagen et al. 2008).

▶ **Praxistipp** Die Verdachtsdiagnose einer Divertikulitis wird durch ein Schnittbildverfahren bestätigt oder ausgeschlossen. Die Sonographie dient in der Hand des erfahrenden Untersuchers als Basisdiagnostikum der Divertikulitis. Die CT-Untersuchung erlaubt eine untersucherunabhängige und nachvollziehbare Beurteilung des Entzündungsausmaßes und pathologischer extraluminärer Befunde.

32.3.3 Fistelnachweis

Sigmoido-vesikale Fisteln oder sigmoido-vaginale Fisteln (meistens nach Hysterektomie) sind typische Komplikationen einer chronisch-rezidivierenden Divertikulitis. Häufig erfolgt eine umfangreiche urologische und gynäkologische Diagnostik zur Abklärung der Fistel, welche im Grunde nicht erforderlich ist. Eine weitergehende Diagnostik ist nur insoweit notwendig, um die Divertikulitis zu sichern und ein Malignom auszuschließen. Bei diagnostischer Unklarheit kann durch einen Mohnsamentest (1 Esslöffel Mohn oral) der Fistelnachweis sicher und einfach erfolgen (Melchior et al. 2009). Der Nachweis von intravesikaler Luft im CT ist ebenfalls hoch verdächtig auf eine Fistelbildung (Abb. 32.1).

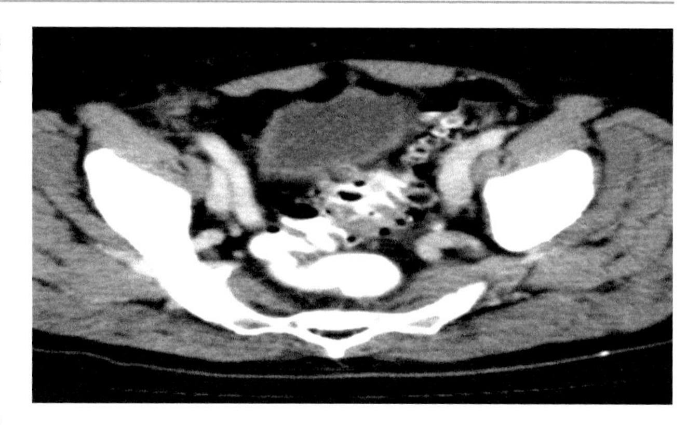

Abb. 32.1 CT bei Sigma-Blasen-Fistel mit intravesikaler Luftansammlung (Typ 3c)

▶ **Praxistipp** Der Nachweis einer Pneumat- oder Fäkalurie resp. von Luft- oder Stuhlabgang über die Scheide ist pathognomonisch für eine Fistelbildung! Der Mohnsamentest bietet im Zweifelsfall eine einfache Maßnahme mit hoher Sensitivität für den Fistelnachweis.

32.3.4 Kolonoskopie

In der Akutsituation ist eine Kolonoskopie nicht erforderlich und nicht empfehlenswert, da hier ein erhöhtes Perforationsrisiko besteht. Die Kolonoskopie kann darüber hinaus nur bedingt zur Diagnosesicherung einer Divertikulitis beitragen, da die relevanten Veränderungen außerhalb des Darmlumens nicht dargestellt werden können. Die Kolonoskopie kann schon wenige Tage nach Rückbildung der klinischen Symptomatik risikoarm erfolgen, wird zumeist jedoch erst 4–6 Wochen nach dem Entzündungsschub durchgeführt. Besonders beim Vorliegen einer komplizierten Divertikulitis mit gedeckter Perforation sollte die elektive Koloskopie angestrebt werden (Wolff et al. 2008). In einem systematischen Review an 1970 Patienten mit Kontrollkolonoskopie fanden sich bei 10,8 % der Patienten nach komplizierter Divertikulitis neu entdeckte Kolonkarzinome. Bei Patienten nach unkomplizierter Divertikulitis waren dies nur 0,7 % (Sharma et al. 2014). Vor einer geplanten Operation sollte daher gerade im Hinblick auf das hohe Durchschnittsalter der Patienten und der niedrigen Rate an Vorsorgekolonoskopien immer eine Kolonoskopie empfohlen werden. Auf diese Koloskopie kann verzichtet werden, wenn eine Vorsorgekoloskopie innerhalb der letzten 3 Jahre durchgeführt wurde.

> **Praxistipp** Vor einer elektiven Sigmaresektion bei Divertikulitis ist eine Koloskopie im entzündungsfreien Intervall dringend zu fordern.

32.4 Aufklärung

Die typischen Komplikationen bei laparoskopischen Sigmaresektionen sind in den kommerziell verfügbaren, standardisierten Aufklärungsbögen sicher, ausführlich und juristisch verlässlich dargestellt. Die Aufklärung zur Operation sollte neben den typischen Komplikationen und Risiken Stellung nehmen zu Indikation und Ausmaß der Operation sowie den normalen perioperativen Ablauf darstellen. Relevante Punkte bei der Aufklärung sind:

- **Konversion** zum offenen Vorgehen: Dieses Risiko schwankt in Abhängigkeit von der Expertise und dem intraoperativen Befund. Bei komplizierten Stadien (Fistelbildung) beträgt es bis zu 15 %.
- **Milzläsionen:** Die publizierte Rate an intraoperativen Milzläsionen ist niedrig (< 2 %). Der laparoskopische Zugangsweg senkt das Risiko dieser Läsionen.
- **Ureterverletzungen:** Die dokumentierte Darstellung und Schonung des Ureters gehören zum Standardvorgehen bei laparoskopischer Sigmaresektion. Dennoch treten in etwa 0,2–0,5 % Ureterverletzungen bei Sigmaresektionen auf.
- **Gefäßverletzungen:** Die äußerst seltenen Verletzungen der Iliakalgefäße stellen eine schwerwiegende und akut bedrohliche Komplikation dar, die umgehend mit gefäßchirurgischer Expertise und großzügiger Indikation zur Konversion behandelt werden sollte.
- **Nachblutungen:** Postoperative Blutungen können sowohl im OP-Gebiet als auch aus dem Anastomosenbereich auftreten. Erstere erfordern bei Hb- und Kreislaufrelevanz häufig eine operative Revision. Blutungen aus dem Anastomosenbereich treten selten auf (0,5–1 %) und sind häufig selbstlimitierend. Bei Persistenz ist eine endoskopische Blutstillung das Verfahren der Wahl.
- **Anastomoseninsuffizienzen:** Anastomoseninsuffizienzen nach laparoskopischer Sigmaresektion sind relevante und schwerwiegende Komplikationen, die in einer großen Schwankungsbreite zwischen 1–25 % auftreten.
- **Divertikulitisrezidiv:** Bei Einhaltung der unten genannten OP-Prinzipien sind Rezidivschübe einer Divertikulitis mit 1–3 % selten. Größere Risiken stellen anhaltende abdominelle Beschwerden und Stuhlgangsunregelmäßigkeiten dar. Hierüber muss der Patient informiert werden, da sie in bis zu 15–20 % der Fälle zu beobachten sind. Entsprechend kritisch ist die Indikationsstellung bei unspezifischen abdominellen Beschwerden (Stichwort Reizdarm) zu stellen.

32.5 Lagerung

Der Patient wird zur Operation in Steinschnittlage positioniert und mit zwei Schulterstützen gesichert, um eine intraoperativ evtl. notwendige starke Kopftieflage abzusichern. Besonderes Augenmerk ist auf potenzielle Druckstellen im Bereich der Schultern und des Fibulaköpfchens zu richten. Hier ist eine ausreichende Pufferung durch Gelmatten erforderlich. Die korrekte und druckstellenfreie Lagerung muss vor Beginn der Operation durch den Operateur überprüft und dokumentiert werden. Bei Verwendung von Wärmedecken mit Luftgebläse sollte die Lüftung erst nach der Abdeckung gestartet werden, um das Risiko einer Kontamination des OP-Gebietes zu minimieren. Zur Vermeidung von Plexusläsionen sollten beide Arme – zumindest aber der rechte Arm – angelagert werden. Durch Verlängerungsschläuche bleiben der Anästhesie ausreichend Zugangswege zum Patienten. Die Neutralelektrode wird am rechten oder linken Oberschenkel platziert. Der Operateur (fußwärts) und der Kameraassistent (kopfwärts) stehen auf der rechten Seite des Patienten. Die OP-Schwester steht fußwärts des Operateurs oder auf der linken Patientenseite. Dort wird der nur ggf. notwendige zweite Assistent platziert. Der Monitor und die Laparoskopieeinheit sind am Fußende platziert. Es empfiehlt sich der Einsatz eines zweiten OP-Monitors, der dann am linken Kopfende platziert wird und bei der Mobilisation der linken Flexur hilfreich ist (Abb. 32.2).

> **Praxistipp** Die Lagerung sollte immer durch den Operateur selbst kontrolliert und die korrekte Lagerung im Operationsbericht schriftlich dokumentiert werden.

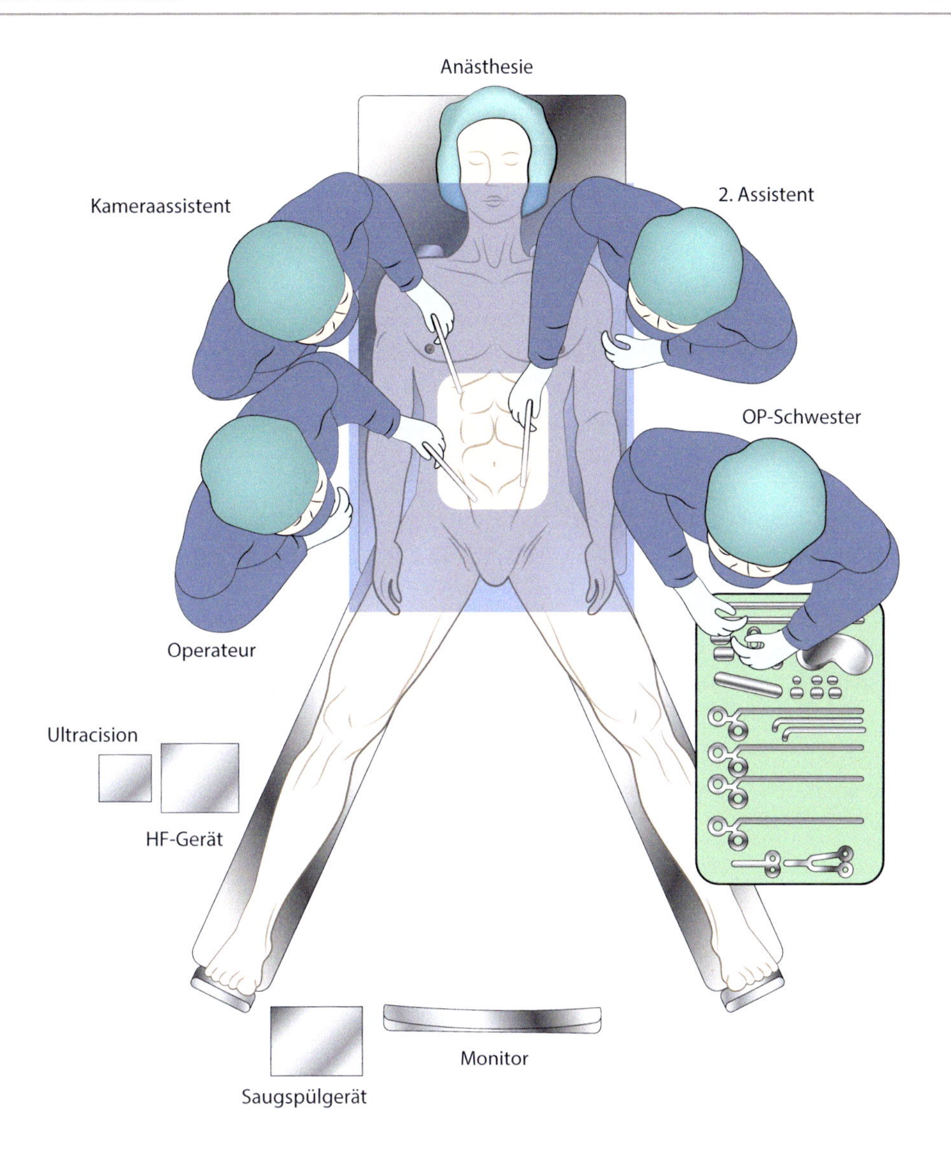

Abb. 32.2 Platzierung von OP-Team und Equipment

32.6 Technische Voraussetzungen

Das technische Equipment zur Durchführung einer laparoskopischen Sigmaresektion wird sich im Detail von Klinik zu Klinik deutlich unterscheiden. Die Hintergründe dafür sind vielfältig und häufig weniger wissenschaftlich begründet, denn durch persönliche Vorlieben und Gewohnheiten, vorhandene Ausstattungen oder Einkaufsentscheidungen im Krankenhaus. Daher sollen hier auf die Nennung von spezifischen Produkten beziehungsweise Firmenkennungen verzichtet werden und nur die Produktgruppen erwähnt werden, die für eine sichere Prozedur sinnvoll sind:

- Ein Operationstisch mit Lagerungsmöglichkeiten (z. B. Steinschnitt- oder Trendelenburg-Lagerung),
- eine moderne Laparoskopieeinheit mit hochauflösender Kameratechnik, Luftinsufflator und einer effektiven Saug- und Spüleinrichtung sowie zwei ausreichend großen Monitoren,
- Instrumentarium zur laparoskopischen Präparation, thermischen Dissektion sowie Gewebedurchtrennung (Ultraschallschere, bipolare Schere, Linearcutter),
- laparoskopisches Standardinstrumentarium (u. a. atraumatische Darmfasszangen, Overholt-Klemme für feine Präparation, Schere, Nadelhalter), Trokare (5 mm und 10 mm) sowie Clipapplikator (Titan- oder PDS-Clips).

32.7 Überlegungen zur Wahl des Operationsverfahrens

32.7.1 Laparoskopisch oder offen?

Die Wahl des Zugangsweges hängt von mehreren Faktoren ab. Dazu zählen die Expertise des OP-Teams (Operateur einschließlich Kameraassistent und OP-Pflege), der OP-Zeitpunkt (elektiv vs. Notfall; Tagesprogramm vs. Dienstprogramm), das Risikoprofil des Patienten (stabiler Patient vs. instabiler septischer Patient, schwere COPD, ausgedehnte Voroperationen) und das Stadium der Erkrankung (unkomplizierte Divertikulitis vs. Sigma-Blasen-Fistel, gedeckte Perforation, freie Perforation, Peritonitis). Der laparoskopische Zugangsweg sollte grundsätzlich gegenüber dem offenen Vorgehen bevorzugt werden. Auch bei komplexen Fällen (voroperierter Patient, gedeckte Perforation, Sigmafistel) sollte zunächst mit einer Laparoskopie gestartet und der Eingriff so weit fortgeführt werden, wie es die eigene Expertise und die Sicherheit des Vorgehens zulässt.

32.7.2 Zentrale Gefäßligatur vs. tubuläre Resektion

Bei der laparoskopischen Präparation bestehen zwei Möglichkeiten zur Vorbereitung des Resektates. Einerseits die zentrale Ligatur der A. sigmoidalis analog zur onkologischen Resektion (Abb. 32.3), andererseits die darmwandnahe Skelettierung des betroffenen Darmabschnittes als tubuläre Resektion unter Erhalt der stammnahen Gefäße (Abb. 32.4). Die potenziellen Vorteile der tubulären Resektion liegen in einer verbesserten Durchblutung der verbleibenden Darmenden und einem reduzierten Risiko von

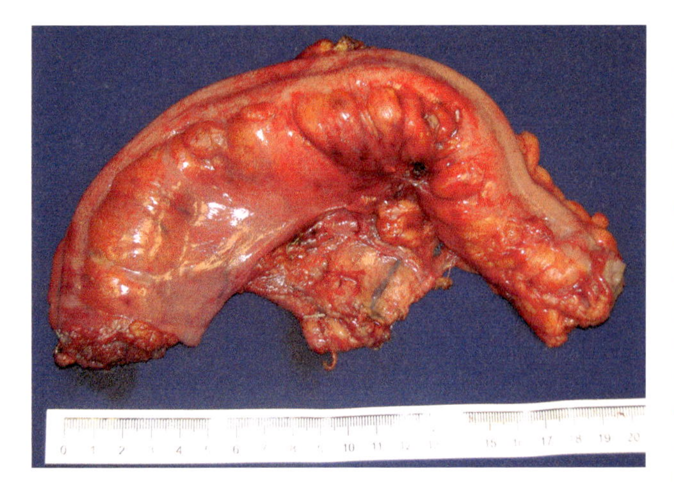

Abb. 32.3 Segmentales Sigmaresektat mit Ligatur der A. sigmoidalis

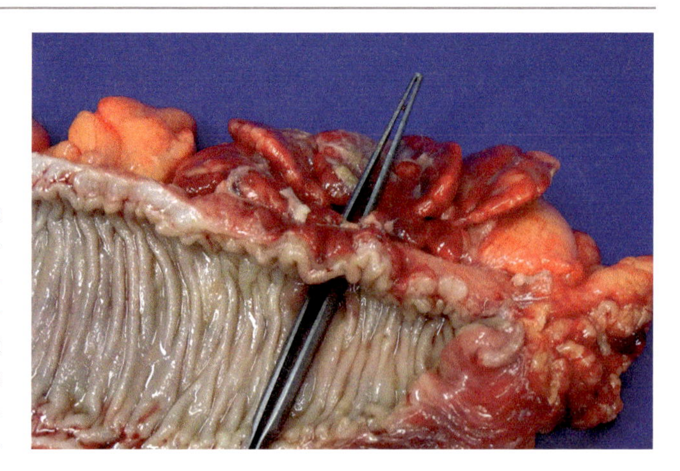

Abb. 32.4 Tubuläres Sigmaresektat mit darmwandnaher Skelettierung und gedeckter Perforation

Schädigungen der präaortalen und präsakralen Nervenplexus durch mechanische oder thermische Läsionen bei der Darm- oder Gefäßpräparation. Potenzielle Vorteile einer Ligatur der sigmoidalen Stammgefäße liegen in einem anatomie- und schichtgerechten Vorgehen mit einem Trainingseffekt für spätere onkologische Resektionen, größerer Schnelligkeit und Blutarmut sowie einem längeren Resektat mit spannungsfreien Rändern. Die Datenlage zum Vergleich dieser beiden OP-Prinzipien limitiert. Zwei randomisierte Studien aus Italien belegen Vorteile einer tubulären Resektion im Hinblick auf eine niedrigere Insuffizienzrate (2,3 % vs. 10,4 %) und verbesserten funktionellen Ergebnissen (Wexner-Score 0,944 vs. 1,943; Tocchi et al. 2001; Masoni et al. 2013). Daher wurde dieses Vorgehen auch in der Leitlinie als bevorzugtes Verfahren empfohlen.

32.7.3 Proximale und distale Resektionsgrenzen

Die Evidenzlage zur Evaluation der proximalen und distalen Resektionsgrenzen ist limitiert. Prinzipielles Ziel der Resektion ist die Entfernung des divertikeltragenden Darmabschnittes zur Verhinderung von weiteren Beschwerden oder weiterer Divertikulitisschübe. Eine Mitnahme aller Divertikel ist dabei weder notwendig noch sinnvoll. Entscheidend scheint die Entfernung der sog. Hochdruckzone im distalen Sigma. Im eigenen Vorgehen wird die proximale Resektionsgrenze eine Handbreit oberhalb des entzündlich veränderten Darmabschnittes gewählt. Hinsichtlich der distalen Resektionsgrenze existieren 2 retrospektive Studien, die beide belegen, dass die Anlage der Anastomose im distalen Sigma im Vergleich zur Anastomose im oberen Rektumdrittel mit einem signifikant höheren Rezidivrisiko behaftet ist (Thaler et al. 2003).

▶ **Praxistipp** Die Resektion umfasst die Entfernung des Sigmas bis knapp oberhalb des (post)entzündlich veränderten Darmabschnittes mit einer Anastomose im oberen Rektumdrittel.

32.8 Operationsablauf – How I do it

In Video 32.1 werden die laparoskopischen Schlüsselschritte der Sigmaresektion bei Divertikulose dargestellt. (Abb. 32.5). Hierbei wird insbesondere auf das Auslösen der linken Kolonflexur von medial und lateral eingegangen, um einen schonenden Streckengewinn für die spätere Anastomosenanlage zu erhalten.

Die folgenden Schritte sind beispielhaft für die laparoskopische Sigmakontinuitätsresektion dargestellt. Die Schritte können in der Reihenfolge und in der Technik von Klinik zu Klinik variieren.

32.8.1 Vorbereitung des Patienten

Der Patient darf bis 2 h präoperativ klare Flüssigkeiten zu sich nehmen und erhält lediglich ein Klysma. Bereits im OP-Vorraum wird die perioperative Antibiotikaprophylaxe als Single Shot verabreicht und bei einer länger als 3 h dauernden Operation wiederholt. Die Rasur erfolgt ebenfalls unmittelbar präoperativ durch einen Haarclipper und umfasst lediglich den für die Zugänge benötigten Hautareale. Eine PDK-Anlage wird routinemäßig durchgeführt. Zum perioperativen Management gehören weiterhin Wärmedecken, Steinschnittlagerung und die Anbringung von Arm- und Schulterstützen.

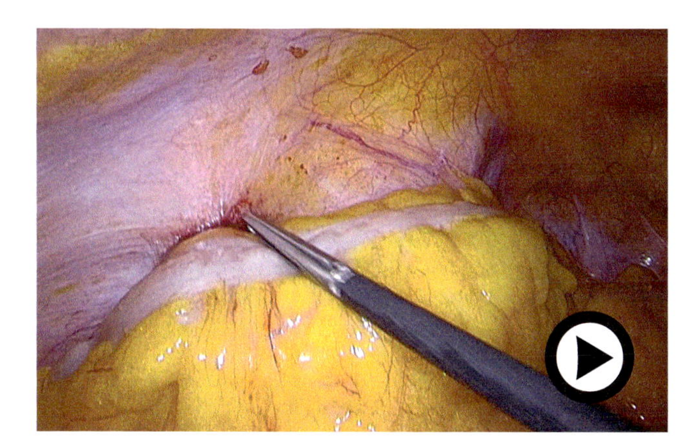

Abb. 32.5 Video 32.1: Schlüsselsequenzen der laparoskopischen Sigmaresektion bei Sigmadivertikulose. (© Video: Claudia Benecke, David Ellebrecht) (▶ https://doi.org/10.1007/000-bjw)

▶ **Praxistipp** Auf die routinemäßige Anlage eines PDK und die damit häufig einhergehende suprapubische Harnableitung kann bei zu erwartender unkomplizierter Operation und jungen mobilen Patienten verzichtet werden.

32.8.2 Trokare und diagnostische Laparoskopie

Eine 4-Trokar-Technik wird verwendet, um die Mobilisation des linken Hemikolons und der linken Flexur auch bei adipösen Patienten mühelos bewerkstelligen zu können. Der Kameratrokar wird nach offenem Zugang ohne Veres-Nadel knapp unterhalb oder im Bauchnabel gesetzt. Hierfür wird ein Hassan-Trokar mit vorgelegten Fasziennähten verwendet. Nach Anlage des Pneumoperitoneums erfolgt eine diagnostische Laparoskopie mit 360°-Inspektion und ggf. Fotodokumentation auffälliger Befunde. Unter Sicht erfolgt die Platzierung eines 5-mm-Trokars im rechten Unterbauch (zwischen Spina iliaca und Nabel), eines 12-mm-Einmal-Trokars im Bereich der späteren Bergeinzision (suprasymphysär) und eines 5-mm-Trokars im linken Unterbauch (Abb. 32.6 und 32.7).

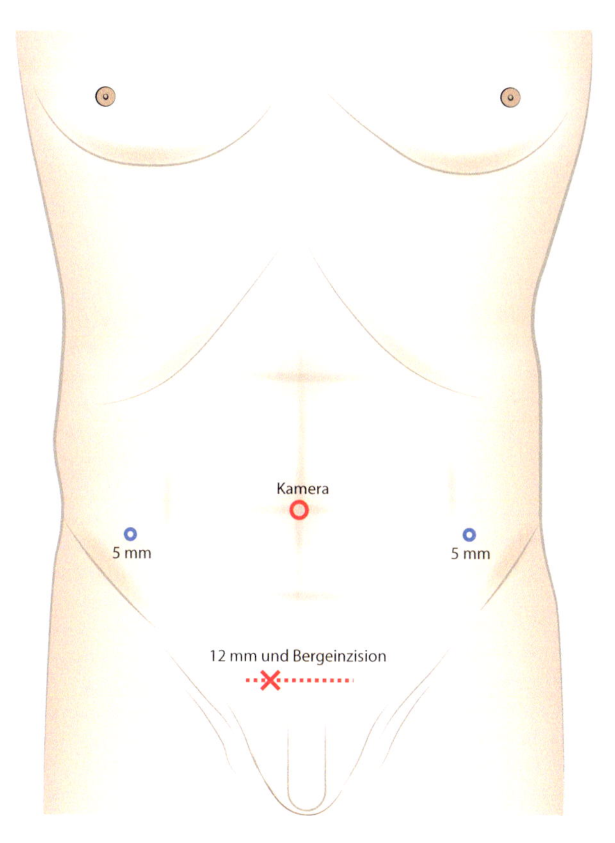

Abb. 32.6 Platzierung der Trokare und Bergeinzision

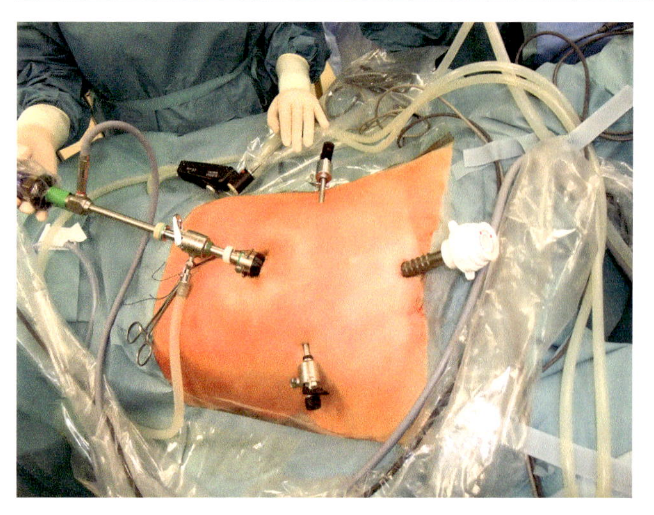

Abb. 32.7 Intraoperative Platzierung der Trokare

▶ **Praxistipp** Bei schlanken Patienten kann auf die Einbringung des vierten Trokars links verzichtet werden. Der suprasymphysär eingebrachte Trokar sollte rechts der Mittellinie platziert werden, um den Winkel für die Mobilisation und Durchtrennung des oberen Rektumdrittels zu vereinfachen.

32.8.3 Mobilisation des Kolons

Für die anschließende Mobilisation des linken Hemikolons werden die lateralen embryonalen Verwachsungen unter Schonung der Gerota-Faszie gelöst („white line incision"). Der linksseitige Ureter wird dabei identifiziert. Die Mobilisation erfolgt dann bis zur linken Flexur. Hierfür ist bei schichtgerechter Präparation und wenig entzündlicher Verklebung die Verwendung einer Schere ausreichend und schneller als der Einsatz beispielsweise eines Ultraschalldissektors. Die linke Flexur wird bis zum linksseitigen Transversum vollständig gelöst und somit eine ausreichende Länge für eine spätere spannungsfreie Anastomose erzielt.

▶ **Praxistipp** Die Präparation der linken Kolonflexur sollte lateral beginnen und dabei darmwandnah erfolgen, um nicht zu nahe an die Milzkapsel zu gelangen. Bei Schwierigkeiten der Präparation kann vom Colon transversum aus das Omentum majus nach linksseitig abgelöst werden. So verbindet man letztendlich beide Präparationsebenen.

32.8.4 Präparation des Mesenteriums und distale Resektionsgrenze

Durch die Anhebung des Darmes im Bereich des rektosigmoidalen Überganges nach ventral spannt sich der serosale Überzug an und es gelingt mühelos der Einstieg ins Spatium retrorectale von rechtsseitig. Von dort erfolgt die Präparation unter weiterer Schonung des präaortalen Nervenplexus nach kranial in Richtung Arteria sigmoidalis. Diese wird zirkulär freipräpariert und mit Clips durchtrennt. Bei geplanter tubulärer Resektion entfällt dieser Schritt und es wird eine darmwandnahe Durchtrennung des Mesosigmas mit einem geeigneten Dissektionsgerät durchgeführt. Die distale Resektionsgrenze liegt in jedem Fall im oberen Rektumdrittel unterhalb des Promontoriums. Dort wird die mesorektale Faszie inzidiert und das Mesorektum schrittweise durchtrennt. Nach zirkulärer Freipräparation wird das Rektum mit einem endoskopischen Linearcutter durchtrennt.

▶ **Praxistipp** Zur Identifikation des Rektums orientiert man sich am besten am Tänienverlauf (Übergang Längstänien in zirkuläre Schicht). Die peritoneale Umschlagfalte sollte nicht als Landmarke für die Dissektion benutzt werden, da zahlreiche anatomische Varianten existieren. Für die Durchtrennung des Rektums sollte ein abwinkelbarer Linearcutter mit ausreichender Magazinlänge (60 mm) gewählt werden.

32.8.5 Bergeinzision und Resektion

Die Anlage der Bergeinzision erfolgt suprasymphysär (ca. 5–6 cm) unter Ausnutzung der Trokarinzision. Eine Durchtrennung des M. rectus abdominis ist zumeist nicht erforderlich. Nach Eröffnung des Peritoneums und Einbringen einer Ringschutzfolie wird der abgesetzte Darm hervorluxiert (durch initiales Anbringen einer arretierbaren Darmklemme leichtere Identifikation) und die proximale Resektionsgrenze festgelegt. Diese wird etwa eine Handbreit oberhalb der zumeist tastbaren Wandverdickung des Entzündungstumors gewählt. Nach Überprüfung der Durchblutung wird eine Tabaksbeutelnaht appliziert und der Darm durchtrennt.

32.8.6 Anastomose und Operationsende

Nach Kontrolle der Durchblutung und Mobilität wird ein Staplerkopf eingeknotet (mind. Größe 29 mm anstreben) und der Darm reponiert. Die Bauchdecke wird schichtweise mit fortlaufenden Nähten verschlossen und die Anastomose nach erneutem Schaffen eines Pneumoperitoneums angelegt. Die Dichtigkeit der Anastomose wird unter rektoskopischer Kontrolle überprüft. Auf die routinemäßige Einlage einer Drainage sollte verzichtet werden.

▶ **Praxistipp** Bei schlanken Patienten kann die Anastomose direkt unter Sicht vor Verschluss der Bauchdecke angelegt werden. Dies erleichtert die Handhabung der Technik und ermöglicht eine problemlose Übernähung falls erforderlich.

32.8.7 Nachbehandlung

Postoperativ wird der Patient nach einem Fast-track-Konzept behandelt. Bei stabilen Patienten ist eine direkte Verlegung auf die Normalstation möglich. Der Patient darf trinken, sobald er ausreichend wach ist und ab dem 1. postoperativen Tag kann mit dem schonenden Kostaufbau begonnen werden. Falls eingelegt, sollten Drainagen spätestens ab dem 2. postoperativen Tag entfernt werden. Das Einlegen einer Magensonde ist nicht erforderlich. Die Entlassung des Patienten sollte bereits präoperativ besprochen werden und auf etwa 7 Tage postoperativ festgelegt werden. Eine spezifische Nachsorge oder medikamentöse Nachbehandlung ist nicht erforderlich. Divertikulitisrezidive nach Sigmaresektion sind selten.

32.9 Spezielle intraoperative Komplikationen und ihr Management

Intraoperative Komplikationen bei kolorektalen Resektionen treten in einer Häufigkeit von 2–12 % auf (Tab. 32.3). Verletzungen intraabdomineller oder retroperitonealer Organe sind dabei die am häufigsten beschriebenen Komplikationen und entstehen bei 0,2–3 % der Patienten. Inwieweit diese Zahlen ein Abbild tatsächlich auftretender intraoperativer Komplikationen darstellen, ist fraglich. Die vollständige Dokumentation intraoperativer Komplikationen wird in Abhängigkeit von der Qualität der Datenerhebung deutlich schwanken.

Maßnahmen zur Reduktion intraoperativer Komplikationen beginnen bereits präoperativ. Neben der korrekten Indikationsstellung und Berücksichtigung von patienteneigenen Risikofaktoren spielt das Vorhandensein chirurgischer Expertise eine große Rolle für das operative Ergebnis (Tab. 32.4). Durch die Verwendung von präoperativen Sicherheitschecklisten wird das Risikoprofil des Patienten und des operativen Eingriffs erfasst sowie die Durchführung notwendiger Sicherheitsmaßnahmen abgefragt. Dadurch wird die perioperative Morbidität und Letalität signifikant gesenkt.

32.9.1 Darmverletzungen

Darmverletzungen gehören mit einer Inzidenz von 1–3 % zu den am häufigsten dokumentierten intraoperativen Komplikationen. Eine simultane Adhäsiolyse steigert das Risiko auf 3,8–13,6 % (Ten Broek et al. 2013). Das Verletzungsmuster ist breit gefächert und umfasst oberflächliche Serosadefekte, transmurale Läsionen, thermische Schädigungen sowie mesenteriale Einrisse. Bei laparoskopischen Eingriffen gilt die erste Trokarplatzierung als Risiko für Organverletzungen. Ein systematisches Review mit 696.502 Laparoskopien zeigte, dass durch das Einbringen einer Veres-Nadel insgesamt 1575 Verletzungen verursacht wurden (Azevedo et al. 2009).

▶ **Praxistipp** Durch das offene Einbringen des ersten Trokars, die Platzierung der Inzision außerhalb bestehender Narben und die Anlage einer ausreichend großen Inzision der Kutis kann das Risiko von Darmläsionen vermindert werden.

Tab. 32.3 Literaturübersicht zu intraoperativen Komplikationen bei kolorektalen Resektionen

Autor/Jahr	Patienten (n)	Darmläsion (%)	Ureterläsion (%)	Milzläsion (%)	Blutung (%)	Anastomosenproblem (%)	Anästhesieproblem (%)	Andere (%)	Gesamt (%)
Kirchhoff et al. 2008	1316	2,1	1,1		1,3	1,2	0,8	0,5	7,4
COST The Clinical Outcomes of Surgical Therapy Study Group 2004	872								2,8
Bouchard et al. 2009	991	2,6	0,5		3,0	0,3		0,6	8,5
COLOR II Van der Pas et al. 2013	1103	1,4	1,1		3,2	1,6	0,2	5,8	12,5
CLASICC Green et al. 2013	794	1,3	0,8		3,9		3,7	1,8	10,2
Rose et al. 2004	4834	1,3	0,3		1,7				5,4
Masoomi et al. 2012	975.825			0,96					
Mettke et al. 2012	46.682			1,4					
Stey et al. 2014	11.367			1,0					
Isik et al. 2015	93.633			0,23					
Holubar et al. 2009	13.897			0,42					
Andersen et al. 2015	18.474		0,44						
Halabi et al. 2014	2160.000		0,28						
Palaniappa et al. 2012	5729		0,24						

Tab. 32.4 Risikofaktoren für intraoperative Komplikationen bei kolorektalen Resektionen

Autor/Jahr	Männliches Geschlecht	Adipositas	ASA > 2	OP linkes Kolon/ Rektum	Fortgeschrittenes Tumorstadium	Notfall-OP	Erfahrung Operateur
Mettke et al. 2012				+	+	+	
Masoomi et al. 2012	+	+	+	+	+	+	+
Isik et al. 2015	–	+		+		+	
Stey et al. 2014	–	+	+			+	
Holubar et al. 2009				+		+	

Darmläsionen entstehen zumeist durch direkte Schädigung über Instrumente, Fasszangen oder thermische Koagulation. Grundsätzlich darf der Darm deshalb nur mit atraumatischen Instrumenten und unter Sicht angefasst werden. Um Scherkräfte zu reduzieren, werden diese Instrumente im Bereich der Tänien oder Appendices epiploicae eingesetzt und ruckartiger oder starker Zug gegen Widerstand vermieden. Die aktive Spitze von Ultraschallscheren weist Temperaturen zwischen 90° und 100 °C auf und kann somit auch noch Sekunden nach der aktiven Verwendung thermische Schädigungen verursachen (Kim et al. 2010). Intraoperativ entdeckte kleine Darmläsionen werden direkt übernäht. Inwieweit jeder Serosadefekt versorgt werden muss, kann aus der Literatur nicht bestimmt werden. Im eigenen Vorgehen werden diese Läsionen großzügig reserosiert, besonders bei distal davon angelegter Anastomose oder nach ausgedehnter Adhäsiolyse.

▶ **Praxistipp** Jede Darmverletzung sollte bereits intraoperativ gesucht, erkannt und unmittelbar therapiert werden. Besonders nach ausgedehnten Adhäsiolysen sollte vor dem Bauchdeckenverschluss der Darm noch einmal vollständig und sorgfältig inspiziert werden. Thermische Läsionen sind am leichtesten zu übersehen und sollten direkt beim Auftreten markiert und ggf. später behandelt werden.

32.9.2 Milzverletzungen

Dokumentierte Milzverletzungen treten bei kolorektalen Resektionen zwar in < 1 % auf, sind jedoch häufig mit einer kompletten oder partiellen Splenektomie assoziiert (Masoomi et al. 2012). Die Auswertung des An-Institutes bei 46.682 Patienten mit kurativer Resektion eines kolorektalen Karzinoms zeigte, dass bei 640 Patienten (1,4 %) eine intraoperative Milzverletzung auftrat, die in der überwiegenden Mehrzahl (513 Patienten) milzerhaltend versorgt werden konnte. Lediglich bei ca. 20 % (127 Patienten) wurde eine Entfernung des Organs notwendig (Mettke et al. 2012).

Die Milzverletzung entsteht typischerweise indirekt bei der Mobilisation der linken Flexur durch Zug am Kolon oder Omentum majus und resultiert dann in einer inferior oder medial gelegenen oberflächlichen Kapselläsion. Laparoskopische Operationen führen zu einer Reduktion der Milzverletzungen (Stey et al. 2014). Kleinere omentale Adhäsionen zur Milzkapsel sollten primär direkt gelöst werden, da sie leicht abreißen und Kapselläsionen hervorrufen. Das Ligamentum splenocolicum darf nur unter Sicht in kleinen Schritten mit suffizienter Versiegelung von Blutgefäßen präpariert werden.

Oberflächliche Kapselläsionen oder Einrisse sind bei guter Exposition der linken Flexur leicht zu erkennen. Sammelt sich rezidivierend frisches Blut im linken Oberbauch muss eine Milzläsion zum Beispiel an der Hinterwand oder hilusnah ausgeschlossen werden. Der Milzerhalt ist bei oberflächlichen Kapseldefekten durch Elektrokoagulation, Hämostyptika-Patches, Kompression und Ruhe nahezu immer möglich. Bei erfolgloser Blutstillung sollte die Splenektomie nicht zu lange herausgezögert. Schon nach dem zweiten erfolglosen Versuch steigt das Risiko der Splenektomie signifikant an.

32.9.3 Ureterverletzungen

Iatrogene Ureterläsionen bei kolorektalen Resektionen sind mit 0,2–0,4 % ein seltenes Ereignis. Allerdings steigt nach Verletzungen des Ureters die Rate an schwerwiegenden Komplikationen (Nierenversagen, Wundinfektionen, Anastomosenleckagen, Blutungen) um das 1,66-fache, die Letalität um das 1,45-fache und die Krankenhausverweildauer um das 3,65-fache (Halabi et al. 2014).

Ureterverletzungen entstehen zumeist im distalen Drittel nahe der Kreuzungsstelle mit den Iliakalgefäßen. Risikofaktoren sind Eingriffe im kleinen Becken, Voroperationen und entzündungs- oder tumorbedingte Adhäsionen mit der daraus folgenden Aufhebung der anatomischen Schichten. Inwieweit der laparoskopische Zugangsweg das Risiko einer Ureterverletzung erhöht, wird kontrovers diskutiert. In einer dänischen Studie traten bei laparoskopischen Resektionen signifikant mehr Ureterläsionen (0,59 %) auf als bei offenen Resektionen (0,37 %; Andersen et al. 2015).

In 50–73 % der Fälle wird eine Ureterläsion bereits intraoperativ durch den Chirurgen erkannt (Andersen et al. 2015). Postoperativ wird der Patient auffällig durch abdominelle oder Flankenschmerzen. Über Drainagen entleert sich reichlich Flüssigkeit bei gleichzeitig reduzierter Urinmenge. Durch Bestimmung des Kreatinins aus dem Drainagesekret kann der Nachweis von Urin einfach und sicher gelingen. Ein Wert nahe oder um den Serumwert schließt Urin praktisch aus. Bei einem Verschluss des Ureters durch Ligaturen, Clips oder narbige Strikturen entwickelt sich ein Harnaufstau. Bei klinischem Verdacht auf eine Ureterverletzung muss eine weitergehende invasive urologische Diagnostik mit retrograder Harnleitersondierung und Kontrastmitteldarstellung erfolgen.

Intraoperativ erkannte Ureterläsionen sollten unmittelbar versorgt werden. Ein Umstieg bei laparoskopischen Operationen ist angezeigt, wenn keine ausgewiesene urologisch-chirurgische Expertise hierfür vorliegt. Oberflächliche Schädigungen, Läsionen oder Quetschungen können konservativ behandelt werden. Bei kleinen und inkompletten Ureterläsionen erfolgen eine direkte Naht und die Einlage einer Ureterschienung. Bei Durchtrennung sind Débridement, gegenläufige Spatulierung, Schienung sowie wasserdichte und spannungsfreie Anastomosennaht die Grundlagen der operativen Rekonstruktion. Bei ausgedehnten Ureterverletzungen oder partiellen Resektionen werden komplexere urologische Prozeduren wie Ureteroneozystostomie, Psoas-Hitch-Plastik oder Transureteroureterostomie durchgeführt. Entscheidend ist, dass die Intervention nur durchgeführt wird, wenn die fachlich-chirurgische Expertise hierzu vorliegt.

32.9.4 Gefäßverletzungen

Das Auftreten von Gefäßverletzungen ist eine seltene, dafür aber schwerwiegende und unmittelbar vital bedrohliche Komplikation. Gefäßverletzungen treten bei etwa 0,2–1 % der Eingriffe im unteren Gastrointestinaltrakt auf, sind jedoch mit einer überproportional hohen Letalität von 8–17 % behaftet. Nach anästhesiologischen Problemen sind sie die zweithäufigste Ursache für einen Exitus während einer laparoskopischen Operation (Mechchat und Bagan 2010).

Eine Ursache dafür ist die Platzierung von Trokaren. Besonders gefährdet sind die Gefäße im Abgang aus der distalen Aorta abdominalis, die Iliakalgefäße und die Vena cava inferior mit ihren Ästen. Zusätzlich besteht das Risiko der Verletzung von muskulären oder epigastrischen Gefäßen in der Bauchdecke, weshalb bereits bei der Trokarplatzierung auf diese anatomischen Landmarken geachtet werden sollte.

▶ **Praxistipp** Blutungen in der Bauchdecke lassen sich mit Hilfe von U-Nähten ober- und unterhalb der Trokareinstichstelle oder durch Kompression über einen Blasenkatheter mit gefülltem Ballon und Zug von außen häufig kontrollieren.

Bei Verletzungen großer Gefäße sind die therapeutischen Möglichkeiten breit gefächert und variieren in Abhängigkeit von Art und Lokalisation, chirurgischer Expertise und dem Schweregrad der Verletzung. Die Prinzipien der Therapie bestehen in (1) Erkennung und Lokalisation der Blutung, (2) Erzielung einer raschen Blutungskontrolle durch primär direkte Kompression oder Setzen von Gefäßklemmen proximal und distal der Läsion, (3) Information des OP-Teams, der Anästhesie (4) Bereitstellung des technischen und anästhesiologischen Equipments (Gefäßsieb, Blutkonserven) und ggf. Hinzuziehung eines Gefäßchirurgen, (5) Schaffung anatomischer Übersicht, weiterer Mobilisation und Exposition des verletzten Gefäßes, (6) Reparation des Gefäßdefektes durch z. B. primäre Naht oder Resektion mit Interponat. Nach Schritt 1 muss entschieden werden, ob die Blutung laparoskopisch gestillt werden kann oder ob eine Konversionslaparotomie erforderlich ist.

Literatur

Anaya DA, Flum DR (2005) Risk of emergency colectomy and colostomy in patients with diverticular disease. Arch Surg 140:681–685

Andersen P, Andersen LM, Iversen LH (2015) Iatrogenic ureteral injury in colorectal cancer surgery: a nationwide study comparing laparoscopic and open approaches. Surg Endosc 29:1406–1412

Azevedo JL, Azevedo OC, Miyahira SA et al (2009) Injuries caused by Veress needle insertion for creation of pneumoperitoneum: a systematic literature review. Surg Endosc 23:1428–1432

Boostrom SY, Wolff BG, Cima RR et al (2012) Uncomplicated diverticulitis, more complicated than we thought. J Gastrointest Surg 16:1744–1749

Bouchard A, Martel G, Sabri E, Schlachta CM, Poullin EC, Mamazza J, Boushey RP (2009) Does experience with laparoscopic colorectal surgery influence intraoperative outcomes? Surg Endosc 23: 862–868

Chapman JR, Dozois EJ, Wolff BG et al (2006) Diverticulitis: a progressive disease? Do multiple recurrences predict less favorable outcomes? Ann Surg 243:876–830; discussion 880–873

Collins D, Winter DC (2008) Elective resection for diverticular disease: an evidence-based review. World J Surg 32:2429–2433

Etzioni DA, Mack TM, Beart RW Jr et al (2009) Diverticulitis in the United States: 1998–2005: changing patterns of disease and treatment. Ann Surg 249:210–217

Gielens MP, Mulder IM, van der Harst E et al (2012) Preoperative staging of perforated diverticulitis by computed tomography scanning. Tech Coloproctol 16:363–368

Green BL, Marshall HC, Collinson F, Quirke P, Jayne DG, Brown JM (2013) Long-term follow-up of the Medical Research Council CLASICC trial of conventional versus laparoscopically assisted resection in colorectal cancer. Br J Surg 100:75–82

Halabi WJ, Jafari MD, Nguyen VQ, Carmichael JC, Mills S, Pigazzi A, Stamos MJ (2014) Ureteral injuries in colorectal surgery: an ana-

lysis of trends, outcomes, and risk factors over a 10-year period in the United States. Dis Colon Rectum 57:179–186
Heverhagen JT, Sitter H, Zielke A et al (2008) Prospective evaluation of the value of magnetic resonance imaging in suspected acute sigmoid diverticulitis. Dis Colon Rectum 51:1810–1181
Hinchey EJ, Schaal PG, Richards GK (1978) Treatment of perforated diverticular disease of the colon. Adv Surg 12:85–109
Holubar SD, Wang JK, Wolff BG, Nagorney DM, Dozois EJ, Cima RR, O'Byrne MM, Qin R, Larson DW (2009) Splenic salvage after intraoperative splenic injury during colectomy. Arch Surg 144:1040–1045
Isik O, Aytac E, Ashburn J, Ozuner G, Remzi F, Costedio M, Gorgun E (2015) Does laparoscopy reduce splenic injuries during colorectal resections? An assessment from the ACS-NSQIP database. Surg Endosc 29:1039–1044
Jun S, Stollman N (2002) Epidemiology of diverticular disease. Best Pract Res Clin Gastroenterol 16:529–542
Kaser SA, Fankhauser G, Glauser PM et al (2010) Diagnostic value of inflammation markers in predicting perforation in acute sigmoid diverticulitis. World J Surg 34:2717–2722
Kim JS, Hattori R, Yamamoto T, Yoshino Y, Gotoh M (2010) How can we safely use ultrasonic laparoscopic coagulating shears? Int J Urol 17:377 381
Kirchhoff P, Dincler S, Buchmann P (2008) A multivariate analysis of potential risk factors for intra- and postoperative complications in 1316 elective laparoscopic colorectal procedures. Ann Surg 248:259–265
Laurell H, Hansson LE, Gunnarsson U (2007) Acute diverticulitis – clinical presentation and differential diagnostics. Colorectal Dis 9:496–501, discussion 501–492
Leifeld L, Germer CT, Böhm S, Dumoulin FL et al (2014) S2k guidelines diverticular disease/diverticulitis. Z Gastroenterol 52:663–710
Masoni L, Mari FS, Nigri G, Favi F, Gasparrini M, Pancaldi A, Brescia A (2013) Preservation of the inferior mesenteric artery via laparoscopic sigmoid colectomy performed for diverticular disease: real benefit or technical challenge: a randomized controlled clinical trial. Surg Endosc 27:199–206
Masoomi H, Carmichael J, Mills S, Ketana N, Dolich MO, Stamos M (2012) Predictive factors of splenic injury in colorectal surgery: data from the nationwide inpatient sample, 2006–2008. JAMA 147:324–329
Mechchat A, Bagan P (2010) Management of major vascular complications of laparoscopic surgery. J Visc Surg 147:e145–e153
Melchior S, Cudovic D, Jones J et al (2009) Diagnosis and surgical management of colovesical fistulas due to sigmoid diverticulitis. J Urol 182:978–982
Mettke R, Schmidt A, Wolff S, Koch A, Ptok H, Lippert H, Gastinger I (2012) Milzverletzungen im Rahmen kolorektaler Karzinomchirurgie. Einfluss auf das frühpostoperative Ergebnis. Chirurg 83:809–814
Oor JE, Atema JJ, Boermeester MA, Vrouenraets BC, Ünlü C (2014) A systematic review of complicated diverticulitis in post-transplant patients. J Gastroint Surg 18:2038–2046
Palaniappa NC, Telem DA, Ranasinghe NE, Divino CM (2012) Incidence of iatrogenic ureteral injury after laparoscopic colectomy. Arch Surg 147:267–271
Peppas G, Bliziotis IA, Oikonomaki D et al (2007) Outcomes after medical and surgical treatment of diverticulitis: a systematic review of the available evidence. Gastroenterol Hepatol 22:1360–1368
van Randen A, Lameris W, van Es HW et al (2011) A comparison of the accuracy of ultrasound and computed tomography in common diagnoses causing acute abdominal pain. Eur Radiol 21: 1535–1545
Ritz JP, Lehmann KS, Frericks B et al (2011) Outcome of patients with acute sigmoid diverticulitis: multivariate analysis of risk factors for free perforation. Surg 149:606–613
Rose J, Schneider C, Yildirim C et al (2004) Complications in laparoscopic colorectal surgery: results of a multicentre trial. Tech Coloproctol 8(Suppl 1):25–28
Sharma PV, Eglinton T, Hider P, Frizelle F (2014) Systematic review and meta-analysis of the role of routine colonic evaluation after radiologically confirmed acute diverticulitis. Ann Surg 259: 263–272
Stey AM, Ko CY, Hall BL, Louie R, Lawson EH, Gibbons MM, Zingmond DS, Russell MM (2014) Are procedures codes in claims data a reliable indicator of intraoperative splenic injury compared with clinical registry data? JACS 219:237–244
Strate LL, Modi R, Cohen E et al (2012) Diverticular disease as a chronic illness: evolving epidemiologic and clinical insights. American J Gastroenterol 107:1486–1493
Ten Broek RPG, Issa Y, Van Santbrink EJP, Bouvy ND, Kruitwagen R, Jeekel J, Bakkum EA, Rovers MM, Van H (2013) Burden of adhesions in abdominal and pelvic surgery: systematic review and met-analysis. BMJ 347:f5588
Thaler K, Baik MK, Berho M, Weiss EG, Bergamashi R (2003) Determinant of recurrence after signoid resection for uncomplicated diverticulitis. Dis Colon Rectum 46:385–388
The Clinical Outcomes of Surgical Therapy Study Group (2004) A comparison of laparoscopically assisted and open colectomy for colon cancer. New Engl J Med 350:2050–2059
Tocchi A, Mazzoni G, Fornassari V, Miccini M, Tagliacozzo S (2001) Preservation of the mesenteric artery in colorectal resection for complicated diverticular disease. Am J Surg 182:162–167
Toorenvliet BR, Swank H, Schoones JW et al (2010) Laparoscopic peritoneal lavage for perforated colonic diverticulitis: a systematic review. Colorectal Dis 12:862–867
Van der Pas MH, Haglind E, Cuesta MA, Fürst A, Lacy M et al (2013) Laparoscopic versus open surgery for rectal cancer (COLOR II): short-term outcomes of a randomised, phase 3 trial. Lancet Oncol 14:210–218
Wolff JH, Rubin A, Potter JD et al (2008) Clinical significance of colonoscopic findings associated with colonic thickening on computed tomography: is colonoscopy warranted when thickening is detected? J Clin Gastroenterol 42:472–475

Laparoskopische Hemikolektomie links

33

Christian Jurowich und Christoph-Thomas Germer

Inhaltsverzeichnis

▶ Die laparoskopische Hemikolektomie links für linksseitige Kolonkarzinome gehört heute zu den laparoskopischen Standardeingriffen in erfahrenen minimalinvasiven Operationszentren. Die Herausforderung besteht darin, die bekannten onkologischen Standards aus der offenen Chirurgie auch minimalinvasiv umzusetzen. Das nachfolgende Kapitel stellt hierfür die Details der Operationstechnik und die operativen Teilschritte sorgfältig dar.

33.1 Einleitung

Die minimalinvasive Kolonchirurgie ist heute in den meisten minimalinvasiven Operationszentren fest etabliert und auch die laparoskopische onkologische Kolonkarzinomchirurgie wird standardisiert mit sehr gutem Erfolg durchgeführt.

Für die laparoskopischen Resektionen des Kolonkarzinoms gilt allgemein, dass sie bei entsprechender Expertise des Operateurs und geeigneter Selektion mit identischen onkologischen Ergebnissen im Vergleich zur offenen OP-Technik durchgeführt werden können (Leitlinienprogramm Onkologie 2017).

C. Jurowich (✉)
Klinik für Allgemein-, Viszeral- und Thoraxchirurgie, Innklinikum Altötting, Altötting, Deutschland
e-mail: christian.jurowich@innklinikum.de

C.-T. Germer
Klinik für Allgemein-, Viszeral-, Gefäß- und Kinderchirurgie, Universitätsklinikum Würzburg, Würzburg, Deutschland
e-mail: germer_c@ukw.de

T. Keck, C.-T. Germer (Hrsg.), *Minimalinvasive Viszeralchirurgie*, https://doi.org/10.1007/978-3-662-67852-7_33

33.2 Indikation

Indikationen für die minimalinvasive Hemikolektomie links sind

- endoskopisch nichtabtragbare Kolonpolypen im Colon sigmoideum und Colon descendens sowie
- Kolonkarzinome in diesem Bereich ohne wandüberschreitendes Tumorwachstum.

33.3 Spezielle präoperative Diagnostik

Das Staging beim kolorektalen Karzinom sollte entsprechend der aktuell gültigen S3-Leitlinie „Kolorektales Karzinom" erfolgen (Leitlinienprogramm Onkologie 2019; Tab. 33.1).

Im klinischen Alltag wird im eigenen Vorgehen die Abdomensonografie sowie die Röntgenthoraxuntersuchung häufig durch eine Computertomografie mit KM-Applikation (i.v., oral, rektal) ersetzt. Sollte zudem die präoperative Koloskopie aufgrund eines stenosierenden Tumorbefundes nicht vollständig möglich sein, empfiehlt die S3-Leitlinie die Durchführung einer kompletten Koloskopie 3–6 Monate postoperativ.

Tab. 33.1 Staging beim kolorektalen Karzinom gemäß S3-Leitlinie. (Nach Leitlinienprogramm Onkologie 2019)

Untersuchung	Kolonkarzinom	Rektumkarzinom
Komplette Koloskopie	x	x
CEA	x	x
Abdomensonographie	x	x
Röntgenthorax	x	x
Starre Rektoskopie	–	x
MR (CT)-Becken mit Angabe Abstand des Tumors zur mesorektalen Faszie	–	x
Rektale Endosonographie bei lokal begrenztem Tumor	–	x

33.4 Perioperatives Management

Das perioperative Management speziell in der elektiven Kolonchirurgie steht heute unter der Domaine des Fast-track-Konzeptes (ERAS [„enhanced recovery after surgery"], Konzept zur Steigerung der postoperativen Rekonvaleszenz), welches durch Henrik Kehlet (Basse et al. 2002, 2004; Hjort Jakobsen et al. 2004) um die Jahrtausendwende inauguriert wurde und mittlerweile großen Einfluss auf die gesamte perioperative Medizin genommen hat.

Wesentliche Bausteine des Konzeptes sind:

- kurze präoperative Nüchternphasen,
- die frühpostoperative enterale Ernährung,
- die forcierte perioperative Mobilisation,
- die Optimierung des peri- und intraoperativen Flüssigkeitsmanagements,
- die Minimalisierung/Optimierung des operativen Zugangstraumas,
- die Optimierung der postoperativen Schmerztherapie (z. B. durch PDA, Reduktion/Verzicht von Opioiden),
- der Verzicht auf Routinedrainagen, Katheter, Sonden soweit möglich,
- die Motivation/Aufklärung der Patienten nicht nur über die Operationsdetails, sondern auch dezidiert über den erwarteten stationären Aufenthalt (inkl. des frühestmöglichen Entlassungszeitpunktes).

33.5 Aufklärung

Minimalinvasive Eingriffe am linksseitigen Kolon stellen heute einen Standardeingriff auch für maligne Raumforderungen des Kolons dar. Trotzdem sollte dem Patienten die Technologie und auch die technischen Alternativen (laparoskopischer und/oder offener Zugang) erläutert werden. Bei allen minimalinvasiven Eingriffen sollte auf die Möglichkeit der Konversion hingewiesen werden. Wie auch bei konventionellen Operationen am linksseitigen Dickdarm besteht ein Risiko für Harnleiterverletzungen und Verletzungen des sympathischen Nervenplexus im Bereich der Arteria mesenterica inferior (Plexus hypogastricus superior und Nn. hypogastrici). Diese bedingen Störungen der Harnblasenentleerungsfunktion und Störungen der Sexualfunktion. Verletzungen der Harnblase selbst sind selten, können jedoch im Rahmen der Trokarplatzierung vorkommen. Da für die Hemikolektomie links die Mobilisation der linken Kolonflexur zwingend erforderlich ist, besteht zudem das Risiko einer Milzverletzung und auch einer Verletzung des Pankreasschwanzes.

Darüber hinaus sollte bei allen Kolonresektionen über die Möglichkeit einer eventuellen/ungeplanten Stomaanlage aufgeklärt werden, z. B. bei primär undichter Anastomose nach Übernähung derselben.

Auch unspezifische Operationsrisiken wie Infektionen, Wundinfekte, Blutungen und postoperative Darmatonie sollten besprochen werden.

33.6 Lagerung

Wie bei allen minimalinvasiven Operationsverfahren ist die optimale Lagerung der Patienten für eine gute Exposition des Operationssitus entscheidend. In der eigenen Klinik wird für die laparoskopische Hemikolektomie links die Steinschnittlagerung angewandt (Abb. 33.1). Beide Arme sind angelagert, dabei ist zur Vermeidung von Plexus-/Nervenschäden sorgfältig auf eine ausreichende Polsterung zu achten. Zur Stabilisierung der Lagerung wird eine kurze Vakuummatratze am Rumpf platziert. Haltestützen an den

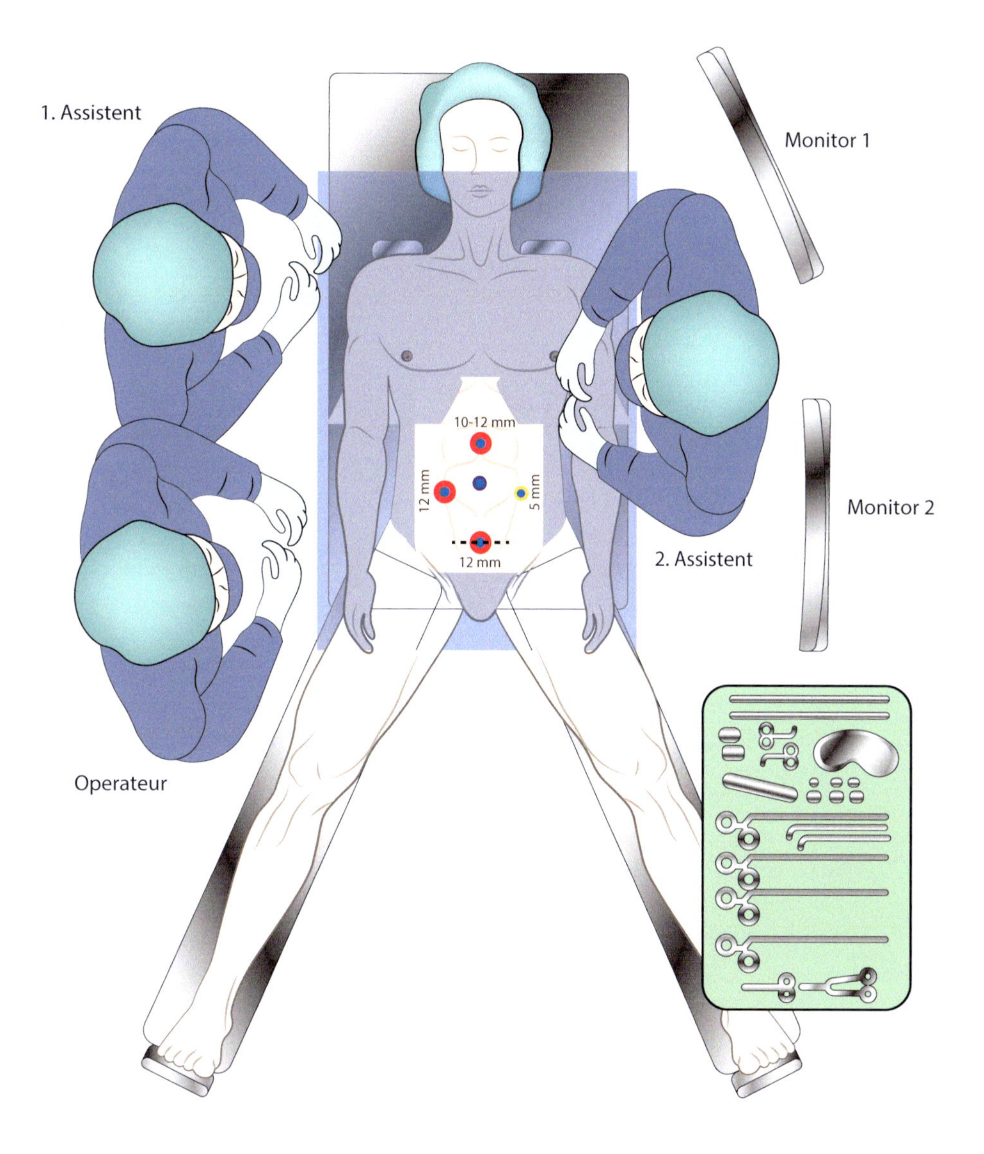

Abb. 33.1 Schematische Darstellung der Steinschnittlagerung des Patienten. Position des Operateurs (*OP*), der Assistenten (*A1/A2*) und der Instrumentation sowie der Monitore (*M1/2*)

Schultern verhindern ein Verrutschen bei Kopftieflagerung. Die Beine werden in speziellen Beinschienen fixiert. Die Neutralelektrode wird seitlich am linken oder rechten Oberschenkel angebracht. Bei lang dauernden Eingriffen und Risikopatienten ist ggf. die Verwendung von hydraulischen Kompressionssystemen an den Unterschenkeln zu erwägen. Der Operateur steht auf rechten Seite des Patienten, kopfwärts davon steht der erste Assistent. Ein zweiter Assistent kann auf der linken Patientenseite stehen. Der Monitor wird gegenüber dem Operateur positioniert. Die instrumentierende Kraft steht am Bein auf der gegenüberliegenden Seite des Operateurs.

33.7 Technische Voraussetzungen

Folgende technische Voraussetzungen sollten gegeben sein:

- ein Lagerungstisch mit der Möglichkeit zur optimalen Ausnutzung des Gravity Displacement,
- ein Dissektionsgerät (in der eigenen Klinik wird ein Ultraschalldissektionsgerät verwandt),
- ein Clip-Applikator für die Laparoskopie 10 mm,
- das reguläre Instrumentarium zur Laparoskopie,
- das bereitgestellte Operationsinstrumentarium für die offene Operation, da im Blutungsfall gegebenenfalls eine Konversion erfolgen muss.

33.8 Überlegungen zur Wahl des Operationsverfahrens

Die minimalinvasive Kolonkarzinomchirurgie ist mittlerweile fest etabliert und standardisiert. Trotzdem sollte aus unserer Sicht die Indikationsstellung für ein solches Vorgehen durch den Operateur selbst oder einen entsprechend erfahrenen Kollegen erfolgen, da BMI und Patientenkonfiguration sowie etwaige Voroperationen bei der Wahl des Operationsverfahrens bzw. des Zugangsweges berücksichtigt werden sollten, um unnötige Konversionen und Komplikationen zu vermeiden.

33.9 Operationsablauf – How we do it

33.9.1 Trokarplatzierung

Für die laparoskopische Hemikolektomie links werden die Patienten in Steinschnittlagerung gelagert, um einen optimalen Zugang zum linksseitigen Kolon zu bekommen. Die Trokarpositionen und -größen sind Abb. 33.1 zu entnehmen. Für den Primärzugang (Optik) verwenden wir einen 12-mm-Optiktrokar, dieser wird ca. 3 cm oberhalb des Nabels in der Linea alba unter Sicht platziert. Dies ermöglicht auch bei adipösen Patienten eine risikoarme Platzierung des Optiktrokars. Bei schlanken Patienten kann alternativ auch ein 10-mm-Hasson-Trokar supraumbilikal unter Sicht eingebracht werden. Im linken Unterbauch verwenden wir einen 5-mm-Schraubtrokar. Dies hat den Vorteil, dass bei häufigem Instrumentenwechsel – insbesondere des Dissektionsinstrumentes – kaum Trokardislokationen den Operationsablauf stören. Im rechten Unterbauch sowie suprapubisch im Bereich der späteren Bergeinzision setzen wir jeweils einen 12-mm-Arbeitstrokar.

33.9.2 OP-Schritte

Nach kontrollierter Trokarplatzierung und Inspektion des Situs sowie der Leberoberfläche beginnen wir mit dem Lösen der peritonealen Adhäsionen vom Colon sigmoideum zur Bauchwand. Dies erfolgt, um das Mesenterium ausreichend zur Streckung bringen zu können, damit ein Zugang zum Spatium retrorectale von rechts problemlos erfolgen kann. Mit 2 5-mm-Haltezangen wird das Colon sigmoideum beziehungsweise das obere Rektum so zur Bauchdecke gehalten, dass sich das Mesenterium straff anspannt. Dann wird das Dissektionsinstrument über den suprapubischen Trokarzugang eingeführt und das Peritoneum viszerale im Bereich des Mesenteriums auf Höhe des Promontoriums inzidiert.

> **Praxistipp** Bei Verwendung eines Ultraschalldissektionsgerätes kann zunächst mit geöffneten Branchen des Instrumentes Energie auf das Peritoneum viscerale appliziert werden. Hierdurch entstehen im Mesenterium Gasblasen, die auch bei adipösen Patienten gut sichtbar sind und den Zugang zum Spatium retrorectale erleichtern.

Unter Schonung des sympathischen Nervengeflechtes und in Kenntnis des Verlaufes des Plexus hypogastricus superior und der Nn. hypogastrici links und rechts wird dann zunächst die Arteria mesenterica inferior stammnah dargestellt, ca. 0,5–1 cm distal des Abgangs aus der Aorta mit Clips belegt und dann durchtrennt (Abb. 33.2). Es folgt die präaortale Präparation bis zum Pankreasunterrand, hier wird die Vena mesenterica inferior dargestellt, ebenfalls mittels Clips belegt und dann durchtrennt. Im eigenen Vorgehen erfolgt dann zunächst von medial die Präparation auf der Gerota-Faszie bis das Colon descendens und das Colon sigmoideum von medial nahezu komplett mobilisiert sind. Zusätzlich erfolgt von rechts die Mobilisation des Rektums bis ca. auf Höhe der peritonealen Umschlagfalte. Dabei ist auf den Verlauf des linksseitigen Ureters besonders zu achten. Im Weiteren werden das Colon sigmoideum und das Colon

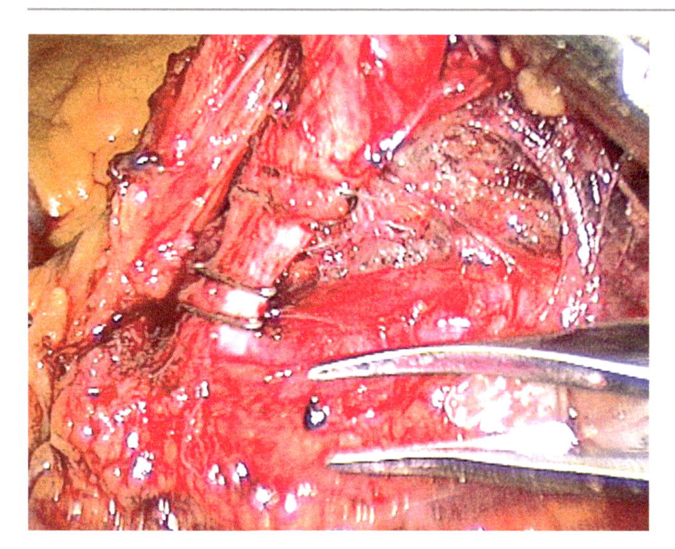

Abb. 33.2 Laparoskopische Sicht auf die Arteria mesenterica inferior. Diese ist mit insgesamt 4 Titanclips belegt, Ansicht vor Durchtrennung im Sinne der High-tie-Unterbindung

descendens aus den verbliebenen retroperitonealen Adhäsionen gelöst. Anschließend erfolgt die Mobilisation der linken Kolonflexur bis etwa zur Mitte des Colon transversum. Wir lösen dabei das Omentum majus vom Colon transversum und eröffnen die Bursa omentalis. Zusätzlich wird das Mesenterium des Colon transversum vom Pankreasunterrand abgelöst, so dass das gesamte linke Hemikolon vollständig mobil ist.

▶ **Praxistipp** Die Mobilisation der linken Kolonflexur kann gerade bei adipösen Patienten eine Herausforderung darstellen. Diese wird umso leichter, je weiter der Patient in die Rechtseitenlage gebracht werden kann. Ist dies aus technischen Gründen in der angewandten Lagerung nicht möglich (Begrenzung der Tischmobilität), kann es sich empfehlen, die linke Seite des Patienten präoperativ zusätzlich zu unterpolstern.

Abhängig von der Lokalisation des Tumorbefundes erfolgt dann das Festlegen der oralen Resektionsgrenze. Im eigenen Vorgehen wird anschließend das Mesenterium ausgehend von der Vena mesenterica inferior bis zur geplanten Resektionsgrenze mit dem Dissektionsinstrument skelettiert. Als nächster Schritt wird die aborale Resektionsgrenze am oberen Rektumdrittel festgelegt. Hier wird die Fascia pelvis visceralis horizontal eröffnet und anschließend das Mesorektum schrittweise durchtrennt. In der Regel ist eine Clipligatur der Arteria rectalis superior nicht notwendig. Bei der Präparation wird sorgfältig darauf geachtet, dass der Rektumschlauch nicht verletzt wird. Der Rektumschlauch sollte zirkulär freipräpariert werden. Dann wird das Rektum mit dem Endo-GIA-Klammernahtschneideinstrument durchtrennt und verschlossen.

▶ **Praxistipp** Da der Tumorbefund laparoskopisch häufig nicht sichtbar ist, empfiehlt sich präoperativ die Blaumarkierung des Tumorbefundes, um eine akzidentelle Tumordurchtrennung sicher ausschließen zu können.

Wir klemmen dann das aborale Ende des späteren Präparates mit der Fasszange an. Danach wird der suprapubische Trokarzugang im Sinne eines ca. 6 cm breiten Pfannenstielschnittes erweitert. Eine Durchtrennung der Rektusmuskulatur sollte unbedingt vermieden werden. Nach Eröffnung des Abdomens bringen wir eine Schutzfolie ein und luxieren das linke Hemikolon an der Fasszange geführt vor die Bauchwand. Reste des Mesenteriums werden dann noch bis zur Resektionsgrenze skelettiert. Anschließend setzen wir eine Tabaksbeutelnahtklemme und legen eine Tabaksbeutelnaht vor. Die Resektion des Präparates erfolgt aboral der Tabaksbeutelnaht. In das orale Darmende wird ein Zirkularstaplerkopf eingeknüpft, das Darmende wird nach intraabdominell reponiert und es erfolgt ein fortlaufender schichtgerechter Bauchdeckenverschluss im Bereich des Pfannenstielschnittes. Für die Anastomosierung ist im eigenen Vorgehen keine erneute Trokarplatzierung suprapubisch notwendig. Die Haut im Bereich des Pfannenstielschnittes wird verschlossen. Dann wird erneut das Pneumoperitoneum angelegt und die enterale Kontinuität mittels terminoterminaler Kolorektostomie wiederhergestellt. Die Anastomose sollte spannungsfrei und gut durchblutet sein. Die Anastomosenringe sind auf Vollständigkeit zu kontrollieren. Zudem führen wir eine Dichtigkeitsprobe mit Braunol-Installation von transanal her durch. Nach Spülung erfolgt die Abschlussrevision des Situs mit Material- und Instrumentenkontrolle. Das Pneumoperitoneum wird nach optisch kontrolliertem Rückzug der Trokare abgelassen und dann die Trokarzugangswege mit dem Faszienadapter unter Sicht verschlossen. Ein subtiler Hautverschluss ermöglicht ein gutes kosmetisches Ergebnis.

33.10 Evidenzbasierte Evaluation

33.10.1 MIC vs. konventionelle Hemikolektomie links

Seit der Erstbeschreibung der minimalinvasiven Kolonresektion bei Vorliegen eines Kolonkarzinoms im Jahr 1991 durch Jacobs et al. (1991) haben sich 2 wesentliche Fragen gestellt:

1. Sind diese Eingriffe onkologisch gleichwertig?
2. Gibt es Vorteile der laparoskopischen Hemikolektomie?

Zur Beantwortung der ersten Frage liegen mittlerweile multiple randomisiert-kontrollierte Studien vor (Tab. 33.2),

Tab. 33.2 Übersicht ausgewählter randomisiert-kontrollierter Studien zum Vergleich zwischen laparoskopischer und offener Chirurgie bei kolorektalem Karzinom

Studie	Zugang	Fallzahl (n)	Konversionsrate (%)	Follow-up (Monate)	DFS	OS
COST (COST Study 2004)	LR	435	21	51	69,2 % (5 Jahre)	76,4 % (5 Jahre)
	OR	428			68,4 % (5 Jahre)	74,6 % (5 Jahre)
COLOR (Veldkamp et al. 2005)	LR	536	19	36	74,2 % (3 Jahre)	81,8 % (3 Jahre)
	OR	546			76,2 % (3 Jahre)	84,2 % (3 Jahre)
Barcelona (Lacy et al. 2008; Mari et al. 2015)	LR	111	11	44	KA	62 % (7 Jahre)
	OR	108			KA	50 % (7 Jahre)
CLASICC (Green et al. 2013; Jayne et al. 2007, 2010)	LR	526	29	91	89,5 Monate (median)	82,7 Monate (median)
	OR	268			77,0 Monate (median)	78,3 Monate (median)

LR laparoskopische Resektion; OR offene Resektion; DFS krankheitsfreies Überleben; OS Gesamtüberleben; KA keine Angaben

die klar belegen, dass die onkologischen Langzeitergebnisse (krankheitsfreies Überleben [DFS], Gesamtüberleben [OS]) nach minimalinvasiver Kolonresektion genauso gut sind wie nach offener Resektion. Keine der Studien zeigt einen signifikanten Unterschied zwischen laparoskopischer und konventionell offener Chirurgie.

Perioperativ erweist sich die minimalinvasive Chirurgie statistisch überlegen in Bezug auf:

- intraoperativen Blutverlust,
- postoperative Nahrungsaufnahme,
- postoperative enterale Funktion und
- Dauer des Krankenhausaufenthaltes.

Dies allerdings zum Preis der längeren Operationszeit und höherer Kosten bei vergleichbarer Gesamtmorbidität und -letalität. Darüber hinaus sind die Ergebnisse zwar signifikant besser, die klinische Relevanz dieser Vorteile sollte jedoch individuell überprüft werden.

33.10.2 High-tie- vs. Low-tie-Gefäßligation

Die linksseitige Resektion des Kolons bei Vorliegen eines Karzinoms ist heute gut standardisiert – unabhängig von der Wahl des operativen Zugangsweges. Weiterhin Gegenstand der Diskussion ist die Frage nach der Absetzungshöhe der versorgenden Arterien. Grundsätzlich besteht die Möglichkeit der radikalen stammnahen Unterbindung der Arteria mesenterica inferior am Abgang aus der Aorta („high tie") oder die Unterbindung peripher des Abgangs der A. colica sinistra („low tie"). Eine Metaanalyse von Cirocchi et al. aus dem Jahr 2012 an über 8600 Patienten konnte keinen Unterschied zwischen beiden Vorgehensweisen detektieren (Cirocchi et al. 2012). Dabei wurden die 30-Tage-Morbidität und -Mortalität, die Anastomoseninsuffizienzrate, die 5-Jahres-Überlebensrate und Gesamtrezidivrate berücksichtigt. Die Autoren bemängeln jedoch insgesamt die eingeschränkte Studienqualität zu diesem Thema und stellen die Forderung nach einer Verbesserung der Datenlage mittels gut designten RCTs. Eine prospektiv randomisierte Studie (HIGHLOW Trial, Mari et al. 2015) greift diese Forderung auf und untersucht die Folgen der unterschiedlichen AMI-Ligaturen in Bezug auf die urogenitale Funktion als primären Endpunkt. Sekundäre Endpunkte sind die perioperativen und onkologischen Ergebnisse. „low tie" resultiert in einer besseren postoperativen urogenitalen Funktion, ohne die onkologischen Kurzzeitergebnisse zu beeinflussen (Mari et al. 2019).

Literatur

Basse L, Raskov HH, Hjort Jakobsen D, Sonne E, Billesbolle P, Hendel HW, Rosenberg J, Kehlet H (2002) Accelerated postoperative recovery programme after colonic resection improves physical performance, pulmonary function and body composition. Br J Surg 89:446–453

Basse L, Thorbol JE, Lossl K, Kehlet H (2004) Colonic surgery with accelerated rehabilitation or conventional care. Dis Colon Rectum 47:271–277; discussion 277–278

Cirocchi R, Trastulli S, Farinella E, Desiderio J, Vettoretto N, Parisi A, Boselli C, Noya G (2012) High tie versus low tie of the inferior mesenteric artery in colorectal cancer: a RCT is needed. Surg Oncol 21:e111–e123

Clinical Outcomes of Surgical Therapy Study Group (2004) A comparison of laparoscopically assisted and open colectomy for colon cancer. New Engl J Med 350(20):2050–2059

Green BL, Marshall HC, Collinson F, Quirke P, Guillou P, Jayne DG, Brown JM (2013) Long-term follow-up of the Medical Research Council CLASICC trial of conventional versus laparoscopically assisted resection in colorectal cancer. Br J Surg 100:75–82

Hjort Jakobsen D, Sonne E, Basse L, Bisgaard T, Kehlet H (2004) Convalescence after colonic resection with fast-track versus conventional care. Scand J Surg 93(1):24–28

Jacobs M, Verdeja JC, Goldstein HS (1991) Minimally invasive colon resection (laparoscopic colectomy). Surg Laparosc Endosc 1(3):144–150

Jayne DG, Guillou PJ, Thorpe H, Quirke P, Copeland J, Smith AM, Heath RM, Brown JM, Group UMCT (2007) Randomized trial of laparoscopic-assisted resection of colorectal carcinoma: 3-year results of the UK MRC CLASICC Trial Group. J Clin Oncol 25:3061–3068

Jayne DG, Thorpe HC, Copeland J, Quirke P, Brown JM, Guillou PJ (2010) Five-year follow-up of the Medical Research Council CLASICC trial of laparoscopically assisted versus open surgery for colorectal cancer. Br J Surg 97:1638–1645

Lacy AM, Delgado S, Castells A, Prins HA, Arroyo V, Ibarzabal A, Pique JM (2008) The long-term results of a randomized clinical trial of laparoscopy-assisted versus open surgery for colon cancer. Ann Surg 248:1–7

Leitlinienprogramm Onkologie (Deutsche Krebsgesellschaft, Deutsche Krebshilfe, AWMF): S3-Leitlinie Kolorektales Kar zinom, Langversion 2.0, 2017, AWMFRegistrierungsnummer: 021/007OL. http://www.leitlinienprogramm-onkologie.de/leitlinien/kolorektales-karzinom/

Leitlinienprogramm Onkologie (Deutsche Krebsgesellschaft, Deutsche Krebshilfe, AWMF): S3-Leitlinie Kolorektales Karzinom, Kurzversion 2.1, 2019, AWMF Registrierungsnummer: 021/007OL. http://www.leitlinienprogrammonkologie.de/leitlinien/kolorektales-karzinom/. Zugegriffen am 31.03.2022

Mari G, Maggioni D, Costanzi A, Miranda A, Rigamonti L, Crippa J, Magistro C, Di Lernia S, Forgione A, Carnevali P, Nichelatti M, Carzaniga P, Valenti F, Rovagnati M, Berselli M, Cocozza E, Liv L, Origi M, Scandroglio I, Roscio F, De Luca A, Ferrari G, Pugliese R (2015) "High or low inferior mesenteric artery ligation in laparoscopic low anterior resection: study protocol for a randomized controlled trial" (HIGHLOW trial). Trials 16:21

Mari GM, Crippa J, Cocozza E, Berselli M, Livraghi L, Carzaniga P, Valenti F, Roscio F, Ferrari G, Mazzola M, Magistro C, Origi M, Forgione A, Zuliani W, Scandroglio I, Pugliese R, Costanzi ATM, Maggioni D (2019) Low ligation of inferior mesenteric artery in laparoscopic anterior resection for rectal cancer reduces genitourinary dysfunction: results from a randomized controlled trial (HIGHLOW Trial). Ann Surg. 269(6):1018–1024. https://doi.org/10.1097/SLA.0000000000002947

Veldkamp R, Kuhry E, Hop WC, Jeekel J, Kazemier G, Bonjer HJ, Haglind E, Pahlman L, Cuesta MA, Msika S, Morino M, Lacy AM, Group COcLoORS (2005) Laparoscopic surgery versus open surgery for colon cancer: short-term outcomes of a randomised trial. Lancet Oncol 6(7):477–484

Laparoskopische totale Kolektomie

34

Claudia Benecke

Inhaltsverzeichnis

▶ Die laparoskopische totale Kolektomie kann bei entsprechender Expertise mit gleicher Sicherheit wie offen durchgeführt werden. Die Indikationen entsprechen denen des konventionellen Vorgehens. Vorteile ergeben sich langfristig insbesondere durch ein geringeres Adhäsionsrisiko. Die Indikation zur zentralen Absetzung der Gefäßachsen liegt bei einem nachgewiesenen Karzinom oder referenzhistologisch bestätigten Neoplasien vor.

Ergänzende Information Die elektronische Version dieses Kapitels enthält Zusatzmaterial, auf das über folgenden Link zugegriffen werden kann [https://doi.org/10.1007/978-3-662-67852-7_34]. Die Videos lassen sich durch Anklicken des DOI-Links in der Legende einer entsprechenden Abbildung abspielen, oder indem Sie diesen Link mit der SN More Media App scannen.

C. Benecke (✉)
Klinik für Chirurgie, Universitätsklinikum Schleswig-Holstein, Lübeck, Deutschland
e-mail: Claudia.Benecke@uksh.de

34.1 Einführung

Die restaurative Proktokolektomie mit ileopouchanaler Anastomose (IPAA) stellt bislang den Standard in der chirurgischen Therapie der Colitis ulcerosa dar.

T. Keck, C.-T. Germer (Hrsg.), *Minimalinvasive Viszeralchirurgie*, https://doi.org/10.1007/978-3-662-67852-7_34

Die entzündlichen Bedingungen bei der Colitis ulcerosa führen in vielen Fällen zum mehrzeitigen Vorgehen, eine Aufteilung in totale Kolektomie und spätere Proktektomie und Restauration. Mit der sicheren Etablierung minimalinvasiver Techniken in der Kolorektalchirurgie benigner und maligner Entitäten erfolgt auch zunehmend die Proktokolektomie mit Restauration minimalinvasiv.

34.2 Indikation

Alle Indikationen zur Kolektomie und Proktokolektomie bestehen auch für das minimalinvasive laparoskopische oder robotische (Birrer et al. 2022) Vorgehen. Neben der einzufordernden Expertise gelten die Überlegungen zur Einführung einer Mindestmengenregelung auch hier. Eine sorgfältige Stratifizierung nach zu erwartendem Schwierigkeitsgrad sollte erfolgen. Es wird unterschieden in

- elektiv onkologisch indizierte Proktokolektomien,
- dringliche Kolektomien bei therapierefraktärem fulminantem Schub und Megakolon,
- elektive Proktokolektomien bei therapierefraktärem Verlauf.

Notfallindikationen zur Kolektomie stellen die freie Perforation und die transfusionspflichtige kreislaufrelevante Blutung dar. Die Verfahrenswahl ist hier an der laparoskopischen Versorgungsrealität abzugleichen.

34.3 Spezielle präoperative Diagnostik

34.3.1 Karzinomrisiko der Colitis ulcerosa

Die „spezielle präoperative" Diagnostik beginnt bei Patienten mit Colitis ulcerosa mit Einsetzen der Erkrankung. Die exakte Dokumentation des Zeitpunktes und Ausmaßes der Erstmanifestation stellt für alle Behandler später eine wesentliche Entscheidungsgrundlage dar. Eine Risikosteigerung für das Entstehen eines kolorektalen Karzinoms ergibt sich bei der Colitis ulcerosa aus

- der Laufzeit der Erkrankung,
- der Ausdehnung der Erkrankung,
- dem zusätzlichen Vorhandensein einer primär sklerosierenden Cholangitis (PSC),
- der Intensität der Entzündungen.

Erkrankungsdauer

In den Studien von Itzkovitz u. Harpaz (2004) und Eaden et al. (2001) wurde das kumulative Risiko für ein kolorektales Karzinom bei Colitis-ulcerosa-Patienten binnen 10 Jahren auf 2 %, 20 Jahren auf 8 % und 30 Jahren auf 18 % beziffert. Eine populationsbasierte Studie aus Dänemark zeigte bei gleichzeitig steigender Inzidenz des kolorektalen Karzinoms in der Normalbevölkerung eine im Vergleich dazu, wenn auch geringer als in den erstgenannten Studien, erhöhte Inzidenz bei Colitis-ulcerosa-Patienten (Winther et al. 2004). Neuere Daten spiegeln deutlich flachere Risikoprofile über die Zeit (Gupta et al. 2007). Meyer et al. zeigten anhand der histopathologischen Aufarbeitungen der Proktokolektomiepräperate eine hohe Quote präoperativ nicht bekannter High-grade intraepithelialer Neoplasien (IEN) und Karzinome sowie ein häufig multilokuläres Auftreten bei Patienten mit langer Erkrankungsdauer (Meyer et al. 2015).

Ausdehnung

Die Ausdehnung der Colitis ulcerosa wird nach der Montreal-Klassifikation I–III beschrieben. Das relative Risiko der Karzinomentwicklung steigt mit zunehmender Ausdehnung nach proximal an:

- Proktitis (I) 1,7,
- Linksseitenkolitis (II) 2,8,
- Pankolitis (III) 5,6–14,8.

Aus diesem Grund erfolgt im 8. Jahr nach Diagnosestellung eine Kontrollkoloskopie. Zeigt sich hier eine Pankolitis, so folgen engmaschige Überwachungskoloskopien mit entsprechend vorgegebenen Biopsien. Finden sich weiterhin nur eine Linksseitenkolitis oder Proktitis, erfolgt geplant im 15. Jahr eine erneute Koloskopie. In einer Metaanalyse von Collins et al. konnte gezeigt werden, dass hierdurch das Risiko, an einem Colitis-assoziierten kolorektalen Karzinom zu versterben, gesenkt werden kann (Collins et al. 2006).

Primär sklerosierende Cholangitis (PSC)

Mit dem Auftreten einer PSC verfünffacht sich das Karzinomrisiko (Soetikno et al. 2002), sodass ab Stellung dieser Diagnose mindestens jährliche Überwachungen angezeigt sind.

Intensität der Entzündung

Der histologisch bestimmte Entzündungsgrad in Darmbiopsien korreliert mit dem Tumorrisiko bei Colitis ulcerosa (Gupta et al. 2007). In jüngeren Studien wird eine geringere Inzidenz des Colitis-assoziierten Karzinoms beobachtet. Dies wird derzeit als Hinweis auf einen geringeren karzinominduzierenden Effekt der reduzierten chronischen Entzündungsaktivität durch die verabreichten intensiveren antiinflammatorischen Therapien gewertet (Soderlund et al. 2009).

Eingedenk der genannten Einflussfaktoren erfolgen die bereits beschriebenen Kontroll- resp. Überwachungskoloskopien. Mehrere große prospektiv-randomisierte Studien erbrachten den Nachweis der deutlichen Überlegenheit der IEN-Detektionsrate mittels gezielter Biopsien in der Chromendoskopie (Neurath und Kiesslich 2009). Der Nachweis eines bereits bestehenden Karzinoms als auch von intraepithelialen Neoplasien bedingt die Indikation zur onkologischen Proktokolektomie. Der Nachweis intraepithelialer Neoplasien ist durch Referenzhistologien zu sichern.

34.3.2 Fulminanter Schub und Megakolon

Sofern ein fulminanter Kolitisschub nicht binnen 72 h durch medikamentöse Eskalation beherrscht werden kann oder sich radiologisch eine Kolondistension von über 6 cm zeigt, ist im interdisziplinären Konsens die Operationsindikation zur Kolektomie im Sinne einer Deeskalation zu stellen. Nach einer initialen Bildgebung zum Ausschluss einer Perforation ist die interdisziplinäre klinisch engmaschige Beurteilung dann entscheidend. Die Einholung aller Krankheitsverlaufsinformationen sowie der letzte Koloskopiebefund mit Histologien im Detail sind aus operationsstrategischen Überlegungen obligat.

34.3.3 Therapierefraktärer Verlauf

Unabhängig von der Laufzeit einer Colitis ulcerosa stellt sich die Indikation zur Proktokolektomie durch einen therapierefraktären Verlauf trotz des Einsatzes von Immunsuppressiva und Biologika. Präoperativ muss auch hier zwingend eine aktuelle koloskopische Biopsiediagnostik vorliegen sowie der Zustand des Lebergewebes mittels Sonographie beurteilt sein. In enger Kooperation mit dem behandelnden Gastroenterologen sollte ein Zieloperationszeitpunkt vereinbart werden, so dass die Mehrzeitigkeit des Vorgehens in Abhängigkeit von einer möglichen Medikamentenreduktion modifiziert werden kann.

Direkt präoperativ sind die Abschätzung des Karzinomrisikos, das Vorliegen einer aktuellen Koloskopie mit Biopsien und ggf. Referenzhistologien, Leberdiagnostik und der Ausschluss extraintestinaler Komplikationen unabdingbar. Bei gegebener Indikation erfolgt die anamnestische und funktionelle Beurteilung der präoperativen Kontinenzleistung inkl. Erhebung des Reflexstatus der Sphinkteren sowie eine proktorektoskopische Untersuchung durch den Chirurgen selbst, als auch eine anale Endosonographie zur morphologischen Beurteilung des Sphinkterapparates. Sicher abgeklärt sein muss, ob Kinderwunsch besteht, und hieran orientierend eine Ileorektostomie angeboten werden kann unter der Voraussetzung einer zumindest inflammatorisch nicht begrenzten Anastomosierungsmöglichkeit im Rektum.

34.4 Aufklärung

Die laparoskopische Proktokolektomie kann mit gleicher Sicherheit wie das offene Vorgehen durchgeführt werden. Der operative Zeitaufwand ist in der Regel für das laparoskopische Vorgehen höher. Die direkt postoperative Rekonvaleszenz (geringerer Schmerzmittelbedarf, frühere Darmmotilität) ist ebenso wie das kosmetische Ergebnis beim laparoskopischen Vorgehen besser, Wundheilungsstörungen sind seltener (White et al. 2014). Eine geringere Ausbildung von Adhäsionen zur Bauchwand im gesamten Abdomen und v. a. im Bereich der Adnexen ist für die laparoskopische Proktokolektomie beschrieben (Hull et al. 2012). Zentren, in denen die onkologische laparoskopische Rektumchirurgie routinemäßig durchgeführt wird, können neben den onkologischen Ergebnisdaten großer Studien (Color) auf Daten aus den eigenen DZ-Qualitätsreports verweisen. Ob sich demnächst ausreichend Daten generieren lassen, die wie im eigenen Krankengut wahrgenommen, zeigen können, dass laparoskopisch funktionell bessere Ergebnisse erzielbar sind, bleibt abzuwarten. Die Anwendung des intraoperativen pelvinen Neuromonitorings als Surrogat für die Fokussierung sollte angeboten werden. Es ist bei dem überwiegend jüngeren Patientengut außerordentlich wichtig, im Vorfeld die anatomischen Gegebenheiten so zu erläutern, dass ein Verständnis für mögliche früh- und spätpostoperative funktionelle Beeinträchtigungen (Blasen-, Sphinkter- und Sexualfunktion) vorliegt (Kneist 2013), ohne unnötige Ängste zu induzieren. Nur ein ausreichend informierter Patient kann Beeinträchtigungen adäquat einordnen und formulieren, um Therapieoptionen rechtzeitig zu nutzen und psychische Fehlfixationen zu verhindern. Eine realistische Stuhlfrequenz mit Pouch, die verkürzte Vorwarnzeit und nächtliches Soiling sowie die perianale Pflege postoperativ sind zu erläutern. Bei bestehendem Kinderwunsch ist, wie bereits beschrieben, primär eine Deeskalationskolektomie mit oder ohne Anschluss zu diskutieren. Ist eine Proktokolektomie zu diesem Zeitpunkt unumgänglich, müssen mit den Patienten die Weiterungen bis hin zur Spermienasservation besprochen werden. Die Einschränkung der Empfängnisfähigkeit nach restaurativer Proktokolektomie wird mit bis zu 20 % höher als vor der Operation angegeben (Gorgun et al. 2004), allerdings zeigt sich bei Patientinnen mit Kinderwunsch nach RPC eine 25fach höhere Erfolgsquote mit IVF als in der Referenzpopulation (Ording et al. 2002). 87 % der Schwangerschaften bei Patientinnen mit ileopouchanaler Anastomose (IPAA) verlaufen komplikationslos (Keller und Layer 2002).

Neben einer angemessenen Besprechung dieser spezifisch funktionellen Langzeitergebnisse sollte über alle bekannten möglichen Komplikationen laparoskopischer onkologischer Kolorektalchirurgie informiert werden. Das Konversionsrisiko wurde von der Arbeitsgruppe aus dem St. Marks Hospital mit knapp 10 % in der Einführungsphase des Verfahrens beschrieben und erscheint damit hoch beziffert (White et al. 2014). Mit den Patienten wird im Aufklärungsgespräch die Handhabung des doppelläufigen Stomas, die wahrscheinliche Notwendigkeit zum Monitoring der Stuhlkonsistenz in der Anfangsphase sowie der Ablauf der Stomamarkierung besprochen und entsprechendes Informationsmaterial mitgegeben.

34.5 Lagerung

Der Patient wird auf einer Vakuummatratze in Steinschnittlage mit weichen Beinhaltern gelagert. Für die extreme Kopftieflagerung sind Schulterstützen erforderlich, die den Patienten in dieser Situation halten. Die Lagerungsprobe zeigt, ob eine ausreichende Fixation in extremer Seit-, Kopftief- und Fußtieflagerung vorliegt und die Hüften zwischen 0° und 110° ohne Verschiebung auf dem Tisch frei beweglich sind, ohne die Zugänglichkeit für die transanale OP-Phase zu beeinträchtigen. Beide Arme werden in der Vakuummatratze angelagert. Besondere Polsterung erfahren die Hände, die bei den Manövern der Hüftflexion und -extension unbeeinträchtigt sein müssen. Bei turmgebundenen Bildschirmen erfordert der Eingriff zur Vermeidung großer intraoperativer Manöver im OP-Saal zwei Türme, freie von der Decke schwenkbare Bildschirme vereinfachen das Vorgehen erheblich. Der OP-Tisch kann während des gesamten Eingriffes neben dem rechten Oberschenkel des Patienten stehen. Ist eine Proktokolektomie geplant, wird ein Blasenkatheter zum pelvinen Neuromonitoring eingelegt, nach sterilem Abwaschen und Abdecken werden die Sphinktersonden sowie ihrer glutealen Neutralen platziert und nach regelrechter Signalgebung eine Zügelpflasterfixation der Kabel und deren Sichtkontrolle unter Hüftlagerungsmanövern vorgenommen. Danach erfolgt eine intraoperative Rektoskopie.

Im Verlauf der Operation erscheint es sinnvoll, vor der analen OP-Phase die Beine durchzumobilisieren, sofern keine hydraulischen Kompressionssysteme an den Unterschenkeln angebracht wurden.

34.6 Technische Voraussetzungen

Für die laparoskopisch abdominelle Phase des Eingriffes gibt es keine anderen Erfordernisse als für die in den anderen Kapiteln beschriebenen laparoskopischen kolorektalen Eingriffe neben dem Erfordernis zweier Monitore und dem pelvinen Neuromonitoring. Bei steilem schmalem Becken sollten die Voraussetzungen für ein notwendiges transanales minimalinvasives Vorgehen (TAMIS), ein Gelport, eine Flowvorrichtung, ein zweites laparoskopisches Sieb und ein Scott-Sperrer vorgehalten sein.

34.7 Überlegungen zur operativen Strategie

34.7.1 Drei- oder zweizeitiges Vorgehen

Ist es präoperativ nicht möglich, die medikamentöse, septische oder Stoffwechselsituation des Patienten so zu optimieren, dass hierdurch keine Beeinträchtigung der Anastomosenheilung zu erwarten ist, sollte ein dreizeitiges Vorgehen gewählt werden. Nach laparoskopischer Entfernung des Kolons kann dann zunächst eine Stabilisierung, medikamentöse Deeskalation und Ruboration erfolgen und erst zu späterem Zeitpunkt eine Proktektomie und pouchanale Anastomose durchgeführt werden. Bei geschlossenem Übergang auf die Waldeyer'sche Faszie ergeben sich bei dem Zweiteingriff für die Präparation in das kleine Becken wenig Nachteile, jedoch kann das Vorliegen interenterischer Verwachsungen (insbesondere nach primär septisch indizierter Kolektomie) zu einer Beeinträchtigung der Dünndarmmobilisation für den Pouch führen. Es ist daher auf ein ausreichendes Zeitintervall zum Ersteingriff (mindestens 6 Monate) zu achten, als auch zu Beginn der Laparoskopie beim zweiten Eingriff das Abdomen unter diesem Gesichtspunkt zu explorieren. Ein Schutz der ileopouchanalen Anastomose durch ein vorgeschaltetes doppelläufiges Ileostoma sollte erfolgen. In Anbetracht der anzunehmenden verbleibenden Lebenszeit, der in Relation hierzu geringen notwendigen Zeitinvestition für ein Schutzstoma und den alternativ lebenslangen Folgen bei nicht lokal beherrschbarer septischer Anastomoseninsuffizienz, ist dieses Vorgehen als Empfehlung in den Leitlinien hinterlegt.

Liegen die oben genannten Einschränkungen nicht vor, bietet sich ein zweizeitiges Vorgehen an. Dieses ist unter operationstechnischen Überlegungen (s. o.) jenseits des Patientenkomforts zu favorisieren, auch wenn es laparoskopisch erhebliche Anforderungen an die Kondition des Chirurgen stellt.

34.7.2 Onkologische oder tubuläre Resektion

Wie unter Abschn. 34.3 ausgeführt, können die Indikationen zur Proktokolektomie onkologischen Erfordernissen oder einer therapierefraktären inflammatorischen Situation bei kurzer Verlaufsform geschuldet sein. Sofern diese Trennung klar zu ziehen ist, erscheint ein nichtonkologisches Vorgehen möglich. Realistischerweise bedingt jedoch die Entzündung eine Mitreaktion der darmnahen Gefäße, sodass auch in diesen Situationen die zentralere Absetzung sinnhaft ist. Ohne Nachweis eines Karzinoms im Rechtskolon sollte zur Pouchbildung die ileokolische Gefäßachse sicher erhalten werden. Für die dringliche und Notfallkolektomie gelten dieselben Überlegungen.

Üblicherweise schreitet im Verlauf der Colitis ulcerosa das Ausmaß der Entzündung von distal nach proximal fort. Daher findet sich in den meisten Fällen ein deutlich entzündlich verdicktes Mesorektum. Im eigenen Vorgehen erfolgt daher grundsätzlich die totale mesorektale Exzision. Die Lebensqualität des Patienten wird postoperativ durch den Erhalt der nervalen Strukturen und einen ausreichend weiten, flexiblen nicht gestauten oder entzündeten Pouch wesentlich bestimmt. Die laparoskopischen Voraussetzungen sind so zu halten, dass idealerweise unter Neuromonitoring-gestützter Vergrößerung bluttrocken bei sicher geschlossener mesorektaler und präsakraler Faszie eine Darstellung und Schonung der Nervenachsen insbesondere im tiefen Becken erfolgen kann. Das enge lange, abgewinkelte Männerbecken stellt hierbei durchaus eine Herausforderung dar, der in schwierigen Situationen durch ein transanales Rendezvous via Gelport (Kap. 34) begegnet werden kann. Je größer abschließend das gewonnene Raumvolumen ist, desto leichter lässt sich der Pouch nach distal herabführen und kann weich im sauberen bluttrockenen kleinen Becken platziert werden, so dass auch unter diesem Aspekt keinerlei Vorteile für den Erhalt des Mesorektums erkennbar sind.

34.8 Operationsablauf – How to do it

In Video 34.1 sind Sequenzen der laparoskopischen totalen Kolektomie dargestellt (Abb. 34.1).

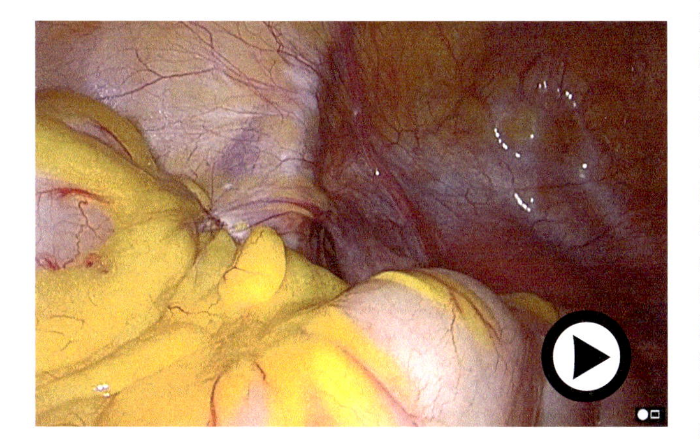

Abb. 34.1 Video 34.1: Laparoskopische totale Kolektomie. (© Video: Claudia Benecke) (▶ https://doi.org/10.1007/000-bjx)

34.8.1 Trokarplatzierung

Der Kameratrokar wird in der Medianen 2 Querfinger oberhalb des Nabels über eine kleine Längsinzision eingebracht. Nach Anlage des Pneumoperitoneums erfolgt das Setzen eines 10-mm- oder 12-mm-Trokars 2 Querfinger medial und kranial der Spina iliaca anterior superior rechts sowie eines 5-mm-Trokars handbreit lateral des Nabels unter Sicht. Diese Angaben gelten als primäre Orientierung. Bei ungewöhnlichen Relationen zwischen der Längs- und Querachse des Patienten wird dieses Muster so modifiziert, dass die Steilheit zur Beckeneingangsebene gewahrt und eine gute Triangulation der beiden Arbeitstrokare erhalten wird. Die beiden linksseitigen Arbeitstrokare werden spiegelbildlich gesetzt.

34.8.2 Exploration

Nach Einbringung der Kamera und der beiden rechten Trokare erfolgt zunächst die Exploration der vier Quadranten unter Zuhilfenahme des Präpariertupfers über den rechten unteren Trokar, ggf. unter zusätzlicher Anwendung eines atraumatischen Greifinstrumentes, so dass der Darm zur Seite gestrichen und gehalten werden kann. Die hierfür investierte Zeit ist für den gesamten weiteren Operationsablauf wichtig, um nicht bei der weiteren Präparation interenterischen und Netzadhäsionen unnützen Tribut zu zahlen. Wir beginnen die Inspektion in Kopftief- und Rechtsseitenlage, um das kleine Becken und im Weiteren das Sigma und das linke Kolon zu beurteilen. Die häufigsten Netzverwachsungen finden sich bereits hier; beurteilt wird auch, ob der Dünndarm frei zur rechten Seite herabfällt. Es folgen die Fußtieflagerung und die Beurteilung der Situation an der linken Flexur sowie des Verlaufs des Transversums dorthin. Zeigt sich zu diesem Zeitpunkt bereits eine hoch hinter die Milz oder in den Hilus ziehende Flexur, so ist eine zügige Entscheidung zur späteren Begrenzung der lateralen Mobilisation gebahnt. Es folgt das zweihändige Anheben des großen Netzes, um zu klären, ob Verwachsungen zur zentralen Achse vorliegen. Der Wechsel in Linksseitenlage gibt den Blick auf die Leber und die rechte Flexur frei, idealerweise fallen Dünndarm und das Netz nach links, andernfalls kann eine Netzfixation nach rechts oder eine zentrale Dünndarmfixation ausgemacht werden. Die Leberränder und Leberkonsistenz werden erfasst. Abschließend, in erneuter Kopftieflage, lassen sich das Colon ascendens und der ileozökale Übergang beurteilen. Liegen hier Verwachsungen vor, die den freien Eingang in das kleine Becken behindern, werden diese in der Folge gelöst. Wann welche der gesichteten Adhäsionen nach der systematischen Exploration gelöst werden, kann nicht standardisiert beschrieben werden, da es aus taktischen Überlegungen gelegentlich durchaus günstig sein kann, Adhäsionen zum Erhalt einer Sichtachse erst später zu lösen.

34.8.3 Mobilisation

Die Mobilisation beginnt im eigenen Vorgehen linksseitig, vom rektosigmoidalen Übergang ausgehend, gegen den Uhrzeigersinn von lateral in Kopftief- und Rechtseitenlage. Es erscheint am einfachsten, die hinter dem Kolonrahmen gelegenen Strukturen bei entzündlicher Grunderkrankung so sicher darzustellen und zu schonen.

Die Freigabe des Sigma aus seinen sekundären Verwachsungen zur linken Bauchwand und die Präparation auf die Gerota-Faszie an der linken Toldt'schen Linie erfolgt primär nicht mit einem ultraschallgestützten Gerät, bis der Ureter sicher langstreckig dargestellt ist. Ab diesem Zeitpunkt kann das Ultraschallskalpell eingesetzt werden, sofern der Situs den Eindruck vermittelt, hierdurch bessere Bedingungen zu erzielen. Bei besonders schlanken Patienten ohne viszerales Fett erweist es sich gelegentlich als vorteilhaft, weiterhin mit dem bipolaren Instrument zu präparieren, da damit eine schnellere und sicherere Blutstillung erzielt wird.

▶ **Cave** Die Sehne des Iliopsoas-Muskels kann anfänglich als Ureter fehlgedeutet werden, sie verläuft jedoch oberhalb und lateral des Ureters, der durch seine charakteristische Peristaltik sowie seine feinen lockenförmigen Gefäße eindeutig zu identifizieren ist.

Auf der Gerota-Faszie wird das Colon descendens bis zur Mittellinie freigegeben und je nach Konfiguration der linken Flexur, diese entweder primär von lateral kommend, wechselseitig oder ganz aus der Bursa heraus entwickelt.

▶ **Praxistipp** Häufig finden sich Verwachsungen der Appendices epiploicae zur linken oberen und seitlichen Bauchwand, die abgelöst werden müssen. Nach der Lösung des Ligamentum phrenicocolicum ist strikt darauf zu achten, die ursprüngliche Präparationsebene auf Gerota nach weiter medial wieder aufzusuchen, um nicht einer Fehlpräparation hinter die Milz mit Blutungsgefahr zu erliegen.

Ist eine Kolektomie geplant, schreitet die Präparation nach der Fußtieflagerung nach proximal fort.

Bei zweizeitigem Vorgehen wird die Lagerung belassen und es erfolgt zu diesem Zeitpunkt die Zuwendung zum Rektum, um unter idealen Bedingungen (früher Operationszeitpunkt, bluttrockener Situs, Neuromonitoring) diesen lebensqualitätsbestimmenden Operationsabschnitt durchzuführen. Wie bereits beschrieben, erfolgt die zentrale Absetzung der Gefäße, die totale mesorektale Mobilisation und unterhalb des Mesorektums die zirkuläre Freigabe des Rektums bis zur Sphinkterebene wie beim tiefsitzenden Rektumkarzinom (Kap. 32).

Nach Fußtieflagerung wird die linke Flexur aufgesucht. Im Idealfall verläuft diese deutlich unterhalb des Milzhilus und eine Auslösung von lateral lässt sich vor dem Pankreasschwanz unter Schonung desselben durchführen. Sofern kein Karzinom im Bereich der Flexuren oder des Transversums vorliegt, wird der Eingang in die Bursa omentalis in der avaskulären Schicht oberhalb des Transversum gewählt und das Omentum nach oben geschlagen. Der gelungene Einstieg wird durch die freie Sicht auf die großkurvaturseitige Magenhinterwand bestätigt. Unter onkologischen Erfordernissen bleibt das Omentum nach kaudal gelagert und der Eintritt in die Bursa wird entlang der Magenarkade vorgenommen, der Magen wird nach kranial umgeschlagen. Die dorsalseitige Befreiung der Flexur und des distalen Transversums bleiben hiervon unbenommen.

▶ **Cave** Zur Entwicklung der linken Flexur nach zentral kaudal darf vor der Auflösung der Ligamente zur Milz nur moderater Zug ausgelöst werden, um keine Kapselverletzung zu verursachen.

▶ **Praxistipp** Um das an der eindeutigen Lamellierung und der weniger gelblichen als leicht blass rosafarbenen Farbgebung gut erkennbare Pankreasschwanzgewebe sicher zu schonen und keinen Hitzeschaden zu setzen, wird die Passivseite des Ultraschalldissektors hierhin gewandt und das zu durchtrennende Gewebe vor der Auslösung der Energie sicher nach ventral angehoben.

Maximale Aufmerksamkeit erfordert die Auslösung der Flexur, wenn diese sowohl in den Milzhilus zieht, als auch in der Umgebung viele Vernarbungen infolge Entzündungsschüben hat, sodass zusätzlich das Pankreasschwanzgewebe nach ventral verzogen wird. Hier lässt sich nur mit großer Geduld durch wechselseitiges Präparieren von lateral und medial Fortschritt erzielen. Die Flexur selbst muss, wenn auch entzündlich deformiert, als sichere Leitschiene im Fokus bleiben. Zieht die Flexur langstreckig dorsal Richtung Zwerchfell sollten neben der maximalen Lagerung die linken Trokare genutzt und zusätzliche Instrumente, durch einen zweiten Assistenten geführt, zu Hilfe genommen werden. Adhäsionen zwischen zu- und abführendem Schenkel müssen hier erwartet und gelöst werden.

In der Regel folgt nach Überschreiten der Mediaebene nach rechts der Wechsel der Operateure auf die linke Seite des Patienten, eine Linksseitenlagerung und die Nutzung der spiegelbildlich gesetzten linksseitigen Trokare. Bei einfachen Verhältnissen kann nun die rechte Flexur ausgelöst werden. Das nach kranial und später links gehaltene Netz wird abschließend ausgelöst, Verklebungen zur Gallenblasenspitze durchtrennt, die Flexur nach kaudal links gezogen, so dass das Duodenum dorsal hiervon sichtbar wird. Die Verklebungen der Flexur und des distalen Colon ascendens nach dorsal zum Duodenum werden mit einem abwärmeschwachen Dissektionsinstrument gelöst. Nach Überwindung des Flexurbogens und der Darstellung der duodenalen Vorderwand schreitet die Präparation unter Anhebung des Rechtskolons und einer Kopftieflagerung bis an den ileozökalen Übergang voran, sofern nicht entzündungsbedingt unübersichtliche Verhältnisse vorliegen. Dies kann durch Änderung der Präparationsrichtung vom ileozökalen Übergang aus nach distal entlang der rechten Toldt'schen Linie bewältigt werden. Nach Darstellung des rechten Ureters werden Zökum, Rechtskolon und rechtes Mesokolon in der avaskulären Schicht auf dem Retroperitoneum nach medial unter leichtem Zug entwickelt. Die Adhäsionen des terminalen Ileums zum Retroperitoneum oberhalb des Beckeneinganges und der Iliaca-communes-Achse müssen für die Mobilität des Ileums inzidiert werden, sofern dies nicht bereits initial erfolgte.

▶ **Cave** Erfolgt die Präparation von proximal nach distal kann bei einer Inzisionslinie, die zu lateral der Toldt'schen Linie gelegt ist, irrtümlich im Retroperitoneum die Niere mobilisiert werden.

34.8.4 Absetzen der Gefäße und des Kolons

Besteht die Indikation zur Proktokolektomie unter rein benignen Vorgaben kann die Absetzung der Gefäße weiter peripher vorgenommen werden, als im Folgenden beschrieben.

Der Erhalt der ileozökalen Gefäßachse ist unter dem Gesichtspunkt der späteren Pouchanlage anzustreben. Sofern nicht ein bewiesenes Karzinom dies hinfällig macht, wird direkt vor Bauhin das terminale Ileum angehoben und hier eine darmnahe Dissektion der Endäste der Arteria ileocolica nach distal am Kolon fortschreitend vorgenommen. Bei Erreichen des gefäßfreien Fensters zur Colica-dextra-Achse wird in diesem nach zentral auf die Mündung der Vene und den Abgang der Arteria colica dextra aus der Arteria mesenterica superior hinpräpariert, diese Gefäße zirkulär freigegeben und durch Clips ligiert und durchtrennt. Die ausreichende vorangegangene Mobilisation des Kolonrahmenmeso zeigt sich nun, wenn durch den großen geschaffenen Mesoschlitz bei Anheben der rechten Flexur nach ventral und kranial freie Sicht auf das untere duodenale „C" gegeben ist und das Transversum mit seinem Mesokolon frei nach kranial geschlagen werden kann, so dass sich die Mediaachse anspannt. Diese wird in der Folge von rechts- und linksseitig kommend freipräpariert, um sichere Verhältnisse bei der Absetzung an der zentralen Achse zu gewähren.

▶ **Cave** Bei zentraler Dissektion muss rechtsseitig der Media die Arteria pancreaticoduodenalis superior anterior am Pankreaskopf mit ihren Seitästen geschont werden.

Nach linksseitig erfolgt durch Freigabe der Mesocolon-transversum-Achse die Auslösung oberhalb von Treitz und Komplettierung an die linkslaterale Mobilisationsebene am Pankreasschwanz heran (Abb. 34.2).

In der Umgebung des doudenalen Durchtritts und vor der Mesenterica-superior-Achse sollte die Dissektion ohne wesentliche Hitzeentwicklung erfolgen.

Liegt nun die Mediaachse am Unterrand des Pankreas mit Mündung der Vene in die Vena mesenterica superior und links hiervon der Abgang der Arteria colica media aus der Arteria mesenterica superior frei, kann bei sicherer Schonung der oberen Mesenterialachse abgesetzt werden (Abb. 34.3). Ist im Rahmen der geplanten Proktokolektomie

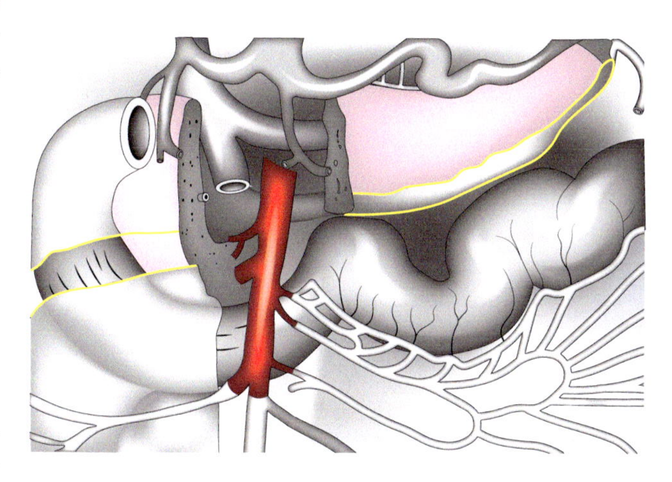

Abb. 34.2 Mesocolon-transversum-Absetzungsebene am Pankreasunterrand (*gelb*); Abgang der A. colica media (*Pfeil*)

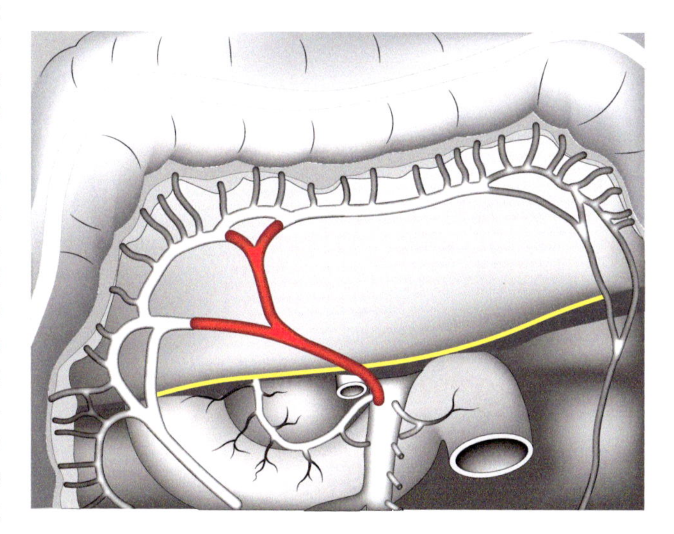

Abb. 34.3 Darstellung der Arteria colica media inframesokolisch (*Pfeil*)

die zentrale Absetzung der unteren Mesenterialachse bereits initial erfolgt, so ist nun das gesamte Kolon mit Rektum zur Absetzung suprasphinktär freigegeben.

Finden wir uns in der Situation einer Kolektomie, erfolgt jetzt vom Abgang der Arteria mesenterica inferior aus an dieser die Absetzung der Arteriae colica sinistra und sigmoidea unter Erhalt der A. rectalis superior, so dass dann die Absetzungsebene am rektosigmoidalen Übergang ohne Eröffnung des retrorektalen Raumes aufgesucht werden kann. Hier erfolgt die Absetzung mit dem geraden Stapler.

▶ **Praxistipp** Höhenvariationen der Absetzungsebene ergeben sich durch die Gewebequalität und das abzuschätzende Stumpfinsuffizienzrisiko, weswegen manche Autoren (Dignass et al. 2011) für diese Situation die Anlage einer Sigmafistel statt Stumpfbildung beschreiben.

Die Absetzung am tiefen Rektum kann im Idealfall mit Hilfe eines abwinkelbaren laparoskopischen Staplers ausgeführt werden, alternativ erfolgt die transanale Absetzung.

34.8.5 Bergung des Organs und Drainage

Zur Bergung erfolgt nun eine Minilaparotomie im linken Unterbauch. Im eigenen Vorgehen wird ein Alexis-Sperrer eingesetzt, das Präparat geborgen und das terminale Ileum abgesetzt. Die Bergung im linken Unterbauch garantiert bei hier guter Freiheit eine ausreichende Länge des Ileummeso für die Pouchbildung und das Herabführen in das tiefe kleine Becken. Im Rahmen der totalen Kolektomie wird das Ileum terminal mit dem Stapler abgesetzt und in der Folge erneut in das Abdomen versenkt. Nach erneuter Anlage des Pneumoperitoneums erfolgen die Kontrolle des Situs und eine Spülung und Drainage, danach wird der vormarkierte Stomaausgang im rechten Mittelbauch exzidiert und das Ileum zur Stomabildung herausgeführt. Nach Entfernung der Trokare und Verschluss der Zugänge kann das Ileum eröffnet und hoch evertierend fixiert werden.

34.9 Spezielle intraoperative Komplikationen und ihr Management

Wie aus den Präparationsschritten hervorgeht, besteht die Gefahr der Verletzung der Ureteren durch die entzündungsbedingte anatomische Beeinträchtigung. Diese Komplikation kann durch Schienung und quere Naht in Erweiterungstechnik behoben werden. Nach Dichtigkeitskontrolle im postoperativen Verlauf kann dann die Schiene wieder entfernt werden. Zur Entlastung verbleibt bis zu diesem Zeitpunkt der Dauerkatheter.

Herrscht Unsicherheit über die Intaktheit der Pankreasschwanzoberfläche ist hier eine zusätzliche Drainage zu platzieren, deren Sekretqualität in der Folge beobachtet werden muss. Wurden kleine Gefäße vor dem Pankreaskopf koaguliert, ist hier ebenfalls im Zweifel eine Drainage zu platzieren. Blutungskomplikationen können sich bei der Präparation der linken Flexur im Bereich der Milzkapsel ergeben, die in der Regel laparoskopisch beherrscht werden können. Hierzu stehen neben der Koagulation unterschiedliche Vliese, Fibrin sowie Flosil zur Verfügung, deren ausreichend lange Kompressions- und Einwirkzeiten zu beachten sind.

34.10 Evidenzbasierte Evaluation

Im Bereich der dringlichen und Notfallindikationen bei der Colitis ulcerosa konnten bereits 2007 Fowkes et al. und 2009 Holubar et al. zeigen, dass die laparoskopische Kolektomie eine sichere und erfolgreiche Technik darstellt (Fowkes et al. 2007; Holubar et al. 2009).

Die vorliegenden Studien zum Vergleich zwischen offener und laparoskopischer Proktokolektomie und Restauration sind überwiegend retrospektiver Natur (White et al. 2014) und leiden daher an dem Abgleich der Lernkurve an einem etablierten Vorgehen, ohne dass sich ein Nachteil für das laparoskopische Verfahren gezeigt hätte. Die geplante prospektive randomisiert-kontrollierte Studie zur Proktokolektomie, die elektiv die laparoskopische mit der konventionellen Technik vergleichen (LapCon) sollte, musste aufgrund mangelnder Rekrutierungsmöglichkeit bei klarem Patientenvotum vorzeitig abgebrochen werden (Schiessling et al. 2013). Übereinstimmend finden sich in den retrospektiven vergleichenden Aufarbeitungen längere Operationszeiten für das laparoskopische Vorgehen sowie ein geringerer Blutverlust zwischen 100 ml und 200 ml (White et al. 2014; Alonso Alvilez 2016). Die Aufarbeitung des Patientengutes der Universität Barcelona von 1999–2015 mit 52 laparoskopisch und 29 offen durchgeführten restaurativen Proktokolektomien zeigte keinen zeitlichen Unterschied im postoperativen Kostaufbau (Alonso Alvilez 2016). Die direkt postoperative Komplikationsrate lag in der offenen Gruppe über alle Clavien-Dindo-Kategorien um 12 % höher bei einer allerdings 2 % höheren Reoperationsrate in der laparoskopischen Gruppe, verursacht in der frühen Phase des laparoskopischen Vorgehens. Weitaus beeindruckender als die frühpostoperativen Ergebnisse sind in dieser Untersuchung die Daten zur langfristigen Dünndarmpassageproblematik mit 0 % in der laparoskopischen und fast 7 % in der offenen Gruppe sowie eine deutlich geringere Komplikationsrate nach Stomarückverlagerung im laparoskopisch operierten Patientengut von 8,5 % im Gegensatz zu 30,4 % in der offenen Gruppe bei einem Nachbeobachtungszeitraum von maximal 66 Monaten. Die Studie von Doljes et al. fand 1 Jahr nach Stomarückverlagerung im Gruppenvergleich noch keinen wesentlichen Unterschied der Rate an Dünndarmobstruktionen (Doljes et al. 2011). Hull et al. konnten 40 Patienten in ihre Untersuchung zur Quantifizierung der möglichen Adhäsionen nach laparoskopischer (28) resp. offener (12) restaurativer Proktokolektomie zum Zeitpunkt der Stomarückverlagerung einschließen (Hull et al. 2012). Die Quoten der Bauchwand-, intraabdominellen und der Adnexadhäsionen lagen in der laparoskopischen Gruppe alle signifikant unter denen in der offen operierten Gruppe. Hierzu passt die von Bartels et al. dokumentierte signifikant höhere Rate an Schwangerschaften nach laparoskopischem Vorgehen (Bartels et al. 2012). Abschließend sei hier die französische Nationaldatenbankstudie skizziert, in der 47 % der 1166 Proktokolektomien zwischen 2009 und 2012 laparoskopisch durchgeführt wurden (Parc und Reboul-Marty 2015). Insgesamt verteilten sich die Eingriffe auf 237 Krankenhäuser. Eine hohe Fallzall und ein zweizeitiges Verfahren mit direkter Anlage des ileoanalen Pouches und laparoskopischem Vorgehen waren assoziiert. Die Morbiditäts- und Mortalitätsraten in der laparokopischen Gruppe waren niedriger. Die Autoren kommen zu dem Schluss, dass diese jungen Patienten mit postoperativ guter Langzeitprognose für diesen seltenen komplexen Eingriff in spezialisierten Zentren behandelt werden sollten.

Literatur

Alonso Alvilez V (2016) Impacto clinico del abordaje laparoscopico en la proctocolectomia y colectomia subtotal. Dissertation, Universität Barcelona, Departement Chirurgie. http://hdl.handle.net/10803/384561. Zugegriffen am 05.06.2024

Bartels SA, D'Hoore A, Cuesta MA, Bensdorp AJ, Lucas C, Bemelman WA (2012) Significantly increased pregnancy rates after laparoscopic restorative proctocolectomy. Ann Surg 256(6):1045–1048

Birrer DL, Frehner M et al (2022) Combining staged laparoscopic colectomy with robotic completion proctectomy and ileal pouch-anal anastomosis (IPAA) in ulcerative colitis for improved clinical and cosmetic outcomes: a single-center feasibility study and technical description. J Robot Surg. https://doi.org/10.1007/s11701-022-01466-x

Collins PD, Mpofu C, Watson AJ, Rhodes JM (2006) Strategies for detecting colon cancer and/or dysplasia in patients with inflammatory bowel disease. Cochrane Database Syst Rev (Online) 2006:CD000279

Dignass A, Preiß JC et al (2011) Aktualisierte Leitlinie zur Diagnostik und Therapie der Colitis ulcerosa 2011 – Ergebnisse einer Evidenzbasierten Konsensuskonferenz AWMF-Registriernummer: 021/009. Z Gastroenterol 49:1276–1341

Doljes S, Kennedy G et al (2011) Small bowel obstruction following restorative proctocolectomy: affected by a laparoscopic approach? J Surg Res 170:202–208

Eaden JA, Abrams KR, Mayberry JF (2001) The risk of colorectal cancer in ulcerative colitis: a meta-analysis. Gut 48(4):526–535

Fowkes L, Krishna K et al (2007) Laparoscopic emergency and elective surgery for ulcerative colitis. Colorectal Dis 10:373–378

Gorgun E, Remzi FH et al (2004) Fertility I reduced after restorative proctocolectomy with ileal pouch anal anastomosis: a study of 300 patients. Surgery 136:795–803

Gupta RB, Harpaz N et al (2007) Histologic inflammation is a risk factor for progression to colorectal neoplasia in ulcerative colitis: a cohort study. Gastroenterology 133:1099–1105

Holubar SD, Larson DW et al (2009) Minimally invasive subtotal colectomy and ileal pouch-anal anastomosis for fulminant ulcerative colitis: a reasonable approach? Dis Colon Rectum 52:187–192

Hull TL, Joyce MR, Geisler DP, Coffey JC (2012) Adhesions after laparoscopic and open ileal pouch-anal anastomosis surgery for ulcerative colitis. Br J Surg 99:270–275

Itzkovitz SH, Harpaz N (2004) Diagnosis and management of dysplasia in patients with inflammatory bowel disease. Gastroenterology 126:1634–1648

Keller J, Layer P (2002) Einfluss chronisch entzündlicher Darmerkrankungen auf Fertilität und Schwangerschaft. Internist 43:1407–1141

Kneist W (2013) Erhaltung der autonomen Nerven bei TME. In: Korenkov L, Germer CT (Hrsg) Gastrointestinale Operationen – Operationstechniken der Experten. Springer, Berlin/Heidelberg/New York, S 367–382

Meyer R, Laubert T et al (2015) Colorectal neoplasia in IBD – a single center analysis of patients undergoing proctocolectomy. Int J Colorectal Disease 30:821–829

Neurath MF, Kiesslich R (2009) Is chromoendoscopy the new standard for cancer surveillance in patients with ulcerative colitis? Nat Clin Pract Gastroenterol Hepatol 6:134–135

Ording OK, Juul S et al (2002) Ulcerative colitis: female fecundity before diagnosis, during disease, and after surgery compared with a population sample. Gastroenterology 122:15–19

Parc Y, Reboul-Marty J (2015) Restorative proctocolectomy and ileal pouch-anal anastomosis. Ann Surg 262(5):849–854

Schiessling S, Leowardi C et al (2013) Laparoscopic versus conventional ileoanal pouch procedure in patients undergoing elective restorative proctocolectomy (LapConPouch Trial) – a randomized controlled trial. Langenbecks Arch Surg 398:807–816

Soderlund S, Brandt L et al (2009) Decreasing time- trends of colorectal cancer in a large cohort of patients with inflammatory bowel disease. Gastroenterology 136(5):1561–1567

Soetikno RM, Lin OS et al (2002) Increased risk of colorectal neoplasia in patients with primary sclerosing cholangitis and ulcerative colitis: a meta-analysis. Gastrointest Endosc 56:48–54

White I, Jenkins JT et al (2014) Outcomes of laparoscopic and open restorative proctocolectomy. Br J Surg 101:1160–1165

Winther KV, Jess T et al (2004) Long-term risk of cancer in ulcerative colitis: a population- based cohort study from Copenhagen County. Clin Gastroenterol Hepatol 2(12):1088–1095

Laparoskopische Resektionsrektopexie

35

Florian Herrle und Peter Kienle

Inhaltsverzeichnis

Die laparoskopische Resektionsrektopexie ist ein bewährtes OP-Verfahren v. a. zur Sanierung eines Vollwandrektumprolapses III°, aber auch bei obstruktiver Entleerungsstörung. Die 3 therapeutischen Prinzipien und entscheidenden OP-Schritte sind a) die ausreichend tiefe, nervenschonende Mobilisation in der TME-Schicht bis zur intersphinktären Ebene, b) die tubuläre Resektion des überschüssigen Colon sigmoideum mit dem Ziel einer diskret gespannten End-End-Stapleranastomose und c) eine stabile dorsale Rektopexie an die Sakralfaszie. Majorkomplikationen sind mit 5 % selten. Die Prolapsrezidivraten liegen zwischen 0–26 %, die Verbesserungsraten für Inkontinenz und Obstipation zwischen 55–76 % bzw. 41–89 %. Im Evidenzvergleich transabdomineller vs. perinealer OP-Verfahren steht ein Beweis der oft vermuteten Überlegenheit der Resektionsrektopexie hinsichtlich der Rezidivrate weiterhin aus.

F. Herrle (✉)
Chirurgische Klinik, Universitätsmedizin Mannheim, Mannheim, Deutschland
e-mail: florian.herrle@umm.de

P. Kienle
Allgemein- und Viszeralchirurgie, Theresienkrankenhaus, Mannheim, Deutschland
e-mail: p.kienle@theresienkrankenhaus.de

T. Keck, C.-T. Germer (Hrsg.), *Minimalinvasive Viszeralchirurgie*, https://doi.org/10.1007/978-3-662-67852-7_35

35.1 Einführung

Die Resektionsrektopexie hat sich seit über 40 Jahren als transabdominelles OP-Verfahren für funktionelle Darmerkrankungen etabliert. Hauptindikation ist der Vollwandrektumprolaps (Grad III) in Kombination mit Inkontinenz, Obstipation oder obstruktiven Entleerungsstörungen. Die heute weit verbreitete Variante dieser Operation ist die Beschreibung von Frykman u. Goldberg (Frykman und Goldberg 1969). Dieser Eingriff kombiniert 3 therapeutische Prinzipien: die tubuläre Resektion eines oftmals elongierten Sigmasegmentes, die dorsale Mobilisation des Rektums bis zum Beckenboden sowie die Pexie des gestreckten Rektums an die Sakralfaszie. Die offenen und laparoskopischen Varianten gleichen sich prinzipiell. Die minimalinvasive Variante der Rektopexie wurde 1992 erstmals von Berman publiziert (Berman 1992). Die multiplen Varianten laparoskopischer OP-Techniken für funktionelle Darmerkrankungen betreffen das Ausmaß der Rektummobilisation, die Rolle der Sigmaresektion sowie diverser Pexietechniken (dorsal, ventral; Naht, Tacker) und -materialien (Netze; Kienle und Horisberger 2013).

Inzwischen hat sich der laparoskopische Zugang weitgehend durchgesetzt, obwohl streng genommen ein signifikanter Vorteil im aktualisierten Cochrane-Review von Tou 2015 wegen zu kleiner Fallzahlen und Endpunktheterogenität nicht bewiesen werden konnte (Senagore 2003; Purkayastha et al. 2005; Tou et al. 2015). Die laparoskopische Resektionsrektopexie wird in aktuellen Leitlinien v. a. im Kontext der chronischen Obstipation und des Vollwandrektumprolaps als mögliche Therapieoption erwähnt (Varma et al. 2011; Andresen et al. 2013).

35.2 Indikation

Indikationen für die laparoskopische Resektionsrektopexie sind

- generell die funktionellen Beckenbodenstörungen, die mit chronischer Obstipation, Outletobstruktion oder analer Inkontinenz vergesellschaftet sind, und
- insbesondere der Vollwandrektumprolaps (Grad III).

Aufgrund der Komplexität der Beckenbodenfunktionsstörungen liegen meist keine isolierten Symptome, sondern morphologisch-funktionell überlagerte Syndrome vor. Eine Systematik zu den diversen transabdominellen OP-Verfahren und deren differenzierter Indikationsstellung findet sich in der Übersichtsarbeit von Kienle u. Horisberger (2013). Die Indikation zu einem abdominellen OP-Verfahren für komplexe Beckenbodenfunktionsstörungen sollte durch eine interdisziplinäre Abklärung und Diskussion in einem Beckenbodenzentrum mit Gynäkologen und Urologen gestützt werden. Liegt zum Beispiel eine Entleerungsstörung vor und findet sich als mögliche Ursache eine Kompression des distalen Rektums durch eine Enterozele oder ein elongiertes Sigma, kann die laparoskopische Resektionsrektopexie durch die Anhebung des peritonealen Beckenbodens mittels Rektopexie sowie Resektion des überschüssigen Sigmaanteils erfolgsversprechend indiziert sein. Rein morphologische Veränderungen ohne relevante klinische Beschwerden einer analen Inkontinenz oder Entleerungsstörung sind hingegen keine Operationsindikation. Als Paradebeispiel ist hier die Rektozele zu nennen, die häufig auch bei gesunden Frauen nachweisbar ist und damit per se keine Operationsindikation darstellt.

35.3 Spezielle präoperative Diagnostik

Zur differenzierten Indikationsstellung im Rahmen funktioneller Darm- und Beckenbodenerkrankungen ist zunächst eine spezifische koloproktologische Anamnese unverzichtbar – erweitert durch den Einsatz validierter Instrumente für Obstipation, Entleerungsstörung und Inkontinenz (Wexner Inkontinenz-Score, Wexner/Herold-Obstipations-Score, Herold-Outlet-Score ggf. auch FIQL-Score).

Die klinische Untersuchung fokussiert auf die anale Sphinkterfunktion, Beckenbodenanatomie und genitale Begleitbefunde, die Konsiluntersuchungen zur Folge haben können (Zystozele, Zervixprolaps).

Je nach Befund ergibt sich daraus der Einsatz spezieller apparativer Diagnostik:

- Die dynamische MR-Defäkographie hat die konventionelle Defäkographie mittlerweile zum Teil abgelöst, weil hier keine Röntgenstrahlen zum Einsatz kommen und weil die umliegenden Gewebestrukturen zusätzlich zur eigentlichen Entleerung abgebildet werden. Die einzelnen Beckenorgane und -kompartimente können voneinander abgegrenzt und das morphologische Ausmaß sowie die funktionelle Relevanz typischer Veränderungen wie z. B. Intussuszeption, Enterozelen und Rektozelen eingeschätzt werden. Da die MR-Defäkographie meistens aber im Liegen durchgeführt wird (nur bei offenen MRT prinzipiell auch im Sitzen möglich), ist sie aber nicht immer aussagekräftig, wenn keine eigentliche Entleerung erfolgt. Dieses kann dann lediglich durch die unphysiologische Position bedingt sein, weswegen in diesen Fällen doch eine konventionelle Defäkographie erfolgen sollte. Beim Vorliegen eines isolierten Rektumprolaps III ist eine dynamische Defäkographie präoperativ nicht zwingend.

- Eine aktuelle Koloskopie (nicht älter als 1 Jahr) präoperativ ist beim Vorliegen eines Vollwandrektumprolaps anzuraten, um begleitende Darmpathologien auszuschließen, die Einfluss auf Operationstaktik und -ausmaß hätten (Polypen, Tumoren).

Weiterführende Diagnostik wie z. B. endoanaler Ultraschall oder anale Manometrie bei Inkontinenzstörungen, Kolontransitzeitbestimmung zur Abgrenzung einer Slow-transit-Obstipation von einer Outletobstruktion und neurophysiologische Untersuchungen müssen im Einzelfall erwogen werden.

35.4 Aufklärung

Zunächst sollte beachtet und dokumentiert sein, dass der Patient gerade bei funktionellen Darmerkrankungen und Beckenpathologien ggf. durch die Resektionsrektopexie keine Besserung der Symptome erfährt. Es können sogar neue Probleme, wie zum Beispiel eine De-novo-Entleerungsstörung auftreten, die jedoch oft passager sind (Tsiaoussis et al. 2005). Zusammengefasst erfahren etwa 70 % der Patienten mit Inkontinenz oder Obstipation eine Besserung der Beschwerden nach Resektionsrektopexie (Kienle und Horisberger 2013).

35.4.1 Spezifische OP-Schritte und Komplikationen

Bei der Rektummobilisation bis zum Beckenboden kann es analog zur totalen mesorektalen Exzision zu einer Verletzung der sympathischen hypogastrischen Nerven und der parasympathischen neurovaskulären Bündel und somit zu Störungen der Blasen-, Analsphinkter- und Sexualfunktion kommen. Dieses Risiko ist bei der Resektionsrektopexie geringer als bei der klassischen onkologischen Resektion einzuschätzen, da im kritischen lateralen Bereich (sog. T-Junction) auch rektumnäher präpariert werden und somit eine sicherere Schonung der Nerven erreicht werden kann.

Bei der dorsalen Pexie an die präsakrale Faszie kann es theoretisch auch zur Affektion des Plexus hypogastricus und somit zu Funktionsstörungen kommen; zudem können stärkere Blutungen aus dem sakralen Venenplexus auftreten.

Das Risiko einer Anastomoseninsuffizienz nach Sigmaresektion ist gegeben aber, wahrscheinlich auf Grund des reduzierten Sphinktertonus, als geringer (<2 % im eigenen Krankengut) als bei der Sigmaresektion aus anderer Indikation einzuschätzen.

35.4.2 Allgemeine OP-Risiken

Das Konversionsrisiko ist in erfahrenen Zentren mit größeren Serien vernachlässigbar (<1 %) sollte jedoch erwähnt werden (Roblick et al. 2011). Roblick et al. berichteten in einer Serie von 152 operierten Patienten über einen Zeitraum von 16 Jahren 4 % Majorkomplikationen (5 Nachblutungen, 1 Anastomoseninsuffizienz mit ReOP) und 19 % Minorkomplikationen. Im eigenen Krankengut über 7 Jahre im Rahmen einer Doktorarbeit retrospektiv aufgearbeitet, zeigen sich vergleichbare Ergebnisse. Insgesamt 8 von 90 konsekutiv operierten Patienten entwickelten postoperativ Komplikationen (9 %), 5 % waren Majorkomplikationen (≥3 nach der Clavien-Dindo-Klassifikation). Nur 1 Patient entwickelte eine Anastomoseninsuffizienz. Sonstige allgemeine OP-Risiken betreffen die Verletzung benachbarter Organe (Ureter, Beckengefäße, Scheide) mit selten stärkeren Blutungen und Transfusionsbedarf; zudem das Risiko von Wundheilungsstörungen und Trokarhernien an den Portinzisionen.

35.5 Lagerung

Der Patient wird auf einer Vakuummatratze französisch gelagert. Die Beine werden mit elastischen Binden an den Beinplatten fixiert. Der rechte Arm wird eng angelagert, der linke Arm für den Zugang durch die Anästhesie ausgelagert und mit Binden ausreichend fixiert, um bei den Lagerungsmanövern nicht abzurutschen. Operateur und erster Assistent stehen auf der rechten Patientenseite. Der Monitor-/Geräteturm steht am Ende der Beine des Patienten linksseitig, die OP-Schwester/Pfleger stehen auf der rechten Patientenseite am Bein. Falls vorhanden kann ein zweiter mobiler Wandmonitor gegenüber dem Operateur platziert werden. Die Neutralelektrode wird am linken proximalen Oberschenkel angebracht (Abb. 35.1).

Wichtig bei der Vakuummatratze ist die sorgfältige Platzierung kaudal (Anusregion frei zum Staplen) und Anmodellierung lateral und an den Schultern, um den Patienten bei den späteren teils sehr ausgeprägten Kopftieflagerungsmanövern stabil zu halten. Gegebenenfalls können bei adipösen Patienten zusätzlich gepolsterte Schulterstützen vorher am OP-Tisch angebracht werden.

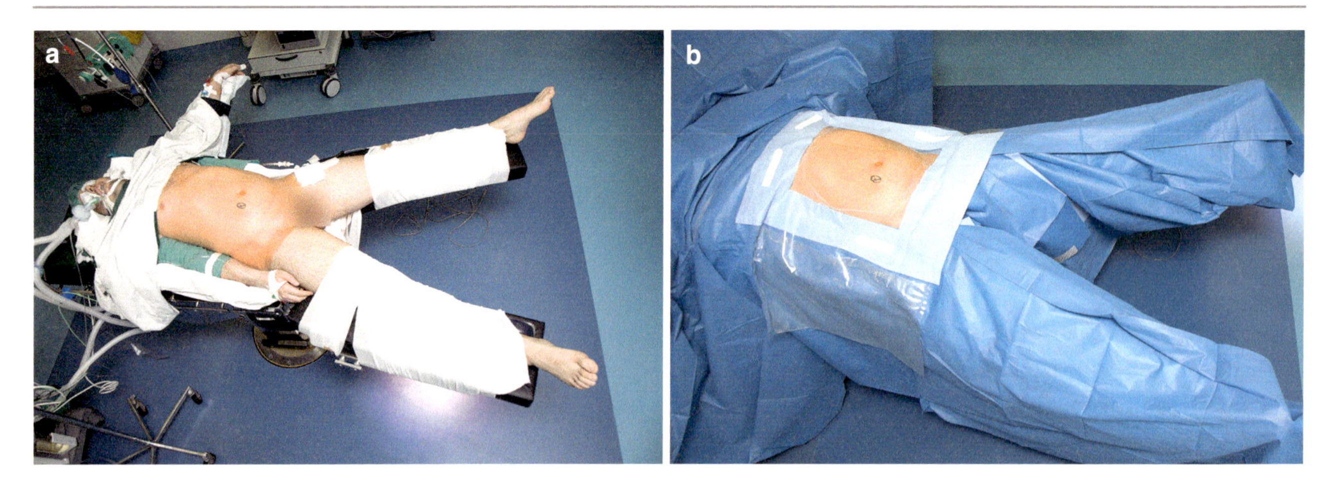

Abb. 35.1 **a, b** Französische Lagerung des Patienten. **a** Vor dem Abwaschen und Abdecken; **b** nach Abdecken mit dem Einmalset

35.6 Technische Voraussetzungen

Folgende technische Voraussetzungen sind zu empfehlen:

- Ein OP-Lagerungstisch mit abspreizbaren Beinplatten für die bevorzugte französische Lagerung. Alternativ kann auch in Steinschnittlagerung operiert werden. Hier ist auf ausreichende Polsterung der Beinschalen zu achten, um bei längeren Eingriffen möglichen thromboembolischen Risiken sowie einem selten möglichen Kompartmentsyndrom vorzubeugen.
- Bipolare Dissektionsinstrumente (z. B. Ligasure, Covidien, USA), Ultraschalldissektionsgeräte wie z. B. Ultracision (Harmonic ACE; Fa. Johnson & Johnson, Ethicon, USA) oder Kombinationsgeräte. Alternativ kann auch mit einer monopolaren oder bipolaren Schere präpariert und Einmalgeräte nur bei schwierigem Situs oder stärkerer Blutungsneigung eingesetzt werden.
- Das übliche laparoskopische Instrumentarium (Laparoskopie-Standard-Sieb mit Nadelhalter, Dissektor, 2 Darmfasszangen).
- Nahtmaterial: die dorsalen Pexienähte werden mit 1er nichtresorbierbarem Material durchgeführt (z. B. Seide oder Ethibond). Die fortlaufende Naht der Reperitonealisierung erfolgt mit einer resorbierbaren Naht (2-0 Vicryl oder einfacher mit einem 2-0 V-Lock).

35.7 Überlegungen zur Wahl des Operationsverfahrens

Grundsätzlich richtet sich die laparoskopische Resektionsrektopexie nach der beschriebenen Technik von Frykman und Goldberg mit dem Unterschied des minimalinvasiven Zugangs (Frykman und Goldberg 1969). Varianten einzelner OP-Schritte betreffen zum Beispiel das Ausmaß der Kolon- und Rektummobilisation und die Technik der Rektopexie und Peritonealisierungsnähte. Im Rahmen einer aktuellen deutschen randomisiert-kontrollierten Multizenterstudie zum Vergleich transabdomineller (Resektionsrektopexie) vs. perinealer (OP nach Delorme) OP-Technik beim Rektumprolaps Grad III (Delores-RCT http://www.delores-trial.eu/) wurden beim initialen Studientreffen 2010 die einzelnen OP-Schritte der laparoskopischen Resektionsrektopexie unter den 13 koloproktologisch spezialisierten OP-Zentren intensiv diskutiert und im Konsens standardisiert: (siehe Abschn. 35.8 und Video-Link: http://www.delores-trial.eu/Rektopexie-gesamt.wmv; zugegriffen 18.01.2017).

35.7.1 Ausmaß und Technik der Kolon- und Rektummobilisation

Das Colon sigmoideum wird prinzipiell nur so weit aus seinen lateralen Adhäsionen mobilisiert, wie es dem geplanten Resektionsausmaß entspricht. Das Colon descendens bzw. die Flexura splenica werden bewusst nicht mobilisiert, da sie als Aufhängung für das zu streckende Rektum dienen sollen. Im Gegensatz dazu erwähnen Frykman u. Goldberg in ihrer Erstbeschreibung, dass das Colon descendens bewusst bis kurz vor die linke Flexur mobilisiert und möglichst auch Colon descendens mit reseziert wird (Frykman und Goldberg 1969). Die Begründung ist, dass hierdurch überschüssiges Colon descendens entfällt und das Lig. splenocolicum als eigentliche Aufhängung des gestreckten Rektums funktionieren soll. Auch Roblick beschrieb 2011 seine Technik der laparoskopischen Resektionsrektopexie mit dem Beginn der Mobilisation des linken Hemikolons bis zur Milzflexur (Roblick et al. 2011), wobei die Milzflexur nicht generell mobilisiert wird. Unserer Ansicht nach kann jedoch schon die retroperitoneale Lage des Colon descendens eine Aufhängungsfunktion mit übernehmen. Daher wird in der hier beschriebenen Technik das Kolon nur insofern mobilisiert, als es überschüssig lang ist und reseziert werden soll.

Die Rektummobilisation erfolgt prinzipiell dorsal bis zum Beckenboden und im Wesentlichen gemäß der TME-Dissektionstechnik. Lateral werden die Rektumaufhängungen im unteren Drittel bewusst erhalten. Ventral wird in unserer Technik bis unmittelbar oberhalb der Sphinkterebene mobilisiert, wobei dieses Vorgehen in der Literatur nicht einheitlich beschrieben ist. Einige Autoren halten eine ventrale Mobilisation bis in den Übergang zum unteren Rektumdrittel für ausreichend. Zentrale Punkte sind bei der Mobilisationstechnik dorsal die Schonung des hypogastrischen Nervenplexus und tief lateral der neurovaskulären Bündel. Bei schwierigen anatomischen Verhältnissen (Vernarbungen durch Vor-OP) kann jedoch zur sichereren Schonung der autonomen Nerven eine rektumwandnähere Mobilisation außerhalb der klassischen TME-Schicht erfolgen. Dies ist v. a. lateralseitig im Bereich der sogenannten T-Junction von Bedeutung, da hier das größte Risiko einer Nervenverletzung droht. Die Rationale für die Mobilisation bis zum Beckenboden ist, dass dadurch das Rektum erst richtig gestreckt und damit der Prolaps komplett behoben werden kann. In dieser angehobenen Position soll das Rektum dann mit dem präsakralen Gewebe fibrosieren und dadurch ein Rezidiv verhindert werden.

Praxistipp Entscheidend ist eine dorsale Mobilisation bis zum Beckenboden. Letztendlich führen wir die Präparation immer bis unmittelbar an die intersphinktäre Schicht heran, weil dann sicher von einer ausreichenden Mobilisation auszugehen ist. Dass diese Schicht erreicht ist, wird durch Gegentasten von transanal bestätigt. Lateralseitig kann die klassische TME-Schicht nach zentral etwas verlassen werden, um das Risiko einer Nervenverletzung zu minimieren.

35.7.2 Ausmaß der Resektion, Anastomosenbildung

Es wird prinzipiell das gesamte Sigma bis zum Sigma-Descendens-Übergang reseziert. Die Rationale zur Sigmaresektion ergibt sich einerseits aus der Vorstellung, dass ein elongiertes stuhlgefülltes Sigma die Obstipation begünstigt, andererseits soll durch die Resektion eine Anastomose angelegt werden, die unter mäßiger Spannung steht, um eine Verschwielung des nach der Mobilisation gestreckten Rektums in derselben Position zu erreichen. Frykman u. Goldberg beschrieben in ihrer Serie eine durchschnittliche Resektatlänge von 31 cm (min. 19 cm, max. 75 cm) im Frischpräparat und vom Pathologen gemessen (Frykman und Goldberg 1969). Allerdings beinhaltete ihre Technik bewusst auch mobilisiertes und reseziertes Colon descendens.

Nachdem die Resektionsgrenzen im Sigma-Descendens-Übergang und proximalen Rektum festgelegt sind, erfolgt die Skelettierung tubulär und darmnah, um die Perfusion möglichst wenig zu beeinträchtigen. Im Gegensatz zur tiefen anterioren Resektion/TME beim Rektumkarzinom wird die A. mesenterica inferior immer erhalten und möglichst auch die A. rectalis superior. Somit bleibt die bestmögliche Perfusion erhalten, um das Risiko einer Anastomoseninsuffizienz zu minimieren. Zudem gibt es Hinweise, dass ein Absetzen der zentralen Gefäße einen negativen Einfluss auf die Stuhlfunktion hat (Masoni et al. 2013). Die Anastomose wird etwa auf Höhe des Promontorium im oberen Rektumdrittel als End-zu-End-Double-Stapling-Anastomose angelegt.

Praxistipp Am gestreckten mobilisierten Rektum wird auf Höhe des Promontoriums der Darm mittels Koagulation markiert und unmittelbar distal davon der Darm darmnah unterfahren und mit einem EndoGIA (blaues Magazin, 60er) abgestapelt. Von hier aus erfolgt dann die darmnahe Skelettierung bis zum Sigma-Descendens-Übergang.

35.7.3 Technik der Rektopexie/ Peritonealisierung

Durch die Rektopexie soll die gestreckte Position des Restrektums samt damit angehobenem Beckenboden gesichert werden, bis diese Haltefunktion auch durch die im Verlauf entstehende dorsale Verwachsung und Vernarbung übernommen werden kann. Die dorsale Rektopexie sollte möglichst dauerhaft halten und daher mit nichtresorbierbarem, ausreichend kräftigem Fadenmaterial genäht werden. Nach unserer Ansicht eignet sich gerade für das laparoskopische Nähen hier ein Seiden- oder Ethibond-Faden der Stärke 0 oder 1. Es werden laparoskopische intrakorporale Einzelknopfnähte durchgeführt. Wichtig für eine stabile Naht ist das Greifen von ausreichend Gewebe rektumnah – jedoch nicht transmural! – bzw. kräftig an der präsakralen Faszie.

Praxistipp Sollte es bei der Rektopexienaht zu einer Stichkanalblutung aus dem präsakralen Plexus kommen, sollte diese Naht nicht abgebrochen werden; meist kann die Blutung durch ausreichend festes Anziehen des Knotens sicher gestillt werden. Sollte es dennoch weiter bluten, wird ein Hämostyptikum (z. B. Tabotamb fibrillar) eingebracht und komprimiert, dadurch kommt die Blutung eigentlich immer zum Stillstand. Durchstechungen oder Koagulation verschlimmern die Situation häufig nur.

Wir führen die Peritonealisierung fortlaufend beidseitig mit resorbierbarem Nahtmaterial (2-0 Vicryl oder einfacher V-Lock-Faden, 2-0 oder 3-0) durch. Es wird so gestochen, dass durch diese Naht das Peritoneum das mobilisierte Rektum nach Durchführung der dorsalen Pexie weiter anhebt und am Ende das Spatium rectouterinum bzw. rectovesicale gestrafft rekonstruiert ist. Das entspricht der von Frykman beschriebenen Technik.

Roblick führt die Pexie bzw. Peritonealisierung leicht unterschiedlich durch: Es werden 3 fortlaufende Nähte gelegt, wodurch die Form eines umgekehrten „Y" resultiert, die ventrale Nahtreihe dient der Peritonalisierung und Pexie der Rektumvorderwand an der Umschlagsfalte. Zwei jeweils lateral gelegene Nahtreihen hängen das Rektum an die dort gelegene Umschlagsfalte auf. Eine dorsale Fixation an die präsakrale Faszie wird hier nicht beschrieben (Roblick et al. 2011). Unserer Meinung nach sollte jedoch auch die dorsale Rektopexie präsakral erfolgen. Aufgrund oft schwacher Bindegewebsverhältnisse sehen wir die nur ventrale und laterale Aufhängung am Peritonealrand als nicht ausreichend stabil an. Gut gestochene Fixationsnähte, die einerseits die präsakrale Faszie, andererseits rektumwandnah die Rektumpfeiler erfassen, sind unserer Meinung nach am ehesten in der Lage, das Rektum anzuheben, bis durch längerwierige Fibrosierungsprozesse auch Verwachsungen diese Stabilität geben können. Diesen Aspekt betonen auch die Erstbeschreiber als mitbestimmend für die Stabilität der Rekonstruktion.

35.8 Operationsablauf – How we do it

Bei der Resektionsrektopexie handelt es sich um ein kombiniertes Verfahren, bestehend aus einer tubulären Sigmaresektion und Rektopexie mit Nahtfixation des Rektums am Os sacrum. Bei der laparoskopischen und offenen Resektionsrektopexie handelt es sich um dasselbe operative Verfahren, bei dem lediglich der operative Zugang und Bergeschnitt unterschiedlich sind. In der Regel wird bei der offenen Technik eine Pfannenstielinzision verwendet. Die Operationsschritte sind ansonsten vergleichbar.

Im Rahmen des Delores-RCT (http://www.delores-trial.eu/) wurden beim initialen Studientreffen die einzelnen OP-Schritte der laparoskopischen Resektionsrektopexie wie folgt standardisiert (Video-Link: http://www.delores-trial.eu/Rektopexie-gesamt.wmv).

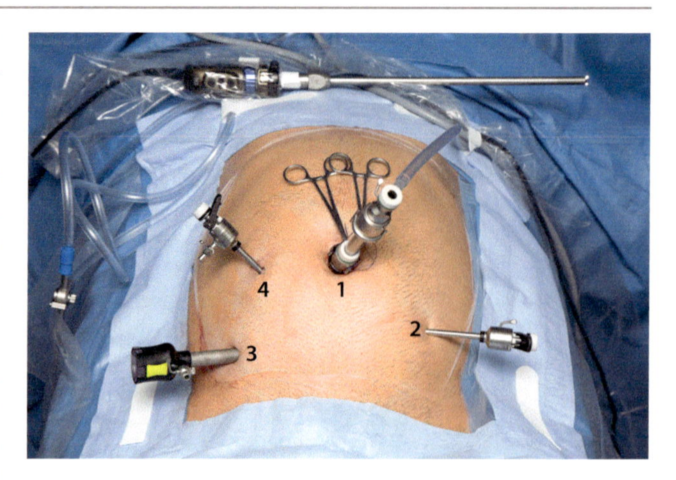

Abb. 35.2 Trokarpositionierung. *1:* 10-mm-Kameratrokar infra- oder paraumbilikal links. *2:* 5-mm-Trokar (spätere Erweiterung zum Bergeschnitt nach medio-kaudal) ca. 2–3 cm medial der linken Spina iliaca anterior superior (SIAS). *3:*13-mm-Trokar (wiederverwendbarer Trokar, passend für späteren Endostapler) ca. 2–3 cm medial der rechten SIAS. Je nach Körpergröße des Patienten etwas tiefer setzen als die Höhe Verbindungslinie der beiden SIAS, um bei der Rektummobilisation bis zum Beckenboden zu kommen. *4:* 5-mm-Trokar etwa pararektal 2–3 cm unterhalb Nabelhöhe. Memo: auf einer halbmondförmigen Verbindungslinie (*blau*) zwischen Trokar 1 und 3

35.8.1 Lagerung, Trokarplatzierung und Zugang

- Lagerung des Patienten in Trendelenburg-Position (Abb. 35.1).
- Setzen der Trokare: Zunächst Optiktrokar über Minilaparotomie links lateral des Nabels, nach Anlegen des Pneumoperitoneums dann Einbringen von drei weiteren Arbeitstrokaren, davon zwei im rechten und linken Unterbauch (13 mm und 10 mm) und einen im rechten Mittelbauch (5 mm; Abb. 35.2).

35.8.2 Exploration und intraoperative Befunderhebung

- Exploration hinsichtlich Verwachsungen, Ausmaß des zu resezierenden überschüssigen Colon sigmoideum und sonstiger Pathologien (Abb. 35.3).

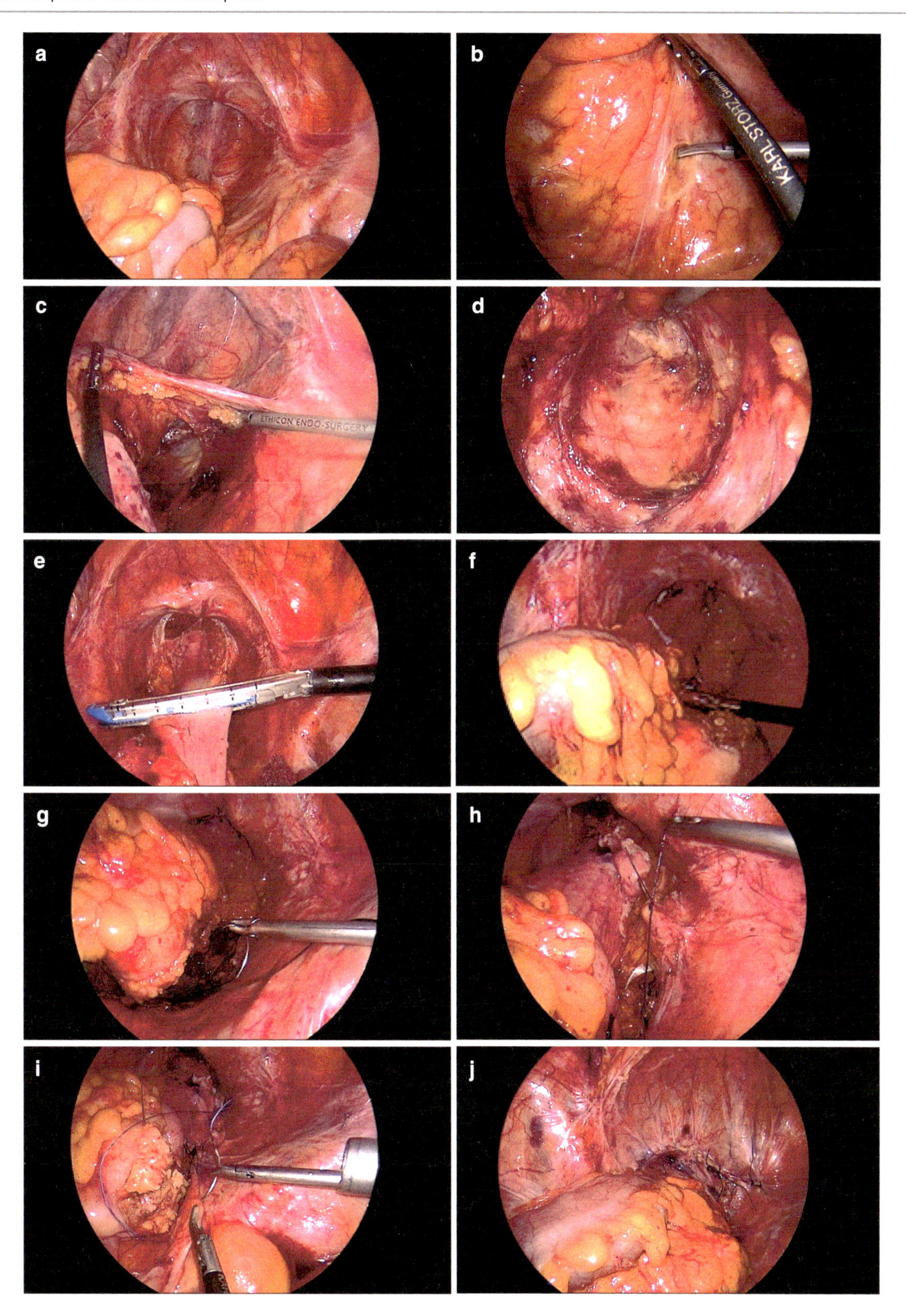

Abb. 35.3 **a–j** OP-Schritte der laparoskopischen Resektionsrektopexie. **a** Befunderhebung. **b** Einstieg in die TME-Schicht. **c** Rektummobilisation: 1) dorsal, 2) lateraler Rektumpfeiler partiell und 3) ventral. **d** Rektummobilisation komplett bis M. levator ani. **e** Durchtrennen im oberen Rektum. **f** Gestapelte End-End-Anastomose unter leichter Spannung. **g** Dorsale Rektopexienähte an die präsakrale Faszie (Seide 2-0, Einzelknopfnähte). **h** Peritonealisierungsnähte: Beginn lateral (Vicryl 2-0 EKN oder V-Lock-Faden fortlaufend). **i** Peritonalisierungsnähte: Abschluss lateral rechts. **j** Situs bei OP-Ende

35.8.3 Mobilisation und Präparation

- Lösen der Verwachsungen am rektosigmoidalen Übergang mit der lateralen Bauchwand und stumpfes Abpräparieren des distalen Mesocolon sigmoideum von der Gerota-Faszie (cave: obligate Visualisierung des linken Ureters).
- Mobilisation des Rektums zwischen Mesorektum und Waldeyer-Faszie dorsal und ventral bis auf den Beckenboden, Gegentasten von transanal, um sicher zu bestätigen, dass die Präparation bis auf den Sphinkteroberrand erfolgt ist (Abb. 35.3b, c).
- Durchtrennen der lateralen Pfeiler im oberen und mittleren Anteil, um eine adäquate Streckung des Rektums sicher zu gewährleisten (Abb. 35.3d).

35.8.4 Resektion und Bergung

- Nach „Probestreckung" des Rektums Festlegen der distalen Resektionsgrenze am proximalen Rektum bzw. rektosigmoidalen Übergang etwa auf Höhe des Promontoriums.
- Hier Unterfahren des Darmes stumpf und Absetzen mit einem Endo-GIA (blaues Magazin; Abb. 35.3e).
- Darmnahes Skelettieren unter Erhalt der Arteria rectalis superior bis etwa auf Höhe des mittleren Sigmas. Alternativ kann die Arteria rectalis superior abgesetzt werden und analog der TME (totale mesorektale Exzision) die Präparation darmfern erfolgen. Wenn möglich sollte jedoch die Arterie zur besseren Durchblutung erhalten bleiben.
- Festlegen der proximalen Resektionsgrenze laparoskopisch und Markieren derselben, es sollte so viel Darm entfernt werden, dass die Anastomose unter leichter Spannung angelegt wird, bzw. das Rektum gestreckt ist.
- Erweiterung des 10-mm-Trokars im linken Unterbauch auf ca. 4–5 cm als Bergelaparotomie, alternativ kann auch ein kleiner Pfannenstielschnitt angelegt werden. Hier ist es dann aber auf Grund der längeren Distanz zum Sigma-Descendens-Übergang extrakorporal schwieriger, ausreichend zu resezieren, und es wird tendenziell zu wenig Kolon reseziert.
- Verlagerung des Darmes vor die Bauchdecke, proximale Durchtrennung des Mesokolons, Platzierung der Tabaksbeutelnaht und Darmresektion.
- Einbringen der Andruckplatte in das proximale Darmende und Rückverlagerung des proximalen Darmendes mit der Andruckplatte in das Abdomen.
- Einführen des zirkulären Klammernahtgerätes von transanal und mittiges Platzieren neben der Klammernahtreihe, Ausfahren des Dorns und Einführen der Andruckplatte, Auslösen des Zirkularstaplers (Abb. 35.3f).
- Entfernen unter Sicht und Kontrolle auf Dichtigkeit (mittels Luftprobe).

35.8.5 Rektopexie/Rekonstruktion

- Danach Anlage der dorsalen Rektopexie, hier werden mindestens 2 Stiche mit 0er- oder 1er-Nahtmaterial (nichtresorbierbar, z. B. Seide oder Ethibond) rechts und links an der Sakralfaszie gestochen und das Mesorektum unter Streckung des Rektums gefasst (Abb. 35.3g).
- Peritonealisierung durch Nähen des peritonealen ventralen und lateralen Randes an den Peritonealrand des mobilisierten Rektums (Abb. 35.3h, i), wobei die Naht so erfolgt, dass die Streckung des Rektums unterstützt und dadurch auch die Spannung an der Anastomose relativiert wird (Abb. 35.3j).

35.8.6 Verschluss und Drainage

- Entfernung der Trokare unter Sicht und schichtweises Verschließen der Einstichstellen (Fasziennaht im Bereich des 13-mm-Trokars).
- Drainagen werden nicht routinemäßig eingelegt.

35.9 Spezielle intraoperative Komplikationen und ihr Management

Analog zur onkologischen Sigmaresektion kann es bei der Mobilisation des elongierten Sigmas zu einer Verletzung des Ureters kommen. Daher ist auch bei der laparoskopischen Resektionsrektopexie die eindeutige Visualisierung des linken Ureters zu fordern. Kommt es zu einer relevanten Verletzung oder gar Durchtrennung, kann je nach Höhe der Läsion ggf. durch einen erweiterten Zugang im Bereich des Bergeschnittes im linken Mittel-/Unterbauch, diese Verletzung durch Pig-Tail-Platzierung und End-zu-End-Anastomose versorgt werden und damit eine Konversion umgangen werden. Im Zweifelsfall muss jedoch median konvertiert werden.

Da die Rektummobilisation im Wesentlichen in der TME-Schicht erfolgt, ist prinzipiell analog der onkologischen Rektumchirurgie auch eine Verletzung der autonomen Nerven möglich. Um funktionelle Ausfälle zu vermeiden, ist auf eine adäquate Visualisierung und Schonung der nervalen Strukturen zu achten. Ist eine Nervenverletzung erfolgt, hat dies zunächst intraoperativ keine Konsequenzen, da sie nicht korrigierbar ist. Gerade nach gynäkologischen Voroperationen, v. a. nach Hysterektomie, ist aufgrund von Verwachsungen eine Verletzung der Vagina möglich. Diese lässt sich im Regelfall unproblematisch laparoskopisch übernähen. Um eine Vaginaverletzung zu vermeiden, empfiehlt es sich bei unklaren anatomischen Verhältnissen, einen Stieltupfer oder Haken in die Scheide einzubringen und diese damit anzuheben.

Bei der Anastomosierung wird bewusst eine leichte bis mäßige Spannung in Kauf genommen wird, um die Anhebung des Rektums und damit auch des Beckenbodens zu unterstützen. Ein erhöhtes Risiko einer Anastomoseninsuffizienz besteht dadurch aber nicht, wahrscheinlich weil die Patienten in der Regel einen eingeschränkten Sphinktertonus aufweisen. Falls es im Rahmen des Lufttests nach Stapeln der Anastomose zu Leckagen kommt, können diese nach genauer Lokalisierung meist laparoskopisch unproblematisch übernäht werden (laparoskopische Naht mit Vicryl 2-0.). Ebenso lassen sich Blutungen an der Klammernahtreihe unproblematisch übernähen, auf Koagulation an der Anastomose verzichten wir prinzipiell.

Im Rahmen der dorsalen Rektopexie an die präsakrale Faszie kann es durch Anstechen des sakralen Venenplexus zu Blutungen kommen. Diese Blutungen kommen meist zum Stillstand, wenn die Naht ausreichend fest geknotet wird.

35.10 Evidenzbasierte Evaluation

Für den Rektumprolaps als eine der Hauptindikationen zur laparoskopischen Resektionsrektopexie wird der aktuelle Evidenzstatus umfassend im 2009 publizierten und im November 2015 aktualisierten Cochrane-Review von Tou zusammengefasst (Tou et al. 2015). Hier wurden 15 randomisierte und quasi-randomisierte Studien mit insgesamt 1007 operierten Patienten eingeschlossen. Primäre Endpunkte der Analysen waren 1) die Rezidivrate für Vollwandrektumprolaps bzw. residualen Mukosaprolaps und 2) die postoperative Rate an Patienten mit Stuhlinkontinenz oder Obstipation. Das Review analysierte diverse OP-Methoden in 9 Vergleichsgruppen. Für die laparoskopische Resektions-/Rektopexie relevante Vergleichsgruppen waren a) laparoskopische vs. offene Verfahren, b) transabdomineller Zugang vs. perinealer Zugang, c) Resektions- vs. keine Resektionsrektopexie, d) Rektopexie vs. keine Rektopexie.

Das Fazit dieser Metaanalyse ist, dass hinsichtlich Rezidivrate weiterhin kein offensichtlicher Unterschied zwischen abdominellen und perinealen OP-Verfahren mit Level-1-Evidenz bewiesen ist. Die einzige größere randomisiert-kontrollierte Studie (PROSPER-Trial), welche sich zum Ziel gesetzt hatte, sowohl die perinealen und abdominellen als auch innerhalb dieser beiden Gruppen noch die OP nach Delorme mit der OP nach Altemeier und die Resektionsrektopexie mit der Rektopexie zu vergleichen, ist leider auf Grund einer unzureichenden Rekrutierung nicht statistisch aussagekräftig. Dies liegt v. a. daran, dass die Chirurgen nicht zwingend randomisieren mussten, sondern auch das Verfahren jeweils nach Präferenz auswählen konnten.

Weiterhin gibt es Hinweise, dass die Durchführung einer Resektion hinsichtlich Verbesserung der Obstipation anzuraten ist und nicht signifikant mehr Komplikationen als die Rektummobilisation und reine Nahtrektopexie hat. Zudem weist eine RCT allerdings mit methodischen Schwächen darauf hin, dass der Verzicht auf eine Rektopexie hinsichtlich Rezidivrate der durchgeführten Rektopexie unterlegen ist (8,6 % vs. 1,5 % nach 5 Jahren, $p = 0{,}003$; Karas et al. 2011).

Zieht man die Einschlusskriterien anders und bezieht Fallserien mit mindestens 30 Patienten zur (laparoskopischen) Resektionsrektopexie mit ein, ergibt sich für die Rezidivraten ein Spektrum zwischen 0 und 26 % und Verbesserungsraten für Inkontinenz bzw. Obstipation von 55–76 % bzw. 41–89 % (Tab. 35.1).

Inzwischen wurden die ersten Ergebnisse der DELORES-RCT auf dem Dt. Koloproktologen-Kongress 2022 vorgestellt. Hier zeigte sich trotz geringerer Rekrutierung als geplant ein hochsignifikanter Vorteil für den primären Endpunkt „Vollwandrezidiv innerhalb von 24 Monaten" für die lap. Resektionsrektopexie im Vergleich mit der perinealen OP nach Delorme. Die post-operative Morbidität beider Gruppen war nicht signifikant unterschiedlich. Funktionell zeigte sich, dass im Bereich Inkontinenz (Wexner Incontinence Score) nach 24 Monaten ebenfalls die Lap. Resektionsrektopexie signifikant besser war als das perineale Verfahren. Hinsichtlich Obstipation nach 24 Monaten waren die Gruppen vergleichbar. Damit konnte erstmals in einer randomisierten Studie ein klarer Vorteil für die lap. Resektionsrektopexie gezeigt werden sofern die Patienten/innen in colorektalen Experten-Zentren und von Operateuren mit hoher technischer Expertise für das jeweiligen OP-Verfahren behandelt werden.

Der Verlauf der Studie zeigte, dass häufig sowohl auf Seiten der Patienten als auch der zuweisenden Gastroenterologen oder Koloproktologen ein Präferenzmuster besteht, das die Rekrutierung und Randomisierung auch in dieser spezialisierten Studiengruppe deutlich erschwerte. Dies demonstrierte die bis dato gängige Lehrmeinung, dass die perineale Versorgung des Rektumprolaps (potenziell unter Rückenmarksanästhesie und mit kürzerer OP-Zeit) v. a. für ältere multimorbide Patienten indiziert ist und die transabdominelle in der Regel laparoskopische Versorgung wegen zwingender Vollnarkose und längerer OP-Zeit, für junge Patienten, bei denen die langjährige Rezidivfreiheit im Vordergrund steht, der bessere Eingriff ist. Allerdings fehlten hierzu weiterhin adäquat kontrollierte Studien, zudem lagen für die meisten verfügbaren, meist retrospektiven Serien nur wenige Langzeitdaten vor, sodass diese gängige Empfehlung nicht ausreichend belegt ist und aufgrund der Ergebnisse und des Settings der DELORES-Studie zugunsten der laparoskopischen Resektionsrektopexie zu revidieren ist.

Tab. 35.1 Übersicht zur (laparoskopischen) Resektionsrektopexie (RR)

Autor/Jahr	Patienten (m/w)	Studiendesign	Rezidive (%)	Verbesserung Inkontinenz (%)	Verbesserung Obstipation (%)
Publizierte Studien					
Huber et al. 1995	42 (2/40)	Prospektiv	0	65	41
Stevenson et al. 1998	30 (1/29)	Prospektiv	0	70	64
Bruch et al. 1999[a]	72 (4/68)	Prospektiv	0	64	76
Kim et al. 1999	176 (16/160)	Retrospektiv	5	55	43
Kellokumpu et al. 2000	34 (3/31)	Prospektiv	7	k. A.	67
Ashari et al. 2005	117 (1/116)	Prospektiv	2,5	62	69
Carpelan-Holmström et al. 2006	75 (11/64)	Retrospektiv	3	k. A.	k. A.
Kariv et al. 2006	111 (14/97)	Prospektiv	11	k. A.	k. A.
Laubert et al. 2010[a]	152 (8/144)	Prospektiv	5,6	76	89
PROSPER-RCT Senapati et al. 2013	51[b] (KA)	Prospektiv Multizentrisch	I) 13 II) 26	I) 55[c] II) k. A.	I) k. A.[d] II) 83
Abgeschlossene in Publikation befindliche Noch nicht publizierte Studien					
DELORES-RCTe Rothenhoefer et al. 2012	70	Prospektiv Multizentrisch	Hochsignifikant weniger Rezidive nach lap RR. innerhalb 24 Mt. als nach Delorme-OP (p 0.0012)	i) Inkontinenz: singifikant Besser für Lap. RR nach 24 Mt. gegenüber Delorme-OP (p 0.002)	ii) Obstipation: keine signifikanten Unterschiede zwischen lap RR. und Delorme-OP (p 0.144)

k. A. keine Angaben; n. v. noch nicht verfügbar
[a] Beide Studien beziehen sich auf dieselbe Singlezenterserie der Universitätsklinik Lübeck. Bruch et al. beinhaltet operierte Patienten der Jahre 1992–1997, Laubert et al. beinhaltet Patienten der Jahre 1993–2008. Angegebene Ergebnisraten beziehen sich auf das 5-Jahres-Follow-up
[b] Im PROSPER-Trial wurden Patienten in mehreren Vergleichsgruppen untersucht: I) 19 Patienten mit (lap) RR im Vergleich abdomineller vs. perinealer Zugang; II) 32 Patienten im Vergleich Nahtrektopexie vs. Resektionsrektopexie. Angaben zur Geschlechtsverteilung dieser Untergruppen sind nicht spezifiziert. [c] Medianes Follow-up nach 36 Monaten. [d] Angaben zu Inkontinenz bzw. Obstipation nur partiell verfügbar; die Lebensqualität (gemessen mit Vaizey-Inkontinenz-Score, Bowel-Thermometer und EQ-5-D) besserte sich im Verlauf bei allen OP-Verfahren; im Vergleich der beiden Untergruppen fand sich kein signifikanter Unterschied. [e] DELORES-RCT: Erste Ergebnisse des primären Endpunktes „Zeitdauer bis zum Rezidiv innerhalb 24 Mt. post-op" und Funktionelle Ergebnisse wurden am Dt. Koloproktologen-Kongress 2022 vorgestellt (Coloproctology, Ausgabe 1/2022). Die Publikation der RCT ist eingereicht und in 2024 zu erwarten (Stand Juli 2024)

Die Ergebnisse der Resektionsrektopexie im Vergleich zu vielfältigen anderen OP-Techniken für funktionelle Darmerkrankungen wurden in einer Übersichtsarbeit von Kienle und Horisberger (2013) zusammengetragen. Es zeigte sich, dass die Resektionsrektopexie für den breiter gefassten Indikationsbereich innerer (Grad I-II) und äußerer (Grad III) Rektumprolaps und/oder obstruktive Defäkationsstörung/Konstipation und/oder fäkale Inkontinenz in rund 70 % der Fälle zu einer Besserung der Beschwerden führt (Inkontinenz 65–80 %, Obstipation 50–80 %, Kienle und Horisberger 2013; Tab. 35.2).

In den letzten 10 Jahren hat die laparoskopische ventrale Netzrektopexie (OP nach d'Hoore) an Popularität gewonnen und wird v. a. in Europa zunehmend häufiger für funktionelle Beckenbodenstörungen sowie beim Rektumprolaps eingesetzt. Die verfügbaren großen Serien zeigen gute Ergebnisse für die ventrale Rektopexie beim Rektumprolaps Grad III und auch bei funktionellen Problemen wie z. B. dem obstruktiven Defäkationssyndrom (ODS) (Consten et al. 2015). Kontrollierte Studien mit adäquater Fallzahl (RCTs oder Fallkontrollstudien) liegen für diese OP-Methode jedoch noch nicht vor, was allerdings auch für alle anderen OP-Verfahren beim Rektumprolaps gilt. Bei Operationen mit Netzimplantaten müssen auch immer netzspezifische Komplikationen berücksichtigt und darüber aufgeklärt werden (z. B. Netzarrosion der Scheide), auch wenn sie insgesamt selten auftreten.

Die LaPros-Studie verglich als Kohortenstudie in USA und Europa die Verfahren laparoskopische ventrale Netzrektopexie und laparoskopische Resektionsrektopexie beim Vollwandrektumprolaps über einen Zeitraum von 2000-2012 in zwei kolorektalen Expertenzentren. (ZITAT einfügen JONKERS et al 2014 - Tech Coloproctology, PMID: 24500726). Primärer Endpunkt war die Lebensqualität nach 24 Monaten gemessen durch GIQLI-Index, EQ-5-D sowie SF-36 Fragebögen. Die Rezidivrate war sekundärer Endpunkt. In dem Gesamtkollektiv von 68 Patient/innen zeigte sich bei einem mittleren Follow-up von 57 Monaten bei beiden Gruppen eine signifikante Verbesserung der Obstipation und Inkontinenz im Vergleich zur Situation präoperativ. Im Vergleich der OP-Techniken zeigte sich für Obstipation kein signifikanter Unterschied. Die Beurteilung der Inkontinenz ergab für die Resektionsrektopexie eine tendenziell stärkere Verbesserung ohne Signifikanz bei kleinen Fallzahlen. Rezidive traten im Beobachtungs-Zeitraum in beiden Gruppen keine auf.

Zusammengefasst ist die Evidenzlage in der chirurgischen Therapie des Rektumprolaps und von funktionellen Beckenbodenstörungen weiterhin schlecht. Die Resektionsrektopexie zeigt in Serien gute Ergebnisse, vergleichbar der einer Vielzahl anderer gängiger Verfahren wie der OP nach d'Hoore, nach Delorme oder auch nach Altemeier. In der eigenen „erfahrungs-

Tab. 35.2 Studien zur Resektionsrektopexie bei diversen Indikationsgruppen. (Adaptiert nach Kienle und Horisberger 2013)

Autor/Jahr	Patienten (n)	Follow-up (Monate)	Methode	Dissektion laterale Ligamente	Indikation	Funktionelle Resultate: FI präop (%)	FI Änderung postop (%)	Score	Obstipation präop (%)	Obstipation: Änderung postop (%)	Score	Besonderheiten
Kellokumpu et al. 2000	17	12	LRR	Nein	ERP: 28	59	80^+	Parks	82	64^+	Eigener Obstipationsscore	Funktionelle Resultate nicht nach Indikation stratifiziert
					IRP: 6			Inkontinenzscore Miller		6^-		
Bruch et al. 1999	72 [a]53	30	LRR	Nein	ERP: 21	k. A.	64	Lübeck-Kontinenz-Score	Unbek.	76^+	Unbek.	Funktionelle Resultate nicht nach Indikation stratifiziert
					ERP OD: 36					9^-		
					OD: 15		[a]75 %$^+$ bei Erhalt lat. Lig.			[a]89$^+$ bei Erhalt lat. Lig.		
Tsiaoussis et al. 2005	27 [a]11	45	LRR	Ja	OD	26	Unklar	Parks	74	Unklar	Eigener Obstipationsscore	
Laubert et al. 2010	154 [a]83	56	LRR	Nein	ERP: 76	64	73^+	Nein	58	84^+		Keine validen Scores, funktionelle Resultate nicht nach Indikation stratifiziert
					IRP: 78							
Von Papen et al. 2007	56 [a]52	44	LRR	Nein	IRP	43	67^+	Parks	50	53^+	Unbek.	
Johnson et al. 2002	22	18	ORR 13	Nein	IRP	9	100^+	KESS	91	60^+	KESS	
			LRR 9									
Huber et al. 1995	42	54	ORR	Nein	ERP: 37	67	65^+	Parks	44	58^+	Unbek.	Funktionelle Resultate nicht nach Indikation stratifiziert
					IRP: 5							

LRR laparoskopische Resektionsrektopexie; ORR offene Resektionsrektopexie; ERP externer Rektumprolaps (Grad 3); IRP interner Rektumprolaps (Grad 1–2); OD obstruierte Defäkation/Obstipation; KESS Knowles-Eccersley-Scott-Symptom Questionnaire; lat. Lig. laterales Ligament; Unbek. unbekannt; k. A. keine Angaben

[a] Nach dem beschriebenen Follow-up noch erreichbare Patienten; $^+$ verbessert/geheilt; $^-$verschlechtert/neu aufgetreten

basierten“ Indikationsstellung bleibt die laparoskopische Resektionsrektopexie die chirurgische Therapie der Wahl beim Rektumprolaps Grad III. Nur bei Patienten mit sehr eingeschränkter Lebenserwartung oder bei relativen Kontraindikationen für eine transabdominelles Vorgehen (z. B. junge Frau mit Kinderwunsch oder Z. n. mehrfachen großen transabdominellen Voroperationen) setzen wir ein perineales Verfahren ein, hier bevorzugt die OP nach Delorme. Bei funktionellen Beschwerden favorisieren wir die Operation nach d'Hoore.

Literatur

Andresen V, Enck P, Frieling T et al. (2013) S2k-Leitlinie Chronische Obstipation: Definition, Pathophysiologie, Diagnostik und Therapie. AWMF 2013. http://www.awmf.org/leitlinien/detail/ll/021-019.html. Zugegriffen am 04.04.2016

Ashari LH, Lumley JW, Stevenson AR, Stitz RW (2005) Laparoscopically-assisted resection rectopexy for rectal prolapse: ten years' experience. Dis Colon Rectum 48. https://doi.org/10.1007/s10350-004-0886-3

Berman IR (1992) Sutureless laparoscopic rectopexy for procidentia. Technique and implications. Dis Colon Rectum 35(7):689–693

Bruch HP, Herold A, Schiedeck T, Schwandner O (1999) Laparoscopic surgery for rectal prolapse and outlet obstruction. Dis Colon Rectum 42(9):1189–1194; discussion 1194–1195

Carpelan-Holmström M, Kruuna O, Scheinin T (2006) Laparoscopic rectal prolapse surgery combined with short hospital stay is safe in elderly and debilitated patients. Surg Endosc 20. https://doi.org/10.1007/s00464-005-0217-3

Consten EC, van Iersel JJ, Verheijen PM, Broeders IA, Wolthuis AM, D'Hoore A (2015) Long-term outcome after laparoscopic ventral mesh rectopexy: an observational study of 919 consecutive patients. Ann Surg 262(5):742–747; discussion 7–8. https://doi.org/10.1097/sla.0000000000001401

Frykman HM, Goldberg SM (1969) The surgical treatment of rectal procidentia. Surg Gynecol Obstet 129(6):1225–1230

Huber FT, Stein H, Siewert JR (1995) Functional results after treatment of rectal prolapse with rectopexy and sigmoid resection. World J Surg 19. https://doi.org/10.1007/bf00316999

Johnson E, Carlsen E, Mjaland O, Drolsum A (2002) Resection rectopexy for internal rectal intussusception reduces constipation and incomplete evacuation of stool. Eur J Surg Suppl 588:51–56

Karas JR, Uranues S, Altomare DF, Sokmen S, Krivokapic Z, Hoch J et al (2011) No rectopexy versus rectopexy following rectal mobilization for full-thickness rectal prolapse: a randomized controlled trial. Dis Colon Rectum 54(1):29–34. https://doi.org/10.1007/DCR.0b013e3181fb3de3

Kariv Y, Delaney CP, Casillas S, Hammel J, Nocero J, Bast J et al (2006) Long-term outcome after laparoscopic and open surgery for rectal prolapse: a case–control study. Surg Endosc 20. https://doi.org/10.1007/s00464-005-3012-2

Kellokumpu IH, Vironen J, Scheinin T (2000) Laparoscopic repair of rectal prolapse: a prospective study evaluating surgical outcome and changes in symptoms and bowel function. Surg Endosc 14(7):634–640. https://doi.org/10.1007/s004640000017

Kienle P, Horisberger K (2013) Transabdominal procedures for functional bowel diseases. Chirurg 84(1):21–29. https://doi.org/10.1007/s00104-012-2349-z

Kim DS, Tsang CB, Wong WD, Lowry AC, Goldberg SM, Madoff RD (1999) Complete rectal prolapse: evolution of management and results. Dis Colon Rectum 42(4):460–466. https://doi.org/10.1007/bf02234167

Laubert T, Kleemann M, Schorcht A, Czymek R, Jungbluth T, Bader FG et al (2010) Laparoscopic resection rectopexy for rectal prolapse: a single-center study during 16 years. Surg Endosc 24(10):2401–2406. https://doi.org/10.1007/s00464-010-0962-9

Masoni L, Mari FS, Nigri G, Favi F, Gasparrini M, Dall'Oglio A et al (2013) Preservation of the inferior mesenteric artery via laparoscopic sigmoid colectomy performed for diverticular disease: real benefit or technical challenge: a randomized controlled clinical trial. Surg Endosc 27(1):199–206. https://doi.org/10.1007/s00464-012-2420-3

Papen M v, Ashari LH, Lumley JW et al (2007) Functional results of laparoscopic resection rectopexy for symptomatic rectal intussusception. Dis Colon Rectum 50:50–55

Purkayastha S, Tekkis P, Athanasiou T, Aziz O, Paraskevas P, Ziprin P et al (2005) A comparison of open vs. laparoscopic abdominal rectopexy for full-thickness rectal prolapse: a meta-analysis. Dis Colon Rectum 48(10):1930–1940. https://doi.org/10.1007/s10350-005-0077-x

Roblick UJ, Bader FG, Jungbluth T, Laubert T, Bruch HP (2011) How to do it – laparoscopic resection rectopexy. Langenbecks Arch Surg 396(6):851–855. https://doi.org/10.1007/s00423-011-0796-5

Rothenhoefer S, Herrle F, Herold A, Joos A, Bussen D, Kieser M et al (2012) DeloRes trial: study protocol for a randomized trial comparing two standardized surgical approaches in rectal prolapse – Delorme's procedure versus resection rectopexy. Trials 13(1):1–10. https://doi.org/10.1186/1745-6215-13-155

Senagore AJ (2003) Management of rectal prolapse: the role of laparoscopic approaches. Semin Laparosc Surg 10(4):197–202

Senapati A, Gray RG, Middleton LJ, Harding J, Hills RK, Armitage NC et al (2013) PROSPER: a randomised comparison of surgical treatments for rectal prolapse. Colorectal Dis 15(7):858–868. https://doi.org/10.1111/codi.12177

Stevenson AR, Stitz RW, Lumley JW (1998) Laparoscopic-assisted resection-rectopexy for rectal prolapse: early and medium follow-up. Dis Colon Rectum 41. https://doi.org/10.1007/bf02236895

Tou S, Brown SR, Nelson RL (2015) Surgery for complete (full-thickness) rectal prolapse in adults. Cochrane Database Syst Rev 11:Cd001758. https://doi.org/10.1002/14651858.CD001758.pub3

Tsiaoussis J, Chrysos E, Athanasakis E, Pechlivanides G, Tzortzinis A, Zoras O et al (2005) Rectoanal intussusception: presentation of the disorder and late results of resection rectopexy. Dis Colon Rectum 48(4):838–844. https://doi.org/10.1007/s10350-004-0850-2

Varma M, Rafferty J, Buie WD (2011) Practice parameters for the management of rectal prolapse. Dis Colon Rectum 54(11):1339–1346. https://doi.org/10.1097/DCR.0b013e3182310f75

Laparoskopisch assistierte anteriore Rektumresektion

36

Katica Krajinovic

Inhaltsverzeichnis

In den Fokus rückten in den letzten Jahren neue Herangehensweisen bei den Operationen des Rektumkarzinoms. Hinter allen neuen Konzepten steht weiterhin die Idee der radikalen Resektion mit der Maxime der maximal nervenschonenden und damit funktionserhaltenden Operation. Das folgende Kapitel gibt einen Überblick über die praktische Vorgehensweise bei der laparoskopischen Rektumresektion begleitet von Tipps aus der eigenen Praxis. Abschließend wird ein kurzer Überblick über die aktuelle Evidenzlage zur laparoskopischen Rektumresektion gegeben.

Ergänzende Information Die elektronische Version dieses Kapitels enthält Zusatzmaterial, auf das über folgenden Link zugegriffen werden kann [https://doi.org/10.1007/978-3-662-67852-7_36]. Die Videos lassen sich durch Anklicken des DOI-Links in der Legende einer entsprechenden Abbildung abspielen, oder indem Sie diesen Link mit der SN More Media App scannen.

K. Krajinovic (✉)
Klinik für Allgemein-, Viszeral-, Thorax-, und Gefäßchirurgie, Klinikum Fürth, Fürth, Deutschland
e-mail: katica.krajinovic@klinikum-fuerth.de

36.1 Einführung

Die Rektumresektion aufgrund eines Rektumkarzinoms wurde von Sir Wiliam Ernest Miles Anfang des 19. Jahrhunderts beschrieben. Die weiteren Meilensteine in der Entwicklung der Rektumchirurgie waren die Einführung von Staplern durch Ravitch in den 1970er-Jahren und im Weiteren die Beschreibung der totalen mesorektalen Exzision (TME) durch Bill Heald 1982. Anfang der 1990er-Jahre folgten erste Berichte über laparoskopische kolorektale Eingriffe, nachdem zuvor im Jahre 1985 der erste laparoskopische Eingriff durch Erich Mühe inauguriert wurde. Die Zurückhaltung in der Etablierung der laparoskopischen Rektumresektion in der klinischen Routine war zum einen begründet durch die technisch anspruchsvolle Operation und zum anderen durch die unklare Situation hinsichtlich des Langzeitoutcome laparoskopischer Operationen bei Rektummalignomen. Insbesondere nährten initiale Berichte über Portimplantationsmetastasen die Ablehnung des minimalinvasiven Vorgehens. Das Einführen der Wundschutzfolie,

T. Keck, C.-T. Germer (Hrsg.), *Minimalinvasive Viszeralchirurgie*, https://doi.org/10.1007/978-3-662-67852-7_36

die Weiterentwicklung des laparoskopischen Instrumentariums und die technische Optimierung der Visualisierung haben schließlich zu einer Implementierung der laparoskopischen Rektumresektion in den chirurgischen Alltag geführt. Die klassische Indikation für die anteriore Rektumresektion ist das Rektumkarzinom. Für die Vergleichbarkeit der laparoskopischen Rektumresektion mit dem offenen Vorgehen besteht eine sehr gute Evidenzlage. Die Empfehlungsformulierung der Leitlinie beschreibt eine Gleichwertigkeit der onkologischen Ergebnisse, eine geeignete Patientenselektion und entsprechende Expertise des Operateurs vorausgesetzt (S3-Leitlinie Kolorektales Karzinom).

36.2 Indikation

Alle Tumore des Rektums – beginnend ab Linea dentata – welche endoskopisch nicht in sano abtragbar und bezüglich ihrer Dignität nicht eindeutig zuordenbar sind sowie histologisch nachgewiesene Malignome des Rektums stellen eine Indikation zur Rektumresektion dar.

Eine relative Kontraindikation stellen hierbei Rektumkarzinome dar, welche organüberschreitend wachsen und Nachbarorgane infiltrieren (T4-Situation).

36.3 Spezielle präoperative Diagnostik

Das präoperative Staging des Lokalbefundes ist für die Therapieplanung des Rektumkarzinoms von zentraler Bedeutung. Zur präoperativen Diagnostik des Rektumkarzinoms gehören die starre Rektoskopie und Biopsie. Mit der starren Rektoskopie ist die exakte Bestimmung der Entfernung des Tumorunterrandes zur Linea dentata und damit die Einordnung in Tumore des unteren, mittleren oder oberen Rektumdrittels möglich. Dies ist für die weitere Therapieentscheidung maßgeblich. Die rektale Endosonografie zeigt bei Tumoren des unteren und mittleren Rektumdrittels im Vergleich zu anderen bildgebenden Verfahren die höchste Sensitivität bezüglich der Tiefeninfiltration, insbesondere in der diagnostischen Genauigkeit der T1-Karzinome. In Abhängigkeit der weiteren Kriterien ist bei „low-risk" kategorisierten T1-Karzinomen eine lokale Abtragung indiziert. Bei Tumoren des oberen Rektumdrittels und höhergradigen Stenosen ist eine rektale Endosonografie häufig technisch nicht durchführbar und nur limitiert aussagekräftig. Die Magnetresonanztomografie (MRT) mit Beckenspule zeigt die höchste Sensitivität zur Beantwortung der Frage des Tumorabstandes zur mesorektalen Faszie, welche in der Endosonografie nicht zur Darstellung kommt. Die Tumorlokalisation in der starren Rektoskopie, die Bestimmung der Infiltrationstiefe in der rektalen Endosonografie (EUS), die Beurteilung des Tumorabstandes zur mesorektalen Faszie im MRT sowie die Darstellung von vergrößerten Lymphknoten (MRT oder EUS) sind obligate Untersuchungsparameter, um eine stadiengerechte Therapie unabhängig von der geplanten Operationstechnik einleiten zu können.

Das genaue Studium der Tumorlokalisation und seines dreidimensionalen Wachstumsmusters ist eine essenzielle Voraussetzung für eine erfolgreiche Operationsstrategie. Insbesondere bei Tumoren des unteren Rektumdrittels ist die technische Schwierigkeit des Absetzens mit dem Endo-GIA zu beachten und gegebenenfalls ein kombiniertes abdominaltransanales Prozedere zu planen. Weitere präoperative Untersuchungen sind die komplette Koloskopie zum Ausschluss eines Zweitmalignoms sowie ein Röntgenbild des Thorax und Sonografie des Abdomens zum Ausschluss von Fernmetastasen. Alternativ wird zunehmend eine CT des Abdomens und Thorax durchgeführt.

36.4 Aufklärung

Neben den allgemeinen Operationskomplikationen sollen bei der anterioren Rektumresektion eingriffspezifische Komplikationen erläutert und schriftlich fixiert werden. Dies sind die Anastomoseninsuffizienz (<5 %), die Anastomosenstriktur (<10 %), die Harnleiter- (<1 %) und Blasenverletzung (<1 %), die Impotenz (35–40 %), Wundheilungsstörungen (<10 %), die Stomaanlage und Reoperation.

36.5 Lagerung

Die Lagerung erfolgt in modifizierter Steinschnittlagerung nach Lloyd-Davis. Die Hüften sollten hier ca. 15° gebeugt sein. Beide Arme sind zur Vermeidung von Plexusläsionen angelagert. Schulterstützen sind bei intermittierend notwendiger maximaler Trendelenburg-Lagerung anzubringen. Aufgrund der zum Teil extremen Rechtsseitenlagerung bei der Mobilisation des linken Hemikolons ist eine Haltevorrichtung rechtsseitig an den Operationstisch angebracht. Beide Beine sind in Beinschalen ausgelagert und mit Gurten um die Oberschenkel fixiert.

36.6 Technische Voraussetzungen

Für das laparoskopische Vorgehen sollten folgende Voraussetzungen gegeben sein:

- ein Ultraschalldissektionsgerät (z. B. Ultracision, Fa. Ethicon oder Thunderbeat, Fa. Olympus),
- eine Titan-Clipzange 10 mm,
- ein Endoretraktor,
- ein Endo-GIA,
- ein Zirkularstapler und
- reguläres Laparoskopieinstrumentarium.

36.7 Operationsablauf – How I do it

36.7.1 Trokarplatzierung

Im Folgenden werden die einzelnen Operationsschritte der laparoskopischen anterioren Rektumresektion detailliert beschrieben.

Für die laparoskopische anteriore Rektumresektion werden drei Arbeitstrokare und ein Optiktrokar platziert (Abb. 36.1). Der Optiktrokar kann in Abhängigkeit der anatomischen Verhältnisse infra- oder bis zu 2 QF supraumbilikal eingebracht werden, um eine suffiziente Übersicht sowohl im linken oberen Quadranten als auch tief pararektal zu ermöglichen. Die Arbeitstrokare werden rautenförmig im linken und rechten Unterbauch und suprapubisch (spätere Erweiterung der suprapubischen Trokarinzision zur Pfannenstielinzision) eingebracht.

▶ **Praxistipp** Eine optimale Lagerung ermöglicht eine optimale Sicht und Expositionsmöglichkeit. Die extreme Rechtsseitenlagerung zur Präparation des linken Hemikolons und die extreme Trendelenburg-Lagerung zur Durchführung der mesorektalen Exzision erfordern daher eine Seitenstütze rechts und Schulterstützen beidseitig.

▶ **Praxistipp** Der Abstand des Umbilikus zur Milzregion ist sehr variabel und sollte bei der Platzierung des Arbeitstrokars im rechten Unterbauch berücksichtigt werden.

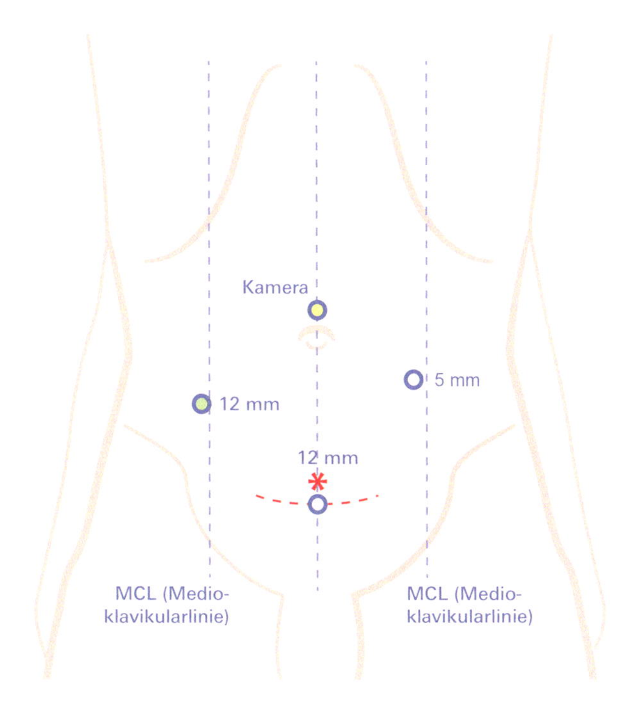

Abb. 36.1 Trokarplatzierung für die laparoskopische Rektumresektion. * Pfannenstielinzision

Die Platzierung dieses Arbeitstrokars sollte nach Anlage des Pneumoperitoneums äußerlich mittels der Auflage eines laparoskopischen Instrumentes in der gedachten Präparationslinie zum Unterpol der Milz erfolgen. Die Trokarplatzierung kann dann so modifiziert werden, dass der Trokarabstand das problemlose Manövrieren bei der Präparation der linken Kolonflexur erlaubt.

Unmittelbar nach der Trokarplatzierung erfolgt bei gefüllter Harnblase das Einbringen eines suprapubischen Katheters, so kann die Harnblasenentleerung bis zur späteren Präparation im kleinen Becken erfolgen. Nach erfolgter laparoskopischer Exploration erfolgt die Seitenlagerung des Patienten nach rechts, sodass das Dünndarmkonvolut lagerungsinduziert nach rechts fällt und den Blick auf die Aortenachse und das linksseitige Mesokolon freigibt.

36.7.2 Mediale Mobilisation und Gefäßdarstellung

Video 36.1 demonstriert die komplette mesokolische Exzision(CME) mittels Präparation von medial (Abb. 36.2).

Nach Anspannen des Mesokolon knapp oberhalb des Promontoriums kommt in der Regel bei suffizienter Ausspannung ein „Sichtfester" im Winkel zwischen der iliakalen Gefäßbifurkation und dem Abgang der Arteria mesenterica inferior zum Vorschein. Dieses Fenster deutet die Trennschicht zwischen dem Mesokolon und der retroperitonealen Faszie an und markiert den Beginn der medialen Präparation unter Schonung der retroperitonealen Faszie. Bei Vorantreiben der Präparation nach lateral ist bereits nach wenigen Schritten der Verlauf des linksseitigen Ureters und der lateral hiervon gelegenen Testikular- oder Ovarialgefäße zu identifizieren. Wird eine schichtgerechte Präparation eingehalten, so lässt sich die Gerota-Faszie in einer avaskulären Dissektionsschicht teils stumpf vom Mesokolon separieren.

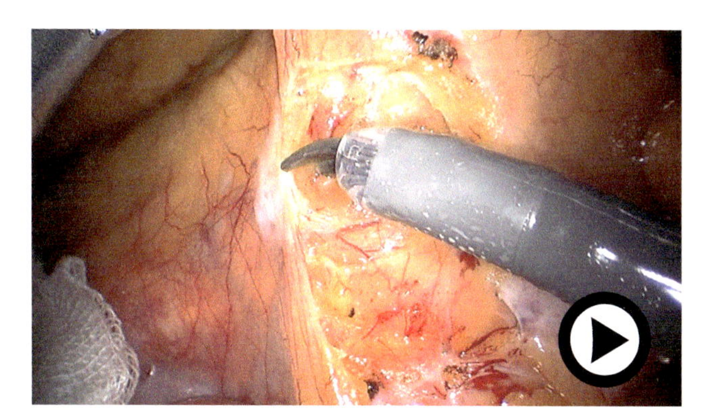

Abb. 36.2 Video 36.1: Komplette mesokolische Exzision (CME) mittels Präparation von medial (© Video: Katica Krajinovic) (▶ https://doi.org/10.1007/000-bjz)

Die Präparation wird auf diese Weise unter sorgfältiger Schonung des retroperitonealen Überzuges bis an den Unterrand der Arteria mesenterica inferior fortgeführt. Eine suffiziente Aufspannung des Mesokolon vorausgesetzt, kann nun das Verhältnis des Abganges der Arteria mesenterica inferior zur aortalen Gefäßachse dargestellt werden. Die Inzision des Mesokolons zur Darstellung der Arterie sollte zur Verhinderung einer Läsion der Nervenfasern des Plexus hypogastricus superior ca. 1 cm oberhalb des Abganges aus der Aorta erfolgen (Abb. 36.3a).

Kehrt man nun erneut in die korrekte Präparationsschicht kaudal der Arteria mesenterica inferior zurück, so kann nun die zirkuläre Freipräparation der Arterie von kaudal kommend schichtgerecht fortgeführt werden. Auf diese Weise gelangt man zwanglos in die korrekte Präparationsebene kranial der Arterie und kann hier unter Anheben des Mesokolon die Separation der retroperitonealen Faszie nach kranial und lateral vorantreiben und gelangt schließlich auf die zentrale Einmündung der Vena mesenterica inferior am Pankreasunterrand. Nun erfolgt zunächst die Cli-

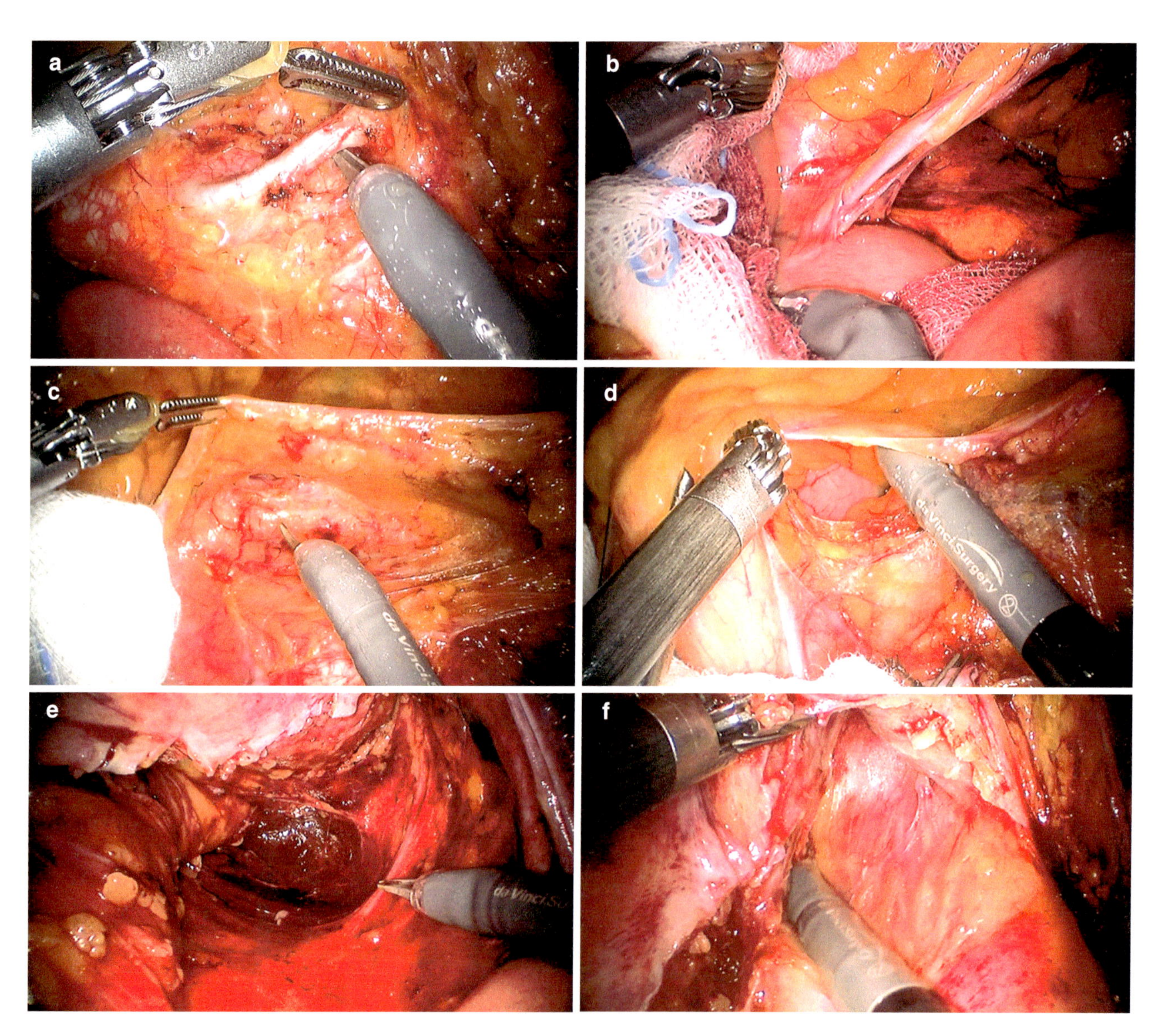

Abb. 36.3 (**a**) Darstellung der A. mesenterica inferior und Vorbereitung zur Clipligatur 1 cm distal des Abganges aus der Aorta. (**b**) Zentrale Darstellung der V. mesenterica inferior am Pankreasunterrand, die Mobilisation des linksseitigen Mesokolon ist erfolgt. (**c**) Darstellung des Pankreasunterrandes nach vollständiger Mobilisation des Mesokolon von medial nach lateral. (**d**) Durchtrennung der V. mesenterica inerior und Eingehen in die Bursa omentalis. (**e**) Verlauf des Plexus hypogastricus superior und Nn. hypogastrici dexter und sinister unter der intakten Waldeyer-Faszie. (**f**) Präparation im Spatium prärektale: die Samenblasen werden mit der intakten Denonvillier-Faszie stumpf nach ventrokranial gehalten

pligatur der Arteria mesenterica inferior mit Titanclips der Größe 10 mm.

▶ **Praxistipp** Der Erhalt der Vena mesenterica inferior bis zur vollständigen medialen Mobilisation des linken Mesokolon ermöglicht ein einfacheres bogenförmiges Anspannen des Mesokolon mit einer besseren anatomischen Übersicht und Definition der Organgrenzen, insbesondere zum Pankreasunterrand (Abb. 36.3b).

Erst nach vollständiger Mobilisation des Mesokolon nach lateral bis zum Pankreasunterrand erfolgt die zentrale Ligatur der Vena mesenterica inferior.

Im nächsten Schritt wird nun das Mesokolon kaudal und kranial der durchtrennten Vena mesenterica inferior zeltförmig aufgespannt und vom Vorderrand des Pankreas präpariert, auf diese Weise gelangt man zwanglos in die Bursa omentalis (Abb. 36.3c) Auf der anterioren Fläche des Pankreas wird nun die Mobilisation des Mesokolon möglichst weit nach lateral vorangetrieben.

▶ **Cave** Auf die unmittelbare Nähe des Kolons zum Pankreas im lateralen Pankreasabschnitt ist zu achten, sonst besteht die Gefahr der Kolonwandverletzung.

Ist die mediale Mobilisation konsequent erfolgt, so kann beginnend in der Fossa iliaca kaudal die Durchtrennung der nunmehr lediglich schmalen Adhärenzzone des linken Hemikolon zur lateralen Bauchwand zügig erfolgen. Wiederum ist auf eine flächige, also Zwei-Punkt-Ausspannung des linksseitigen Kolon nach medial zu achten. Nach Erreichen der linken Kolonflexur wird das Ligamentum gastrocolicum darmwandnahe durchtrennt, damit kommen die zuvor von medial dargestellte Bursa omentalis und die Pankreasvorderfläche zur Darstellung. Nachdem die Mobilisation des Mesokolon vom Pankreasunterrand bereits von medial erfolgt ist, besteht die einzige Fixation des sonst vollständig mobilen linksseitigen Colon transversum lediglich im Bereich des Ligamentum gastrocolicum. Dieses wird im nächsten Schritt bis zum proximalen Colon transversum darmwandnahe mit der Ultraschallschere durchtrennt. Nach Vervollständigung der Mobilisation des linken Hemikolon wird mit dem sog. Flexurengriff das distale Colon transversum und das proximale Colon descendens gefasst, aufgespannt und nach medial und rechts verlagert. Bei adäquater Mobilisation ist nun eine vollständig freie Sicht auf das Pankreas bis zur Clipligatur der Vena mesenterica inferior, den Milzunterpol und die Magenhinterwand möglich.

▶ **Praxistipp** Die Instrumente zum zeltförmigen Aufspannen des Mesokolon können im Sinne eines Hypomochlion geschlossen unter das ausgespannte Mesokolon kranial und kaudal des Pankreas eingebracht werden. Dieses Manöver ermöglicht eine langstreckige räumliche Exposition des Pankreasverlaufes.

36.7.3 Präparation im kleinen Becken

Video 36.2 demonstriert die Präparation im kleinen Becken mit der Darstellung des Spatium retrorectale unter Schonung der Nn. hypogastrici dexter und sinister sowie die Präparation im Bereich der Denonvillier-Faszie (Abb. 36.4).

Vor dem Beginn der Präparation im kleinen Becken sollte die gefüllte Harnblase, falls initial nicht bereits erfolgt, mittels eines suprapubischen Blasenkatheters entlastet werden.

▶ **Praxistipp** In ca. 10 % der Fälle entwickeln Patienten nach anteriorer Rektumresektion postoperative Blasenentleerungsstörungen. Der Vorteil der suprapubischen Harnableitung liegt zum einen in der Möglichkeit der Überprüfung der postoperativen Miktionsfähigkeit und zum anderen in der Möglichkeit der Belassung des suprapubischen Katheters über einen längeren Zeitraum hinweg, ohne dem Patienten die Nachteile einer transurethralen Dauerkatheterableitung aufzubürden.

▶ **Praxistipp** Bei weiblichen Patienten wird der Uterus durch das Einbringen eines atraumatischen Uterusmanipulators oder mittels trasperitonealer Fixationsnaht in Retroflexion gehalten.

Vor der pararektalen Peritonealinzision beidseits müssen alle lateralen Adhäsionen des Sigma gelöst werden. Unter ventrokranialem Anspannen des Sigma mit der Babcock-Klemme wird der zu Beginn der Operation bereits eröffnete Präparationsraum kaudal der nun radikulär ligierten Arteria mesenterica inferior aufgesucht und unter Schonung der Waldeyer-Faszie eine beidseitige pararektale Peritonealinzision bis zur peritonealen Umschlagfalte im Spatium rektovesikale bzw. rektovaginale durchgeführt. Im nächsten

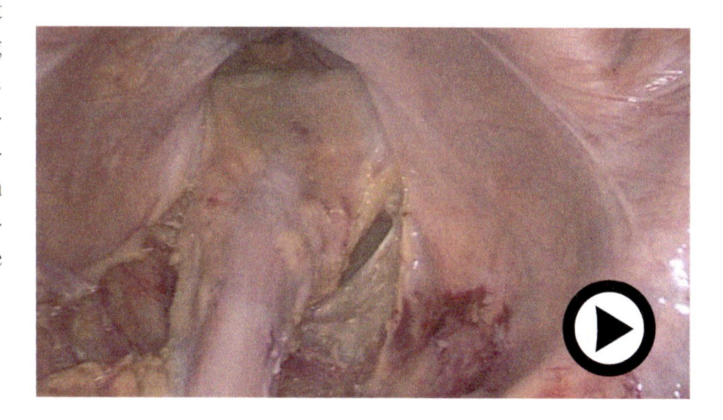

Abb. 36.4 Video 36.2: Präparation im kleinen Becken (© Video: Katica Krajinovic). (▶ https://doi.org/10.1007/000-bjy)

Schritt folgt die dorsale Mobilisation des Rektums im Spatium retrorektale und präsakrale bis zum Beckenboden. Der Nervus hypogastricus ist bei schichtgerechter Präparation beidseits im Beckeneingang und in seinem weiteren Verlauf zu sehen und unter genauer Kenntnis seines Verlaufes entsprechend zu schonen. (Abb. 36.3d). Die peritoneale Inzision wird anschließend im Verlauf der peritonealen Umschlagfalte prärektal vervollständigt und die Mobilisation des Rektums anterolateral fortgeführt.

Die Präparation ventral des Rektums erfolgt unter sorgfältiger Schonung der Denonvillier-Faszie, welche die Samenblasen und die Prostata umkleidet. Nur eine optimale Exposition mit ventrokaudalem Zug von Harnblase und Samenblasen und kraniodorsalem Zug des Rektums ermöglich eine schichtgerechte Präparation hinter der Denonvillier-Faszie (Abb. 36.3e).

▶ **Cave** Anterolateral beidseits verschmelzen die Fasern des Plexus hypogastricus inferior mit Gefäßästen der internen Iliakalgefäße zu „neurovaskulären Bündeln". An diesen Lokalisationen ist die Gefahr der Nervenläsion und Verletzung der Integrität der Denonvillier-Faszie sehr hoch (Kinugasa et al. 2006; Abb. 36.5)

Für die Retraktionsmanöver am Rektum und an den Samenblasen eignet sich ein abwinkelbarer fächerförmiger Endoretraktor (Abb. 36.6). Durch die flächige Retraktion sind die Präparationsfenster räumlich übersichtlicher und die Gefahr von retraktionsbedingten Verletzungen der mesorektalen Faszie wird reduziert.

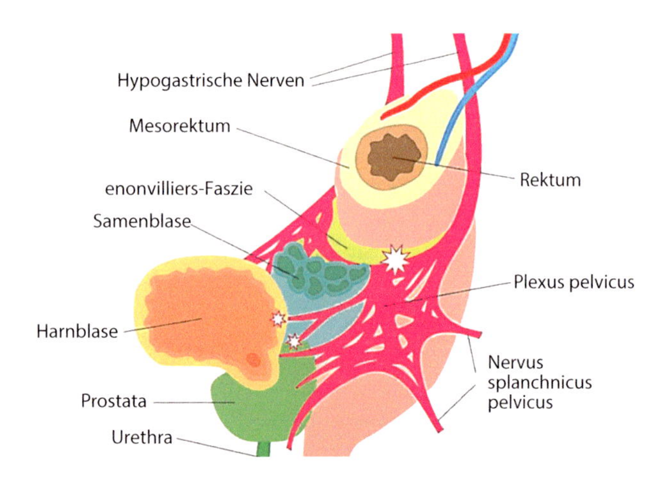

Abb. 36.5 Topografische Darstellung der Denonvillier-Faszie und der autonomen Nerven des kleinen Beckens

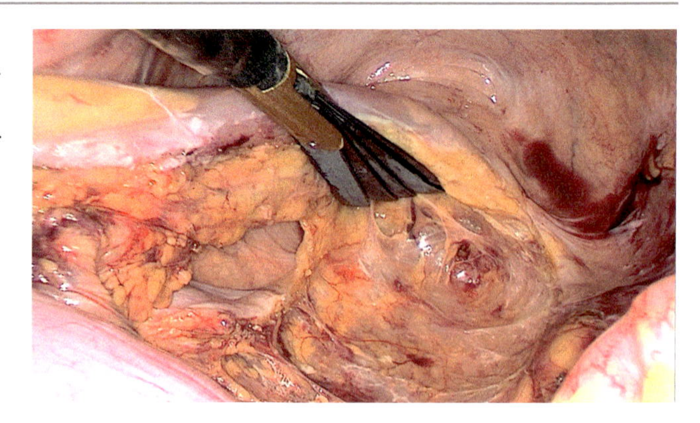

Abb. 36.6 Endoretraktor im Einsatz

Nach vollständiger Mobilisation des Rektum und totaler mesorektaler Exzision folgt das Absetzen des Rektums mittels Endo-GIA. Dieses operative Manöver gestaltet sich häufig aufgrund der starren Konstruktion des Klammernahtgerätes und beengter räumlicher Verhältnisse komplex. Vor Einbringen des Endo-GIA sollte deshalb die Exposition des Rektums optimal eingestellt werden unter Vermeidung direkter Manipulation oder Greifmanöver am Mesorektum.

▶ **Praxistipp** Bei Tumoren des unteren Rektumdrittels sollte die operative Strategie hinsichtlich eines kombiniert laparoskopisch/robotischen und transanalen Vorgehens präoperativ festgelegt werden. Gerade hier ist das Absetzen des Rektums mit dem Endo-GIA technisch sehr anspruchsvoll. Mit manipulationsbedingten Kollateralschäden am Mesorektum und dem erschwerten linearen Absetzen des Rektums ist die Gefahr einer Resektion „non in sano" und eines Befalls des zirkumferenziellen Resektionsrandes (positiver CRM) vergesellschaftet.

36.7.4 Resektion und Reanastomosierung

Nach Aufhebung der Kopftieflagerung wird der suprapubische Trokar entfernt und zu einer ca. 8 cm langen Pfannenstielinzision verlängert. Nach querem Eröffnen der Faszie und stumpfem Auseinanderdrängen der Rectusmuskulatur wird die peritoneale Öffnung erweitert und eine Wundprotektionsfolie eingebracht. Das zuvor mit einer Babcock-Klemme gefasste terminale Ende des Rektums wird vor die Bauchdecke luxiert. Das Festlegen der oralen Resektionslinie orientiert sich an der Gefäßversorgung. Unter Mitnahme der Vena und Arteria mesenterica inferior wird das Mesenterium bis zur geplanten Resektionsgrenze im Colon descendens zwischen Ligaturen durchtrennt. Der Rekonstruktionsstandard in unserer Klinik ist die Kolon-J-Pouch-Rekonstruktion und als Alternative die lateroterminale Kontinuitätswiederherstellung. Nach entsprechender Vorbereitung der oralen Rekonstruktion wird das orale Kolon mit dem eingeknoteten Kopf nach intraperitoneal reponiert. Nach schichtgerechtem Verschluss der Pfannenstielinzision wird erneut das Pneumoperitoneum angelegt und der Patient in Kopftieflagerung gebracht. Nach transanalem Einführen des Zirkularstaplers wird der Zentraldorn idealerweise knapp hinter der Klammernahtreihe am Rektumstumpf hervorgedreht. Der klammernahtkopftragende orale Kolonschenkel wird unter Beachtung eines rotationsfreien Anlaufens mit dem Zentraldorn des Klammernahtgerätes konnektiert und die enterale Kontinuität auf diese Weise wiederhergestellt. Die Anastomosenringe werden auf ihre Vollständigkeit und zirkuläre Kontinuität hin überprüft. Abschließend erfolgt die Überprüfung der Anastomose auf Wasserdichtigkeit mittels transanaler Insufflation von verdünnter PVP-Lösung unter Verlegen des oralen Kolonlumens und sorgfältiger laparoskopischer Inspektion. Die Anastomose wird abschließend durch die Anlage eines doppelläufigen Ileostomas geschützt.

Praxistipp Die Einzeichnung einer Stomaausleitungsstelle ist ein obligater Bestandteil der präoperativen Vorbereitung. Am wachen sitzenden, stehenden und angekleideten Patienten wird die ideale Stomaausleitungsstelle mit einem wasserfesten Stift markiert. Dies ist die Grundvoraussetzung für eine spätere optimale Stomaversorgung. Im Rahmen der laparoskopischen Operation kann die spätere Stomaausleitungsstelle als primärer Trokarzugang im rechten Unterbauch verwendet werden.

36.8 Evidenzbasierte Evaluation

Die onkologische Gleichwertigkeit der laparoskopischen und offenen anterioren Rektumresektion beim Rektumkarzinom konnte in mehreren randomisierten, internationalen Multicenterstudien und systematischen Reviews bestätigt werden (Bonjer et al. 2015; Guillou et al. 2005; Vennix et al. 2014). Die Kurzzeitresultate aus der COREAN- und COLOR-II-Studie zeigten für die Gruppe der laparoskopisch operierten Patienten einen geringeren intraoperativen Blutverlust, früheres Einsetzen der Peristaltik, geringeren Schmerzmittelverbauch über den epiduralen Katheter und einen kürzeren Krankenhausaufenthalt bei insgesamt längerer Operationszeit (Bonjer et al. 2015; Kang et al. 2010). Hinsichtlich der onkologischen Resektionsqualität bestanden keine Unterschiede bezüglich der Tumorfreiheit des distalen Absetzungsrandes, jedoch war eine höhere Rate an positiver CRM bei den Karzinomen des unteren Rektumdrittels in der Gruppe der offen operierten Patienten festzustellen. Ursächlich hierfür könnte die bessere Visualisierung des Präparationsgebietes bei der Laparoskopie mit konsekutiv radikalerer Resektion sein. Die onkologischen Langzeitdaten zeigen im 3-Jahres-Follow-up eine Gleichwertigkeit der laparoskopischen und offenen Rektumresektion über alle Stadien hinweg sowohl hinsichtlich des rezidivfreien Überlebens als auch des Gesamtüberlebens (Abb. 36.7).

Dass ein Befall des zirkumferenziellen Resektionsrandes (positiver CRM) das Risiko für die Entwicklung eines Lokalrezidivs signifikant erhöht, konnte in mehreren Untersuchungen bestätigt werden (Birbeck et al. 2002; Hermanek und Junginger 2005). Der beengte Raum im kleinen Becken und die technisch anspruchsvolle Präparation und Anastomosentechnik können die onkologische Tumorfreiheit aller Resektionsebenen negativ beeinflussen. Die randomisierte ALaCaRT-Studie adressiert genau diese onkologisch-qualitativen Aspekte der anterioren Rektumresektion und vergleicht in einem multizentrisch randomisierten Protokoll die histopathologischen Kriterien a) Vollständigkeit der totalen mesorektalen Exzision, b) negativer CRM (≥ 1 mm), c) negativer distaler Absetzungsrand (≥ 1 mm). Hier konnte die Überlegenheit der laparoskopischen Rektumresektion statistisch nicht bestätigt werden. Insbesondere waren die Raten für einen positiven CRM und eine nichtvollständige TME in der Laparoskopiegruppe höher (Stevenson et al. 2015).

Die anatomisch komplexe Operationstechnik im schwer zugänglichen pararektalen Raum des kleinen Beckens mündet möglicherweise in technikbedingte Kompromisse, welche sich in ungünstigen histopathologischen Ergebnissen widerspiegeln.

Die Konversion der laparoskopischen Operation zum offenen Vorgehen wird in der Literatur in bis zu 35 % der Fälle beschrieben und ist assoziiert mit einer höheren Morbidität, Mortalität und einem schlechteren onkologischen Outcome (Guillou et al. 2005; Poon und Law 2009). Gründe für die Konversion des laparoskopischen Verfahrens sind unter anderem erschwerte und technisch limitierte Präparationsbedingungen bei schmalem Becken, großen Tumoren, Tumoren des unteren Rektumdrittels mit erschwerter technischer Handhabung der Stapler und Anastomosenversagen.

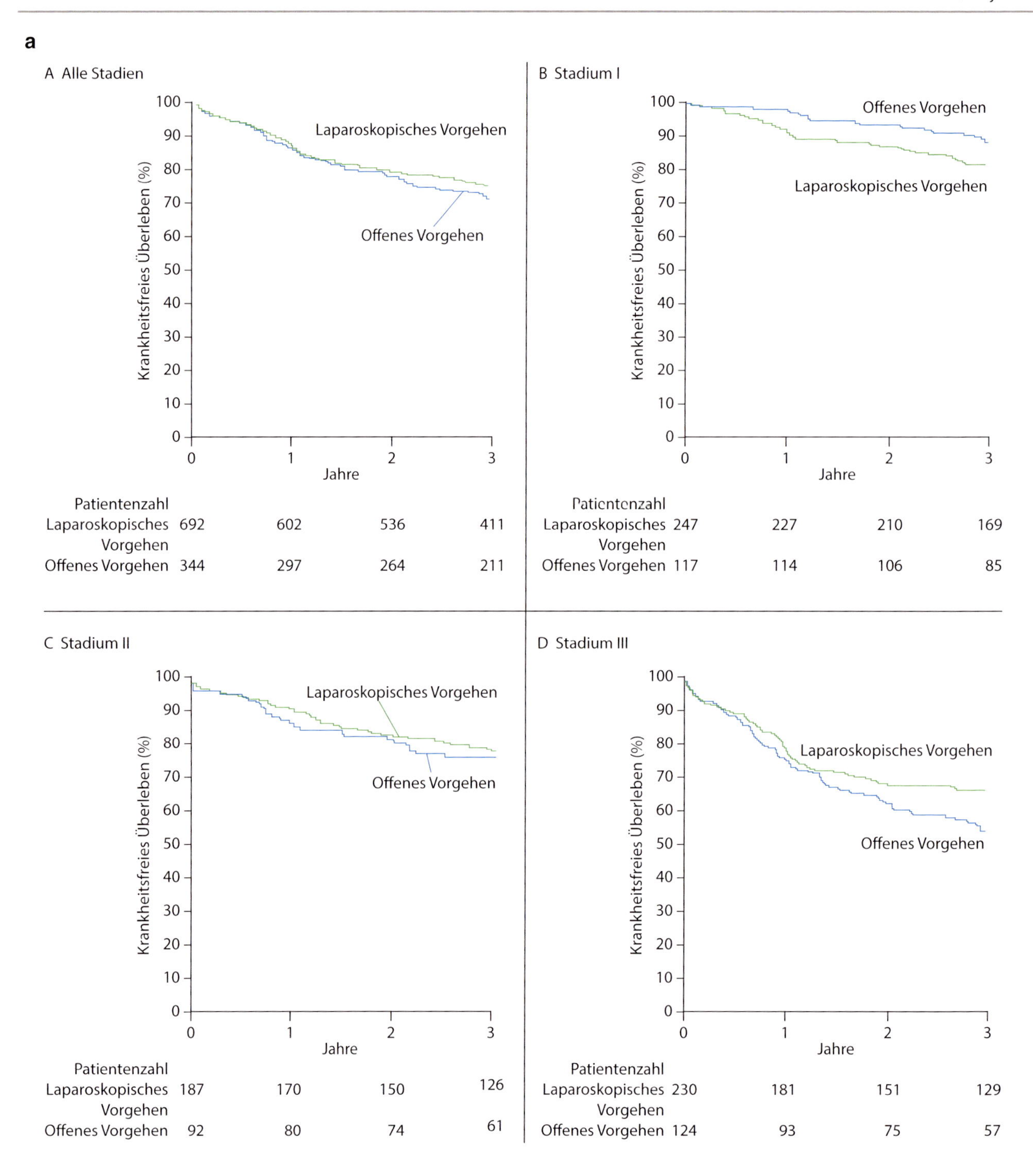

Abb. 36.7 (**a**, **b**) Laparoskopische vs. offene Rektumresektion bei verschiedenen Stadien des Rektumkarzinoms. (**a**) Krankheitsfreies Überleben (**b**) Gesamtüberleben im 3-Jahres-Follow-up. (Nach Bonjer et al. 2015)

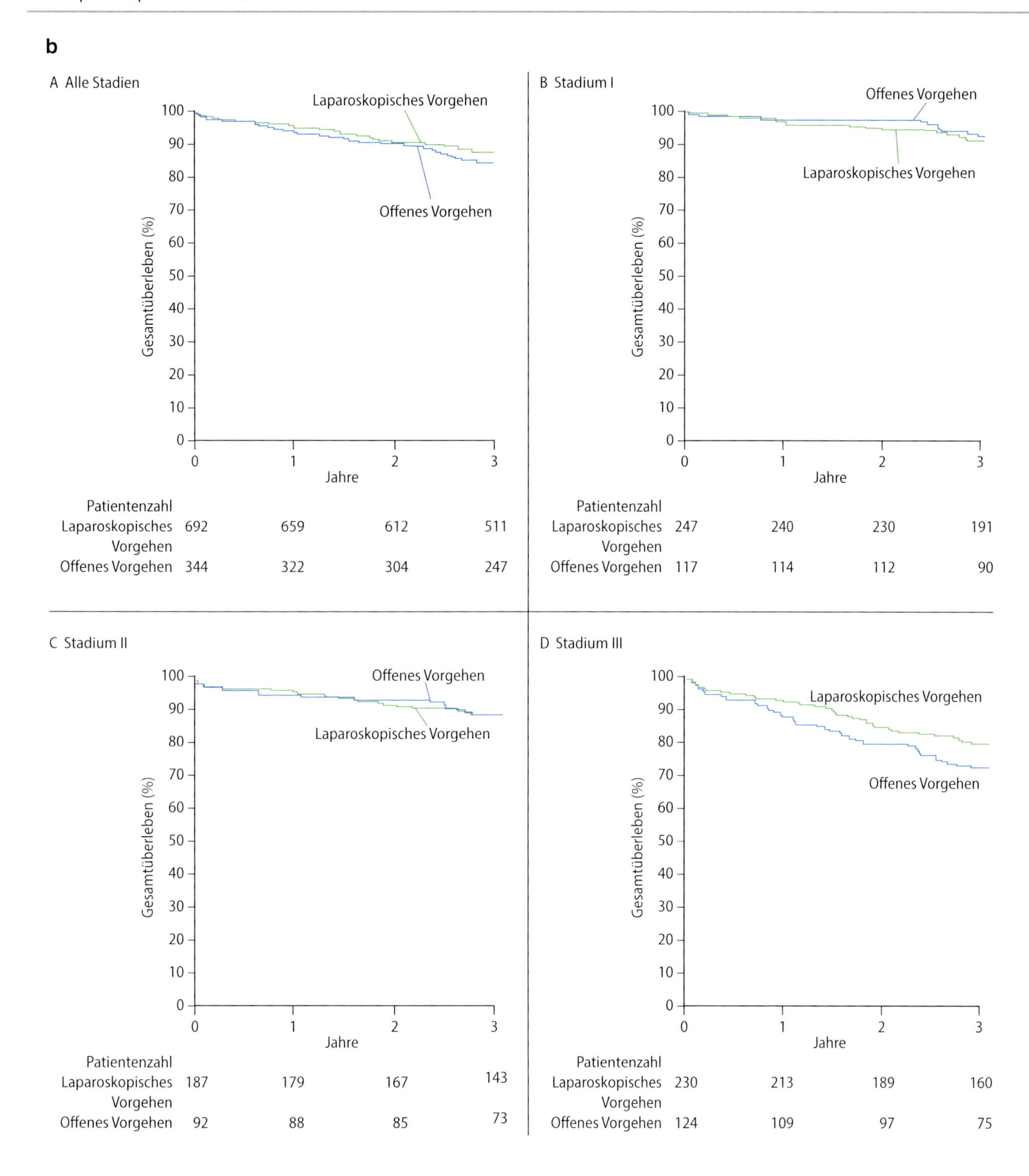

Abb. 36.7 (Fortsetzung)

Literatur

Birbeck KF, Macklin CP, Tiffi NJ et al (2002) Rates of circumferential resection margin involvement vary between surgeons and predict outcomes in rectal cancer surgery. Ann Surg 235:449–457

Bonjer HJ, Deijen CL, Abis GA, Cuesta MA, van der Pas MH, de Lange-de Klerk ES, Lacy AM, Bemelman WA, Andersson J, Angenete E, Rosenberg J, Fuerst A, Haglind E (2015) COLOR II study group. A randomized trial of laparoscopic versus open surgery for rectal cancer. N Engl J Med 372(14):1324–1332

Collinson FJ, Jayne DG, Pigazzi A, Tsang C, Barrie JM, Edlin R, Garbett C, Guillou P, Holloway I, Howard H, Marshall H, McCabe C, Pavitt S, Quirke P, RiversCS BJM (2012) An international, multicentre, prospective, randomised, controlled, unblinded, parallel-group trial of robotic-assisted versus standard laparoscopic surgery for the curative treatment of rectal cancer. Int J Colorectal Dis 27:233–241

Guillou PJ, Quirke P, Thorpe H et al (2005) Short-term endpoints of conventional versus laparoscopic-assisted surgery in patients with colorectal cancer (MRC CLASICC trial): multicentre, randomized controlled trial. Lancet 365:1718–1726

Hermanek P, Junginger T (2005) The circumferential resection margin in rectal carcinoma surgery. Tech Coloproctol 9(3):193–139. discussion 199–200

Kang SB, Park JW, Jeong SY et al (2010) Open versus laparoscopic surgery for mid or low rectal cancer after neoadjuvant chemoradiotherapy (COREAN trial): short-term outcomes of an open-label randomised controlled trial. Lancet Oncol 11:637–645

Kinugasa Y, Murakami G, Uchimoto K, Takenaka A, Yajima T, Sugihara K (2006) Operating behind Denonvilliers' fascia for reliable preservation of urogenital autonomic nerves in total mesorectal excision: a histologic study using cadaveric specimens, including a surgical experiment using fresh cadaveric models. Dis Colon Rectum 49(7):1024–1032

van der Pas MH, Haglind E, Cuesta MA et al (2013) Laparoscopic versus open surgery for rectal cancer (COLOR II): short-term outcomes of a randomised, phase 3 trial. Lancet Oncol 14:210–218

Poon JT, Law WL (2009) Laparoscopic resection for rectal cancer:a review. Ann Surg Oncol 16:3038–3047

S3-Leitlinie Kolorektales Karzinom Version 1.1 – August 2014; AWMF-Registernummer:021/007OL

Stevenson AR, Solomon MJ, Lumley JW, Hewett P, Clouston AD, Gebski VJ, Davies L, Wilson K, Hague W, Simes J (2015) Effect of laparoscopic-assisted resection vs open resection on pathological outcomes in rectal cancer: The ALaCaRT randomized clinical trial. JAMA 314(13):1356–1363. https://doi.org/10.1001/jama.2015.12009

Vennix S, Pelzers L, Bouvy N et al (2014) Laparoscopic versus open total mesorectal excision for rectal cancer. Cochrane Database Syst Rev 4:CD005200

Transanale endoskopische Resektion

37

Frank Pfeffer und Jörg Baral

Inhaltsverzeichnis

▶ Die transanale endoskopische Resektion ist ein etabliertes Verfahren zur Behandlung gutartiger Rektumtumore. Das frühe Rektumkarzinom mit günstiger Histopathologie kann ebenfalls mittels transanaler endoskopischer Resektion operiert werden. Voraussetzung hierfür ist eine gründliche präoperative Diagnostik mit klinischer Untersuchung, flexibler Endoskope, endorektalem Ultraschall und Magnetresonanztomografie bei Malignitätsverdacht. Bei diagnostischer Unsicherheit kann die transanale endoskopische Resektion als diagnostisches Verfahren erfolgen. Die submukosale Dissektion mittels transanaler endoskopischer Resektion bietet eine mit einer Vollwandexzision vergleichbare onkologische Sicherheit. Speziell bei tiefsitzenden Tumoren kann eine Operation mit permanentem Stoma vermieden werden und bewahrt dem Patienten eine gute Lebensqualität.

Ergänzende Information Die elektronische Version dieses Kapitels enthält Zusatzmaterial, auf das über folgenden Link zugegriffen werden kann [https://doi.org/10.1007/978-3-662-67852-7_37]. Die Videos lassen sich durch Anklicken des DOI-Links in der Legende einer entsprechenden Abbildung abspielen, oder indem Sie diesen Link mit der SN More Media App scannen.

F. Pfeffer (✉)
Klinik für Gastroenterologische Chirurgie, Institut für klinische Medizin, Haukeland Universitätsklinik, Universität Bergen Norwegen, Bergen, Norwegen
e-mail: frank.pfeffer@uib.no

J. Baral
Klinik für Allgemein- und Viszeralchirurgie, Klinikum Karlsruhe, Karlsruhe, Deutschland
e-mail: joerg.baral@klinikum-karlsruhe.de

T. Keck, C.-T. Germer (Hrsg.), *Minimalinvasive Viszeralchirurgie*, https://doi.org/10.1007/978-3-662-67852-7_37

37.1 Einführung

Zur transanalen Entfernung von Tumoren im Rektum stehen derzeit verschiedene Verfahren zur Verfügung:

- die endoskopische Mukosaresektion (EMR),
- die endoskopische submukosale Dissektion (ESD) und
- die transanale endoskopische Resektion.

EMR und ESD erfolgen durch Einsatz der flexiblen Endoskopie. Die transanale endoskopische Mikrochirurgie (TEM) zur Entfernung von Tumoren im Rektum wurde zu Beginn der 1980er-Jahre von Gerhard Buess eingeführt (Buess et al. 1983). Bis zu diesem Zeitpunkt war lediglich der konventionelle transanale Zugang mit konventionellen Instrumenten im distalen Rektum möglich (Parks 1968). Der Nachteil des konventionellen transanalen Zugangs mit Spreizer ist die eingeschränkte Sicht, speziell im mittleren und oberen Rektum, was häufig zu fragmentierter Entfernung der Läsionen mit tumorzellpositiven Resektionsrändern und hoher Rezidivrate führt (De Graaf et al. 2011).

Zur transanalen endoskopischen Resektion existieren starre und flexible Plattformen (Abb. 37.1). Die starre Plattform besteht aus einem rigiden Operationsrektoskop das mittels eines verstellbaren Haltearms (Martin-Arm) am Operationstisch befestigt wird (Abb. 37.1a). Über das Operationsrektoskop wird Kohlendioxid insuffliert und ein stabiles Pneumorektum erzeugt. Gleichzeitig kann über Kombinationsinstrumente gespült und gesaugt werden. Das Rektoskop hat einen Durchmesser von 4 cm und ist in verschiedenen Längen verfügbar. Um Sphinkterschäden vorzubeugen, sollte der Eingriff in Narkose mit Muskelrelaxation durchgeführt werden. Prinzipiell ist auch eine Operation in Spinalanästhesie möglich. Normalerweise ist mit keiner bleibenden Beeinträchtigung der anorektalen Funktion zu rechnen (Jin et al. 2010). Die Morbidität des Verfahrens ist gering und wird zwischen 8 % und 21 % angegeben. Urinretention wird mit 11 % am häufigsten genannt. Fieber, Blutung und Nahtdehiszenz bei Vollwandexzision sind selten (Tsai et al. 2010). Eine vorübergehende Einschränkung der Lebensqualität postoperativ ist zeitlich begrenzt und voll reversibel (Hompes et al. 2015).

Derzeit stehen 2 starre Systeme zur Verfügung:

- Transanal endoskopische Mikrochirurgie (TEM) der Firma Richard Wolff, Knittlingen, Deutschland und die
- transanale endoskopische Operation (TEO®) der Firma Karl Storz, Tuttlingen, Deutschland.

Der Hauptunterschied beider Systeme liegt in der Visualisierung durch ein Stereoskop mit Vergrößerung und räumlichen Effekt bei dem System von R. Wolff (TEM) gegenüber alleiniger Videoendoskopie bei dem System von Karl Storz (TEO®).

Flexible Plattformen zur transanalen endoskopischen Operation werden unter dem Begriff transanale minimalinvasive Chirurgie (TAMIS) zusammengefasst. Als Zugang dienen unterschiedliche Portsysteme, die zur „Single-Port"-Chirurgie entwickelt wurden. Die Qualität der lokalen Exzision und die perioperativen Komplikationen sind mit den

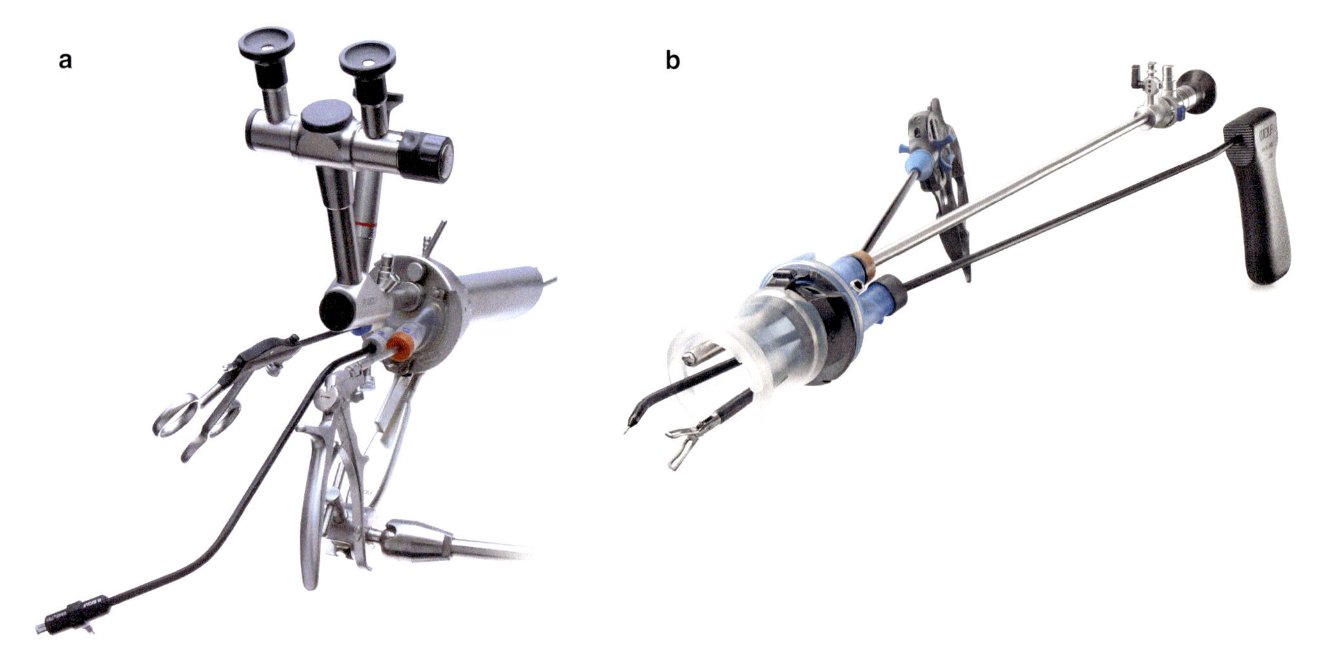

Abb. 37.1 (**a**) Starre Plattform zur transanalen Resektion. TEM-Operationsrektoskop mit Martins-Arm und Stereoskop (Mit freundlicher Genehmigung der Fa. Richard Wolf GmbH, Knittlingen, Deutschland). (**b**) Flexible Plattform zur transanalen minimal invasiven Chirurgie (TAMIS) KeyPort flex. (Mit freundlicher Genehmigung der Fa. Richard Wolf GmbH, Knittlingen, Deutschland)

starren Systemen vergleichbar. Die Operationszeit ist mit TAMIS kürzer (Stipa et al. 2022). Nachteile der flexiblen Plattformen sind eine eingeschränkte Sicht bei höher gelegenen Tumoren und der höhere Personalaufwand. Es ist ein Kameraassistent erforderlich. Die TAMIS Plattform ermöglicht auch eine robotische transanale Resektion (R-TAMIS) (Watanaskul et al. 2023).

37.2 Indikation

Indikationen zur transanalen Rektumresektion sind

- Rektumadenom
- Frühes Rektumkarzinom
- Als Kompromiss zur Behandlung des Rektumkarzinoms

37.2.1 Rektumadenome

Es werden 3 Gruppen von Polypen unterschieden: hyperplastische Polypen, Adenome und serratierte Polypen. Morphologisch werden Adenome anhand ihrer Architektur in tubuläre, tubulovillöse, villöse und serratierte Adenome eingeteilt. Adenome sind neoplastisch und können maligne entarten. Deshalb sollten Polypen ab einer Größe von mehr als 0,5 cm entfernt werden. Das Malignitätsrisiko steigt mit der Größe des Polypen. Rund 10 % der gutartig aussehenden Polypen erweisen sich in der endgültigen Histologie als maligne (Dash et al. 2013). Polypen bis zu einer Größe von 3 cm können in der Regel durch endoskopische Mukosaresektion (EMR) mittels Schlinge en-bloc in toto entfernt werden. Um die histopathologische Beurteilung im Falle eines malignen Polypen nicht zu beeinträchtigen und Rezidive zu vermeiden, sollte eine Fragmentierung des Präparats vermieden und die Läsion sicher im Gesunden entfernt werden.

Der Anteil der endoskopisch entfernten Läsionen hat sich in den letzten Jahren nach Einführung der Vorsorgekoloskopie deutlich erhöht. Große Adenome werden zumeist durch endoskopische Mukosaresektion (EMR) in „Piecemeal"-Technik entfernt. Die ESD zeichnet sich durch eine höhere komplette Resektionsrate mit freien Rändern und geringere Rezidivrate aus. Im Vergleich zur EMR ist die Perforationsrate höher und Prozedurdauer länger (Shahini et al. 2022; Lim et al. 2021). Die flexibel durchgeführte ESD ist technisch anspruchsvoll und hat eine lange Lernkurve. Durch technische Verbesserung der Instrumente findet die ESD in den letzten Jahren in Europa zunehmend Verbreitung.

Im Rektum ist die ESD mittels transanal endoskopischer Operation (TEM, TEO, TAMIS) aufgrund der bimanuellen Instrumentierung technisch einfacher und schneller erlernbar als die flexibel endoskopische ESD (Abb. 37.4). Um Fehlentscheidungen und transabdominale Rektumresektionen mit den bekannten Folgen für die Lebensqualität der Patienten zu vermeiden, sollten größere Rektumadenome möglichst in Expertenzentren behandelt werden (Rutter et al. 2015).

37.2.2 Frühes Rektumkarzinom

Lokale Exzision als alleinige Behandlung

Eine transanale lokale Resektion ist nur ausreichend im Falle eines Adenoms oder eines frühen Rektumkarzinoms das folgende Kriterien erfüllt:

- Gut oder moderat differenziert (G1–G2)
- Keine lymphovaskuläre Infiltration (L0)
- Keine vaskuläre Infiltration (V0)
- Freie Resektionsränder lateral und in der Tiefe (> 1 mm)
- Kein mittel- und hochgradiges „Tumorzellbudding" (versprengte Tumorzellen an der Invasionsfront des Karzinoms)

Die ESD zur Therapie des frühen Rektumkarzinoms wird vor allem in Japan eingesetzt. Die Morbidität und eine Lokalrezidivrate von 3 % sind mit den Ergebnissen der transanalen Vollwandexzision vergleichbar (Morino et al. 2015). Die transanale ESD mittels Operationsrektoskop stellt eine sichere Therapieoption für das frühe Rektumkarzinom dar (Kouladouros und Baral 2021) und sollte einer Vollwandexzision vorgezogen werden. Nachteil der Vollwandexzision ist eine Eröffnung des Mesorektums mit konsekutiver Inflammation und Narbenbildung. Dadurch kann eine erforderliche Nachoperation mit totaler mesorektaler Exzision (TME) erschwert werden und es kommt zu einer erhöhten Rate an Schließmuskelverlust (Hompes et al. 2013; Lossius et al. 2022).

Onkologisch erforderliche Nachoperation

Die Indikation zur Nachoperation ist in der Regel gegeben, wenn folgende Kriterien vorliegen:

- Geringe Differenzierung (G3)
- Lymphovaskuläre oder vaskuläre Infiltration
- Positive Resektionsränder (< 1 mm)
- Mittel- und hochgradiges „Tumorzellbudding"

Voraussetzung für die lokale Exzision eines frühen Rektumkarzinoms ist die komplette Resektion mit tumorfreien Rändern lateral und in der Tiefe von mindestens 1 mm (Shaukat et al. 2020). Ein T1-Karzinom mit mindestens einem der obengenannten Risikofaktoren wird als Hochrisikokarzinom definiert. Aufgrund des Risikos eines Lokalrezidivs muss eine komplettierende Nachoperation empfohlen werden.

Für Hochrisiko-T1-Karzinome scheint das Risiko eines Lokalrezidivs nach lokaler Exzision durch Kombination mit einer postoperativen Radiochemotherapie ohne Komplettierungsoperation mit dem Risiko nach komplettierender Nachoperation vergleichbar zu sein. Dies stellt speziell für Patienten mit tiefsitzenden Tumoren und der Notwendigkeit eines permanenten Stomas eine Alternative dar. Das Risiko eines Lokalrezidivs nach alleiniger lokaler Exzision eines T2-Karzinoms liegt bei 29 %. Deshalb muss für T2-Karzinome generell eine Nachoperation empfohlen werden (van Oostendorp et al. 2020).

Die Nachoperation sollte innerhalb von 6 Wochen nach der Lokalexzision durchgeführt werden und wird in der Literatur als „completion surgery" bezeichnet. Durch den Eingriff kann ein, mit einer primär radikalen Operation vergleichbares onkologisches Ergebnis erzielt werden (Lossius et al. 2022). Nach einer Vollwandexzision ist die Rate abdominoperinealer Exstirpation mit permanentem Stoma erhöht (Hompes et al. 2013; Lossius et al. 2022).

Eine Reoperation im Falle eines Rezidivs nach lokaler Resektion wird als „salvage surgery" bezeichnet. Im Gegensatz zur sofortigen Reoperation hat die Operation bei nachgewiesenem Tumorrezidiv deutlich schlechtere onkologische Ergebnisse mit hoher Rezidiv- und niedrigerer Überlebensrate (Borschitz et al. 2008; Doornebosch et al. 2008).

Nachsorge

Patienten mit frühem Rektumkarzinom nach lokaler Exzision müssen engmaschig nachgesorgt werden. Wie beim fortgeschrittenen Rektumkarzinom sollten regelmäßig CEA bestimmt und Metastasen ausgeschlossen werden. CT-Thorax und -Abdomen ist als die Methode der Wahl anzusehen. Aufgrund der erhöhten Wahrscheinlichkeit eines Lokalrezidivs oder von Lymphknotenmetastasen wird regelmäßig die Durchführung von endorektalem Ultraschall oder einem Dünnschicht-MR des Rektums und flexibler Endoskopie empfohlen.

37.2.3 GIST und neuroendokrine Tumore

Tiefsitzende gastrointestinale Stromatumore (GIST) können je nach Größe und lokaler Respektabilität ebenfalls durch eine transanale Exzision (TEM, TEO, TAMIS) entfernt werden. Alle Patienten sollten präoperativ in einem multidisziplinären Team diskutiert werden. Bei nicht sicher resektablen Tumoren kann durch Vorbehandlung mit einem Tyrosinkinasehemmer eine Tumorverkleinerung erzielt werden.

Die Wahl des Verfahrens zur Entfernung neuroendokriner Tumore ist abhängig von der Größe und histomorphologischen Parametern wie Grading und Ki 67 als Proliferationsmarker. Histopathologisch wird zwischen neuroendokrinen Tumoren und neuroendokrinen Karzinomen unterschieden.

Kleine Tumore unter 1 cm und günstiger Histopathologie (G1, Ki67 < 2 %) können durch eine EMR oder eine transanale endoskopische Resektion abgetragen werden. Tumore zwischen 1 und 2 cm sollten mit transanaler endoskopischer Resektion entfernt werden (Janson et al. 2014). Tumore über 2 cm sollten radikal mit TME operiert werden, da bereits in vielen Fällen eine Lymphknotenmetastasierung vorliegt. Finden sich nach lokaler Resektion ungünstige histomorphologische Charakteristika (Ki67 > 20 %, G3, R1) sollte eine komplettierende TME erfolgen.

Neuroendokrine Karzinome haben eine hohe Wahrscheinlichkeit für eine bereist vorliegende Metastasierung mit schlechter Prognose (Radulova-Mauersberger et al. 2016).

37.3 Spezielle präoperative Diagnostik

Die präoperative Diagnostik sollte folgende Untersuchungen umfassen:

- Klinische Untersuchung
- Digitale rektale Exploration
- Rektoskopie
- Endorektaler Ultraschall
- Biopsie (im Falle eines Karzinoms)
- Dünnschicht-MR Becken
- Koloskopie
- CT-Thorax/-Abdomen

Die präoperative digitale rektale Untersuchung und rektoskopische Beurteilung sollte durch den Operateur selbst erfolgen. Bei tiefsitzenden Tumoren kann so die Entfernung zum Schließmuskel, die Konsistenz des Tumors (hart oder weich), seine Mobilität in der Umgebung und die genaue Lokalisation (anterior, posterior, lateral) beurteilt werden. Zusätzlich erhält man Information zur Qualität des Schließmuskels.

Mittels Rektoskopie erfolgt die exakte Lokalisation des Tumors. Dies ist Voraussetzung zur Wahl der korrekten Lagerung des Patienten. Bei transanalen endoskopischen Eingriffen mit dem Operationsrektoskop ist es günstig, wenn der Tumor unten liegt. Der Patient muss entsprechend gelagert werden.

Bei hochsitzenden Tumoren und starker Knickbildung oder engem Becken mit kurzem Abstand zwischen Symphyse und Promontorium kann der Tumor mit dem Operationsrektoskop teilweise nicht erreicht werden.

Die präoperative Stadieneinteilung ist ausschlaggebend für die Therapieplanung. In erster Linie muss eine sichere Unterscheidung zwischen benignen und malignen Tumoren erfolgen.

Die endoskopische Beurteilung der Morphologie und des Oberflächenmusters der Polypen liefert wichtige Hinweise zur Histologie und ermöglicht die Vorhersage zur Tiefe der submukosalen Invasion. Damit kann die Möglichkeit einer lokalen Resektion abgeschätzt werden. Mittels der Paris-Klassifikation werden Polypen morphologisch eingeteilt. Zusätzliche bildgebende Verfahren wie „Narrow Band Imaging" (NBI) oder Chromendoskopie beschreiben das Oberflächenmuster (Abb. 37.4a). Es existieren verschiedene Klassifizierungssysteme zur Beurteilung der submukosalen Invasion (Shaukat et al. 2020). Die „NBI International Colorectal Endoscopic" Klassifikation (NICE) oder Kudo-Klassifikation sind besonders in Japan verbreitet und in Expertenhand wird eine Sensitivität und ein negativer Vorhersagewert von 92 % für die tiefe submkosale Invasion (> 1000 μm) beschrieben (Hayashi et al. 2013).

Der endorektale Ultraschall (ERUS) ist zur Diskriminierung zwischen benignen und malignen Tumoren und zur Beurteilung oberflächlicher Tumoren (T1–T2) hilfreich (Abb. 37.3a). Das Verfahren ist untersucherabhängig und die besten Ergebnisse werden in Expertenzentren erzielt. Beim Rektumkarzinom muss neben dem lokalen Tumorwachstum die Relation zum Schließmuskel, Beckenboden (Musculus levator ani) und zur peritonealen Umschlagsfalte abgeklärt werden. Zur Risikostratifizierung liefert die Beurteilung von mesorektalen Lymphknoten, extramuralem Tumorwachstum und extramuraler venöser Invasion wichtige Information (Taylor et al. 2011).

Hochauflösende Magnetresonanztomografie (MR) ist die Methode der Wahl zur Stadieneinteilung von lokal fortgeschrittenen Tumoren (T2–T4) (Brown 2008). Mit hoher Genauigkeit kann der Abstand zur mesorektalen Faszie und bei tiefsitzenden Tumoren zur Levatorebene bestimmt werden (Abb. 37.3b). ERUS und MR haben eine geringe Genauigkeit in der Beurteilung von Lymphknoten. Tumorbiopsie selbst hat lediglich eine Sensitivität von 70 % (Waage et al. 2011) und kann bei geplanter endoskopischer ESD zu unerwünschter Inflammation und Fibrose mit Verklebung der Schichten führen. Dies kann den Einsatz der ESD erheblich erschweren.

Eine vollständige Koloskopie ist die Methode der Wahl zur Diagnostik und Entfernung synchroner Polypen. Zum Ausschluss von Fernmetastasen wird für alle Patienten ein CT-Thorax und CT-Abdomen empfohlen.

37.4 Aufklärung

Durch den Eingriff kann vorübergehend eine Kontinenzstörung eintreten. Eine dauerhafte anale Inkontinenz nach transanaler endoskopischer Resektion ist selten und letztlich abhängig von der präoperativen Sphinkterfunktion. Das Verfahren ist sehr schonend. Schmerzen können durch Einrisse im Anoderm verursacht werden.

Die Morbidität der Methode wird in der Literatur zwischen 8 % und 21 % angegeben. Am häufigsten treten Urinretention, Blutung und Nahtdehiszenz auf (Tsai et al. 2010). Ein geringer Teil der Patienten hat postoperatives Fieber, ohne klinisch fassbare Ursache. Bei Tumoren über der Umschlagsfalte sollte der Patient über die Gefahr der Perforation in die Peritonealhöhle hingewiesen werden. In der Regel ist eine Perforation durch transanale Naht und eventuelle Antibiotikabehandlung zu beherrschen. Bei hohen und großen Tumoren besteht die Möglichkeit der Laparoskopie mit Resektion oder Naht. In der Regel kann die Entlassung am ersten postoperativen Tag erfolgen.

37.5 Lagerung

Günstig für die transanal endoskopische Resektion mit starrem Operationsrektoskop ist, wenn der Tumor unten liegt. Bei posterior gelegenen Tumoren erfolgt die Operation somit am besten in Steinschnittlage. Durch seitliches Kippen kann das Operationsfeld während der Operation angepasst und erweitert werden. Der Patient sollte hierfür durch seitliche Stützen oder durch Lagerung auf einer Vakuummatraze gesichert werden. Bei lateral gelegenen Tumoren ist eine Seitenlagerung mit abgewinkelten Beinen zu empfehlen. Liegt der Tumor auf der rechten Seite des Patienten erfolgt die Operation in Rechtsseitenlagerung und umgekehrt. Bei ventralen Tumoren wird der Patient in Bauchlage mit abgewinkelten Beinen gelagert. In allen Fällen ist für ausreichende Möglichkeit zur Kopftieflage zu sorgen. Während der Operation wird die Lagerung in der Regel gemeinsam mit der Platzierung des Martins-Arms korrigiert, um eine optimale Exposition zu erzielen.

Mittels TAMIS werden die Patienten im Allgemeinen unabhängig von der Tumorlage in Steinschnittlage operiert.

37.6 Technische Voraussetzungen

Folgende technische Voraussetzungen sollten gegeben sein:

- Lagerungstisch und Lagerungshilfen zur Lagerung in Beinhaltern, Seitenlagerung und Bauchlagerung sowie
- Operationsrektoskop und Martin-Arm (Abb. 37.1) werden benötigt.
- Standard monopolare Diathermie; die Möglichkeit einer zusätzlichen Diathermie zur gleichzeitigen Nutzung eines Koagulationssaugrohrs kann sich bei Blutungen als nützlich erweisen.
- Alle laparoskopischen Dissektionsinstrumente (Bipolar, Ultraschallschere) können auch bei transanalen endoskopischen Eingriffen benutzt werden.

- Speziell entwickelte Instrumente: Fasszange, Diathermienadel, Nadelhalter, Koagulationssaugrohr und Clips und Clipzange zur Fixation der Naht. Alternativ können selbstfixierende Fäden verwendet werden (V-Lock).
- Wasserstrahlgenerator und Applikator zur endoskopischen Submukosadissektion (fakultativ; Abb. 37.6c) mit Chromoendoskopie (Indigocarmin).

37.7 Überlegungen zur Wahl des Operationsverfahrens

- Endoskopische Mukosaresektion (EMR)
- Endoskopische submukosale Dissektion (ESD)
- Transanale ESD
- Transanale Vollwandresektion
- Transabdominale Rektumresektion (TME)

Zur Behandlung von Rektumadenomen und -karzinomen sollte dem Behandlungsteam das gesamte Spektrum der Therapiemöglichkeiten bekannt sein und zur Verfügung stehen. Dadurch kann für den Patienten das bestmögliche Behandlungsergebnis erzielt werden.

Bewährt hat sich hierbei die Bildung von multidisziplinären Expertenteams bestehend aus spezialisierten Endoskopikern, Pathologen, Radiologen und Chirurgen.

Die Wahl des Operationsverfahrens bei adenomatösen Tumoren ist abhängig von der Größe, Morphologie und Lokalisation des Tumors (Abb. 37.2). Ziel ist die vollständige Resektion und ein zur histologischen Aufarbeitung geeignetes Präparat. Durch die vollständige Resektion wird das Risiko eines Rezidivs minimiert und es kann im Falle des Zufallsbefunds eines Rektumkarzinoms im Adenom eine genaue histopathologische Risikoabschätzung nach oben genannten Kriterien erfolgen.

Große, gestielte Polypen mit schmaler Basis können normalerweise mit der Diathermieschlinge flexibel endoskopisch abgetragen werden. Flache Polypen unter 3 cm können ebenfalls mit der Schlinge in sogenannter Mukosaresektionstechnik vollständig abgetragen werden (EMR). Polypen zwischen 2 und 5 cm im Durchmesser können in Abhängigkeit der vorhandenen Expertise mittels endoskopischer EMR oder ESD oder transanaler Resektion (TEM, TEO, TAMIS) abgetragen werden. Eine EMR sollte nur durchgeführt werden, wenn die präoperative Risikoabschätzung nur ein geringes Risiko eines submukosal invasiven Karzinoms ergibt. Besteht der Verdacht einer submukosalen Invasion, sollte eine „Piece-meal"-Resektion vermieden werden.

Große Polypen mit erhöhtem Risiko eines submukosal invasiven Karzinoms im Adenom sollten en-bloc abgetragen werden. Bei entsprechender Expertise kann die Resektion mittels endoskopischer ESD oder durch eine transanale endoskopische Resektion entfernt werden (Abb. 37.4).

Erfolgte eine Polypektomie mit unfreien Rändern oder liegt ein Rezidiv nach Polypektomie vor, ist ebenfalls die transanale endoskopische Resektion indiziert. Aufgrund von Verwachsungen und Narbenbildung ist in der Regel eine Vollwand- oder intramuskuläre Teilwandexzision erforderlich.

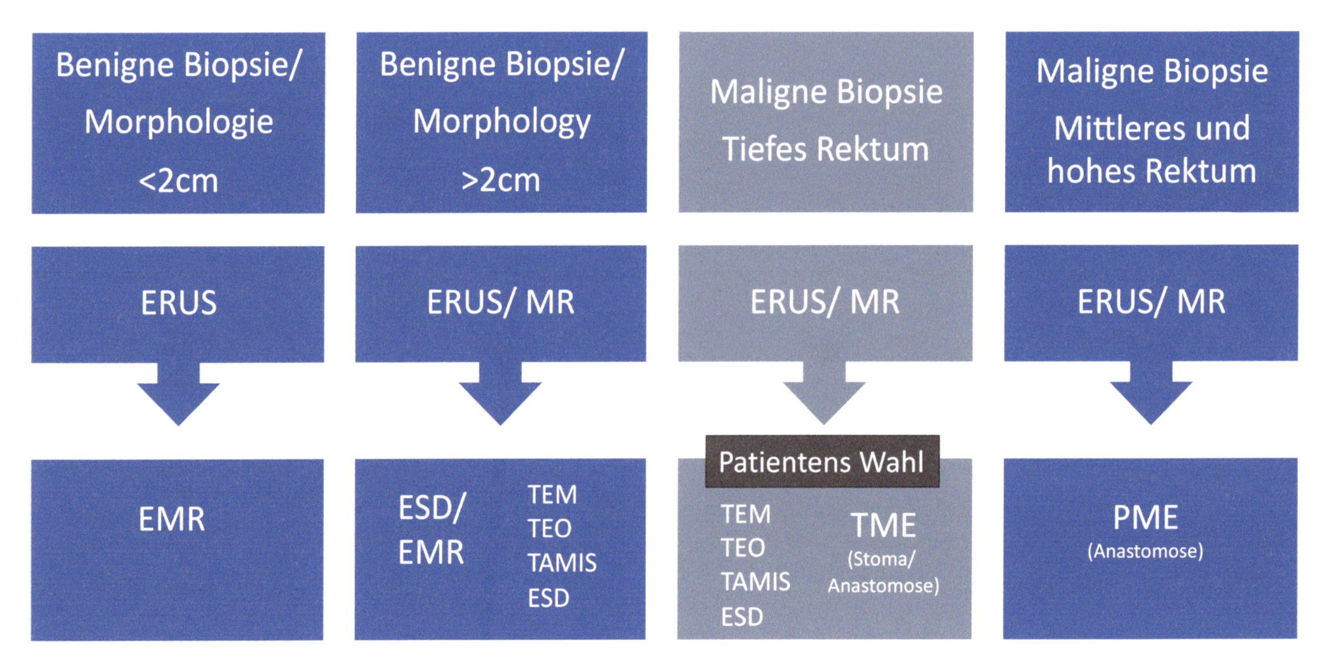

Abb. 37.2 Behandlungsvorschlag für breitbasige Rektumpolypen

Bei benigner präoperativer Biopsie und unsicherer Bildgebung mit Unsicherheit bezüglich eines invasiven Karzinoms, ist die transanale ESD als Totalbiopsie ein sinnvolles Vorgehen.

Besteht präoperativ der Verdacht eines submukosal invasiven Karzinoms sollte der Befund im multidisziplinären Team besprochen werden und der Patient über die Risiken einer lokalen Resektion im Hinblick auf die onkologische Radikalität informiert werden.

Eine zuverlässige präoperative Risikobeurteilung des frühen Rektumkarzinoms ist derzeit nicht möglich. Findet sich in der präoperativen Biopsie ein invasives Karzinom im mittleren oder oberen Rektumdrittel, empfehlen wir dem Patienten primär eine transabdominale Resektion in Form einer tiefen anterioren Rektumresektion mit Anastomose. Nach endoskopischer Resektion eines frühen Karzinoms finden sich bei 75 % der Patienten Kriterien eines Hochrisikokarzinoms (Choi et al. 2020).

Um bei sphinkternahen malignen Polypen eine abdominoperineale Extirpation mit permanentem Stoma zu vermeiden, besteht die Möglichkeit einer transanalen Resektion. Die Exzision kann als Totalbiopsie durch ESD, intermuskuläre Resektion oder Vollwandexzision erfolgen (Abb. 37.3 und 37.4). Die histologische Aufarbeitung des Präparats ermöglicht eine exakte Risikoabschätzung und multidisziplinäre Falldiskussion mit individueller Therapieempfehlung für den Patienten. Beim Hochrisiko-T1-Karzinom kann durch postoperative Radiochemotherapie ein permanentes Stoma vermieden werden (van Oostendorp et al. 2020). Dies gilt besonders für Patienten mit erheblicher Komorbidität und erhöhtem Operationsrisiko oder für Patienten, die kein permanentes Stoma wünschen. Die Patienten müssen gründlich über Risiken und Konsequenzen der lokalen Exzision und der transabdominalen Resektion informiert werden. Besonders wichtig für diese Patienten ist eine gute Information durch einen Stomatherapeuten.

Einen Sonderfall stellt die unvollständige lokale Resektion eines frühen Karzinoms mit geringem Risiko dar. Liegt der unfreie Rand am vertikalen Resektionsrand, ist im Allgemeinen eine transabdominelle Resektion mit TME erforderlich. Ist der zirkuläre Resektionsrand nicht im Gesunden, kann eine lokale Nachresektion erfolgen.

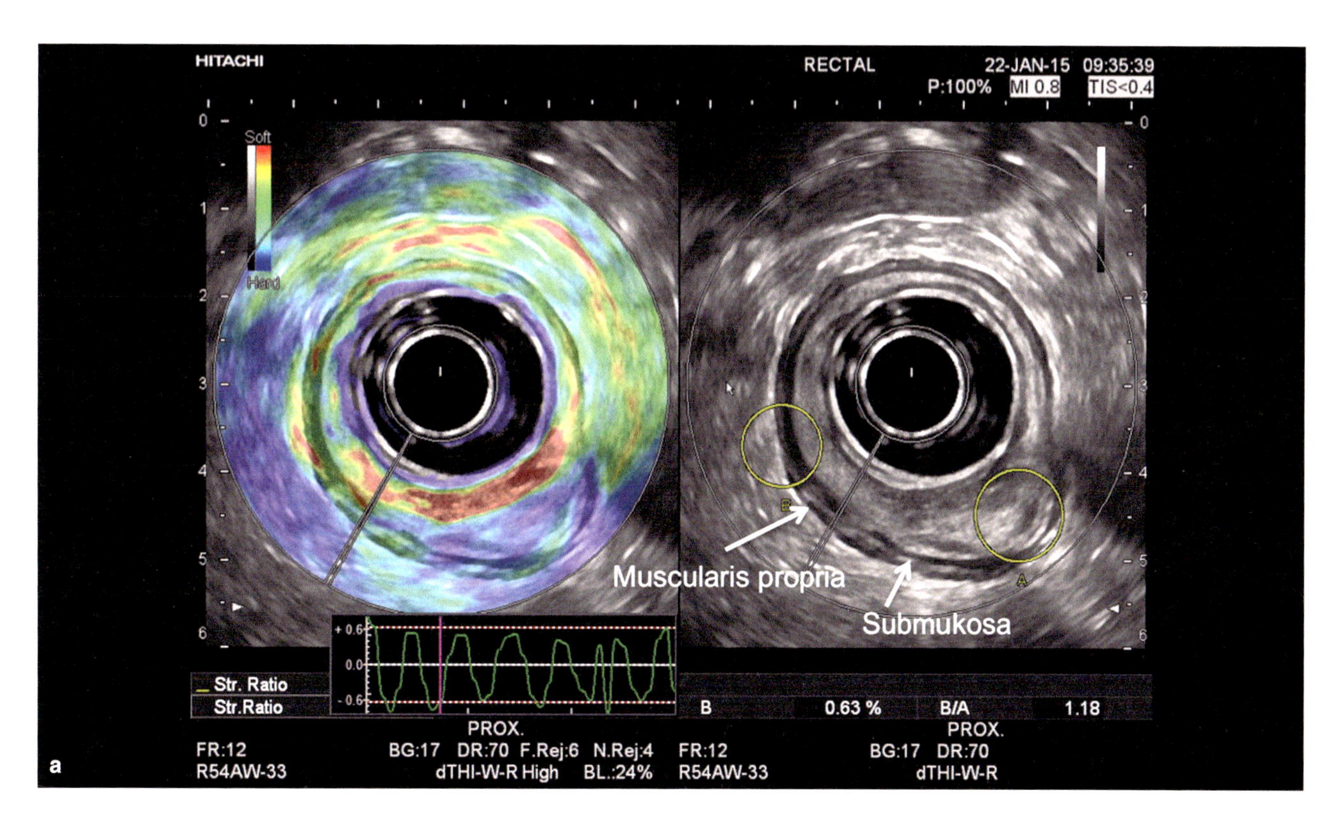

Abb. 37.3 Rektumtumor 8 cm von der Analöffnung, 5 Uhr in Steinschnittlage, bioptisch Adenokarzinom, CEA 1,8 µg/l. (**a**) ERUS: Intakte Submukosa und Muscularis propria (*Pfeil*), elastografisch härter als das Referenzgewebe (*blau*), cT1N0. (**b**) MR-Rektum: T2-High-resolution-Tumor von 4–6 Uhr, keine sichere Wandüberschreitung, cT1-2N0. (**c**) Präparat nach lokaler Exzision (TEM), moderat differenziertes Adenokarzinom. (**d**, **e**) Endgültige pathologische Beurteilung: pT1sm1

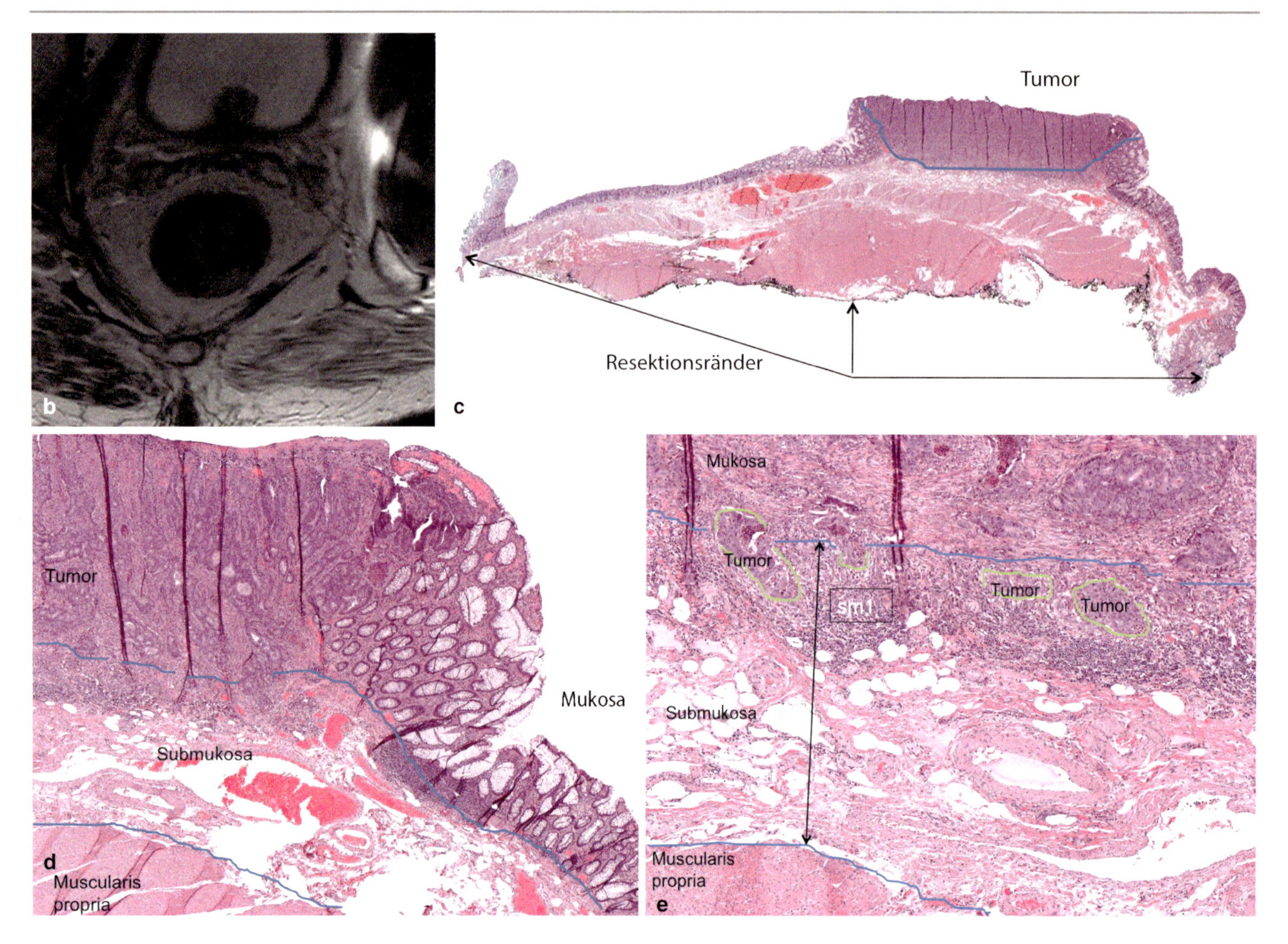

Abb. 37.3 (Fortsetzung)

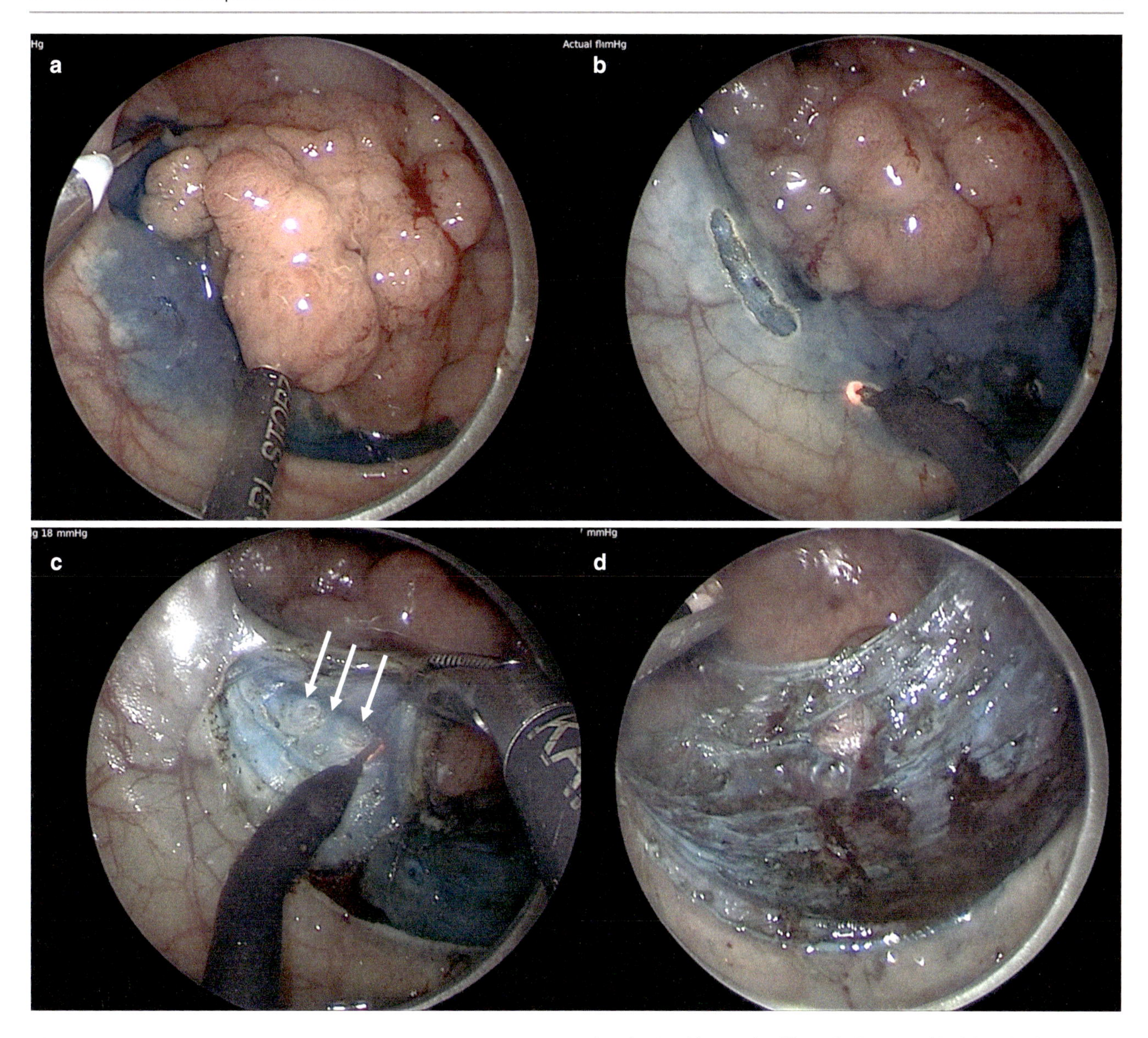

Abb. 37.4 Rektumtumor 8–11 cm. Paris-Klassifikation IIa LST („lateral spreading tumor") granular gemischt, NICE II. Transanale endoskopische submukosale Dissektion (TEO ESD). (**a**) Schaffung eines submukosalen Ödems mit dem Wasserstrahlapplikator. (**b**) Punktförmige Markierung des Abstands (1 cm) und Inzision der Submukosa. (**c**) Präparation entlang der Muskularis propria (*weiße Pfeile*). (**d**) Situation nach submukosaler Entfernung des Präparats. Endgültige Histologie: Adenom mit geringgradiger Dysplasie

37.8 Operationsablauf

37.8.1 Aufbau des Operationsrektoskops

Nach Lagerung des Patienten und Fixierung des Martin-Arms am OP-Tisch erfolgt die rektale digitale Exploration und vorsichtige Analdilatation in Vollrelaxation. Anschließend wird das passende Operationsrektoskop abhängig von der Lokalisation des Tumors gewählt. Nun wird das Operationsrektoskop durch vorsichtige kreisende Bewegungen unter leichtem Druck eingeführt und am Martin-Arm befestigt.

Bei der Platzierung des Martin-Armes ist auf eine bestmögliche Beweglichkeit des Rektoskops zu achten. Der Obturator wird aus dem Operationsrektoskop entfernt, die Optik aufgesetzt und sämtliche zur Insufflation, Spülung und Rauchgasabsaugung notwendigen Schläuche am Operationsrektoskop befestigt.

Ist das Rektoskop korrekt platziert, kann der Insufflator gestartet werden. Das Rektoskop sollte 2 cm distal vom Tumor liegen, leicht nach unten zeigen und soweit möglich der gesamte Tumor einsehbar sein. Ein konstantes druckkontrolliertes Pneumorektum mit 10–12 mmHg erlaubt ein stabiles Operationsfeld. Vor dem Start der Operation werden

Diathermie, Absaugung und Linsenspülung überprüft und eventuell die Lagerung des Patienten korrigiert (Kopftief-, Seitenlage) um eine bestmögliche Exposition zu erzielen.

37.8.2 Markierung der Läsion

Zur besseren Orientierung kann der Resektionsrand mit einem Sicherheitsabstand von 10 mm, punktförmig mit der Diathermie markiert werden (Abb. 37.4b). Bei voluminösen, ausgedehnten Polypen und Adenomrasen ist dies nicht immer möglich. Die Dissektion beginnt von distal. Um Blutungen vorzubeugen, ist der Kontakt mit dem Tumor zu vermeiden.

37.8.3 Transanale ESD

Bei der transanalen Submukosadissektion (ESD) erfolgt die Dissektion zwischen Tela submukosa und Muskularis propria der Darmwand (Abb. 37.4c). Dadurch ist im Falle einer notwendigen komplettierenden TME eine Reoperation ohne Nachteile möglich. Besonders nach lokaler Vollwandresektion im unteren Rektum ist bei der Nachoperation die Rate an Sphinkterverlust erhöht (Arezzo et al. 2014).

Die ESD mit dem flexiblen Endoskop ist technisch schwierig, zeitaufwendig und hat eine lange Lernkurve (Oyama et al. 2015). Dies ist eine der Hauptursachen, weshalb die ESD sich in Europa erst jetzt verbreitet <.

Die transanale endoskopische Resektion ermöglicht bimanuelles Arbeiten bei fixierter Optik. Diese Technik hat eine deutlich kürzere Lernkurve, ist aber auf das Rektum beschränkt.

Die hier beschriebene transanale ESD wird analog der von Yamamoto beschriebenen endoskopischen Technik durchgeführt (Yamamoto et al. 1999).

Es erfolgt eine intravitale Färbung der Mukosa und Submukosa durch eine Indigokarmin-Salzwasserlösung. Hierzu kann man eine einfache Rektoskopienadel benutzen.

Ein Wasserstrahlgenerator mit speziellem Applikator (Erbejet®, Erbe Elektromedizin GmbH) ist effektiver und das entstehende intramukosale Ödem nachhaltiger (Abb. 37.4a). Mithilfe der Chromendoskopie gelingt eine exakte Diskriminierung zwischen normaler und dysplastischer Schleimhaut. Dies ist insbesondere bei flachen, lateral sich ausbreitenden Adenomen („lateral spreading tumor", LST) hilfreich. Weiterhin lassen sich auch die Gewebsschichten (Mukosa, Submukosa und Muskulatur) besser diskriminieren.

Wie bei der Vollwandexzision wird die Mukosa und Submukosa von distal beginnend bis auf die Muskelschicht durchtrennt und anschließend auf der Muskulatur nach proximal präpariert. Durch wiederholte Injektionen oder Wasserstrahlapplikation wird ein stabiles submuköses Ödem geschaffen. Submuköse Gefäße werden durch die Chromendoskopie besser kontrastiert und können gezielt koaguliert werden. Ist an einer Stelle eine tiefere Präparation erwünscht, erfolgt dies analog zur Vollwandexzision. Bei intakter Muskelschicht ist ein Verschluss des Defekts nicht erforderlich (Abb. 37.4d) (Baral 2018). Siehe hierzu auch das zugehörige Video (Abb. 37.5).

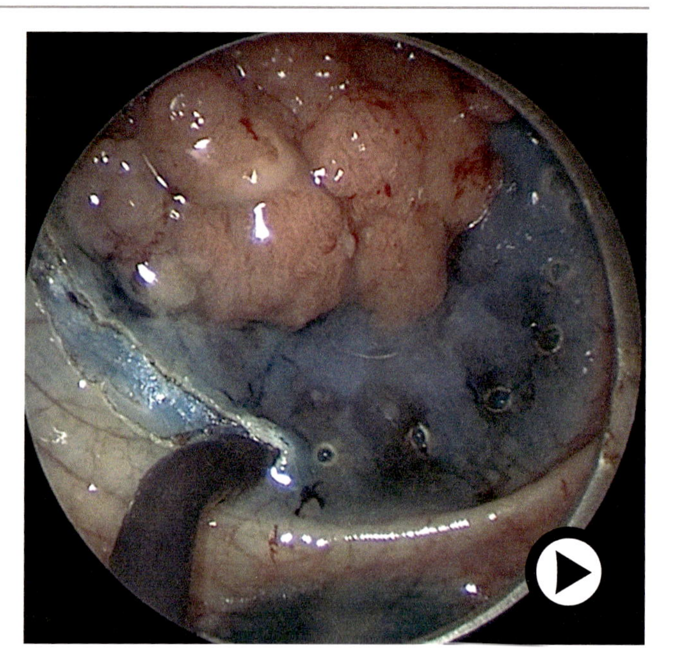

Abb. 37.5 Video 37.1: Transanale endoskopische Operation: Transanale Submukosadissektion (©Video: Frank Pfeffer, Jörg Baral) (▶ https://doi.org/10.1007/000-bk0)

37.8.4 Vollwandexzision

Nachdem die Rektumwand distal komplett mit beiden Muskelschichten vollständig durchtrennt ist, erfolgt die Präparation semizirkulär von kaudal nach kranial. Bei Primäroperationen ist das Mesorektum gut zu erkennen und es findet sich in der Regel eine spinnwebenartige Schicht als Trennschicht.

Die Präparation kann mit der Diathermienadel oder der Ultraschallschere erfolgen. Mit der Diathermienadel findet sich die korrekte Schicht einfacher, die Ultraschallschere zeichnet sich durch eine bessere Hämostase aus. Bei der Präparation mit der Diathermienadel können größere Gefäße lokal präpariert und anschließend gezielt mit der bipolaren Klemme koaguliert werden.

Während der gesamten Präparation ist zum Erhalt der Übersicht sorgfältig auf eine gute Blutstillung zu achten. Ein weiteres Instrument zur Blutstillung steht mit dem Spülsaugrohr mit integrierter Diathermisspitze zur Verfügung.

Die transanal chirurgischen Techniken erlauben auch eine intramuskuläre Dissektion zwischen innerer zirkulärer und äußerer longitudinaler Lamina muskularis propria. So kann der Muskelschlauch des Rektums zumindest partiell erhalten werden und eine Nachoperation erleichtern.

Prinzipiell sollte der Verschluss des Defekts angestrebt werden. Hierdurch können Komplikationen wie Stenose und postoperative Blutung verringert werden. Die Naht ist im Falle einer Perforation in die Bauchhöhle zwingend erforderlich. Die regelhafte Defektnaht ist somit ein gutes Training, um bei einer Perforation in die Bauchhöhle den Defekt sicher verschließen zu können.

Als Nahtmaterial verwenden wir selbstfixierende Nähte mit Widerhaken (z. B. V-Lock®). Dies bietet den Vorteil kontinuierlicher Adaption. Die Naht erfolgt als fortlaufende Naht der gesamten Darmwand von rechts beginnend.

37.8.5 Präparat

Um Retraktion zu vermeiden, wird das Präparat mit Nadeln auf einer Korkplatte aufgespannt (Abb. 37.6). Bei großen Präparaten ist es sinnvoll, den proximalen und distalen Rand zu markieren. Sollte sich ein kleines Karzinom im Präparat finden, ist die Orientierung für das weitere Vorgehen hilfreich. Eventuell zusätzliche Fragmente und Nachresektate können in entsprechender Position befestigt werden.

Wir empfehlen die Präparataufarbeitung nach den Vorgaben der Japanischen Gastroenterologischen Gesellschaft (Mojtahed und Tadakazu 2011). Im Falle eines Karzinoms ist eine Demonstration der Histologie und Diskussion der Therapie im multidisziplinären Team zu empfehlen (Abb. 37.3c, d, e).

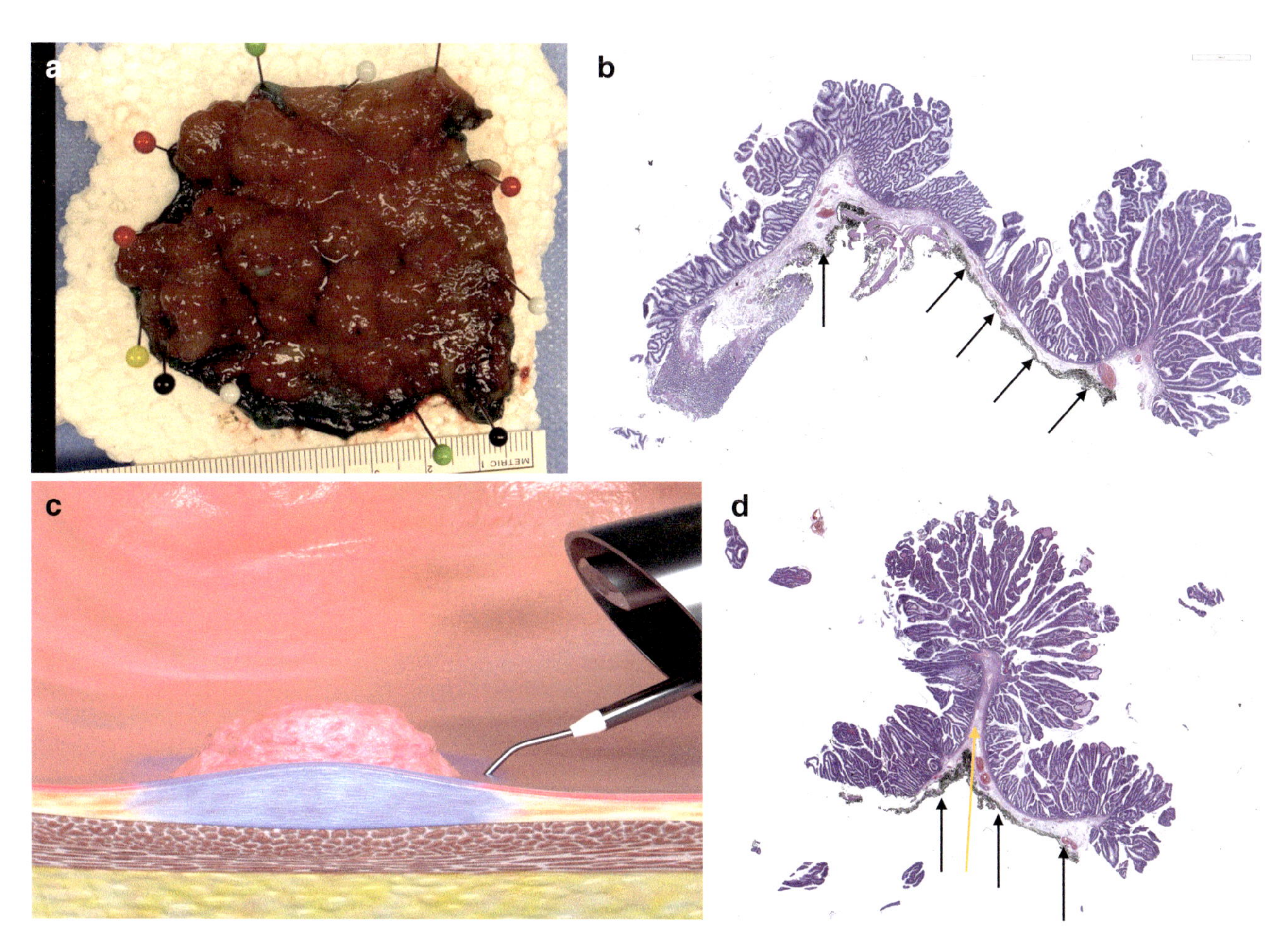

Abb. 37.6 (**a**) Aufgespanntes Präparat zur histopathologischen Untersuchung. (**b**) Hämatoxylineosinfärbung des ESD-Präparats. Tuschemarkierung des tiefen Resektionsrandes (*schwarze Pfeile*) mit Anteilen der Muskularis propria (*weiße Pfeile*) und vollständig resezierter, unterschiedlich breiter Submukosa. Tubulovillöses Adenom mit geringradiger Dysplasie. (**c**) Schematische Darstellung der Schaffung eines submukosalen Ödems mit dem Wasserstrahlapplikator. (Mit freundlicher Genehmigung der Fa. Erbe Elektromedizin GmbH, Tübingen, Deutschland). (**d**) Gestielter Anteil des Adenoms. Tuschemarkierter tiefer Resektionsrand (*schwarze Pfeile*) und Submukosa des Stiels (*oranger Pfeil*)

37.9 Intraoperative Komplikationen und deren Management

Bei oberhalb der peritonealen Umschlagsfalte gelegenen Tumoren besteht die Gefahr der Perforation in die Bauchhöhle mit konsekutiver Kontamination. Hier ist ein sicherer Verschluss anzustreben. Im Falle einer Perforation sollte der Patient eine postoperative Antibiotikatherapie erhalten.

Die am schwierigsten zu beherrschende Komplikation stellen intraoperative Blutungen dar. Um Blutungen zu vermeiden, erfolgt die Präparation in kleinen Schritten mit sorgfältiger Hämostase. Gefäße können so rechtzeitig erkannt und koaguliert werden. Eine Durchtrennung von Gewebe unter starkem Zug ist zu vermeiden, da sich abgerissene Gefäße ins Mesorektum retrahieren und die Blutstillung erschweren können.

Es ist darauf zu achten, dass das Operationsfeld während der Operation immer gut mit den Instrumenten erreicht werden kann. Eine Präparation außerhalb des Sichtfelds ist zu vermeiden.

37.10 Evidenzbasierte Evaluation

Zur transanalen Entfernung gutartiger und bösartiger Tumore stehen unterschiedliche Verfahren zur Verfügung (Abb. 37.2). Die konventionelle transanale Resektion mit dem Spreizer ist durch eine hohe Rezidivrate gekennzeichnet und sollte nur für sehr tiefsitzende Tumore angewandt werden (De Graaf et al. 2011). Für Tumore unter 3 cm ist eine Schlingenresektion ausreichend. Größere Tumore können mittels endoskopischer EMR oder ESD abgetragen werden. Zur transanalen endoskopischen Resektion stehen verschiedene Plattformen zur Verfügung. Starre Plattformen (TEM, TEO®) und flexible Plattformen (TAMIS). Die Qualität der lokalen Exzision und die perioperativen Komplikationen sind vergleichbar. Die Operationszeit ist kürzer mit TAMIS (Stipa et al. 2022).

Das frühe Rektumkarzinom mit günstiger Histopathologie ist mit guter onkologischer Qualität durch ESD zu behandeln und wird von den europäischen Leitlinien empfohlen (Pimentel-Nunes et al. 2015). Neben der Histopathologie ist eine komplette Entfernung mit freien Resektionsrändern Voraussetzung für eine onkologische lokale Resektion. Mittels ESD ist der Anteil kompletter Resektionen im Vergleich zur EMR erhöht (Shahini et al. 2022; Lim et al. 2021). Die transanale ESD ist technisch einfacher als die endoskopische ESD und bei größeren Tumoren vorzuziehen.

Bei ungünstiger Histopathologie ist eine Nachoperation innerhalb von 6 Wochen indiziert (Lossius et al. 2022). Liegen keine weiteren Risikofaktoren vor, scheint eine tiefere Invasion bis zu 5000 µm in die Submukosa das Risiko für Lymphknotenmetastasen nicht zu erhöhen (Nakadoi et al. 2012; Zwager et al. 2022). Demgegenüber sind lymphovaskuläre und perineurale Invasion, muzinöser Typ und junger Patient unabhängige Risikofaktoren für eine Lymphknotenmetastasierung (Ronnow et al. 2022).

Postoperative Radiochemotherapie nach lokaler Resektion bei Patienten mit einem Hochrisiko-T1-Karzinom resultiert in einer Lokalrezidivrate, die mit einer transabdominalen Rektumresektion vergleichbar ist (van Oostendorp et al. 2020). Für pT2- und pT3-Karzinome ist das Risiko eines Lokalrezidivs mit 14 % und 34 % unakzeptabel hoch und eine postoperative Radiochemotherapie stellt keine Alternative zur Nachoperation dar (Cutting et al. 2018). Eine postoperative Radiochemotherapie kann aber für Patienten mit hohem Operationsrisiko als palliative Maßnahme erwogen werden.

Präoperative Radiochemotherapie mit nachfolgender lokaler Resektion kann eine Alternative zur transabdominalen Rektumresektion mit permanentem Stoma für tiefsitzende Karzinome darstellen (Morino et al. 2015). Die einzige publizierte randomisierte Studie ist bislang die GRECCAR-2-Studie für kleine (unter 4 cm) und tiefsitzende (unter 8 cm) T2- und T3-Karzinome. Patienten mit gutem Ansprechen nach Radiochemotherapie (Tumor unter 2 cm) wurden zwischen lokaler Resektion und transabdominaler Rektumresektion mit TME randomisiert. 35 % hatten einen ypT2/T3-Tumor nach lokaler Resektion und erhielten eine komplettierende Nachoperation mit TME. Die übrigen Patienten mit ypT1-Tumoren wurden lediglich mit transanaler endoskopischer Resektion behandelt. Lokalrezidivfrequenz, Metastasen und Überleben waren für beide Gruppen vergleichbar. Problematisch war die hohe Rate permanenter Stomata nach komplettierender transabdominaler Rektumresektion (Rullier et al. 2020). Derzeit sollte dieses Vorgehen nur in Studien oder für ältere Patienten mit erheblicher Komorbidität angewendet werden.

Das Management von komplizierten Polypen und des frühen Rektumkarzinoms sollte prä- und posttherapeutisch in einem multidisziplinären Team mit Erfahrung in interventioneller Endoskopie, transanaler Chirurgie und spezialisierten Pathologen, Strahlentherapeuten und Onkologen festgelegt werden (Shaukat et al. 2020).

Literatur

Arezzo A, Passera R, Saito Y, Sakamoto T, Kobayashi N, Sakamoto N et al (2014) Systematic review and meta-analysis of endoscopic submucosal dissection versus transanal endoscopic microsurgery for large noninvasive rectal lesions. Surg Endosc 28(2):427–438

Baral J (2018) Transanal endoscopic microsurgical submucosa dissection in the treatment of rectal adenomas and T1 rectal cancer. Coloproctology 40(5):364–372

Borschitz T, Kneist W, Gockel I, Junginger T (2008) Local excision for more advanced rectal tumors. Acta Oncol 47(6):1140–1147

Brown G (2008) Staging rectal cancer: endoscopic ultrasound and pelvic MRI. Cancer Imaging 8 Spec No A:S43–S45

Buess G, Theiss R, Hutterer F, Pichlmaier H, Pelz C, Holfeld T, et al. (1983) [Transanal endoscopic surgery of the rectum – testing a new method in animal experiments]. Leber, Magen, Darm 13(2):73–77

Choi YS, Kim WS, Hwang SW, Park SH, Yang DH, Ye BD et al (2020) Clinical outcomes of submucosal colorectal cancer diagnosed after endoscopic resection: a focus on the need for surgery. Intest Res 18(1):96–106

Cutting JE, Hallam SE, Thomas MG, Messenger DE (2018) A systematic review of local excision followed by adjuvant therapy in early rectal cancer: are pT1 tumours the limit? Color Dis 20(10):854–863

Dash I, Walter CJ, Wheeler JM, Borley NR (2013) Does the incidence of unexpected malignancy in „benign" rectal neoplasms undergoing trans-anal endoscopic microsurgery vary according to lesion morphology? Color Dis 15(2):183–186

De Graaf EJ, Burger JW, van Ijsseldijk AL, Tetteroo GW, Dawson I, Hop WC (2011) Transanal endoscopic microsurgery is superior to transanal excision of rectal adenomas. Color Dis 13(7):762–767

Doornebosch PG, Bronkhorst PJ, Hop WC, Bode WA, Sing AK, de Graaf EJ (2008) The role of endorectal ultrasound in therapeutic decision-making for local vs. transabdominal resection of rectal tumors. Dis Colon Rectum 51(1):38–42

Hayashi N, Tanaka S, Hewett DG, Kaltenbach TR, Sano Y, Ponchon T et al (2013) Endoscopic prediction of deep submucosal invasive carcinoma: validation of the narrow-band imaging international colorectal endoscopic (NICE) classification. Gastrointest Endosc 78(4):625–632

Hompes R, McDonald R, Buskens C, Lindsey I, Armitage N, Hill J et al (2013) Completion surgery following transanal endoscopic microsurgery: assessment of quality and short- and long-term outcome. Color Dis 15(10):e576–e581

Hompes R, Ashraf SQ, Gosselink MP, van Dongen KW, Mortensen NJ, Lindsey I et al (2015) Evaluation of quality of life and function at 1 year after transanal endoscopic microsurgery. Color Dis 17(2):O54–O61

Janson ET, Sorbye H, Welin S, Federspiel B, Gronbaek H, Hellman P et al (2014) Nordic guidelines 2014 for diagnosis and treatment of gastroenteropancreatic neuroendocrine neoplasms. Acta Oncol 53(10):1284–1297

Jin Z, Yin L, Xue L, Lin M, Zheng Q (2010) Anorectal functional results after transanal endoscopic microsurgery in benign and early malignant tumors. World J Surg 34(5):1128–1132

Kouladouros K, Baral J (2021) Transanal endoscopic microsurgical submucosal dissection (TEM-ESD): a novel approach to the local treatment of early rectal cancer. Surg Oncol 39:101662

Lim XC, Nistala KRY, Ng CH, Lin SY, Tan DJH, Ho KY et al (2021) Endoscopic submucosal dissection vs endoscopic mucosal resection for colorectal polyps: a meta-analysis and meta-regression with single arm analysis. World J Gastroenterol 27(25):3925–3939

Lossius WJ, Stornes T, Myklebust TA, Endreseth BH, Wibe A (2022) Completion surgery vs. primary TME for early rectal cancer: a national study. Int J Color Dis 37(2):429–435

Mojtahed A, Tadakazu S (2011) Proper pathologic preparation and assessment of endoscopic mucosal resection and endoscopic submucosal dissection specimens. Tech Gastrointest Endosc 13:95–99

Morino M, Risio M, Bach S, Beets-Tan R, Bujko K, Panis Y et al (2015) Early rectal cancer: the European Association for Endoscopic Surgery (EAES) clinical consensus conference. Surg Endosc 29(4):755–773

Nakadoi K, Tanaka S, Kanao H, Terasaki M, Takata S, Oka S et al (2012) Management of T1 colorectal carcinoma with special reference to criteria for curative endoscopic resection. J Gastroenterol Hepatol 27(6):1057–1062

van Oostendorp SE, Smits LJH, Vroom Y, Detering R, Heymans MW, Moons LMG et al (2020) Local recurrence after local excision of early rectal cancer: a meta-analysis of completion TME, adjuvant (chemo)radiation, or no additional treatment. Br J Surg 107(13):1719–1730

Oyama T, Yahagi N, Ponchon T, Kiesslich T, Berr F (2015) How to establish endoscopic submucosal dissection in Western countries. World J Gastroenterol 21(40):11209–11220

Parks AG (1968) A technique for excising extensive villous papillomatous change in the lower rectum. Proc R Soc Med 61(5):441–442

Pimentel-Nunes P, Dinis-Ribeiro M, Ponchon T, Repici A, Vieth M, De Ceglie A et al (2015) Endoscopic submucosal dissection: European Society of Gastrointestinal Endoscopy (ESGE) Guideline. Endoscopy 47(9):829–854

Radulova-Mauersberger O, Stelzner S, Witzigmannn H (2016) [Rectal neuroendocrine tumors: surgical therapy]. Zeitschrift fur alle Gebiete der operativen Medizen, Der Chirurg 87(4):292–297

Ronnow CF, Arthursson V, Toth E, Krarup PM, Syk I, Thorlacius H (2022) Lymphovascular infiltration, not depth of invasion, is the critical risk factor of metastases in early colorectal cancer: retrospective population-based cohort study on prospectively collected data, including validation. Ann Surg 275(1):e148–ee54

Rullier E, Vendrely V, Asselineau J, Rouanet P, Tuech JJ, Valverde A et al (2020) Organ preservation with chemoradiotherapy plus local excision for rectal cancer: 5-year results of the GRECCAR 2 randomised trial. Lancet Gastroenterol Hepatol 5(5):465–474

Rutter MD, Chattree A, Barbour JA, Thomas-Gibson S, Bhandari P, Saunders BP et al (2015) British society of gastroenterology/association of coloproctologists of Great Britain and Ireland guidelines for the management of large non-pedunculated colorectal polyps. Gut 64(12):1847–1873

Shahini E, Passera R, Lo Secco G, Arezzo A (2022) A systematic review and meta-analysis of endoscopic mucosal resection vs endoscopic submucosal dissection for colorectal sessile/non-polypoid lesions. Minim Invasive Ther Allied Technol 31(6):835–847

Shaukat A, Kaltenbach T, Dominitz JA, Robertson DJ, Anderson JC, Cruise M et al (2020) Endoscopic recognition and management strategies for malignant colorectal polyps: recommendations of the US multi-society task force on colorectal cancer. Gastroenterology 159(5):1916–34.e2

Stipa F, Tierno SM, Russo G, Burza A (2022) Trans-anal minimally invasive surgery (TAMIS) versus trans-anal endoscopic microsurgery (TEM): a comparative case-control matched-pairs analysis. Surg Endosc 36(3):2081–2086

Taylor FG, Quirke P, Heald RJ, Moran B, Blomqvist L, Swift I et al (2011) Preoperative high-resolution magnetic resonance imaging can identify good prognosis stage I, II, and III rectal cancer best managed by surgery alone: a prospective, multicenter, European study. Ann Surg 253(4):711–719

Tsai BM, Finne CO, Nordenstam JF, Christoforidis D, Madoff RD, Mellgren A (2010) Transanal endoscopic microsurgery resection of rectal tumors: outcomes and recommendations. Dis Colon Rectum 53(1):16–23

Waage JE, Havre RF, Odegaard S, Leh S, Eide GE, Baatrup G (2011) Endorectal elastography in the evaluation of rectal tumours. Color Dis 13(10):1130–1137

Watanaskul S, Schwab ME, Chern H, Varma M, Sarin A (2023) Robotic transanal excision of rectal lesions: expert perspective and literature review. J Robot Surg 17(2):619–627

Yamamoto H, Koiwai H, Yube T, Isoda N, Sato Y, Sekine Y et al (1999) A successful single-step endoscopic resection of a 40 millimeter flat-elevated tumor in the rectum: endoscopic mucosal resection using sodium hyaluronate. Gastrointest Endosc 50(5):701–704

Zwager LW, Bastiaansen BAJ, Montazeri NSM, Hompes R, Barresi V, Ichimasa K et al (2022) Deep submucosal invasion is not an independent risk factor for lymph node metastasis in T1 colorectal cancer: a meta-analysis. Gastroenterology 163(1):174–189

Transanale totale mesorektale Exzision (TaTME)

38

Felix Aigner

Inhaltsverzeichnis

Mit dem Ziel, sowohl die onkologische Qualität als auch die Funktionalität in schwierigen Situationen besser einhalten zu können, wurde in den letzten Jahren der videoendoskopisch unterstützte transanale Zugang zur totalen mesorektalen Exzision (TME) in Kombination mit dem laparoskopischen Verfahren entwickelt und als Indikation gerade bei anatomischen Limitationen (enges, adipöses, männliches Becken, tiefsitzendes Rektumkarzinom, Prostatahyperplasie) bestätigt (transanale TME, TaTME).

Ergänzende Information Die elektronische Version dieses Kapitels enthält Zusatzmaterial, auf das über folgenden Link zugegriffen werden kann [https://doi.org/10.1007/978-3-662-67852-7_38]. Die Videos lassen sich durch Anklicken des DOI-Links in der Legende einer entsprechenden Abbildung abspielen, oder indem Sie diesen Link mit der SN More Media App scannen.

F. Aigner (✉)
Abteilung für Chirurgie, Barmherzige Brüder Krankenhaus Graz, Graz, Österreich
e-mail: felix.aigner@bbgraz.at

T. Keck, C.-T. Germer (Hrsg.), *Minimalinvasive Viszeralchirurgie*, https://doi.org/10.1007/978-3-662-67852-7_38

38.1 Einführung

Die minimalinvasiven Operationsmethoden bei der Behandlung des kolorektalen Karzinoms haben sich längst gegenüber dem offenen Vorgehen in puncto postoperativer Schmerz, geringerer intraoperativer Blutverlust und raschere postoperative Erholungsphase durchgesetzt (Veldkamp et al. 2005). Neuere Untersuchungen bestätigen darüber hinaus die Noninferiorität der laparoskopischen Rektumresektion gegenüber der konventionellen offenen Technik bei onkologischen Kriterien wie Lokalrezidivrate, krankheitsfreies Überleben und Gesamtüberleben (Bonjer et al. 2015). Dennoch gibt es neben anatomischen Limitationen wie enges, adipöses und männliches Becken, auch tumorassoziierte Faktoren wie tiefer anteriorer Tumorsitz, Größe des Tumors > 4 cm und Probleme bei der Identifikation der embryonalen mesorektalen Präparationsschicht durch Fibrose nach neoadjuvanter Radiatio (Motson et al. 2016), die ein onkologisch radikales Absetzen des kloakogenen Rektums (Stelzner et al. 2009) über dem Beckenboden mit den herkömmlichen laparoskopischen Klammernahtgeräten ohne Unterschreiten des zu fordernden leitliniengerechten Sicherheitsabstandes (Pox und Schmiegel 2013) oft schwierig bis gar unmöglich gestalten. Das erklärt auch die immer noch relativ hohe Konversionsrate des laparoskopischen zum offenen Vorgehen in bis zu 16 % der Fälle (Bonjer et al. 2015). Onkologische Radikalität unter Sphinktererhalt lässt sich in solchen Fällen dann zumeist nur durch intersphinktäre Resektion (Rullier et al. 2013) oder perineale Zugangswege (z. B. APPEAR-Technik; Williams et al. 2008), jedoch mit dem Risiko der Funktionsverschlechterung des analen Sphinkterapparates, oder letztendlich nur durch eine abdomino-perineale Rektumexstirpation gewährleisten. Das anteriore Resektionssyndrom („low anterior resection syndrome", LARS) in über 50 % (!) der Patienten nach tiefer sphinktererhaltender Rektumresektion (Emmertsen und Laurberg 2012) wird neben der neoadjuvanten Strahlentherapie zudem wesentlich durch möglicherweise weniger nervenorientierende Präparation im engen tiefen Becken beeinflusst. Nervenschonende Operationstechniken durch Berücksichtigung anatomisch-embryonaler Landmarken (Runkel und Reiser 2013) und die Verwendung innovativer Instrumente zum pelvinen Neuromonitoring autonomer Nervenstrukturen (Kauff et al. 2016) sollen grundsätzlich das Problem des LARS adressieren.

Mit dem Ziel, sowohl die onkologische Qualität als auch die Funktionalität in oben genannten schwierigen Situationen besser einhalten zu können, wurde in den letzten Jahren der videoendoskopisch unterstützte transanale Zugang zur totalen mesorektalen Exzision (TME) in Kombination mit dem laparoskopischen Verfahren entwickelt und als Indikation bestätigt (transanale TME, TaTME; Motson et al. 2016). Als operationstechnische Alternative zur Behandlung des tiefsitzenden Rektumkarzinoms mit oben genannten anatomischen Limitationen kommt die mittlerweile ebenso etablierte robotisch-assistierte Rektumresektion in Frage. Die operativen und funktionellen Ergebnisse beider Verfahren sind vergleichbar (Butterworth et al. 2021, Grass et al. 2021) und in Bezug auf Konversionsrate und Sphinktererhalt im Risikokollektiv der konventionellen laparoskopischen Technik überlegen (Hol et al. 2021, Ose und Perdawood 2021). Schlechte onkologische Ergebnisse gemessen an der Lokalrezidivrate in der flachen Lernkurve bei der TaTME verlangen jedoch bei der Implementierung eine intensive Auseinandersetzung mit dieser innovativen und anspruchsvollen Technik mit entsprechender Begleitung durch ein Expertenproctorship (Van Oostendorp et al. 2021).

38.2 Indikation

Die klare Indikation für die TaTME ist grundsätzlich die TME unter Einhaltung der onkologischen Radikalitätsprinzipien (Pox und Schmiegel 2013), wobei hier zum jetzigen Stand der Literatur das untere und der Übergang von mittlerem zu unterem Rektumdrittel mit oben genannten anatomischen Limitationen im Vordergrund steht. Weitere Indikationen sind (Motson et al. 2016):

- enges und/oder tiefes Becken,
- Adipositas und/oder BMI > 30 kg/m^2,
- Prostatahyperplasie,
- Tumordurchmesser > 4 cm,
- Fibrose nach neoadjuvanter Radiatio,
- sehr tiefer und konsekutiv unsicherer distaler Resektionsrand bei abdominellen Verfahren.

Weitere mittlerweile auch publizierte Indikationen für die transanale Rektumresektion sind:

- die Restproktektomie im Rahmen der mehrzeitigen restorativen Proktokolektomie mit Ileum-J-Pouch bei der Colitis ulcerosa (de Buck von Overstraeten et al. 2016) und
- der Hartmann-Wiederanschluss bei kurzem Rektumstumpf.

38.3 Spezielle präoperative Diagnostik

Eine spezielle präoperative Diagnostik neben den üblichen Staginguntersuchungen und anästhesiologischer Freigabe ist vor TaTME prinzipiell nicht notwendig. Grundsätzlich sollte jedoch aufgrund der ohnehin zu erwartenden Funktionsbeeinträchtigung im Sinne eines LARS-Syndroms (Emmertsen und Laurberg 2012) neben einer profunden Anamnese unter Anwendung validierter Fragebögen (z. B. Cleveland Clinic Florida oder St. Mark's Incontinence Scores) die Funktion des anorektalen Sphinkterapparates mittels digital-rektaler Untersuchung („digital rectal examination scoring system", DRESS; Orkin et al. 2010) und ggf. Anomanometrie ermittelt werden. Eine Risikoabschätzung für das LARS-Syndrom unter Berücksichtigung bekannter Risikofaktoren (z. B. neoadjuvante Radiochemotherapie sowie Höhe der geplanten Anastomose etc.) ist präoperativ durch den POLARS-Score möglich und kann bei der Beratung des Patienten hinsichtlich primärer Anastomose behilflich sein (Battersby et al. 2018). Digital sollte präoperativ neben der starren Rektoskopie zur Abschätzung der Entfernung des unteren Tumorrandes zur Anokutanlinie v. a. die Distanz des Tumors zum Beckenboden (M. levator ani) und dessen Verschieblichkeit gegen umliegende Organe (Prostata, Vagina, Sakrum, laterale Beckenwand) erfasst werden.

38.4 Aufklärung

Die Aufklärung vor geplanter TaTME sollte aufgrund der noch ausstehenden Langzeitergebnisse hinsichtlich funktionellem und onkologischem Outcome im direkten Vergleich zur konventionellen laparoskopischen TME besonders sorgfältig und unter Benennung bereits evidenzbasierter Vorteile gegenüber der herkömmlichen Technik durchgeführt werden, nämlich: geringe bis gar keine Konversionsrate zum offenen Verfahren, über 90 % komplette und daher onkologisch radikale Resektionspräparate und v. a. bessere Übersicht über die autonomen Beckennerven und daher Schonung der Sexual- und Blasenfunktion, aber auch Stuhlentleerung durch Schonung der inferioren rektalen Äste.

Darüber hinaus müssen die Patienten über den noch experimentellen transanalen Zugang gesondert aufgeklärt werden und über die Möglichkeit von Urethraverletzungen und deren Versorgung.

38.5 Lagerung

Die Lagerung für die TaTME beinhaltet die modifizierte Lloyd-Davis-Lagerung mit Fußstützen, am besten manuell adjustierbar. Aufgrund der mehrfachen Wechsel der teilweise extremen Positionen (Trendelenburg-Antitrendelenburg) während der Operation v. a. beim simultanen Vorgehen (abdominell-transanal) empfiehlt sich die Verwendung einer Vakuummatratze.

38.6 Technische Voraussetzungen

Für die technische Realisation der TaTME sind ein für den transanalen Gebrauch zugelassener, möglichst gewebeschonender Port und ein spezielles CO_2-Insufflationssystem erforderlich. Einige Portsysteme stammen aus der TEM-Anwendung, andere wiederum konnten aus den guten Erfahrungen in der SIL-Chirurgie modifiziert werden. Hauptkriterien sind sphinkterschonende Materialien und Maße. Diesbezüglich konnten aus der TEM-Methode reichliche Erfahrungen gesammelt werden.

▶ **Praxistipp** Hinsichtlich Insufflationssystem zur Erzeugung eines Kapnorektum bzw. nach Rektumdissektion Kapnosubperitoneum ist zu bemerken, dass aufgrund des sehr eingeschränkten Raumes eine kontinuierliche Insufflation und Rauchabsaugung mit entsprechender Filtereinrichtung für ein ruhiges und stabiles Bild notwendig ist (z. B. LEXION AP 50/30 Insufflator, LEXION MEDICAL, St. Paul, MN, USA oder AirSeal®, SurgiQuest Inc., Milford, CT, USA). Wir empfehlen die Anwendung identischer Drücke beim simultanen abdominellen und transanalen Vorgehen (z. B. 14 mmHg).

Für ein simultanes Vorgehen (abdominell/transanal) sind neben zwei minimalinvasiv erfahrenen OP-Teams auch entsprechend zwei Laparoskopietürme erforderlich (Abb. 38.1)

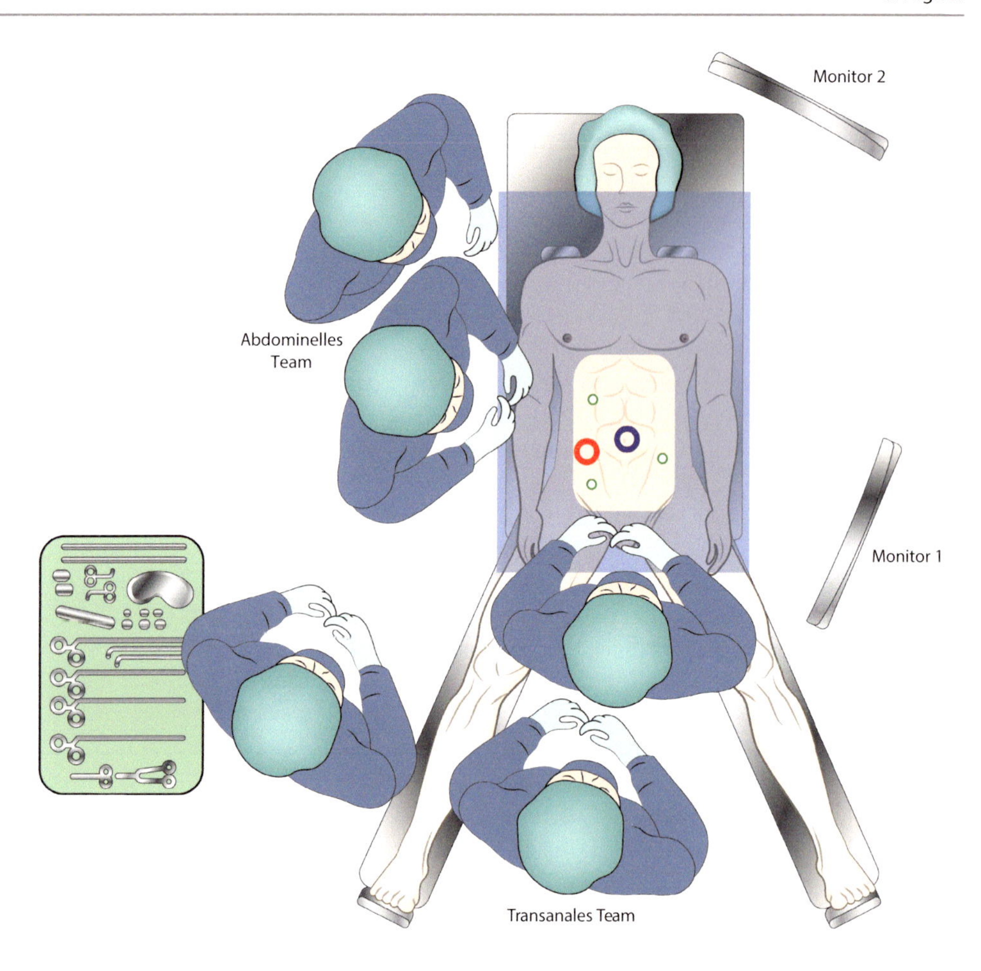

Abb. 38.1 Patientenlagerung, Turm- und Portplatzierung

38.7 Überlegungen zur Wahl des Operationsverfahrens

Die Diskussion über die Notwendigkeit eines technischen Mehraufwandes (s. oben) für eine Operationsmethode, die sich in den letzten Jahrzehnten als minimalinvasive Variante der offenen Operationsmethode als nichtunterlegen in Hinblick auf das onkologische Outcome etabliert hat, wird unterstützt von den Vorteilen dieser innovativen Technik wie geringe bis gar keine Konversionsrate zum offenen Verfahren, Wegfall der ohnehin problematischen Einführung eines geeigneten Klammernahtgerätes für das tiefe Rektumkarzinom und bessere Einschätzung des distalen Resektionsrandes sowie Übersicht über die lateralen autonomen Nervenstrukturen bei der Präparation von kaudal nach kranial.

Die TaTME soll jedoch keineswegs als Back-up-Methode nach frustraner anteriorer Dissektion dienen, da spätestens an dieser Stelle unseres Erachtens bereits eine mögliche Nervenschädigung bzw. ein Coning und eine mesorektale Verletzung stattgefunden hat. Die Indikation zur TaTME sollte demnach bereits präoperativ festgelegt werden.

38.8 Operationsablauf – How I do it

Bei simultanem Vorgehen (abdominell/transanal) sollte nach vollständigem Aufbau beider Laparoskopieeinheiten die abdominelle Exploration zum Ausschluss einer Peritonealkarzinose mit evtl. Änderung der operativen Strategie (limitiertes onkologisches Vorgehen oder zytoreduktive Chirurgie) vorangestellt werden. Bei transanaler CO_2-Insufflation, ohne zuvor das Rektum mittels Tabaksbeutelnaht verschlossen zu haben, kommt es zu einer unnötigen Distension des Kolonrahmens, was die für die tiefe koloanale oder kolorektale Anastomose unabdingbare Mobilisation der linken Kolonflexur sowie die zentrale Dissektion der Gefäße erschwert.

Video 38.1 zeigt Sequenzen des simultanen laparoskopischen und transanalen Zuganges bei der TME. Das Rendezvous-Verfahren wird demonstriert (Abb. 38.2).

▶ **Praxistipp** Daher sollte, bevor die Tabaksbeutelnaht transanal endoskopisch angelegt wird, ein Kapnoperitoneum angelegt werden, um eine unerwünscht extensive Distension des Kolons zu vermeiden.

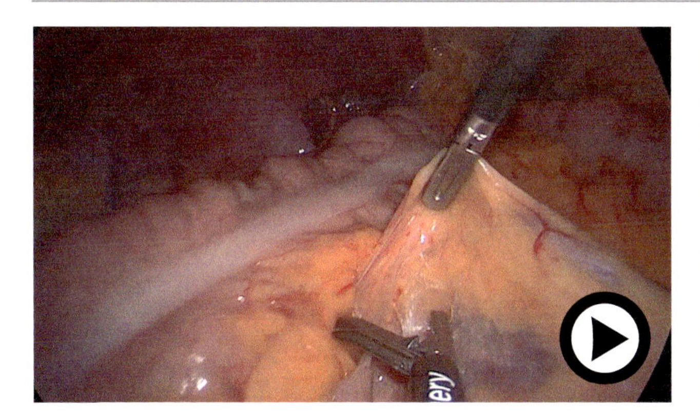

Abb. 38.2 Video 38.1: SILS-Rektumresektion mit TAMIS-TME bei ultratiefem Rektumkarzinom (© Video: Felix Aigner, Mathias Biebl, Johann Pratschke) (▶ https://doi.org/10.1007/000-bk1)

38.8.1 Transanaler Part

Einstieg

Vor Einführen des Portsystems ist auf eine ausreichende Relaxation des Patienten zu achten sowie eine vorsichtige bidigitale Dilatation des Sphinkterapparates vorzunehmen. Anschließend wird der transanale Port über den Schließmuskel vorgeschoben und an der perianalen Haut mit Nähten fixiert (Abb. 38.3). Dies setzt voraus, dass der Tumor zumindest 4 cm vom Analrand entfernt liegt und nicht unmittelbar an die Linea dentata heranreicht (Abb. 38.4). In letzterem Fall muss neben einer evtl. dann aus onkologischen Gründen geforderten, partiellen oder kompletten intersphinktären Resektion (ISR) jedenfalls die zirkuläre Inzision des Rektums klassisch transanal und offen (ohne Port) durchgeführt werden. Erst nach vollständiger zirkulärer Dissektion des distalen Rektums und Verschluss desselben mittels Tabaksbeutelnaht kann der Port eingesetzt werden.

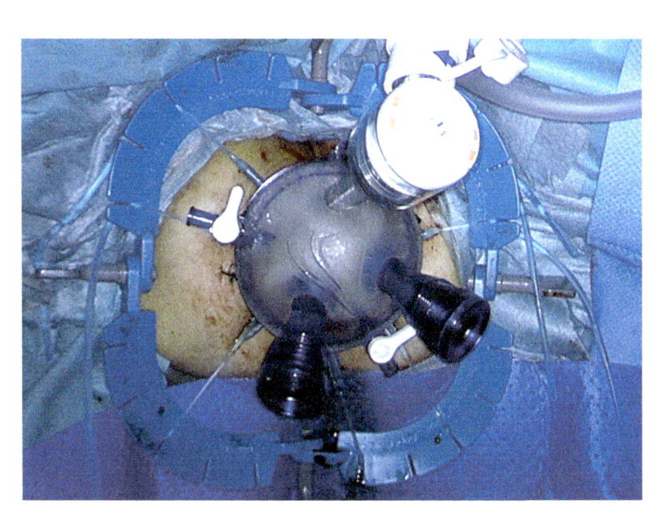

Abb. 38.3 Transanaler Gelport (GelPOINT® Path Transanal Access Platform, Applied Medical, Amersfoort, Niederlande) in situ mit speziellem Insufflationssystem (LEXION AP 50/30 Insufflator, LEXION MEDICAL, St. Paul, MN, USA oder AirSeal®, SurgiQuest Inc., Milford, CT, USA)

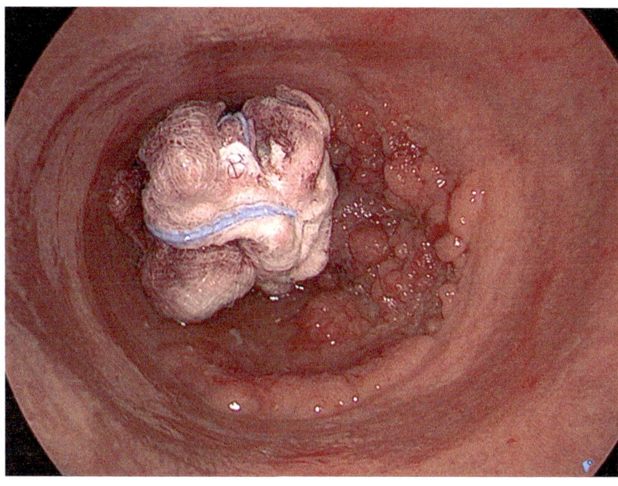

Abb. 38.4 Rektumtumor mit ausreichendem Abstand zur Linea dentata. Die Tabaksbeutelnaht kann in diesem Fall nach Einsetzen des transanalen Ports und CO_2-Insufflation endoskopisch gesetzt werden, eine Kompresse dichtet das Rektumlumen zusätzlich ab

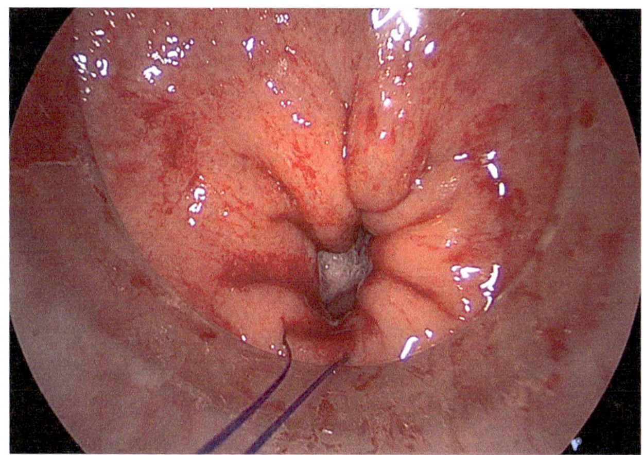

Abb. 38.5 Tabaksbeutelnaht. Dabei muss unbedingt auf einen vollständigen Schluss geachtet werden

Die Spülung des Rektums mit antiseptischer Lösung (z. B. Polyvinylpyrrolidon) vor Dissektion und nach Setzen der Tabaksbeutelnaht wird generell empfohlen, wenngleich die Evidenz diesbezüglich nicht ausreichend vorhanden ist.

Das Setzen der Tabaksbeutelnaht dient dem Verschluss des Rektums aus onkologischen, infektiologischen und praktischen Gründen, um allzu großem Gasverlust über das orale Rektumlumen entgegenzuwirken (Abb. 38.5).

▶ **Praxistipp** Es muss unbedingt darauf geachtet werden, dass die Tabaksbeutelnaht gleichmäßig in einer Ebene submukös angelegt wird. Zu große Abstände zwischen Ein- und Ausstich sollten vermieden werden. Eine zu tief gesetzte Naht kann umgebendes extramurales Gewebe wie den Levatorschenkel posterolateral oder die Vagina oder die Prostatakapsel anterior bei Nichtvorhandensein einer schützenden mesorektalen Schicht mitfassen und dann bei der späteren Dissektion Probleme bei der Schichtfindung mit entsprechendem Kollateralschaden verursachen.

Dissektion

Dorsal

Die Dissektionslinie sollte an der Basis der durch die Tabaksbeutelnaht aufgeworfenen Falten mittels Diathermie markiert werden (Abb. 38.6). Der Beginn der Rektumdissektion sollte bei 5 oder 7 Uhr in Steinschnittlage gewählt werden. Dort ist die Gefahr der Verletzung umliegender Strukturen wie Nerven oder Gefäße am geringsten. Die vollständige transrektale Inzision sollte zirkulär in dieser Ebene fortgesetzt werden.

Anschließend wird von kaudal nach kranial präpariert. Die avaskuläre Schicht außerhalb der mesorektalen Faszie dient dabei als Leitschicht („angel hair“, Abb. 38.7). An dorsaler Position muss zuvor eine dichte ligamentäre Zone scharf durchtrennt werden, die der Waldeyer-Faszie (oder Lig. rectosacrale) entspricht. Diese sollte nicht mit der mesorektalen Faszie verwechselt werden, um dann beim Versuch, diese zu schonen, fälschlicherweise in den präsakralen Raum zu geraten, was weiter kranial zu unangenehmen Blutungen aus den präsakralen Venen führen kann.

Gerade bei der äußerst distalen dorsalen Präparation aufgrund tiefen Tumorsitzes muss darauf geachtet werden, nicht zu weit peripher unter die Faszie des M. levator ani zu geraten, um dann versehentlich, sich ebenso in einer vermeintlichen Angel-hair-Schicht in falscher Sicherheit wähnend, die direkten sakralen Nervenäste an den M. levator ani (Nn. levatorii ani) zu verletzen.

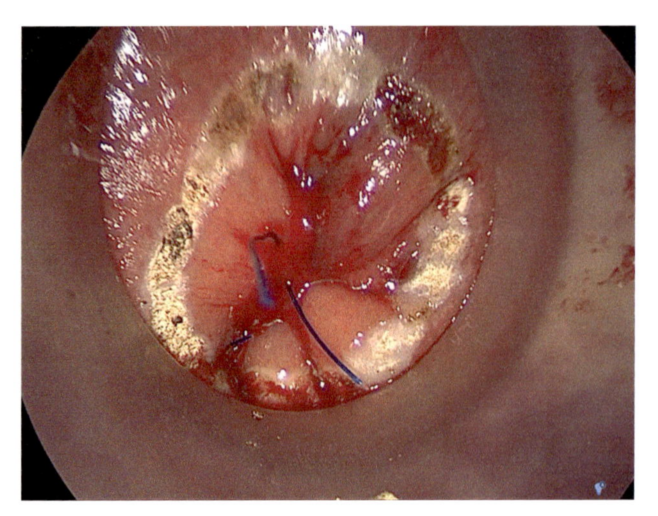

Abb. 38.6 Markierung der Inzisionslinie an der Basis der Falten, die durch die Tabaksbeutelnaht aufgeworfen werden (cave: zu nahe Inzision an der Naht kann diese kappen)

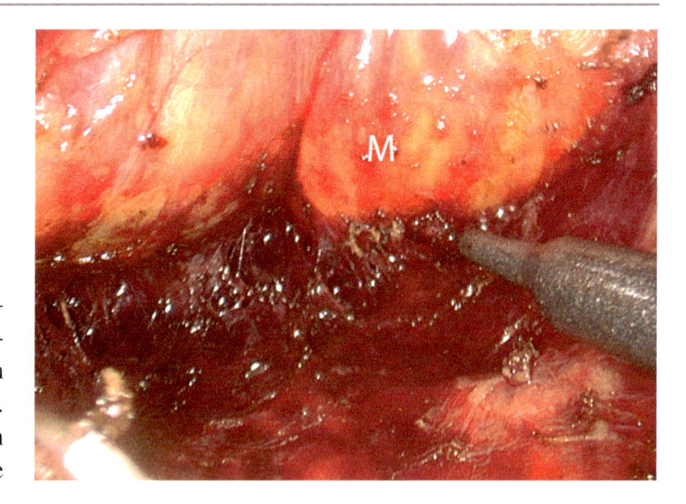

Abb. 38.7 Angel Hair bei der Dissektion mit dem monopolaren Häkchen entlang der mesorektalen Faszie, das voluminöse Mesorektum (*M*) wird vollständig geschont

Anschließend sollte die Dissektion vorne fortgesetzt werden. Hierbei ist auf eine vollständige Durchtrennung des Stratum circulare et longitudinale recti zu achten, die Vaginalhinterwand sowie die Prostatakapsel müssen sicher identifiziert und dargestellt werden (bei ersterer kann jederzeit der Zeigefinger, vaginal palpierend, Kontrolle verschaffen). Die Denonvillier-Faszie mit ebenso glatten Muskelfasern lässt sich bei diesem Schritt nur schwer von der Rektumvorderwand trennen und wird gerade bei anteriorem Tumorsitz nach unserer Erfahrung grundsätzlich mit dem Präparat entfernt.

▶ **Praxistipp** Zur Dissektion beim transanalen Zugang verwenden wir grundsätzlich das monopolare Häkchen, um die embryonalen Schichten (mesorektale Schicht, Denonvillier-Faszie) zu eröffnen und nicht zu versiegeln.

Neuralgisch kann sich die Präparation anterolateral bei 10 und 2 Uhr gestalten. Hier liegt eine anatomische Verdichtungszone aus neurovaskulären Strukturen eingebettet in teils lockerem Fettgewebe. Weiter verlaufen hier die paraprostatischen Nervenbündel nach Walsh (Runkel und Reiser 2013) sowie deren Begleitgefäße und weiter kranial die äußerst variable A. rectalis media.

Lateral

Die laterale Präparation sollte erst nach Orientierung in der ventralen und dorsalen Schicht fortgesetzt werden, da hier die Schichtfindung mitunter aus Mangel an markanten anatomischen Landmarken am schwierigsten erscheint.

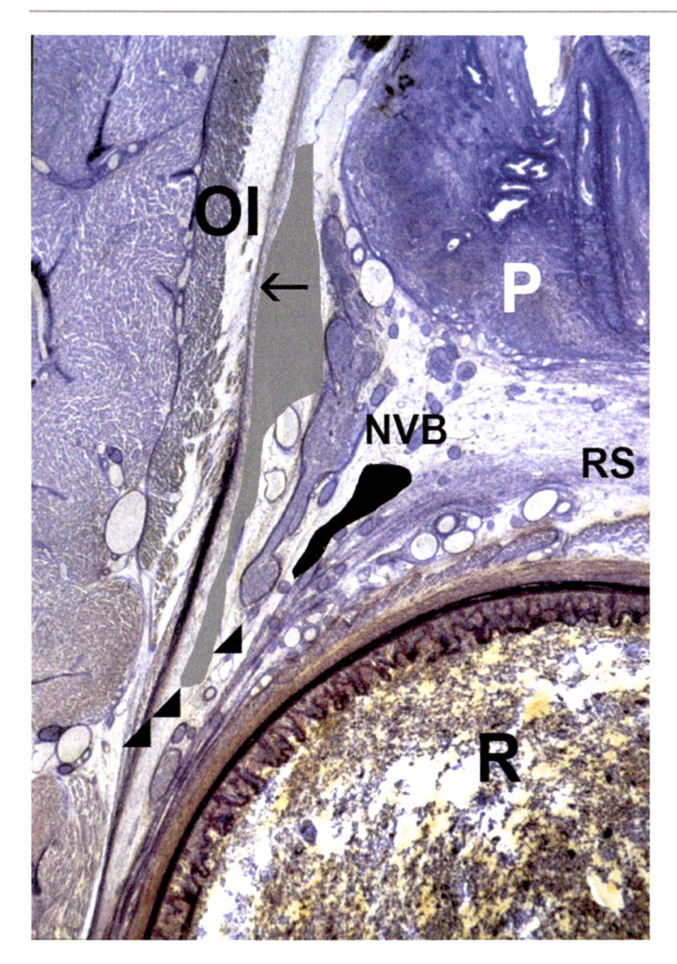

Abb. 38.8 Axialer Schnitt durch ein plastinationshistologisches männliches Becken (24. Gestationswoche, 5-fache Vergrößerung). Die autonome Nervenplatte des Plexus hypogastricus inferior (*NVB*) in Richtung Prostata (*P*) muss bei der Präparation geschont werden. Daher muss die Dissektion medial davon (*schwarz*) fortgesetzt werden. Der Einstieg (*Pfeilspitzen*) hinter die Nervenplatte und damit in die falsche lockere Bindegewebsschicht (*grau*) entlang der Faszie (*Pfeil*) des M. obturatorius internus (*OI*) geschieht akzidentiell relativ leicht, sollte früh erkannt und korrigiert werden. *R* Rektum, *RS* Septum rectogenitale (Denonvillier-Faszie). (Aus Aigner et al. 2015)

▶ **Cave** Unterschiedlich kräftig ausgebildete Fettgewebspolster („bilateral pillars") können durch zu laterale Präparation den Chirurgen „hinter" die autonome Nervenschicht der Fasern des Plexus hypogastricus inferior in die Irre führen, denn anterolateral endet man vor der Prostata bzw. in der Urethra (Abb. 38.8).

38.8.2 Rendezvous

Das Zusammentreffen mit dem abdominellen Team, das bei simultanem Vorgehen etwa auf Höhe S3 die Präparation unterbricht, geschieht entweder ventral oder dorsal

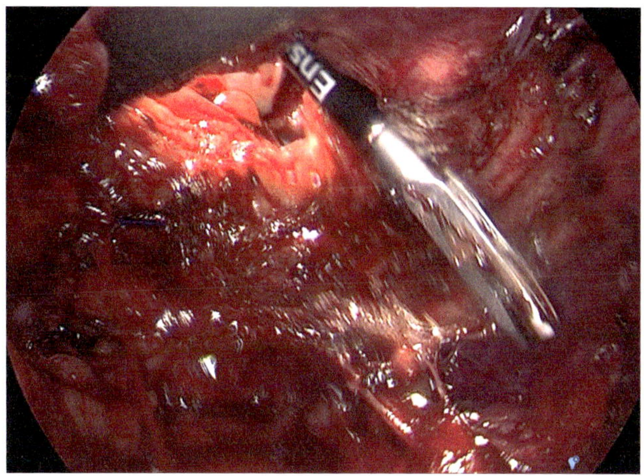

Abb. 38.9 Ventrales Rendezvous. Das Instrument von abdominell dient dabei dem analen Team als Wegweiser und Retraktor. Laterale Nervenstrukturen erscheinen unter der endopelvinen Faszie und können durch bessere Visualisierung adäquat geschont werden

(Abb. 38.9). Die Präparation wird dann unter Beobachtung der Schritte auf beiden Monitoren von jener Seite mit der besten Übersicht über die lateralen Nervenstrukturen und das Mesorektum (abdominell/transanal) fortgesetzt.

▶ **Praxistipp** Sportlicher Ehrgeiz oder ein „Wetteifern" zwischen beiden Teams ist aufgrund der Gefahr von Kollateralschäden auf den „letzten Metern" unangebracht.

38.8.3 Präparatebergung

Das Präparat ist nach vollständiger Mobilisation nach o. g. Verfahren entweder über einen der abdominellen Zugänge (Single-Port oder Ileostomastelle, Pfannenstielschnitt oder transumbilikal beim handassistierten Verfahren) oder transanal zu bergen. Bei Letzterem muss einerseits auf eine entsprechende Schutzfolie zur Vorbeugung der Tumorzelldissemination und andererseits auf die vorsichtige Dehnung des Sphinkterapparates gerade bei massigem Rektumpräparat geachtet werden. Wir ziehen daher die transabdominelle der transanalen Bergung vor.

38.8.4 Anastomosentechnik

Die Anastomosentechnik unterliegt dem jeweiligen Hausbrauch, wir ziehen die laterotermínale Anastomosentechnik vor, wobei wir gerade bei engem, adipösem Becken wieder zunehmend die End-zu-End Anastomose bevorzugen. Die funktionellen Langzeitergebnisse nivellieren sich bei allen

Rekonstruktionen nach einem Jahr und Entleerungsstörungen gemessen am LARS-Score sind bei tiefer Anastomose bei über 50 % aller Fälle unabhängig von der Anastomosentechnik evident, wobei gerade bei End-zu End Anastomosen eine Behandlung des LARS-Syndroms mittels analer Irrigation besser durchgeführt werden kann (Christensen et al. 2021). Je nach Rektummanschette kann die Anastomose mittels zirkulärem Klammernahtgerät oder manuell angelegt werden. Entscheidend ist das spannungsfreie und atraumatische Verlagern des Kolonschenkels in das kleine Becken. Auf eine ausreichende Mobilisation der linken Kolonflexur sowie Dissektion des Mesocolon transversum bis an die mittelkolischen Gefäße und zentrales Absetzen der Vena mesenterica inferior am Pankreasunterrand, um die bestmögliche Länge des zu anastomosierenden Colon descendens zu erreichen, muss besonderes Augenmerk gelegt werden.

38.9 Spezielle intraoperative Komplikationen und ihr Management

Der transanale Zugang zur TME besticht zwar einerseits durch eine bessere Übersicht über das von Williams einst bezeichnete „no man's land" am anorektalen Übergang (Williams 2010), andererseits besteht aufgrund der engen Lagebeziehungen der hier am Beckenboden aufeinandertreffenden Organsysteme (Prostata, Vagina, Urethra, Rektum, M. levator ani, Plexus hypogastricus inferior) zueinander ein erhöhtes Risiko, bei falscher Schichtfindung relativ rasch, fehlgeleitet, einen funktionell nicht unbeträchtlichen Kollateralschaden zu verursachen.

38.9.1 Tabaksbeutelnaht

Beim Setzen der Tabaksbeutelnaht zum Verschluss des Rektumlumens nach oral unterhalb des Tumors sind aus der eigenen Erfahrung 2 Fallstricke besonders hervorzuheben. Zum einen kann durch ein zu Tiefstechen der Naht bei in diesem distalen Bereich fehlendem Mesorektum leicht der M. levator ani mitgestochen werden, was nach transrektaler Inzision die Präparation Richtung kranial irrtümlich zu weit lateral und hinter die autonome Nervenplatte führt. Zum anderen besteht bei insuffizientem Schluss der Tabaksbeutelnaht im weiteren Verlauf der Operation gerade durch die Manipulation am Präparat die Gefahr des Stuhlaustritts in den Subperitonealraum v. a. beim nicht optimal vorbereiteten Darm. Aus diesen Gründen muss bei der Tabaksbeutelnaht auf ein sorgfältiges und gleichmäßiges submuköses Setzen derselben und auf ein straffes Knoten, am besten manuell, nach Abnehmen der Gelplatte des analen Ports geachtet werden. Es lohnt sich, bei Auftreten solcher Zwischenfälle, die Naht kompromisslos zu öffnen und nochmals zu setzen oder im Vornherein eine zweite Tabaksbeutelnaht zur Sicherung anzulegen.

38.9.2 Präparation dorsal

Wie bereits erwähnt, ist v. a. beim äußerst distalen Einstieg beim tiefsitzenden Rektumkarzinom dorsal aufgrund des Fehlens einer mesorektalen Orientierungsschicht die Gefahr hoch, die Faszie des M. levator ani versehentlich abzuheben und in dieser falschen Schicht – im Übrigen findet sich auch hier Angel Hair! – nach kranial zu präparieren und dabei direkte Äste des Plexus sacralis (Nn. levatorii, die den M. levator ani innervieren) zu verletzen.

Weiter kranial kann es v. a. zu Beginn der Operation von transanal aufgrund der anatomischen Verhältnisse der unterschiedlich starken Konkavität des Sakrums etwa auf Höhe S3 zu einem versehentlichen Wechsel der Präparationsschicht nach zu weit dorsal in das präsakrale Kompartiment kommen (beim abdominellen Vorgehen vice versa am ehesten Präparation zu weit mesorektal). Schwer stillbare Blutungen aus den präsakralen Venen können den weiteren Verlauf erheblich belasten. Es lohnt sich daher, von abdominell bis zu dieser Höhe zu präparieren und eine Kompresse als Orientierung für die transanale Präparation einzulegen.

38.9.3 Präparation lateral

Am unübersichtlichsten ist die Präparation sicherlich lateral, daher sollte dieser Schritt erst nach ventraler und dorsaler Auffindung der richtigen Schicht begangen werden.

> **Cave** Die Gefahr dabei liegt in der zu weit lateralen Dissektion, welche gerade durch das Kapnosubperitoneum (12–15 mmHg) in eine lockere, leicht zu öffnende Schicht nach anterolateral führt, die jedoch hinter der autonomen Nervenplatte vor die Vagina bzw. die Prostata und unweigerlich an die Urethra führt (Abb. 38.8).

Eine Urethraverletzung sollte umgehend durch Naht der Urethra über dem Blasenkatheter mit Einzelknopfnähten versorgt werden. Ein bemerkenswertes kreisrundes „halo-sign" (Abb. 38.10) ist typisch für die Präparation in der falschen Schicht, daher sollte rechtzeitig wieder nach weiter medial gewechselt werden. Eine lateral durchgehend geschlossene mesorektale Faszie erwartet man vergebens, da rektale Nervenäste des Plexus hypogastricus inferior sowie Gefäße und Äste aus den variablen Vasa rectalia media an das Rektum ziehen und bei der TME selektiv durchtrennt werden müssen. Blutungen aus diesen Gefäßen sollten mit Clips versorgt werden.

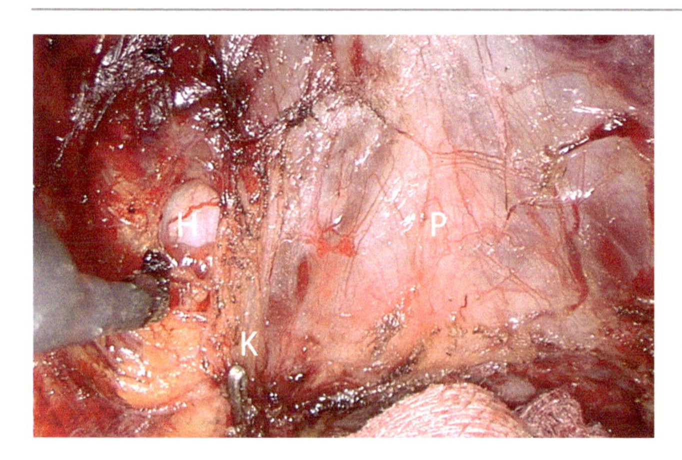

Abb. 38.10 Halo Sign (*H*). Bei zu weit anterolateraler Präparation gelangt man in die falsche Schicht hinter die Nervenplatte. *K* Clip an Begleitgefäßen der paraprostatischen Nervenbündel. *P* Prostata

38.9.4 Präparation ventral

Gerade bei vergrößerter Prostata besteht die Gefahr, zu weit ventral die vermeintliche mesorektale Schicht aufzusuchen. Die hintere Prostatakapsel darf dabei nicht mit der Rektumvorderwand verwechselt werden. Vor allem nach Bestrahlung und ventralem Tumorsitz ist eine Verwaschung der Schichten häufig und verwirrend. Nochmals sei auf das Fehlen oder höchstens Vorhandensein eines sehr dünnen Mesorektums in ventraler Position hingewiesen, aus diesem Grund präpariert man aus eigener Erfahrung meistens zu weit ventral. Daher ist bei der subtilen transrektalen Dissektion darauf zu achten, dass sämtliche Wandschichten des Rektums inkl. der längsverlaufenden Muskelfasern des Stratum longitundinale recti durchtrennt werden, um weder intermuskulär die Rektumwand zu dissezieren, noch zu weit ventral in die Vagina bzw. die Prostatakapsel zu präparieren. In beiden Fällen kommt es zu Blutungen, die sofort gestillt werden sollten. Bei der Frau lässt sich durch simultane Palpation der Vagina die richtige Schicht leichter finden.

38.10 Evidenzbasierte Evaluation

Die TaTME hat in den letzten Jahren zunehmend Aufmerksamkeit in der einschlägigen Fachliteratur erweckt. Daten aus prospektiv-randomisierten Studien sind jedoch noch ausständig und werden derzeit generiert (Deijen et al. 2015). Dennoch gibt es mittlerweile jede Menge Zentrumsberichte über erste Langzeiterfahrungen mit dem transanalen Zugang zur TME in großen, wenn auch registerbasierten Patientenkohorten mit vergleichbaren onkologischen Ergebnissen wie beim konventionellen Zugang gemessen an der Lokalrezidivrate (Caycedo-Marulanda et al. 2021; Roodbeen et al. 2021). Die zu erwartenden besseren funktionellen Ergebnisse durch die bessere Übersicht von transanal sowie die subtilere Nervenschonung sind nicht belegt (van der Heijden et al. 2020). Untersuchungen der autonomen Nervenstrukturen des Plexus hypogastricus inferior, die intraoperativ mit pelvinem Neuromonitoring detektiert wurden, haben jedoch gezeigt, dass gerade bei dem transanalen Zugang eine Schonung derselben weitestgehend möglich ist (Kneist et al. 2016).

Ein Vergleich zwischen der konventionellen laparoskopischen TME und der TaTME in Hinblick auf das funktionelle Outcome wird jedoch schwierig sein, da ein konventionelles Absetzen des Rektums bei tiefen Rektumkarzinomen mit dem Stapler beim engen, adipösen, männlichen Becken mitunter nicht möglich und infolgedessen die Rate an Konversionen auch zum transanalen Zugang und abdominoperinealen Rektumexstirpationen eine gewisse Bias oder Drop-out-Rate verursachen werden. Immerhin besticht die TaTME durch eine im Vergleich zur konventionellen TME (16 %; Bonjer et al. 2015) verschwindend bis nicht vorhandenen Konversionsrate (Chen et al. 2016). Dies führt aber auch in den berichteten Serien zu einer höheren Rate an tiefen Anastomosen und erhöhtem Sphinktererhalt, was funktionell mutmaßlich mit schlechten Ergebnissen vergesellschaftet ist (van der Heijden et al. 2020). Möglicherweise muss in Zukunft auch die Notwendigkeit der neoadjuvanten Bestrahlung zum Downsizing und Schaffung einer sphinktererhaltenden Resektabilität bei besserer Einschätzung derselben sowie die Möglichkeit des tieferen mitunter intersphinktären Absetzens des Rektums von transanal neu evaluiert werden.

Die vergleichbar guten onkologischen Ergebnisse in der Lokalrezidivrate (ca. 3 %), dem krankheitsfreien Überleben und dem Gesamtüberleben wie beim konventionellen, laparoskopischen Vorgehen konnten in Metaanalysen belegt werden (Moon et al. 2021). Anhand von pathologischen Surrogatparametern konnten in einer anderen Metaanalyse aus 7 nichtprospektiv-randomisierter Studien (!) von Ma et al. (2016) immerhin für die TaTME im Vergleich zur konventionellen laparoskopischen TME eine signifikant höhere makroskopische TME-Qualität und niedrigere Rate an positivem zirkumferentiellem Resektionsrand (CRM) sowie eine signifikant geringere Konversionsrate und Operationszeit im Two-team-Approach gezeigt werden.

Die möglichen teils schweren intraoperativen Komplikationen berücksichtigend, haben sich relativ schnell nach Einführung der TaTME Konsensuskonferenzen und Arbeitsgemeinschaften formiert, die

a. ein möglichst standardisiertes Vorgehen bei der transanalen Präparation sowie
b. die notwendige minimalinvasive Expertise des Chirurgen empfehlen und voraussetzen, und
c. ein Ausbildungscurriculum und v. a. das Erlernen der Technik am Körperspender mit einem anschließenden

Proctorship bei den ersten eigenen Fällen mit entsprechender Evaluation anhand validierter Fragebögen für notwendig und unabdingbar halten (Van Oostendorp et al. 2021; McLemore et al. 2016; Penna et al. 2016).

Um eine einheitliche Datensammlung und Transparenz der Ergebnisse der unterschiedlichen Zentren zu gewährleisten wird auf das internationale TaTME-Register verwiesen (http://www.lorec.nhs.uk).

Literatur

Aigner F, Hormann R, Fritsch H et al (2015) Anatomical considerations for transanal minimal-invasive surgery: the caudal to cephalic approach. Colorectal Dis 17:O47–O53

Battersby NJ, Bouliotis G, Emmertsen KJ et al (2018) Development and external validation of a nomogram and online tool to predict bowel dysfunction following restorative rectal cancer resection: the POLARS score. Gut 67(4):688–696

Bonjer HJ, Deijen CL, Haglind E, Group CIS (2015) A randomized trial of laparoscopic versus open surgery for rectal cancer. N Engl J Med 373:194

de Buck van Overstraeten A, Wolthuis AM, D' Hoore A (2016) Transanal completion proctectomy after total colectomy and ileal pouch-anal anastomosis for ulcerative colitis: a modified single stapled technique. Colorectal Dis 18:141–144

Butterworth JW, Butterworth WA, Meyer J et al (2021) A systematic review and meta-analysis of robotic-assisted transabdominal total mesorectal excision and transanal total mesorectal excision: which approach offers optimal short-term outcomes for mid-to-low rectal adenocarcinoma? Tech Coloproctol 25(11):1183–1198

Caycedo-Marulanda A, Lee L, Chadi SA et al (2021) Association of transanal total mesorectal excision with local recurrence of rectal cancer. JAMA Netw Open 4(2):e2036330. https://doi.org/10.1001/jamanetworkopen.2020.36330

Chen CC, Lai YL, Jiang JK et al (2016) Transanal total mesorectal excision versus laparoscopic surgery for rectal cancer receiving neoadjuvant chemoradiation: a matched case-control study. Ann Surg Oncol 23:1169–1176

Christensen P, Im Baeten C, Espín-Basany E et al (2021) Management guidelines for low anterior resection syndrome - the MANUEL project. Colorectal Dis 23(2):461–475

Deijen CL, Velthuis S, Tsai A et al (2015) COLOR III: a multicentre randomised clinical trial comparing transanal TME versus laparoscopic TME for mid and low rectal cancer. Surg Endosc 30:3210–3215

Emmertsen KJ, Laurberg S (2012) Low anterior resection syndrome score: development and validation of a symptom-based scoring system for bowel dysfunction after low anterior resection for rectal cancer. Ann Surg 255:922–928

Grass JK, Persiani R, Tirelli F et al (2021) Robotic versus transanal total mesorectal excision in sexual, anorectal, and urinary function: a multicenter, prospective, observational study. Int J Colorectal Dis 36(12):2749–2761

van der Heijden JAG, Koëter T, Smits LJH et al (2020) Functional complaints and quality of life after transanal total mesorectal excision: a meta-analysis. Br J Surg 107(5):489–498

Hol JC, Burghgraef TA, Rutgers MLW et al (2021) Comparison of laparoscopic versus robot-assisted versus transanal total mesorectal excision surgery for rectal cancer: a retrospective propensity score-matched cohort study of short-term outcomes. Br J Surg 108(11):1380–1387

Kauff DW, Kronfeld K, Gorbulev S et al (2016) Continuous intraoperative monitoring of pelvic autonomic nerves during TME to prevent urogenital and anorectal dysfunction in rectal cancer patients (NEUROS): a randomized controlled trial. BMC Cancer 16:323

Kneist W, Hanke L, Kauff DW, Lang H (2016) Surgeons' assessment of internal anal sphincter nerve supply during TaTME – inbetween expectations and reality. Minim Invasive Ther Allied Technol 25(5):241–246

Ma B, Gao P, Song Y et al (2016) Transanal total mesorectal excision (taTME) for rectal cancer: a systematic review and meta-analysis of oncological and perioperative outcomes compared with laparoscopic total mesorectal excision. BMC Cancer 16:38

McLemore EC, Harnsberger CR, Broderick RC et al (2016) Transanal total mesorectal excision (taTME) for rectal cancer: a training pathway. Surg Endosc 30(9):4130–4135

Moon JY, Lee MR, Ha GW (2021) Long-term oncologic outcomes of transanal TME compared with transabdominal TME for rectal cancer: a systematic review and meta-analysis. Surg Endosc Jun 24. https://doi.org/10.1007/s00464-021-08615-7

Motson RW, Whiteford MH, Hompes R et al (2016) Current status of trans-anal total mesorectal excision (TaTME) following the Second International Consensus Conference. Colorectal Dis 18:13–18

Van Oostendorp SE, Belgers HJE, Hol JC et al (2021) The learning curve of transanal total mesorectal excision for rectal cancer is associated with local recurrence: results from a multicentre external audit. Colorectal Dis 23(8):2020–2029

Orkin BA, Sinykin SB, Lloyd PC (2010) The digital rectal examination scoring system (DRESS). Dis Colon Rectum 53:1656–1660

Ose I, Perdawood SK (2021) A nationwide comparison of short-term outcomes after transanal, open, laparoscopic, and robot-assisted total mesorectal excision. Colorectal Dis 23(10):2671–2680

Penna M, Hompes R, Mackenzie H et al (2016) First international training and assessment consensus workshop on transanal total mesorectal excision (taTME). Tech Coloproctol 20:343–352

Pox CP, Schmiegel W (2013) [German S3-guideline colorectal carcinoma]. Dtsch Med Wochenschr 138:2545

Roodbeen SX, Spinelli A, Bemelman WA et al (2021) Local recurrence after transanal total mesorectal excision for rectal cancer: a multicenter cohort study. Ann Surg 274(2):359–366

Rullier E, Denost Q, Vendrely V et al (2013) Low rectal cancer: classification and standardization of surgery. Dis Colon Rectum 56:560–567

Runkel N, Reiser H (2013) Nerve-oriented mesorectal excision (NOME): autonomic nerves as landmarks for laparoscopic rectal resection. Int J Colorectal Dis 28:1367–1375

Stelzner F, von Mallek D, Ruhlmann J, Biersack HJ (2009) [PET-CT studies of metastasizing cancer of the colon and rectum. Variability of tumor aggressiveness as a micro-evolutionary process of cancer stem cells with predetermined prognosis]. Chirurg 80:645–651

Veldkamp R, Kuhry E, Hop WC et al (2005) Laparoscopic surgery versus open surgery for colon cancer: short-term outcomes of a randomised trial. Lancet Oncol 6:477–484

Williams NS (2010) The rectal 'no man's land' and sphincter preservation during rectal excision. Br J Surg 97:1749–1751

Williams NS, Murphy J, Knowles CH (2008) Anterior Perineal PlanE for Ultra-low Anterior Resection of the Rectum (the APPEAR technique): a prospective clinical trial of a new procedure. Ann Surg 247:750–758

Robotische Rektumchirurgie

39

Katica Krajinovic

Inhaltsverzeichnis

Seit der Jahrtausendwende werden Rektumresektionen minimalinvasiv roboterassistiert durchgeführt. Diese vielversprechende Technologie erfährt in den letzten Jahren zunehmende Wahrnehmung und Anwendung in der Viszeralchirurgie. Bei der robotischen Chirurgie handelt es sich um die Weiterentwicklung der konventionellen laparoskopischen Techniken. Die vielen technischen Vorteile, insbesondere die Rückgewinnung der Händigkeit durch die EndoWrist-Instrumente mit 7 Freiheitsgraden in Kombination mit einer autonomen Kamerasteuerung mit Termorfilter, der Vergrößerung und 3D-HD-Darstellung des Situs stellen neben anderen technischen Weiterentwicklungen einen aus chirurgischer Sicht deutlichen operationstechnischen und -taktischen Mehrwert der Methode dar.

39.1 Operationsverfahren

39.1.1 Lagerung

Die Lagerung des Patienten erfolgt in modifizierter Steinschnittlagerung. Die Hüfte sollte hier ca. 15° gebeugt sein. Beide Arme werden zur Vermeidung von Plexusläsionen angelagert. Auf das Anbringen von Schulterstützen ist bei intermittierend notwendiger ausgeprägter Trendelenburg-Lagerung zu achten. Beide Beine sind in Beinschalen ausgelagert.

Aufgrund der zumindest initial deutlich längeren Operationsdauer ist die Lagerung auf einer Vakuummatratze von Vorteil, zusätzlich ist bei der Lagerung der Beine ggf. auf pneumatische Wadenkompressionsvorrichtungen zu achten. Obligat sollte zum Schutz des Gesichts eine Querstange ca. 2 cm vor dem Nasenrücken des Patienten angebracht werden. Dies verhindert Affektionen im Gesicht des Patienten durch die Bewegung der kranial positionierten Roboterarme. Zur Verhinderung einer Auskühlung des Patienten empfiehlt sich die Verwendung von vorgewärmten Kohlendioxid (CO_2) mittels eines Thermoflators.

K. Krajinovic (✉)
Klinik für Allgemein-,Viszeral-, Thorax- und Gefäßchirurgie, Klinikum Fürth, Fürth, Deutschland
e-mail: katica.krajinovic@klinikum-fuerth.de

T. Keck, C.-T. Germer (Hrsg.), *Minimalinvasive Viszeralchirurgie*, https://doi.org/10.1007/978-3-662-67852-7_39

39.1.2 Technische Voraussetzungen

- Chirurgisches Robotersystem Da Vinci Xi
- Table motion
- 30°-Optik
- Monopolar curved scissors
- 2x Cadiere Forceps
- Titan-Clipzange 10 mm
- Ultraschalldissektionsgerät Robotic oder Vessel-Sealer
- Robotic Linearstapler
- Zirkulärstapler
- Reguläres Laparoskopieinstrumentarium

39.1.3 Teamanordnung

Die Team- und Geräteanordnung ist in Abb. 39.1 dargestellt.

▶ **Praxistipp** Einen wichtigen Stellenwert nimmt die klare Kommunikation des Operationsteams im Rahmen einer roboterassistierten Operation ein. Durch die physische Trennung des Konsolenoperateurs vom restlichen Team am Tisch bei gleichzeitig fehlendem haptischem Feedback des Robotersystems können durch unpräzise oder fehlende Kommunikation gravierende Komplikationen entstehen. Es gilt daher eine präzise Kommunikation mit dem Team vor jeder Operation festzulegen.

39.2 Operationstechnik

Das verwendete Robotersystem ist das Da Vinci Xi. In Kombination mit einem entsprechenden Operationstisch ist eine Lagerungsumstellung des Patienten während der gesamten Operation bei angedockten Roboterarmen möglich – „table motion". Für den Einsatz eines Robotersystems in der Viszeralchirurgie ist der Einsatz eines Table-motion-Systems empfehlenswert. Die überwiegende Zahl der viszeralchirurgischen operativen Eingriffe erfolgt über mehrere Quadranten hinweg und macht ein intraoperatives Umlagern des Patienten zur besseren Exposition des Operationsgebiets notwendig. Nach Platzieren des Assistenztrokars (A) erfolgt das Platzieren der weiteren 8 mm Trokare für die EndoWrist-Instrumente unter optischer Kontrolle (Abb. 39.2). Als Assistenztrokar wird ein Dissektionstrokar verwendet, sodass das Einbringen optisch kontrolliert erfolgen kann. Unmittelbar nach der Trokarplatzierung und Etablierung des Pneumoperitoneums erfolgt bei gefüllter Harnblase das Einbringen eines suprapubischen Katheters, so kann die Harnblasenentleerung bis zur späteren Präparation im kleinen Becken erfolgen. Im nächsten Schritt erfolgt die Kopftief- und Rechtsseitenlagerung des Patienten. Hierbei wird der Patient in beide Richtungen etwa um 20° gekippt positioniert. Lagerungsinduziert fällt das Dünndarmkonvolut nach rechts und gibt den Blick auf die Aortaachse und das linksseitige Mesokolon frei.

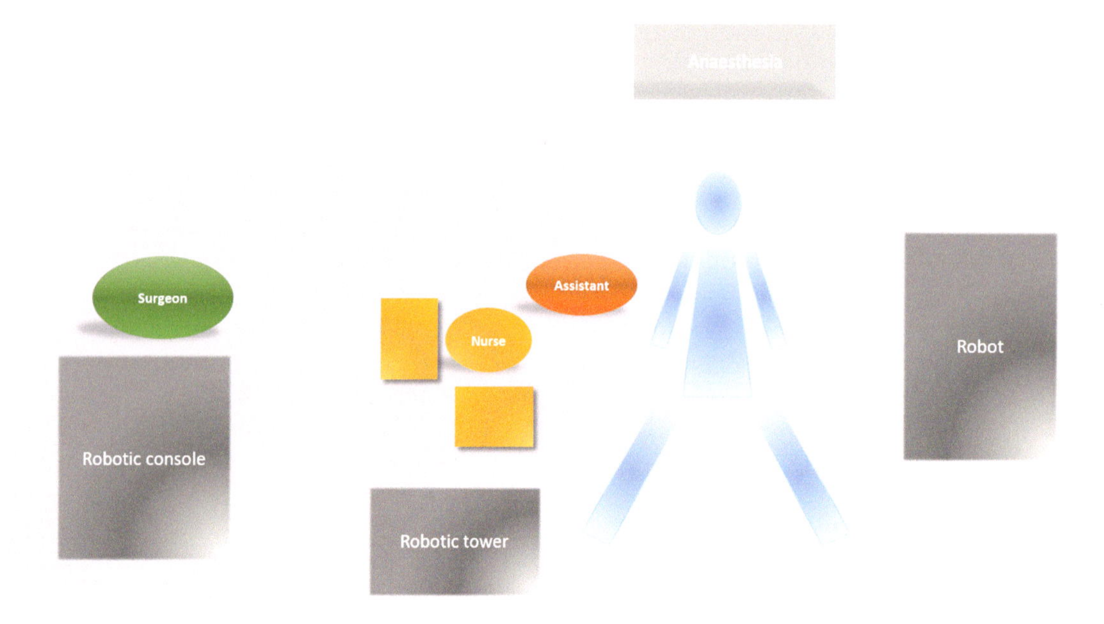

Abb. 39.1 Team- und Geräteanordnung

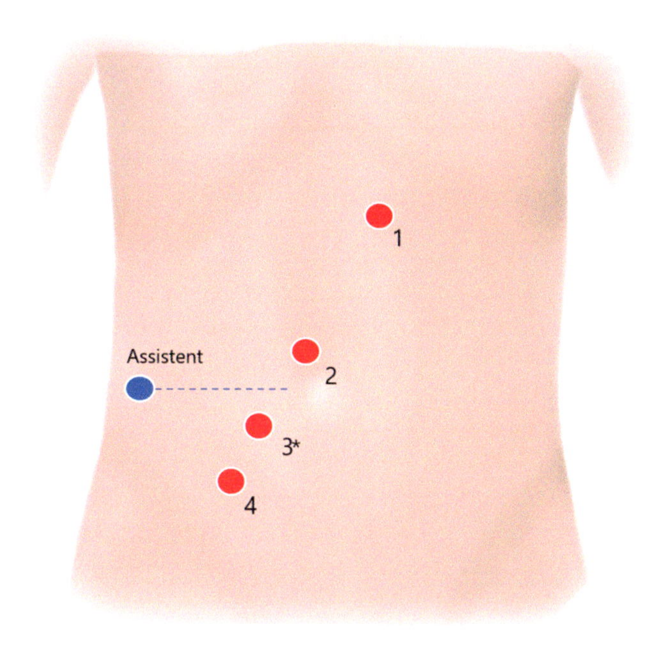

Abb. 39.2 Trokarplatzierung roboterassistierte Rektumresektion (* Optiktrokar)

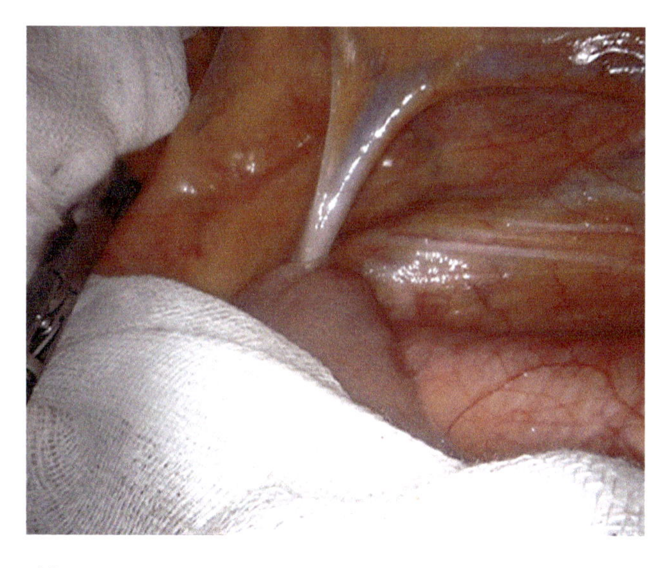

Abb. 39.3 Rechtsverlagerung des Dünndarmkonvolutes und Darstellung von V. mesenterica inferior, Treitz-Ligament und Aorta

Zu Beginn der Operation erfolgt zunächst die Verlagerung des Omentum majus in den Oberbauch, sodass das Kolon transversum in seinem Verlauf zu sehen ist. Anschließend erfolgt die Lateralisierung des Dünndarmpakets mitsamt der Mesowurzel nach rechts, bis die V. mesenterica inferior in Höhe des Treitz-Bands freiliegt. Nun wird eine ausgezogenen Kompresse eingebracht und entlang der aortalen Achse zur Separierung des Dünndarmpakets nach rechts positioniert (Abb. 39.3). Diese 3 initialen Manöver zur optimalen Einstellung des Situs erleichtern die Exposition des Operationsgebiets während der nachfolgenden Präparationsphase der medialen Mobilisation.

▶ **Praxistipp** Aufgrund der Rechtsseitenlagerung des Patienten und der rechts lateralen Positionierung des Assistenztrokars ist der Assistent unbedingt darauf aufmerksam zu machen, dass die Einbringungsrichtung aller Instrumente über den Assistenztrokar nach ventral zur vorderen Bauchwand erfolgen muss. Auf diese Weise kann dem Vorbeugen von Verletzungen des nach rechts lateralisierten Dünndarmkonvoluts Rechnung getragen werden.

Jetzt erfolgt das Andocken der Roboterarme an die bereits positionierten Trokare und anschließend das optisch kontrollierte Einbringen der robotischen Instrumente.

39.2.1 Instrumentenanordnung:

Arm 4: Monopolar Curved scissors
Arm 3: Optik
Arm 2: Cadiere forceps
Arm 1: Cadiere forceps

39.2.2 Mediale Mobilisation und Gefäßdarstellung

Im ersten Schritt erfolgt das Aufsuchen der V. mesenterica inferior. Hierzu lateralisiert der Assistent mit der bereits initial eingebrachten Kompresse das proximale Jejunum nach rechts. Das Treitz-Ligament ist nun exponiert. Das Mesokolon kann jetzt nach ventral ausgespannt werden und die Dissektionsschicht zwischen Meoskolon und retroperitonealer Faszie dargestellt werden. Hier beginnt die mesokolische Excision von medial. Die Mobilisation wird nach lateral und kaudal bis zum Abgang der A. mesenterica inferior aus der Aorta vorangetrieben.

▶ **Praxistipp** In manchen Fällen sind das Mesokolon und die retroperitoneale Faszie inniglich adhärent. Hier kann die einliegende Kompresse kompakt zur stumpfen, breitflächigen Separierung der Schichten verwendet werden.

Nach Erreichen der A. mesenterica inferior wird das Mesokolon des Kolon sigmoideum kaudal der Arterie nach ventral ausgespannt. Bei suffizienter Exposition kommt ein avaskuläres „Sichtfester" im Winkel zwischen der iliakalen Gefäßbifurkation und dem Abgang der A.mesenterica inferior zum Vorschein. Dieses Fenster deutet die Trennschicht zwischen dem Mesokolon und der retroperitonealen Faszie an. Nach scharfem Eingehen in diese Schicht ist bei Vorantreiben der Präparation nach lateral nach wenigen Schritten der Verlauf des linksseitigen Urethers und der lateral hiervon gelegenen Testiculuar- oder Ovarialgefäße zu identifizieren.

Wird eine schichtgerechte Präparation eingehalten, so lässt sich die Gerota-Faszie in einer avaskulären Dissektionsschicht teil stumpf vom Mesokolon separieren und nach kranial verfolgen. Nun gelangt man in die bereits vorpräparierte Schicht kranial der A. mesenterica inferior. Auf diese Weise kann der Abgang der Arterie aus der Aorta klar dargestellt werden. Zur Vermeidung einer Läsion der Nervenfasen des Plexus hypogastricus superior sollte die Ligatur der A. mesenterica inferior ca. 1 cm oberhalb des Abgangs aus der Aorta erfolgen (Abb. 39.4).

Nun erfolgt zunächst die Clipligatur der A.mesenterica inferior mit 10 mm Titanclips. Die Exposition der Arterie erfolgt hierbei durch den Operateur an der Konsole. Die Clipzange wird durch den Assistenztrokar eingebracht. Unter Anheben des von medial vollständig mobilisierten Mesokolon wird schließlich die zentrale Einmündung der V. mesenterica inferior am Pankreasunterrand zirkulär freipräpariert und über den Assistenztrokar mit Titanclips belegt und durchtrennt.

▶ **Praxistipp** Der Erhalt der V. mesenterica inferior bis zur vollständigen medialen Mobilisation des linken Mesokolon ermöglicht ein einfacheres Anspannen des Mesokolon mit einer besseren anatomischen Übersicht und Definition der Organgrenzen, insbesondere zum Pankreasunterrand.

Im nächsten Schritt wird nun das Mesokolon kranial der durchtrennten V. mesenterica inferior aufgespannt und vom Vorderrand des Pankreas präpariert, auf diese Weise gelangt man zwanglos in die Bursa omentalis. Auf der anterokaudalen Fläche des Pankreas wird die Mobilisation des Mesokolon unter Sichtschutz des Pankreas möglichst weit nach lateral vorangetrieben.

▶ **Praxistipp** Die eingelegte Kompresse kann als Leitschiene ausgezogen auf den linkslateralen Präparationsbereich des Pankreas eingebracht werden. Bei der späteren Durchtrennung der lateralen Fixationen der linken Kolonflexur dient die das Pankreas bedeckende Kompresse dann als sichtbare Leitstruktur.

▶ **Cave** Auf die enge Lagebeziehung der linken Kolonflexur zum Pankreas im lateralen Pankreasabschnitt ist zu achten, sonst besteht hier die Gefahr einer Kolonwandläsion.

Ist die mediale Mobilisation konsequent erfolgt, so kann beginnend in der Fossa iliaca kaudal die Durchtrennung der nunmehr lediglich schmalen Adhärenzzone des linken Hemikolons zur lateralen Bauchwand zügig erfolgen. Wiederum ist auf eine flächige, also Zwei-Punkt-Ausspannung des linksseitigen Kolons nach medial zu achten. Nach Erreichen der linken Kolonflexur wird das Ligamentum gastrocolicum darmwandnahe durchtrennt und die zuvor von medial dargestellte Bursa omentalis und die Pankreasvorderfläche mit der hier zuvor positionierten Kompresse kommen zur Darstellung (Abb. 39.5).

Nachdem die Mobilisation des Mesokolon von Pankreasunterrand bereits von medial erfolgt ist, besteht die einzige Fixation des sonst vollständig mobilen linksseitigen Kolon transversum lediglich im Bereich der Ligamentum gastrocolicum. Dieses wird im nächsten Schritt bis zum proximalen Kolon transversum darmwandnahe mit der Ultraschallschere oder dem Vessel Sealer durchtrennt. Nach Vervollständigung der Mobilisation des linken Hemikolons wird mit dem sogenannten „Flexurengriff" das distale Kolon transversum und das proximale Kolon descendens gefasst, aufgespannt

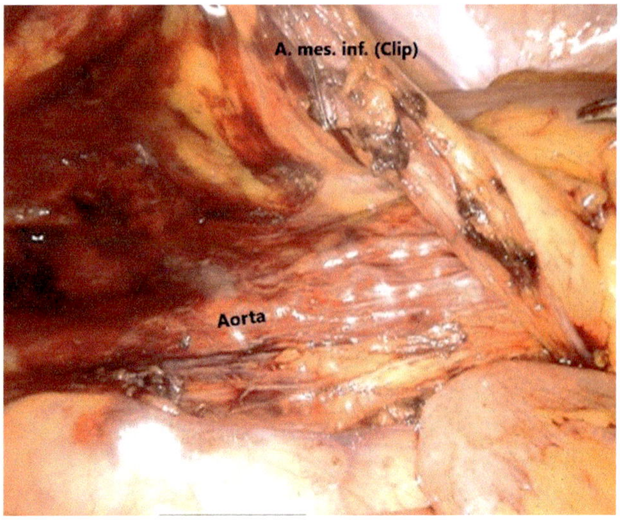

Abb. 39.4 Aorta mit präaortalem Nervengeflecht

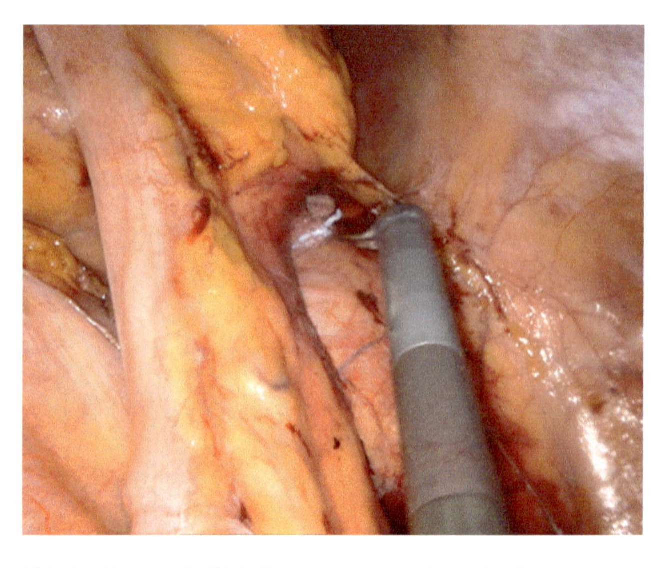

Abb. 39.5 Laterale Mobilisation mit Darstellung der Kompresse am Pankreasschwanz

und nach medial und rechts verlagert. Bei adäquater Mobilisation ist nun eine vollständig freie Sicht auf das Pankreas bis zur Clipligatur der V. mesenterica inferior, den Unterpol der Milz und die Magenhinterwand möglich.

Zu diesem Zeitpunkt wird die Kompresse aus dem Bauchraum entfernt und abgegeben.

39.2.3 Umlagern des Patienten zur Präparation im kleinen Becken

Es erfolgt die Umlagerung des Patienten in 0° Seitenlagerung und 25–30° Kopftieflagerung.

▶ **Praxistipp** Die Voraussetzung zur Umlagerung des Patienten bei angedockten Roboterarmen des Da Vinci Xi Systems ist die Sichtkontrolle aller im Situs angedockten Instrumente. Liegt dies nicht vor, lässt das System die Umlagerung nicht zu. Hier empfiehlt sich die passagere Entfernung des Instruments aus Arm 1 bis zu Erreichung der Endposition der Lagerung. Die beiden anderen Instrumente sollten vorher im Beckeneingang positioniert worden sein.

Vor dem Beginn der Präparation im kleinen Becken sollte die gefüllte Harnblase, falls initial nicht bereits erfolgt, mittels eines suprapubischen Blasenkatheters entlastet werden.

▶ **Praxistip** In ca. 10 % der Fälle entwickeln Patienten nach anteriorer Rektumresektion postoperative Blasenentleerungsstörungen. Der Vorteil der suprapubischen Harnableitung liegt zum einen in der Möglichkeit der Überprüfung der postoperativen Miktionsfähigkeit und zum anderen in der Möglichkeit der Belassung des suprapubischen Katheters über einen längeren Zeitraum hinweg, ohne dem Patienten die Nachteile einer transurethralen Dauerkatheterableitung aufzubürden.

Vor der pararektalen Peritonealinzision beidseits müssen alle lateralen Adhäsionen des Sigma gelöst werden. Unter ventrokranialem Anspannen des Sigma wird der zu Beginn der Operation bereits eröffnete Präparationsraum kaudal der nun radikulär ligierten A. mesenterica inferior aufgesucht und unter Schonung der Waldeyer-Faszie eine beidseitige pararektale Peritonealinzision bis zur peritonealen Umschlagsfalte im Spatium rektovesikale bzw. rektovaginale durchgeführt. Im nächsten Schritt folgt die dorsale Mobilisation des Rektums im Spatium retrorektale und präsakrale bis zum Beckenboden.

▶ **Praxistipp** Bei der Präparation des Mesorektum sollte auf ein scharfes Greifen der mesorektalen Faszie verzichtet werden. Hieraus kann durch Einrisse im Mesorektum eine schlechte TME-Qualität resultieren. Vielmehr kann das robotische Instrument geschlossen und stumpf zur Anwendung kommen. Des Weiteren sollte die dorsale Mobilisation des Rektums möglichst weit vorangetrieben werden, dies ermöglicht eine bessere Mobilisierung des Rektums und eine bessere Übersicht über die korrekte Präparationsebenen nach lateral.

Der N. hypogastricus ist bei schichtgerechter Präparation beidseits im Beckeneingang und in seinem weiteren Verlauf zu sehen und unter genauer Kenntnis seines Verlaufs entsprechend zu schonen. Die peritoneale Inzision wird anschließend im Verlauf der peritonealen Umschlagsfalte prärektal vervollständigt und die Mobilisation des Rektums anterolateral fortgeführt. Die Präparation ventral des Rektums erfolgt unter sorgfältiger Schonung der Denonvillier-Faszie welche die Samenblasen und die Prostata umkleidet. Nur eine optimale Exposition mit ventrokaudalem Zug von Harnblase und Samenblasen und kraniodorsalem Zug des Rektums ermöglich eine schichtgerechte Präparation hinter der Denonvillier-Faszie.

▶ **Cave** Anterolateral beidseits verschmelzen die Fasern des Plexus hypogastricus inferior mit Gefäßästen der internen Iliakalgefäße zu „neurovaskulären Bündeln". An diesen Lokalisationen ist die Gefahr der Nervenläsion und Verletzung der Integrität der Denonvillier-Faszie sehr hoch.

▶ **Praxistipp** Bei der Präparation im Spatium retrorektale kann die Veränderung des Blickwinkels von 30° von oben auf 30° von unten sehr hilfreich sein um eine bessere Übersicht zu erlangen. Diese Einstellung erfolgt wie alle anderen Schritte von der Operationskonsole aus.

▶ **Praxistipp** Bei der Präparation im kleinen Becken besteht häufig ein Konflikt der Roboterinstrumente mit dem Instrument des Assistenztrokars. Hier gilt die einfache Regel, dass bei der Präparation ventral des Rektums alle Roboterinstrumente optisch kontrolliert ventral des Instruments im Assistenztrokar zu positionieren sind. Bei der Präparation retrorektal sind die Roboterinstrumente unter Sicht dorsal des Assistenzinstruments zu positionieren.

Nach vollständiger Mobilisation des Rektums und totaler mesorektaler Exzision folgt das Absetzen des Rektum mittels robotischem Stapler. Hierzu wird der Trokarzugang am Arm 2 von 8 mm auf 12 mm gewechselt. Ein grünes Staplermagazin kommt zur Anwendung. Dieses Manöver gestaltet sich häufig aufgrund beengter räumlicher Verhältnisse komplex. Vor Einbringen des Staplers sollte deshalb die Exposition des Rektums optimal eingestellt werden unter Vermeidung direkter Manipulation oder Greifmanöver am Mesorektum.

▶ **Praxistipp** Bei Tumoren des unteren Rektumdrittels sollte die operative Strategie hinsichtlich eines kombiniert robotischen und transanalen Vorgehens präoperativ festgelegt werden. Gerade hier ist das Absetzen des Rektums technisch sehr anspruchsvoll, mit manipulationsbedingter Kollateralschädigung des Mesorektum und erschwerter linearer Absetzung des Rektums ist die Gefahr einer Resektion „non in sano" und eines positiven CRM vergesellschaftet.

39.2.4 Resektion und Reanastomosierung

Nach Durchtrennung des Rektums an der geplanten Ebene werden die robotischen Instrumente der Reihe nach entfernt und das Robotersystem abgedockt jedoch steril bezogen belassen. Nach Aufhebung der Kopftieflagerung wird der suprapubische Trokar entfernt und zu einer ca. 6–8 cm langen Pfannenstiel-Inzision verlängert. Nach querem Eröffnen der Faszie und stumpfem Auseinanderdrängen der Rektusmuskulatur wird die peritoneale Öffnung erweitert und eine Wundprotektionsfolie eingebracht. Das zuvor mit einer Babcock-Klemme gefasste terminale Ende des Rektums wird vor die Bauchdecke luxiert. Das Festlegen der oralen Resektionslinie orientiert sich an der Gefäßversorgung. Unter Mitnahme der V. und A. mesenterica inferior wird das Mesenterium bis zur geplanten Resektionsgrenze im Colon descendens zwischen Ligaturen durchtrennt. Der Rekonstruktionsstandard in unserer Klinik ist die lateroterminale Deszendo-Rektostomie oder die Kolon-J-Pouch-Rekonstruktion. Nach entsprechender Vorbereitung der oralen Rekonstruktion wird das orale Kolon mit dem eingeknoteten Kopf nach intraperitoneal reponiert.

Nach schichtgerechtem Verschluss der Pfannenstiel-Inzision erfolgt das erneute Anbringen des Pneumoperitoenums. Das Robotersystem wird angedockt und alle Instrumente unter optischer Kontrolle im Beckeneingang positioniert. Nach transanalem Einführen des Zirkularstaplers wird der Zentraldorn idealerweise knapp hinter der Klammernahreihe am Rektumstumpf hervorgedreht und der klammernahtkopftragende orale Kolonschenkel unter Beachtung einer rotationsfreien Anlaufens mit dem Zentraldorn des Klammernahtgeräts konnektiert und die enterale Kontinuität auf diese Weise wieder hergestellt. Die Anastomosenringe werden auf ihre Vollständigkeit und zirkuläre Kontinuität hin überprüft. Abschließend erfolgt die Überprüfung der Anastomose auf Wasserdichtigkeit mittels transanaler Insufflation von verdünnter PVP-Lösung unter Verlegen des oralen Kolonlumens und sorgfältiger laparoskopischer Inspektion. Die Anastomose wird abschließend nach TME durch die Anlage eines doppelläufigen Ileostoma geschützt.

39.3 Evidenzbasierte Evaluation

Die größte Erfahrung im Bereich der roboterassistierten Viszeralchirurgie wurde bislang in der kolorektalen Chirurgie gesammelt. In einer Metaanalyse, welche fachübergreifend das klinische Outcome roboterassistierter Operationen im Vergleich zu konventionellen Verfahren beleuchtete, zeigte sich bei der onkologischen Rektumresektion eine signifikant niedrigere Konversionsrate in der Gruppe der roboterassistierten Rektumresektion im Vergleich zur laparoskopisch unterstützten Rektumresektion. Darüber hinaus konnte eine früher einsetzende Stuhlpassage nachgewiesen werden (Muaddi et al. 2021). Eine Metaanalyse zur perioperativen Morbidität unter Einschluss von über 169.000 Patienten und unter anderem 6 randomisierter Studien, bestätigt die positiven Ergebnisse der roboterassistierten Rektumresektion im Vergleich zu konventionell laparoskopisch resezierten Patienten. So profitieren robotisch operierte Patienten von einer signifikant niedrigeren Konversionsrate (2,9 % versus 15,8 %), einem geringeren intraoperativen Blutverlust und einer niedrigeren perioperativen Letalität bei einer um 38 min erhöhten Operationszeit. Postoperativ profitiert die robotische Gruppe von einer geringeren Rate an Wundheilungsstörungen, einem schnelleren Kostaufbau wie auch einem signifikant kürzeren Krankenhausaufenthalt (Ng et al. 2019).

Die reduzierte Morbidität konnte ebenfalls in 2 folgenden großen retrospektiven Studien dargelegt werden. Sowohl im Patientengut der Mayo Kliniken in Rochester, Minnesota und Jacksonville als auch in der Auswertung der ACS-NSQIP-Daten des American College of Surgeons National Surgical Quality Improvement Program zeigt sich ein deutlicher Vorteil für die robotische Chirurgie (Hu et al. 2020; Crippa et al. 2020). In erster Studie war der Krankenhausaufenthalt in der konventionell laparoskopischen Gruppe um 2 Tage erhöht und doppelt so viele Patienten nach laparoskopisch assistierter Rektumresektion wiesen einen protrahierten Krankenhausaufenthalt von über 6 Tagen im Vergleich zur robotischen Gruppe auf. Die Rate an Gesamtkomplikationen war deutlich erniedrigt bei den robotisch operierten Patienten (37 % versus 51 %). Die robotische Chirurgie war hier der einzig unabhängige protektive Faktor für eine reduzierte Komplikations- und Konversionsrate, die wiederum die Risikofaktoren für einen verlängerten Krankenhausaufenthalt darstellten (Crippa et al. 2020). Zu einem ähnlichen Ergebnis kommt die Auswertung der NSQIP-Daten mit einer verschlechterten Rate an Konversionen, Krankenhausaufenthalt und erhöhtem Auftreten eines postoperativen Ileus in der laparoskopischen Gruppe bei überlegener Operationszeit, wenn auch nur um 20 min verglichen mit den robotischen Patienten (Hu et al. 2020).

Auch wenn die randomisierte ROLARR-Studie (Robotic versus laparoscopic resection für rectal cancer) aufgrund der Studiengröße keinen Unterschied hinsichtlich der Konversionsrate zwischen robotisch operierten und konventionell laparoskopisch operierten Patienten feststellen konnte, so zeigte sich eine signifikant niedrigere Konversionsrate in der robotischen Gruppe für die Subgruppe der männlichen Patienten (Jayne et al. 2017). Auch in anderen Arbeiten zeigte sich ein Vorteil bezüglich Konversionsrate insbesondere für die Risikokonstellation männliches Geschlecht und BMI > 30 kg/m^2.

Aufgrund der präziseren und genaueren Präparation durch die EndoWrist-Instrumente sowie der stabilen 3D-Ansicht und damit einer möglicherweise besseren Schonung des Plexus hypogastricus wird neben Komplikationsparametern ein besonderer Fokus auf die postoperative urogenitale Funktionalität gerichtet. So zeigt sich in einer aktuellen Metaanalyse mit insgesamt 51 Studien und 24.319 Patient:innen ein deutlicher Benefit für Patient:innen nach robotischer Rektumresektion im Vergleich zur konventionell laparoskopischen Gruppe. Hier konnten signifikant weniger Harnverhalte und eine verbesserte postoperative Blasenfunktion in der Gruppe der roboterunterstützten Rektumresektion nachgewiesen werden. Zudem profitierten die Patienten der Robotergruppe von einer verbesserten Lebensqualität, gemessen anhand des QLQ-C30 (Kowalewski et al. 2021). Der robotische Vorteil in Bezug auf die Blasen- und Sexualfunktion konnte ebenfalls anhand validierter Messinstrumente, dem IPSS (International Prostate Symptom Score) und dem IIEF (International Index of Erectile Function) in einer weiteren Metaanalyse bestätigt werden (Fleming et al. 2021).

Hinsichtlich der pathologischen Qualität des Präparats und des onkologischen Outcome scheint die robotische Chirurgie keinen Nachteil zur konventionell laparoskopischen Chirurgie aufzuweisen. In der kürzlich publizierten multizentrischen kontrolliert randomisierten Studie REAL (Literaturquelle kann ich hier nicht einfügen: doi 10.1016/S2468-1253(22)00248-5) zeigte sich eine signifikant geringere Rate an positiven CRM und eine höhere Anzahl an entnommenen Lymphknoten, so dass hier erstmals in einer multizentrischen Studie sogar ein signifikanter Vorteil der robotischen Resektion im Vergleich zum laparoskopischen Vorgehen gezeigt werden konnte.

Zusammenfassend sind roboterunterstützte Verfahren anhand der aktuellen Studienlage der konventionellen Laparoskopie in der Therapie des Rektumkarzinoms hinsichtlich des perioperativen Outcome (schnellere Rekonvaleszenz, kürzere Krankenhausaufenthaltsdauer) überlegen. Die verlängerte Operationsdauer verkürzt sich im Rahmen der Lernkurve. Immer mehr überträgt sich der technische Vorteil der Robotik in ein verbessertes funktionelles Outcome (Sexualfunktion, Harnkontinenz) und neuere Untersuchungen konnten ein signifikant besseres histopathologisches Ergebniss (CRM negativität, LK Anzahl) zugunsten der robotischen Operation zeigen deuten auf.

Literatur

Crippa J, Grass F, Dozois EJ, Mathis KL, Merchea A, Colibaseanu DT et al (2020) Robotic surgery for rectal cancer provides advantageous outcomes over laparoscopic approach: results from a large retrospective cohort. Ann Surg. https://doi.org/10.1097/SLA.0000000000003805. Epub ahead of print

Fleming CA, Cullinane C, Lynch N, Killeen S, Coffey JC, Peirce CB (2021) Urogenital function following robotic and laparoscopic rectal cancer surgery: meta-analysis. Br J Surg. 108(2):128–137. https://doi.org/10.1093/bjs/znaa067

Hu KY, Wu R, Szabo A, Ridolfi TJ, Ludwig KA, Peterson CY (2020) Laparoscopic versus robotic proctectomy outcomes: an ACS-NSQIP analysis. J Surg Res 255:495–501. https://doi.org/10.1016/j.jss.2020.05.094. Epub 2020 Jul 1

Jayne D, Pigazzi A, Marshall H, Croft J, Corrigan N, Copeland J et al (2017) Effect of robotic-assisted vs conventional laparoscopic surgery on risk of conversion to open laparotomy among patients undergoing resection for rectal cancer: the ROLARR randomized clinical trial. JAMA 318(16):1569–1580. https://doi.org/10.1001/jama.2017.7219

Kowalewski KF, Seifert L, Ali S, Schmidt MW, Seide S, Haney C et al (2021) Functional outcomes after laparoscopic versus robotic-assisted rectal resection: a systematic review and meta-analysis. Surg Endosc 35(1):81–95. https://doi.org/10.1007/s00464-019-07361-1

Muaddi H, Hafid ME, Choi WJ, Lillie E, de Mestral C, Nathens A et al (2021) Clinical outcomes of robotic surgery compared to conventional surgical approaches (laparoscopic or open): a systematic overview of reviews. Ann Surg 273(3):467–473. https://doi.org/10.1097/SLA.0000000000003915

Ng KT, Tsia AKV, Chong VYL (2019) Robotic versus conventional laparoscopic surgery for colorectal cancer: a systematic review and meta-analysis with trial sequential analysis. World J Surg 43(4):1146–1161. https://doi.org/10.1007/s00268-018-04896-7

Robotische Hemikolektomie rechts

40

Andreas Türler und Anna Krappitz

Inhaltsverzeichnis

Ergänzende Information Die elektronische Version dieses Kapitels enthält Zusatzmaterial, auf das über folgenden Link zugegriffen werden kann [https://doi.org/10.1007/978-3-662-67852-7_40]. Die Videos lassen sich durch Anklicken des DOI-Links in der Legende einer entsprechenden Abbildung abspielen, oder indem Sie diesen Link mit der SN More Media App scannen.

A. Türler (✉) · A. Krappitz
Klinik für Allgemein- und Viszeralchirurgie,
Johanniter-Kliniken Bonn, Bonn, Deutschland
e-mail: andreas.tuerler@bn.johanniter-kliniken.de;
anna.krappitz@bn.johanniter-kliniken.de

T. Keck, C.-T. Germer (Hrsg.), *Minimalinvasive Viszeralchirurgie*, https://doi.org/10.1007/978-3-662-67852-7_40

► Die laparoskopische Rechtshemikolektomie mit CME ist ein komplexer Eingriff mit potenziell schwerwiegenden intraoperativen Komplikationen. Durch das „Critical-view"-Konzept kann der Eingriff zwar standardisiert und sicher durchgeführt werden, Bedenken vor der zentralen Gefäßpräparation und der schwierigen Beherrschbarkeit intraoperativer Komplikationen stehen der weiteren Verbreitung aber entgegen. Die robotische Assistenz bietet hier insbesondere durch die verbesserte Visualisierung und Manövrierfähigkeit der Instrumente einen vielversprechenden Ansatz zur Überwindung dieser Hindernisse. Darüber hinaus ist die intrakorporale Anastomosenanlage mit der robotischen Assistenz deutlich erleichtert. In Einklang mit besseren klinischen Ergebnissen in randomisierten Studien und Metaanalysen entwickelt sich diese Anastomosentechnik zum Standard bei der minimalinvasiven Rechtshemikolektomie.

40.1 Einführung

Der zunehmende Einsatz der robotischen Assistenz in der onkologischen Kolorektalchirurgie hat insbesondere auch seine Rechtfertigung bei der Hemikolektomie rechts mit kompletter mesokolischer Exzision (CME). Hierbei ist es erforderlich, eine zentrale Lymphknotenentfernung an der mesenterialen Gefäßachse und dem Pankreaskopf, dem D3-Kompartiment, und eine zentrale Ligatur der zu- und abfließenden Gefäße durchzuführen. Die Dissektion in diesem Bereich ist anspruchsvoll, komplikationsreich und erfordert exzellente anatomisch-chirurgische Kenntnisse der verschiedenen morphologischen Versorgungsebenen des terminalen Ileums, des Kolons und des Magens. Den onkologischen Vorteilen der zentralen Präparation mit D3-Lymphadenektomie (Balciscueta et al. 2021) steht aber die erhöhte intraoperative Komplikationsrate im Vergleich zur D2-Lymphadenektomie entgegen. Hierbei kommt es insbesondere gehäuft zu Gefäßverletzungen (Bertelsen et al. 2016; Xu et al. 2021), die durchaus dramatische intraoperative Konsequenzen für den Patienten haben können. Die Studien haben jedoch auch gezeigt, dass sich die intraoperativen Komplikationen bei der CME gegenüber der konventionellen Resektion nicht negativ auf die Gesamtmorbidität und Mortalität auswirken. Mit dem „Critical-view"-Konzept konnte eine Technik entwickelt werden, die es erlaubt, die minimalinvasive CME standardisiert, reproduzierbar und vor allem sicher durchzuführen; siehe auch Kap. 34 (Strey et al. 2018).

Aber auch bei der Verwendung dieser Technik scheuen viele Kollegen vor der zentralen Gefäßpräparation an den mesenterialen Gefäßen und dem Pankreaskopf wegen möglicher Gefahren bzw. intraoperativer Komplikationen zurück. Genau hier hat die robotische Assistenz ihre potenziellen Vorteile gegenüber der konventionellen laparoskopischen Vorgehensweise. Diese sind vor allem die noch bessere 3D-Visualisierung mit individueller Steuerung der Kamera durch den Operateur und das erleichterte Instrumentenhandling mit mehr Bewegungsfreiheit der abwinkelbaren, sog. „EndoWrist"-Instrumente von Intuitive Surgical. Darüber hinaus tragen die stabile Plattform und die Neutralisierung des Tremors zur präziseren Steuerung der Instrumente bei. Hierdurch wird die zentrale Gefäßpräparation mit der D3-Lymphadenektomie wesentlich erleichtert. Außerdem hilft die robotische Assistenz wesentlich bei der Anlage intrakorporaler Anastomosen mit Stapler oder per Hand. Viele robotisch tätige Kollegen haben somit erst mit der Einführung der Robotik ihre Technik von der extrakorporalen Anastomose zur intrakorporalen Anastomose umgestellt.

40.2 Indikation

Bei vorhandener Malignität sehen wir die CME mit D3-Lymphadenektomie grundsätzlich als obligat an. Ebenso sollte der minimalinvasive Zugang immer die erste Wahl sein und, falls verfügbar, sollte die robotische Assistenz bei den genannten Vorteilen gegenüber der konventionellen laparoskopischen Vorgehensweise bevorzugt eingesetzt werden. Die Indikation für die robotische Hemikolektomie rechts mit CME sind Kolonkarzinome im Bereich des Zökum, des Colon ascendens und der rechten Flexur. Rechtsseitige Transversumkarzinome bedürfen einer erweiterten Hemikolektomie rechts. Diese unterschiedet sich von der „einfachen" Hemikolektomie rechts, mit peripherer Ligatur des rechtsseitigen Astes der A. colica media, durch die zentrale Gefäßligatur der Kolika-media-Gefäße und durch eine ausgedehntere Resektion des Colon transversums.

Es gibt nur wenig Indikationen für eine primär konventionell offene Operation, wie unüberwindbare Verwachsungen nach Voroperationen, eine Peritonealkarzinose mit kurativem Therapieansatz und Z.n. onkologischen kolorektalen Operationen mit unklarem Gefäßstatus des Restkolons. Bei bestehendem Ileus sollte primär nur ein Entlastungsstoma angelegt werden, um nach einem Erholungsintervall 2-zeitig die minimalinvasive, bevorzugt robotische, Resektion durchzuführen. Die Patienten befinden sich dann in einem deutlich besseren Allgemeinzustand und profitieren von den perioperativen Vorteilen einer minimalinvasiven Vorgehensweise.

Praxistipp Durch die Anlage eines Entlastungsstomas in der Notfallsituation kann ein Ileus gut beherrscht werden und eine minimalinvasive onkologische Resektion unter besseren Bedingungen realisiert werden.

40.3 Spezielle präoperative Diagnostik

- Computertomografie mit transrektal appliziertem Kontrastmittel und mit Gefäßdarstellung
- Koloskopie mit Clip- und Tuschemarkierung, falls das Karzinom auf der Computertomografie nicht sichtbar ist

Wichtige Informationen aus der bildgebenden Diagnostik sind:

- Genaue Lokalisation des Tumors zur Planung des Resektionsausmaßes
- Aufdeckung der Gefäßanatomie:
  - Höhe der Aufzweigung der V. mesenterica superior
  - Höhe der Aufzweigung der A. colica media
  - Vorhandensein einer A. colica dextra
  - Lagebeziehung der A. ileocolica zur V. mesenterica superior: Verlauf der Arterie ventral oder dorsal der Vene
- Infiltration der umgebenen Strukturen, insbesondere Omentum, Duodenum und Pankreaskopf
- Aufdeckung von zentralen, ggf. interaortokavalen Lymphknotenmetastasen
- Vorhandensein einer Peritonealkarzinose

40.4 Aufklärung

Die allgemeinen OP-Komplikationen ergeben sich aus dem Eingriff und sind regelhaft in den kommerziell verfügbaren Aufklärungsbögen verschiedener Anbieter aufgeführt. Da es sich bei der roboterassistierten Hemikolektomie rechts mit CME um eine moderne Operationsmethode mit geringer Evidenz handelt, darüber hinaus die CME besondere Risiken beinhaltet, muss hierbei der spezifischen Risiken besonders Sorge getragen werden:

- Aufklärung über die Tatsache, dass es sich um eine neue Technologie mit wenig Erfahrungen handelt
- Mögliche Notwendigkeit zur Konversion und zum offenen operativen Vorgehen
- Verletzungen der Mesenterialvene
- Darmischämie
- Pankreasfistel

40.5 Lagerung

- Rückenlage mit gespreizten Beinen
- Beide Arme angelagert
- Neutralelektrode seitlich am rechten oder linken Oberschenkel

40.5.1 Spezielle Lagerungshilfsmittel

- Lagerung auf Vakuummatratze
- Seitenstützen beidseits auf Schulterhöhe
- Gelmatten für die Unterschenkel und Fersen
- Haltegurte an beiden Unterschenkeln

40.5.2 Positionierung im Raum

Die Postiionierung im Raum ist in Abb. 40.1 dargestellt.

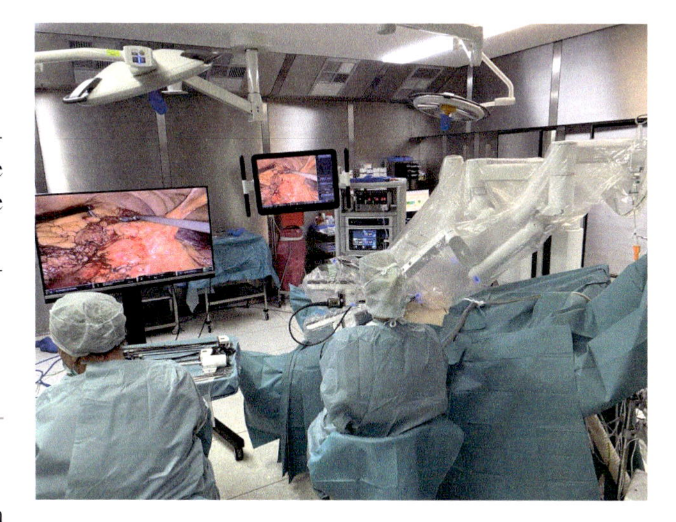

Abb. 40.1 Positionierung im Raum. Der Patientenwagen beim Da Vinci X System kommt von rechts kranial, über die rechte Schulter der/des PatientIn. Erste Assistenz und instrumentierende Assistenz nehmen ihren Platz auf der linken Seite der/des PatientIn ein. Der Patientenwagen des Da Vinci Xi kann variabel platziert werden

- Der Patientenwagen beim Da Vinci Xi System wird rechtsseitig des Rumpfs platziert, beim Da Vinci Xi System kommt der Patientenwagen von rechts kranial, über die rechte Schulter.
- Die erste Assistenz steht/sitzt auf der linken Seite des Patienten in Bauchhöhe.
- Der Monitor bzw. der Geräteturm ist neben und kaudal des rechten Beins des Patienten platziert.
- Die instrumentierende Assistenz nimmt den Platz neben dem linken Bein des Patienten ein.
- Die/der OperateurIn sitzt an der Konsole.

40.6 Technische Voraussetzungen und Instrumentarium

Im Folgenden wird die Operation mit einem Da Vinci X System der Firma Intuitive Surgical beschrieben. Die Operation mit einem Da Vinci Xi System entspricht im Wesentlichen dieser Operationstechnik, bietet jedoch mit der optionalen „Table-motion"-Funktion eine Erleichterung der intraoperativen Umlagerung.

Die Operation wird üblicherweise mit einer 30° abgewinkelten 8 mm Kamera durchgeführt.

Die Wahl der EndoWrist-Instrumente ist frei und hängt von der Präferenz des Operateurs ab. Wir bevorzugen für die Hemikolektomie rechts mit CME die folgenden Instrumente der Firma Intuitive Surgical:

- „Permanent **cautery hook**" zur Gewebedissektion
- „Maryland **bipolar forceps**" als Halteinstrument und zur Gewebedissektion
- „Cadiere **forceps**" als Halteinstrument
- „Large **needle driver**" als Nahtinstrument
- „Medium-large **clip applier**" mit Hem-o-lok Polymer Clips, Größe M

Optional wird zur Gewebedissektion zusätzlich als elektrochirurgisches Bipolarinstrument das „SynchroSeal" System der Firma Intuitive Surgical verwendet. Als linearen Stapler verwenden wir den „SureForm"-Stapler der Firma Intuitive Surgical in unterschiedlichen Größen. Je nach vorhandenem Platz im Situs kommen 45 mm- oder 60 mm-Magazine zum Einsatz. Der sogenannte „First Assist" (erste Assistenz) hilft bei der roboterassistierten Operation und kann über einen zusätzlichen laparoskopischen Trokar Instrumente einführen. Hierbei kommen Sauger, Clipzangen und laparoskopische Instrumente zum Einsatz. Je nach geplantem Instrumenteneinsatz kann als Assistenztrokar ein 5 mm- oder ein 12 mm-Trokar verwendet werden.

Zusätzlich sollte ein Operationsinstrumentarium für die offene Operation bereitgestellt werden, falls in der Blutungssituation eine offene Konversion erfolgen muss.

40.7 Überlegungen zur Wahl des Operationsverfahrens

40.7.1 Taktik zur Vermeidung von Gefäßverletzungen

Bei der Hemikolektomie rechts mit CME ergeben sich durch die zentrale Gefäßligatur und die Lymphadenektomie im Bereich der Mesenterialwurzel und des Pankreaskopfs mehrere Gefahrenorte für intraoperative Gefäßverletzungen. Eine besonders gefürchtete Komplikation ist die Verletzung der V. mesenterica inferior, die zu einer erheblichen Blutung führen kann, und die minimalinvasiv schwer zu versorgen ist. Darüber hinaus ergeben sich eine Vielzahl venöser Variationen, insbesondere am sog. Truncus gastropancreaticocolicus, dem sog. „Truncus Henle". Ein besonderes Augenmerk gilt hier der V. colica dextra superior, die das Blut der rechten Flexur in den Truncus Henle drainiert und als sog. Bleeding-point-Vene bei Zug am rechten Hemikolon leicht einreißen kann.

> **Cave** Durch Zug an der rechten Kolonflexur kann die V. colica dextra superior, die sog. Bleeding-point-Vene am Truncus Henle abreißen, was zu unangenehmen Blutungen am Pankreaskopf führt.

Durch die direkte Verbindung zu den Venen des Pankreaskopfs kann ein Umstechungsversuch zu einer Pankreaskopfverletzung führen. Daneben existiert auch eine Vielzahl arterieller Variationen. Diese beinhalten die Lagebeziehung der A. ileocolica zur V. mesenterica superior, das inkonstante Vorhandensein einer A. colica dextra aus der A. mesenterica superior und die Höhe der Aufzweigung der A. colica media. Die präoperative Computertomografie kann hierbei orientierend Aufschluss geben. Entscheidend für die Operation ist die intraoperative Identifikation der Gefäße.

Eine wesentliche Voraussetzung hierfür stellt zunächst die Lösung der beteiligten anatomischen Ebenen voneinander dar. Das sog. „Open-book"-Modell beschreibt die beteiligten Ebenen als Seiten (Strey et al. 2018). Diese sind

- die retroperitoneale Seite,
- die ileokolische Seite,
- die mesokolische Seite und
- die mesogastrische Seite.

Prinzipien des „Critical-view"-Konzeptes basierend auf dem „Open-book"-Modell

1. Die „Seiten" des Buches müssen gelöst werden, bevor die Gefäße präpariert werden.
2. Der jeweilige „critical view" muss dargestellt werden muss, bevor die Gefäße ligiert bzw. die die nächsten Operationsschritte eingeleitet werden

Basierend auf dem „Open-book"-Modell ist das „Critical-view"-Konzept entwickelt worden (Strey et al. 2018). Es basiert auf den 2 Prinzipien, dass 1. die „Seiten" gelöst werden müssen, bevor die Gefäße präpariert werden und dass 2. ein „critical view of safety" dargestellt werden muss, bevor die Gefäße ligiert bzw. die Operation weitergeführt wird. Insgesamt sind 8 „critical views" definiert worden.

Entscheidend für die Identifikation, Präparation und Blutungskontrolle der V. mesenterica superior ist der Beginn der Operation mit der Lösung der ileokolischen Seite von der retroperitonealen Seite. Die Präparation erfolgt von kaudal nach kranial. Hierbei werden das Mesoileum und das Mesokolon vom Retroperitoneum gelöst. Nach Freilegen und retroperitonealem Lösen des Duodenums wird die Toldt-Faszie am Duodenum gespalten und die Vorderfläche des Duodenums erreicht sowie der kaudale Pankreaskopf mit dem Processus uncinatus freigelegt. Beginnt die Präparation am Duodenum, wird das als „uncinatus first approach" beschrieben (Benz et al. 2016). Bei dem robotierassistierten suprapubischen Zugang beginnt die Operation ebenfalls mit der Lösung der beiden beschriebenen Seiten und Vorarbeiten in Richtung Duodenalvorderfläche, hier wird aber kaudal am ileozökalen Übergang begonnen.

Bei der weiteren Präparation von der Vorderseite des ileokolischen Blattes dient die V. mesenterica superior als Leitschiene. Beginnend von der linkslateralen Begrenzung wird nach rechtsseitig und kranial präpariert, hierdurch können die Gefäßabgänge und -zuflüsse von zentral aus dargestellt werden.

40.7.2 Anastomosenanlage

Aktuell findet die intraoperative Anlage der ileokolischen Anastomose eine zunehmende Akzeptanz. Möglich sind sowohl die laparoskopische als auch die roboterassistierte Anastomosenanlage. Letztere ist durch die technischen Optionen der robotischen Assistenz deutlich einfacher, was dazu geführt hat, dass parallel mit der Etablierung eines robotischen Systems die Anastomosen zunehmend intrakorporal angelegt werden. Als Vorteile gegenüber der laparoskopischen Vorgehensweise sind insbesondere die EndoWristFunktion, die Visualisierung und die stabile Plattform zu nennen. Ein Vorteil der intra- versus der extrakorporalen Anastomose scheint die Reduktion der postoperativen Darmatonie zu sein, die eine frühzeitige Entlassung des Patienten aus der stationären Behandlung erlaubt (Emile et al. 2019; van Oostendorp et al. 2017).

40.8 Operationsablauf – How we do it

Im Folgenden wird die robotierassistierte Hemikolektomie rechts mit CME nach dem „Critical-view"-Konzept beschrieben. Es ergeben sich verschiedene Optionen in Hinblick auf den robotischen Zugang. Häufig beschrieben wurde der suprapubische Zugang, wir bevorzugen einen schrägen Zugang über den rechten Unterbauch und linken Mittelbauch, der meist etwas kaudal und links lateral des Nabels parallel zur Linearen zwischen der rechten Spina iliaca anterior superior zum linken Rippenbogen verläuft.

40.8.1 Trokarplatzierung

Bei der robotierassistierten Hemikolektomie rechts mit CME kommen 3 8 mm Robotic-Trokare und ein 12 mm Robotic-Trokar zu Einsatz. Letzterer wird zur rechten Hand platziert. Als laparoskopischen Assistenztrokar verwenden wir einen 5er Einmaltrokar. Die Anwendung des linearen Staplers kann sowohl robotisch als auch laparoskopisch erfolgen. Letzteres erfordert die Anwendung eines laparoskopischen12er Einmaltrokars. In diesem Fall wird dann kein robotischer 12er Trokar benötigt, sondern nur ein 8er Trokar.

In der von uns angewendeten Operationstechnik werden die 4 robotischen Trokare in einer schrägverlaufenden Linie vom rechten Unterbauch bis zum linken Oberbauch eingebracht. Zwischen den Ports sollte ein Abstand von 6–10 cm eingehalten werden, optimalerweise 8 cm. Ein 5er Assistenztrokar wird üblicherweise zwischen und kaudal der beiden linkslateralen Trokare eingebracht. Bei adipösen Patienten mit einem ausladenden Abdomen kann der Assistenztrokar auch lateral der Trokare in derselben Linie eingebracht werden (Abb. 40.2a).

Bei dem suprapubischen Zugang werden 4 Trokare in einer querverlaufenden Linie im Unterbauch eingesetzt. Die Trokare haben ebenfalls einen Abstand von etwa 8 cm zueinander. Bei sehr schmalem Becken ist der suprapubische Raum schmaler, der Abstand der Trokare zueinander muss dann reduziert werden. Der laparoskopische Assistenztrokar wird im linken Unterbauch eingebracht (Abb. 40.2b).

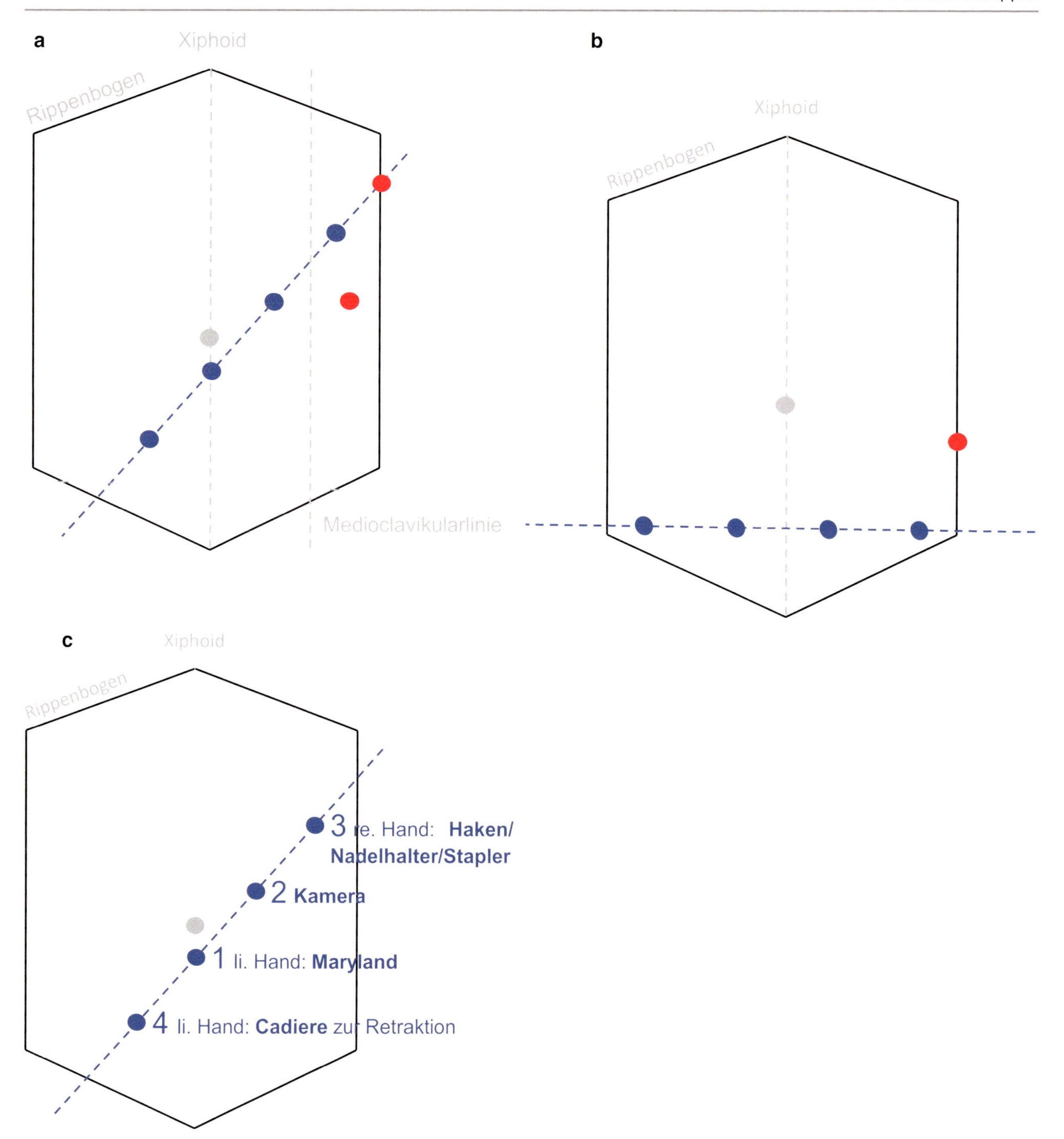

Abb. 40.2 (**a**) Anordnung der Robotic-Trokare (*blau*) zur roboterassistierten Hemikolektomie rechts in einer schrägen Linie vom rechten Unterbauch bis in den linken Oberbauch. Die möglichen Positionen des Assistenztrokars sind *rot* markiert: entweder zwischen und kaudal der beiden linkslateralen Robotic-Trokare oder lateral der Trokare in derselben Linie. (**b**) Trokarpositionierung beim suprapububischen Zugang in einer querverlaufenden Linie oberhalb der Symphyse. Der Assistenztrokar wird im linken Unterbauch eingebracht. (**c**) Kennzeichnung der Arme bzw. der Andockung des X-Systems bei einem Rechtshänder und einem Retraktionsarm links

40.8.2 Instrumentenplatzierung

Wir bevorzugen die Platzierung des Retraktionsarms linksseitig.

Beim X-System ist der Arm No. 1 die linke Hand, der Arm No. 2 die Kamera, der Arm No. 3 die rechte Hand, hier wird der 12er Trokar eingeführt. Der Arm No. 4 ist der Retraktionsarm. Er muss also vor Beginn der OP bzw. vor dem Andocken auf die linke Gegenseite geführt werden. Die Reihenfolge der Arme ist dementsprechend 4-1-2-3.

Die Reihenfolge der Arme des Xi-Systems ist vorgegeben immer 1-2-3-4 von den Armen aus gesehen. Wünscht man linksseitig den Retraktionsarm, so wird die Kamera an Arm 3 angedockt. Bei einem rechtsseitigen Retraktionsarm wird die Kamera an Arm 2 angedockt.

In dem von uns präferierten Setup am X-System werden der von der rechten Hand benutze monopolare Stromhaken, das Bipolar-Instrument „SyncroSeal", der Nadelhalter oder der Stapler über den Arm 3 eingeführt. Linksseitig dient die über den Arm 1 eingeführte „Maryland bipolar forceps" als Halteinstrument und als Hilfsmittel zur Gewebedissektion. Die „Cadiere Forceps" dient als Retraktionsinstrument und wird über den Arm 4 eingeführt (Abb. 40.2c).

40.8.3 Lösen der ilekolischen von der retroperitonealen Seite: Mobilisation von dorsomedial mit Uncinatus-first-Approach

- Die Präparation beginnt in Kopftieflage, d. h. in Trendelenburg-Lagerung und Rechtsseitenlage. Durch diese Lagerung können das Dünndarmpaket nach subphrenisch rechts verlagert werden und die rechtsmesokolische Wurzel sowie der duodenojejunale Übergang exponiert werden. Ziel des ersten Operationsschritts ist die Lösung der Schichten zwischen der retroperitonealen und der ileokolischen Seite des „Open-book"-Modells (Benz et al. 2016).
- Andocken der 4 Robotic-Arme. Darstellen des duodenojejunalen Übergangs. Mobilisation des Mesocolon ascendens und des Mesenteriums des terminalen Ileums von medial nach lateral durch Lösen der Verwachsungen mit dem Retroperitoneum und der Gerota-Faszie. Darstellen des Ureters. Schrittweises Freilegen der Pars-III-duodeni. Durch Präparation in dieser Schicht gelingt man automatisch hinter das Duodenum. Schließlich Eröffnen der Toldt-Faszie am duodenalen Rand und Freilegen des Duodenums von ventral. Freilegen des Processus uncinatus des Pankreas. Die Darstellung der Pars horizontalis duodeni markiert die Vollendung des 1. „Critical View".

40.8.4 Präparation der ileokolischen Seite von ventral

- Nun wird der Patient in eine leichte Fußtieflage, in Anti-Trendelenburg-Lagerung und leichte Linksseitenlage gebracht. Hierdurch wird das Dünndarmpaket in den linken Unterbauch verlagert und die Vorderfläche der Mesenterialwurzel bzw. des Mesocolon ascendens und des Mesenteriums des terminalen Ileums exponiert. Das entspricht der Vorderseite des ileokolischen Blatts im „Open-book"-Modell.
- Durch Anspannung des ileozökalen Übergangs wird eine V-förmige Konfiguration sichtbar, die im Scheitelpunkt das Zusammentreffen der ileokolischen mit den mesenterialen Gefäßen markiert. Diese Darstellung wird als V-Blick bezeichnet und stellt die Vollendung des 2. „Critical View" dar.

▶ **Praxistipp** Durch Fassen und Anspannen des ileozökalen Überganges spannt sich die ileokolische Gefäßachse mit dem mesenterialen Segel zwischen den ileokolischen und den mesenterialen Gefäßen.

- Anschließend Präparation in dem mesenterialen Fenster zwischen den ileokolischen und den mesenterialen Gefäßen. Die Präparation beginnt etwa 3 cm peripher des Konfluens bzw. des Scheitelpunkts zwischen den ileokolischen und den mesenterialen Gefäßen. Bei vorheriger Mobilisation der ileokolischen Seite von dorsal wird der bereits präparierte Raum eröffnet und die Sicht auf die Vorderseite des Duodenums frei (Video siehe Abb. 40.3) (siehe auch Abschn. 43.8.3.
- Nach Festlegen der oralen Resektionsgrenze im terminalen Ileum erfolgen Markierung und Durchtrennung des Mesenteriums bis zur Resektionsgrenze.

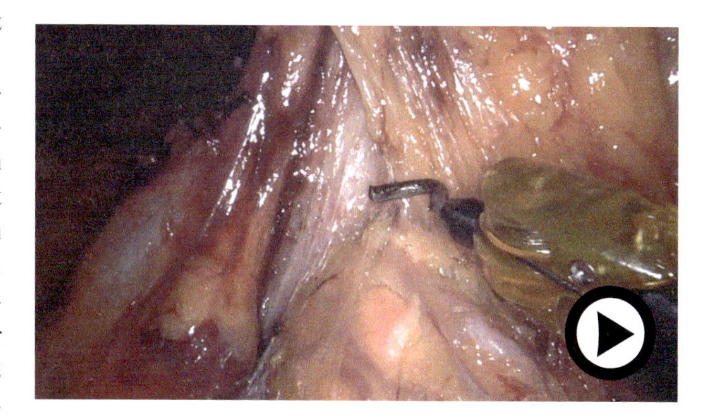

Abb. 40.3 Video 40.1: Robotische Hemikolektomie rechts (©Video: Andreas Türler, Anna Krappitz) (▶ https://doi.org/10.1007/000-bk2)

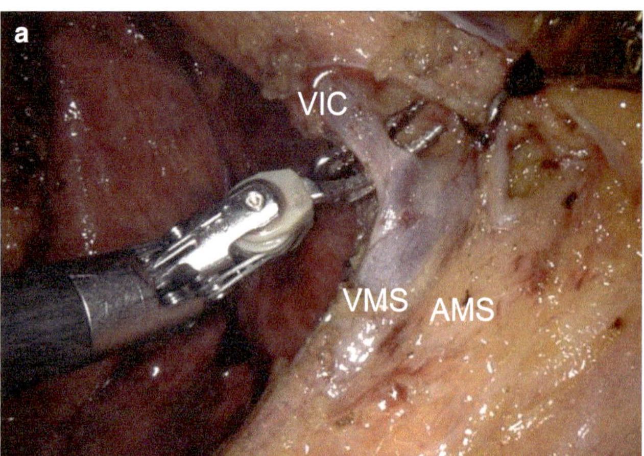

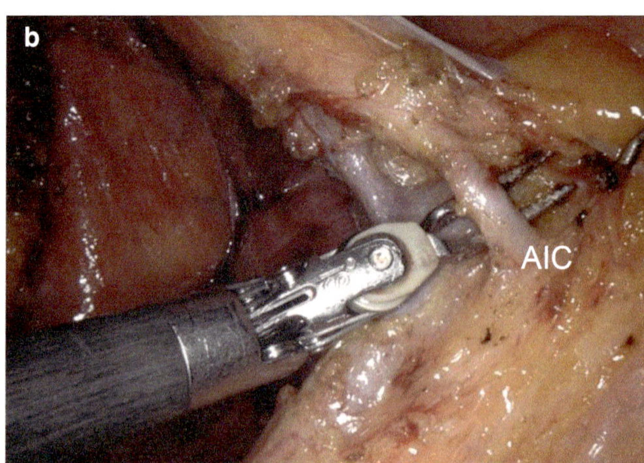

Abb. 40.4 Freigelegte V. mesenterica superior (VMS) am Confluens mit der V. ileocolica (VIC). Die A. mesenterica superior (AMS) verläuft patientenlinksseitig der VMS. (**a**) Das Unterfahren der V. ileocolica (VIC) mit einem Instrument markiert den „Critical View" 3. (**b**) Die A. ileocolica (AIC) überkreuzt in diesem Beispiel die V. mesenterica superior. Die Unterfahrung der Arterie markiert den „Critical View"4

- Nun Präparation von dem Fenster aus nach medial mit Darstellen der V. mesenterica superior. Dann Dissektion nach kranial am linkslateralen Rand der V. mesenterica superior. Auf der Vene dann Präparation nach rechtslateral und zirkuläres Darstellen des Stamms der V. ileocolica. Nach ausreichender Freilegung gelingt es, die V. ileocolica mit einem Instrument zu unterfahren. Dieses Manöver markiert den „Critical View" 3. Die Vene wird selektiv am Stamm dargestellt, mit Clips versorgt und dann durchtrennt (Abb. 40.4a).
- Nachfolgend zirkuläres Präparieren der Arterie, die in 50 % dorsal der Vene aus der A. mesenterica superior entspringt und in 50 % die Vene überkreuzt. Die finale Unterfahrung der Arterie mit einem Instrument markiert den „Critical View" 4. Die Arterie wird selektiv am Stamm dargestellt, mit Clips versorgt und dann durchtrennt (Abb. 40.4b).

40.8.5 Lösen der mesogastrischen von der mesokolischen Seite

- Das Ziel des nächsten Operationsschrittes ist die Lösung der mesogastrischen von der mesokolischen Seite. Linksseitig der Medianline Durchtrennung des Ligamentums gastrocolicum unterhalb der Gefäßarkade und Eröffnen der Bursa omentalis. Die Sicht in die Bursa omentalis mit Pankreas und Magenhinterwand entspricht dem „Critical View"5.
- Nun Präparation nach rechtsseitig und Ablösen des Mesokolons von dem Mesogastrium. Darstellen des Sulkus zwischen den Vasa gastroomentales dextra und der Mediagefäße. Die Darstellung des Sulkus entspricht dem „Critical View" 6. Weitere Präparation nach rechts lateral mit Freilegen des Pankreaskopfs und des duodenalen „C" sowie partielle Mobilisation der rechtsseitigen Kolonflexur.

40.8.6 Vollendung der D3-Lymphadenektomie

- Anschließend erneutes Zuwenden zur V. mesenterica superior. Präparation nach kranial auf dem Rücken der V. mesenterica superior an deren linksseitigen Begrenzung (siehe Video in Abb. 40.3). Weites Freilegen der V. mesenterica superior mit ausgedehnter Lymphadenektomie in diesem Bereich bis direkt unterhalb des Pankreaskorpus. Die Lymphknoten verbleiben am Hauptpräparat.
- Ggf. Darstellen der inkonstant vorhandenen A. colica dextra. Die Gefäßanatomie der A. colica dextra ist hierbei sehr variabel. Das Gefäß kann in 40–71 % der Fälle aus der A. mesenterica superior entspringen oder als Seitenast der A. colica media oder der A. ileocolica stammen (Bruzzi et al. 2020).
- Darstellen des Stamms der A. colica media. Durch Anspannen des Colon transversum lässt sich die A. colica media in der Regel gut identifizieren. Von dem Stamm aus Verfolgen des Gefäßes bis zum abgehenden rechtsseitigen Ast, der die rechte Flexur versorgt. Die klare Darstellung des rechtsseitigen Astes entspricht dem „Critical View" 7. Selektive Versorgung des Asts mit Clips und Durchtrennung (Abb. 40.5).
- Nun Präparation in rechtslateraler Richtung mit Ablösen des lymphatischen Gewebes von der V. mesenterica superior und dem Pankreaskopf. Identifikation des Truncus gastropancreaticocolicus, dem sog. Trunkus Henle. Hierbei müssen die drainierenden Venen vorsichtig präpariert werden, da verschiedenste Variationen an dieser Stelle vorliegen können (Peltrini et al. 2019). Besondere Aufmerksamkeit sollte der oberen rechtsseitigen kolischen Vene, der sog. Bleeding-Point-Vene gewidmet werden, durch die das venöse Blut der linken Kolonflexur in den Henle-Trunkus abfließt. Die Darstellung des Henle-Trunkus mit den venösen Zuflüssen markiert den „Critical View"8 (Abb. 40.6)

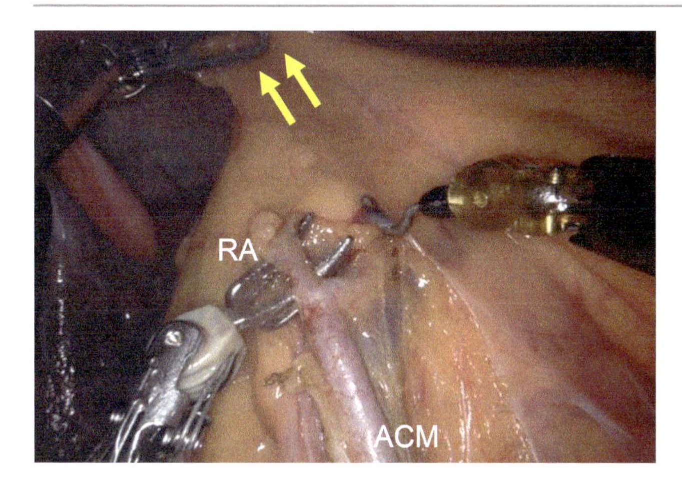

Abb. 40.5 Identifizierung des Verlaufs der A. colica media in durch Anspannen der mesokolischen Seite (*gelbe Pfeile*). Freilegen des Stammes der A. colica media (ACM) vom Ursprung in cranialer Richtung bis die Bifurkation zwischen dem und linken Ast sichtbar wird. Die Darstellung des rechtsseitigen Astes (RA) entspricht dem „Critical View" 7I. Es folgt das selektive Unterfahren und Ligieren dieses Asts

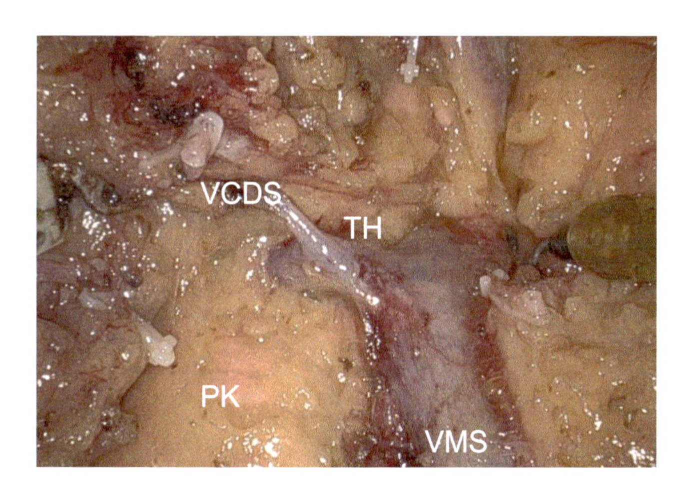

Abb. 40.6 Freigelegter Pankreaskopf (PK) und Gefäße. Der Trunkus Henle (TH) drainiert in die V. mesenterica superior (VMS). Die Darstellung des Trunkus entspricht dem „Critical View" 8. Ventral drainiert ein aus dem Mesokolon der rechten Flexur kommender Ast. Hierbei handelt es sich um die V. colica dextra superior (VCDS), die sog. Bleeding-point-Vene

40.8.7 Absetzen der Darmenden und Anastomosenanlage

- Durchtrennen des Mesocolon transversum rechtsseitig der A. colica media bis zum Colon transversum. Absetzen des Kolons mit einem linearen Stapler. In Längsrichtung Durchtrennen des Omentum majus.
- Mobilisation des gesamten rechten Hemikolons von der Gerota-Faszie und Lösen der parakolischen Anheftungen. Vervollständigung der Skelettierung des Mesenteriums an geplanter Absetzungsstelle ca. 10 cm vor der Bauhin-Klappe. Absetzen des Dünndarms an dieser Stelle mit einem linearen Stapler.
- Darstellen der Durchblutung der abgesetzten Darmenden mittels ICG-Gabe. Bei ausreichender Durchblutung isoperistaltisches Anlegen des terminalen Ileums an das Colon transversum. Anbringen einer Haltenaht zwischen dem oralen abgesetzten Ende des Colon transversum und dem Dünndarm, ca. 6 cm oralseitig des Resektionsrands. Inzision der beiden Darmlumina und Anbringen einer isoperistaltischen Seit-zu-Seit-Anastomose mit einem linearen Stapler. Die verbleibende Öffnung wird von beiden Seiten allschichtig mit einer fortlaufenden resorbierbaren Naht verschlossen. An der gemeinsamen Überkreuzungsstelle werden beide Nähte seromuskulär bis zum gegenseitigen Nahtbeginn weitergeführt, sodass eine komplette seromuskuläre Übernähung resultiert.
- Der Schlitz zwischen Mesocolon und Mesenterium wird nicht routinemäßig verschlossen.

40.8.8 Präparatbergung

- Einbringen eines großen Bergebeutels über den 12er Assistenztrokar. Einbringen des Präparats in den Bergebeutel, dann Entfernen des Präparate aus der Bauchhöhle. Hierzu muss die Trokareintrittsstelle erweitert werden. Beenden der Robotic-Phase.
- Entfernen aller Trokare unter Sicht. Verschluss des Peritoneums mit fortlaufender Naht und Verschluss der Faszie mit fortlaufender Naht. Abschließend Hautverschluss an allen Stellen mit resorbierbarer Intrakutannaht und Sterisstrips. Sterile Verbände.

40.9 Spezielle intraoperative Komplikationen und ihr Management

40.9.1 Intraoperative Blutungen

Intraoperative Blutungen sind eine gefürchtete Komplikation, insbesondere wenn sie durch eine Verletzung der V. mesenterica superior auftreten. Zur besseren Blutungskontrolle sollte zu Beginn der Operation die Mobilisation des Mesocolon ascendens und des Mesenteriums des terminalen Ileums von medial nach lateral durch Lösen der Verwachsungen mit dem Retroperitoneum und der Gerota-Faszie erfolgen. Hierbei wird die ileokolische Seite von der retroperitonealen Seite gelöst. Bei der folgenden Gefäßpräparation von ventral ist der dorsal gelegene Raum dann bereits eröffnet und somit kann die mesenteriale Gefäßachse besser kontrolliert und geklemmt werden.

Gut einsehbare periphere Läsionen mit Umgebungsgewebe, die nicht die Hauptgefäße betreffen, bedürfen keiner Ausklemmung und können bipolar koaguliert werden. Kommt es hingegen zu einer gravierenden Blutung aus größeren Gefäßen, sollte versucht werden, mit dem Halteinstrument die Blutung zu komprimieren oder zu klemmen. Alternativ kann das Retraktionsinstrument zur primären Blutungskontrolle eingesetzt werden. Aus diesem Grund verwenden wir hier für den Arm 4 eine „Cadiere forceps". Durch das noch freie Instrument und das Instrument der Gegenhand kann die Blutung dann versorgt werden.

Bei kleineren Läsionen sollte mit nichtresorbierbarer Naht umstochen werden. Handelt es sich um eine größere Läsion, muss zunächst weiter freigelegt werden, um die Läsion komplett darzustellen.

Eine unkontrollierte Umstechung ohne Freilegung kann ansonsten zu einer Stenosierung oder zu einem Gefäßverschluss führen.

▶ **Cave** Es sollte keine unkontrollierte Koagulation erfolgen, da hierdurch der Gefäßdefekt noch vergrößert werden kann.

Nach ausreichender Gefäßfreilegung sollte die Ausklemmung des betroffenen Gefäßabschnitts mittels laparoskopisch platzierter Bulldog-Klemmen erfolgen. Ist die Läsion dann sicher identifiziert, kann dann die Versorgung in gewohnter Weise erfolgen. Unterstützend kann der intraabdominelle Druck auf etwa 18 mmHg erhöht werden.

Versorgung einer Blutung aus der V. mesenterica superior

- Zunächst Kompression oder Abklemmung der Blutung mit dem Halteinstrument
- Versorgung mit Umstechung, keine Koagulation
- Bei größeren Defekten Freilegen und Ausklemmen des Gefäßes

40.9.2 Pankreasverletzung

Mit der initial durchgeführten Lösung der Seiten des „Openbook"-Modells und die Präparation von medial nach lateral, gelingt es in der Regel sehr gut, die Pankreaskapsel zu identifizieren und freizulegen. Direkte Verletzungen des Pankreas sind daher selten und entstehen meist durch eine Koagulation der Kapsel.

▶ **Praxistipp** Mit dem Einsatz des monopolaren Präparierhakens, der das Gewebe zunächst hinterfährt, bevor es koaguliert wird, können Koagulationsverletzungen vermieden werden.

Häufiger kommen Pankreasverletzungen durch Blutstillungsversuche zu Stande. Hierbei können unselektive Koagulationen oder Umstechungen zu größeren Parenchymverletzungen führen. Zur Vermeidung dieser Verletzungen sollten Blutungen immer wie im letzten Absatz beschrieben versorgt werden.

Bei einer Pankreasverletzung muss diese zunächst genau identifiziert werden. Ggf. sollten zunächst Fibrinklebeprodukte zur Anwendung kommen. Handelt es sich um eine größere Verletzung kann die Läsion mit einer ungeöffneten Darmschlinge oder einem Ligamentum-falziforme-Patch gedeckt werden. Auf jeden Fall sollte eine transkutan ausgeleitete Drainage an der Verletzungsstelle platziert werden

40.10 Evidenzbasierte Evaluation

40.10.1 Datenlage robotische Assistenz versus konventionelle Laparoskopie bei der onkologischen Hemikolektomie rechts

Die technischen Vorteile der robotischen Assistenz versus der konventionell-laparoskopischen Vorgehensweise bei der onkologischen Rechtshemikolektomie sind bisher nur unzureichend in Hinblick auf ein verbessertes klinisches Outcome untersucht worden. In vielen Arbeiten handelt es sich um Single-Center- und um retrospektive Analysen und die Datenlage erscheint insgesamt unzureichend. Eine aktuelle Metaanalyse über Vergleichsstudien aus den Jahren 2020–2021 an insgesamt 16.099 Patienten (Tschann et al. 2022), zeigte eine für die robotische Assistenz nachteilige längere Operationsdauer. Dem gegenüber ergaben sich vielfältige Vorteile, wie ein geringerer Blutverlust, seltener Konversionen und eine kürzere stationäre Verweildauer. Eine größere Metaanalyse über insgesamt 24.193 Patientendaten aus den Jahren 2003–2020 zeigte für den robotierassistierten Zugang neben den bereits genannten Vorteilen auch ein früheres Einsetzen der Darmtätigkeit und eine geringere Komplikationsrate (Genova et al. 2021). Die Autoren bringen diese Beobachtung mit dem häufigeren Einsatz der intrakorporalen Anastomose bei der robotischen Assistenz in Zusammenhang.

Unterschiede bei den onkologischen Ergebnissen konnten bei der insgesamt schwachen Datenlage bisher nicht festgestellt werden (Tschann et al. 2022). In diesem Zusammenhang ergeben sich aber Hinweise, dass mit der robotischen Assistenz eine bessere Lymphknotenausbeute erreicht werden kann (Clarke et al. 2021). In einer weniger umfangreichen Metaanalyse über 10 Studien und 1.180 Patienten konnten außer einer geringeren Konversionsrate nur wenig klinische Vorteile der robotischen Assistenz herausgearbeitet werden (Zhu et al. 2021). Sicherlich nachteilig sind bei der robotischen Assistenz die konstant beschriebene längere Operationsdauer und die höheren Kosten als bei der laparoskopischen Vorgehensweise (Genova et al. 2021). Die Durchsetzung der robotischen Assistenz bei der onkologischen Rechtshemikolektomie mit CME wird daher maßgeblich davon abhängen, ob sich die Auswirkung der Technik auf eine verkürzte postoperative Hospitalisierungsdauer bestätigt und sich diese damit positiv auf die Gesamtökonomie auswirkt.

40.10.2 Datenlage intra- versus extrakorporale Anastomose

Im Vergleich zur konventionellen Laparoskopie bietet die robotische Assistenz eine bessere 3D-Visualisierung und Kamerasteuerung sowie ein erleichtertes und präziseres Instrumentenhandling. Hierdurch wird die intrakorporale Anastomosenanlage durch die robotische Assistenz wesentlich erleichtert (Sorgato et al. 2022). In nahezu allen Metaanalysen zu diesem Thema ergeben sich für die intrakorporale versus der extrakorporalen Anastomose Vorteile im postoperativen Verlauf mit einer früheren Erholung der funktionellen Parameter und weniger Schmerzen (Cirocchi et al. 2013; Creavin et al. 2021; Emile et al. 2019; Hajibandeh et al. 2021; Liang et al. 2022; van Oostendorp et al. 2017; Zhang et al. 2021).

Zu nennen sind hierbei vor allem die früher einsetzende Darmtätigkeit, die sich auch positiv auf die Gesamtmorbidität und die Länge des stationären Aufenthaltes auswirkt (Emile et al. 2019; van Oostendorp et al. 2017; Zhang et al. 2021). In 3 Arbeiten zeigte sich eine geringere Gesamtmorbidität bei Anlage einer intrakorporalen versus extrakorporalen Anastomose (Emile et al. 2019; van Oostendorp et al. 2017; Zhang et al. 2021). Nur in einer älteren Arbeit waren die Daten insgesamt so inhomogen, dass kein Vorteil der intrakorporalen Anastomose im frühpostoperativen Verlauf herausgearbeitet werden konnte (Cirocchi et al. 2013). Die Befürchtung, dass die Anlage einer intrakorporalen Anastomose im Vergleich zur extrakorporalen Anastomose zu einer erhöhten Insuffizienzrate führt, konnte in den Metaanalysen nicht bestätigt werden (Cirocchi et al. 2013; Creavin et al. 2021; Hajibandeh et al. 2021; van Oostendorp et al. 2017; Zhang et al. 2021). In 2 Arbeiten zeigte sich sogar die intrakorporale Anastomose gegenüber der extrakorporalen Anastomose in Hinblick auf die Insuffizienzrate überlegen (Emile et al. 2019; Liang et al. 2022). Die Beurteilung der Insuffizienzrate kann allerdings wegen der Inhomogenität der Anastomosentechnik in den herangezogenen prospektiv randomisierten Studien nur eingeschränkt gewertet werden. In einigen Arbeiten werden intrakorporal Klammernahtanastomosen- und extrakorporal Handanastomosen angelegt (Allaix et al. 2019; Malczak et al. 2021). Ebenso unterscheiden sich die Bergungsinzisionen; bei der intrakorporalen Anastomose wird häufig die Pfannenstil-Inzision angewendet, bei der extrakorporalen Anastomose eine quere Oberbauchinzision (Allaix et al. 2019; Bollo et al. 2020; Ferrer-Marquez et al. 2021; Malczak et al. 2021). Darüber hinaus sind ERAS-Protokolle nur inkonstant eingesetzt worden, daher ergeben sich vielfältige Einflussfaktoren für die Faktoren Darmtätigkeit und Länge des stationären Aufenthalts. Ebenso ist völlig unklar, inwieweit die CME, die in den meisten Arbeiten nicht durchgeführt wurde, einen Einfluss auf die postoperative Erholung nach einer intrakorporalen Anastomose hat (Tab. 40.1).

Zusammenfassend liegen die wesentlichen Vorteile der robotischen Assistenz in der Erleichterung bei der CME mit D3-Lymphadenektomie, in der besseren Möglichkeit intraoperative Komplikationen zu beherrschen und in der erleichterten Anlage einer intrakorporalen Anastomose, die Vorteile im postoperativen Verlauf aufweist.

Tab. 40.1 Metaanalysen zum Vergleich der intrakorporalen versus extrakorporalen Anastomose. (Creavin et al. 2021; Emile et al. 2019; Hajibandeh et al. 2021; Liang et al. 2022; van Oostendorp et al. 2017; Zhang et al. 2021)

Publikation			Studien			Ergebnisse							
Autor	Journal	Jahr	Zeitraum	Studien	Patienten	OP-Dauer	Schnittlänge	Wundinfekt	Schmerzen	Darmfunktion	Morbidität	Insuffizienz	stat. Aufenthalt
van Oostendorp et al.	Surg Endosc	2017	2010–2015	12	1,492	+/–	n/a	ICA+	n/a	ICA+	ICA+	+/–	ICA+
Emile et al.	Tech Coloproctol	2019	1998–2015	25	4,450	n/a	ICA+	ICA+	n/a	ICA+	ICA+	ICA+	ICA+
Zhang et al.	BJS Open	2021	2016–2020	5	559	+/–	ICA+	ICA+	ICA+	ICA+	ICA+	+/–	+/–
Hajibandeh et al.	Updates Surg	2021	2016–2019	4	399	+/–	ICA+	n/a	ICA+	n/a	+/–	+/–	ICA+
Creavin et a.	Int J Colorectal Dis	2021	2016–2020	4	399	+/–	ICA+	+/–	ICA+	ICA+	+/–	+/–	+/–
Liang et al.	Tech Coloproctol	2022	2013–2021	5	585	ECA+	+/–	+/–	n/a	ICA+	+/–	ICA+	+/–

+/– = gleichwertig; n/a = not available; ICA+ = intrakorporale Anatomose besser; ECA+ = extrakorporale Anastomose besser

Literatur

Allaix ME, Degiuli M, Bonino MA, Arezzo A, Mistrangelo M, Passera R, Morino M (2019) Intracorporeal or extracorporeal ileocolic anastomosis after laparoscopic right colectomy: a double-blinded randomized controlled trial. Ann Surg 270(5):762–767. https://doi.org/10.1097/SLA.0000000000003519

Balciscueta Z, Balciscueta I, Uribe N, Pellino G, Frasson M, Garcia-Granero E, Garcia-Granero A (2021) D3-lymphadenectomy enhances oncological clearance in patients with right colon cancer. Results of a meta-analysis. Eur J Surg Oncol 47(7):1541–1551. https://doi.org/10.1016/j.ejso.2021.02.020

Benz S, Tam Y, Tannapfel A, Stricker I (2016) The uncinate process first approach: a novel technique for laparoscopic right hemicolectomy with complete mesocolic excision. Surg Endosc 30(5):1930–1937. https://doi.org/10.1007/s00464-015-4417-1

Bertelsen CA, Neuenschwander AU, Jansen JE, Kirkegaard-Klitbo A, Tenma JR, Wilhelmsen M, Rasmussen LA, Jepsen LV, Kristensen B, Gogenur I, Copenhagen Complete Mesocolic Excision, S, Danish Colorectal Cancer, G (2016) Short-term outcomes after complete mesocolic excision compared with 'conventional' colonic cancer surgery. Br J Surg 103(5):581–589. https://doi.org/10.1002/bjs.10083

Bollo J, Turrado V, Rabal A, Carrillo E, Gich I, Martinez MC, Hernandez P, Targarona E (2020) Randomized clinical trial of intracorporeal versus extracorporeal anastomosis in laparoscopic right colectomy (IEA trial). Br J Surg 107(4):364–372. https://doi.org/10.1002/bjs.11389

Bruzzi M, M'Harzi L, Poghosyan T, Ben Abdallah I, Papadimitriou A, Ragot E, El Batti S, Balaya V, Taieb J, Chevallier JM, Douard R (2020) Arterial vascularization of the right colon with implications for surgery. Surg Radiol Anat 42(4):429–435. https://doi.org/10.1007/s00276-019-02359-9

Cirocchi R, Trastulli S, Farinella E, Guarino S, Desiderio J, Boselli C, Parisi A, Noya G, Slim K (2013) Intracorporeal versus extracorporeal anastomosis during laparoscopic right hemicolectomy - systematic review and meta-analysis. Surg Oncol 22(1):1–13. https://doi.org/10.1016/j.suronc.2012.09.002

Clarke EM, Rahme J, Larach T, Rajkomar A, Jain A, Hiscock R, Warrier S, Smart P (2021) Robotic versus laparoscopic right hemicolectomy: a retrospective cohort study of the binational colorectal cancer database. J Robot Surg. https://doi.org/10.1007/s11701-021-01319-z

Creavin B, Balasubramanian I, Common M, McCarrick C, El Masry S, Carton E, Faul E (2021) Intracorporeal vs extracorporeal anastomosis following neoplastic right hemicolectomy resection: a systematic review and meta-analysis of randomized control trials. Int J Colorectal Dis 36(4):645–656. https://doi.org/10.1007/s00384-020-03807-4

Emile SH, Elfeki H, Shalaby M, Sakr A, Bassuni M, Christensen P, Wexner SD (2019) Intracorporeal versus extracorporeal anastomosis in minimally invasive right colectomy: an updated systematic review and meta-analysis. Tech Coloproctol 23(11):1023–1035. https://doi.org/10.1007/s10151-019-02079-7

Ferrer-Marquez M, Rubio-Gil F, Torres-Fernandez R, Moya-Forcen P, Belda-Lozano R, Arroyo-Sebastian A, Benavides-Buleje J, Reina-Duarte A (2021) Intracorporeal versus extracorporeal anastomosis in patients undergoing laparoscopic right hemicolectomy: a multicenter randomized clinical trial (The IVEA-study). Surg Laparosc Endosc Percutan Tech 31(4):408–413. https://doi.org/10.1097/SLE.0000000000000937

Genova P, Pantuso G, Cipolla C, Latteri MA, Abdalla S, Paquet JC, Brunetti F, de' Angelis N, Di Saverio S (2021) Laparoscopic versus robotic right colectomy with extra-corporeal or intra-corporeal anastomosis: a systematic review and meta-analysis. Langenbecks Arch Surg 406(5):1317–1339. https://doi.org/10.1007/s00423-020-01985-x

Hajibandeh S, Hajibandeh S, Mankotia R, Akingboye A, Peravali R (2021) Meta-analysis of randomised controlled trials comparing intracorporeal versus extracorporeal anastomosis in laparoscopic right hemicolectomy: upgrading the level of evidence. Updates Surg 73(1):23–33. https://doi.org/10.1007/s13304-020-00948-7

Liang Y, Li L, Su Q, Liu Y, Yin H, Wu D (2022) Short-term outcomes of intracorporeal and extracorporeal anastomosis in robotic right colectomy: a systematic review and meta-analysis. Tech Coloproctol 26(7):529–535. https://doi.org/10.1007/s10151-022-02599-9

Malczak P, Wysocki M, Pisarska-Adamczyk M, Major P, Pedziwiatr M (2021) Bowel function after laparoscopic right hemicolectomy: a randomized controlled trial comparing intracorporeal anastomosis and extracorporeal anastomosis. Surg Endosc. https://doi.org/10.1007/s00464-021-08854-8

van Oostendorp S, Elfrink A, Borstlap W, Schoonmade L, Sietses C, Meijerink J, Tuynman J (2017) Intracorporeal versus extracorporeal anastomosis in right hemicolectomy: a systematic review and meta-analysis. Surg Endosc 31(1):64–77. https://doi.org/10.1007/s00464-016-4982-y

Peltrini R, Luglio G, Pagano G, Sacco M, Sollazzo V, Bucci L (2019) Gastrocolic trunk of Henle and its variants: review of the literature and clinical relevance in colectomy for right-sided colon cancer. Surg Radiol Anat 41(8):879–887. https://doi.org/10.1007/s00276-019-02253-4

Sorgato N, Mammano E, Contardo T, Vittadello F, Sarzo G, Morpurgo E (2022) Right colectomy with intracorporeal anastomosis for cancer: a prospective comparison between robotics and laparoscopy. J Robot Surg 16(3):655–663. https://doi.org/10.1007/s11701-021-01290-9

Strey CW, Wullstein C, Adamina M, Agha A, Aselmann H, Becker T, Grutzmann R, Kneist W, Maak M, Mann B, Moesta KT, Runkel N, Schafmayer C, Turler A, Wedel T, Benz S (2018) Laparoscopic right hemicolectomy with CME: standardization using the "critical view" concept. Surg Endosc 32(12):5021–5030. https://doi.org/10.1007/s00464-018-6267-0

Tschann P, Szeverinski P, Weigl MP, Rauch S, Lechner D, Adler S, Girotti PNC, Clemens P, Tschann V, Presl J, Schredl P, Mittermair C, Jager T, Emmanuel K, Konigsrainer I (2022) Short- and long-term outcome of laparoscopic- versus robotic-assisted right colectomy: a systematic review and meta-analysis. J Clin Med 11(9). https://doi.org/10.3390/jcm11092387

Xu L, Su X, He Z, Zhang C, Lu J, Zhang G, Sun Y, Du X, Chi P, Wang Z, Zhong M, Wu A, Zhu A, Li F, Xu J, Kang L, Suo J, Deng H, Ye Y et al (2021) Short-term outcomes of complete mesocolic excision versus D2 dissection in patients undergoing laparoscopic colectomy for right colon cancer (RELARC): a randomised, controlled, phase 3, superiority trial. Lancet Oncol 22(3):391–401. https://doi.org/10.1016/S1470-2045(20)30685-9

Zhang H, Sun N, Fu Y, Zhao C (2021) Intracorporeal versus extracorporeal anastomosis in laparoscopic right colectomy: updated meta-analysis of randomized controlled trials. BJS Open 5(6). https://doi.org/10.1093/bjsopen/zrab133

Zhu QL, Xu X, Pan ZJ (2021) Comparison of clinical efficacy of robotic right colectomy and laparoscopic right colectomy for right colon tumor: a systematic review and meta-analysis. Medicine (Baltimore) 100(33):e27002. https://doi.org/10.1097/MD.0000000000027002

Teil VII

Minimalinvasive bariatrische und metabolische Eingriffe

Laparoskopische Sleeve-Gastrektomie

41

Goran Marjanovic und Jodok Fink

Inhaltsverzeichnis

Die laparoskopische Sleeve-Gastrektomie ist die bariatrische Operation mit der aktuell am schnellsten ansteigenden Fallzahl weltweit. Die relativ kurze Operationszeit, ein vermeintlich technisch einfacher operativer Eingriff sowie die beeindruckenden Effekte im postoperativen Verlauf sind die treibende Kraft in der raschen Weiterentwicklung dieser Operationsmethode. Gerade in der Beliebtheit der operativen Methode liegt die Gefahr, die potenziellen frühen und späten postoperativen Komplikationen zu unterschätzen. Das Kapitel soll helfen, das tiefere Verständnis für die Methode und einen funktionierenden operativen Standard für das eigene Zentrum zu entwickeln.

Ergänzende Information Die elektronische Version dieses Kapitels enthält Zusatzmaterial, auf das über folgenden Link zugegriffen werden kann [https://doi.org/10.1007/978-3-662-67852-7_41]. Die Videos lassen sich durch Anklicken des DOI-Links in der Legende einer entsprechenden Abbildung abspielen, oder indem Sie diesen Link mit der SN More Media App scannen.

G. Marjanovic (✉) · J. Fink
Klinik für Allgemein- und Viszeralchirurgie,
Sektion für Adipositas und Metabolische Chirurgie,
Universitätsklinik Freiburg, Freiburg, Deutschland
e-mail: goran.marjanovic@uniklinik-freiburg.de;
jodok.fink@uniklinik-freiburg.de

T. Keck, C.-T. Germer (Hrsg.), *Minimalinvasive Viszeralchirurgie*, https://doi.org/10.1007/978-3-662-67852-7_41

41.1 Einführung

Bereits Ende der 1980er-Jahre wurde die Sleeve-Gastrektomie („Sleeve") durch Hess und Marceau eingeführt. Als eine Komponente der biliopankreatischen Diversion mit duodenalem Switch sollte im offen chirurgischen Verfahren die Resektion der großen Magenkurvatur (etwa 60 % des Magenvolumens) zu einer Reduktion der Ulzera im Bereich der duodenoilealen Anastomose führen (Hess und Hess 1998; Marceau et al. 1993). Mit der Zielsetzung nicht Anastomosenulzera zu verhindern, sondern Nahrungsrestriktion zu erzeugen führte Michel Gagner die Sleeve-Gastrektomie entlang einer 60 CHE Kalibrationssonde in laparoskopischer Technik durch (Regan et al. 2003). In der Folge wurde das Verfahren gerade bei den extrem übergewichtigen Patienten (Superadipositas, BMI > 50 kg/m²; Super-Super-Adipositas, BMI > 60 kg/m²) als erste Stufe einer Stufentherapie angewendet, da eine Sleeve-Gastrektomie technisch auch bei erheblicher intraabdomineller Adipositas meistens durchführbar ist. Als zweite Stufe nach einer ersten deutlichen Gewichtsabnahme erfolgte klassischerweise die biliopankreatische Diversion mit duodenalem Switch, die zur Malabsorption und einer weiteren Gewichtsreduktion führt und das Gewicht langfristig stabilisiert (Silecchia et al. 2006). In der Zwischenzeit wurden mehrere weitere, vergleichbar effektive, malabsorptive Verfahren als zweite Stufe beschrieben. Die wahrscheinlich zahlenmäßig am häufigsten durchgeführten Varianten sind die Schaffung einer End-zu-Seit Duodenoileostomie ohne Roux Anastomose (SADI-S) sowie einer Seit-zu-Seit Gastroileostomie im Bereich des Magenantrums (SASI) mit dem Vorteil des Erhalts der gastroduodenalen Passage bei der letztgenannten Variation (Khalaf und Hamed 2021; Surve et al. 2021).

Zudem zeigen Daten zur Sleeve-Gastektomie, dass diese in vielen Studien einen gegenüber dem Roux-en-Y-Magenbypass zumindest vergleichbaren Gewichtsverlust aufweist, sodass die Sleeve-Gastrektomie in der Zwischenzeit als alleiniges Verfahren etabliert ist (Colquitt et al. 2014). Entsprechend beschrieben die S3 Leitlinien: Chirurgische Therapie der Adipositas und metabolischen Erkrankungen die Sleeve- Gastrektomie als alleiniges Verfahren (DGAV 2018). Die Sleeve-Gastrektomie ist heute die am meisten durchgeführte bariatrische Operation in Deutschland. Vor diesem Hintergrund hat das initial bestehende Zwei-Stufen Konzept zwar nach wie vor Berechtigung und kommt teilweise bei Patienten mit Superadipositas zur Anwendung, ist jedoch größtenteils einem individualisierten Vorgehen mit zweitem Eingriff bei unzureichendem Gewichtsverlust oder Gewichtswiederzunahme gewichen.

Manchmal wird die Sleeve-Gastrektomie mit der aus England stammenden Version der vertikalen Gastroplastik verglichen, die auch „Magenstrasse and Mill Procedure" bezeichnet wird (Johnston et al. 2003). Dabei wird tatsächlich ein kleinkurvaturseitiger Schlauchmagen gebildet, der jedoch mit dem großen Restmagen im Antrumbereich noch verbunden ist. Die Gastroomentalisarkade bleibt hier genauso erhalten wie der Korpus und der Fundus. Auch wenn die Restriktion vergleichbar ist, wird bei der klassischen Sleeve-Gastrektomie insbesondere der Fundus entfernt, was zur Reduktion des orexigenen Hormons Ghrelin führt. Darüber hinaus werden dem Sleeve zunehmend weitere hormonelle Wirkungen ähnlich dem Magenbypass zugeschrieben, die ihn auch zu einer attraktiven Alternative in der metabolischen Chirurgie macht (Peterli et al. 2009).

Nichtsdestotrotz bietet der chirurgisch-technisch vermeintlich einfache Eingriff derart schwerwiegende Früh- und Spätkomplikationen mit auch nicht zu unterschätzender Morbidität und Mortalität sowie Folgen für die Lebensqualität der Patienten, dass er kein Anfängereingriff sein kann und eine entsprechende Lernkurve innehat.

41.2 Indikation

Die Indikation für die Sleeve-Gastrektomie stützt sich wie alle bariatrischen Verfahren auf die aktuellen S3-Leitlinien: Chirurgie der Adipositas und metabolischer Erkrankungen der Deutschen Gesellschaft für Allgemein- und Viszeralchirurgie (DGAV 2018). Die Grenzen der Indikation sind dabei historisch begründet, jedoch international relativ einheitlich.

Zusammengefasst besteht eine Indikation zur Adipositaschirurgie:

- Nach erschöpfter konservativer Therapie und Vorliegen einer
  - Adipositas Grad III (BMI ≥ 40 kg/m²)
  - Adipositas Grad II (BMI ≥ 35 und < 40 kg/m²) und Vorliegen Adipositas-assoziierter Erkrankungen
- Im Sinne einer Primärindikation bei
  - Adipositas BMI ≥ 50 kg/m²
  - Besonderer Schwere der Begleiterkrankungen
  - der Erwartung, dass die konservative Therapie nicht erfolgreich sein kann
- Bei Vorliegen eines Typ 2 Diabetes mellitus
  - ab Adipositas BMI ≥ 40 kg/m² unabhängig von der Diabeteseinstellung
  - bei Adipositas BMI ≥ 35 und < 40 kg/m², wenn Diabetes-spezifische Therapieziele nicht erreicht werden
  - bei Adipositas BMI ≥ 30 und < 35 kg/m² als optionales Therapieverfahren, wenn Diabetes-spezifische Therapieziele nicht erreicht werden

Dabei gilt die konservative Therapie als gescheitert, wenn nach mindestens 6 Monaten innerhalb der letzten 2 Jahre mittels umfassender Lebensstilintervention das Ausgangsgewicht nicht um mindestens 20 % (15 % bei BMI ≥ 35 und < 40 kg/m^2) gesenkt werden konnte. Adipositas-assoziierte Begleiterkrankungen im Sinne der Indikationsstellung werden in der Leitlinie klar benannt. Hierzu zählen unter anderem ein Typ 2 Diabetes mellitus, eine arterielle Hypertonie oder ein Schlafapnoesyndrom.

Kontraindikationen gegen Adipositaschirurgie sind neben konsumierenden Erkrankungen auch unbehandelte psychische Erkrankungen oder das Vorliegen einer endokrinologischen Ursache der Adipositas. Unabhängig von einer leitliniengerechten Adipositastherapie stellt sich die Frage, von welcher bariatrische Methode Patienten individuell am meisten profitieren. In Bezug auf die Sleeve-Gastrektomie scheint in den nationalen wie internationalen Leitlinien Konsens dahingehend zu bestehen, dass diese bei einer manifesten gastro-ösophagealen Refluxerkrankung, insbesondere bei aktiver Refluxösophagitis oder Vorliegen einer Barrett Mukosa, nicht empfohlen werden sollte (Mahawar et al. 2021; DGAV 2018). Neben einer möglichen Verschlechterung der Erkrankung durch zumindest partiellen Verlust des His'schen Winkel spricht hiergegen allein schon die Tatsache, dass der Magen für eine mögliche Rekonstruktion der Passage im Falle einer Ösophagusresektion nicht mehr zur Verfügung stünde.

Außer der Refluxerkrankung existieren bislang keine klaren Kriterien dafür, welche Patientengruppe besonders von einer Sleeve-Gastrektomie profitiert. In den Leitlinien verankert ist die Sleeve-Gastrektomie als Verfahren der Wahl bei Menschen mit Super-Super Adipositas. Die geschieht vor dem Hintergrund, dass mittels Sleeve Gastrekotmie das operative Risiko für einen weiteren Eingriff minimiert werden kann und eine Konversion in ein anderes bariatrisches Verfahren technisch nicht limitiert ist. Zudem ist der Gewichtsverlust nach Sleeve-Gastrektomie auch bei Patienten mit Super-Super Adipositas in vielen Fällen ausreichend. Einzelstudien sowie eine große Registeranalyse zeigen jedoch auch, dass das operative Risiko auch bei der Sleeve-Gastrektomie bei Menschen mit Super-Super Adipositas im Vergleich zu Patienten mit BMI < 50 kg/m^2 deutlich erhöht und nicht geringer als das operative Risiko eines RYGB ist (Nasser et al. 2019).

41.3 Spezielle präoperative Diagnostik

Bei der Vorbereitung der Patienten für die Sleeve-Gastrektomie geht es zunächst um die Optimierung des Allgemeinzustandes, die neben einer pulmonalen Abklärung (bei Schlafapnoe Verdacht ggf. Beginn einer CPAP-Therapie), einer kardialen Abklärung bei vorliegender KHK auch eine bestmögliche Einstellung des Blutzuckers bei Diabetes mellitus Typ 2 beinhaltet. Gerade bei der laparoskopischen Chirurgie ist eine gute pulmonale Funktion wichtig, da mit zum Teil hohen intraabdominellen Drücken gearbeitet werden muss. Um postoperative pulmonale Komplikationen zu vermeiden, sollten starke Raucher den Nikotinkonsum reduzieren.

Eine Ösophagogastroduodenoskopie vor Sleeve-Gastrektomie wird generell empfohlen, um Malignome oder Ulzera auszuschließen. Bei Helicobacter- Nachweis sollte eine Eradikation erfolgen. Auch wenn bei der Sleeve-Gastrektomie der Restmagen postoperativ noch einsehbar ist (im Gegensatz zum Magenbypass), ist für die Indikationsstellung zur Gastroskopie die Beurteilung der Ösophagusschleimhaut sowie Diagnose von Hiatushernien entscheidend. Aufgrund einer nach Sleeve-Gastrektomie erhöhten Inzidenz von gastroösophagealem Reflux, wäre die Indikation zur Sleeve-Gastrektomie bei Vorliegen einer höhergradigen Refluxösophagitis kritisch zu stellen und andere Methoden zu bevorzugen. Insbesondere bei Vorliegen eines Barrett-Epithels wird die Sleeve-Gastrektomie auch aufgrund postoperativ fehlender Möglichkeit eines Magenhochzuges nicht empfohlen.

▶ **Praxistipp** Eine klinische abdominelle Untersuchung des Patienten in Rückenlage ist wichtig. Dabei wird beurteilt, wie sich der Oberbauch anfühlt (tief eindrückbar, weiche Bauchdecken etc.) und ob der Rippenbogen gut zu tasten ist. Sind die Bauchdecken hart, der Bauch sogar im Liegen noch nach vorne gewölbt und der Rippenbogen nicht tastbar, ist ein technisch schwieriger operativer Eingriff zu erwarten.

Gerade bei Patienten mit einem metabolischen Syndrom und einer abdominell betonten Adipositas sind eine massive auch viszerale Adipositas sowie eine Steatosis hepatis zu erwarten, welche den Eingriff technisch deutlich erschweren können. Eine präoperative Eiweißdiät mit einer deutlichen Reduktion von Kohlenhydraten (Brot, Kartoffeln, Reis, Nudeln etc.) führt zu einer Glykolyse in der Leber und damit zur Verkleinerung des Lebervolumens, was wiederum einen chirurgischen Oberbaucheingriff vereinfachen kann. Ein systematisches Review zu diesem Thema konnte darlegen, dass eine präoperative Diät das Lebervolumen um 12–27 % reduzieren konnte. Trotz aus unserer Sicht erheblich verbesserten operativen Bedingungen konnte diese Arbeit keinen Einfluss einer präoperativen Diät auf operative Komplikationen zeigen (Romeijn et al. 2021).

Die Eiweißdiät ist obligatorisch und sollte von jedem Patienten durchgeführt werden, auch um die Compliance zu testen. International gibt es Zentren, die im Vorfeld eine zwingend einzuhaltende Gewichtsreduktion und Adhärenz zur vorgegebenen präoperativen Diät festlegen und eine bariatrische Operation kurzfristig ablehnen, wenn der Patient diese Maßnahmen nicht einhält. In seltenen Fällen kann sich die Situation intraoperativ so darstellen, dass aufgrund massiver viszeraler Adipositas oder Steatosis hepatis der Magen als Organ trotz verschiedener Bemühungen nicht suffizient dargestellt werden kann. Die Entscheidung zum Abbruch der Operation als diagnostische Laparoskopie und z. B. die Implantation eines Magenballons (Spezialsituation erläutern und vorher aufklären) kann hier erwogen werden, um nicht das Risiko einer offenen Operation einzugehen. Das offen chirurgische Vorgehen ist technisch keinesfalls einfacher und sollte auf jeden Fall vermieden werden. Möglicherweise kann eine strikte Adhärenz zur präoperativen Diät solche Konstellationen minimieren.

41.4 Aufklärung

Da bariatrische Eingriffe typischerweise in spezialisierten Zentren durchgeführt werden und auch hier nur wenige Chirurgen diese Eingriffe ausführen, sollte die Aufklärung ebenfalls von Mitgliedern des bariatrischen Teams z. B. im Rahmen der Spezialsprechstunde erfolgen. Neben den allgemeinen Komplikationen bauchchirurgischer Operationen, die entsprechenden allgemeinen Aufklärungsbögen zu entnehmen sind, sollten insbesondere auch spezielle perioperative Komplikationen wie Blutungen aus der Klammernahtreihe, Stenosen des Sleeve-Magens und Klammernahtinsuffizienzen erläutert werden. Über Langzeitkomplikationen wie Vitaminmangel (Vitamin B_{12}), Haarausfall oder die Entwicklung einer de-novo bzw. Verschlechterung einer vorbestehenden Refluxerkrankung sollte informiert werden, da hierdurch die neu gewonnene Lebensqualität deutlich eingeschränkt werden kann. Die Aufklärung sollte Maßgaben zur postoperativen Ernährung und zum postoperativen Kostaufbau enthalten. Das Einhalten von Ernährungsrichtlinien ist wichtig, um postprandiales Erbrechen zu verhindern, genauso wie die Limitation einer Sleeve-Dilatation und einer erneuten Gewichtszunahme. Es ist essenziell, den Patienten klarzumachen, dass die Sleeve-Gastrektomie durch biologische Umstellungen des Körpers und anfänglich erhebliche Begrenzung der Nahrungsaufnahme, letztlich nur die Basis einer dauerhaften Gewichtsreduktion darstellt. Ohne Mitwirkung der Patienten und oftmals drastische Umstellung der Lebensgewohnheiten (Nahrungs- und Bewegungsverhaltens) ist ein langfristiger Erfolg der Patienten weniger wahrscheinlich.

41.5 Lagerung

Eine gute Lagerung spielt bei den teils extremen Körperproportionen eine wichtige Rolle für die Durchführbarkeit des Eingriffs. Bereits in der Schleuse sollte der Patient aktiv dazu aufgefordert werden, sich auf dem OP-Tisch optimal zu positionieren, weil ein späteres Umbetten aufgrund des Übergewichts nur schwer möglich ist. Eine Lagerung in Anti-Trendelenburg Position mit Y Lagerung der Beine (französische Lagerung) mit beidseits ausgelagerten Armen ist entscheidend, um eine effektive Luftinsufflation sowie ein größtmögliches Gasvolumen intraabdominell gewährleisten zu können. Durch die aufgesetzte Position mit gleichzeitiger Beugung der Hüften kommt es zu einer Entspannung der geraden Bauchmuskeln, die so einfacher eine Wölbung einnehmen können. Dadurch kann der intraoperative Situs gerade bei Patienten mit erheblicher viszeraler Adipositas erweitert werden. Manchmal entscheidet ein Unterscheid von wenigen Zentimetern weiter angehobener Bauchdecke über die technische Machbarkeit der Operation. Die Beine sollten mit überlangen Beinhaltegurten fixiert werden, um die abgespreizten Beine in Position halten zu können. Die Armschienen sind etwas nach kranial zu verdrehen, um ein Wegrutschen der Arme beim „Aufsitzen" des Patienten zu vermeiden. Der OP-Turm mit Monitor ist bestenfalls über der linken Schulter oder dem Kopf des Patienten zu positionieren. Der Operateur steht auf einer Stufe zwischen den Beinen des Patienten, um in Bezug auf die Körperproportionen ergonomisch arbeiten zu können. Zudem führt die unterschiedliche Standhöhe von Operateur und Assistent zu weniger Konflikten bei der Armbewegung. Der kameraführende Assistent steht auf der linken Patientenseite, der zweite Assistent hält den Leberretraktor rechts vom Patienten. Die instrumentierende OTA steht am rechten Bein des Patienten. Zur Fixierung des Leberretraktors kann auch ein selbsthaltendes Hakensystem (z. B. Martin-Arm) verwendet werden, das mehr Stabilität aufweist, was gerade in schwierigen Situationen eine verbesserte Sicherheit (Gefahr des Lebereinrisses) bringen kann.

41.6 Technische Voraussetzungen

- Der Operationstisch sollte gerade bei Menschen mit besonders hohem BMI (BMI > 60 kg/m^2) extra breit sein, was sich ggf. durch Tischverbreiterungen realisieren lässt. Zudem muss der Operationstisch die französische Lagerung unterstützen (CAVE: häufig gelten die angegebenen Maximalbelastungen der Operationstische nur für die Rückenlage.)
- Bei Hochrisikopatienten für Thrombosen oder einem BMI > 50 kg/m^2 empfehlen wir zusätzlich zu den Antithrombosestrümpfen (ATS) die intermittierende Kompressionstherapie an den Beinen. Um den Problemen der verschiedenen Beinformen bei der Wahl der ATS zu entgehen, ist es hilfreich, wenn die Patienten ihre eigenen angepassten ATS zur Operation mitbringen.
- Auf dem Markt sind unterschiedliche Gewebeversiegelungssysteme verfügbar. Aus unserer Sicht bieten bi-

polare Instrumente mehr Sicherheit bezüglich der Koagulation und überlassen dem Chirurgen die Entscheidung, wann er das koagulierte Gewebe durchtrennen möchte (z. B. nach doppelten Koagulationsvorgängen). Insbesondere für weniger erfahrene Chirurgen kann dies vorteilhaft sein.

- Abwinkelbare lineare Klammernahtinstrumente sind unabdingbar, um die Resektion sicher durchführen zu können. Das Vorhalten von überlangen Handgriffen kann bei extrem tiefem Situs hilfreich sein, wobei fast immer die normale Handgrifflänge ausreicht. Gegebenenfalls kann auch ein Zusatztrokar platziert werden.
- Reguläres Instrumentarium zur Laparoskopie inklusive eines Instruments zur bipolaren Blutstillung (z. B. bipolarer Overholt) sollte vorhanden sein. Monopolare Instrumente oder speziell angefertigtes laparoskopisches Instrumentarium sind für die Durchführung einer Sleeve-Gastrektomie in der Regel nicht notwendig. Aufgrund des sehr geringen Konversionsrisikos sollte offen chirurgisches Instrumentarium zwar vorgehalten, nicht jedoch für jede Sleeve-Gastrektomie bereitgestellt werden. Das primäre Ziel muss eine absolut bluttrockene laparoskopische Operationstechnik sein.

41.7 Überlegungen zur Wahl des Operationsverfahrens

Grundsätzlich stehen für jeden Patienten mit Indikation zur Adipositaschirurgie alle etablierten Verfahren zur Verfügung. Unsere Überlegungen zur Verfahrenswahl in speziellen Situationen (Reflux, hohe BMI-Werte) haben wir bereits in dem Kap. „Indikation" erläutert. Darüber hinaus ergeben sich mehrere Überlegungen zur technischen Variation der Sleeve-Gastrektomie: Durchmesser der Kalibrationssonde, Einbau eines zusätzlichen Silikonrings und Klammernahtverstärkung.

Im mittelfristigen postoperativen Verlauf spielt die Dilatation des Sleeve-Magens eine wichtige Rolle insbesondere in Bezug auf die Stabilität des Körpergewichtes. Das Essvolumen erhöht sich zum Teil beträchtlich, die Sättigung hält nicht mehr so lange an, sodass die Compliance des Patienten für den Gewichtsverlauf von entscheidender Bedeutung ist.

41.7.1 Welche Kalibrationssonde?

Über die Wahl der Größe der Kalibrationssonde (von 27 Ch bis deutlich über 40 Ch) wurde bereits viel diskutiert. Die S3 Leitlinie von 2018 gibt diesbezüglich keine klaren Empfehlungen, sodass die Entscheidung bezüglich der Größe der Kalibrationssonde dem Chirurgen obliegt (DGAV 2018). Der Unterschied im Gewichtsverlust zwischen z. B. 27 Ch und 39 Ch scheint so klein zu sein, dass er sich in einer prospektiven Studie von 126 Patienten im kurzfristigen Verlauf als nicht signifikant erwies, auch wenn der Trend der kleineren Sonde mögliche Vorteile zuspricht (Cal et al. 2016). Zu beachten ist jedoch auch, dass eine kleinere Sonde zu mehr postoperativer Übelkeit und Wiederaufnahme im Krankenhaus führt (Hawasli et al. 2015). Zudem erhöht eine schmalere Sleeve-Form den intragastralen Druck und hat somit mögliche negative Auswirkungen auf die Heilung der Klammernaht (Iossa et al. 2016). Eine 2021 erschienene Netzwerk Metaanalyse unter Einbeziehung von 15 Studien kam zu dem Ergebnis, dass Bougiegrößen zwischen 33–35 Ch mit dem niedrigsten Leckage- und Gesamtkomplikationsrisiko bei bestmöglichem Gewichtsverlust verbunden waren (Chang et al. 2021). Mit einem Durchmesser von 35 Ch haben wir in unserem Zentrum sehr gute Erfahrungen gesammelt und empfinden diese Wahl als sicher und effektiv. Ob durch schmale Sleeve-Formationen eine spätere Dilatation verhindert werden kann, kann derzeit nicht ausgesagt werden.

41.7.2 Antrumresektion?

Es wird diskutiert, ob eine Antrumresektion im Rahmen der Sleeve-Gastrektomie (Beginn der Resektion 2–3 cm präpylorisch statt 5–6 cm) vorteilhaft ist. Eine 2018 erschienene Metaanalyse unter Einbeziehung von 6 randomisiert kontrollierten Studien zeigt klar, dass der Gewichtsverlust nach 2 Jahren mit Antrumresektion signifikant besser war (EWL 70 % versus 61 %) (McGlone et al. 2018). Daten zeigen jedoch auch, dass eine Antrumresektion mit erhöhter Komplikationsrate sowie verschlechterter Nahrungstoleranz einhergehen kann (Pizza et al. 2021; Clementi et al. 2021). Vor dem Hintergrund dieser Datenlage sollte die Indikation zur Antrumresektion der meist jungen Patienten kritisch gestellt werden, für die eine gute Lebensqualität mit ihrem Eingriff entscheidend ist.

41.7.3 Mit oder ohne Ring?

Ein anderer Ansatz zur Verbesserung des Gewichtsverlustes nach Sleeve-Gastrektomie ist die Implantation eines Silikonrings direkt bei der Formierung des Schlauchmagens („banded sleeve"), die in wenigen Zentren weltweit angeboten wird (Fink et al. 2017). Dabei wird etwa 4 cm aboral des gastroösophagealen Übergangs bei noch liegender Kalibrationssonde ein Silikonring eingebracht und auf einen definierten Durchmesser geschlossen (Abb. 41.1). Eine weitere Adaptation wie bei einem klassischen verstellbaren Magenband ist nicht möglich. Die Anzahl kommerzieller Anbieter der Silikonringe ist begrenzt, es macht jedoch Sinn einen zugelassenen Ring zu implantieren. Mangels verfügbaren Produkts wird in den USA häufig ein Silikonring aus einer Silikondrainage hergestellt. Zu dem noch neuen Ver-

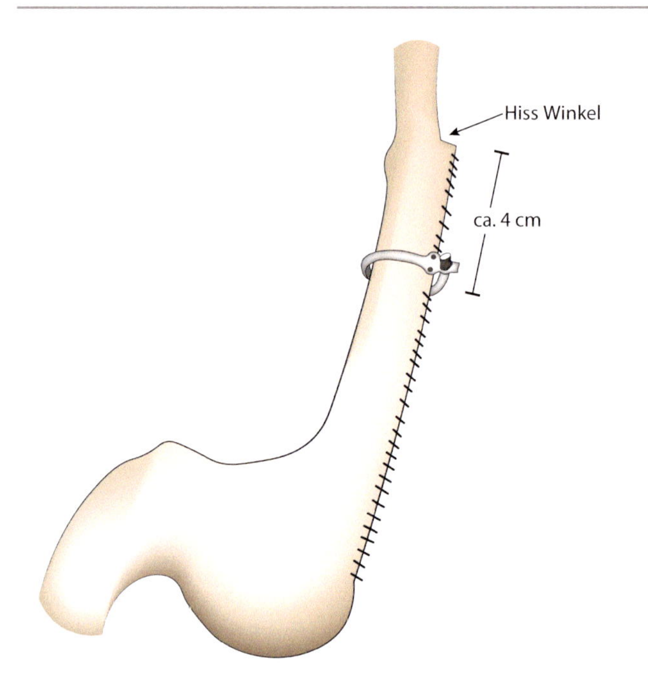

Abb. 41.1 Banded Sleeve

fahren existieren mittlerweile 2 randomisiert kontrollierte Studien (Fink et al. 2020; Gentileschi et al. 2020). Beide Studien zeigen in Relation zum Sleeve ohne Silikonring klar nach initial gleichem Gewichtsverlust einen signifikant besseren Gewichtsverlust nach 3–4 Jahren. Diese Latenz kommt dadurch zustande, dass der Silikonring erst mit Sleeve Dilatation wirken kann, die durch den Silikonring beim Banded Sleeve in den aboral des Rings gelegenen Sleeve-Anteilen weitestgehend verhindert werden kann. Die Komplikationsrate war in beiden Studien zwischen den Verfahren nicht unterschiedlich. Die größere der beiden randomisierten Studien beschreibt jedoch, dass Patienten mit Banded Sleeve eine erhöhte Rate postprandialen Erbrechens aufweisen (Fink et al. 2020). Aus Erfahrung an unserem Zentrum ist dies für die Patienten häufig nicht belastend, dennoch ist die Regurgitation der zuletzt genossenen Speise die relevanteste Komplikation einer Banded Sleeve-Gastrektomie und sollte im Rahmen der Aufklärung entsprechend berücksichtigt werden. Möglicherweise kann die Rate postoperativen Erbrechens nach Banded Sleeve Gastektomie durch eine gute Patientenselektion verringert werden. Patienten mit Banded Sleeve müssen die Essportionen besonders gut kontrollieren können.

▶ **Praxistipp** Fällt die Entscheidung für die Implantation eines zusätzlichen Ringes, sollte dieser nicht zu weit aboral des gastroösophagealen Überganges (maximal 4 cm) eingebracht werden. Wird der Ring zu weit aboral eingebracht, kann sich mit der Zeit ein Sanduhrphänomen mit prästenotischer Dilatation des Sleeve bilden, was zu persistierendem Erbrechen führen kann.

41.7.4 Klammernahtverstärkung?

Auch in der Frage der Verstärkung der Klammernaht mit Naht oder speziellen Staplerbezügen gibt es derzeit keine harte evidenzbasierte Aussage (Wang et al. 2016). Eine Übernähung der Klammernaht kann in besonderen Fällen mit erhöhter Blutungsneigung zur Reduktion der Nachblutungsgefahr sinnvoll sein. Ein positiver Einfluss auf die Klammernahtheilung konnte bisher nicht nachgewiesen werden. Nimmt man zum einen den komplexen Vorgang der physiologischen Anastomosenheilung und zum anderen die Sicherheit der heutigen Klammernahtmaterialien in Betracht (Marjanovic und Hopt 2011), erscheint es auch schwer vorstellbar, dass eine rein mechanische Optimierung der Klammernaht die physiologischen Heilungsvorgänge positiv beeinflussen soll.

41.8 Operationsablauf – How I do it

Video 41.1 zeigt eine Sleeve-Gastrektomie bei einer Patientin mit einem BMI von 49 kg/m^2. Die verschiedenen Schritte werden durch Abbildungen und Zwischenüberschriften gekennzeichnet und dienen der Darstellung einer standardisierten Operationstechnik (Abb. 41.2).

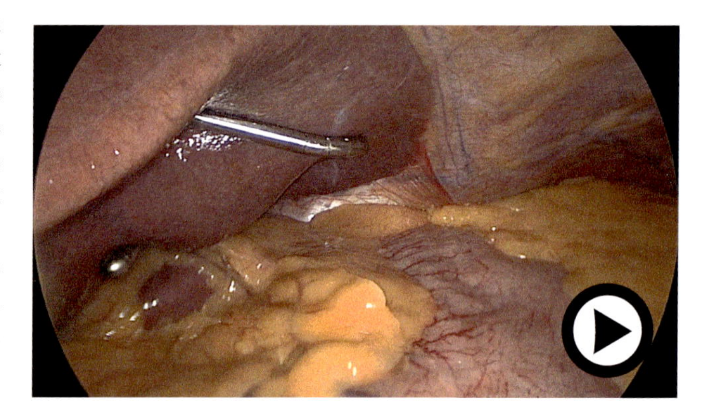

Abb. 41.2 Video 41.1: Sleeve-Gastrektomie (© Video: Goran Marjanovic) (▶ https://doi.org/10.1007/000-bk3)

41.8.1 Trokarplatzierung

Der Zugang zum Abdomen im linken Mittel- bis Oberbauch wird mit einem Separatortrokar (12 mm,) unter direkter Sicht durch den M. rectus abdominis links geschaffen (Abb. 41.3 und 41.4a). Als Orientierungshilfe für das Setzen des Zugangstrokars dient das Xyphoid, von dem aus etwa die Entfernung „Spitze Mittelfinger bis Spitze Daumen der locker gespreizten linken Hand" genommen wird. Die weiteren Trokare werden unter Sicht in 30°-Anti-Trendelenburg-Lagerung gesetzt: ein 5-mm-Trokar in der vorderen Axillarlinie subkostal rechts, ein 12-mm-Trokar epigastrisch rechts unter Schonung des Lig. teres, ein 5-mm-Trokar in der vorderen Axillarlinie subkostal links und ein 5-mm-Trokar in der mittleren Axillarlinie subkostal links (Abb. 41.3). Von der korrekten Trokarplatzierung hängt häufig die technische Schwierigkeit eines Eingriffes entscheidend ab. Bei tiefer Subkutis sind die normalen Trokare zwar meist lang genug, haben jedoch die Tendenz rauszurutschen und erfordern wiederholte Implantationsmanöver. Hier empfehlen wir die Verwendung von blockbaren Trokaren, die sehr effektiv den Zugang sichern.

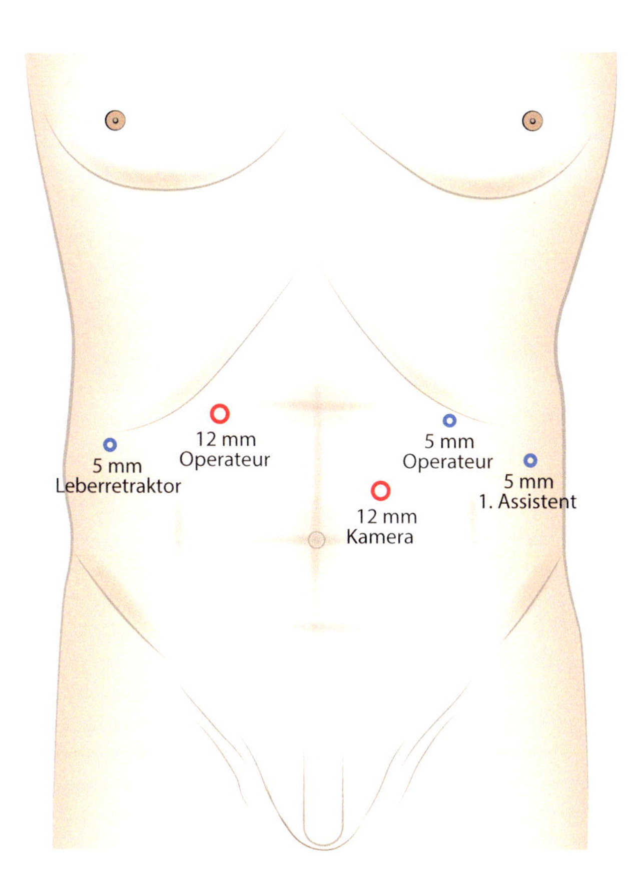

Abb. 41.3 Trokarpositionierung bei der laparoskopischen Sleeve-Gastrektomie

▶ **Praxistipp** Gerade bei Patienten mit einer bereits bestehenden abdominalen Fettschürze oder stark beweglicher Bauchhaut sollte vor Setzen des Zugangstrokars die Haut etwas fußwärts gezogen werden, um die richtige Höhe zu erhalten. Eine zu tiefe Platzierung des Kameratrokars schränkt die Sicht im Oberbauch extrem ein.

41.8.2 Exposition des OP-Gebiets

Nach entsprechender Optimierung der Lagerung, wie oben beschrieben, wird über den rechten subkostalen 5-mm-Trokar ein Leberretraktor eingebracht und der linke Leberlappen hochgehalten (Abb. 41.4b), sodass man die vordere Zwerchfellkommissur sehen kann. Von Bedeutung sind hierbei die gute Übersicht und die Möglichkeit der Einstellung des Magenfundus. Häufig ist eine Nachrelaxierung des Patienten von Seiten der Anästhesie oder die intraabdominelle Druckadjustierung (bis zu 18 mmHg) notwendig, um eine gute Exposition zu ermöglichen. Sind der linke Leberlappen extrem vergrößert und der Fundus gar nicht einsehbar, muss die Entscheidung über die prinzipielle technische Durchführbarkeit des Eingriffes im Verhältnis zum Risiko getroffen werden.

▶ **Praxistipp** In Extremfällen kann im Zweifel der Eingriff als diagnostische Laparoskopie abgebrochen werden und bereits intraoperativ eine endoskopische Magenballonimplantation zur Überbrückung und Gewichtsabnahme bis zum Reeingriff erfolgen. Der Patient sollte hierüber aufgeklärt sein.

41.8.3 Zugang zur Bursa omentalis und Skelettierung der großen Kurvatur

Je näher man am Pylorus operiert, umso mehr Adhäsionen der Magenhinterwand sind in der Regel zu erwarten. Ein Eingehen in die Bursa omentalis ist daher optimaler Weise mindestens 10 cm entfernt vom Pylorus in Richtung linke Kolonflexur zu wählen. Dabei gehen wir direkt an der großen Magenkurvatur entlang (Abb. 41.4c). Etwaige laterale Koagulationsschäden sind zu vernachlässigen, da dieser Magenanteil bei der Sleeve-Formierung immer entfernt wird. Nachdem der Zugang zur Bursa geschaffen ist, geht die Skelettierung zunächst in Richtung Pylorus bis zu der vorher markierten Stelle (etwa 6 cm präpylorisch, Abmessen mittels offener Darmfasszange). Meistens entspricht die Entfernung der Verlängerung der kleinen Magenkurvatur ab der Incisura angularis.

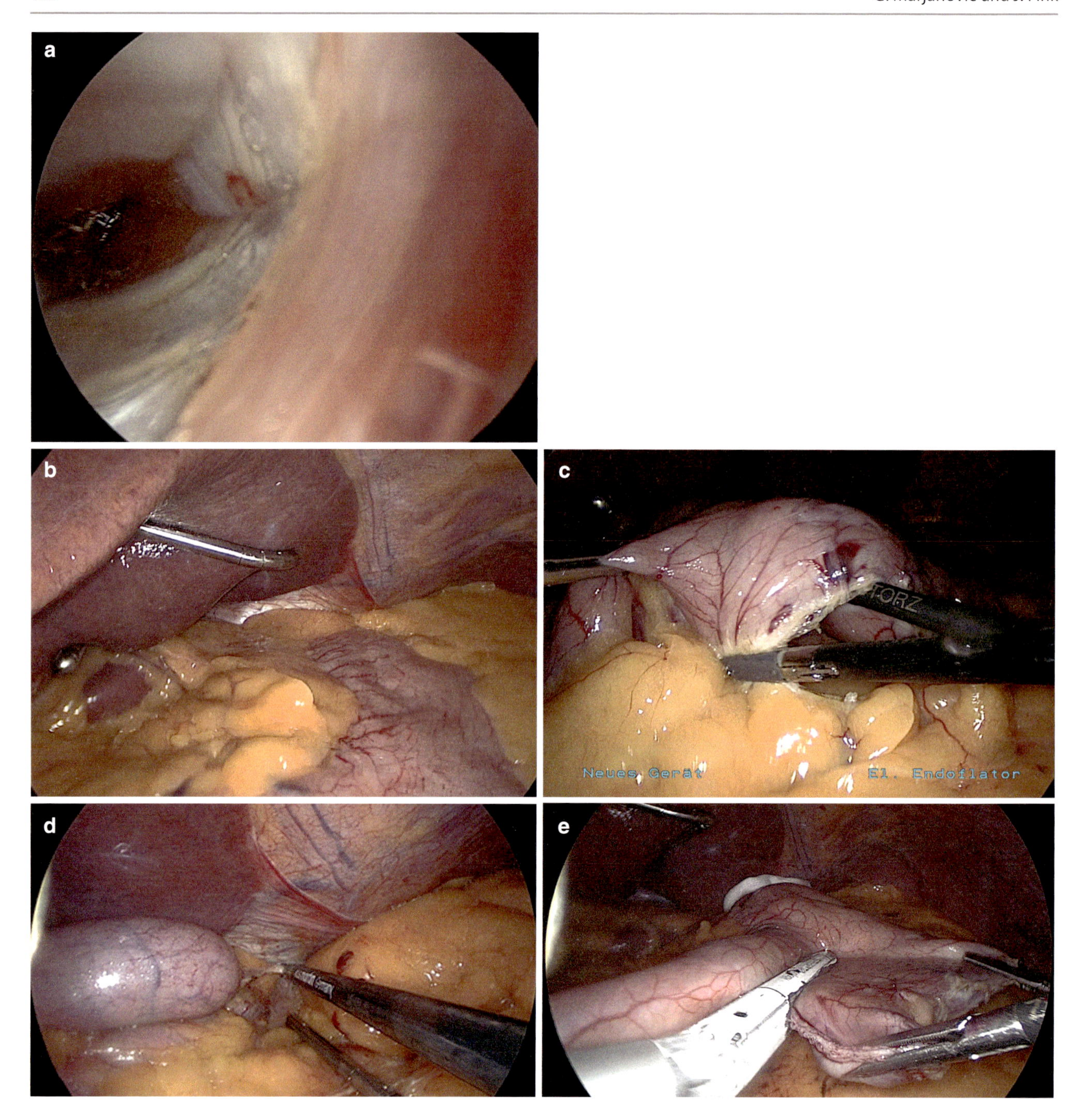

Abb. 41.4 (**a**) Zugang zum Abdomen mit dem Separatortrokar; (**b**) Weghalten des linken Leberlappens; (**c**) Zugang zur Bursa omentalis und Skelettierung der großen Kurvatur; (**d**) Darstellen des linken Zwerchfellpfeilers; (**e**) Formieren des Schlauchmagens

▶ **Praxistipp** Bei einer magennahen Präparation und Skelettierung der großen Kurvatur ist die Blutungsgefahr geringer, da die Endäste der Venae und Arteriae gastroomentales an der großkurvaturseitigen Arkade einen geringeren Durchmesser haben. Lässt man zu viel Gewebe an der großen Kurvatur, besteht bei der späteren Sleeve-Formierung eine große Gefahr, dass durch den notwendigen Zug entlang der Resektionslinie die koagulierten Gefäßstümpfe immer wieder aufgehen und die Übersicht damit deutlich eingeschränkt wird.

41.8.4 Darstellung des His'schen Winkels

Je weiter die Skelettierung in Richtung His-Winkel geht, desto enger wird der Raum, den man zur Verfügung hat. Der kameraführende Assistent drückt dabei mit einer Fasszange das Fettgewebe des Ligamentum gastrolienale zur Seite, ohne es richtig zu fassen, um die koagulierte Arkade nicht zu verletzen. Im Bereich der A. gastricae breves ist ein Umgreifen des ersten Assistenten notwendig, der nun den mobilisierten Magen an der Resektionslinie greift und Richtung Pylorus zieht. Damit öffnet sich der enge Bereich entlang des oberen Milzpols sehr schön und man kann die kurzen Gefäße unter Sicht sicher koagulieren. In vielen Fällen ist der Raum dennoch so eng, dass man zum Teil nur mit stark eingeschränkter Sicht die Dissektion durchführen muss. Hier empfiehlt es sich, direkt am Magen zu bleiben, um eine Verletzung der Milz und des Milzhilus zu vermeiden.

Praxistipp Die Verwendung von bipolaren Instrumenten ist unseres Erachtens optimal, um eine sichere Koagulation zu gewährleisten. Wir bevorzugen im kritischen Bereich des oberen Milzpols die doppelte Koagulation des Gewebes vor der Durchtrennung. Eine Blutung in dieser Phase ist sehr schwer zu beherrschen und sollte auf jeden Fall vermieden werden.

Die komplette Mobilisierung des Magens bedeutet die saubere Darstellung des linken Zwerchfellpfeilers (Abb. 41.4d). In diesem Bereich sollte bei der Präparation die Magenwand sicher geschont werden, weil die spätere Resektionslinie hier durchläuft. Zum Abschluss der Präparation wird das infrakardiale Fettpad von ventral abpräpariert und damit gleichzeitig der His'sche Winkel klar dargestellt. Als Orientierungshilfe lohnt es sich, zu diesem Zeitpunkt die 35-Ch-Magensonde vorschieben zu lassen. Mit der liegenden Magensonde spannt sich zudem der Magen gut auf, retrogastrale Adhäsionen zum Pankreas werden sichtbar und sollten vollständig entfernt werden, um eine saubere Sleeve-Formierung zu gewährleisten.

41.8.5 Formierung des Schlauchmagens

Vor der Formierung des Schlauchmagens sollte die Kalibrationssonde bis ins Antrum vorgelegt sein und mit der Spitze geradeaus in Richtung große Kurvatur zeigen. Eine Spannung des Magens sollte sicher vermieden werden, um einen geraden schmalen Sleeve zu erreichen. Zum Abstapeln des Magens verwenden wir endoskopische lineare Staplermagazine mit einer Klammernahthöhe von 3–4 mm (Abb. 41.4e). Als erstes Magazin wird immer ein 45-mm-Magazin in gerader Richtung (ohne Abwinkelung) verwendet, um nicht zu nah an die Incisura angularis zu kommen und um damit eine Stenosierung zu vermeiden. Die weiteren Magazine sind 60 mm lang bei gleicher Klammernahthöhe. Sie werden in abgewinkelter Stellung gesetzt, um die korrekte Richtung (His-Winkel) zu erhalten. Bei Patienten mit einer Magenballonvorbehandlung kann die Magenwand sehr dick sein, sodass sich Magazine mit einer Klammernahthöhe von 4–5 mm empfehlen (CAVE, hier wird meist ein 15mm Trokar benötigt).

Während der Resektionsphase ist die Zugrichtung und Zugstärke sowohl der rechten Hand des Operateurs als auch des ersten Assistenten entscheidend. Nach dem ersten Magazin zieht der Operateur das Resektat an der Klammernahtlinie nach unten außen, der erste Assistent greift die große Kurvatur exakt an der Koagulationslinie und zieht diese ebenfalls nach außen. Ein falscher Griff des Assistenten z. B. zu weit an der Magenvorderwand führt dazu, dass die Klammernaht nach dem Stapeln nicht eine gerade Linie bildet und sich in dem Fall im Sinne eines Zickzackverlaufs zu weit nach vorne zurückzieht. Durch unregelmäßigen Zug bei der Formierung des Schlauchmagens entstehen unweigerlich schraubenartige Verläufe der Klammernaht, die dann im Sinne eines gewundenen Ziehharmonikaphänomens funktionelle Passagehindernisse des Sleeve zur Folge haben. Eine endoskopische Therapie dieser flexiblen Sleeve-Stenosen im Sinne einer Dilatation sind nicht erfolgversprechend, sodass die einzige sinnvolle Therapie die Umwandlung in einen Magenbypass darstellt.

Unabhängig des richtigen Griffortes entlang der Koagulationslinie und der Zugrichtung spielt die Zugstärke des ersten Assistenten eine wichtige Rolle in der Vermeidung von fixierten Sleeve-Stenosen. Man muss beachten, dass der Magen als muskuläres Organ dehnbar ist, sich aber nach der Resektion und Entfernung der Kalibrationssonde immer zusammenzieht. War der Zug zu stark, zieht der Sleeve sich noch mehr zusammen und es entsteht eine Stenose. Insgesamt sollte der Zug am Magen eher moderat ausfallen.

Praxistipp Man testet am besten die „Weite" des Sleeve nach jedem Setzen der Magazine, indem man mit einer Fasszange von ventral zwischen die liegende Sonde und das Klammernahtinstrument geht. Wenn das Instrument gut dazwischen passt, ist der Zug des ersten Assistenten nicht zu stark.

Das letzte Magazin sollte nicht zu nah an den Ösophagus gesetzt werden, ein Stapeln des Ösophagus selbst sollte in Anbetracht des hohen Insuffizienzrisikos in diesem Bereich komplett vermieden werden. Ein Abwinkeln des letzten Staplers ist meist nicht notwendig. Es wird immer noch diskutiert, ob ein minimaler Fundusrest (ca. 5 ml) für die Gewichtsabnahme relevant ist. Unseres Erachtens ist das Risiko-Nutzen-Verhältnis nicht ausgewogen, sodass wir immer darauf achten, den letzten Stapler sicher im Fundusbereich (1–2 cm zum Ösophagus) zu setzen.

41.8.6 Blutungskontrolle

Am Ende der Resektionsphase empfiehlt es sich, den systolischen Blutdruck durch Katecholamine kurzfristig auf etwa 130 – 150 mmHg anzuheben, um dann auftretende Blutungen v. a. aus der Klammernahtreihe sichtbar zu machen. Diese werden dann systematisch mit Titanclips versorgt (Abb. 41.5a). Aus unserer Erfahrung machen die Titanclips bei möglichen Revisionsoperationen keine relevanten Probleme, da diese sicher identifiziert und ggfs. entfernt werden können. Gleichwohl ist einer Entfernung der Clips vor einer erneuten Magenresektion (z. B. Neopouchformation bei Umwandlung des Sleeve in einen Roux-en-Y Magenbypass) zwingend notwendig, da die innen liegenden Messer der Stapler die Titanclips nicht durchtrennen können.

41.8.7 Bergung des Resektats und Drainage

Das Resektat wird über den leicht erweiterten 12-mm-Trokarzugang im Epigastrium geborgen. Hierzu wird das Resektat an der Spitze mit einer groben 12-mm-Fasszange gepackt, eine geöffnete Schere entlang der Fasszange nach intraabdominell gebracht und dann gespreizt. Eine digital kontrollierte Inzision der Faszie mit ausreichendem Durchtritt für einen Finger neben der Fasszange ist in der Regel ausreichend, um das Präparat durch drehende Bewegungen oder Zug an der großen Kurvatur zu bergen. Ein Verschluss der Lücke ist nicht notwendig, da diese meist durch das Ligamentum teres abgedeckt wird und keine relevante Herniengefahr besteht. Über den 5-mm-Trokar subkostal links in der mittleren Axillarlinie bringen wir abschließend eine ungekürzte 19-mm-Blake-Drainage ein, die in einem Bogen am Milzhilus hoch und dann mit der Spitze entlang des Sleeve zum Antrum zeigt (Abb. 41.5b).

▶ **Cave** Die Drainagenspitze verursacht zum Teil massive therapieresistente Schmerzen, wenn sie das parietale Peritoneum reizt (z. B. mit der Spitze in Richtung Zwerchfell). Auf die Drainagenlage muss geachtet werden!

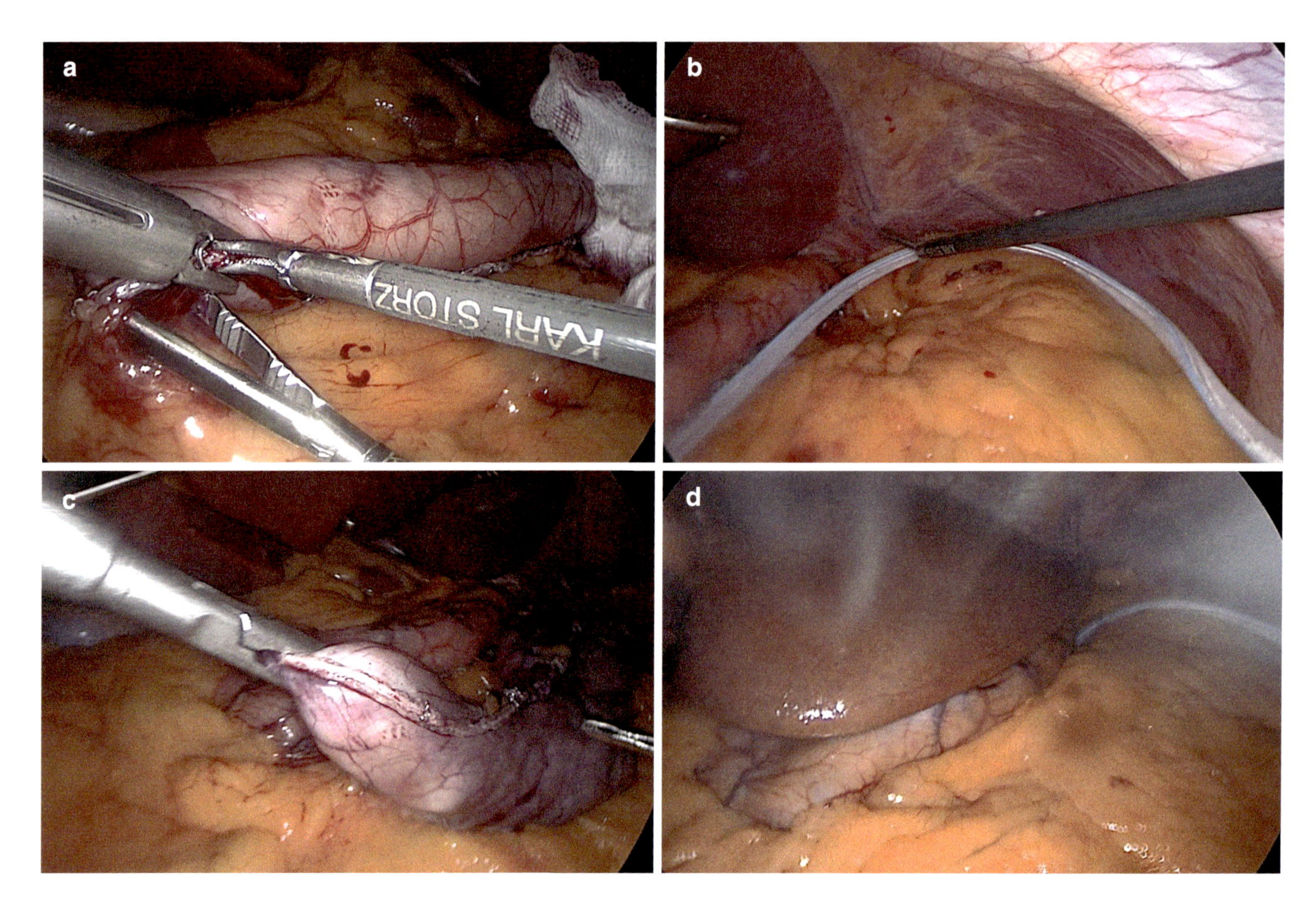

Abb. 41.5 (**a**) Blutstillung an der Klammernahtreihe mit Titanclips; (**b**) Platzierung der Blake-Drainage mit Spitze nach kaudal; (**c**) Bergung des Resektats mit grober Fasszange; (**d**) Abschlussbild vor Entfernung der Trokare

41.9 Spezielle intraoperative Komplikationen und ihr Management

Falls während der Präparations- und Mobilisierungsphase Blutungen auftreten, sollte man nach initialem zielgerichtetem Fassen der Blutungsstelle durch das Koagulationsinstrument oder eine Fasszange als erstes den intraabdominellen Druck maximal hochsetzen. Venöse Blutungen nehmen dann schlagartig an Intensität ab. Bis zur weiteren Lösung des Problems (bipolare Pinzette, lokale Hämostyptika, selten Naht etc.) kann eine ausgezogene Kompresse zur lokalen Druckanwendung eingebracht werden. Unkontrolliertes Saugen oder gar Spülen des Situs ist in der Situation kontraproduktiv, da das Kapnoperitoneum zusammenfällt, der Druck nachlässt und die Blutung zunimmt. Entscheidend ist das rasche Fassen der Blutungsquelle, da die Sicht schon nach wenigen Millilitern Blut insbesondere bei Patienten mit Superadipositas mit ohnehin schon eingeschränkter Sicht rasch verloren geht und nur mühsam wiederhergestellt werden kann.

41.10 Evidenzbasierte Evaluation

Die Sleeve-Gastrektomie ist die häufigste Operation in Deutschland. Hierfür gibt es eine Reihe von Gründen. Zum einen ist eine Sleeve-Gastrektomie auch bei Patienten mit hohem BMI von 50 mg/m^2 und mehr technisch häufig machbar. Auch nach Laparotomien, IPOM Implantationen etc., die für einen Magenbypass zumindest relative Hürden darstellen, ist ein Sleeve in der Regel noch mit gegebenenfalls limitierter Adhäsiolyse in laparoskopischer Technik durchführbar. Ein anderer Grund für die häufige Durchführung einer Sleeve-Gastrektomie ist das letztlich exzellente Risiko-Nutzen Profil. Langzeitkomplikationen sind verglichen mit dem zeithäufigsten Eingriff in Deutschland, dem Roux-en-Y Magenbypass, häufiger als nach Sleeve-Gastrekotmie (Yang et al. 2019). So kann beispielsweise eine innere Hernie prinzipiell nach Sleeve-Gastrektomie nicht auftreten. Auch Dumpingsyndrome finden sich nur in Einzelfällen. Der Gewichtsverlust jedoch zeigt sich nach Sleeve-Gastrektomie verglichen dem Roux-en-Y Magenbypass in mehreren Metaanalysen, von denen eine hier zitiert wird, signifikant schlechter (Lee et al. 2021). Dieser Unterschied betrug beispielswiese in der SLEEVEPASS Studie rund 8 % Excess weight loss 7 Jahre nach Sleeve-Gastrektomie oder Roux-en-Y Magenbypass (Gronroos et al. 2021). Diese Differenz ist zwar durchaus klinisch relevant. Um beispielsweise kardiovaskuläre Effekte bariatrischer Operationen zu erreichen, ist ein Gewichtsverlust von 20–27 % EWL jedoch ausreichend (Aminian et al. 2020). Für die initiale Remission eines vorbestehenden Typ 2 Diabetes mellitus liegt dieses untere Limit mit 40–53 % EWL etwas höher, wird aber immer noch von den meisten Patienten nach Sleeve-Gastrektomie erreicht (Barthold et al. 2022). In der SLEEVEPASS Studie lag der Gewichtsverlust bei 47 % EWL nach 7 Jahren (Gronroos et al. 2020). Hierzu passt, dass mehrere Metaanalysen keinen Unterschied bei der Remission metabolischer Begleiterkrankungen der Adipositas zwischen Sleeve-Gastrektomie und Roux-en-Y Magenbypass feststellen können (Yang et al. 2019; Lee et al. 2021).

Hinzu kommt, dass nach Sleeve-Gastrektomie viele Optionen für einen Zweiteingriff verbleiben. So ist beispielsweise die Umwandlung in einen Roux-ex-Y Magenbypass oder eine biliopankreatische Diversion technisch einfach umsetzbar. Bei der Wahl eines Roux-en-Y Magenbypass als Primäreingriff sind die Optionen deutlich limitierter beziehungsweise technisch aufwändiger.

Gleichwohl ist eine Sleeve-Gastrektomie nicht für alle Patienten ideal. Beispielsweise soll hier nur das präoperative Vorliegen einer manifesten Refluxerkrankung genannt werden. Hier wäre ein Roux-en-Y Magenbypass klar zu bevorzugen (Yang et al. 2019). Die Entwicklung von Reflux nach einer Sleeve-Gastrektomie hängt u. a. mit der verzögerten Motilität der Speiseröhre und auch des Sleeve selbst zusammen. Insbesondere ein primär oder sekundär dilatierter Sleeve wird bei veränderter Motilität zu Refluxsymptomen führen (Mion et al. 2016).

Zudem ist es so, dass obwohl mehrere Metaanalysen eine vergleichbare Typ 2 Diabetes Remissionsrate zwischen Sleeve Gastrektomie und Roux-en-Y Magenbypass beschrieben, Register-basierte Daten zeigen, dass die langfristige glykämische Kontrolle über alle Patienten hinweg nach Roux-en-Y Magenbypass besser ist als nach Sleeve-Gastrektomie. Dies spiegelt trotz aller Limitationen Register-basierter Daten am ehesten die tatsächliche Behandlungsrealität wider (McTigue et al. 2020).

Letztlich sollte die Indikation zur Art des Operationsverfahrens individuell mit dem Patienten besprochen werden. Für Patienten mit Typ 2 Diabetes mellitus können evidenzbasierte Scoringsysteme wie der Individualized Metabolic sugery Score bei der Entscheidungsfindung helfen (Aminian et al. 2017).

Literatur

Aminian A, Brethauer SA, Andalib A, Nowacki AS, Jimenez A, Corcelles R, Hanipah ZN, Punchai S, Bhatt DL, Kashyap SR, Burguera B, Lacy AM, Vidal J, Schauer PR (2017) Individualized metabolic surgery score: procedure selection based on diabetes severity. Ann Surg 266(4):650–657. https://doi.org/10.1097/SLA.0000000000002407

Aminian A, Zajichek A, Tu C, Wolski KE, Brethauer SA, Schauer PR, Kattan MW, Nissen SE (2020) How much weight loss is required for cardiovascular benefits? Insights from a metabolic surgery matched-cohort study. Ann Surg 272(4):639–645. https://doi.org/10.1097/SLA.0000000000004369

Barthold D, Brouwer E, Barton LJ, Arterburn DE, Basu A, Courcoulas A, Crawford CL, Fedorka PN, Fischer H, Kim BB, Mun EC, Murali SB, Reynolds K, Yoon TK, Zane RE, Coleman KJ (2022) Minimum threshold of bariatric surgical weight loss for initial diabetes remission. Diabetes Care 45(1):92–99. https://doi.org/10.2337/dc21-0714

Cal P, Deluca L, Jakob T, Fernandez E (2016) Laparoscopic sleeve gastrectomy with 27 versus 39 Fr bougie calibration: a randomized controlled trial. Surg Endosc 30(5):1812–1815. https://doi.org/10.1007/s00464-015-4450-0

Chang PC, Chen KH, Jhou HJ, Chen PH, Huang CK, Lee CH, Chang TW (2021) Promising effects of 33 to 36 Fr. bougie calibration for laparoscopic sleeve gastrectomy: a systematic review and network meta-analysis. Sci Rep 11(1):15217. https://doi.org/10.1038/s41598-021-94716-1

Clementi M, Carandina S, Zulian V, Guadagni S, Cianca G, Salvatorelli A, Grasso A, Sista F (2021) The role of antral resection in sleeve gastrectomy. An observational comparative study. Eur Rev Med Pharmacol Sci 25(23):7204–7210. https://doi.org/10.26355/eurrev_202112_27412

Colquitt JL, Pickett K, Loveman E, Frampton GK (2014) Surgery for weight loss in adults. Cochrane Database Syst Rev (8):CD003641. https://doi.org/10.1002/14651858.CD003641.pub4

DGAV DGfAuV (2018) Chirurgie der Adipositas und metabolischer Erkrankungen, Version 2.3. In., Bd AWMF-Register Nr. 088-001

Fink JM, Hoffmann N, Kuesters S, Seifert G, Laessle C, Glatz T, Hopt UT, Konrad Karcz W, Marjanovic G (2017) Banding the sleeve improves weight loss in midterm follow-up. Obes Surg 27(4):1098–1103. https://doi.org/10.1007/s11695-017-2610-0

Fink JM, Hetzenecker A, Seifert G, Runkel M, Laessle C, Fichtner-Feigl S, Marjanovic G (2020) Banded versus nonbanded sleeve gastrectomy: a randomized controlled trial with 3 years of follow-up. Ann Surg 272(5):690–695. https://doi.org/10.1097/SLA.0000000000004174

Gentileschi P, Bianciardi E, Siragusa L, Tognoni V, Benavoli D, D'Ugo S (2020) Banded sleeve gastrectomy improves weight loss compared to nonbanded sleeve: midterm results from a prospective randomized study. J Obes 2020:9792518. https://doi.org/10.1155/2020/9792518

Gronroos S, Helmio M, Juuti A, Tiusanen R, Hurme S, Loyttyniemi E, Ovaska J, Leivonen M, Peromaa-Haavisto P, Maklin S, Sintonen H, Sammalkorpi H, Nuutila P, Salminen P (2020) Effect of laparoscopic sleeve gastrectomy vs Roux-en-Y gastric bypass on weight loss and quality of life at 7 years in patients with morbid obesity: the SLEEVEPASS randomized clinical trial. JAMA Surg. https://doi.org/10.1001/jamasurg.2020.5666

Gronroos S, Helmio M, Juuti A, Tiusanen R, Hurme S, Loyttyniemi E, Ovaska J, Leivonen M, Peromaa-Haavisto P, Maklin S, Sintonen H, Sammalkorpi H, Nuutila P, Salminen P (2021) Effect of laparoscopic sleeve gastrectomy vs Roux-en-Y gastric bypass on weight loss and quality of life at 7 years in patients with morbid obesity: the SLEEVEPASS randomized clinical trial. JAMA Surg 156(2):137–146. https://doi.org/10.1001/jamasurg.2020.5666

Hawasli A, Jacquish B, Almahmeed T, Vavra J, Roberts N, Meguid A, Szpunar S (2015) Early effects of bougie size on sleeve gastrectomy outcome. Am J Surg 209(3):473–477. https://doi.org/10.1016/j.amjsurg.2014.10.011

Hess DS, Hess DW (1998) Biliopancreatic diversion with a duodenal switch. Obes Surg 8(3):267–282

Iossa A, Abdelgawad M, Watkins BM, Silecchia G (2016) Leaks after laparoscopic sleeve gastrectomy: overview of pathogenesis and risk factors. Langenbeck's Arch Surg 401(6):757–766. https://doi.org/10.1007/s00423-016-1464-6

Johnston D, Dachtler J, Sue-Ling HM, King RF, Martin G (2003) The Magenstrasse and Mill operation for morbid obesity. Obes Surg 13(1):10–16

Khalaf M, Hamed H (2021) Single-anastomosis sleeve ileal (SASI) bypass: hopes and concerns after a two-year follow-up. Obes Surg 31(2):667–674. https://doi.org/10.1007/s11695-020-04945-y

Lee Y, Doumouras AG, Yu J, Aditya I, Gmora S, Anvari M, Hong D (2021) Laparoscopic sleeve gastrectomy versus laparoscopic Roux-en-Y gastric bypass: a systematic review and meta-analysis of weight loss, comorbidities, and biochemical outcomes from randomized controlled trials. Ann Surg 273(1):66–74. https://doi.org/10.1097/SLA.0000000000003671

Mahawar KK, Omar I, Singhal R, Aggarwal S, Allouch MI, Alsabah SK, Angrisani L, Badiuddin FM, Balibrea JM, Bashir A, Behrens E, Bhatia K, Biertho L, Biter LU, Dargent J, De Luca M, DeMaria E, Elfawal MH, Fried M, Gawdat KA, Graham Y, Herrera MF, Himpens JM, Hussain FA, Kasama K, Kerrigan D, Kow L, Kristinsson J, Kurian M, Liem R, Lutfi RE, Menon V, Miller K, Noel P, Ospanov O, Ozmen MM, Peterli R, Ponce J, Prager G, Prasad A, Raj PP, Rodriguez NR, Rosenthal R, Sakran N, Santos JN, Shabbir A, Shikora SA, Small PK, Taylor CJ, Wang C, Weiner RA, Wylezol M, Yang W, Aminian A (2021) The first modified Delphi consensus statement on sleeve gastrectomy. Surg Endosc 35(12):7027–7033. https://doi.org/10.1007/s00464-020-08216-w

Marceau P, Biron S, Bourque RA, Potvin M, Hould FS, Simard S (1993) Biliopancreatic diversion with a new type of gastrectomy. Obes Surg 3(1):29–35. https://doi.org/10.1381/096089293765559728

Marjanovic G, Hopt UT (2011) Physiology of anastomotic healing. Chirurg 82(1):41–47. https://doi.org/10.1007/s00104-010-1898-2

McGlone ER, Gupta AK, Reddy M, Khan OA (2018) Antral resection versus antral preservation during laparoscopic sleeve gastrectomy for severe obesity: systematic review and meta-analysis. Surg Obes Relat Dis 14(6):857–864. https://doi.org/10.1016/j.soard.2018.02.021

McTigue KM, Wellman R, Nauman E, Anau J, Coley RY, Odor A, Tice J, Coleman KJ, Courcoulas A, Pardee RE, Toh S, Janning CD, Williams N, Cook A, Sturtevant JL, Horgan C, Arterburn D, Collaborative PCBS (2020) Comparing the 5-year diabetes outcomes of sleeve gastrectomy and gastric bypass: the national patient-centered clinical research network (PCORNet) bariatric study. JAMA Surg 155(5):e200087. https://doi.org/10.1001/jamasurg.2020.0087

Mion F, Tolone S, Garros A, Savarino E, Pelascini E, Robert M, Poncet G, Valette PJ, Marjoux S, Docimo L, Roman S (2016) High-resolution impedance manometry after sleeve gastrectomy: increased intragastric pressure and reflux are frequent events. Obes Surg 26(10):2449–2456. https://doi.org/10.1007/s11695-016-2127-y

Nasser H, Ivanics T, Leonard-Murali S, Shakaroun D, Genaw J (2019) Perioperative outcomes of laparoscopic Roux-en-Y gastric bypass and sleeve gastrectomy in super-obese and super-super-obese patients: a national database analysis. Surg Obes Relat Dis 15(10):1696–1703. https://doi.org/10.1016/j.soard.2019.07.026

Peterli R, Wolnerhanssen B, Peters T, Devaux N, Kern B, Christoffel-Courtin C, Drewe J, von Flue M, Beglinger C (2009) Improvement in glucose metabolism after bariatric surgery: comparison of laparoscopic Roux-en-Y gastric bypass and laparoscopic sleeve gastrectomy: a prospective randomized trial. Ann Surg 250(2):234–241. https://doi.org/10.1097/SLA.0b013e3181ae32e3

Pizza F, D'Antonio D, Lucido FS, Gambardella C, Carbonell Asins JA, Dell'Isola C, Tolone S (2021) Does antrum size matter in sleeve gastrectomy? A prospective randomized study. Surg Endosc 35(7):3524–3532. https://doi.org/10.1007/s00464-020-07811-1

Regan JP, Inabnet WB, Gagner M, Pomp A (2003) Early experience with two-stage laparoscopic Roux-en-Y gastric bypass as an alternative in the super-super obese patient. Obes Surg 13(6):861–864

Romeijn MM, Kolen AM, Holthuijsen DDB, Janssen L, Schep G, Leclercq WKG, van Dielen FMH (2021) Effectiveness of a low-calorie diet for liver volume reduction prior to bariatric surgery: a systematic review. Obes Surg 31(1):350–356. https://doi.org/10.1007/s11695-020-05070-6

Silecchia G, Boru C, Pecchia A, Rizzello M, Casella G, Leonetti F, Basso N (2006) Effectiveness of laparoscopic sleeve gastrectomy (first stage of biliopancreatic diversion with duodenal switch) on co-morbidities in super-obese high-risk patients. Obes Surg 16(9):1138–1144. https://doi.org/10.1381/096089206778392275

Surve A, Cottam D, Belnap L, Richards C, Medlin W (2021) Long-term (> 6 years) outcomes of duodenal switch (DS) versus single-anastomosis duodeno-ileostomy with sleeve gastrectomy (SADI-S): a matched cohort study. Obes Surg 31(12):5117–5126. https://doi.org/10.1007/s11695-021-05709-y

Wang Z, Dai X, Xie H, Feng J, Li Z, Lu Q (2016) The efficacy of staple line reinforcement during laparoscopic sleeve gastrectomy: a meta-analysis of randomized controlled trials. Int J Surg 25:145–152. https://doi.org/10.1016/j.ijsu.2015.12.007

Yang P, Chen B, Xiang S, Lin XF, Luo F, Li W (2019) Long-term outcomes of laparoscopic sleeve gastrectomy versus Roux-en-Y gastric bypass for morbid obesity: results from a meta-analysis of randomized controlled trials. Surg Obes Relat Dis 15(4):546–555. https://doi.org/10.1016/j.soard.2019.02.001

Laparoskopischer Roux-en-Y-Magenbypass

42

Florian Herrle und Christian Jurowich

Inhaltsverzeichnis

F. Herrle (✉)
Chirurgische Klinik, Universitätsmedizin Mannheim, Mannheim, Deutschland
e-mail: florian.herrle@umm.de

C. Jurowich
Klinik für Allgemein-, Viszeral- und Thoraxchirurgie, Innklinikum Altötting, Altötting, Deutschland
e-mail: christian.jurowich@innklinikum.de

T. Keck, C.-T. Germer (Hrsg.), *Minimalinvasive Viszeralchirurgie*, https://doi.org/10.1007/978-3-662-67852-7_42

▶ Während aktuell verfügbare konservative Therapieansätze zur Behandlung der morbiden Adipositas meist fehlschlagen, führt die bariatrische Chirurgie zu einem klinisch relevanten Gewichtsverlust und einer Verbesserung Adipositas-assoziierter Begleiterkrankungen sowie der Lebensqualität und Funktionalität betroffener Patienten. Der Roux-en-Y-Magenbypass ist die weltweit am häufigsten durchgeführte bariatrische Operation. Die Operation wird heute in vielen Zentren mit niedriger perioperativer Morbidität und Letalität durchgeführt. Der laparoskopische Zugang ist dabei Standard. Grundvoraussetzung für die erfolgreiche Durchführung ist neben der operativen Expertise die nötige infrastrukturelle und personelle Ausstattung und die Erfahrung des behandelnden Zentrums. Operationstaktisch gilt es spezifische technische Besonderheiten zu berücksichtigen, Gefahren zu antizipieren und mögliche Komplikationen frühzeitig zu erkennen und suffizient zu behandeln. Neben diesen Punkten werden Aspekte der Patientenselektion und Aufklärung, der präoperativen Diagnostik und Operationsvorbereitung sowie der notwendigen lebenslangen Nachsorge anhand der aktuellen Evidenz dargestellt.

42.1 Einführung

Die pandemieartige Ausbreitung der Adipositas und ihrer Begleiterkrankungen gelten als eines der relevantesten sozioökonomischen Gesundheitsthemen unserer Zeit. Gemäß aktuellen Schätzungen werden im Jahr 2025 18 % der männlichen und 23 % der weiblichen Weltbevölkerung adipös sein (Goryakin et al. 2015).

Die bariatrische Chirurgie stellt derzeit die einzige Behandlungsmodalität dar, die langfristig nicht nur zu einem klinisch relevanten Gewichtsverlust, sondern auch zu einer deutlichen Besserung der Adipositas-assoziierten Begleiterkrankungen führt (Adams et al. 2007, 2009; Chang et al. 2014; Sjostrom et al. 2007). Mit der weltweit steigenden Prävalenz der morbiden Adipositas nimmt konsekutiv auch die Zahl der durchgeführten bariatrischen Operationen zu (Buchwald und Oien 2013). In prospektiv-randomisierten Studien konnte gezeigt werden, dass ein dauerhafter Gewichtsverlust von ca. 60 % des Übergewichts im Langzeitverlauf möglich ist. Darüber hinaus konnte eine deutliche Verbesserung der Adipositas-assoziierten Morbidität bei gesteigerter Funktionalität, Lebensqualität und Langzeitüberleben nachgewiesen werden (Adams et al. 2007; Adams et al. 2009; Seyfried et al. 2015; Sjostrom et al. 2007). Hinsichtlich der Prävention und Behandlung eines Typ-2-Diabetes-mellitus stellen intestinale Bypassverfahren derzeit die effektivste Therapiemodalität dar (Chang et al. 2014; Mingrone et al. 2012; Schauer et al. 2014; Sjostrom et al. 2014). Das weltweit am häufigsten durchgeführte Verfahren ist der Roux-en-Y-Magenbypass (Buchwald et al. 2009). Bei dieser Operation erfolgt die Bildung eines kleinen (ca. 25–40 ml) Magenpouches aus dem subkardialen Magen. Dieser wird vom verbleibenden restlichen Magen abgetrennt und mit einer nach Roux-Y-ausgeschalteten Jejunalschlinge anastomosiert. Die Fußpunktanastomose erfolgt ca. 50–100 cm aboral des Treitz-Bandes und meist 150 cm aboral der Gastrojejunostomie. Der Magenbypass wird heute standardisiert in vielen Zentren mit niedriger perioperativer Morbidität (3,6 %) und Letalität (0,2 %) laparoskopisch durchgeführt (Stenberg et al. 2014).

42.2 Indikation

In der AWMF-Leitlinie „Adipositas – Prävention und Therapie" sowie in der S3-Leitlinie „Chirurgie der Adipositas" ist die Indikation zum adipositaschirurgischen Eingriff bisher klar auf der Grundlage des Gewichtes („body mass index", BMI) formuliert (Runkel et al. 2011):

- Bei Patienten mit einem BMI $\geq$ 50 kg/m^2 ohne Kontraindikationen besteht nach umfassender Aufklärung die Primärindikation zur bariatrischen Operation.
- Bei Patienten mit einem BMI $\geq$ 40 kg/m^2 ohne Kontraindikationen ist nach Erschöpfung der konservativen Therapie nach umfassender Aufklärung eine bariatrische Operation indiziert.
- Bei Patienten mit einem BMI zwischen 35 und 40 kg/m^2 und mit einer oder mehreren Adipositas- assoziierten Folge-/Begleiterkrankung (z. B. Diabetes mellitus Typ 2, koronare Herzkrankheit, etc.) ist ebenfalls eine chirurgische Therapie indiziert, sofern die konservative Therapie erschöpft ist.

Ein adäquater Versuch einer konservativen multimodalen Therapie beinhaltet eine Verhaltensänderung mit einer langfristigen Ernährungsumstellung und Steigerung der körperlichen Aktivität für mindestens 6 Monate unter ärztlicher Aufsicht. Obwohl die konservative Therapie meist scheitert, ungenau definiert ist und meist durch die Krankenkassen nicht bezahlt wird, muss derzeit in Deutschland ein individueller Antrag zur Kostenübernahme einer bariatrischen Operation bei der jeweiligen Krankenkasse des betroffenen Patienten gestellt werden.

Hinsichtlich des Alters existiert keine strikte Begrenzung. Das Risiko-Nutzen-Verhältnis sollte jedoch insbesondere bei Patienten über 65 Jahren sorgsam evaluiert werden. Hier ergibt sich der Nutzen einer bariatrischen Operation meist weniger durch die metabolisch günstigen Effekte, sondern aus der Verbesserung der Funktionalität. Bei jungen Patientinnen stellt ein Kinderwunsch keine Kontraindikation zur Operation dar.

Aufgrund der in prospektiv-randomisierten Studien gezeigten sehr guten antidiabetischen Wirkung bis hin zur Komplettremission in über 40 % der Patienten wird in der aktuell gültigen Leitlinie der internationalen Diabetes Föderation eine metabolisch/bariatrische Operation bei schlecht einstellbarem Diabetes ab einem BMI von 30 kg/m², resp. bei Asiaten ab einem BMI von 27,5 kg/m², empfohlen. In der sich in Überarbeitung befindlichen nationalen S3-Leitlinie soll daher die primär metabolische Indikation, vorwiegend zur Behandlung eines schlecht einstellbaren Diabetes mellitus Typ 2, ebenfalls verankert werden.

Bei einer Ausweitung der Indikation besteht formal die Indikation zur metabolischen/bariatrischen Chirurgie für bis zu 6 Mio. Patienten in Deutschland. Dem stehen ca. 10.000 durchgeführte bariatrische Eingriffe im Jahr 2015 gegenüber. Somit besteht eine Unterversorgung, die auch durch die restriktive Haltung der Krankenkassen zur Kostenübernahme zeitnah nicht behoben werden kann. So wird sich zukünftig die Indikation zur metabolischen/bariatrischen Chirurgie mehr an dem individuellen Begleiterkrankungsprofil des Patienten und weniger am BMI orientieren, da insbesondere metabolisch kranke Patienten von der Operation profitieren. Zur Risikoeinschätzung und Bewertung der Adipositas-assoziierten Morbidität wurde das Edmonton Staging System (EOSS) etabliert. Dieses Bewertungssystem wird auch in die überarbeitete Leitlinie Einzug halten.

Aktuell wird kontrovers diskutiert, ob ein Roux-en-Y-Magenbypass bei einem BMI > 55 kg/m² als primäre Therapie durchgeführt werden sollte. Bei höherem BMI steigt die perioperative Morbidität und Mortalität beim Roux-en-Y-Magenbypass an, während dies für die laparoskopische Magenschlauchbildung nicht gilt. Des Weiteren kann mit einem Roux-en-Y-Magenbypass bei einem BMI von >60 kg/m² zwar ein guter, im Langzeitverlauf aber oftmals nicht ausreichender Gewichtsverlust und Senkung der Komorbiditäten erzielt werden. Bei nicht ausreichendem Therapieerfolg bestehen nach Roux-en-Y-Magenbypass nur eingeschränkte operative Konversionsmöglichkeiten. Daher wäre eine primäre Sleeve-Gastrektomie mit späterer Umwandlung in ein intestinales Bypassverfahren (z. B. Omega-Loop-Bypass) bei Patienten mit extremer Adipositas vielleicht eine bessere Option. Dies ist Bestandteil aktueller Diskussionen und Gegenstand laufender Studien.

42.3 Spezielle präoperative Diagnostik

Die präoperative Evaluation betrifft insbesondere psychosoziale Faktoren und muss den Ausschluss, resp. die Therapie, einer höhergradigen relevanten Essstörung (wie beispielsweise Binge-Eating) beinhalten. Wird während der psychologischen/psychiatrischen Evaluation das Essen als Copingstrategie für emotionalen Stress identifiziert, so müssen andere Copingstrategien vor der Operation erlernt werden. Eine besondere Rolle ergibt sich nach der Frage der Compliance, da der Therapieerfolg stark von der Mitarbeit des Patienten abhängt und postoperativ eine lebenslange Nachsorge notwendig ist. Im Rahmen der endokrinologischen Abklärung sind seltene primäre Ursachen der Adipositas auszuschließen, respektive – falls möglich – kausal zu behandeln. Gemäß der aktuell gültigen S3-Leitlinie werden im Rahmen standardisierter Voruntersuchungen in der Regel das Elektrokardiogramm (EKG), eine Röntgenthoraxaufnahme und eine laborchemische Routineanalyse gefordert. Diese sollten ein großes Blutbild, die Gerinnungs-, Leber- und Nierenwerte und ein Lipidprofil enthalten. Im Einzelfall sind auch ein Urinstatus sowie eine arterielle Blutgasanalyse zu fordern. Einzelne Autoren empfehlen die Abklärung einer möglichen Mangelernährung und ggf. die präoperative Versorgung mit Vitaminen und Spurelementen.

Eine präoperative Gastroskopie sollte ebenfalls erfolgen, um relevante Pathologien wie beispielsweise Präkanzerosen (z. B. Helicobacter-positive Gastritis, Typ-A-Gastritis, Morbus Menetrier), eine große Hiatushernie oder auch portokavale Anastomosen (Fundusvarizen/Oesophagusvarizen) zu detektieren.

Ausgehend von dem individuellen Gesundheitszustand des Patienten sind ggf. weitere Untersuchungen (z. B. eine pulmonale oder kardiologische Abklärung) erforderlich. Hier ist die Indikation im Einzelfall interdisziplinär zu entscheiden.

Konsumierende Erkrankungen (z. B. Leberzirrhose, Krebserkrankungen) stellen in der Regel eine Kontraindikation zur Operation dar. Beim Vorliegen einer inkompletten Zirrhose (z. B. ausgeprägte Fibrose bei nichtalkoholischer Steatosis hepatis [NASH]) sollte eine individuelle Risikoabwägung erfolgen. Gegebenenfalls sind vor einer Operation konditionierende Maßnahmen sinnvoll, um das Regenerationspotenzial der Leber beurteilen zu können. Hierzu können die Gewinnung einer Leberbiopsie sowie funktionelle Messungen der Leberfunktion (Labor, LIMAX-Test) vor einer Operation hilfreich sein.

Bei vorhandener Steatosis hepatis führt eine präoperative Diät von < 2 Wochen meist zu einer signifikanten Reduktion des Lebervolumens und einer Verbesserung der Lebertextur. Dies kann entscheidend zu einer verbesserten Exposition des gastroösophagealen Übergangs bei gleichzeitig geringerem Verletzungsrisiko der Leber beitragen (van Wissen et al.

2016). Beim Vorliegen eines Morbus Crohn sollte kein intestinales Bypassverfahren angewandt werden, im Einzelfall ist eine laparoskopische Magenschlauchbildung zu diskutieren (Keidar et al. 2015).

42.4 Aufklärung

Für die Operationsaufklärung sowie die postoperativen Verhaltensmaßgaben existieren standardisierte, kommerziell erhältliche Bögen. Die Aufklärung sollte insbesondere die medizinisch angestrebten Therapieziele adressieren und zu einer realistischen Erwartungshaltung des Patienten führen. Erstes Therapieziel ist die Verbesserung und/oder Vermeidung der Adipositas-assoziierten Morbidität (z. B. Diabetes mellitus Typ 2, Hypertonus, Schlafapnoe, etc.). Das zweite Therapieziel ist die Verbesserung der Funktionalität (Alltagsbewältigung) und der Lebensqualität, das dritte eine nachhaltige Gewichtsreduktion. Hinsichtlich der Gewichtsabnahme ist zu erwarten, dass eine Reduktion von ca. 25–30 % des Körpergewichtes erreicht werden kann, wobei oftmals die maximale Gewichtsabnahme nach 1–1,5 Jahren erreicht ist. Die Mitwirkung des Patienten ist von entscheidender Bedeutung für den Erfolg der Behandlung und die Vermeidung von Nebenwirkungen.

Die Notwendigkeit einer lebenslangen Nachsorge und die Substitution von Vitaminen und Spurenelementen sollten ausführlich besprochen werden. Dementsprechend sind beispielsweise Vitamin- und Eisenmangelerscheinungen sowie eine Störung des Kalziumstoffwechsels mit der Folge einer Osteoporose möglich.

Bei primär unzureichender Übersicht oder extremer Adipositas sollte auch die primäre Sleeve-Gastrektomie (über dieses Alternativverfahren sollte im Vorfeld auch aufgeklärt werden) oder ein Abbruch erwogen werden. Eine Konversion bzw. ein primär offenes chirurgisches Vorgehen ist mit einer 10-fach höheren Morbidität behaftet und sollte daher dem intraoperativen Notfall vorbehalten sein. Eine diätetische Konditionierung vor der Operation kann die Operabilität (Abschn. 42.3) entscheidend verbessern.

Speziell muss darauf hingewiesen werden, dass während der Operation eine Verletzung des Magens, der Speiseröhre oder anderer Organe (z. B. Milz) erfolgen kann. Bei einer Milzverletzung kann eine Splenektomie möglicherweise erforderlich werden. In solchen Fällen kann ein Verfahrenswechsel auf eine offene Operation notwendig werden. Im Rahmen der Anastomosenbildung kann es zu Insuffizienzen, Blutungen oder im Verlauf zu einer Stenose kommen. Diese Komplikationen machen meist eine Reoperation oder eine endoskopische Intervention erforderlich. Allgemeine Komplikationen beinhalten: Infektionen, Thrombosen und Embolien, Notwendigkeit von Bluttransfusionen, pulmonale Komplikationen und Wundheilungsstörungen. Bei extrem übergewichtigen Patienten und langen Operationszeiten kann eine Rhabdomyolyse auftreten. Nach der Operation können innere Hernien, Verwachsungen, Darmverschlüsse und Geschwüre an der Gastrojejunostomie auftreten. Diese Komplikationen können unmittelbar, aber auch nach Jahren auftreten.

Zusätzlich existieren verschiedene patienteneigene Faktoren, die das perioperative Risiko erhöhen (z. B. BMI > 60 kg/m², Alter, männliches Geschlecht, pulmonaler Hypertonus, Lebererkrankungen, etc.). Zur Kalkulation des individuellen Risikos existieren validierte Scores (Benotti et al. 2014). Voroperationen im Bauchraum erhöhen das operative Risiko und den technischen Schwierigkeitsgrad des laparoskopischen Eingriffs.

Postoperativ sind ein endoskopisches Erreichen des Restmagens sowie eine retrograde endoskopische Untersuchung der Gallenwege nicht mehr ohne erhöhten technischen Aufwand durchführbar.

Hinsichtlich kosmetischer Aspekte sind insbesondere jüngere Patienten darauf hinzuweisen, dass es in Folge einer raschen und massiven Gewichtsabnahme zur Bildung von Hautlappen kommen kann, die von vielen Patienten als kosmetisch störend und psychisch belastend empfunden wird. Diese können auch zu medizinischen Komplikationen (Hautmazerationen, Weichteilnekrosen) führen und plastische Operationen notwendig machen.

42.5 Lagerung

Für die Operation wird der Patient in der eigenen Klinik halbsitzend mit gespreizten Beinen und erhöhtem Oberkörper gelagert (modifizierte Beach-Chair-Lagerung, Abb. 42.1). Beide Arme werden ausgelagert. Um Plexusläsionen zu vermeiden und die intraoperative Position des Patienten zu optimieren, sollte vor Beginn der Operation eine Probelagerung durchgeführt und die Armposition ggf.

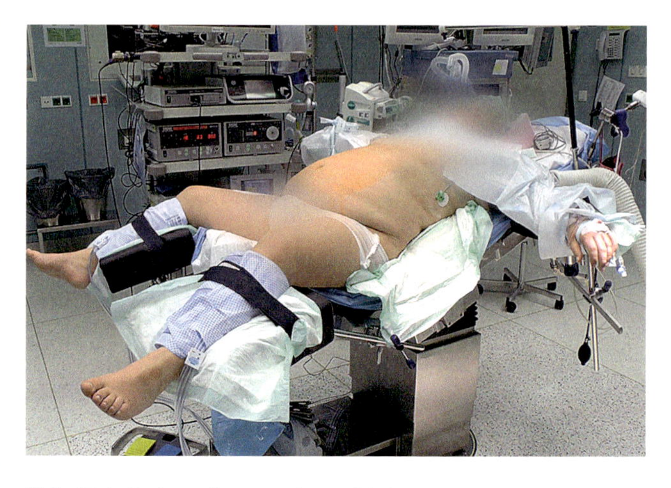

Abb. 42.1 Patientenlagerung in modifizierter Beach-Chair-Position

nach dem Aufrichten des Patienten (Anti-Trendelenburg-Lage) erneut korrigiert werden.

Die Verwendung von hydraulischen Kompressionssystemen an den Unterschenkeln ist zur Thromboseprophylaxe in der eigenen Klinik Standard.

Der Monitor ist am Kopfende des Patienten positioniert, der Operateur steht zwischen den Beinen, der 1. (kameraführende) Assistent steht rechts des Patienten, ggf. steht der 2. Assistent auf der linken Seite des Patienten. Die/der Instrumentierende steht am Bein des Patienten auf der linken Seite.

42.6 Technische Voraussetzungen

Folgende technische Voraussetzungen sollten gegeben sein:

- ein Lagerungstisch (Schwerlasttisch, mind. 225 kg mit Zwischenplatte) mit der Möglichkeit zur optimalen Ausnutzung des Gravity Displacement und Abduktionsfähigkeit der Beine für die Etablierung der modifizierten Beach-Chair-Lagerung,
- ein Ultraschalldissektionsgerät,
- reguläres Instrumentarium zur Laparoskopie, ggf. überlange Instrumente, 30 °-Optik,
- laparoskopisches Nahtmaterial (z. B. 2/0 Polysorb, 3-0 V-LOC 180 CV-23 15 cm),
- bei Bedarf Challenger-Clipzange 10 mm,
- Trokare:
  - ein 12-mm-XCEL-Bladeless-Dissektionstrokar 100 mm,
  - zwei 12-mm-XCEL-Sleeve-Trokarhülsen 100 mm,
  - ein Blunt-Tip-Ballontrokar 12 × 100 mm,
- Stapler:
  - Ggf. bei oraler Zirkularstapleranastomose Covidien EEA 25 mm mit 4,8 mm und EEA Orvil TransoralCircular Stapler Anvil,
- weiße weiche Magensonde, Blasenspritze und Blaulösung.

42.7 Überlegungen zur Wahl des Operationsverfahrens

Der laparoskopische Zugang ist in der metabolischen/bariatrischen Chirurgie Standard. Eine Konversion bzw. ein primär offenes chirurgisches Vorgehen ist mit einer 10-fach höheren Morbidität behaftet und sollte daher dem intraoperativen Notfall vorbehalten sein. Der Roux-Y-Magenbypass und die Schlauchmagenoperation sind national und international die am häufigsten angewandten Verfahren. Trotz zahlreicher Studien sind hochwertige Daten zum Langzeitverlauf nach beiden Verfahren unzureichend. Nach aktueller Datenlage zeigt der Magenbypass mittelfristig eine bessere antidiabetische und antirefluxive Wirkung im Vergleich zum Schlauchmagen. Weitere adipositaschirurgische Eingriffe sind das Magenband, der Omega-Loop-Magenbypass, die biliopankreatische Diversion nach Scopinaro, die biliopankreatische Diversion mit Duodenal-Switch, die biliopankreatische Diversion nach Larrad und der Single-Anastomosis-Duodenal-Ileal-Bypass.

42.8 Operationsablauf – How we do it

42.8.1 Trokarplatzierung und Exposition des Situs

Im Rahmen eines laparoskopischen Roux-en-Y-Magenbypass werden in der Regel ein Optiktrokar, drei Arbeitstrokare und ein Zugang für den Leberretraktor benötigt (Abb. 42.2). Da der Nabel bei morbid adipösen Patienten in der Lage sehr variabel und weit kaudal lokalisiert sein kann, wird das Xiphoid als Orientierungspunkt verwendet. Der Optikzugang erfolgt ca. 21 cm kaudal des Xiphoids leicht paramedian links. Dazu wird unter optischer Kontrolle mit dem ENDOPATH XCEL™ Bladeless Trocar (Fa. Ethicon) in das Abdomen eingegangen. Nach Aufbau des Pneumoperitoneums werden zur Etablierung aller weiteren Zugänge zunächst eine Probepunktion mit einer Punktionskanüle vorgenommen (Abb. 42.3). Der erste 12-mm-Arbeitstrokar wird im linken Oberbauch, der zweite als Ballontrokar (bei intraabdomineller Zirkularstapleranastomose der Gastrojejuostomie) im linken Mittelbauch eingebracht. Zur Exposition des gastroösophagealen Übergangs verwenden die Autoren einen Bügelretraktor, der unterhalb des Xiphoids platziert wird. Der dritte Arbeitstrokar wird im rechten Oberbauch eingebracht.

Praxistipp Die Platzierung des Optiktrokars 21 cm kaudal des Xiphoids leicht paramedian links unter optischer Kontrolle ermöglicht einen in der Höhe standardisierten und sicheren Zugang. Während des Einbringens kann

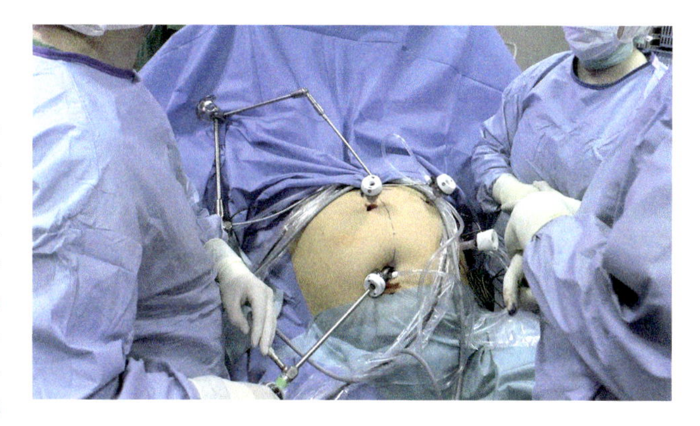

Abb. 42.2 Trokarplatzierung

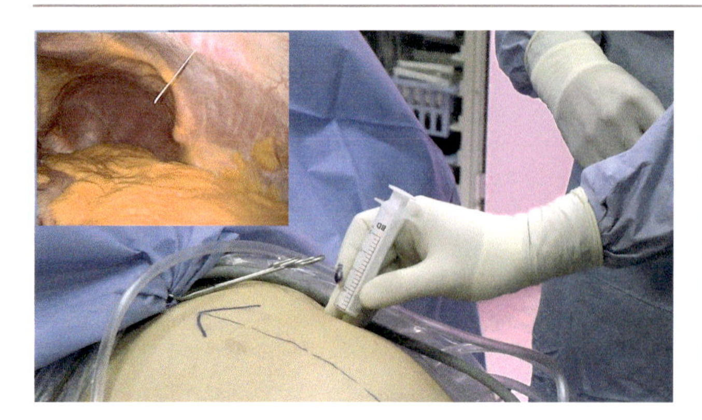

Abb. 42.3 Probepunktion mit Punktionskanüle, Einsicht auf Omentum majus und Magenvorderwand

nach dem Durchdringen des subkutanen Fettgewebes das vordere und hintere Blatt der Rektusscheide sowie die Rektusmuskulatur identifiziert werden, sodass der Operateur stets sicher die Eindringtiefe abschätzen kann. Hingegen kann bei einem medianen Zugang die Identifizierung der Linea alba – insbesondere beim Vorliegen einer epigastrischen Hernie – schwierig oder gar unmöglich sein. Dementsprechend sind Komplikationen mit Verletzungen intraabdomineller Organe oder Gefäße möglich.

Die standardisierte und präzise Etablierung der Arbeitstrokare ist bei adipösen Patienten Grundvoraussetzung für die technische Durchführbarkeit des Verfahrens. Die Probepunktion kann entscheidend bei der präzisen Platzierung helfen, sodass eine akzeptable Trokarbeweglichkeit trotz massiver subkutaner Adipositas meist erreicht werden kann.

42.8.2 Exploration

Die Exploration des Situs ist bei extremer viszeraler Adipositas oft eingeschränkt. Sie orientiert sich im Wesentlichen an der Exposition der kleinen Kurvatur, des gastroösophagealen Übergangs, des His-Winkels, der Milz, des Dünndarms und der Leber. Das Vorliegen einer Leberzirrhose stellt eine Kontraindikation zur Magenbypassoperation dar. Falls diese nicht während der präoperativen Routineabklärung erkannt wurde und erst bei der explorativen Laparoskopie evident ist, sollte ggf. zur Verifizierung eine Leberbiopsie unter Schnellschnittbedingungen und ein Abbruch der Operation erwogen werden. Bei einer Fibrose oder inkompletten Zirrhose können bei ausreichender Syntheseleistung und fehlendem Hinweis für höhergradige portokavale Anastomosen konditionierende Maßnahmen (z. B. konservative Gewichtsreduktion, „liver shrinking diet") und eine Reevalution vor einer erneuten chirurgischen Exploration erwogen werden.

Operationstaktisch präferieren die Autoren vor der Bildung des Magenpouches zunächst die Exploration des Dünndarms, da dies den limitierenden Schritt der Magenbypassoperation darstellen kann. Hierzu wird das Omentum majus mit dem Ultraschalldissektor bis zum Colon transversum gespalten, um bei der antekolischen Schlingenführung die Spannung an der Gastrojejunostomie zu reduzieren.

▶ **Praxistipp** Zeigt sich bei der Exploration bereits eine schlechte Trokarbeweglichkeit, ein vulnerables Omentum majus oder eine sehr schlechte Übersicht, sollte eine Konversion zu einem Alternativverfahren (z. B. laparoskopische Sleeve-Gastrektomie) erwogen werden, um eine lange Operationszeit (Gefahr der Rhabdomyolyse) zu vermeiden.

42.8.3 Ausmessung der Dünndarmschlingen und Jejunojejunostomie

Nach der sicheren Identifikation des Treitz-Bandes (Abb. 42.4) wird zunächst die Länge der späteren biliopankreatischen Schlinge (50 cm) am leicht gestreckten Dünndarm ausgemessen. Die Autoren verwenden hierzu atraumatische Fassinstrumente wie einen Endo-Clinch und eine Kelly-Klemme der Firma Storz. Auf der atraumatischen Kelly-Klemme ist ein 5-cm-Abstand angezeichnet. Die Schlinge wird anschließend mit einer Einzelknopfnaht an der großen Kurvatur des Magens antekolisch pexiert. Dies ist ein einfacher Hilfsschritt, um einer späteren Verwechslung der Schlingen vorzubeugen. Ausgehend hiervon werden vom aboralen Ende des Jejunums weitere 150 cm (die spätere alimentäre Schlinge) abgemessen.

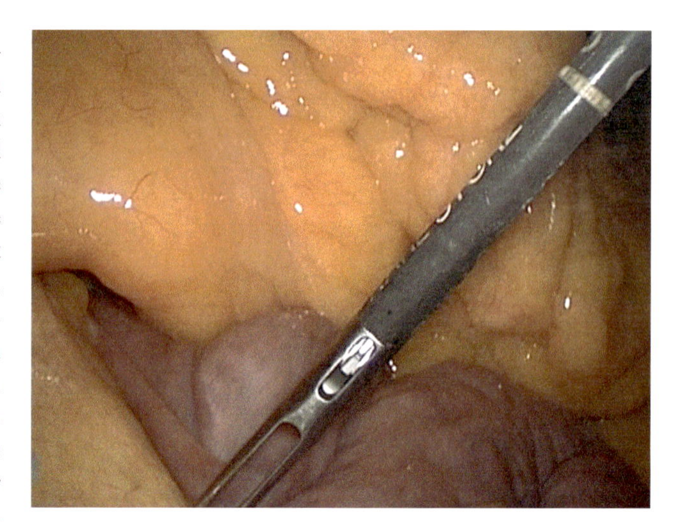

Abb. 42.4 Treitz-Band

▶ **Praxistipp** Wenn versehentlich bei dem oben genannten Vorgehen von dem oralen Ende des Jejunums abgemessen wird, so wird nach 50 cm das Treitz-Band erreicht, sodass eine Verwechslung der Schlingen im Normalfall nicht möglich ist.

Die beiden Dünndarmschlingen werden parallel approximiert und mit einer Haltenaht fixiert. Es folgt die sparsame Enterotomie an beiden Schlingen streng antimesenterial am aufgespannten Darm (Abb. 42.5). Über den im rechten Oberbauch gelegenen Arbeitstrokar wird nun der Linearstapler (z. B. Echelon™ 60 mm, weißes Magazin) eingebracht und in beide Schenkel eingeführt (Abb. 42.6).

▶ **Praxistipp** Bei der Anlage der Seit-zu-Seit-Jejunojejunostomie kann durch einen leichten Gegenzug an dem Haltefaden der Linearstapler im Regelfall problemlos eingeführt werden. Dabei ist strikt darauf zu achten, dass das Einführen zwanglos möglich ist, um eine unnötige Aufweitung der Enterotomie einerseits und eine Perforation der Dünndarmhinterwand andererseits zu vermeiden.

Nach dem Auslösen des Staplers sollte das Gerät vorsichtig und nur unvollständig geöffnet werden, um ein komplikationsloses Entfernen zu garantieren. Anschließend wird die Enterotomie mittels fortlaufender Naht verschlossen (Abb. 42.7). Es folgt die sorgsame Inspektion der Vorder- und Rückseite (Abb. 42.8) der Anastomose. Die Autoren verschließen routinemäßig den Mesoschlitz mit fortlaufender Naht.

▶ **Praxistipp** Die Anatomie der Enterotomie gibt den korrekten Verschluss vor. Demnach ist meist die haltefadennahe Proportion schlecht einsehbar und nach dorsal rotiert, sodass hier tiefgreifende Stiche mit einem gleichzeitigen Fassen der Rückwand erforderlich sind. Andernfalls kann eine separate Naht der Hinterwand notwendig sein.

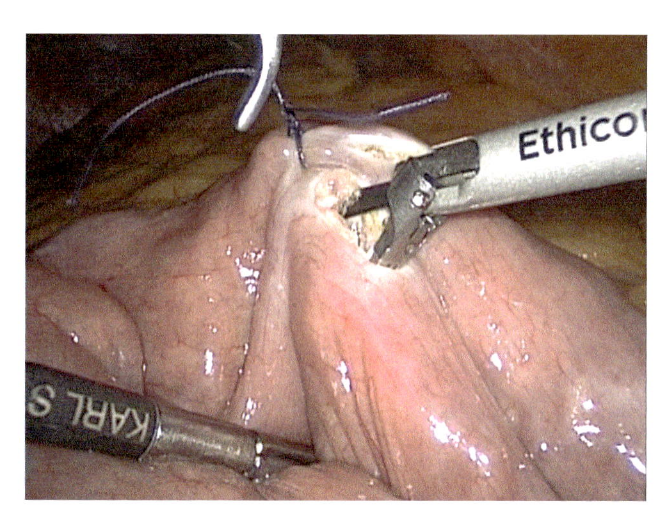

Abb. 42.5 Anlage der Seit-zu-Seit-Jejunojejunostomie

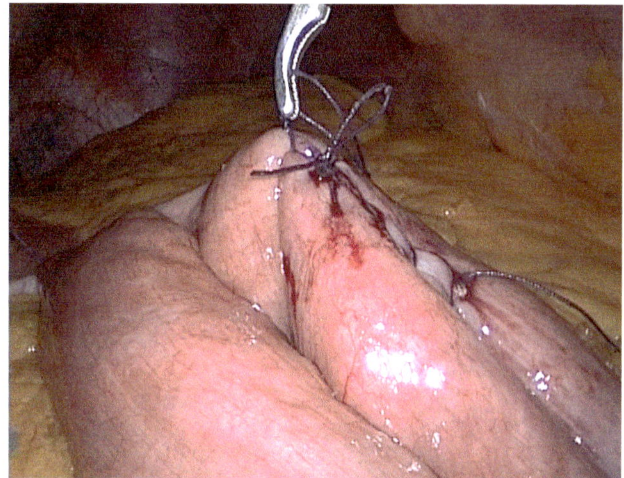

Abb. 42.7 Verschluss der Enterotomie mit fortlaufender Naht

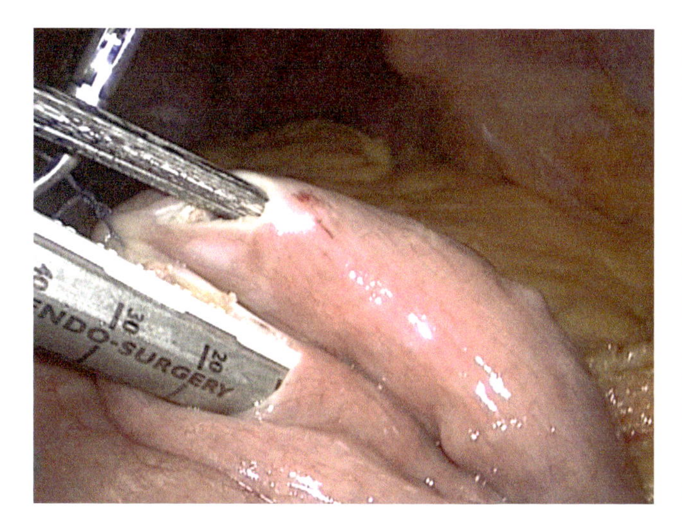

Abb. 42.6 In die Enterotomie eingeführter Linearstapler

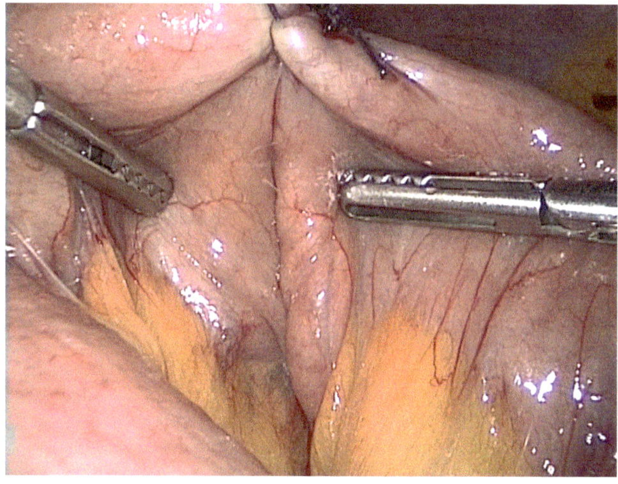

Abb. 42.8 Rückseite der Anastomose

42.8.4 Bildung des Pouches/Vorbereitung der Gastrojejunostomie (Zirkularstapler, transabdominal oder transoral)

Bei Konversionsoperationen oder Voroperationen im Oberbauch kann die Präparation am Magen deutlich erschwert sein. Daher empfiehlt es sich, in einem solchen Fall mit diesem operativen Schritt zu beginnen. Zunächst werden Adhäsionen zwischen Magenfundus und Zwerchfell gelöst und damit der linke Zwerchfellschenkel identifiziert. Nun wird der Magen vom Assistenten nach ventral gezogen und damit das Omentum minus angespannt (Abb. 42.9). Der Operateur eröffnet nun unter subtiler Blutstillung das Omentum minus nahe der Kleinkurvatur und geht in die Bursa omentalis ein (Abb. 42.9).

▶ **Praxistipp** Die Präparation nahe der Kleinkurvatur ist entscheidend, um die Durchblutung des Pouches nicht zu gefährden. Nach Eröffnung des peritonealen Überzugs und Darstellung der kleinen Kurvatur kann diese durch den Assistenten gegriffen und nach ventral aufgespannt werden, um die Exposition weiter zu verbessern. Der Stapler sollte erst dann eingebracht werden, wenn die Bursa omentalis sicher eröffnet ist.

An dieser Stelle sollte Rücksprache mit dem Anästhesisten gehalten werden, ob die präoperativ eingelegte Magensonde entfernt ist. Über Trokar 3 wird nun der Linearstapler eingebracht (z. B. Echelon™, blaues Magazin) und ein horizontaler Staplerschlag ausgeführt.

42.8.5 Gastrojejunostomie (Zirkularstapler, transabdominal)

Anschließend erfolgt in Verlängerung auf die horizontale Naht (ca. 4 cm weiter lateral) die Gastrostomie. Nun wird der Ballontrokar entfernt und die Bauchdecke mit Hegar-Stiften aufsteigend bis 26 Charrière aufgedehnt. Der Zirkularstaplerkopf wird eingebracht und zunächst kontrolliert im Oberbauch abgelegt. Der Staplerkopf wird nun über die Gastrostomie in den Pouch eingebracht und der Dorn nach dem Durchspießen (leicht kraniomedial der Klammernahtreihe) geborgen.

▶ **Praxistipp** Beim Einbringen des Zirkularstaplerkopfes empfiehlt es sich zunächst den Kopf so zu fassen, dass die konvexe Seite der Haltezange Richtung Dorn zeigt. Nun sollte zunächst der Kopf vorsichtig unter Streckung des Pouches eingebracht werden. Hierbei sollte kein federnder Widerstand zu spüren sein, der Kopf sollte zwanglos in Position zu liegen kommen. Dann sollte die Position der Haltezange so geändert werden, dass die konkave Seite Richtung Dorn zeigt. So lässt sich der Dorn besser führen und in der Zielregion durchspießen.

Vervollständigen der Pouchbildung durch vertikale Staplerschläge nach kranial zum His-Winkel (Abb. 42.10). Dabei ist es meist notwendig, verbliebene Adhäsionen am Fundus zu dissezieren. Die Gastrostomie im Restmagen wird anschließend durch eine fortlaufende Naht verschlossen.

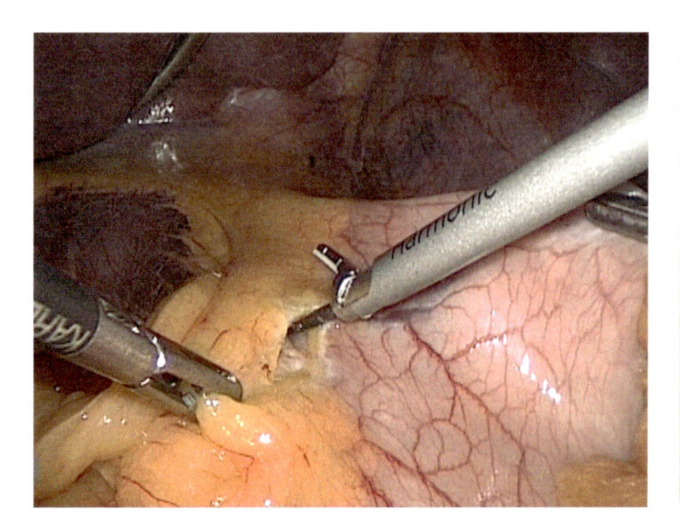

Abb. 42.9 Eröffnung des Omentum minus und Eingang in die Bursa omentalis

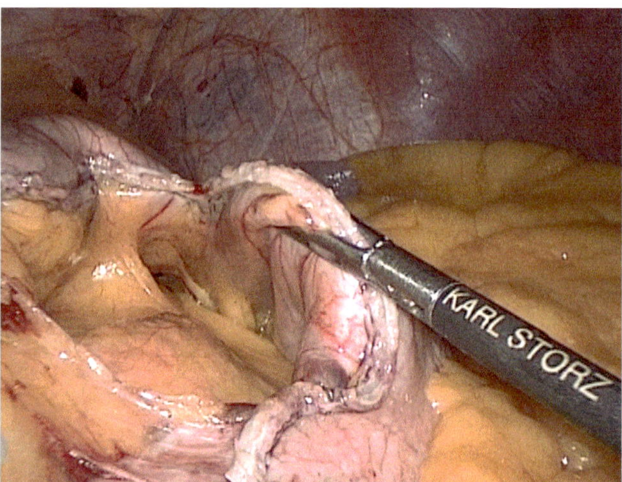

Abb. 42.10 Blick in die Bursa omentalis und auf das Pankreas nach Ausführung des horizontalen und ersten vertikalen Staplerschlages

42.8.6 Gastrojejunostomie (Zirkularstapler, tansoral)

Alternativ kann eine Zirkularstapleranastomose durch ein transorales Einbringen des Staplerkopfes durchgeführt werden (Orville™). Hierbei wird nach Vervollständigung des Pouches mittels horizontaler und vertikaler Staplerschläge der Staplerkopf transoral durch den Anästhesisten eingebracht. Es folgt eine sparsame Gastrostomie durch die der an einem Führungskatheter befestigte Staplerkopf eingebracht wird (Abb. 42.11).

Anschließend erfolgt die antimesenteriale Enterotomie des Jejunums zwischen der Jejunojejunostomie und der gastralen Pexienaht. Hierbei ist darauf zu achten, dass ein ausreichender Abstand zur Fußpunktanastomose besteht. Der Zirkularstapler wird nach erneutem Aufdehnen der Bauchdecke in das Abdomen eingebracht und in den Dünndarm eingeführt. Der Dünndarm sollte ca. 8–10 cm aufgefädelt werden, sodass eine spannungsfreie Gastrojejunostomie erfolgen kann (Abb. 42.12). Nach dem Ausfahren des Dorns und dem Auffädeln des Kopfes wird die Gastrojejunostomie antekolisch unter Sicht durchgeführt (Abb. 42.13).

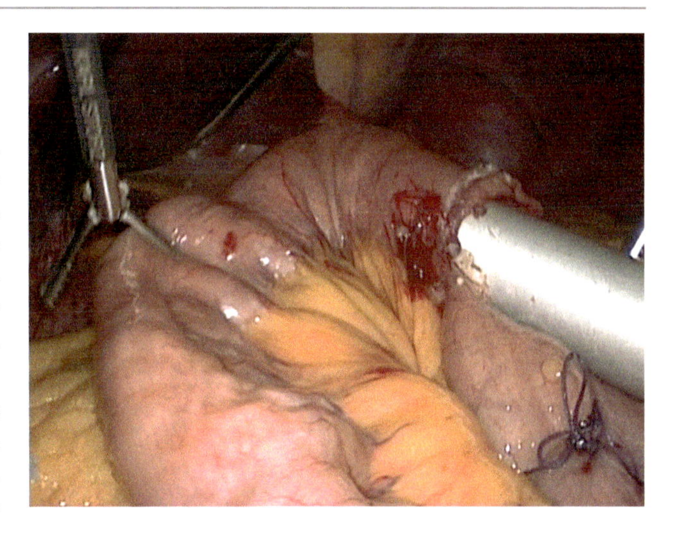

Abb. 42.12 Einbringen des Zirkularstaplers in die spätere alimentäre Schlinge

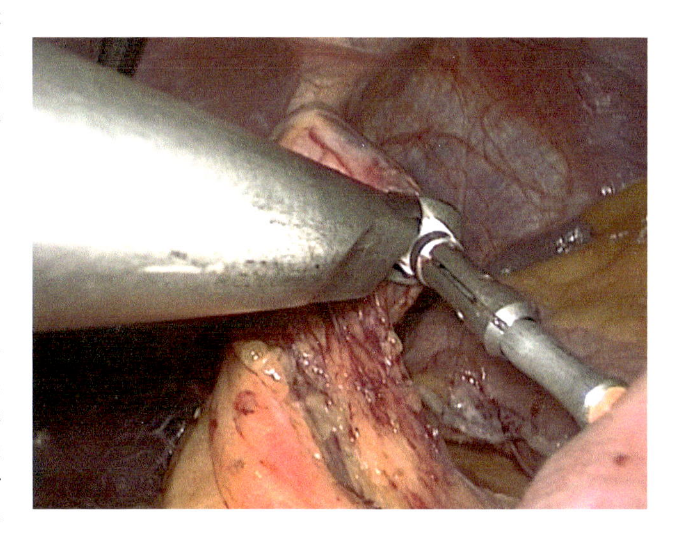

Abb. 42.13 Durchführung der Gastrojejunostomie

42.8.7 Gastrojejunostomie (Linearstapleranastomose)

Zunächst werden 2–3 Haltenähte zwischen dem Magenpouch und der hochgezogenen alimentären Schlinge gesetzt. Anschließend werden eine sparsame antimesenteriale Enterotomie und eine korrespondierende Gastrotomie zum Einbringen eines Linearstaplers durchgeführt. Mit einer Staplernaht wird nun die Hinterwand der Gastrojejunostomie gefertigt. Der ventrale Defekt wird fortlaufend übernäht.

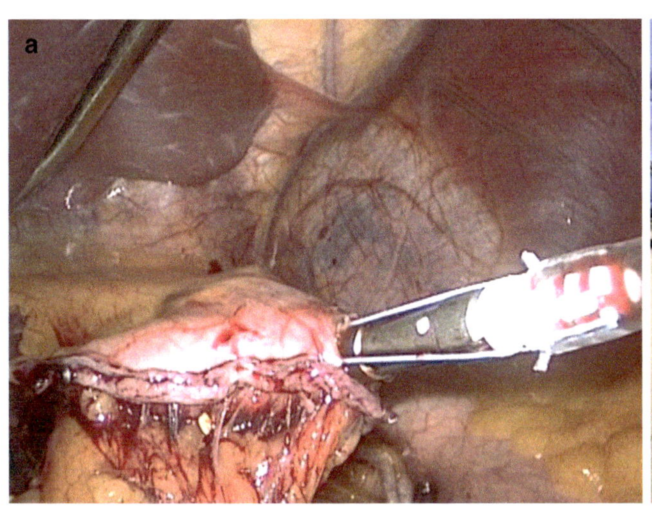

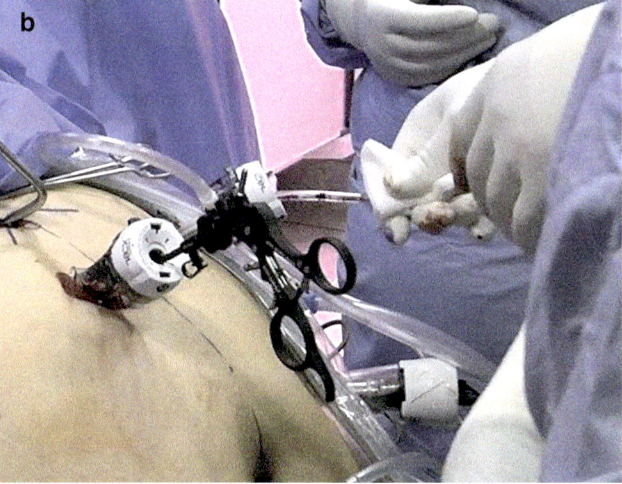

Abb. 42.11 Transorales Einbringen und Platzieren des Zirkularstaplerkopfes (Covidien OrVil™). (**a**) Interne Sicht, (**b**) ExterneSicht

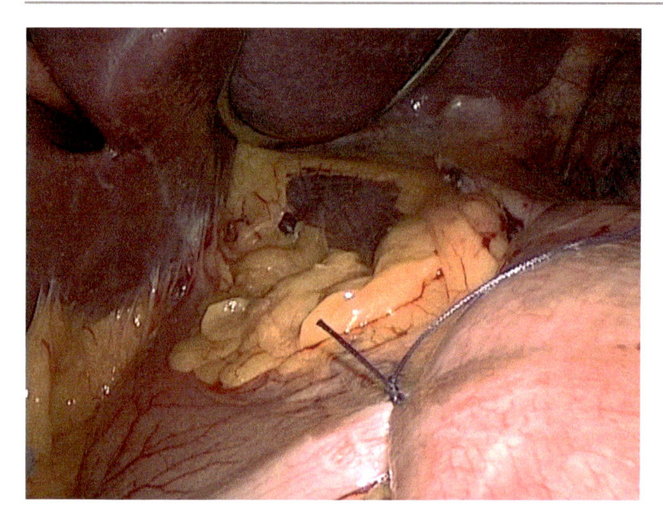

Abb. 42.14 Antirotationsnaht mit Fixierung der alimentären Schlinge an das Magenantrum

Das Dünndarmsegment zwischen Gastrojejunostomie und Jejunojejunostomie wird darmnah skelettiert und mit 2 Linearstaplerschlägen unter Belassung eines kurzen Krückstocks mit einem Bergungsbeutel entfernt. Anschließend wird die aufgedehnte Trokareinstichstelle mit dem Faszienadapter nach Berci mit 1–2 Nähten verschlossen. Nach dem Einführen einer Magensonde erfolgt eine Blauprobe. Anschließend werden sämtliche Klammernahtreihen auf Bluttrockenheit überprüft. Bei einer Nachblutung erfolgt die Versorgung mittels Clip oder Naht. Die Autoren präferieren eine Pexienaht zwischen alimentärer Schlinge und Magenantrum, diese kann eine Verkippung oder Torquierung der alimentären Schlinge verhindern (Abb. 42.14).

Nach nochmaliger Rundumsicht werden der Leberrektraktor und die Trokare unter Sicht entfernt. Die Hautnaht und die Entlagerung beenden die Operation.

42.9 Spezielle intraoperative Komplikationen und ihr Management

42.9.1 Primär positive Dichtigkeitsprobe der Gastrojejunostomie

Sollte die empfohlene Dichtigkeitsprobe der Gastrojejunostomie positiv sein, so muss die Stelle der Undichtigkeit sicher identifiziert und chirurgisch mittels Naht versorgt werden. Gegebenenfalls sind weitere Entlastungsnähte hilfreich, um die Spannung an der Anastomose zu reduzieren. Anschließend ist eine erneute Dichtigkeitsprobe oder ggf. eine intraoperative Gastroskopie obligat. Kann die Insuffizienz nicht detektiert werden ist eine Auflösung mit Neuanlage der Anastomose zu erwägen.

42.9.2 Leberlazerationen

Die Leber morbid adipöser Patienten ist aufgrund einer Steatosis hepatis meist vergrößert und vulnerabel. Daher ist bei einer Manipulation und insbesondere beim Einbringen und Entfernen des Leberretraktors Vorsicht geboten. Bei einer kleinen Lazeration kann eine Hämostase meist mittels monopolarer Koagulation erreicht werden. Bei tieferen Einrissen der Leber kann das Einbringen von Kompressen oder Hämostyptika (z. B. Tabotamp Fibrillar®) notwendig werden. Meist sistiert die Blutung unter Kompression vollständig.

42.9.3 Milzverletzung

Bei der Fertigung des Pouches kann es durch die Lagebeziehung zur Milz bei unvorsichtiger Manipulation zu einer Milzverletzung kommen. Eine subtile Präparation mit sorgsamer Adhäsiolyse zwischen Magenfundus und Zwerchfell erleichtert das spätere Absetzen des Magenpouches vom Restmagen entscheidend. Bei einer kleinen Lazeration kann eine Hämostase durch das Einbringen von Kompressen oder Hämostyptika (z. B. Tabotamp Fibrillar®) kontrolliert werden. Das weitere Management wird ausführlich in Kap. 24 beschrieben. Bei einer nicht beherrschbaren Blutung kann eine Konversion mit Splenektomie erforderlich werden.

42.9.4 Fassen der Magensonde mit dem Klammernahtgerät

Die Notwendigkeit zur Entfernung der Magensonde sollte Teil des zu Beginn der Operation vorschriftsmäßig durchzuführenden Time-out-Protokolls sein. Die Magensonde kann bereits nach Etablierung der Arbeitstrokare und des Leberrektraktors entfernt werden, dies muss jedoch spätestens vor der Präparation des Magenpouches erfolgen. Die sichere Entfernung der Magensonde ist – insbesondere bei wechselnden Operationsteams – durch den Operateur selbst abzufragen, ggf. ist die entfernte Sonde in Augenschein zu nehmen. Falls es dennoch im Rahmen der Pouchbildung zu einer Durchtrennung der Magensonde kommt, muss die vollständige Bergung sichergestellt werden. Die Klammernahtreihe kann dazu punktuell eröffnet werden, um die Magensonde zu entfernen. Der Defekt ist mit Naht zu versorgen. Die vollständige Entfernung der Magensonde ist intraoperativ zu überprüfen.

42.10 Evidenzbasierte Evaluation

42.10.1 Lernkurve

Der laparoskopische Magenbypass ist eine anspruchsvolle Operation, die die Beherrschung diverser laparoskopischer Fertigkeiten und Techniken unter schwierigen Bedingungen verlangt. Die perioperative Betreuung morbid adipöser Patienten verlangt ein spezielles Equipment, gute Überwachungsmöglichkeiten und speziell geschultes Personal. Die Behandlung etwaiger Komplikationen schließt die ständige Verfügbarkeit eines erfahrenen bariatrischen Chirurgen, eines Endoskopikers und eines interventionellen Radiologen mit ein. Die Komplikationsrate in High-volume- und akkreditierten Institutionen ist niedriger als in nichtakkreditierten Zentren (Jafari et al. 2013; Morton et al. 2014). Die gesamtinstitutionelle Erfahrung scheint dabei wichtiger als die des jeweiligen Operateurs (Jafari et al. 2013). So ist die Komplikationsrate von Weiterbildungsassistenten in der Regel nicht höher als die von dem Weiterbildner an einem akkreditierten Zentrum. Fortgeschrittene laparoskopische Fähigkeiten des Weiterzubildenden sind Voraussetzung für das rasche und erfolgreiche Erlernen der Technik.

42.10.2 Schlingenlänge

Die Standardlänge der biliopankreatischen Schlinge wird aktuell zumeist mit 50 cm, die der alimentären mit 150 cm angegeben. Gemäß der aktuellen Evidenzlage tritt bei diesen Schlingenlängen keine relevante Malabsorption von Makronährstoffen auf. Demnach sind weder die Nährstoffaufnahme noch der Transit des Speisebreis nach Roux-en-Y-Magenbypass wesentlich verändert (Carswell et al. 2014). Inwieweit das Schlingenverhältnis das postoperative Outcome verändert, wurde in einigen Studien adressiert. Die Datenlage hierzu ist allerdings kontrovers (Kaska et al. 2014; Pinheiro et al. 2008; Sarhan et al. 2011). In einer Studie konnte gezeigt werden, dass Fettstoffwechselstörungen und ein Diabetes mellitus mittels Roux-en-Y-Magenbypass mit einem kürzeren gemeinsamen Schenkel zugunsten der biliopankreatischen (100 cm) als auch der alimentären Schlinge (250 cm) effektiver behandelt werden (Pinheiro et al. 2008). Als entscheidend wird eine Verlängerung der biliopankreatischen Schlinge propagiert. Diese Hypothese wird aktuell in einer noch laufenden prospektiv-randomisierten Studie überprüft (ISRCTN15283219).

42.10.3 Pouchgröße und Weite der Gastrojejunostomie

Die Pouchgröße sollte im Allgemeinen nicht mehr als 25–40 ml betragen. Die Rolle einer durch die Pouchgröße und den Durchmesser der Gastrojejunostomie bedingten etwaigen Nahrungsrestriktion wird kontrovers diskutiert. Björklund et al. konnten nach Magenbypass mittels Manometrie keinen Druckgradienten zwischen Ösophagus, Magenpouch und alimentärer Schlinge messen und schlussfolgerten daher, dass eine durch die Magenpouchbildung bedingte relevante Nahrungsrestriktion eher unwahrscheinlich sei (Björklund et al. 2015). Die Autoren postulierten vielmehr, dass der Pouch und die alimentäre Schlinge als ein Kompartiment verstanden werden müssen (Björklund et al. 2015). Heneghan et. al hingegen wiesen eine positive Korrelation zwischen der Weite der Anastomose und einem möglichen Gewichtsversagen nach (Heneghan et al. 2012). Eine Verstärkung oder Wiederherstellung der Outlet-Obstruktion mittels Implantation eines Magenbandes oder eine endoskopische Raffung der Gastrojejunostomie zeigten bei nicht ausreichender Gewichtsabnahme nach Magenbypass den gewünschten therapeutischen Effekt (Thompson et al. 2013).

42.10.4 Gastrojejunostomie mittels Zirkular- vs. Linearstapler

Die mittels Linearstapler gebildete Gastrojejunostomie ist meist schneller, kostengünstiger und geht mit einer geringeren Rate an Wundinfektionen einher. Die Raten an Majorkomplikationen wie Anastomoseninsuffizienzen und Blutungen sind vergleichbar. Therapiebedürftige Stenosen der Gastrojejunostomie sind im Langzeitverlauf häufiger bei der Zirkularstapleranastomose (Ece et al. 2015; Giordano et al. 2011).

42.10.5 Hiatusrepair

Bei der Bildung des Pouches sollte die Darstellung des His-Winkels erfolgen. Durch eine konsequente Präparation des gastroösophagealen Übergangs kann eine große Hiatushernie mit Magenanteilen im Mediastinum detektiert und somit der konsekutiven Bildung eines zu großem Pouches entgegengewirkt werden. Eine ausreichende Evidenz für den Nutzen eines simultanen Hiatusrepairs beim Vorliegen einer axialen Hiatushernie während der Magenbypassoperation existiert bisher nicht. Dieses Vorgehen wird jedoch von einigen Operateuren insbesondere bei der Magenschlauchbildung favorisiert (Mahawar et al. 2015).

42.10.6 Antekolische vs. retrokolische Gastrojejunostomie

Die antekolische Gastrojejunostomie ist technisch einfacher, schneller durchführbar und geht mit einer geringeren Komplikationsrate einher (Escalona et al. 2007; Muller et al. 2007). Entsprechend ist die antekolische Gastrojejunostomie Standard.

42.10.7 Verschluss des mesenterialen Defektes und der Peterson-Lücke

Gemäß einer Metaanalyse von Geubbles et al. führt ein Verschluss des Mesoschlitzes wie auch der Peterson-Lücke zu der niedrigsten Inzidenz an inneren Hernien (ca. 0,8 %). Das Risiko einer inneren Hernie bei offenen Defekten oder Verschluss von nur einem Defekt wird mit 3 % resp. 2,8 % angegeben (Geubbels et al. 2015). Aufgrund einer Nachsorge von nur 50 % der Patienten sowie eines begrenzten Zeitraums (im Mittel 2 Jahre) ist jedoch von einer falsch niedrigen Inzidenz innerer Hernien in dieser Metaanalyse auszugehen. Präliminäre Daten aktuell laufender prospektiv-randomisierter Studien (NCT01137201; NCT01595230) weisen eine deutlich höhere Inzidenz innerer Hernien von bis zu 15 % innerhalb von 3 Jahren nach Roux-en-Y-Magenbypass auf, wenn die Mesenterialdefekte unverschlossen bleiben. Der primäre Verschluss senkt die Rate an inneren Hernien, ist jedoch mit einer höheren Rate an unmittelbar postoperativen Komplikationen (z. B. Abknickung der Jejunojejunostomie mit konsekutivem Dünndarmileus) verbunden.

42.10.8 Intraabdominelle Drainage

Der Nutzen für eine routinemäßige Anlage einer intraabdominellen Drainage ist bei einer primären Magenbypass-Operation und korrekter Dichtigkeitsprüfung der Gastrojejunostomie nicht belegt (Liscia et al. 2014). Bei einer Konversionsoperation (Sleeve oder Band in Bypass), schwieriger Anlage oder primärer Undichtigkeit der Anastomose ist die Anlage einer Drainage dagegen empfehlenswert.

42.11 Spezielle postoperative Komplikationen und ihr Management

Anastomoseninsuffizienzen sind schwerwiegende Komplikationen und können bei verzögertem oder inkonsequentem Handeln letal enden. Die abdominelle Untersuchung ist aufgrund der morbiden Adipositas oft von nur eingeschränkter Aussagekraft. Eine Tachykardie ist oftmals das einzige Symptom. Jede Tachykardie (HF > 120/min) sollte Anlass zu einer erweiterten Diagnostik oder einer Relaparoskopie sein. Eine sofortige Relaparoskopie hat meist eine gute Erfolgsaussicht. Endoskopische Interventionsverfahren wie die Stenteinlage der EndoVAC™-Therapie können eine Anastomoseninsuffizienz der Gastrojejunostomie ebenfalls zur Ausheilung bringen. Zusätzlich sollte auf eine suffiziente abdominelle Drainage geachtet und eine kalkulierte Antibiotikatherapie durchgeführt werden (Weiner et al. 2015).

Relevante postoperative Blutungen treten meist frühpostoperativ innerhalb der ersten 48 h auf und können nach intraabdominell, aber auch nach endoluminal auftreten. Die häufigste Ursache sind Blutungen aus der Klammernahtreihe. Mit der Anwendung von Klammernahtverstärkern kann diese Komplikation reduziert werden. Im Falle einer Blutung kann – muss aber nicht – das Sekret einer einliegenden intraabdominellen Drainage resp. einer Magensonde als Indikator dienen. Die Relaparoskopie bzw. Endoskopie ist bei Hb- oder kreislaufrelevanten Blutungen durchzuführen (Spieker und Dietrich 2015).

Anastomosenstenosen unmittelbar postoperativ sind sehr selten, können jedoch nach einer Linearstaplergastrojejunostomie auftreten und sind meist operationstechnische Fehler. Spätstenosen (3–27 %) sind meist durch Fremdkörperreaktionen, lokale Ischämien, peptische Läsionen wie Anastomosenulzera und Mikroinsuffizienzen verursacht und treten insgesamt öfter bei der Zirkularstapleranastomose auf. Bei kurzstreckigen Stenosen ist die wiederholte endoskopische Dilatation in zwei oder mehreren Sitzungen meist sehr effektiv (Muller und Runkel 2015).

Innere Hernien sind potenzielle Langzeitkomplikationen. Bei Schmerzen im linken Oberbauch, Meteorismus und ggf. Zeichen eines hohen Ileus sollten eine CT-Diagnostik oder die diagnostische Relaparoskopie erfolgen.

Die Prävalenz eines postoperativen Dumpingsyndroms nach Magenbypass ist hoch. Zunächst sollte eine systematische Erfassung von Dumpingsymptomen (z. B. Sigstad-Score, Dumping Symptom Rating Scale) durchgeführt werden. Eine Abklärung von möglichen Differenzialdiagnosen ist obligat. Im Allgemeinen haben diätetische Maßnahmen und eine graduelle medikamentöse Therapie eine hohe Erfolgsquote. Sind die unerwünschten Symptome therapierefraktär, kann eine chirurgische oder endoskopisch interventionelle Maßnahme im Einzelfall erwogen werden (Seyfried et al. 2015).

Literatur

Adams TD et al (2007) Long-term mortality after gastric bypass surgery. N Engl J Med 357(8):753–761

Adams TD et al (2009) Cancer incidence and mortality after gastric bypass surgery. Obesity (Silver Spring) 17(4):796–802

Benotti P et al (2014) Risk factors associated with mortality after Roux-en-Y gastric bypass surgery. Ann Surg 259(1):123–130

Björklund P, Lonroth H, Fandriks L (2015) Manometry of the upper gut following Roux-en-Y gastric bypass indicates that the gastric pouch and roux limb act as a common cavity. Obes Surg 25(10):1833–1841

Buchwald H, Oien DM (2013) Metabolic/bariatric surgery worldwide 2011. Obes Surg 23(4):427–436

Buchwald H et al (2009) Weight and type 2 diabetes after bariatric surgery: systematic review and meta-analysis. Am J Med 122(3):248–256 e5

Carswell KA et al (2014) The effect of bariatric surgery on intestinal absorption and transit time. Obes Surg 24(5):796–805

Chang SH et al (2014) The effectiveness and risks of bariatric surgery: an updated systematic review and meta-analysis, 2003–2012. JAMA Surg 149(3):275–287

Ece I et al (2015) Comparison of two different circular-stapler techniques for creation of gastrojejunostomy anastomosis in bariatric Roux-en Y gastric bypass. Int J Clin Exp Med 8(7):11032–11037

Escalona A et al (2007) Antecolic versus retrocolic alimentary limb in laparoscopic Roux-en-Y gastric bypass: a comparative study. Surg Obes Relat Dis 3(4):423–427

Geubbels N et al (2015) Meta-analysis of internal herniation after gastric bypass surgery. Br J Surg 102(5):451–460

Giordano S et al (2011) Linear stapler technique may be safer than circular in gastrojejunal anastomosis for laparoscopic Roux-en-Y gastric bypass: a meta-analysis of comparative studies. Obes Surg 21(12):1958–1964

Goryakin Y et al (2015) The impact of economic, political and social globalization on overweight and obesity in the 56 low and middle income countries. Soc Sci Med 133:67–76

Heneghan HM et al (2012) Influence of pouch and stoma size on weight loss after gastric bypass. Surg Obes Relat Dis 8(4):408–415

Jafari MD et al (2013) Volume and outcome relationship in bariatric surgery in the laparoscopic era. Surg Endosc 27(12):4539–4546

Kaska L et al (2014) Does the length of the biliary limb influence medium-term laboratory remission of type 2 diabetes mellitus after Roux-en-Y gastric bypass in morbidly obese patients? Wideochir Inne Tech Maloinwazyjne 9(1):31–39

Keidar A et al (2015) The role of bariatric surgery in morbidly obese patients with inflammatory bowel disease. Surg Obes Relat Dis 11(1):132–136

Liscia G et al (2014) The role of drainage after Roux-en-Y gastric bypass for morbid obesity: a systematic review. Surg Obes Relat Dis 10(1):171–176

Mahawar KK et al (2015) Simultaneous sleeve gastrectomy and hiatus hernia repair: a systematic review. Obes Surg 25(1):159–166

Mingrone G et al (2012) Bariatric surgery versus conventional medical therapy for type 2 diabetes. N Engl J Med 366(17):1577–1585

Morton JM, Garg T, Nguyen N (2014) Does hospital accreditation impact bariatric surgery safety? Ann Surg 260(3):504–508; discussion 508–509

Muller MK et al (2007) Three-year follow-up study of retrocolic versus antecolic laparoscopic Roux-en-Y gastric bypass. Obes Surg 17(7):889–893

Muller S, Runkel N (2015) Stenosis and ulceration after bariatric surgery. Chirurg 86(9):841–846

Pinheiro JS et al (2008) Long-long limb Roux-en-Y gastric bypass is more efficacious in treatment of type 2 diabetes and lipid disorders in super-obese patients. Surg Obes Relat Dis 4(4):521–525; discussion 526–527

Runkel N et al (2011) Evidence-based German guidelines for surgery for obesity. Int J Color Dis 26(4):397–404

Sarhan M et al (2011) Is weight loss better sustained with long-limb gastric bypass in the super-obese? Obes Surg 21(9):1337–1343

Schauer PR et al (2014) Bariatric surgery versus intensive medical therapy for diabetes – 3-year outcomes. N Engl J Med 370(21):2002–2013

Seyfried F et al (2015) Dumping syndrome: diagnostics and therapeutic options. Chirurg 86(9):847–854

Sjostrom L et al (2007) Effects of bariatric surgery on mortality in Swedish obese subjects. N Engl J Med 357(8):741–752

Sjostrom L et al (2014) Association of bariatric surgery with long-term remission of type 2 diabetes and with microvascular and macrovascular complications. JAMA 311(22):2297–2304

Spieker H, Dietrich A (2015) Bleeding complications in bariatric surgery: prophylaxis and therapy. Chirurg 86(9):833–840

Stenberg E et al (2014) Early complications after laparoscopic gastric bypass surgery: results from the Scandinavian Obesity Surgery Registry. Ann Surg 260(6):1040–1047

Thompson CC et al (2013) Endoscopic suturing for transoral outlet reduction increases weight loss after Roux-en-Y gastric bypass surgery. Gastroenterology 145(1):129–137 e3

Weiner S et al (2015) Anastomosis and suture insufficiency after interventions for bariatric and metabolic surgery. Chirurg 86(9):824–832

van Wissen J et al (2016) Preoperative methods to reduce liver volume in bariatric surgery: a systematic review. Obes Surg 26(2):251–256

Laparoskopische biliopankreatische Diversion mit Duodenal-Switch

43

Rudolf A. Weiner, Sonja Chiappetta und Sylvia Weiner

Inhaltsverzeichnis

Ergänzende Information Die elektronische Version dieses Kapitels enthält Zusatzmaterial, auf das über folgenden Link zugegriffen werden kann [https://doi.org/10.1007/978-3-662-67852-7_43]. Die Videos lassen sich durch Anklicken des DOI-Links in der Legende einer entsprechenden Abbildung abspielen, oder indem Sie diesen Link mit der SN More Media App scannen.

R. A. Weiner · S. Weiner (✉)
Klinik für Adipositaschirurgie und Metabolische Chirurgie,
Sana Klinikum Offenbach GmbH, Offenbach, Deutschland

S. Chiappetta
Bariatric and Metabolic Surgery Unit,
Ospedale Evangelico Betania, Naples, Italien

T. Keck, C.-T. Germer (Hrsg.), *Minimalinvasive Viszeralchirurgie*, https://doi.org/10.1007/978-3-662-67852-7_43

▶ Die biliopankreatische Diversion mit Duodenal-Switch (BPD-DS) ist als Primäroperation heute weitgehend verschwunden. Sie wird vorwiegend als Zweiteingriff nach Schlauchmagenoperation eingesetzt. Als malabsorptiver Eingriff bringt der BPD-DS auch bei einer strengen Supplementation eine Reihe von Mangelernährungen mit sich. Es ist eine Gallensäurenverlustoperation mit chologenen Diarrhöen. Der SADI (Single-Anastomosen-Duodeno-Ileostomie) hat den BPD-DS stark verdrängt.

43.1 Einführung

Die biliopankreatische Teilung (engl. „bilio pancreatic diversion", BPD) gilt als malabsorptives Operationsverfahren. Die „europäische Variante" wurde Ende der 1970er-Jahre von Nicola Scopinaro (BPD-Scopinaro) in Genua (Italien) entwickelt (Scopinaro et al. 1979) und steht der „amerikanischen Variante" der biliopankreatischen Diversion mit Duodenal-Switch (BPD-DS) gegenüber. Im Gegensatz zur generalisierten Malabsorption liegt die Wirkungsweise in einer vorwiegenden Malassimilation von Fett. Durch eine unzureichende Emulgierung der Nahrung mit Gallensäuren kommt es zur Maldigestion von Fett und damit auch zur Malresorption der Spaltprodukte. Die verringerte Aufnahme von Fett als Energieträger ist neben der Restriktion das Hauptprinzip dieses adipositaschirurgischen Eingriffs. Die Mangelaufnahme von fettlöslichen Nahrungsbestandteilen wird dabei in Kauf genommen. Es resultiert eine Malassimilation (Maldigestion und Malabsorption) von Fett und fettlöslichen Bestandteilen, darunter auch den fettlöslichen Vitaminen (Scopinaro 2012).

Der BPD-DS ist die Parallelentwicklung zum BPD-Scopinaro und folgt einem anderen Prinzip. Im Gegensatz zum originalen BPD-Scopinaro bleibt beim „Duodenal-Switch" der Magenpförtner (Pylorus) erhalten und die Restriktion (Einschränkung zur Aufnahme fester Nahrungsbestandteile) ist beim BPD-DS mit einem Schlauchmagen und einem Volumen von 70 ml wesentlich dominanter als bei einer horizontalen Abtrennung des Antrums (BPD-Scopinaro), wodurch ein Volumen von 300 ml resultiert. Das verringerte Fassungsvermögen des Magens ist beim BPD-DS für den initialen Gewichtsverlust verantwortlich. Beim BPD-Scopinaro ist aus diesem Grund der Gewichtsverlust initial geringer.

Demgegenüber ist die Malabsorption durch einen längeren Common Channel geringer (BPD-Scopinaro 50 cm vs. BPD-DS 75–100 cm).

Gemeinsam ist das Prinzip der partiellen Restriktion für feste Nahrungsbestandteile und der Fettmalassimilation. Die späte Einleitung der Verdauungssäfte (Gallensaft und Pankreassaft) in den Dünndarm führt zu einem Gallensäureverlustsyndrom. Der vermehrte Eintritt von nicht resorbierten Gallensäuren in das Kolon führt zur chologenen Diarrhö und damit zu Nebeneffekten, die nicht nur die Lebensqualität beeinträchtigen. Die Langzeitauswirkungen des Gallensäurenverlustsyndroms sind vielfältig und über längere Zeiträume schwerwiegend, insbesondere durch die Resorptionsstörung von Fetten und fettlöslichen Vitaminen. Die Fettresorptionsstörung manifestiert sich zudem als Steatorrhö.

Ursprünglich wurde der Duodenal-Switch von Tom R. DeMeester zur Behandlung des duodeno-gastralen Gallerefluxes entwickelt. Mit der Duodenaldurchtrennung wurde verhindert, dass durch einen inkompetenten Pylorus Galle in den Magen gelangte (Klingler et al. 1999).

Im Jahr 1998 hat Douglas Hess (Bowling Green, Ohio) als erster Chirurg die Kombination der biliopankreatischen Diversion mit dem Duodenal-Switch zur Gewichtsreduktion in „offener Technik" vorgenommen (Hess und Hess 1998). Die Schlauchmagenbildung diente der Reduktion von Magensäure, um die Bildung marginaler Ulzera zu verhindern. Die Kalibration des Magenschlauches wurde meist nicht vorgenommen, und wenn, dann erfolgte eine großzügige Resektion der großen Kurvatur. Der Fundus des Magens wurde zur damaligen Zeit meist belassen (Abb. 43.1). Seit 1999 wird der BPD-DS laparoskopisch durchgeführt. Zunehmend wird die Operation heutzutage robotorassistiert vorgenommen (Antanavicius et al. 2015).

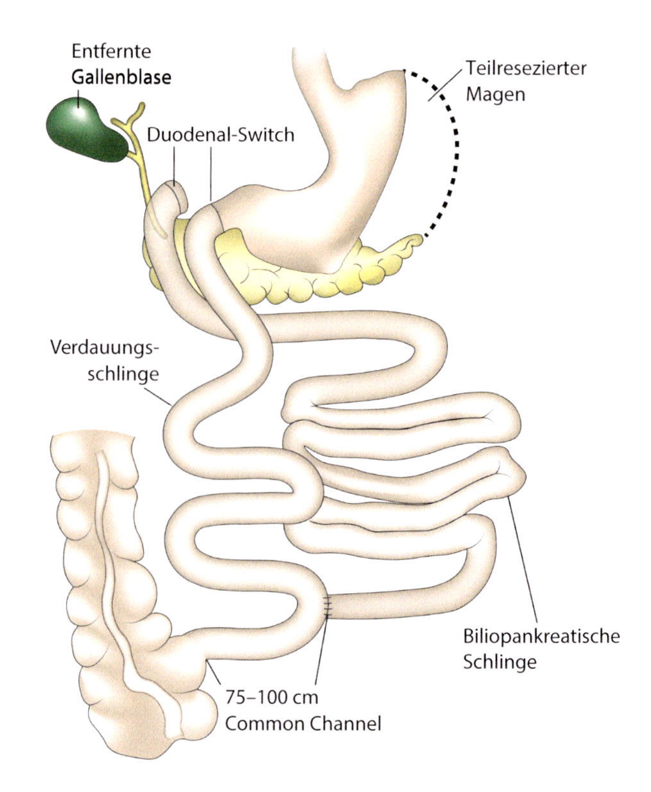

Abb. 43.1 Erste Version des BPD-DS. Man beachte hierbei, dass der Fundus im Gegensatz zu heute belassen wurde

Nach dem Beginn der Durchführung des BPD-DS in den USA (New York, Mount Sinai Hospital, Michel Gagner), in Belgien (Krankenhaus Doldermolde, Jaques Himpens) und in Deutschland (Krankenhaus Sachsenhausen, Frankfurt am Main, Rudolf Weiner) erfolgten zu Beginn der Jahrtausendwende die ersten Berichte und Publikationen (Weiner et al. 2001).

Ab dem Jahr 2011 begann sich der Schlauchmagen dann als Bestandteil des BPD-DS zu verselbstständigen. Wegen der hohen Morbidität und Mortalität bei hohem BMI (BMI > 60 kg/m^2) wurde der BPD-DS als Zweischrittverfahren durchgeführt. Die Publikation von Gentileschi (2012) führte letztendlich zur Etablierung der Zweitschritttherapie mit primärer Durchführung der Schlauchmagenbildung und als sekundärer Schritt erfolgte dann nach ausreichender Gewichtsreduktion die Durchführung der biliopankreatischen Diversion mit Duodenal-Switch.

Dieser ursprünglich postulierte „zweite Schritt" wird weltweit jedoch nur in unter 1 % der Fälle durchgeführt. Der Anteil des BPD-DS an der Gesamtanzahl von adipositaschirurgischen Eingriffen ist gering und betrug im Jahr 2003 4,8 % und fiel 10 Jahre später auf nur noch 1,5 % (Angrisani et al. 2015).

Die Schlauchmagenbildung wurde weltweit über einen Zeitraum von nur wenigen Jahren neben dem Roux-Y-Magenbypass zum führenden Verfahren in der Adipositaschirurgie (Ramos et al. 2019).

43.2 Indikation

Die BPD-DS-Operation ist eine Ausnahmeentscheidung. Die komplette Operation als Erstoperation wird eigentlich nur noch in Kanada angeboten. Der BPD-DS als zweiter Schritt nach Schlauchmagenoperation ist durch den Re-Sleeve (Nedelcu et al. 2015), den Single Anastomosis Duodeno-Ileal Bypass (SADI; Sànchez-Pernaute et al. 2014) und den Ein-Anastomosen-Magenbypass (Mini-Gastric-Bypass; Weiner et al. 2011) verdrängt worden. Er ist jedoch immer eine Option für „non responder" (Lind et al. 2020). Der SADI-S zeichnet sich bei gleichen Wirkprinzipien durch eine einfachere technische Ausführung (nur eine Anastomose aus). Der Gewichtsverlust ist etwas geringer als beim BPD-DS, aber auch die Mangelzustände sind geringer ausgeprägt (Gebelli et al. 2022).

Seit dem Jahre 2020 verbreiten sich die Kombinationen von Schlauchmagenbildung und seitlicher Dünndarmanastomose als SASI (Ileumanastomose) und zunehmend auch als SAJI (Jejunumanastomose).

Für den Diabetiker vom Typ 2 hat der BPD-DS mit Remissionsraten bis 96 % zweifellos die besten Ergebnisse (Joret et al. 2022).

Bei der Indikationsstellung spielt das Alter keine einschränkende Rolle. Die Ergebnisse hinsichtlich Gewichtsverlust und Resolution der Komorbiditäten sind im Alter von ≥ 60 Jahre ebenso gut wie bei Patienten ≤ 55 Lebensjahren. Allerdings waren bei den älteren Patienten die Krankenhausverweildauer länger und der Blutverlust signifikant höher. Die Mortalität war in beiden Gruppen mit 0,9 % in einem für den BPD-DS entsprechenden Bereich (Michaud et al. 2016).

43.3 Spezielle präoperative Diagnostik

Die präoperative Diagnostik beinhaltet die Standarddiagnostik in der Adipositaschirurgie. Grundlegend sind die körperliche Untersuchung, eine präoperative Blutuntersuchung (kleines Blutbild, CRP, Harnstoff, Kreatinin, Elektrolyte, Leberwerte, Gerinnung, Hb_{A1c}), die Durchführung eines 12-Kanal-EKG, der Lungenfunktionstest und die Oberbauchsonografie, insbesondere zur Beurteilung der Leber- und Milzgröße und die Darstellung der Gallenblase zur Diagnostik einer Cholezystolithiasis. Des Weiteren erfolgt die präoperative Ösophagogastroduodenoskopie zur Beurteilung der Speiseröhre, des Magens und Duodenums. Die Bestimmung der Vitamine und Spurenelemente kann sinnvoll sein, um eine bestehende Minderversorgung präoperativ auszugleichen. Besonders auf das Vitamin D ist zu achten, da gerade adipöse Patienten in bis zu 90 % der Fälle eine Minderversorgung aufweisen (Peterson et al. 2016).

43.4 Aufklärung

Alle Patienten sind nach dem Stufenkonzept nach Weissauer aufzuklären. Bereits beim Erstkontakt wird auch auf alternative Behandlungsmethoden und die Risiken des Eingriffs hingewiesen. Die Aufklärung erfolgt über die intraoperativen und über die frühen und späten postoperativen Komplikationen. Neben den allgemeinen Operationsrisiken ist im speziellen auf die Duodenalstumpfinsuffizienz hinzuweisen, welche die häufigste Ursache für eine postoperative Mortalität darstellt.

Der Patient muss darüber aufgeklärt werden, dass die Adipositas eine chronische Erkrankung darstellt und ein lebenslanges engmaschiges Follow-up durchgeführt werden muss. Über die lebenslange Supplementation von Vitaminen und Spurenelementen muss der Patient akribisch informiert werden (Tab. 43.1) und schon vor der Operation sollte der Patient damit beginnen, die Präparate einzunehmen, um die Compliance sicherzustellen.

Grundlegend ist, dass der Patient schon präoperativ mit einem Ernährungsberater über das postoperative Essverhalten spricht. Die Aufklärung über eine proteinreiche (min-

Tab. 43.1 Supplementationsrichtlinien von Vitaminen und Spurenelementen nach BPD-DS

	Beispielpräparate	Substitutionsempfehlung
Multivitamin	Supradyn Brausetablette	1-mal/Tag
	Centrum für Sie Tbl.	2-mal/Tag
	Eunova Multi-Vitalstoffe AktivComplex Drg.	2-mal/Tag
Kalzium		1800–2400 mg/Tag
	Calcium-Sandoz Fortissimum	0–½–½–½
	Multinorm Calcium Beutel	0–1–1–1
	Calcimed D_3 600 mg/400 IE Kautbl.	0–1–1–1
Vitamin D_3	Dekristol 20.000 IE	2-mal/Woche[a]
Vitamin B_{12}	Vitamin B_{12}	1000 µg/Monat i. m.
Eisen	Kräuterblut Floradix	1–1–1–0

[a] Engmaschige Laborkontrollen von Vitamin D, A, K und E sind unbedingt notwendig

destens 100 g/die), fettreiche und kohlenhydratarme Nahrung, stellt die Basis für den Langzeiterfolg des BPD-DS dar. Für viele Patienten scheint es paradox, gehäuft fettreiche Nahrung zu sich zu nehmen – so galten diese Nahrungsmittel bis zum jetzigen Lebenszeitpunkt als „verboten".

Über katastrophale Mangelzustände (Hypoproteinämie Suárez Llanos et al. 2015), Beri-Beri, Wernicke-Korsakoff-Syndrom (Chaves et al. 2002) muss der Patient aufgeklärt werden und die Substitution muss in den Alltagsablauf klar integriert werden. Der Patient muss darüber informiert sein, dass nutritive Langzeitkomplikationen zum Tod führen können. Die Patienten müssen finanziell in der Lage und willig sein, eine intensive Supplementation zu betreiben.

Ein weiterer wichtiger Punkt in der Aufklärung stellt die chologene Diarrhö dar. Der Patient muss sich darüber im Klaren sein, dass übel riechende Winde und die häufige Stuhlfrequenz (bis zu 10-mal/die) mit Diarrhöen bei fettreicher Nahrung zum Lebensalltag gehören. Die daraus resultierenden proktologischen Folgen einer Analfissur oder Hämorrhoiden können häufig die Lebensqualität stark beeinträchtigen.

43.4.1 Operationsvorbereitung

Die Patienten werden instruiert, dass sie durch eine Flüssigkostphase vor der Operation Gewicht verlieren müssen. Nach erfolgreicher Gewichtsabnahme kommt es zu einer verbesserten Lungenfunktion, einer verkleinerten Leber intraoperativ und mehr Raum intraabdominell, um unter sicheren Bedingungen operieren zu können (Ross et al. 2016). Patienten mit Gewichtsanstieg und mangelnder Compliance werden nicht operiert.

Patienten mit einer Schlafapnoe werden instruiert, dass sie ihre Beatmungsmaschine (CPAP-Maske) mitbringen. Bei Verdacht auf eine hochgradige Schlafapnoe wird eine vorausgehende Diagnostik im Schlaflabor empfohlen.

Es ist strikt nach Abhängigkeiten zu fahnden. Patienten mit einer aktiven Alkoholkrankheit und Drogenabusus werden nicht operiert, sondern dem Psychologen vorgestellt und einer Behandlung zugeführt.

Rauchern wird die Nikotinkarenz empfohlen. Aktive Raucher sind keine Kandidaten für Bypass-Verfahren.

43.5 Lagerung

Die Lagerung muss beim BPD-DS während der Operation mehrfach verändert werden. Im Gegensatz zu allen anderen Standardoperationen in der Adipositaschirurgie muss der Common Channel (Abb. 43.2) im rechten Unterbauch gebildet werden, wodurch eine Position des Operateurs auf der linken Körperhälfte des Patienten mit der Kameraassistenz rechts vom Operateur, also in Höhe der rechten Schulter ermöglicht werden muss. Der linke Arm sollte somit angelagert werden. Hilfreich kann es sein, beide Arme anzulegen.

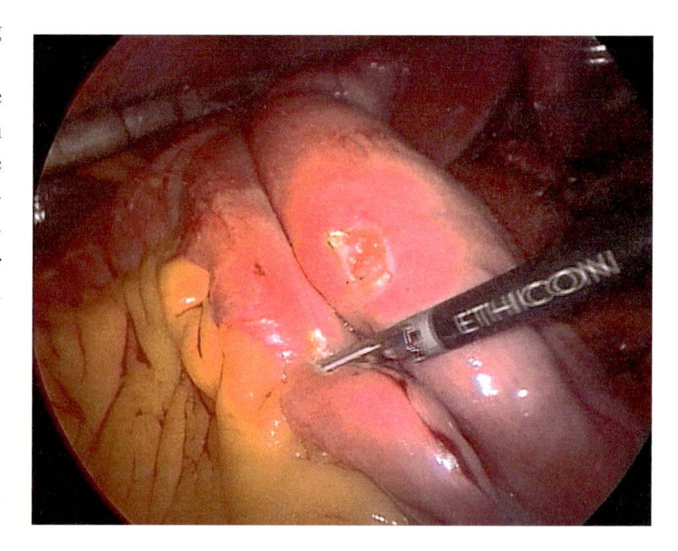

Abb. 43.2 Herstellung der Entero-Entero-Anastomose

43.6 Technische Voraussetzungen

Zur Durchführung der Operation sollten folgende Geräte im Operationssaal vorhanden sein:

- Ein Operationslagerungstisch mit einem Mindestgewicht von 225 kg,
- eine weiche Magensonde 32–50 Fr zur Kalibrierung des Schlauchmagens,
- eine Kalibrationssonde 28 Fr zur Kalibrierung der Duodenoileostomie,
- eine Blasenspritze und Blaulösung,
- ein Ultraschalldissektionsgerät,
- ein Leberretraktor,
- laparoskopisches Nahtmaterial (z. B. 0 Vicryl),
- eine Clipzange 10 mm,
- Trokare und
- Stapler.

43.7 Überlegungen zur Wahl des Operationsverfahrens

Der operative Eingriff ist technisch anspruchsvoll und sollte nur von trainierten Adipositaschirurgen mit ausreichender Erfahrung durchgeführt werden. Der technische Schwierigkeitsgrad ist schon allein wegen der Fettansammlungen und den dicken Bauchdecken gegeben. Wenn man der minimalinvasiven Gallenblasenentfernung den Schwierigkeitsgrad 1 zuweist, dann kann man der Magenbandoperation die Stufe 3, dem laparoskopischen Magenbypass die Stufe 7 und dem BPD-DS die Stufe 10 zuordnen.

Auch wenn der laparoskopische Zugangsweg eine technische Herausforderung darstellt, so sollte er dennoch der Goldstandard sein. Die Laparotomie ist in der Adipositaschirurgie durch die Folgen des erhöhten Thrombose- und Lungenembolierisikos, die Gefahr der fast immer auftretenden subkutanen Infektion und das Risiko eines Platzbauches nur in Ausnahmefällen durchzuführen (Nguyen et al. 2007)

Der BPD-DS gilt als Ausnahmeverfahren. Er ist jedoch dem BPD-Scopinaro, wenn immer möglich, vorzuziehen.

Der BPD-DS als zweiter Schritt nach Sleeve-Gastrektomie sollte nur noch bei extremer Adipositas und entgleistem Diabetes mellitus Typ 2 durchgeführt werden. Die Gewichtsreduktion liegt bei Patienten mit einem BMI um 40 kg/m^2 bei weit über 80 %. Die Diabetesremissionsraten zählen mit bis zu 90 % zu den höchsten unter allen anderen adipositaschirurgischen Eingriffen (Biertho et al. 2016; Bolckmans und Himpens 2016). Die Remissionsrate für die arterielle Hypertension ist mit 80 % angegeben, die Remissionsrate der Dyslipidämie mit 93 % und die der Hypertriglyzeridämie mit 95 % (Bolckmans und Himpens 2016).

43.8 Operationsablauf – How I do it

Das Grundprinzip des BPD-DS stellt die Kombination der Schlauchmagenbildung mit Erhalt des Pylorus, einer biliopankreatischen Schlinge von 150 cm und die Bildung eines Common Channel von 100 cm (bis zu 75 cm) dar.

43.8.1 Zugänge

Der Erstzugang mit der Kamera wird im linken Mittelbauch platziert. Die Anzahl und der Durchmesser der Trokare unterscheiden sich von Operationen, die allein im linken Oberbauch durchgeführt werden.

Für den Zugang zum Hiatus oesophagei wird meist ein Leberretraktor benötigt, der über einen 10-mm-Trokar unterhalb des rechten Rippenbogens eingebracht wird. Er ist dann auch später bei der simultanen Cholezystektomie hilfreich.

Ein 12-mm-Trokar unterhalb des linken Rippenbogens erlaubt das Umsetzen der Kamera bei der Durchführung der Enteroanastomose oder auch der Duodenoileostomie. Ein Trokar (12 mm oder 15 mm) im rechten Mittelbauch kann sowohl für die Resektion im Rahmen der Schlauchmagenbildung als auch für die Duodenoileostomie genutzt werden und darf daher nicht zu weit kranial platziert werden. Idealerweise werden die Trokare schrittweise gesetzt und zwar immer dann, wenn sie gebraucht werden. Der Durchmesser richtet sich nach dem beabsichtigten Einsetzen von Klammernahtgeräten. Hier sind die herstellerspezifischen Unterschiede zu berücksichtigen.

43.8.2 Konversion

Die Konversionsrate zur Laparotomie ist bei dieser Art von adipositaschirurgischem Eingriff am größten. In größeren Serien beträgt die Rate zwischen 1,5 % und 3 % (Rezvani et al. 2014a).

43.8.3 Operationsschritte

Schlauchmagenbildung

Nach Anhebung des linken Leberlappens erfolgt die Skelettierung der großen Kurvatur unter Erhalt der Arteriae gastroepiploicae.

Der Beginn ist technisch am Übergang Antrum zu Korpus in Höhe der Incisura angularis am einfachsten. Nach Eröffnung der Bursa omentalis werden alle Adhäsionen gelöst, um eine Verdrehung des Schlauchmagens zu vermeiden. Der Abstand der Skelettierung zum Pylorus wird unterschiedlich beschrieben. Hier muss festgestellt werden, dass jeder Magen eine unterschiedliche Anatomie aufweist.

Das Antrum weist eine größere Wanddicke auf und sollte mit Klammernahtgeräten mit einer Höhe von mindestens 4 mm reseziert werden.

▶ **Praxistipp** Grundsätzlich stellt sich die Frage, ob man die Durchtrennung des Duodenums als „point of no return" zuerst durchführt. Sicher lässt sich die Resektion dann einfacher und in gerader Richtung durchführen.

Nach dem Pylorus stellt der His-Winkel die zweite wichtige Landmarke oder anatomischen Grenzpunkt dar. Er ist der Endpunkt der Resektion und zugleich der Risikobereich der Operation. Hier finden sich 90 % aller Klammernahtrupturen als Achillesferse der Schlauchmagenbildung (Weiner et al. 2015). Das Fettpolster sollte aus der Resektionslinie entfernt (reseziert) werden, um potenzielle Risiken für eine Klammernahtinsuffizienz auszuschließen.

Die Kalibration mit einer Sonde ist fester Bestandteil der Operation. Der Bougiegröße wurde in der Sleeve-Konsensus-Konferenz mit einer Größe von 32–50 French (Fr) angegeben. 32 % aller Operateure benutzten eine Größe von 36 Fr (Gagner et al. 2020). In unserem Zentrum wird eine Kalibrationssonde von 42 Fr eingesetzt. Stenosen werden nur beobachtet, wenn die Kalibrationssonde einen Durchmesser < 42 Fr hat.

▶ **Cave** Die Durchtrennung oder Erfassung der Kalibrationssonde bei der Resektion ist eine Möglichkeit einer intraoperativen Komplikation, die nur durch eine aktive und enge Kommunikation zwischen dem Chirurgen und Anästhesisten und regelmäßige Kontrolle der Magensondenbeweglichkeit vermieden werden kann.

Duodenotomie

Die Durchtrennung des Duodenums kann nur nach der vollständigen Identifikation der posterioren Strukturen und unter der Berücksichtigung der anatomischen Darstellung des Ligamentum hepatoduodenale erfolgen. Video 43.1 zeigt Sequenzen zur Präparation des Duodenums von posterior (Abb. 43.3).

Die Präparation von dorsal kann nach Inzision des peritonealen Überzuges am Rand des postpylorischen Duodenums mit stumpfen Instrumenten und Ultraschalldissektion durchgeführt werden. Die Identifikation des Ligamentum hepatoduodenale mit seinen Strukturen erfolgt ständig sowohl bei der Präparation als auch bei der Durchtrennung des Duodenums, um folgenschwere Komplikationen zu vermeiden.

▶ Praxistipp Das Umfahren des Duodenums kann mit einem stumpfen biegbaren Instrument zur Magenbandimplantation (Greenstein-Instrument) erleichtert werden. Instrumente verschiedener Hersteller sind in allen Krankenhäusern vorhanden, in denen früher Magenbänder implantiert wurden.

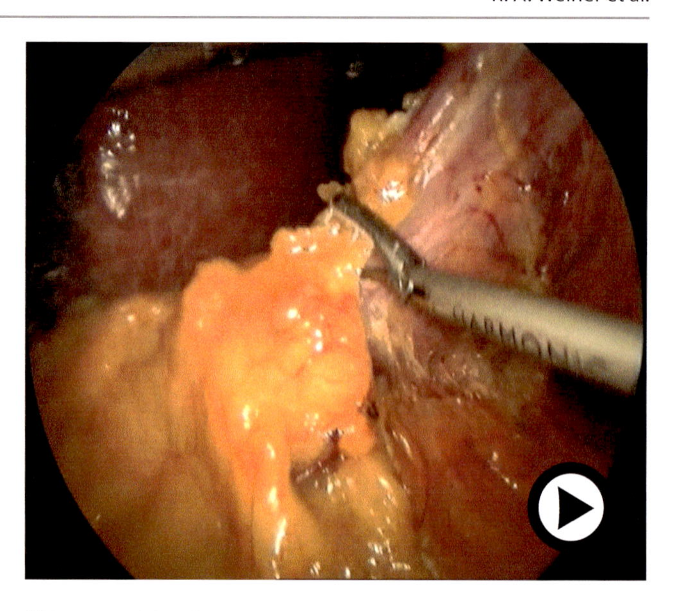

Abb. 43.3 Video 43.1: Sequenzen zur Präparation des Duodenums von posterior (© Video: Rudolf Weiner) (▶ https://doi.org/10.1007/000-bk5)

Folgende Gefahrenpunkte bestehen während der Operation:

- Verletzung einer abnormal aus der A. mesenterica superior abgehenden A. hepatica dextra,
- Verletzung des Ductus hepatocholedochus und anderer Strukturen im Ligament,
- Kreuzung von Klammernahtreihen.

Die Durchtrennung des Duodenums sollte folgende technische Grundsätze berücksichtigen:

- Die Durchtrennung sollte möglichst mindestens > 1,5 cm vom Pylorus entfernt erfolgen.
- Verwendung eines 60-mm-Klammernahtgerätes. Vermeidung von Kreuzungsstellen, z. B. bei zwei Magazinen à 45 mm, da es an den Kreuzungsstellen zu Klammernahtinsuffizienzen kommen kann.
- Die Klammernahthöhe sollte mindestens 4 mm betragen (Sekhar und Gagner 2003).
- Klammernahtverstärkungen können Blutungen reduzieren.
- Ein Übernähen der Klammernahtreihen ist nicht vorgeschrieben.
- Die Durchtrennung sollte im 90°-Winkel, d. h. quer erfolgen.

Abmessung der Darmlängen

Die Abmessung des Dünndarms erfolgt mit atraumatischen Fasszangen im „middle streched" Darm mesenterial in folgenden Varianten:

- Instrumente mit Abstandsmessungen (5 cm und/oder 10 cm; Abb. 43.4) und/oder
- abgemessenen Messhilfen (z. B. Mersilenebänder).

Die gemessenen Darmlängen werden mittels Naht oder Clip sicher markiert.

▶ **Praxistipp** Bei der biliopankreatischen Diversion erfolgt die Abmessung der Darmlänge, im Gegensatz zu den Magenbypass-Verfahren Roux-Y und Omega-Loop-Magenbypass, immer von der Bauhin-Klappe beginnend nach oralwärts.

Die Summe von Common Channel (CC) und alimentärer Schlinge sollte mindestens 250 cm betragen, um einen Proteinmangel zu vermeiden.

Die Länge des Common Channel sollte zwischen 75 cm und 100 cm betragen. In den letzten Jahrzehnten hat sich der 100 cm lange Common Channel durchgesetzt, da Durchfälle selten und die Auswirkungen auf den Knochenstoffwechsel geringer sind als bei 75 cm (Currò et al. 2015).

Es erfolgt nur eine Dünndarmdurchtrennung, und zwar 250 cm von der Bauhin-Klappe entfernt. Der aborale Schlingenanteil wird zum Duodenum geführt und als Duodenoileostomie miteinander verbunden. Hilfreich ist es hier, wenn bereits ein Haltefaden mit Nadel an der großkurvaturseitigen Seite des Duodenums befestigt wurde, die sofort zur Fixation der durchtrennten Darmschlinge benutzt werden kann.

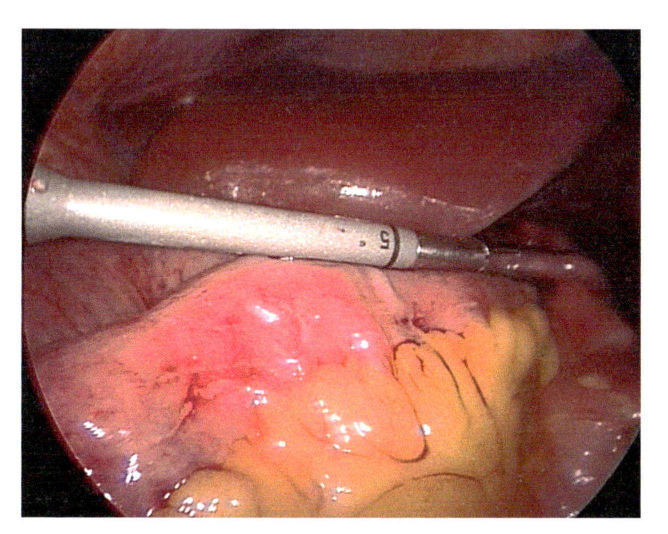

Abb. 43.4 Abmessung des Dünndarms mit atraumatischen Fasszangen im „middle streched" Darm mesenterial mit Instrumenten mit Abstandsmessungen (5 cm und/oder 10 cm)

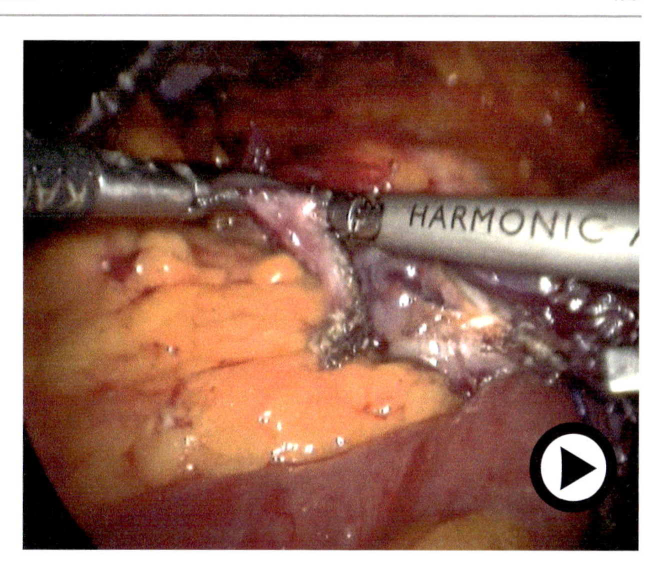

Abb. 43.5 Video 43.2: Eröffnung des postpylorischen Duodenums (© Video: Rudolf Weiner) (▶ https://doi.org/10.1007/000-bk4)

Duodenoileostomie

Die Duodenoileostomie wird in der laparokopischen Ära vorwiegend antekolisch durchgeführt. Bei kurzem Meso und Spannungen kann der retrokolische Weg gewählt werden. Video 43.2 demonstriert die Eröffnung des postpylorischen Duodenums (Abb. 43.5).

Die Herstellung der Anastomose kann auf 3 verschiedene Art und Weisen erfolgen:

1. Handnahtanastomose,
2. Linearstapleranastomose,
3. Zirkularstapleranastomose.

Die komplette Handanastomose hat sich in einer vergleichenden Studie als sicherste Technik herauskristallisiert. Nach Eröffnung des Duodenums mit dem Ultraschalldissektor oder elektrischen Haken (Variante A: Resektion der endständigen Klammernahtreihe, Variante B: parallel zur endständigen Klammernahtreihe) wird die Anastomosierung End-zu-Seit durchgeführt. Hierbei stellt das postpylorische Duodenum den terminalen Teil und das durchtrennte Ileum den lateralen Teil der Anastomose dar (Abb. 43.6).

Das postpylorische Duodenum kann nach Durchtrennung der kleinkurvaturseitig einsprossenden Gefäße eine leicht livide Färbung annehmen. Es handelt sich vorwiegend um eine venöse Abflussdrosselung. Beim Eröffnen des Duodenums kommt es meist zu starken Blutungen, die ein Zeichen für eine ausreichende Durchblutung darstellen.

▶ **Cave** Duodenum- und damit Anastomosennekrosen sind vereinzelt beschrieben worden. Beim Verdacht auf eine unzureichende Blutzufuhr müsste hier das Duodenum nachreseziert werden.

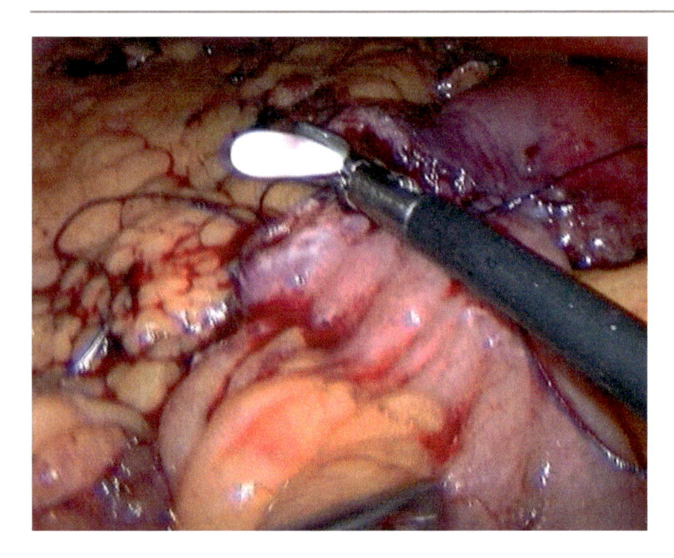

Abb. 43.6 Nach Absetzen des Duodenums mit einem ausreichend langen und gut durchbluteten Duodenumrest postpylorisch kann eine Anastomosierung mit dem Ileum erfolgen

Die Hinterwandnaht erfolgt als seromuskuläre Naht in fortlaufender Nahttechnik mit resorbierbarem Nahtmaterial der Stärke 0. Eine zweite mukosale Naht muss nicht zwingend durchgeführt werden. Anschließend sollte eine Kalibrationssonde (28 Fr) über den Schlauchmagen und den Pylorus in den Dünndarm gelegt werden. Erst dann erfolgt die Naht der Vorderwand. Hier hat sich zur Sicherung eine zweite Nahtreihe in Einzelnahtknopftechnik oder auch in fortlaufender Naht bewährt.

Nahtmaterial

Generell kann resorbierbares Nahtmaterial wie z. B. Polyglactin (Vicryl, Fa. Ethicon) eingesetzt werden. Auch Polydioxanon (PDS, Fa. Ethicon) mit längerer Halbwertszeit kann verwendet werden, das sich allerdings schlechter knoten lässt. Nahtmaterial mit Widerhaken oder spiral selbstsichernde Nahtsysteme setzen sich auch hier durch. Nichtresorbierbares Nahtmaterial scheidet aus, da es mit der Gefahr der Stenosenbildung einhergeht.

Die Stärke des Nahtmaterials unterscheidet sich grundlegend von der offenen Chirurgie. Bei fortlaufenden Nähten empfiehlt es sich Einmal-0-Nahtmaterial einzusetzen, da die Nadelhalter das Nahtmaterial vorschädigen können.

Man kann bereits hier eine Blauprüfung durchführen, um frühzeitig Undichtigkeiten aufzudecken. Das Belassen der Kalibrationssonde ist nicht notwendig.

Entero-Enterostomie

Die Entero-Enterostomie zur Einleitung der Verdauungssäfte erfolgt als Seit-zu-Seit-Anastomose (Abb. 43.2).

Die Umlagerung des Patienten in eine Kopftieflage (Trendelenburg-Lagerung) ist wichtig, damit der Zugang zum Zökalpol sicher möglich ist. Das große Omentum sollte hochgeschlagen werden. Zusätzlich ist auch eine Linkskippung (Anhebung der rechten Körperhälfte) hilfreich.

▶ **Praxistipp** Schon vor Beginn der sterilen Abdeckung müssen die unterschiedlichen Lagerungsbedingungen während der Operation berücksichtigt werden.

Der Operateur wechselt auf die linke Körperhälfte des Patienten. Die Kamera wird auf eine links-laterale Position umgesetzt. Ein 5-mm-Zusatztrokar im Unterbauch (Mittellinie oder links) erleichtert das Aufsuchen der Bauhin-Klappe. Von dort aus werden 100 cm für den Common Channel und dann weitere 150 cm für die Durchtrennung des Ileums abgemessen und markiert.

Simultane Appendektomie

Die simultane Appendektomie wird von manchen Chirurgen durchgeführt, um bei späteren Schmerzen im rechten Unterbauch die Differenzialdiagnose einer Appendizitis auszuschließen. Auch Jahre nach der Operation können Probleme im Bereich der Enteroanastomose eine Appendizitis vortäuschen (Rabkin et al. 2003).

Simultane Cholezystektomie

Die Entscheidung zur simultanen Cholezystektomie sollte folgende Grundsätze berücksichtigen:

- Multiple Konkremente sollten Anlass sein, die Cholezystektomie anzustreben, da eine spätere ERCP nach Durchtrennung des Duodenums nicht möglich ist.
- Die Steatosis hepatis mit Vergrößerung der Leberlappen kann Sichtprobleme verursachen. In diesem Fall sollte die Cholezystektomie nur dann durchgeführt werden, wenn diese sicher ist.
- Die Intervallcholezystektomie ist wesentlich schwieriger als nach sonstigen adipositaschirurgischen Eingriffen, da der Duodenalstumpf eine stark entzündliche Komponente aufweist. Dies führt zu starken Verwachsungen, welche eine Cholezystektomie im Verlauf erschweren.

Zum Ende der Operation erfolgt die Anlage einer Drainage im Bereich des Duodenalstumpfes.

43.9 Spezielle Komplikationen und ihr Management

Auf die spezifischen **intraoperativen Risiken** wurde im Abschn. 43.8 eingegangen.

Frühe postoperative Komplikationen werden in der Literatur mit einer Häufigkeit von 3 % für Major- und 2,5 % für Minorkomplikationen angegeben (Biertho et al. 2016). Frühe postoperative Komplikationen sind analog zur

Schlauchmagenbildung die Blutungen aus der Klammernahtreihe. Die gefürchtetste Komplikation ist wie bei allen Durchtrennungen des Duodenums die Duodenalstumpfinsuffizienz. Die Duodenalstumpfinsuffizienz hat eine hohe Letalität bei morbider Adipositas und soll durch strikte Handhabung der Klammernahtgeräte vermieden werden. Die Insuffizienz der Duodenoileostomie ist seltener als die der Entero-Enterostomie, da sich erstere durch Methylenblau auf Dichtigkeit testen lässt.

▶ **Cave** Der BPD-DS hat insgesamt vier Problemzonen (Schlauchmagenbildung, Duodenalstumpf, Duodenoileostomie und Entero-Enteroanastomose). Jede nicht rechtzeitig und effektiv behandelte Komplikation kann letal sein.

Zu den **Spätkomplikationen** zählen innere Hernien (Summerhays et al. 2016), sodass der Verschluss von Mesenteriallücken von vielen Operateuren (Comeau et al. 2005) empfohlen und gefordert wird.

Als **Langzeitkomplikationen** in einem Zeitraum von über 10 Jahren wurde bei 113 von 153 operierten Patienten vor allem die Proteinmalnutrition, der Vitamin-A- und Vitamin-D-Mangel und der Mangel an Eisen und Zink angegeben. Eine neu aufgetretene gastroösophageale Refluxerkrankung bestand bei 43,8 % der untersuchten Patienten. 42,5 % der Patienten untergingen einer Reoperation, wobei die Indikation bei 10,6 % der Patienten die Proteinmalabsorption war (Bolckmans und Himpens 2016). In einem Literaturreview von Topart und Becouarn wurde eine Revisionsrate von 0,5–4,9 % aufgrund exzessiver Malabsorption berichtet (Topart und Becouarn 2015).

Weitere späte Komplikationen sind Anastomosenulzera (Geschwüre an den Neuverbindungen) und Osteoporose (Knochenerweichung) aufgrund der Aufnahmestörungen für Kalzium und Eiweiß.

Langzeitwirkungen der Malassimilation lassen sich jedoch schwer abschätzen. Defizite im Vitamin- und Hormonhaushalt müssen durch ständige Substitution entgegengewirkt werden (Topart et al. 2014; Homan et al. 2015).

43.9.1 Letalität

Es kann in etwa eine Letalität von < 1 % angenommen werden, wenn alle publizierten Operationsserien zusammengefasst werden (Scopinaro et al. 1996). Die Letalität steigt jedoch auf 2,5 % an bei superadipösen Patienten mit einem BMI > 65 kg/m^2 (Ren et al. 2000). Grund dafür sind meistens allgemeine Komplikationen, die durch zu lange Operationszeiten begünstigt werden. Ein anderer wesentlicher Teil sind Folgen von Komplikationen. Allerdings ist die Lernkurve beim laparoskopischen BPD-DS länger als bei anderen Standardoperationen. Insbesondere die Ausführung der Handnaht bei der Duodenoileostomie stellt einen wichtigen Risikofaktor dar.

43.10 Evidenzbasierte Evaluation

43.10.1 Anastomoseninsuffizienz

Die Ausführung der duodenoilealen Anastomose ist ein sehr komplexer und schwieriger Schritt dieser Operation. Die Ursachen der postoperativen Anastomoseninsuffizeinz sind von denen nach offener Duodenoileostomie prinzipiell nicht verschieden. In vielen Fällen bleiben die Ursachen nicht nachvollziehbar. Durchblutungsstörungen (Kompression durch Klammernahtgerät, Skelettierung der Dünndarmschlinge) spielen dabei eine zentrale Rolle. Bis 5,6 % Anastomoseninsuffizienzen wurden registriert, wobei die Lernkurve in diesen Fällen eine bedeutende Rolle spielte. Gagner et al. (1999) haben bei insgesamt 52 Eingriffen eine Häufigkeit von 5,7 % gesehen. Während 2 Leckagen nach „Handanastomosen" während der ersten 8 Eingriffe auftraten (25 %), wurde die 3. Insuffizienz nach einer Stapleranastomose bei den letzten 44 Operationen (2,3 %) beobachtet.

Die sorgfältige Anlage der Anastomose und ihre Überprüfung auf „Dichtigkeit" und Durchblutungsverhältnisse gehört zu den präventiven Maßnahmen, um postoperative Anastomoseninsuffizienzen zu vermeiden.

Die handgenähten Anastomosen besitzen bei einer laparoskopischen Ausführung deutliche Vorteile, da die Staplerinsertion postpylorisch ein Problem darstellt. Die Insuffizienz duodenointestinaler Anastomosen ist bei allen Patienten ein lebensbedrohliches Ereignis. Bei Patienten mit morbider Adipositas stellt diese Komplikation eine besondere Gefährdung dar, die mit einer hohen Letalität verbunden ist.

▶ Praxistipp Jede Tachykardie (HF > 120/min) ist Anlass, eine Relaparoskopie in Erwägung zu ziehen.

43.10.2 Wundinfektion

Die extrem dicken Bauchdecken stellen ein potenzielles Infektionsrisiko dar. Das trifft insbesondere auf Operationen zu, bei denen der Gastrointestinaltrakt eröffnet werden muss. Darmkeime finden in dem schlecht durchbluteten Fettgewebe ideale Wachstumsverhältnisse. Die Keimkontamination erfolgt über die Trokarinzisionsstellen und insbesondere über die Minilaparotomien („handassistierte Operationen").

Die Vermeidung einer jeden Trokarkanalinfektion ist bei allen Eingriffen mit Eröffnung von Hohlorganen oberstes Prinzip. Eine perioperative Antibiotikaprophylaxe ist bei diesen Eingriffen obligat.

▶ **Praxistipp** Die Antibiotikadosierung muss dem Körpergewicht angepasst und bei langen Operationszeiten alle 2–3 h wiederholt werden.

43.10.3 Nachblutung

Die Blutungen nach BPD-DS resultieren meist aus der Anastomose, insbesondere aus dem Staplerbereich. Ansonsten gibt es eine weite Palette weiterer Blutungsmöglichkeiten bei diesem Eingriff. Insbesondere der Mesokolonschlitz stellt eine potenzielle Blutungsquelle dar, da sich hier bei extremer Fettansammlung nur unzureichend Gefäßstrukturen identifizieren lassen.

Nur eine subtile Operationstechnik kann eine Nachblutung vermeiden. Am Ende einer jeder Operation ist das Operationsgebiet sorgfältig nach Blutungen zu untersuchen. Die Indikation zur Relaparoskopie oder Relaparotomie gehört zu den allgemeinen Grundsätzen der Chirurgie. Bei adipösen Patienten ist sie frühzeitig zu stellen. Rechtzeitige Entscheidungsfindung ist für den Patienten wichtig, um Folgekomplikationen, Transfusionen und eine Lebensbedrohung zu vermeiden.

43.10.4 Anastomosenstenose I (Duodenoileostomie)

Die Anastomosierung unter laparoskopischer Sicht kann technisch schwierig sein, sodass durch Übernähungen eine zu eng angelegte Anastomose resultieren kann. Spätstenosen sind meist durch lokale Infektionen im Bereich der zirkulären Klammernahtreihe verursacht.

Die Grundsätze der regelrechten Anastomosenanlage sind zwischen konventioneller und laparoskopischer Technik nicht verschieden. Die Nahtanastomosierung hat auf laparoskopischen Weg oftmals technische Probleme, da Platzmangel, Zug auf die Anastomosen, Sichtprobleme und andere Faktoren limitierend einwirken.

Klinisch relevante Anastomosenstenosen können endoskopisch dilatiert werden. Bei unzureichender Dilatation oder Rezidiven wird eine Korrekturoperation notwendig. Dehnungsversuche sind meist frustran und zudem mit einem erhöhten Risiko verbunden. Anastomosenstenose II (Entero-Entero-Anastomose)

Die Anastomosierung unter laparoskopischer Sicht kann technisch schwierig sein, sodass auch hier durch Übernähungen eine zu eng angelegte Anastomose resultieren kann. Klinisch relevante Anastomosenstenosen müssen reoperiert werden. Durch einen zusätzlichen intestinalen Bypass kann das Problem laparoskopisch gelöst werden.

43.10.5 Tiefe Venenthrombose

Die Low-dose-Heparinisierung ist bei allen operativen Eingriffen ein Standard und senkt die Gefahr von thromboembolischen Komplikationen. Die Thromboseprophylaxe und die Behandlung von Thrombosen und thromboembolischen Komplikationen erfolgt nach allgemein gültigen Richtlinien und weist nach BPD-DS gegenüber anderen Adipositasoperationen keine Besonderheiten auf (Rezvani et al. 2014a).

43.10.6 Mangel an Vitaminen und Spurenelementen

Trotz Substitution stellt der Mangel an Vitaminen und Spurenelementen postoperativ die Regel dar (Homan et al. 2015). Nach 5 Jahren wird in der Arbeitsgruppe von Homan et al. ein Mangel an Vitamin A in 28 %, an Vitamin D in 60 %, an Vitamin E in 10 % und Vitamin K in 60 % der Patienten beschrieben.

Neuere Ergebnisse mit den verbesserten Supplementen auf dem Markt verzeichnen nach 5 Jahren nur noch einen Vitamin-A-Mangel in 3,3 % und einen Vitamin-D-Mangel von 1,6 % (Joret et al. 2022).

Der Mangel an Spurenelementen wird in der Literatur in einem 5-Jahres-Follow-up mit 81,4 % angegeben (Nett et al. 2016).

Aus diesem Grund ist die strikte Substitution nach Schema (Tab. 43.1) essenziell. Zudem müssen Vitamine und Spurenelemente regelmäßig im Blut kontrolliert werden (Stein et al. 2014).

43.10.7 Hypoproteinämie

Klinische Zeichen des Eiweißmangels können langfristig Anämie, Kachexie, Ödeme und Haarverlust sein. Die Restmagengröße hat einen entscheidenden Einfluss auf die Entwicklung eines Eiweißmangels. Der „Schlauchmagen" (größeres Restvolumen) zeigt weitaus seltener einen Eiweißmangel als die quere subtotale Magenentfernung. Der BPD-DS zeigt mit 20 % eine höhere Inzidenz für eine postoperative Hypalbuminämie als der Roux-Y-Magenbypass (5–9 %; Suárez Llanos et al. 2015). Neben einer kontinuierlichen Eiweißzufuhr erscheint eine zusätzliche Eiweißsubstitution bei Mangelerscheinungen notwendig. In Extremfällen kann eine kurzzeitige parenterale Substitution notwendig sein.

43.10.8 Osteoporose, Osteomalazie und sekundärer Hyperparathyreoidismus

Der BPD-DS geht mit einem Kalziummangel, einem Vitamin-D-Mangel und einem sekundären Hyperparathyreoidismus einher (Goldner et al. 2002). Die Gefahr der Osteoporose und Osteomalazie muss jedem Adipositaschirurgen bewusst sein (Chapin et al. 1996). Mit einer konsequenten Supplementation tritt der Vitamin-D-Mangel in nur 1,6 % der Fälle auf (Joret et al. 2022).

43.10.9 Proktologische Komplikationen

Bei 1284 PBD-Patienten wurden in Langzeitbeobachtungen von mehreren Jahren durch Scopinaro et al. (1998) folgende Erscheinungen im Enddarmbereich beobachtet, die durch vermehrt breiige Fettstühle hervorgerufen werden können: 4,3 % Hämorrhoiden, 1,9 % Analrhagaden, 0,4 % Perianalabszesse. Die Erkrankungen am After bedingt durch die breiigen und manchmal flüssigen fettreichen Stühle treten häufiger als bei Normalpersonen auf.

Literatur

Angrisani L et al (2015) Bariatric surgery worldwide 2013. Obes Surg 25(10):1822–1832

Antanavicius G, Rezvani M, Sucandy I (2015) One-stage robotically assisted laparoscopic biliopancreatic diversion with duodenal switch: analysis of 179 patients. Surg Obes Relat Dis 11(2):367–371

Biertho L et al (2016) Current outcomes of laparoscopic duodenal switch. Ann Surg Innov Res 21(10):1

Bolckmans R, Himpens J (2016) Long-term (>10 yrs) outcome of the laparoscopic biliopancreatic diversion with duodenal switch. Ann Surg 264(6):1029–1037

Chapin BL et al (1996) Secondary hyperparathyroidism following biliopancreatic diversion. Arch Surg 131(10):1048–1105

Chaves LCL et al (2002) A cluster of polyneuropathy and Wernicke-Korsakoff syndrome in a bariatric unit. Obes Surg 12:328–334

Comeau E et al (2005) Symptomatic internal hernias after laparoscopic bariatric surgery. Surg Endosc 19(1):34–39

Currò G et al (2015) A clinical and nutritional comparison of biliopancreatic diversion performed with different common and alimentary channel lengths. Obes Surg 25(1):45–49

Gagner M, Ramos A, Palermo M, Noel P, Nocca D (2020) The perfect sleve gastrectomy. Springer. ISBN 978-3-030-28935-5 ISBN 978-3-030-28936-2 (eBook) https://doi.org/10.1007/978-3-030-28936-2

Gagner N et al (1999) Laparoscopic isolated gastric bypass for morbid obesity. SAGES-Meeting 1999, San Antonio, Texas, USA. Surg Endosc 13:1–94

Gebelli JP et al (2022) Duodenal switch vs. single-anastomosis duodenal switch (SADI-S) for the treatment of grade IV obesity: 5-year outcomes of a multicenter prospective cohort comparative study. Obes Surg 32(12):3839–3846

Gentileschi P (2012) Laparoscopic sleeve gastrectomy as a primary operation for morbid obesity: experience with 200 patients. Gastroenterol Res Pract 2012:801325

Goldner WS et al (2002) Severe metabolic bone disease as a long-term complication of obesity surgery. Obes Surg 12(5):685–692

Hess DS, Hess DW (1998) Biliopancreatic diversion with a duodenal switch. Obes Surg 8(3):267–282

Homan J et al (2015) Vitamin and mineral deficiencies after biliopancreatic diversion and biliopancreatic diversion with duodenal switch – the rule rather than the exception. Obes Surg 25(9):1626–1632

Joret OM et al (2022) Duodenal switch combined with systematic post-operative supplementation and regular patient follow-up results in good nutritional outcomes. Obes Surg 32(7):1–11

Klingler PJ et al (1999) Indications, technical modalities and results of the duodenal switch operation for pathologic duodenogastric reflux. Hepato-Gastroenterology 46(25):97–102

Lind R et al (2020) Duodenal switch conversion in non-responders or weight recurrence patients. Obes Surg. 2022 32(12):3984–3991

Michaud A et al (2016) Biliopancreatic diversion with duodenal switch in the elderly: long-term results of a matched-control study. Obes Surg 26(2):350–360

Nedelcu M et al (2015) Revised sleeve gastrectomy (re-sleeve). Surg Obes Relat Dis 11(6):1282–1288

Nett P et al (2016) Answer to: micronutrient supplementation after biliopancreatic diversion with duodenal switch in the long term. Obes Surg 26:1939

Nguyen NT et al (2007) Use and outcomes of laparoscopic versus open gastric bypass at academic medical centers. J Am Coll Surg 205(2):248–255

Peterson LA et al (2016) Vitamin D status and supplementation before and after bariatric surgery: a comprehensive literature review. Surg Obes Relat Dis 12(3):693–702

Rabkin RA et al (2003) Laparoscopic technique for performing duodenal switch with gastric reduction. Obes Surg 13(2):263–268

Ramos A, Kow L, Brown W, Welbourn R, Dixon J, Kinsman R, Walton P (2019) 5th IFSO Global Registry report. https://www.ifso.com/pdf/5th-ifso-global-registryreport-september-2019.pdf. Zugegriffen am 26.09.2020

Ren CJ et al (2000) Early results of laparoscopic biliopancreatic diversion with duodenal switch: a case series of 40 consecutive patients. Obes Surg 10(6):514–523

Rezvani M et al (2014a) Is laparoscopic single-stage biliopancreatic diversion with duodenal switch safe in super morbidly obese patients? Surg Obes Relat Dis 10:427–430

Rezvani M et al (2014b) Venous thromboembolism after laparoscopic biliopancreatic diversion with duodenal switch: analysis of 362 patients. Surg Obes Relat Dis 10(3):469–473

Ross LJ et al (2016) Commercial very low energy meal replacements for preoperative weight loss in obese patients: a systematic review. Obes Surg 26(6):1343–1351

Sànchez-Pernaute A et al (2014) Single-anastomosis duodenoileal bypass as a second step after sleeve gastrectomy. Surg Obes Relat Dis 11(2):351–355

Scopinaro N (2012) Thirty-five years of biliopancreatic diversion: notes on gastrointestinal physiology to complete the published information useful for a better understanding and clinical use of the operation. Obes Surg 22(3):427–432

Scopinaro N et al (1979) Bilio-pancreatic by-pass for obesity: II. Initial experience in man. Br J Surg 66:619

Scopinaro N et al (1996) Biliopancreatic diversion for obesity at eighteen years. Surgery 119(3):261–268

Scopinaro N et al (1998) Biliopancreatic diversion. World J Surg 22(9):936–946

Sekhar N, Gagner M (2003) Complications of laparoscopic biliopancreatic diversion with duodenal switch. Curr Surg 60(3):279–280

Stein J et al (2014) Review article: the nutritional and pharmacological consequences of obesity surgery. Aliment Pharmacol Ther 40(6):582–609

Suárez Llanos JP et al (2015) Protein malnutrition incidence comparison after gastric bypass versus biliopancreatic diversion. Nutr Hosp 32(1):80–86

Summerhays C, Cottam D, Cottam A (2016) Internal hernia after revisional laparoscopic loop duodenal switch surgery. Surg Obes Relat Dis 12(1):e13–e15

Topart P et al (2014) Biliopancreatic diversion requires multiple vitamin and micronutrient adjustments within 2 years of surgery. Surg Obes Relat Dis 10(5):936–941

Topart PA, Becouarn G (2015) Revision and reversal after biliopancreatic diversion for excessive side effects or ineffective weight loss: a review of the current literature on indications and procedures. Surg Obes Relat Dis 11(4):965–972

Weiner RA, Pomhoff I, Schramm M, Weiner S, Blanco-Engert R (2001) Laparoscopic biliopancreatic deversion with duodenal switch: three different duodeno-ileal anstomotic techniques and initial experience. Obes Surg 14(3):334–340

Weiner RA et al (2011) Failure of laparoscopic sleeve gastrectomy – further procedure? Obes Facts 4(Suppl 1):42–46

Weiner S et al (2015) Anastomosis and suture insufficiency after interventions for bariatric and metabolic surgery. Chirurg 86(9):824–832

Revisionseingriffe in der metabolischen Chirurgie

44

Alexander Frank, Andrej Khandoga und Konrad Karcz

Inhaltsverzeichnis

Revisionseingriffe kommen in der metabolischen Chirurgie relativ häufig vor. Während in der frühen postoperativen Phase Revisionseingriffe fast ausschließlich auf chirurgische Komplikationen zurückzuführen sind, werden Spätrevisionen meistens wegen eines unzureichenden Effektes der primären Operation indiziert. Spätrevisionen sind chirurgisch anspruchsvoll, weisen eine erhöhte perioperative Komplikationsrate auf und können in mehrere Kategorien unterteilt werden wie z. B. Wiederherstellung der Restriktion bzw. Einführung einer Malabsorption nach restriktiven Eingriffen, Einführung einer Restriktion nach malabsorptiven Operationen sowie Aufhebung der Malabsorption bei Kurzdarmsyndrom.

A. Frank (✉)
Allgemein-, Viszeral- und Transplantationschirurgie, Klinikum der LMU München, München, Deutschland
e-mail: alexander.frank@med.uni-muenchen.de

A. Khandoga
Klinik für Allgemein-, Viszeral- und Gefäßchirurgie, Main-Kinzig-Kliniken, Gelnhausen, Deutschland
e-mail: andrej.khandoga@mkkliniken.de

K. Karcz
Allgemein-, Viszeral- und Transplantationschirurgie, Klinikum der LMU München, München, Deutschland

Klinik für Plastische, Wiederherstellende und Handchirurgie, Klinikum Nürnberg, Nürnberg, Deutschland
e-mail: konrad.karcz@med.uni-muenchen.de

44.1 Klinische Relevanz

Die Anzahl der bariatrischen und metabolischen Operationen steigt von Jahr zu Jahr. Gleichzeitig stehen immer mehr Eingriffe zur Verfügung und es werden differenzierte Therapiekonzepte entwickelt. Einerseits stehen einige Eingriffe, die früher als Standardoperationen galten, im Licht neuer Erkenntnisse unter Kritik bzw. sind obsolet. Andererseits bringen die nach State of the Art durchgeführten Operationen nicht immer das gewünschte Ergebnis und die Patienten müssen erneut operiert werden.

T. Keck, C.-T. Germer (Hrsg.), *Minimalinvasive Viszeralchirurgie*, https://doi.org/10.1007/978-3-662-67852-7_44

44.2 Indikation zu Revisionseingriffen

Der Anteil der Revisionseingriffe an der Gesamtzahl bariatrischer Operationen variiert zwischen 2 % und 40 %. Die Indikationen für solche Eingriffe werden in 2 Kategorien unterteilt:

1. Frühkomplikationen (binnen 30 Tagen nach der primären Operation) und
2. Spätkomplikationen.

Die **Frühkomplikationen** schließen v. a. die üblichen chirurgisch-technischen Probleme ein, wie z. B. Nachblutung (intra- und extraluminal), Insuffizienz der Nahtreihe am Magen oder Dünndarm, Hernierung (meistens Littré-Hernie), Ileus, Wundinfekte, Abszesse usw. Die häufigsten Todesursachen (ca. 80 %) sind eine Sepsis bei Anastomoseninsuffizienz, kardiale Ursachen und Thromboembolien. Diese frühen postoperativen Komplikationen werden nach den allgemein-chirurgischen Prinzipien diagnostiziert und behandelt. Hinsichtlich der Diagnostik und Therapie der Frühkomplikationen abhängig vom Typ des Primäreingriffes möchten wir auf eine aktuelle Übersichtsarbeit aus unserer Klinik verweisen (Ladurner 2015; Karcz et al. 2012).

Die **Spätkomplikationen** können in 3 Gruppen unterteilt werden:

a. Implantatbezogene Komplikationen: Dabei handelt es sich um Probleme mit Implantaten (Magenband, Endobarrier, Fobi-Ring etc.). Bei den drei häufigsten Problemen, die mit Implantaten vergesellschaftet sind, handelt es sich um Migration, Dislokation und Infektion sowie beim Endobarrier noch die akute Blutung.
b. Magen-Darm-Trakt-bezogene Komplikationen: Hier handelt es sich um eher unspezifische gastrointestinale Symptome wie häufiges Erbrechen, Bauchschmerzen, Sodbrennen, Durchfall, die auch noch Jahre nach einer adipositaschirurgischen Operation auftreten können. Die Diagnostik sollte unverzüglich eingeleitet werden. Bei entsprechendem Befund ist ggf. eine Notfalloperation in einem Zentrum mit entsprechender Erfahrung erforderlich. Diagnosen, die zu solchen Notfalloperationen führen, sind: innere Hernien, Stenosen von Anastomosen, biliäre oder saure Refluxerkrankung, Ösophagusdilatation, Ulzera (z. B. im Magenpouch, im Restmagen, an der Magen-Darm-Anastomose), Dünndarmileus, bakterielle Dünndarmfehlbesiedlung.
c. Metabolische Komplikationen: Dabei handelt es sich um persistierende, unzureichend kontrollierte oder wiederkehrende metabolische Erkrankungen. Hierzu gehören unzureichender Gewichtsverlust, erneute Gewichtszunahme, Dumpingsyndrom (Frühdumping, Spätdumping), übermäßige Malabsorption, Probleme bezüglich Malabsorption von Medikamenten, Persistenz oder Wiederkehr von Adipositas-assoziierten Erkrankungen wie Diabetes, metabolisches Syndrom, Dyslipoproteinämie. Von den genannten Problemen stellt eine unzureichende Gewichtsabnahme bzw. weitere Gewichtszunahme die häufigste Ursache für einen Revisionseingriff dar. Die Indikationsstellung erfolgt unter Erfüllung der folgenden Kriterien:
   - Gewichtszunahme von mehr als 2 kg/Monat in 3 aufeinanderfolgenden Monaten,
   - Verschlechterung des Bariatric Analysis and Reporting Outcome Systems (BAROS-Score) < 4,
   - Wiederauftreten oder Verschlechterung von Adipositas-assoziierten Erkrankungen,
   - ein BMI > 40 kg/m^2 mehr als 1,5 Jahre nach der Erstoperation.

Kontraindiziert sind Revisionseingriffe bei Spätkomplikationen, wenn der Patient nur unzureichend (< 3–6 Monaten) von einem Referenzzentrum klinisch beobachtet wurde oder wenn die Diagnostik nicht im nötigen Umfang erfolgte. Darüber hinaus dürfen die zentralen Prinzipien der metabolischen Chirurgie durch eine Reoperation nicht verletzt werden:

- Eine Kombination zwischen starker Restriktion und Malabsorption sollte vermieden werden,
- das Volumen des Magenpouches sollte nicht < 10 ml sein und
- die Länge des „common channel" sollte die Minimalgrenze von 50 cm nicht unterschreiten.

44.3 Diagnostik vor Revisionseingriffen

Neben einer ausführlichen Anamnese einschließlich der Essgewohnheiten und der körperlichen Aktivität des Patienten sind weitere apparative Untersuchungen notwendig. Um das Volumen des Restmagens bzw. Magenpouches semiquantitativ zu bestimmen, wird im Regelfall eine Durchleuchtung mit Kontrastmittelschluck durchgeführt. Zuverlässiger ist jedoch eine Computertomografie mit Anwendung einer speziellen Software, wobei eine 3D-Rekostruktion erfolgt und weitere OP-relevante Kriterien bestimmt werden können, wie z. B. die Weite bzw. die Position der Anastomose, Fistelbildung, Hernierung, eine exakte Messung des Restmagenvolumens etc. Darüber hinaus sollte vor einer bariatrischen Reoperation routinemäßig eine Ösophagogastroskopie erfolgen. Hierbei werden der distale Ösophagus, der untere Sphinkter, der Magen bzw. Magenpouch morphologisch beurteilt und die Helicobacter-pylori-Diagnostik (auch als ein Schnelltest, z. B. HUT) durchgeführt. Bei speziellen Fragestellungen können weitere funktionelle Untersuchungen, wie z. B. eine 24-Stunden-pH-Metrie des Ösophagus bzw. des Magenpouches, eine Ösophagusmanometrie oder eine MR-basierte Analyse der Magenmotilität sinnvoll sein.

44.4 Wiederherstellung der Restriktion nach restriktiven Eingriffen

Zu den häufigsten restriktiven Eingriffen gehören das Magenband (Laparoscopic Adjustable Gastric Banding, LAGB), die Vertical Banded Gastroplasty (VGB) und die Schlauchmagenbildung (Sleeve-Gastrektomie, SG) sowie der Magenbypass (RYGB), wenn er nicht als distaler Bypass angelegt ist. Bei einer erneuten Gewichtszunahme nach diesen Operationen ist neben der Frage nach dem Einhalten einer geeigneten Diät und regelmäßiger Bewegung des Patienten v. a. das funktionelle Magenvolumen des Patienten von Interesse. Ist immer noch eine ausreichende Restriktion vorhanden? Oder ist die Restriktion aufgrund eines dislozierten Magenbandes, eines dilatierten Pouches, einer dilatierten Gastrojejunostomie oder einer insuffizienten Staplernaht nach VBG nicht mehr gegeben?

Ist die Restriktion unzureichend, so kann versucht werden, durch die Wiederherstellung einer restriktiven Situation eine weitere Gewichtsreduzierung zu erreichen (Kuesters et al. 2009). Die Vertical Banded Gastroplasty, ein früher häufig angewandtes Verfahren, bei dem durch eine vertikale Staplernaht des Magens ein kleiner Magenpouch geschaffen wird, wird heute kaum mehr verwandt. Es werden jedoch noch zahlreiche bereits operierte Patienten einer Revision bedürfen. Mögliche restriktive Revisionsoperationen sind der Magenbypass und die Sleeve-Gastrektomie (Abb. 44.1).

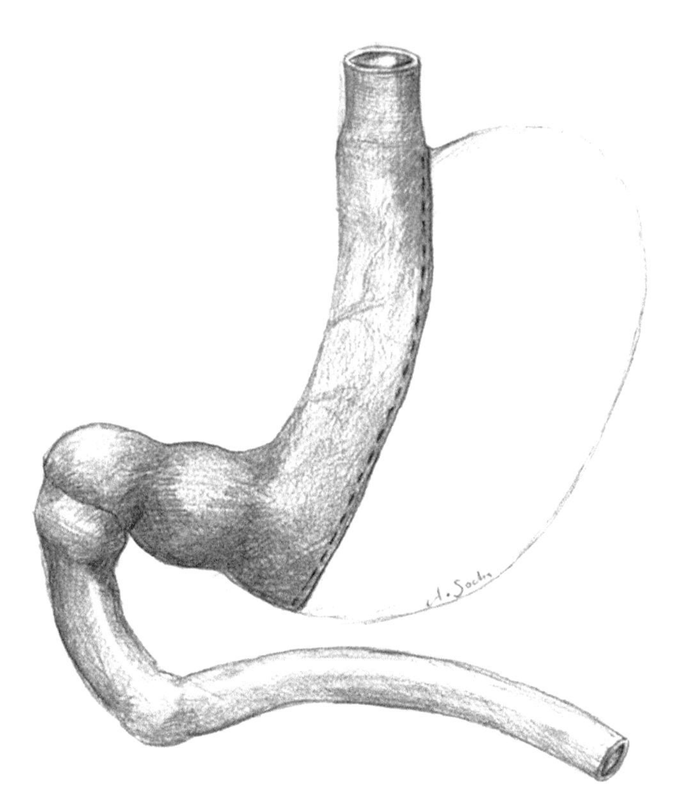

Abb. 44.1 Die Sleeve-Gastrektomie. (Aus Karcz et al. 2012)

Die erneute vertikale Gastroplastie (reVGB) hingegen zeigt noch höhere Revisionsraten als die primäre VBG und sollte deswegen nicht durchgeführt werden (van Gemert et al. 1998). Der Magenbypass als Möglichkeit der Revision weist dagegen deutlich bessere Ergebnisse auf und kann als Standardrevisionseingriff nach VBG betrachtet werden (Berhns et al. 1993; Schouten et al. 2007; Sanchez et al. 2008).

Das Magenband wurde lange Zeit als ein vielversprechendes minimalinvasives und v. a. reversibles Verfahren betrachtet. Die Langzeitergebnisse zeigen jedoch hohe Komplikationsraten bis zu 33 % (Suter et al. 2006) mit einer Explantationshäufigkeit bis zu 40 % (DeMaria et al. 2001; Angrisani et al. 2002; Weiner et al. 2003; O'Brien und Dixon 2003). Die häufigsten Komplikationen sind eine Dislokation des Bandes, eine Erosion des Bandes oder eine Dilatation des Pouches. Mögliche restriktive Revisionen sind die erneute Bandanlage bzw. Bandkorrektur, die Schlauchmagenbildung und der Magenbypass (Abb. 44.2). Wir empfehlen ein zweizeitiges Vorgehen mit Entfernung des Bandes und Wiederherstellung der Magenanatomie in einer ersten Sitzung und Durchführung des Magenbypasses einige Monate später. Alternativ kann eine Schlauchmagenbildung erfolgen (Frezza et al. 2009).

Der Magenbypass mit Roux-Y-Rekonstruktion gehört zu den häufigsten Eingriffen in der bariatrischen Chirurgie. Allerdings zeigten Christou et al., dass 35 % der Patienten nach 10 Jahren noch einen BMI > 35 kg/m^2 aufweisen (Christou et al. 2006). Die möglichen Ursachen sind ein zu großer Pouch (entweder zu groß angelegt oder durch inadäquates Essverhalten dilatiert), eine sehr enge Gastrostomie mit Entleerungsstörung des Pouches bzw. eine zu weite Anastomose, die zu einer Dilatation der Roux-Schlinge führt, sodass diese eine Speicherfunktion analog der des Magens erfüllt und das funktionelle Magenvolumen somit wieder vergrößert ist (Karcz et al. 2009). Eine Wiederherstellung der Restriktion ist durch eine operative Verkleinerung des Pouches möglich (Schwartz et al. 1988; Fobi 2005; Gumbs et al. 2006; Muller et al. 2005).

Die Verstärkung der Restriktion durch die Implantation eines Magenringes (Minimizer-, GaBP-, AMI-Ring) stellt eine weitere Option dar und führt zu einer signifikanten Gewichtsreduktion (Dapri et al. 2009). Die Umwandlung in eine Sleeve-Gastrektomie ist ebenfalls möglich jedoch technisch aufwendig (Abb. 44.3; Parikh et al. 2007). Als zweiter Schritt könnte dann eine biliopankreatische Diversion durchgeführt werden, um eine weitere Gewichtsreduktion zu erzielen (Parikh et al. 2007).

Die Schlauchmagenbildung wurde als eigenständige bariatrische Operation meistens bei superadipösen Hochrisikopatienten als Erstoperation vor einem Magenbypass, einer BPD-DS oder Duodeno-Ileo-Omega/Loop-Switch (Mini Duodenal Switch) angewandt (Felberbauer et al. 2008; Karcz et al. 2013). Studien zeigten jedoch, dass nach Sleeve-Gastektomie ca. 6 % der Patienten nach 2 Jahren wieder Ge-

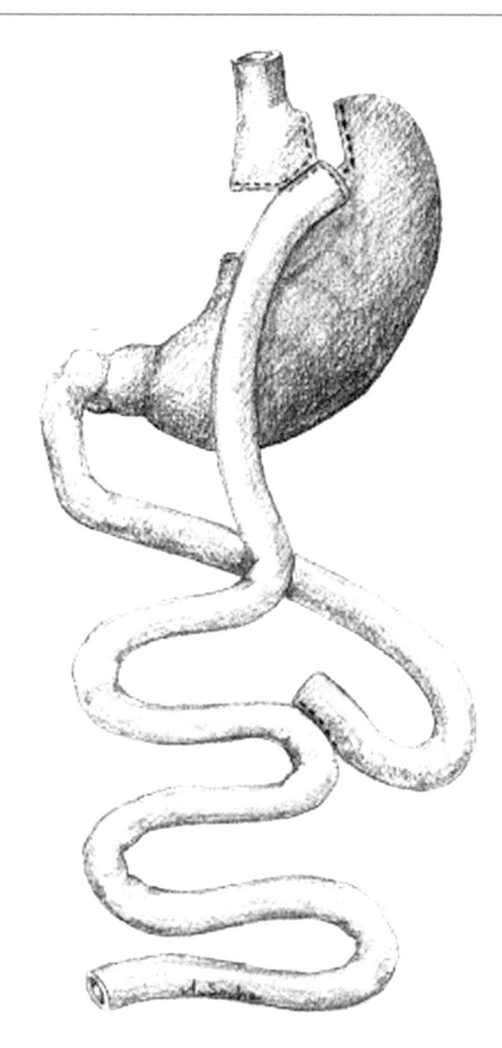

Abb. 44.2 Der Magenbypass. (Aus Karcz et al. 2012)

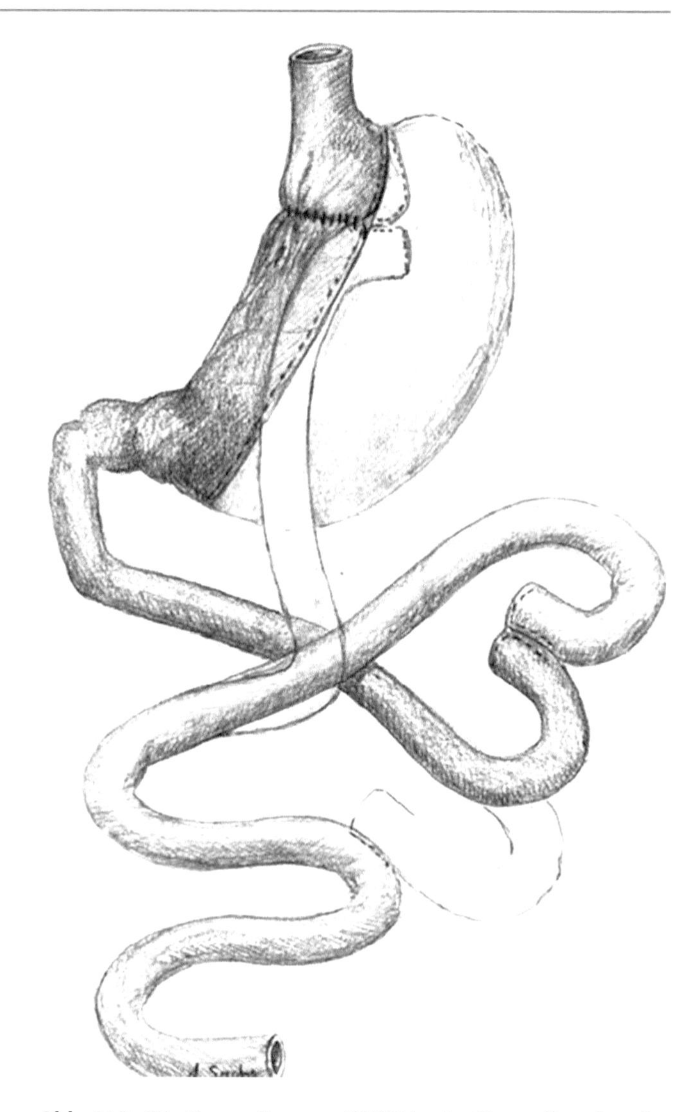

Abb. 44.3 Die Umwandlung von RYGB in eine Sleeve-Gastrektomie. (Aus Karcz et al. 2012)

wicht zunehmen (Nocca et al. 2008) und bei ca. 50 % der Patienten der restriktive Effekt nach 5 Jahren aufgehoben ist. Als ein potenzielles Problem nach dieser Operation wird die Dilatation des Magenschlauches angesehen (Langer et al. 2006). Als restriktive Revisionsoperationen nach Schlauchmagenbildung können eine Wiederverkleinerung des Magenschlauches, eine Implantation des Magenringes oder ein Magenbypass durchgeführt werden (Karcz et al. 2012, Cheung et al. 2014).

Als weitere Möglichkeit der Wiederherstellung der Restriktion mit gleichzeitiger Einführung einer milden Malabsorption bietet sich der „Mini Gastric Bypass“ an (OAGB/MGB). Wie Kermansaravi et al. zeigen, bietet dieses Verfahren nicht nur nach dem vorhergegangenen Schlauchmagen, sondern auch nach dem VBG und der Magenbandimplantation die Möglichkeit einer erneuten BMI-Reduktion von bis zu 15 BMI-Punkten nach 5 Jahren. Ebenso kann es zu einer deutlichen Verbesserung der Adipositas-assoziierten Begleiterkrankungen kommen (Kermansaravi et al. 2021).

44.5 Einführung einer Malabsorption nach restriktiven Eingriffen

Eine unzureichende Restriktion führt schnell zu einer Gewichtszunahme und dem Wiederauftreten von metabolischen Störungen bzw. Adipositas-assoziierten Erkrankungen. Ist eine Wiederherstellung der Restriktion nicht möglich, könnte v. a. bei einem BMI > 40 kg/m^2 durch die Revisionsoperation eine malabsorptive Komponente hinzugefügt werden, um eine Besserung zu erreichen. Die entscheidende Frage ist, ob der Patient bereit und fähig ist, die physiologischen Konsequenzen der künstlichen Verkürzung der Darmpassage anzunehmen. Bei Patienten, die in der Anamnese größere Darmresektionen, einen Drogen- oder Alkoholabusus, schwere chronische Infektionen oder eine Autoimmunerkrankung haben, sollte keine Malabsorption eingeführt werden. Liegt ein Zustand nach

VBG oder LAGB vor, so kann die biliopankreatische Diversion nach Scopinaro vorgenommen werden. Eine andere Möglichkeit stellt die biliopankreatische Diversion mit duodenalem Switch aber ohne Magenresektion unter Belassen des Bandes dar (Slater und Fielding 2004). Darüber hinaus kann auch in einer ersten Sitzung das Magenband entfernt und ein Schlauchmagen angelegt und später, falls nötig, der duodenale Switch in einer zweiten Sitzung vorgenommen werden. Ebenso stellt natürlich der duodenale Switch sowie der distale Magenbypass nach primärer Sleeve-Gastrektomie einen malabsorptiven Zweiteingriff dar (Pareja et al. 2005; Fobi et al. 2001). Kann bei unzureichender Gewichtsabnahme nach Magenbypass die Restriktion nicht verbessert werden, sollte als Revisionsoperation die Konversion zu einem distalen Magenbypass oder BPD-DS, also die Einführung einer malabsorptiven Komponente erfolgen (Abb. 44.4; Fobi et al. 2001; Sugerman et al. 1997). Der Common Channel sollte hierbei ca. 100 cm betragen und der Magenpouch nicht zu klein sein, damit es nicht zu einer Mangelernährung kommt.

44.6 Einführung einer Restriktion nach malabsorptiven Ersteingriffen

Auch restriktive Revisionen nach malabsorptiven Ersteingriffen können vorgenommen werden. Vor allem kommen hier Patienten infrage, die durch das relativ große Volumen des Restmagens den Effekt der Malabsorption kompensieren können und an Gewicht kontinuierlich relevant (2 kg/Monat) zunehmen. Ein Beispiel ist die Fundusresektion nach der BPD-Scopinaro-Operation, bei der ein Großteil des Magens einschließlich des Fundus erhalten bleibt (Abb. 44.5).

Eine Kontraindikation besteht hier bei Vegetariern und Patienten, die eine ungenügende Compliance für Follow-up und Nahrungssupplementation vermuten lassen. Schließlich kann es nach der BPDDS-Operation auch zu einer Erweiterung des Magenschlauches kommen, sodass eine Re-Sleeve-Gastrektomie oder Sleeve-Duplikatur nach Duodenal Switch eine nötige restriktive Revision darstellt (Karcz et al. 2012).

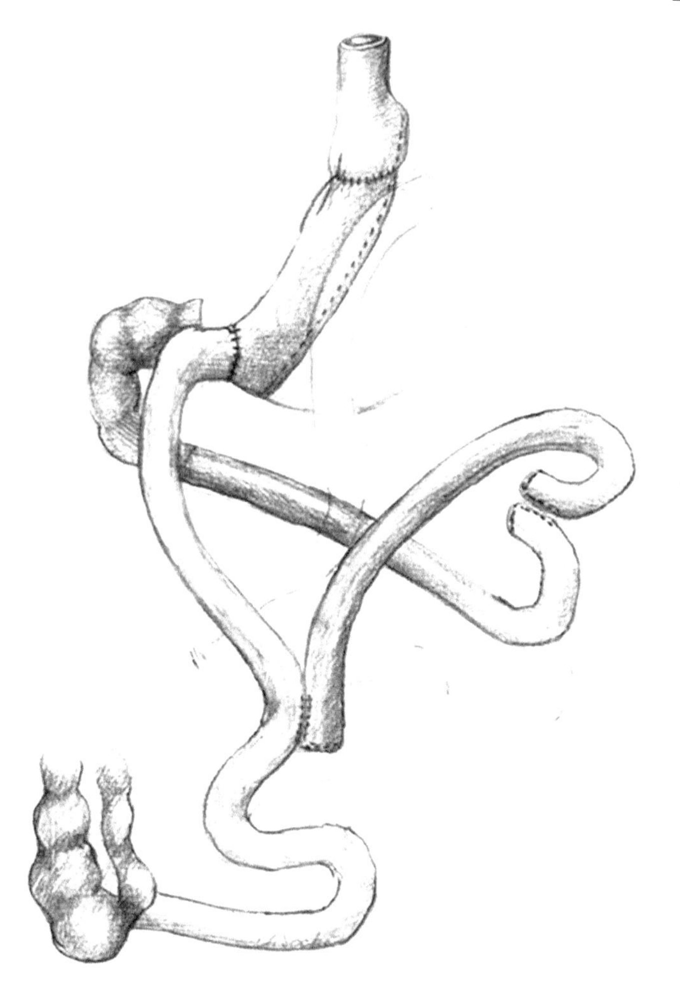

Abb. 44.4 Die Umwandlung von einem Magenbypass in einen Duodenal-Switch. (Aus Karcz et al. 2012)

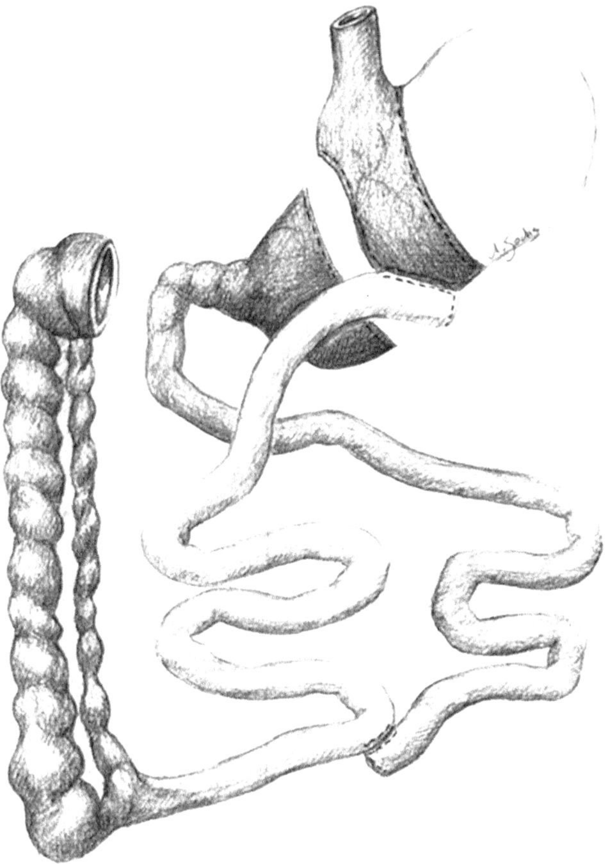

Abb. 44.5 Die Fundusresektion nach BPD-Scopinaro. (Aus Karcz et al. 2012)

44.7 Aufhebung der Malabsoption bei Kurzdamsyndrom

Tritt nach erfolgter BPD-Scopinaro-Operation ein Kurzdarmsyndrom mit Mangelernährung auf, kann ein Roux-en-Y-Magenbypass erfolgen (Abb. 44.6). Hierbei wird der Common Channel verlängert und gleichzeitig eine Magenrestriktion durchgeführt. Auch eine BPD-DS-Situation kann durch Verlängerung des Common Channels oder Umwandlung in einen Magenbypass folgen.

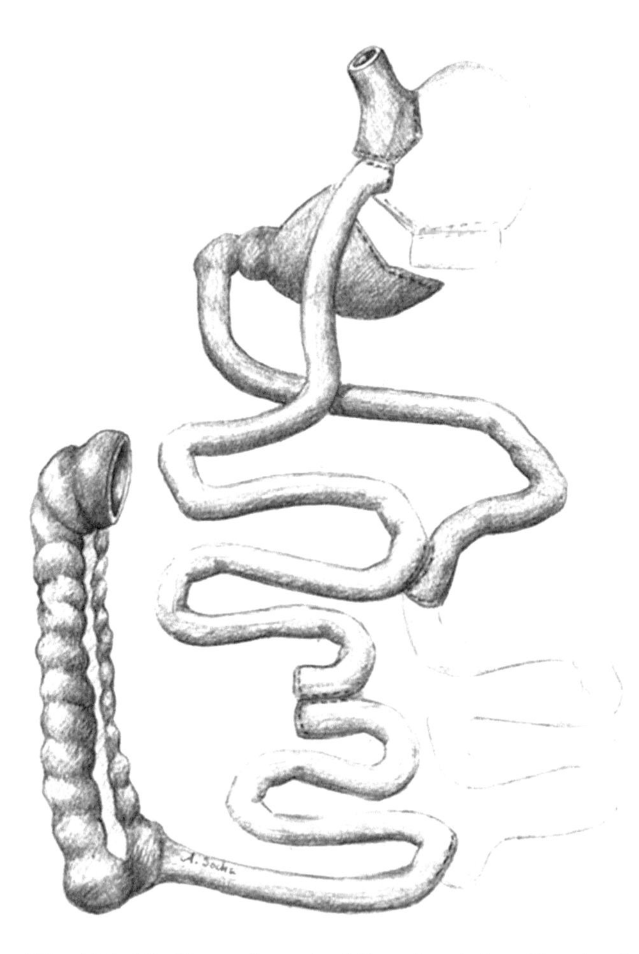

Abb. 44.6 Die Umwandlung der biliopankreatischen Diversion in einen Magenbypass. (Aus Karcz et al. 2012)

44.8 Schlussfolgerung

Die klinische Relevanz der bariatrischen Chirurgie nimmt kontinuierlich zu. Während in der frühen postoperativen Phase Revisionseingriffe fast ausschließlich auf postoperative chirurgische Komplikationen zurückzuführen sind, werden Spätrevisionen meistens wegen eines unzureichenden Effektes der primären Operation indiziert. Mit der Weiterentwicklung der operativen Techniken sowie unter Berücksichtigung der Langzeitergebnisse klinischer Studien, die nicht selten die nach dem ehemals Goldstandard durchgeführten Operationen kritisieren, fällt die Entscheidung zur einer Revisionsoperation leichter. Solche Revisionsoperationen sind jedoch oft sehr anspruchsvoll, sind mit einer höheren Komplikationsrate behaftet als Ersteingriffe und sollten durch einen erfahrenen bariatrischen Chirurgen vorgenommen werden. Bei der Indikationsstellung und v. a. bei der Wahl des Revisionseingriffes spielt neben einer mehrmonatigen Beobachtungphase in einem erfahrenen Zentrum, einer State of the Art erfolgten klinischen Diagnostik die Compliance des Patienten eine zentrale Rolle.

Literatur

Angrisani L, Furbetta F, Doldi SB et al (2002) Results of the Italian multicenter study on 239super-obese patients treated by adjustable gastric banding. Obes Surg 12:846–850

Behrns KE, Smith CD, Kelly KA et al (1993) Reoperative bariatric surgery. Lessons learned to improve patient selection and results. Ann Surg 218:646–653

Cheung D, Switzer NJ, Gill RS et al (2014) Revisional bariatric surgery following failed primary laparoscopic sleeve gastrectomy: a systematic review. Obes Surg 10:1757–1763

Christou NV, Look D, Maclean LD (2006) Weight gain after short- and longlimb gastric bypass in patients followed for longer than 10years. Ann Surg 244:734–740

Dapri G, Cadière GB, Himpens J (2009) Laparoscopic placement of non-adjustable silicone ring for weight regain after Roux-en-Y gastric bypass. Obes Surg 19(5):650–654

DeMaria EJ, Sugerman HJ, Meador JG et al (2001) High failure rate after laparoscopic adjustable silicone gastric banding for treatment of morbid obesity. Ann Surg 233:809–818

Felberbauer FX, Langer F, Shakeri-Manesch S et al (2008) Laparoscopic sleeve gastrectomy as an isolated bariatric procedure:

intermediate-term results from a large series in three Austrian centers. Obes Surg 18:814–818
Fobi MA (2005) Placement of the GaBP ring system in the banded gastric bypass operation. Obes Surg 15:1196–1201
Fobi MA, Lee H, Igwe D Jr et al (2001) Revision of failed gastric bypass to distal Roux-en-Y gastric bypass: a review of 65cases. Obes Surg 11:190–195
Frezza EE, Torre EJ, Enriquez C et al (2009) Laparoscopic sleeve gastrectomy after gastric banding removal: A feasibility study. Surg Innov 16(1):68–72
van Gemert WG, van Wersch MM, Greve JW et al (1998) Revisional surgery after failed vertical banded gastroplasty: restoration of vertical banded gastroplasty or conversion to gastric bypass. Obes Surg 8:21–28
Gumbs AA, Margolis B, Bessler M (2006) Laparoscopic banded-Roux-en-Y gastric bypass. Surg Obes Relat Dis 2:408–409
Karcz WK, Kuesters S, Marjanovic G et al (2009) 3D-MSCT gastric pouch volumetry in bariatric surgery – preliminary clinical results. Obes Surg 19(4):508–516. https://doi.org/10.1007/s11695-008-9776-4
Karcz WK, Bukhari W, Daoud M, Kuesters S (2012) Principals of metabolic revisional surgery. In: Karcz K, Thomusch O (Hrsg) Principles of metabolic surgery. Springer, Berlin/Heidelberg
Karcz WK, Kuesters S, Marjanovic G, Grueneberger JM (2013) Duodeno-enteral omega switches – more physiological techniques in metabolic surgery. Wideochir Inne Tech Maloinwazyjne 8(4):273–279
Kermansaravi M, Shahmiri SS, DavarpanahJazi AH et al (2021) One anastomosis/mini-gastric bypass (OAGB/MGB) as revisional surgery following primary bariatric procedures: a systematic review and meta-analysis. Obes Surg 31(1):370–383. https://doi.org/10.1007/s11695-020-05079-x
Kuesters S, Marjanovic G, Karcz WK (2009) Reoperationen nach bariatrischer und metabolischer Chirurgie. Zentralbl Chir 134:50–56
Ladurner R (2015) Komplikationen in der Adipositaschirurgie. In: Rentsch M, Khandoga A, Angele M, Werner J (Hrsg) Komplikationsmanagement in der Chirurgie. Springer, Berlin/Heidelberg, S 281–290
Langer FB, Bohdjalian A, Felberbauer FX et al (2006) Does gastric dilatation limit the success of sleeve gastrectomy as a sole operation for morbid obesity? Obes Surg 16:166–171
Muller MK, Wildi S, Scholz T et al (2005) Laparoscopic pouch resizing and redo of gastro-jejunal anastomosis for pouch dilatation following gastric bypass. Obes Surg 15:1089–1095
Nocca D, Krawczykowsky D, Bomans B et al (2008) A prospective multicenter study of 163sleeve gastrectomies: results at 1 and 2 years. Obes Surg 18:560–565
O'Brien PE, Dixon JB (2003) Lap-band: outcomes and results. J Laparoendosc Adv Surg Tech A 13:265–270
Pareja JC, Pilla VF, Callejas-Neto F et al (2005) Gastric bypass Roux-en-Y gastrojejunostomy– conversion to distal gastrojejunoileostomy for weight loss failure – experience in 41patients. Arq Gastroenterol 42:196–200
Parikh M, Pomp A, Gagner M (2007) Laparoscopic conversion of failed gastric bypass to duodenal switch: technical considerations and preliminary outcomes. Surg Obes Relat Dis 3:611–618
Sanchez H, Cabrera A, Cabrera K, Zerrweck C, Mosti M, Sierra M, Dominguez G, Herrera MF (2008) Laparoscopic Roux-en-Y gastric bypass as a revision procedure after restrictive bariatric surgery. Obes Surg 18(12):1539–1543
Schouten R, van Dielen FM, van Gemert WG et al (2007) Conversion of vertical banded gastroplasty to Roux-en-Y gastric bypass results in restoration of the positive effect on weight loss and co-morbidities: evaluation of 101patients. Obes Surg 17:622–630
Schwartz RW, Strodel WE, Simpson WS et al (1988) Gastric bypass revision: lessons learned from 920cases. Surgery 104:806–812
Slater GH, Fielding GA (2004) Combining laparoscopic adjustable gastric banding and biliopancreatic diversion after failed bariatric surgery. Obes Surg 14:677–682
Sugerman HJ, Kellum JM, DeMaria EJ (1997) Conversion of proximal to distal gastric bypass for failed gastric bypass for superobesity. J Gastrointest Surg 1:517–524
Suter M, Calmes JM, Paroz A et al (2006) A 10-year experience with laparoscopic gastric banding for morbid obesity: high long-term complication and failure rates. Obes Surg 16:829–835
Weiner R, Blanco-Engert R, Weiner S et al (2003) Outcome after laparoscopic adjustable gastric banding – 8 years experience. Obes Surg 13:427–434

Teil VIII

Minimalinvasive Hernienchirurgie

Total extraperitoneale Patchplastik (TEP)

45

Ulrich A. Dietz, Christoph-Thomas Germer und Armin Wiegering

Inhaltsverzeichnis

▶ Bei der Versorgung von Leistenhernien muss gemäß der Datenlage eine differenzierte Indikation gestellt werden, welche unter anderem auch die für jeden individuellen Fall beste Operationstechnik berücksichtigen muss. Es wird allgemein angenommen, dass in den meisten Fällen ein Netz implantiert werden muss. Es gibt zwei minimalinvasive Zugangswege: ein transabdomineller (laparoskopischer) Weg (TAPP) und ein extraperitonealer (endoskopischer) Weg (TEP). In diesem Kapitel wird die differenzierte Indikation der TEP diskutiert und die wesentlichen Operationsschritte vorgestellt. Im Zusammenhang dieser Darstellung wird der aktuelle Stand der Leitlinien bzw. Evidenz tabellarisch dargelegt, um dem Leser die Möglichkeit der kritischen Auseinandersetzung mit dem Inhalt des Kapitels zu geben.

Ergänzende Information Die elektronische Version dieses Kapitels enthält Zusatzmaterial, auf das über folgenden Link zugegriffen werden kann [https://doi.org/10.1007/978-3-662-67852-7_45]. Die Videos lassen sich durch Anklicken des DOI-Links in der Legende einer entsprechenden Abbildung abspielen, oder indem Sie diesen Link mit der SN More Media App scannen.

U. A. Dietz (✉)
Klinik für Viszeral-, Gefäss- und Thoraxchirurgie, Kantonsspital Olten, Olten, Schweiz
e-mail: ulrich.dietz@spital.so.ch

C.-T. Germer · A. Wiegering
Klinik für Allgemein-, Viszeral-, Gefäß- und Kinderchirurgie, Universitätsklinikum Würzburg, Würzburg, Deutschland
e-mail: germer_c@ukw.de; wiegering_a@ukw.de

45.1 Einführung

Nicht lange nachdem die endoskopisch-laparoskopische Leistenhernienoperation (TAPP) etabliert worden war (siehe auch Kap. 46), entstand die Idee, den Zugang noch weniger invasiv durchzuführen. Die total extraperitoneale Patchplastik (TEP) kann somit als natürliche Weiterentwicklung der TAPP gewertet werden. Bei der TEP wird nicht transabdominell sondern extraperitoneal in einem hierzu geschaffenen Raum gearbeitet, von dem aus theoretisch auch die gesamte vordere Bauchdecke versorgt werden kann

T. Keck, C.-T. Germer (Hrsg.), *Minimalinvasive Viszeralchirurgie*, https://doi.org/10.1007/978-3-662-67852-7_45

(Daes 2012). Die Vorteile der endoskopischen Sicht der Leistenregion werden bei der TEP wie schon bei der TAPP voll genutzt. Als zusätzliche Vorteile werden das geringere Risiko der Darmverletzung sowie die theoretische Vermeidung von Darmadhäsionen gesehen. Auch wenn dieses Operationsverfahren eine höhere Entwicklungsstufe darstellt, bedeutet es jedoch nicht, dass jeder Patient mit diesem Verfahren versorgt werden soll. Auch die TEP muss sich im Indikationsspektrum an der Variabilität der Hernienbefunde und der patienteneigenen Risiken orientieren (Rosemar et al. 2010; Fitzgibbons et al. 2013; Treadwell et al. 2012).

45.2 Indikation

Die HerniaSurge-Leitlinien empfehlen endoskopische Verfahren bei beidseitigen Leistenhernien sowie bei Auftreten eines Rezidivs nach anteriorem Verfahren (HerniaSurge 2018; Weyhe et al. 2018; Fitzgibbons und Forse 2015). Wir operieren bevorzugt junge Männer mit beidseitigen aber auch einseitigen symptomatischen Leistenhernien in dieser Technik. Auch Patienten, die körperlich anstrengende Arbeiten ausführen und Sportler versorgen wir bevorzugt in der TEP-Technik (Sheen et al. 2014; Pilkington et al. 2021). Wir empfehlen die TEP nur bei elektiven Eingriffen. Bei Verdacht einer Inkarzeration verweisen wir auf die diagnostische Laparoskopie in Kombination mit einer TAPP.

Relative Kontraindikationen sind große Hernien (> 4,5 cm), eine vorangegangene radikale Prostatektomie, eine vorangegangene offene Appendektomie (je nach Verlauf der Inzision), Zustand nach Sectio beziehungsweise abdominellem Zugang zum Becken und das Vorhandensein eines Nierentransplantates im kleinen Becken ipsilateral. Bei Patienten mit erhöhter Blutungsneigung (Marcumar, Plavix, weiches Bindegewebe) vermeiden wir die Verwendung der Ballondissektion und bevorzugen den transabdominellen Zugang. Die Leistenhernie der Frau versorgen wir bevorzugt mittels TAPP, da die Präparation am Ligamentum teres uteri unter den laparoskopischen Bedingungen günstiger ist und gelegentlich bei Einreißen des Peritoneums das unerwünschte Pneumoperitoneum einen störenden Druckausgleich des Pneumopräperitoneums verursacht. Dies wiederum kann die Sichtverhältnisse bei der TEP erschweren. Das Vorhandensein eines permanenten Stomas im Unterbauch ist auch eine relative Kontraindikation. Aszites ist aus unserer Sicht eine Kontraindikation für alle endoskopischen Verfahren, da die Netzinkorporation gefährdet ist.

45.3 Spezielle präoperative Diagnostik

Die präoperative Diagnose der Leistenhernie ist klinisch zu stellen. In einzelnen Fällen und v. a. bei Verdacht einer Schenkelhernie ist die Sonografie hilfreich. Zum differenzialdiagnostischen Ausschluss anderer Erkrankungen der Leistenregion (Lymphadenopathie, Adduktorentendinitis, Varikozele, weiche Leiste, etc.) kann in einzelnen Fällen die Durchführung eines dynamischen MRT mit sagittalen Schnitten durch die Leiste weiterhelfen. Patienten, die das typische Risikoprofil für chronische Schmerzen haben (insbesondere junge Männer), klären wir präoperativ ausgiebig auf andere Schmerzursachen ab und versuchen die Operation erst zu einem späteren Zeitpunkt, meist einem beschwerdefreien Intervall, durchzuführen. Bei diesen Patienten überprüfen wir die Wirbelsäule, veranlassen ggf. ein neurologisches Konsil und verschreiben Krankengymnastik vor der Operation, um eine genauere Diskriminierung der Ursache der Schmerzsymptomatik zu ermöglichen. Schmerzen, die nicht durch die Leistenhernie verursacht werden, werden auch postoperativ nicht verschwinden. Besonders schwierig stellen sich die Fälle dar, in denen eine klinisch objektivierbare Leistenhernie gleichzeitig zu Schmerzen anderer Ursachen bestehen. Auch in Zukunft wird die Erfahrung des Operateurs in der Beratung solcher Patienten von unschätzbarem Wert bleiben. Die eigentliche Sportlerleiste stellt eine neue diagnostische Herausforderung dar, die im Einzelfall berücksichtigt werden muss (Sheen et al. 2014; Pilkington et al. 2021; Conze 2012).

45.4 Aufklärung

Das Aufklärungsgespräch beginnt mit einer ausführlichen Beratung über das Watchful-Waiting-Konzept (Fitgibbons et al. 2013; INCA Trialists Collaboration 2011). Besteht Klarheit über die Notwendigkeit der Operation und den Zeitpunkt ihrer Durchführung, klären wir die Patienten über den extraperitonealen Zugang mit seinen Vor- und Nachteilen auf. Ein großer Vorteil ist das Nichteingehen in die Peritonealhöhle. Weitere Vorteile sind die den endoskopischen Verfahren gemeinsame gleichzeitige Präparationsmöglichkeit der Leisten und Schenkelpforte, das Präparieren in einer nervenarmen Schicht und die zügige Wiederaufnahme der täglichen Aufgaben nach der Operation. Das Auftreten postoperativer chronischer Schmerzen ist weniger häufig als bei den offenen Verfahren (pauschal ca. 1/10). Es wird ein Kunststoffnetz implantiert, das meistens nicht fixiert wird (Aasvang et al. 2010). Bei großen medialen Hernien ist eine Netzfixation sinnvoll, hierzu müssen die Patienten über die zu verwendende Fixationsmethode aufgeklärt werden (Tacker oder Kleber). Bei Männern gehört der allgemeine Hinweis zur Möglichkeit der Verletzung von Samenstrang und Testikulargefäßen sowie von Blutungen aus dem retrosymphysalen Bereich zur Aufklärung (Hallén et al. 2012). Frauen werden auf die mögliche Durchtrennung des Ligamentum teres uteri hingewiesen. Die Patienten müssen auch darüber informiert werden, dass über den extraperitonealen Weg keine Exploration der Peritonealhöhle möglich ist. Nach vorangegangener Appendektomie oder weiteren Zugängen zum unteren Abdomen muss auf unbemerkte Verletzungen von Darmschlingen hingewiesen werden, welche am Peritoneum adhärent sein können und aus der extraperitonealen Sicht nicht erkennbar sind. Wichtig sind in diesem Zusammenhang besonders die Koagulationsschäden durch Kriechstrom. Auch bei endoskopischen Verfahren muss auf das Auftreten postoperativer Taubheit im Bereich der inguinoskrotalen/labialen Haut hingewiesen werden. Diese Dysästhesien können durchaus lebenslang bleiben. Unbedingt muss auch auf das lebenslange Risiko eines Rezidivs hingewiesen werden. Rezidive entstehen nicht wegen Schwäche am Netz, sondern sind meistens die Folge des Haltverlustes des Netzes im Bindegewebesubstrat des Patienten, was wiederum eine Folge des natürlichen Alterungsprozesses ist.

Da für endoskopische Verfahren die monopolare Elektrokoagulation häufig Verwendung findet, muss der Patient im Aufklärungsgespräch auf das evtl. Vorhandensein eines Herzschrittmachers oder Defibrillators befragt werden. In alternativen Fällen kann die bipolare Koagulation oder das Ultraschallmesser verwendet werden, ansonsten kann durchaus ein offenes Verfahren empfohlen werden.

45.5 Lagerung

Für die TEP wird der Patient in Rückenlage gelagert. Es werden 2 Schulterstützen angebracht, die im Operationsablauf die Trendelenburg-Position (Kopftieflagerung) des Tisches ermöglichen. Beide Arme werden angelagert. Operateur und erster Assistent stehen kontralateral zur Hernie, der Bildschirm ist idealerweise gegenüber dem Operateur auf der gleichen Seite der Hernie positioniert. Bei beidseitiger Versorgung steht der Monitor zu Füßen des Patienten, alternativ sind neue Operationssälen mit 2 Monitoren ausgestattet, die jeweils die optimale Sicht von rechts oder links ermöglichen. Die instrumentierende Schwester steht seitlich neben dem Operateur, der Instrumententisch seitlich am Fußende des OP-Tisches.

45.6 Technische Voraussetzungen

Es kommen 3 wiederverwendbare Trokare zum Einsatz, ein 10-mm-Optiktrokar für die umbilikale Position (mit Konus zur Fixation des Trokars durch vorgelegte Fasziennähte), ein 5-mm-Trokar in der Mittellinie und ein 5-mm-Trokar laterokranial der Hernie. Das endoskopische Grundsieb bedarf neben dem Instrumentarium für den Dissektionsballon, einer Schere und zwei stumpfen Fasszangen (z. B. eine Overholt-Klemme). Die Instrumente für die TEP sind üblicherweise etwas kürzer als die analogen Instrumente für die TAPP. Neben dem endoskopischen Videoturm wird Elektrokoagulation verwendet. Die verfügbaren Videokamerasysteme der letzten Generation liefern hervorragende Bilder, aus unserer Sicht bringt dem erfahrenen Chirurgen ein 3D-System keinen zusätzlichen Vorteil. Flache Kunststoffnetze mit großen Poren und einer Mindestgröße von 10 × 5 cm sollten verfügbar sein. Ebenfalls muss eine Roeder-Schlinge sowie die Möglichkeit der endoskopischen Naht (besonderes Nahtmaterial beziehungsweise Nadelhalter) bereitgestellt werden. Materialien zur Netzfixation sind bei Versorgung beidseitiger Hernien empfohlen (bevorzugt Kleber, alternativ auch resorbierbare Tacker).

45.7 Überlegungen zur Wahl des Operationsverfahrens

Es gibt keine universale Technik für die Versorgung von Leisten- und Schenkelhernien. Die Indikationen der TEP sind bereits oben diskutiert worden. Bevor die Wahl des Operationsverfahrens stattfinden kann, müssen folgende Fragen beantwortet werden:

- Bestehen Voroperationen im Unterbauch?
- Handelt sich es um eine erstmals aufgetretene Leistenhernie?
- Geht es um eine einseitige oder beidseitige Leistenhernie?
- Wie groß ist die Bruchpforte?

Es gibt noch weitere Faktoren, die berücksichtigt werden können, die je nach Expertise des Operateurs jedoch relativiert werden: Geschlecht des Patienten, BMI und Ausdehnung der Hernie nach skrotal bzw. labial (Rosemar et al. 2010).

45.8 Operationsablauf – How we do it

In Vorbereitung zur Operation ist neben der exakten Kenntnis der Operationsindikation und Nebenerkrankungen des Patienten die strategische Planung des Eingriffes nötig. Hierzu ist das Repetieren der Anatomie und der entsprechenden Varianten (Yasukawa et al. 2020) und der Präparationsziele (Claus et al. 2020) und, wenn vor Ort etabliert, auch die Beachtung der operationsspezifischen Checkliste (Ramser et al. 2021) hilfreich.

Die vordere Bauchdecke wird weiträumig desinfiziert und abgedeckt. Die Abdeckung erfolgt erst nach der Überprüfung, ob die zu operierende Seite bei wachem Patienten auf der Haut mit dem Edding-Stift markiert worden ist. Hat der Patient keine entsprechende Hautmarkierung, empfehlen wir die Beendigung der Narkose und das Ausschleusen des Patienten. In unserer Klinik wird die perioperative Antibiotikagabe praktiziert.

Ein Zugang lateral und parallel zum Nabel auf der Seite der zu operierenden Leistenhernie wird eröffnet. Bei beidseitiger Leistenhernie empfehlen wir den Zugang auf derjenigen Seite, die symptomführend ist. Es folgt eine stumpfe Präparation bis auf die vordere Rektusscheide und hier die Schaffung eines kleinen Fensters nach lateral. Die Rektusscheide wird transversal zum Verlauf des Musculus rectus abdominis von medial nach lateral über eine Strecke von ca. 1 cm eröffnet. Der Muskelkörper des Musculus rectus wird mit der Pinzette nach lateral geschoben, wodurch die hintere Rektusscheide sichtbar wird. Mit der Hinterseite der Pinzette (alternativ auch mit dem kleinen Finger) wird der Raum hinter dem Musculus rectus nach distal freipräpariert, um das Einführen des Dissektionsballons vorzubereiten. Die Durchblutung des Nabels erfolgt über die epigastrischen Gefäße von lateral her, was an dieser Stelle zu unangenehmen Blutungen führen kann. Blutungen müssen hier gezielt elektrokoaguliert werden, um die weitere Sicht während der Schaffung des Zugangs nicht zu behindern. Mit dem Dechamps werden 2 starke resorbierbare Nähte an die offenen Lefzen des vorderen Rektusscheidenblattes vorgelegt. Diese Nähte dienen später der Sicherung des Hasson-Trokars. Nun wird der Dissektionsballon unter Sicht zwischen Musculus rectus und hinterer Rektusscheide bis ca. 5 cm oberhalb der Symphyse eingeführt und insuffliert (Abb. 45.1a) (Video siehe Abb. 45.2). Bei diesem Schritt ist es besonders wichtig, dass die Arteria epigastrica inferior nicht vom Musculus rectus abdominis getrennt wird. Hilfreich ist für diesen Schritt, die Insufflation des Ballons durch Optikkontrolle zu begleiten (Abb. 45.1b), wodurch sich sehr schön die Ablösung der epigastrischen Gefäße nach oben beobachten lässt. Sollte die Arteria epigastrica inferior vom Musculus rectus abdominis

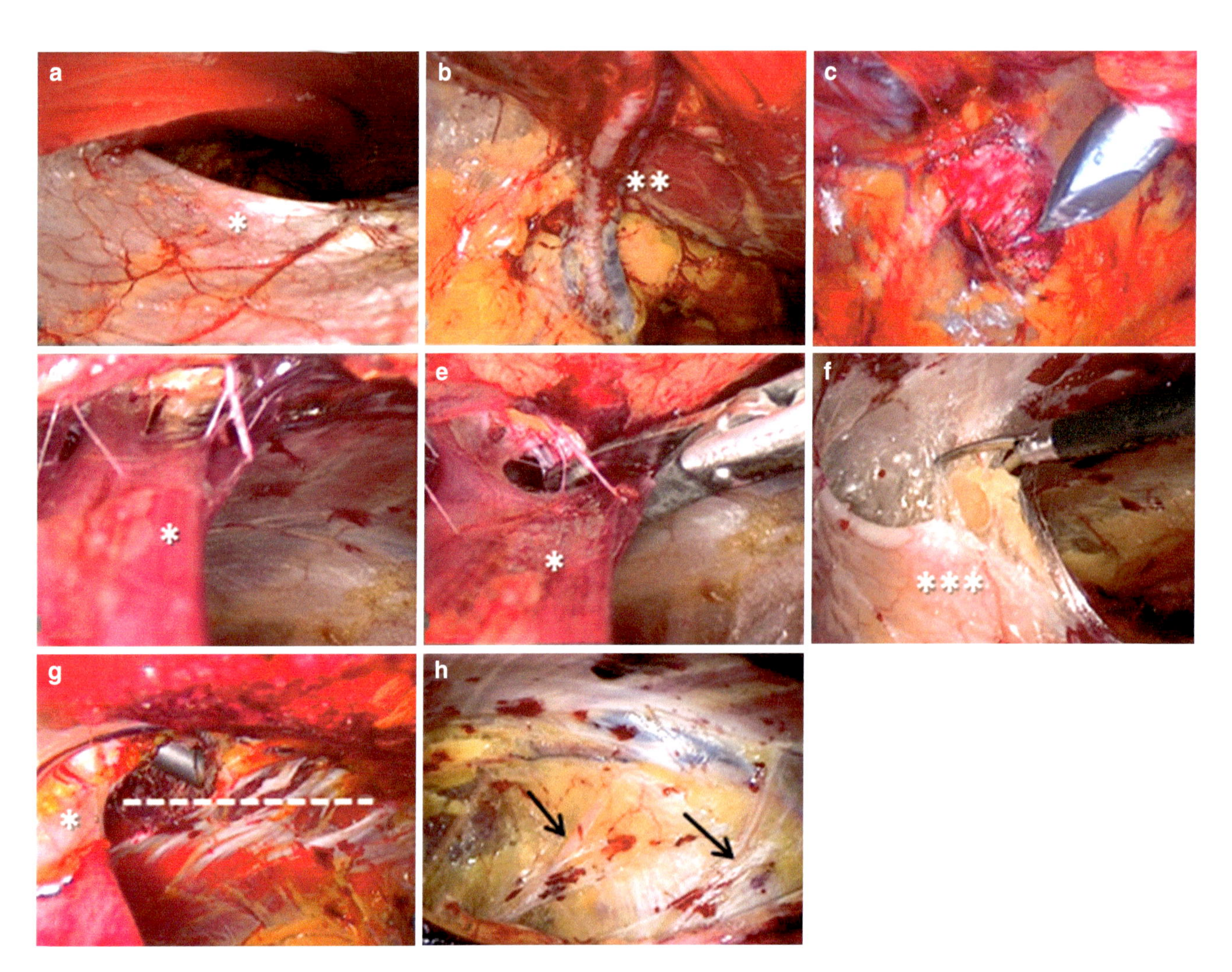

Abb. 45.1 a–h 1 Bilderserie der linken Patientenseite. (**a**) Blick in die Rektusscheide nach erfolgter Ballondissektion des präperitonealen Raumes; * Linea arcuata. (**b**) Übersicht über den präperitonealen Raum nach Ballondissektion; ** Achse der epigastrischen Gefäße. (**c**) Einführung des medianen Trokars unter Sicht. (**d**) und (**e**) Einkerbung der Linea arcuata und Lösung derselben lateralseitig. (**f**) Ablösung des Peritoneums nach erfolgter Durchtrennung der lateralen Insertion der Linea arcuata; *** Peritoneum im Bereich der Linea arcuata. (**g**) Die *weiße gestrichelte Linie* zeigt über dem Musculus transversus abdominis das Ausmaß der Ablösung der Linea arcuata und den bereits eingeführten 2. Trokar links lateral. (**h**) Die *Pfeile* zeigen die nervalen Strukturen unterhalb der sie bedeckenden Faszie als Landmarke der lateralen Präparation

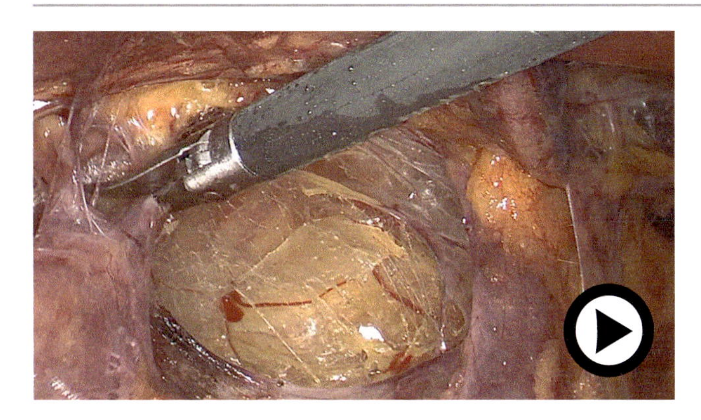

Abb. 45.2 Video 45.1: Schaffung des extraperitonealen Zugangs bei der TEP. Die Videosequenz zeigt die Ballon-Dissektion, das Einführen des ersten Trokars in der Medianlinie (unter Sicht) und die Vorbereitung für die Insertion des zweiten Trokars. Hierfür wird zunächst die Ebene des Musculus transversus abdominis freigelegt, die Linea arcuata dargestellt (und eingekerbt) und die Ebene der Nerven dargestellt. Von da an folgt die Operation den Schritten, die in den Abb. 45.2, 45.3 und 45.3 dargestellt sind (© Video: Ulrich Dietz) (▶ https://doi.org/10.1007/000-bk6)

getrennt werden, kann es ggf. nötig werden, sie an den Muskel zu refixieren oder alternativ zu durchtrennen, um die weitere Operation zu ermöglichen.

Jeder Trokar muss unbedingt unter Sicht eingeführt werden. Wir beginnen mit einem 5-mm-Trokar in der infraumbilikalen Mittellinie ungefähr auf mittlerer Strecke zwischen Symphyse und Nabel (Abb. 45.1c). Unter Kamerasicht wird dieser erste Trokare zwischen beide Musculi recti eingeführt. Bevor der zweite 5-mm-Arbeitstrokar eingeführt werden kann, muss der Raum des Pneumopräperitoneums nach lateral auf die Seite der ersten Hernie breitflächig erweitert werden. Um dies zu erreichen, arbeitet der Operateur mit nur einer Hand über den suprasymphysären Trokar und führt eine stumpfe Präparation unter gelegentlicher Verwendung von Elektrokoagulation aus. Als nächstes muss die Linie arcuata über 3–5 cm eingekerbt werden, damit ausreichend Platz für den lateralen Trokar vorhanden ist. Unmittelbar unter der Linie arcuata wölbt sich das Peritoneum vor, dabei gilt es, ohne dieses zu eröffnen, einen weitläufigen Raum zu schaffen (Abb. 45.1d–f). Nun kann der zweite 5-mm-Arbeitstrokar auf der Seite der zu operierenden Hernie in ca. Nabelhöhe im Bereich der vorderen Axillarlinie unter Sicht eingeführt werden (Abb. 45.1g).

Bevor die eigentliche Präparation im Bereich der Hernie begonnen wird, müssen rechts und links der Achse der Arteria epigastrica inferior die Symphyse und die Verlaufsebene der intrapelvinen Nerven dargestellt werden (Abb. 45.1h). Erst die Sicherung dieser beiden Orientierungspunkte autorisiert den Beginn der Arbeit am „myopektinealen Trichter". Im von Rene Frauchaud beschriebenen myopektinealen Trichter finden wir lateral der epigastrischen Gefäße den inneren Leistenring, medial der epigastrischen Gefäße und lateral des Musculus rectus abdominis die Hinterwand des Leistenkanals mit der Fascia transversalis sowie unterhalb des Leistenbandes am Ligamentum lacunare die Schenkelpforte.

Die indirekte Leistenhernie verläuft durch den inneren Leistenring als sog. innerer Peritonealsack („inner sac"), der nach intraabdominal herauspräpariert wird (Abb. 45.3c–e). Im Rahmen seiner Präparation muss der begleitende präperitoneale Fettkörper aus dem Leistenkanal geborgen werden. Durch sparsame Anwendung von Elektrokoagulation wird der Bruchsack vom Ductus deferens und den Testikulargefäßen beziehungsweise vom Ligamentum teres uteri abgetrennt. Wenn das Ligamentum teres uteri fest mit dem Peritoneum verwachsen ist, kann es zum Schutz der weiteren Präparation mit Elektrokoagulation durchtrennt werden. Diese Durchtrennung sollte möglichst 1–2 cm entfernt vom Eintritt in den inneren Leistenring erfolgen, um die auf Leistenringniveau verlaufenden Nervenabzweigungen des Ramus genitalis intakt zu lassen. Bei größeren inguinoskrotalen Hernien kann in ausgewählten Fällen der distale Bruchsack belassen werden (Stylianidis et al. 2010). Dies bedeutet allerdings eine Eröffnung des Peritoneums und den damit verbundenen Druckausgleich zwischen präperitonealem Raum und Bauchhöhle. Größere Eröffnungen des Peritoneums sollten mit einer Naht verschlossen werden.

Bei der direkten Leistenhernie besteht eine Auswölbung der Fascia transversalis („outer sac"), hier wird für die Präparation das Fettgewebe der Bauchdecke in das kleine Becken gezogen, sodass die Fascia transversalis durch den Druck des Pneumopräperitoneums die Spannung des Pneumoperitoneums nach außen wölbt. Bei größeren direkten Hernien (z. B. > 3 cm) ist es sinnvoll, die Fascia transversalis zu raffen, was durch Anwendung einer Roeder-Schlinge erfolgt (Abb. 45.3f–g). Beim Setzen der Roeder-Schlinge ist darauf zu achten, dass der Ductus deferens nicht akzidentell mitgefasst wird. Alternativ kann die Fascia transversalis mit einer Naht an die Symphyse fixiert werden, dazu wird jedoch ein 10-mm-Trokar für die Naht nötig sein.

Das Präparieren der Schenkelhernien im Bereich der Lacuna vasorum muss vorsichtig erfolgen, hier verläuft nicht nur die Vena iliaca externa sondern auch mehrere venöse Anastomosen und Lymphgefäße, die zu unangenehmen Blutungen führen können. Unter Umständen muss eine gewisse Kraft angewendet werden, um das durch die Schenkelpforte nach außen prolabierende Fettgewebe zu mobilisieren (Abb. 45.4).

Nach dem Freipräparieren der 3 potenziellen Bruchpforten wird das Peritoneum über den Iliakalgefäßen und dem Musculus psoas weit nach kranial beziehungsweise dorsal parietalisiert und der Verlauf des Ductus deferens bis tief in das kleine Becken gesichert. Somit ist die Fläche für die Aufnahme des Netzes optimal parietalisiert. Die 3 Bruchpforten werden mit einem nichtresorbierbaren großporigen Polypropylen- oder PVDF-Netz abgedeckt (Abb. 45.5a, b). Es ist auf eine aus-

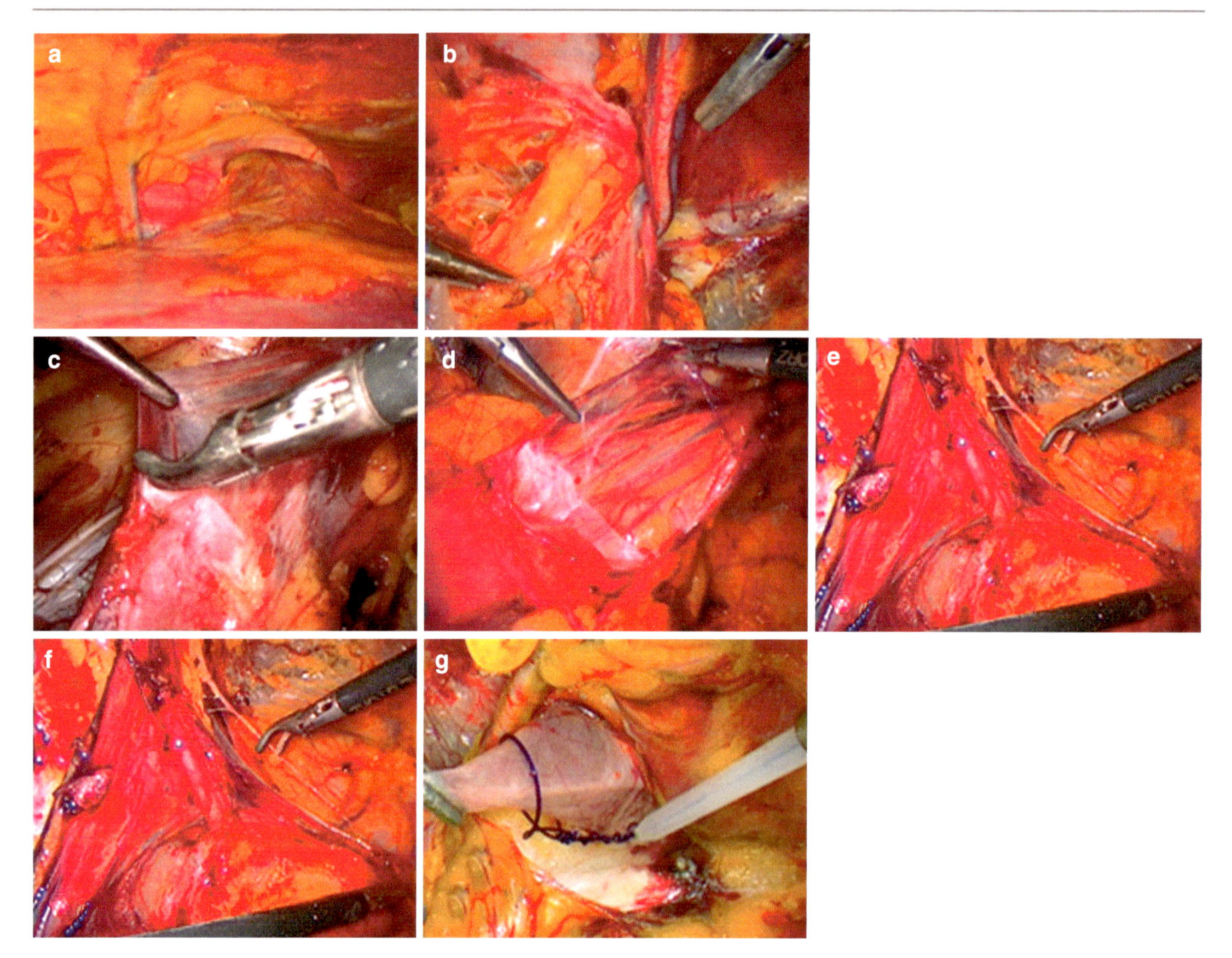

Abb. 45.3 **a–g** Präparation der Bruchpforten auf der linken Seite. (**a**) Medial der epigastrischen Gefäße zeigt sich eine große mediale Hernie (M2); (**b**) Lateral der epigastrischen Gefäße befindet sich eine laterale Hernie (L1–2); (**c**) und (**d**) Auslösen des Bruchsacks der lateralen Hernie aus dem Leistenkanal und Abtrennung desselben von den Testikulargefäßen, diese Präparation wird lateral und kranial sehr weitflächig fortgeführt, um später ausreichend Fläche für die Netzpositionierung zu parietalisieren. (**e**) Die Präparation am Ductus deferens wird sehr tief in das kleine Becken verfolgt. (**f**) Nach innen prolabierende Fascia transversalis im Rahmen der Ballondissektion (der eigentliche „outer sac"). (**g**) Röder-Schlingen-Raffung der Fascia transversalis

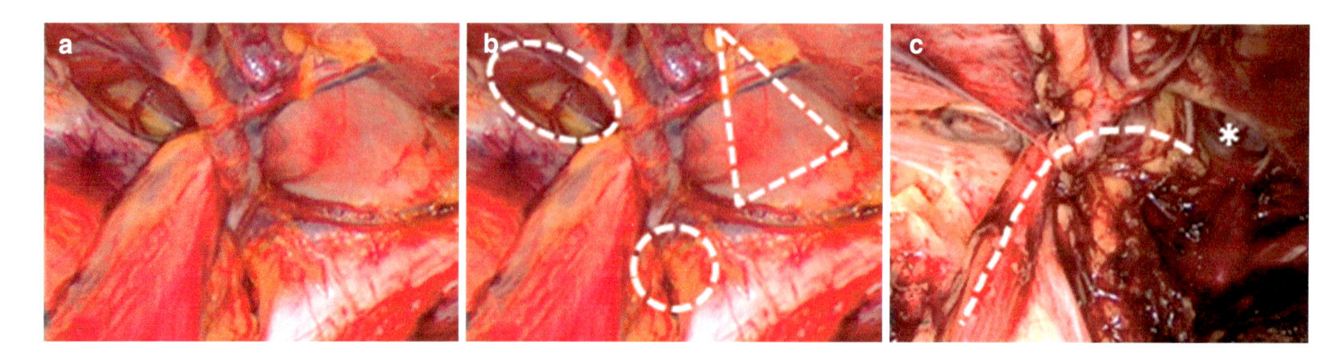

Abb. 45.4 **a–c** Präperitonealer Überblick des Fruchaud-Trichters (Fruchaud 1956) auf der linken Seite: (**a**) Medial und kranial ist die Achse der epigastrischen Gefäße, nach rechts (medial) das Hesselbach-Dreieck, nach links (lateral) der erweiterte innere Leistenring und unterhalb der epigastrischen Gefäße und oberhalb des Ligamentum pectinatum im lateralen Bereich des Ligamentum lacunare die Schenkelpforte. (**b**) Markierung dieser potenziellen Bruchpforten mit gestrichelten Linien: *Ellipse* = innerer Leistenring; *Dreieck* = Hesselbach-Dreieck, *Kreis* = Schenkelpforte. (**c**) In diesem speziellen Fall zeigt die *gestrichelte Linie* den Verlauf der Testikulargefäße und des Ductus deferens von lateral kommend, entlang der epigastrischen Gefäße, nach medial durch den Bereich des Hesselbach-Dreiecks verlaufend; hier zeigt sich der typische von Fruchaud beschriebene Befund mit Kompromittierung des gesamten Trichters

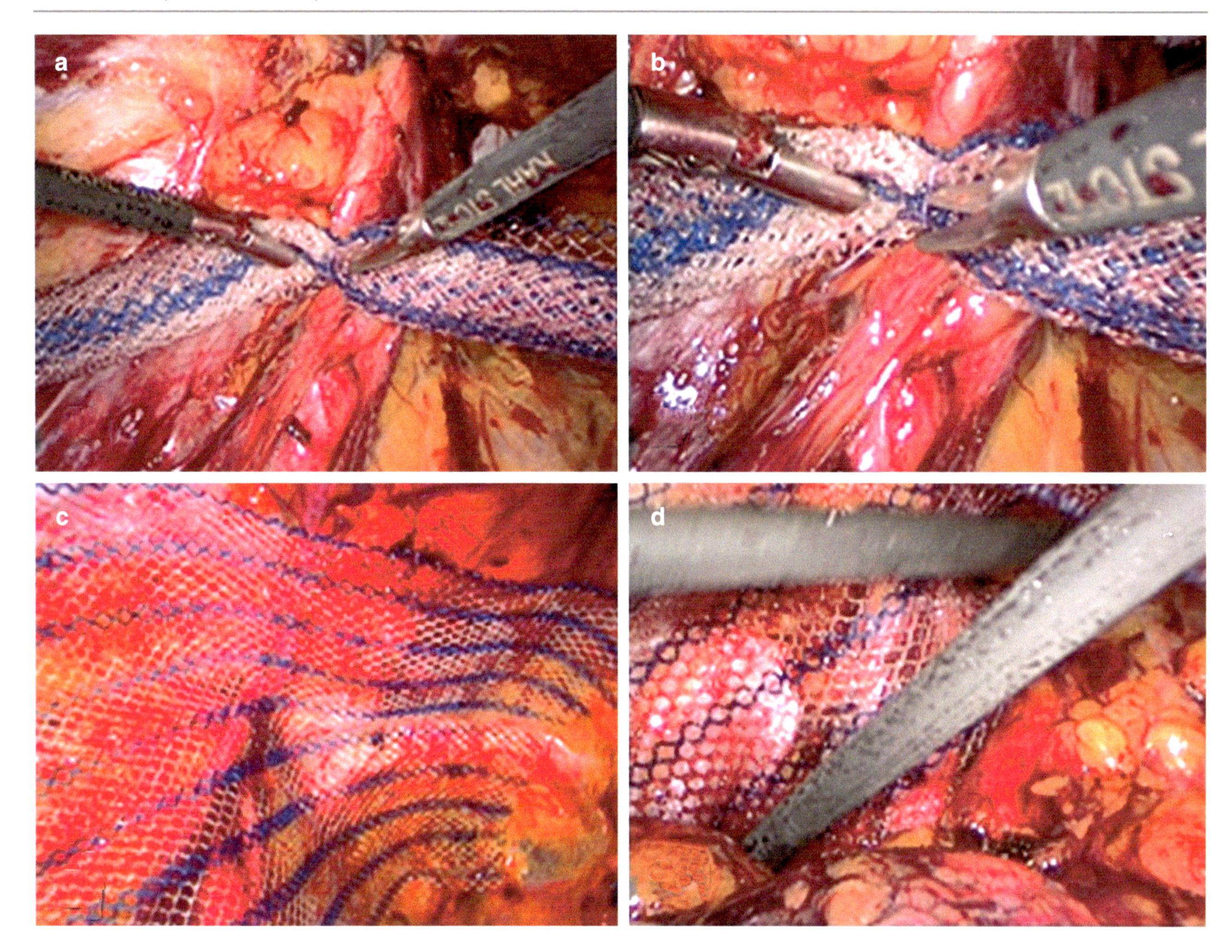

Abb. 45.5 a–d 4 Einbringen der Netzes, linke Seite. (**a**) Das eingerollte und mit Faden gesicherte Netz wurde über den Optiktrokar eingebracht und wird vor dem Ausrollen in die korrekte Position ausgerichtet. (**b**) Schneiden des Sicherheitsfadens. (**c**) Das Netz wurde entfaltet und deckt alle potenziellen Bruchpforten ab. (**d**) Die Netzunterkante wird mit 2 stumpfen Klemmen während des Ablassens des Pneumopräperitoneums gehalten; durch das Ablassen des CO_2 kann sich das Netz nicht mehr verschieben

reichende Netzgröße zu achten, indem der myopectineale Trichter intraoperativ ausgemessen wird; das Netz sollte aber mindestens 10 x 15 cm groß sein (Hiratsuka et al. 2021). Bei der einseitigen TEP ist keine Netzfixation notwendig, bei beidseitiger Versorgung fixieren wir die Netze mit biologischem Kleber, um die Netzposition im postoperativen Zeitraum der CO_2-Resorption zu sichern. Ausnahme sind die großen medialen Hernien, bei denen die mediale Fixation des Netzes z. B. mit resorbierbaren Tackern sinnvoll ist.

Das Netz liegt optimal (Abb. 45.5c), wenn:

- es medialwärts die Symphyse überdeckt,
- der untere Rand des Netzes tief in der Rinne zwischen Harnblase, Ductus deferens, Iliakalgefäßen und abdominellem Peritoneum verläuft,
- lateralseitig breitflächig den Musculus iliopsoas abdeckt und
- der Oberrand des Netzes ohne Falte über der Arteria epigastrica inferior liegt und den inneren Leistenring um mindestens 5 cm überlappt.

Wenn die hier beschriebene Netzposition erreicht wurde, wird die Netzunterkante mit den 2 Arbeitsinstrumenten gehalten, während das Pneumopräperitoneum entlastet wird (Abb. 45.5d). Zuvor erfolgt die Zählkontrolle der Operationsinstrumente und der Hilfsmaterialien auf Vollständigkeit. Nach Entfernung der Trokare werden die vorgelegten resorbierbaren Nähte der vorderen Rektusscheide geknüpft, es erfolgt die Lokalinfiltration mit Lokalanästhetikum zur postoperativen Analgesie sowie die Naht der Hautschnitte in intrakutaner Nahttechnik. Der Eingriff darf erst als beendet gelten, wenn bei männlichen Patienten, die Kontrolle der normalen Lage beider Hoden im Hodensack erfolgt ist.

45.9 Spezielle intraoperative Komplikationen und ihr Management

Am besten werden Komplikationen durch eine systematische standardisierte Präparations- und Vorgehensweise vermieden. Die gefährlichste Komplikation ist die Läsion der Iliakalgefäße beim Einbringen der Trokare, was auf jeden Fall vermieden werden muss; auch im Rahmen der Präparation besteht das Risiko der Läsion der Vena iliaca externa – hier kann die Läsion lebensbedrohlich und die Gefäßnaht anspruchsvoll sein (Tabriz et al. 2021). Blutungen, die während der subtilen Präparation der Samenstranggefäße auftreten, können sparsam und sorgfältig koaguliert werden, da diese Gefäße reichlich kollateralisiert sind. Lateral der Iliakalgefäße und unterhalb des Leistenbandes verlaufen die Nn. genitofemoralis und cutaneos femoris lateralis (Triangle of Pain). Hier ist die Netzfixation mit jeder Art von Tackern strengstens kontraindiziert (Cave: Schmerzen; Dietz et al. 2014).

Bei Verwendung eines Dissektionsballons kann die A. epigastrica inferior vom M. rectus abdominis abgelöst oder auch abgerissen werden. In diesem Fall wird die Arterie nach der CO_2-Insufflation über den suprapubischen Trokar mit 5-mm-Titanclips geclippt. Wenn nach Voroperationen der Ballon das Peritoneum zerreißt, muss auf ein TAPP-Vorgehen konvertiert werden. Ein CO_2-Leck in das Abdomen ist keine eigentliche Komplikation und tritt in bis zu 50 % der Fälle auf; je nach Lokalisation werden Öffnungen > 2 cm vernäht. Sehr vorsichtig muss bei der Präparation nichtreponibler Hernien vorgegangen werden: atraumatische Fasszangen und keine Anwendung monopolaren Stroms sind wichtig (cave: Darmverletzung durch Kriechstrom; Dietz et al. 2014).

Sehr wichtig ist die suffiziente postoperative Therapie des akuten Schmerzes, um eine Schmerzchronifizierung zu vermeiden. Wir empfehlen je nach Schmerzintensität (gemessen an der Schmerzeinschätzung des Patienten auf der numerischen Ratingskala, NRS) die Schmerzmittelgabe gemäß Tab. 45.1.

Tab. 45.1 Postoperative Analgesie

	NRS	Orale Medikation[a]
Stufe 0	< 3	Metamizol (1 g, 4-mal/Tag p. o.)
Stufe 1	> 3	Metamizol (1 g, 4-mal/Tag p. o.) + Paracetamol (1 g, 4-mal/Tag p. o.)
Stufe 2	> 3	Metamizol (1 g, 4-mal/Tag p. o.) + Paracetamol (1 g, 4-mal/Tag p. o.) + Tilidin/Naloxon (100 mg/8 mg bis 150 mg/12 mg ret., 2-mal/Tag p. o.) + Antiemetische Prophylaxe (z. B. Metoclopramid 10 mg)
Stufe 2+	> 3	Metamizol (1 g, 4-mal/Tag p. o.) + Paracetamol (1 g, 4-mal/Tag p. o.) + Tilidin/Naloxon (100 mg/8 mg bis 150 mg/12 mg ret., 4-mal/Tag p. o.) + Tilidin 50 mg (20 gtt.) bei Bedarf (max. 4-mal/Tag) + Antiemetische Prophylaxe (z. B. Metoclopramid 10 mg)
Stufe 3	> 7	„Schmerzdienst" kontaktieren

[a]Auszug aus der Standard Operating Procedure (SOP) des „Interdisziplinären perioperativen Schmerzkonzeptes im Rahmen des akuten Schmerzdienstes (ASD) im Zentrum Operative Medizin für die allgemeinchirurgischen Stationen der Chirurgie I" vom 01.02.2013 des Universitätsklinikums Würzburg
Anpassung der Medikation jeweils unter Beachtung der patientenspezifischen Kontraindikationen und des Nebenwirkungsprofils

45.10 Evidenzbasierte Evaluation

Die Evidenzlage zur TEP wird nachfolgend zur objektiveren Übersicht in tabellarischer Form dargestellt. Die einzelnen Themenbereiche sind in den beiden Tabellen teilweise anders geordnet als in der Leitlinie, um das thematische Verständnis zu verbessern. Dabei befasst sich Tab. 45.2 mit den Aspekten OP-Indikation, Operationsverfahren, Rezidiv nach anteriorem Verfahren, leichtgewichtige Netze, Netzfixation, Antibiotikaprophylaxe, Training des Operateurs und chronische Schmerzen und hat die aktuellen Leitlinien zur Grundlage. Die HerniaSurge-Leitlinie empfiehlt laparoendoskopische Verfahren bei primärer bilateraler Leistenhernie (Low evidence, strong upgraded) und empfiehlt bei

Tab. 45.2 Ausgewählte Aspekte der Leistenhernien-Leitlinie der HerniaSurge-Gruppe, strukturiert nach einzelnen Themen. (HerniaSurge Group 2018)

Thema	Spezielle Frage	Evidenzqualität (Grade)
OP-Indikation	Die meisten Männer mit gering-symptomatischen oder asymptomatischen Leistenhernien werden Symptome entwickeln und einer Operation bedürfen.	High
	Obwohl die meisten Patienten Symptome entwickeln und operiert werden müssen, ist Watchful-Waiting bei asymptomatischen Leistenhernien sicher; das Risiko der Inkarzeration ist sehr gering. Die Entscheidung, ob und wann operiert wird, muss gemeinsam zwischen Patient und Chirurg*in erfolgen.	High
Operationsverfahren	TAPP und TEP haben vergleichbare Operationszeiten, allgemeine Komplikationsraten, postoperative akute und chronische Schmerzen und Rezidiv-Raten.	Moderate
	Obwohl sehr selten, kommen Gefäßverletzungen häufiger bei der TEP vor.	Moderate
	Obwohl sehr selten, ist die Konversionsrate bei TEP höher als bei TAPP.	Moderate
	Die TEP hat eine längere Lernkurve als die TAPP.	Very low
	TAPP verursacht mehr Trokarhernien als TEP, obwohl die Inzidenz sehr gering ist.	Moderate
	Das Komplikationsrisiko bei der TEP ist in Händen des/der erfahrenen Chirurg*in vergleichbar mit dem Risiko bei offenen Verfahren.	Moderate
	Laparoendoskopische Verfahren führen zu weniger chronischen Schmerzen und einer schnelleren Erholung als der Lichtenstein.	Moderate
	Bei Patienten, die eine einseitige endoskopische Leistenhernienversorgung bekommen haben, steigt das Risiko der kontralateralen Hernie mit der Zeit; die genaue Inzidenz ist nicht bekannt.	Very low
	Vorhandene Expertise vorausgesetzt, sollten Frauen mit Hernien der Leistenregion mittels laparoendoskopischem Netz-Verfahren operiert werden (stark, upgraded).	Moderate
	Bei laparoendoskopischer Versorgung von Femoralhernien resultieren signifikant weniger Rezidive und weniger postoperative Schmerzen als nach anteriorem Verfahren.	Low
	Die Gefahr der Läsion der spermatischen Gefäße im Rahmen der Präparation des Funiculus spermaticus mit konsekutiver Ischämie des Hodens oder Orchitis besteht sowohl bei anterioren als auch bei posterioren Verfahren.	Moderate
Rezidiv nach anteriorem Verfahren	Endoskopische Verfahren sind bei rezidivierten Leistenhernien nach anteriorem Zugang empfohlen (strong, upgraded).	Moderate
Netze	Porengröße, effektive Porosität, Art des Polymers, Filamentstruktur und Webart sind bekannte Parameter, die Auswirkungen auf die Biokompatibilität der Netze haben. Netzgewicht als alleiniges Merkmal ist nicht akzeptabel.	Low
	Es gibt eine starke Evidenz, dass die Art des Netzes einen Einfluss auf das Ergebnis hat.	High
	Es gibt keinen Nachweis von immunologisch ausgelöster Abstoßung von Netzen mit den aktuellen synthetischen Fasern.	Moderate
Netzfixation	Bei TEP ist die traumatische Netzfixation in den allermeisten Fällen unnötig, unabhängig von der Art der Fixation	Moderate
	Netzfixation ist bei Patienten mit großen direkten Hernien (EHS-Klassifikation M3) empfohlen, um sowohl bei der TAPP als auch bei der TEP die Rezidivrate zu reduzieren. Diese Empfehlung ist stark (upgraded).	Very low
Antibiotikaprophylaxe	Die Antibiotikaprophylaxe wird bei endoskopischen Verfahren, unabhängig vom Risikoprofil des Patienten, nicht empfohlen. Diese Empfehlung ist stark (upgraded).	Low
Postoperative Analgesie	NSAR oder selektive Cox-2-Hemmer verringern die postoperativen Schmerzen und haben in Kombination mit Paracetamol eine noch bessere Wirkung.	High
Postoperative Belastung	Einschränkung der körperlichen Aktivität ist nach unkomplizierter Leistenhernienreparation unnötig und hat keinen Einfluss auf die Entstehung eines Rezidivs. Patienten sollten ermutigt werden, so schnell wie möglich ihrem normalen Alltag nachzugehen.	Low
Chronische Schmerzen	Risikofaktoren für chronische postoperative inguinale Schmerzen (CPIP) sind: junges Alter, weibliches Geschlecht, starke präoperative Schmerzen, starke früh-postoperative Schmerzen, Rezidiv-Hernie und offenes Verfahren.	Moderate
	Insgesamt ist das Risiko klinisch signifikanter chronischer Schmerzen zwischen 10–12 % und nimmt mit der Zeit ab. Chronische Schmerzen, die im Alltag behindernd sind, kommen in 0,5–6 % vor.	High

Legende der Evidenzqualität nach dem „Grade" System. *High*: Wir sind sehr zuversichtlich, dass die Schätzung der Wirkung nahe an der tatsächlichen Wirkung dieses Ergebnisses liegt. *Moderate*: Wir sind mäßig zuversichtlich, dass die Schätzung des Effekts nahe am wahren Effekt dieses Ergebnisses liegt. *Low*: Wir haben begrenztes Vertrauen, dass die Schätzung des Effekts nahe am wahren Effekt dieses Ergebnisses liegt. *Very low*: Wir haben keine Evidenz, wir können keinen Effekt schätzen oder wir haben kein Vertrauen in die Schätzung des Effekts für dieses Ergebnis

Patienten nach Prostata-Bestrahlung oder nach Operationen im kleinen Becken ein anteriores Verfahren (Low evidence, strong upgraded) (HerniaSurge Group 2018). Eine prägnante Zusammenfassung der HerniaSurge-Leitlinien wurde von der Chirurgischen Arbeitsgemeinschaft Hernie (CAH/DGAV) und der Deutschen Herniengesellschaft (DHG) publiziert (Weyhe et al. 2018). Wichtig ist neuerdings auch die Sorge um die postoperative Sexualfunktion und die Frage um einen möglichen negativen Einfluss von Netzen auf dieselbe. Hier kann Entwarnung gegeben werden. Nicht nur Daten aus Registern zeigen, dass kein negativer Einfluss von Netzen auf die Zeugungsfähigkeit von Männern ausgeht, auch eine aktuelle randomisierte kontrollierte Studie zeigt, dass sich die Sexualfunktion nach Versorgung einer Leistenhernie signifikant verbessert, unabhängig vom Operationsverfahren; allerdings zeigen Patienten nach offener Leistenhernienreparation nach 3 Monaten signifikant höhere Anti-Spermien-Antikörper als Patienten. die endoskopisch (TAPP oder TEP) operiert wurden (Gupta et al. 2021). Diese Daten werden in Zukunft weiter verifiziert werden müssen.

Tab. 45.3 zeigt die Evidenz der Aspekte perioperatives Management, OP-Technik TEP, TEP bei Rezidiv, TEP vs. TAPP, komplizierte Fälle, Netzgröße, Netzfixation und Schmerzmanagement, basierend auf den internationalen Leitlinien.

Tab. 45.3 Ausgewählte Aspekte der Leistenhernien-Leitlinie der internationalen Endohernia Society (IEHS), strukturiert nach den einzelnen Themen. (Nach Bittner et al. 2011, 2015)

Thema	Evidenz	Evidenzgrad
Perioperatives Management	Keine Evidenz für Empfehlung einer Antibiotikaprophylaxe	5
	Keine Evidenz für routinemäßige Thromboseprophylaxe	5
OP-Technik TEP	Häufigste Komplikationen sind Serome und Hämatome (8–22 %)	1A
	Ballondissektion ist günstiger als stumpfe Dissektion mit der Optik, gemessen an postoperativen Schmerzen, Serombildung und skrotalem Ödem	1B
	Verwendung der Ballondissektion verringert die Konversionsrate und erleichtert den Eingriff im Rahmen der Lernkurve	1B
	Bei beidseitiger Versorgung sollen die Netze median 1–2 cm überlappen	1B
	Bei großer direkter Hernie wird die Fascia transversalis gerafft	2B
	Akzidentelles Aufrollen des Netzes kann bei Entlastung des Pneumopräperitoneums geschehen	3
	Die anatomische Präparation muss routinemäßig vollständig sein	3
	Bei inkarzerierter Hernie muss die Bruchlücke erweitert werden, um das Inkarzerat sicher zu lösen	3
	Peritoneale Einrisse kommen in bis zu 47 % vor und werden mit Naht oder Röderschlinge verschlossen	3
	Harnblasenverletzung ist bei Patienten nach vorangegangener Unterbauchoperation eine beschriebene Komplikation	3
	Bei der Dissektion müssen die epigastrischen Gefäße nach oben und die Testikulargefäße nach unter getrennt werden	3
	Kontralaterale Überprüfung des inneren Leistenrings kann erschwert sein	3
	Eine weite Parietalisierung ist von großer Wichtigkeit	4
	Wenn die epigastrischen Gefäße die Operation behindern, werden sie geclippt	4
	Der offene umbilikale Zugang mit Hasson-Trokar ist sicher	4
	Je größer die Hernie, desto größer muss das Netz sein	4/5
	Die Sinnhaftigkeit einer Drainage ist widersprüchlich	5
	Trokare im Bereich der Linea alba ermöglichen beidseitiges Arbeiten	5

Tab. 45.3 (Fortsetzung)

Thema	Evidenz	Evidenzgrad
TEP bei Rezidiv	TEP hat den Vorteil der optimalen anatomischen Präparation	1B
	Rerezidivrate ist geringer oder gleichwertig zu offenen Verfahren	1B
	Komplikationsrate ist geringer als nach Lichtenstein	2C
TEP vs. TAPP	Schwere Komplikationen sind sowohl bei TAPP wie auch TEP selten	2A
	Lernkurve ist für TEP und TAPP hoch	3
	Inspektion der Gegenseite ist bei der TAPP einfacher	5
Komplizierte Fälle	TEP und TAPP sind bei skrotalen Hernien möglich	3
	Operationszeit und Komplikationsrate sind höher als bei konventioneller Technik	3
	TEP und TAPP sind nach offener Prostatektomie mit höherer Komplikationsrate und längerer OP-Zeit verbunden	3
	Bei TAPP kann der Darm bei Inkarzeration inspiziert werden	3
	Die Rate der Darmresektion ist niedriger als bei offenen Verfahren	3
	Bei inkarzerierter Schenkelhernie muss das Leistenband eingekerbt werden	5
	Bei Peritonitis und Darmnekrose besteht ein höheres Risiko der Netzinfektion	5
	Höhere Rezidivrate bei verhältnismäßig kleineren Netzen	5
	TAPP ist nach offener Prostatektomie einfacher durchzuführen als TEP	5
Netzgröße	Ein zu kleines Netz kann zum Rezidiv prädisponieren	2A
	Nicht ausreichende Parietalisierung erschwert die Netzpositionierung	5
Netzfixation	Rezidivrate ist bei TEP und TAPP mit oder ohne Netzfixation ähnlich gering	1B
	Tacker-Fixation korreliert im Vergleich zu Nichtfixation mit mehr Schmerzen	1B
Schmerzmanagement	Risiko akuter und chronischer Schmerzen ist nach endoskopischem Verfahren geringer als nach offenem	1A
	Es besteht kein Unterschied akuter und chronischer Schmerzen zwischen TEP und TAPP	1B
	Präoperative Schmerzen sind ein Risikofaktor für chronische Schmerzen	1B
	Starke postoperative Schmerzen sind ein Risikofaktor für chronische Schmerzen	2B
	Ambulantes Operieren kann ein Risiko für akute postoperative Schmerzen sein	3B

Legende der Evidenz nach S. Sauerland. *1A*: Systematische Reviews von RCTs (mit konsistenten Ergebnissen aus einzelnen Studien). *1B*: RCTs (von guter Qualität). *2A*: Systematische Überprüfung von 2B Studien (mit konsistenten Ergebnissen aus Einzelstudien). *2B*: Prospektive vergleichende Studien (oder RCT von schlechterer Qualität). *2C*: Ergebnisstudien (Analysen großer Register, bevölkerungsbezogener Daten usw.). *3*: Retrospektive, vergleichende Studien, Fall-Kontroll-Studien. *4*: Fallserien (d. h. Studien ohne Kontrollgruppe). *5*: Expertenmeinungen, Tier- oder Laborexperimente

Literatur

Aasvang EK, Gmaehle E, Hansen JB, Gmaehle B, Forman JL, Schwarz J, Bittner R, Kehlet H (2010) Predictive risk factors for persistent postherniotomy pain. Anesthesiology 112:957–969

Bittner R, Stylianidis R, Arregui ME, Bisgaard T, Dudai M, Ferzli GS, Fitzgibbons RJ, Fortelny RH, Klinge U, Kockerling F, Kuhry E, Kukleta J, Lomanto D, Misra MC, Montgomery A, Morales-Conde S, Reinpold W, Rosenberg J, Sauerland S, Schug-Pass C, Singh K, Timoney M, Weyhe D, Chowbey P (2011) Guidelines for laparoscopic (TAPP) and endoscopic (TEP) treatment of inguinal hernia [International Endohernia Society (IEHS)]. Surg Endosc 25:2773–2843

Bittner R, Montgomery MA, Arregui E, Bansal V, Bingener J, Bisgaard T, Buhck H, Dudai M, Ferzli GS, Fitzgibbons RJ, Fortelny RH, Grimes KL, Klinge U, Köckerling F, Kumar S, Kukleta J, Lomanto D, Misra MC, Morales-Conde S, Reinpold W, Rosenberg J, Singh K, Timoney M, Weyhe D, Chowbey P, International Endohernia Society (2015) Update of guidelines on laparoscopic (TAPP) and endoscopic (TEP) treatment of inguinal hernia (International Endohernia Society). Surg Endosc 29:289–321

Claus C, Furtado M, Malcher F, Cavazzola LT, Felix E (2020) Ten golden rules for a safe MIS inguinal hernia repair using a new anatomical concept as a guide. Surg Endosc 34:1458–1464

Conze J (2012) Die Sportlerleiste. In: Dietz UA et al (Hrsg) Offene Hernienchirurgie. Springer Verlag, Heidelberg, S 215–119

Daes J (2012) The enhanced view-totally extraperitoneal technique for repair of inguinal hernia. Surg Endosc 26:1187–1189

Dietz UA, Wiegering A, Germer CT (2014) Eingriffsspezifische Komplikationen der Hernienchirurgie. Chirurg 85:97–104

Fitzgibbons RJ Jr, Forse RA (2015) Clinical practice. Groin hernias in adults. N Engl J Med 19; 372:756–763

Fitzgibbons RJ Jr, Ramanan B, Arya S, Turner SA, Li X, Gibbs JO, Reda DJ, Investigators of the Original Trial (2013) Long-term results of a randomized controlled trial of a nonoperative strategy (watchful waiting) for men with minimally symptomatic inguinal hernias. Ann Surg 258:508–515

Fruchaud H (1956) The surgical anatomy of the hernias of the groin. Translation by Robert Bendavid (Ed). Pandemonium Books, Toronto

Gupta S, Krishna A, Jain M, Goyal A, Kumar A, Chaturvedi P, Sagar R, Ramachandran R, Prakash O, Kumar S, Seenu V, Bansal V (2021) A three-arm randomized study to compare sexual functions and fertility indices following open mesh hernioplasty (OMH), laparoscopic totally extra peritoneal (TEP) and transabdominal preperitoneal (TAPP) repair of groin hernia. Surg Endosc 35:3077–3084

Hallén M, Westerdahl J, Nordin P, Gunnarsson U, Sandblom G (2012) Mesh hernia repair and male infertility: a retrospective register study. Surgery 151:94–98

HerniaSurge Group (2018) International guidelines for groin hernia management. Hernia 22:1–165

Hiratsuka T, Shigemitsu Y, Etoh T, Kono Y, Suzuki K, Zeze K, Inomata M (2021) Appropriate mesh size in the totally extraperitoneal repair of groin hernias based on the intraoperative measurement of the myopectineal orifice. Surg Endosc 35:2126–2133

INCA Trialists Collaboration (2011) Operation compared with watchful waiting in elderly male inguinal hernia patients: a review and data analysis. J Am Coll Surg 212:251–259

Pilkington JJ, Obeidallah R, Baltatzis M, Fullwood C, Jamdar S, Sheen AJ (2021) Totally extraperitoneal repair for the ‚sportsman's groin' via ‚the Manchester Groin Repair': a comparison of elite versus amateur athletes. Surg Endosc 35:4371–4379

Ramser M, Baur J, Keller N, Kukleta JF, Dörfer J, Wiegering A, Eisner L, Dietz UA (2021) Robotische Hernienchirurgie Teil I: Robotische Leistenhernienversorgung (r-TAPP). Videobeitrag und Ergebnisse einer Kohortenstudie an 302 operierten Hernien. Chirurg 92:707–720

Rosemar A, Angerås U, Rosengren A, Nordin P (2010) Effect of body mass index on groin hernia surgery. Ann Surg 252:397–401

Sheen AJ, Stephenson BM, Lloyd DM, Robinson P, Fevre D, Paajanen H, de Beaux A, Kingsnorth A, Gilmore OJ, Bennett D, Maclennan I, O'Dwyer P, Sanders D, Kurzer M (2014) Treatment of the sportsman's groin: British hernia society's 2014 position statement based on the manchester consensus conference. Br J Sports Med 48:1079–1087

Stylianidis G, Haapamäki MM, Sund M, Nilsson E, Nordin P (2010) Management of the hernial sac in inguinal hernia repair. Br J Surg 97:415–419

Tabriz N, Uslar VN, Cetin T, Marth A, Weyhe D (2021) Case report: how an iliac vein lesion during totally endoscopic preperitoneal repair of an inguinal hernia can be safely managed. Front Surg 12(8):636635

Treadwell J, Tipton K, Oyesanmi O, Sun F, Schoelles K (2012) Surgical options for inguinal hernia: comparative effectiveness review [Internet]. Agency for Healthcare Research and Quality (US), Rockville; 2012 Aug. Report No.: 12-EHC091-EF

Weyhe D, Conze J, Kuthe A, Köckerling F, Lammers BJ, Lorenz R, Niebuhr H, Reinpold W, Zarras W, Bittner R (2018) HerniaSurge: internationale Leitlinie zur Therapie der Leistenhernie des Erwachsenen. Kommentar der Chirurgischen Arbeitsgemeinschaft Hernie (CAH/DGAV) und der Deutschen Herniengesellschaft (DHG) zu den wichtigsten Empfehlungen. Chirurg 89:631–638

Yasukawa D, Aisu Y, Hori T (2020) Crucial anatomy and technical cues for laparoscopic transabdominal preperitoneal repair: advanced manipulation for groin hernias in adults. World J Gastrointest Surg 27:307 325

Transabdominelle Patchplastik (TAPP)

46

Ulrich A. Dietz, Christoph-Thomas Germer
und Armin Wiegering

Inhaltsverzeichnis

Bei der Versorgung von Leistenhernien muss gemäß der Datenlage eine differenzierte Indikation gestellt werden, welche unter anderem auch die für jeden individuellen Fall beste Operationstechnik berücksichtigen muss. Es ist Konsens, dass in den meisten Fällen ein Netz implantiert werden muss. Es gibt zwei minimalinvasive Zugangswege: einen transabdominellen (laparoskopischen) Weg (TAPP) und einen extraperitonealen (endoskopischen) Weg (TEP). In diesem Kapitel wird die differenzierte Indikation der TAPP diskutiert und die wesentlichen Operationsschritte vorgestellt. Im Zusammenhang dieser Darstellung wird der aktuelle Stand der Leitlinien bzw. Evidenz tabellarisch dargestellt, um dem Leser die Möglichkeit der kritischen Auseinandersetzung mit dem Inhalt des Kapitels zu geben.

Ergänzende Information Die elektronische Version dieses Kapitels enthält Zusatzmaterial, auf das über folgenden Link zugegriffen werden kann [https://doi.org/10.1007/978-3-662-67852-7_46]. Die Videos lassen sich durch Anklicken des DOI-Links in der Legende einer entsprechenden Abbildung abspielen, oder indem Sie diesen Link mit der SN More Media App scannen.

U. A. Dietz (✉)
Klinik für Viszeral-, Gefäss- und Thoraxchirurgie,
Kantonsspital Olten, Olten, Schweiz
e-mail: ulrich.dietz@spital.so.ch

C.-T. Germer · A. Wiegering
Klinik für Allgemein-, Viszeral-, Gefäß- und Kinderchirurgie,
Universitätsklinikum Würzburg, Würzburg, Deutschland
e-mail: germer_c@ukw.de; wiegering_a@ukw.de

46.1 Einführung

Minimalinvasive Techniken üben auf den Patienten und den Chirurgen eine starke Faszination aus. Dies ist berechtigt. Aus Sicht des Patienten bleibt die Integrität des Körpers weitestgehend gewahrt, das Zugangstrauma ist minimiert und es resultiert ein gutes kosmetisches Ergebnis. Aus Sicht des Chirurgen bietet sich durch Optik- und Kammersystem eine neue Dimension mit Fokus auf dem Detail und gleichzeitig dem einmaligen Panoramablick über sämtliche Strukturen, die bei Patienten mit Leisten- bzw. Schenkelhernienbeschwerden verändert sein können. Endoskopische Ver-

T. Keck, C.-T. Germer (Hrsg.), *Minimalinvasive Viszeralchirurgie*, https://doi.org/10.1007/978-3-662-67852-7_46

fahren bieten die Möglichkeit einer einzigartigen Prozessqualität. Geht man jedoch von den Ergebnissen endoskopischer Hernienoperationen im Vergleich zu offenen Verfahren aus, scheinen diese auf den ersten Blick gleichwertig zu sein.

In dem aktuellen Beitrag befassen wir uns mit der transabdominellen Patchplastik oder auch transabdominellen präperitonealen Patchplastik (TAPP) und werden zeigen, dass trotz gleichwertiger Ergebnisse – was chronische Schmerzen und Rezidivrate anbelangt – offene und endoskopische Verfahren ihre Berechtigung haben. Wir befinden uns in der privilegierten Situation, dass wir aus einer übersichtlichen Zahl hoch standardisierte Operationsverfahren dasjenige anwenden dürfen, welches für den individuellen Patienten von größtem Vorteil ist.

Die TAPP wurde Anfang der 1990er-Jahre durch Karl le Blanc in den USA begonnen und in Deutschland durch die herausragenden Ergebnisse und einmalige Didaktik von Reinhard Bittner bekannt gemacht (Bittner et al. 2006; Bökeler et al. 2013; Muschalla et al. 2016).

46.2 Indikation

Das Ziel der Leistenhernienoperation kann zusammengefasst werden in Verbesserung der Lebensqualität und Vermeidung von Komplikationen (Treadwell et al. 2012; Fitzgibbons und Forse 2015; Berger 2016). Als Grundsatz zur Operationsindikation gilt zunächst, dass die asymptomatische Leistenhernie bei jungen Männern zunächst im Sinne des Watchful-Waiting-Konzept nicht operiert werden muss. Auch gerade bei ausdrücklichem Operationswunsch einer asymptomatischen Leistenhernie muss der Patient sehr gezielt darauf hingewiesen werden, dass das Risiko der Inkarzeration im Vergleich zum Risiko postoperativer Komplikationen bzw. postoperativer Schmerzen um ein vielfaches geringer ist. Anders ist es bei der Frau, bei der bekanntermaßen in bis zu 30 % der Fälle eine Schenkelhernie besteht und diese wiederum ein deutlich höheres Inkarzerationsrisiko hat. Wir stellen die Operationsindikation bei der Frau, auch bei fehlender Symptomatik, dementsprechend großzügig.

Als Kontraindikation für die TAPP gelten Patienten mit bekannter Vorgeschichte ausgedehnter peritonealer Verwachsungen, einer Peritonealkarzinose, einem CAPD-Katheter und Aszites. Als relative Kontraindikationen sehen wir die Langzeitantikoagulation (Marcumar, Plavix etc.) wegen der Gefahr der subklinischen retroperitonealen Nachblutung sowie Patienten, die median laparotomiert sind bzw. in der Medianlinie (Linea alba bzw. umbilikal) bereits eine Kunststoffnetz-versorgte Hernien haben. Die Reoperation einer rezidivierten Leistenhernie nach vorangegangenem posterioren Verfahren stellt keine absolute Kontraindikation dar, sollte aber nur von einem mit Re-TAPP-erfahrenen Operateur durchgeführt werden (Treadwell et al. 2012). Patienten mit Herzschrittmacher bzw. Defibrillator müssen als solche gekennzeichnet werden, um intraoperativ eine geeignete Energiequelle anzuwenden. Aszites ist aus unserer Sicht auch eine Kontraindikation für ein endoskopisches Verfahren.

46.3 Spezielle präoperative Diagnostik

Die Diagnose der Leisten- bzw. Schenkelhernie wird klinisch gestellt und in einzelnen Fällen mittels bildgebender Verfahren bestätigt. Bei nicht eindeutiger klinischer Diagnose muss der Ausschluss einer Adduktorentendinitis , einer inguinalen Lymphadenopathie, einer Varikosis der Krosse der Saphena und nicht zuletzt von Erkrankungen der Wirbelsäule und der Hüfte erfolgen. Werden die präoperativen Symptome nicht von der Leistenhernie verursacht, verschwinden sie postoperativ auch nicht und der Patient wird unzufrieden sein (Fitzgibbons et al. 2013; Aasvang et al. 2010).

Eine besondere Herausforderung stellen junge Männer mit chronischen Leistenschmerzen ohne eindeutigen Leistenhernienbefund dar. Hier sehen wir die Indikation zur genaueren Abklärung mittels dynamischem MRT mit sagittalen Schnitten zur genauen Objektivierung des Befundes und Mitbeurteilung der muskulären Ansätze im Bereich des Schambeinastes.

46.4 Aufklärung

Notfallmäßige Operationsindikation Bei Vorhandensein einer Inkarzeration klären wir den Patienten über den Vorteil der explorativen Laparoskopie zur Inspektion des Darmes auf, weisen aber auch auf die großzügige Option der Konversion auf eine Laparotomie, falls eine genauere Inspektion des Darmes bzw. eine Resektion bis hin zur Stomaanlage notwendig sein sollte. Wir weisen den Patienten auch auf ein erhöhtes Risiko der Darmverletzung im Rahmen der Anlage des Pneumoperitoneums hin, was besonders bei Ileus der Fall ist.

Elektive Operationsindikation Im Aufklärungsgespräch weisen wir junge Männer mit asymptomatischer oder gering symptomatischer Leistenhernie ausdrücklich auf die Möglichkeit des Watchful-Waiting-Konzepts hin (Fitzgibbons et al. 2013; INCA Trialist Collaboration 2011; Sheen et al. 2014). In den allermeisten Fällen besteht kein Grund, die Operation kurzfristig und unmittelbar durchzuführen. Vor allem weisen wir die Patienten darauf hin, dass das Risiko einer Komplikation durch die nichtoperierte Leistenhernie sehr gering ist. Es besteht im Rahmen der Laparoskopie die Möglichkeit der Inspektion der Gegenseite: auch bei geringen Symptomen im Bereich der Gegenseite besprechen wir mit dem Patienten die Exploration und Mitversorgung. Bei Frauen klären wir über die technische Durchtrennung des Ligamentum teres uteri auf. Bei Männern klären wir über die langstreckige Freilegung des Ductus deferens und der spermatischen Gefäße sowie der Auflage des Netzes auf diese Strukturen auf (INCA Trialist Collaboration 2011).

Wir besprechen mit dem Patienten, dass die Wahrscheinlichkeit einer Nervenverletzung durch den Eingriff zwar sehr gering ist, aber insbesondere kleinere Nervenäste des Ramus genitalis des Nervus genitofemoralis im Bereich des inneren Leistenringes durchtrennt werden können und zu einem umschriebenen postoperativen Taubheitsgefühl des versorgten Hautareals führen kann (Aasvang et al. 2010). Wir informieren den Patienten, dass das Risiko chronischer Schmerzen nach einem endoskopischen Verfahren geringer ist als nach einem offenen Verfahren. Allgemein werden die Patienten auf das Risiko der Darmverletzung, der Gefäßverletzung und der akzidentellen Durchtrennung des Ductus deferens hingewiesen.

Wir händigen dem Patienten im Rahmen des Aufklärungsgespräches ein unsteriles Muster des Kunststoffnetzes aus, damit er dieses vor der Einwilligung in die Netzimplantation anschauen und betasten kann. Wir informieren den Patienten über das lebenslange Risiko des Rezidivs mit dem Hinweis darauf, dass das Kunststoffnetz zwar materialtechnisch langfristig stabil bleibt, dass es jedoch von dem körpereigenen Bindegewebe in Position gehalten wird und es bei entsprechender Alterung des Bindegewebes und gleichzeitiger chronischer Erhöhung des intraabdominellen Druckes im Verlauf zu einem Rezidiv kommen kann. Nicht zuletzt informieren wir die Patienten gezielt darüber, dass in einem kleinen Prozentsatz postoperativ schwer therapierbare chronische Schmerzen bzw. langfristig anhaltendes Taubheitsgefühl auftreten können. Erst die Zusammenschau all dieser Operations- und Ergebnisrisiken in Gegenüberstellung zu den alltäglichen Beschwerden bzw. der Einbuße der Lebensqualität durch die Hernie rechtfertigen die Operationsindikation und die Einwilligung zur selben.

Wichtig ist neuerdings auch die Sorge um die postoperative Sexualfunktion und die Frage um einen möglichen negativen Einfluss von Netzen auf dieselbe. Hier kann Entwarnung gegeben werden. Schmerzen bei sexueller Aktivität waren in einer Vergleichsstudie ($N = 317$) nach Lichtenstein signifikant häufiger im Vergleich zu TAPP (19,3 % vs. 11,3 %, $p = 0{,}03$); auch schmerzhafte Ejakulation ist nach TAPP signifikant geringer ($p = 0{,}04$) (Calisir et al. 2020). Nicht nur Daten aus Registern zeigen, dass kein negativer Einfluss von Netzen auf die Zeugungsfähigkeit von Männern ausgeht, auch eine aktuelle randomisierte kontrollierte Studie zeigt, dass sich die Sexualfunktion nach Versorgung einer Leistenhernie signifikant verbessert, unabhängig vom Operationsverfahren; allerdings zeigen Patienten nach offener Leistenhernienreparation nach 3 Monaten signifikant höhere Anti-Spermien-Antikörper als Patienten, die endoskopisch (TAPP oder TEP) operiert wurden (Gupta et al. 2021). Diese Informationen müssen mit dem Patienten besprochen werden, auch wenn sie in Zukunft noch weiter verifiziert werden müssen.

Wir weisen alle Patienten darauf hin, dass sie noch vor Einnahme der Prämedikation mit dem Edding-Stift auf der zu operierenden Seite eine entsprechende Hautmarkierung bekommen müssen, um eine Seitenverwechslung unbedingt auszuschließen.

46.5 Lagerung

Für die TAPP wird der Patient in Rückenlage gelagert. Es werden 2 Schulterstützen angebracht, die im Operationsablauf die Trendelenburg-Position (Kopftieflagerung) des Tisches ermöglichen. Beide Arme werden angelagert. Operateur und erster Assistent stehen kontralateral zur Hernie, der Bildschirm ist idealerweise gegenüber dem Operateur auf der gleichen Seite der Hernie positioniert. Bei beidseitiger Versorgung steht der Monitor zu Füßen des Patienten, alternativ sind neue Operationssälen mit 2 Monitoren ausgestattet, die jeweils die optimale Sicht von rechts oder von links ermöglichen. Die instrumentierende Schwester steht seitlich neben dem Operateur, der Instrumententisch seitlich des Fußendes des OP-Tischs.

46.6 Technische Voraussetzungen

Es kommen 3 wiederverwendbare Trokare zum Einsatz, ein 10-mm-Optiktrokar für die umbilikale Position (mit Konus zur Fixation des Trokars mit vorgelegten Fasziennähten), ein 10-mm-Trokar für die rechte Hand und ein 5-mm-Trokar für die linke Hand. Das laparoskopische Grundsieb bedarf neben einer Schere und zwei stumpfen Fasszangen (z. B. eine Overholt-Klemme) eines Nadelhalters. Neben dem laparoskopischen Videoturm wird Elektrokoagulation verwendet. Die verfügbaren Videokamerasysteme der letzten Generation liefern hervorragende Bilder, aus unserer Sicht bringt dem erfahrenen Chirurgen ein 3D-System keinen zusätzlichen Vorteil. Es werden 10 × 15 cm große nichtresorbierbare großspurige Netze verwendet, zudem muss auch eine Roeder-Schlinge bereitgestellt werden. Für die Netzfixation empfehlen wir die Bereitstellung eines Klebers und in einzelnen Fällen eines resorbierbaren Takers.

46.7 Überlegungen zur Wahl des Operationsverfahrens

Es wird der TAPP das Arbeiten in der Peritonealhöhle als Nachteil wegen potenzieller Verwachsungen unterstellt. Die Literatur zeigt tatsächlich eine etwas erhöhte Rate an Darmverletzungen, die gefürchteten intraperitonealen Verwachsungen, die theoretisch auftreten können, stellen jedoch kein klinisch relevantes Problem dar (Wauschkuhn et al. 2010).

Eine klare Indikation für die TAPP ist die mit Darm inkarzerierte Leisten- bzw. Schenkelhernie: Durch die Laparoskopie kann der Darmabschnitt aus der Bruchlücke befreit und seine Durchblutung überprüft werden. Eine bevorzugte Indikation der TAPP sind die Leistenhernien der rechten Seite nach vorangegangener offener Appendektomie sowie nach Pfannenstielinzision: In diesen Fällen kann das peritoneale Blatt unter kontrollierten Bedingungen und Beachtung evtl. intraabdomineller Verwachsungen gelöst werden (Abb. 46.1).

Wir bevorzugen die TAPP bei Frauen aus mehreren Gründen: Die explorative Laparoskopie des kleinen Beckens ermöglicht den Ausschluss konkomitanter Befunde an den Ovarien bzw. einer Endometriose im Bereich des Leistenkanals oder Ligamentum teres uteri. Gegenüber der TEP hat die TAPP den Vorteil, dass beim Ablösen des Ligamentum teres uteri keine Einbuße der Sicht durch ein zusätzliches Pneumoperitoneum entsteht. Gegenüber dem offenen Ver-

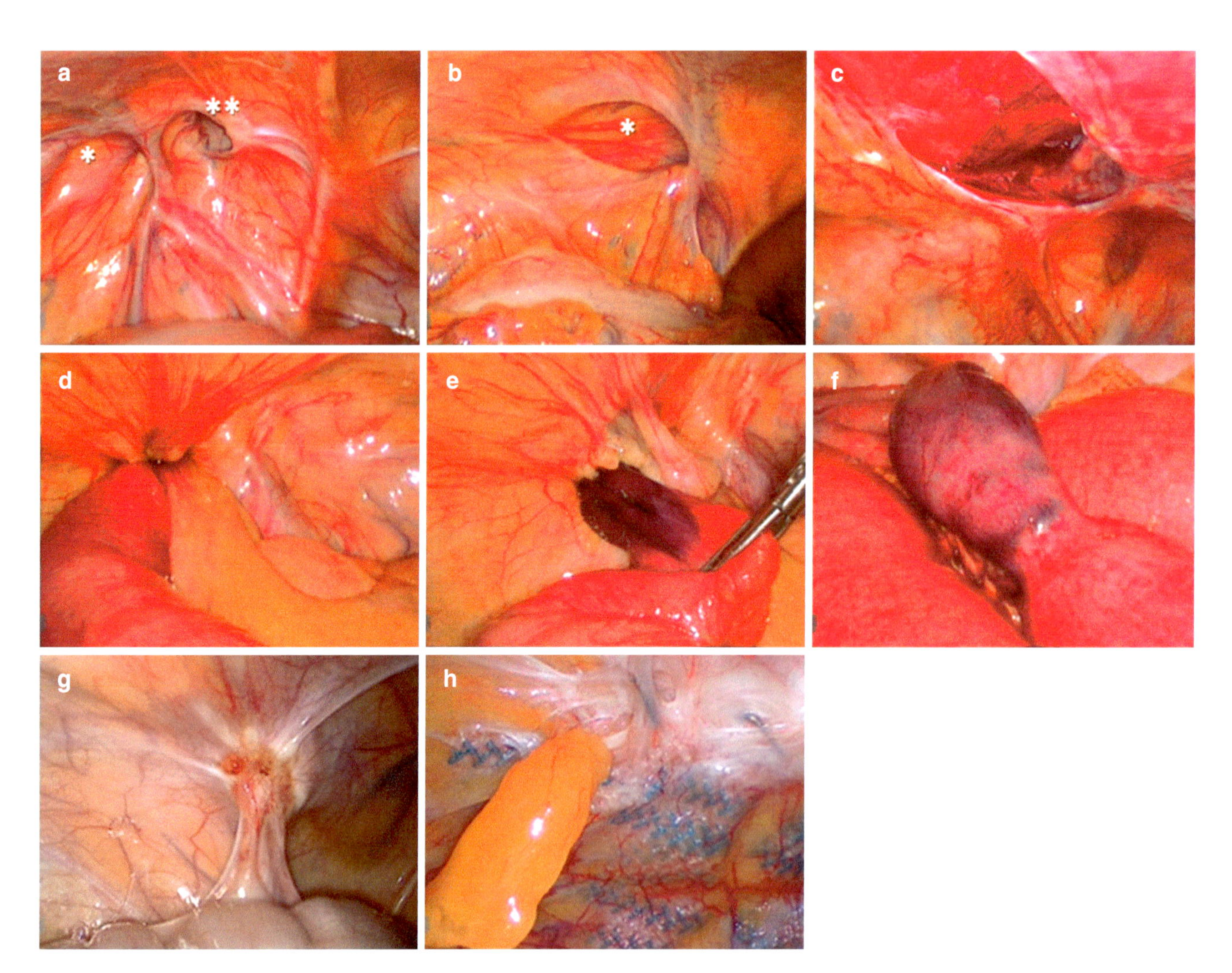

Abb. 46.1 **a–h** 1 Explorative Laparoskopie bei der TAPP. (**a**) Kombinierte mediale (** M2) und laterale Hernie (* L1) auf der linken Seite. (**b**) Laterale Hernie links (* L2). (**c**) Fehlende hintere Rektusscheide bzw. fehlendes Peritoneum nach Sectio. Dieser Umstand kann mittels TAPP versorgt werden und wäre bei der TEP ein Grund zur Konversion auf TAPP. (**d–f**) Laparoskopischer Anblick einer inkarzerierten Schenkelhernie, der Dünndarm kann mobilisiert werden; in diesem Fall erholte sich die Durchblutung nach Ablauf von ca. 20 min, sodass keine Resektion nötig wurde (Video siehe Abb. 46.2). (**g**) Endometriose am inneren Leistenring bei einer 19-jährigen Frau mit gleichzeitiger Leistenhernie links (großer präperitonealer Fettprolaps bei weitem inneren Leistenring); der Endometrioseherd wurde im Rahmen der TAPP in toto exzidiert. (**h**) Laparoskopische Sicht bei linksseitigen Rezidivs mit chronischen Schmerzen bei Tacker-Verwendung nach vorausgegangener TAPP

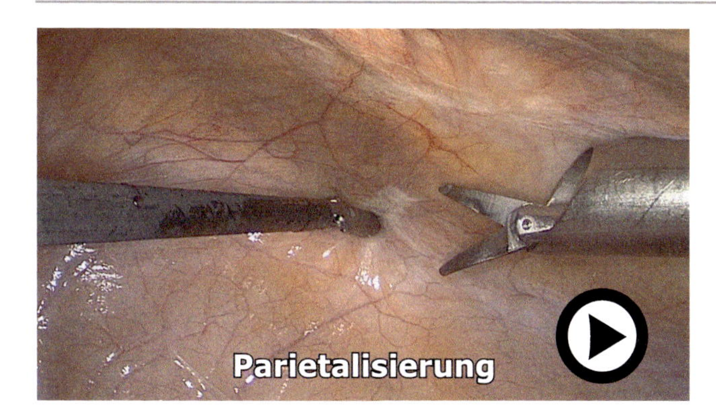

Abb. 46.2 Video 46.1: Laparoskopische Abtragung eines in der Schenkelpforte inkarzerierten Meckel-Divertikels und anschließende Versorgung der Hernie mittels TAPP. Die laparoskopische Exploration zeigt eine nicht-reponierbare inkarzerierte Schenkelhernie. Um das Problem zu lösen, zeigt die Videosequenz den TAPP Zugang, verdeutlicht die Schwierigkeit der Herauslösung des Darmes und schließlich die Erweiterung der Schenkelpforte zur Befreiung des Inkarzerats, welches sich als Meckel-Divertikel entpuppt. Diese wird mit Klammernaht abgetragen und anschließend die innere Schenkel- und Leistenregion mit einem Netz versorgt (© Video: Ulrich Dietz) (▶ https://doi.org/10.1007/000-bk8)

fahren hat die TAPP den Vorteil, dass die Schenkelpforte immer mit inspiziert wird und bei der Versorgung einer Leistenhernie nicht eine gleichzeitige Schenkelhernie übersehen wird. Hierzu gibt es sehr gute Daten der skandinavischen Hernienregisters (Dahlstrand et al. 2009). Eine 3. Indikation für die TAPP ist das Hernienrezidiv nach anteriorem Verfahren (Simons et al. 2009; Miserez et al. 2014). Es gibt Hinweise in der Literatur, dass die TAPP auch bei Patienten mit Sportlerleiste zu einer messbaren Verbesserung der Lebensqualität führt (Sheen et al. 2014). Da die Netze im Rahmen endoskopischer Verfahren am Leistenband ausgerichtet werden und dieses kranialwärts um lediglich ca. 5 cm überragen, ist bei endoskopisch platzierten Netzen nicht von der Gefahr der Netzdislokation im Verlauf einer Schwangerschaft auszugehen. Somit ist das gebärfähige Alter keine Kontraindikation für die TAPP. In Vorbereitung zur Operation ist neben der exakten Kenntnis der Operationsindikation und Nebenerkrankungen des Patienten die strategische Planung des Eingriffes nötig. Hierzu ist das Repetieren der Anatomie und der entsprechenden Varianten (Yasukawa et al. 2020) und der Präparationsziele (Claus et al. 2020) und, wenn vor Ort etabliert, auch die Beachtung der operationsspezifischen Checkliste (Ramser et al. 2021) hilfreich. Eine profunde Beschäftigung mit der Anatomie ist auch zur Vorbeugung von Rezidiven imperativ: das Herumnesteln am Gewebe und die Suche nach improvisierten Lösungen (z. B. Tailoring) führen zu mehr Rezidiven als die Einhaltung anatomischer und technischer Standards, wie eine aktuelle Registerstudie aus Dänemark zeigt (Öberg et al. 2021).

46.8 Operationsablauf – How we do it

Die vordere Bauchdecke wird weiträumig desinfiziert und abgedeckt. Die Abdeckung erfolgt erst nach Überprüfung, dass die zu operierenden Seite auf der Haut auch mit dem Edding-Stift markiert ist. Hat der Patient keine entsprechende Hautmarkierung, empfehlen wir die Beendigung der Narkose und das Ausschleusen des Patienten.

Vor Schnitt erfolgt das Time-out. Offener Zugang im Bereich des Nabels: Halbkreisförmiger infraumbilikaler Hautschnitt („Spitzi“), stumpfe Präparation bis auf die Linea alba, Anklemmen der Faszie rechts und links der Linea alba mit 2 Backhaus-Klemmen. Dank dieser Klemmen wird die Linea alba auf Hautniveau angehoben, um die nun folgende Eröffnung derselben mit der Schere unter kontrollierten Bedingungen durchzuführen. Zusätzlich wird dadurch das Peritoneum im Bereich des umbilikalen Zugangs zeltdachförmig angehoben, sodass mit der stumpfen Schere das eigentliche Peritoneum durchstochen werden kann, ohne den darunter liegenden Darm zu verletzen. Gleitet die geschlossene Schere widerstandslos ins Abdomen, ist das ein indirektes Zeichen für den korrekten Zugang. Mit der Dechamp-Nadel werden 2 Fäden vorgelegt, einer proximal und einer distal, dann der 10-mm-Hasson-Trokar eingeführt und mit den vorgelegten Nähten fixiert. Danach wird das Pneumoperitoneum installiert.

Es folgen die Inspektion des kleinen Beckens und der Rundumblick des Abdomens. Ein erster 10-mm-Arbeitstrokar wird unter Sicht im Bereich der rechten Medioklavikularlinie auf Höhe des Nabels eingeführt, ein zweiter 5-mm-Arbeitstrokars unter Sicht auf der linken Seite in analoger Position.

Auf der Seite der vorhandenen Leistenhernie wird von außen die Spina iliaca anterior superior getastet und damit der Beginn der Eröffnung des Peritoneums von lateral markiert. Das Peritoneum wird bogenförmig von lateral nach medial und kranial bis über die Plica umbilicalis lateralis eröffnet (Bittner et al. 2006). Ganz wichtig ist es an dieser Stelle, den Verlauf der epigastrischen Gefäße zu beachten, damit es nicht zu einer Verletzung derselben kommt. Aus strategischer Sicht und zum Schutz der im Laufe der Operation zu präparierenden Strukturen werden zunächst die laterale und mediale Grenze der Präparationsfläche dargestellt. Lateralseitig wird das die Beckenschaufel abdeckende Fettgewebe vorsichtig mobilisiert, um die darunter verlaufenden Nerven darzustellen. Der Nervus cutaneus femoris lateralis und der Ramus genitalis des Nervus genitofemoralis verlaufen hier unter einer geschlossenen Faszie, welche nicht eröffnet werden sollte (Video siehe Abb. 46.3). Dies sichert den Schutz der Nerven vor einer direkten Netzauflage. Nachdem lateral die Präparationsgrenze auf Nervenebene gesichert ist, wendet man sich dem medialen Bereich zu, wo

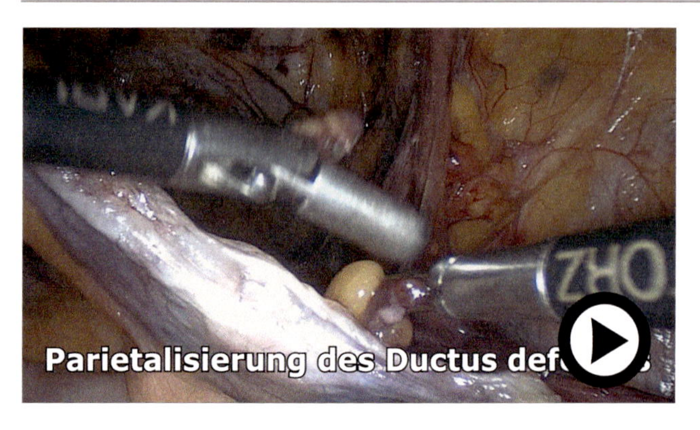

Abb. 46.3 Video 46.2: Parietalisierung des Ductus deferens. Das Kurzvideo zeigt die Nervenverläufe unter der intakten Fascia endopelvica und die Präparation am Ductus deferens, die bis tief ins kleine Becken reicht. Diese Präparation ist bei TAPP und TEP gleichermaßen durchzuführen. (© Video: Ulrich Dietz) (▶ https://doi.org/10.1007/000-bk7)

mit dem stumpfen Instrument die Symphyse dargestellt wird. Hier ist auf die vorsichtige Abtrennung der ggf. gefüllten Harnblase von der Symphyse zu achten. Nun ist zwischen der lateralen Präparationsfläche und der Symphyse der gesamte zu präparierende Hernienbereich gesichert und kann schrittweise bearbeitet werden (Abb. 46.4).

Im von Henri Fruchaud beschriebenen „myopectinealen Trichter" finden wir lateral der epigastrischen Gefäße den inneren Leistenring, medial der epigastrischen Gefäße und lateral des Musculus rectus abdominis die Hinterwand des Leistenkanals mit der Fascia transversalis sowie unterhalb des Leistenbandes am Ligamentum lacunare die Schenkelpforte (Fruchaud 1956).

Die indirekte Leistenhernie verläuft durch den inneren Leistenring als sog. innerer Peritonealsack und wird nach intraabdominal herauspräpariert. Im Rahmen dieser Präparation wird sich der begleitende präperitoneale Fettkörper aus dem Leistenkanal bergen lassen. Durch sparsame Anwendung von Elektrokoagulation wird der Bruchsack vom Ductus deferens und den Testikulargefäßen bzw. vom Ligamentum teres uteri abgetrennt. Wenn das Ligamentum teres uteri fest mit dem Peritoneum verwachsen ist, kann es zum Schutz der weiteren Präparation mit Elektrokoagulation durchtrennt werden. Diese Durchtrennung sollte 1–2 cm entfernt vom Eintritt in den inneren Leistenring erfolgen, um möglichst die auf Niveau des Leistenrings verlaufenden Nervenabzweigungen des Ramus genitalis intakt zu belassen (Stylianidis et al. 2010).

Bei der direkten Leistenhernie besteht eine Auswölbung der Fascia transversalis. Das Fettgewebe wird in das kleine Becken gezogen, sodass sich die Fascia transversalis im Sinne eines äußeren Bruchsacks durch den Druck des Pneumoperitoneums nach außen wölbt. Bei größeren direkten Hernien (z. B. über 3 cm) ist es sinnvoll die Fascia transversalis zu raffen, was durch Anwendung einer Roeder-Schlinge gelingt. Beim Setzen der Roeder-Schlinge muss darauf geachtet werden, dass der Ductus deferens nicht akzidentell mitgefasst wird. Alternativ kann die Fascia transversalis mit einer Naht an die Symphyse fixiert werden (Video siehe Abb. 46.5).

Das Präparieren der Schenkelhernie im Bereich der Lacuna vasorum muss vorsichtig erfolgen; hier verläuft nicht nur die Vena iliaca externa sondern auch mehrere venöse Anastomosen und Lymphgefäße, die zu unangenehmen Blutungen führen können. Unter Umständen muss eine gewisse Kraft angewendet werden, um das durch die Schenkelpforte nach außen prolabierende Fettgewebe zu mobilisieren. Bei inkarzerierten Schenkelhernien mit Darminhalt wird die Schenkelpforte kranialwärts durch Spaltung des Leistenbandes erweitert, um den Darm unter sorgfältiger Schonung zu befreien. Dies stellt im klassischen Sinne die eigentliche „Herniotomie" dar.

Nach dem Freipräparieren der 3 potenziellen Bruchpforten, wird das Peritoneum über den Iliakalgefäßen und dem Musculus psoas weit nach kranial bzw. dorsal parietalisiert und der Verlauf des Ductus deferens bis tief in das kleine Becken gelöst. Somit ist die Fläche für die Aufnahme des Netzes optimal parietalisiert. Die 3 Bruchpforten werden mit einem nichtresorbierbaren großporigen Polypropylen- oder PVDF-Netz abgedeckt. Ob die Netzfixation notwendig ist, ist noch nicht klar. Wir fixieren das Netz mit einem biologischen Kleber oder mit resorbierbaren Tackern, um die Netzposition im postoperativen Zeitraum der CO_2-Resorption zu sichern. Nach 6–8 h ist eine Fixation durch das breitflächige Anliegen des Peritoneums und den intraabdominellen Druckes gewährleistet. Ausnahmen sind die großen medialen Hernien, bei denen die mediale Fixation des Netzes mit resorbierbaren Tackern sinnvoll ist.

Das Netz liegt optimal, wenn

- es medialwärts die Symphyse überdeckt,
- der untere Rand des Netzes tief in der Rinne zwischen Harnblase, Ductus deferens, Iliakalgefäßen und abdominellem Peritoneum verläuft,
- es lateralseitig breitflächig den Musculus iliopsoas abdeckt und
- der Oberrand des Netzes ohne Falte über der Arteria epigastrica inferior liegt und nicht weiter als 5 cm zum inneren Leistenring.

Nun wird das Netz mit der abpräparierten Peritoneallefze bedeckt. Die Naht beginnt lateral (z. B. V-Lock-Faden) und führt nach medial. Hier muss sehr genau auf den Verlauf der Arteria epigastrica inferior geachtet werden, welche nicht angestochen werden darf. Es ist üblich, am Ende der Nahtlinie ein ca. 1 cm großes Fenster zu belassen, um später beim Entlasten des Pneumoperitoneums, die CO_2-Blase aus dem peritonealen Raum ebenfalls zu entlasten. Dadurch wird das Netz ergänzend fixiert und ein Hochklappen des-

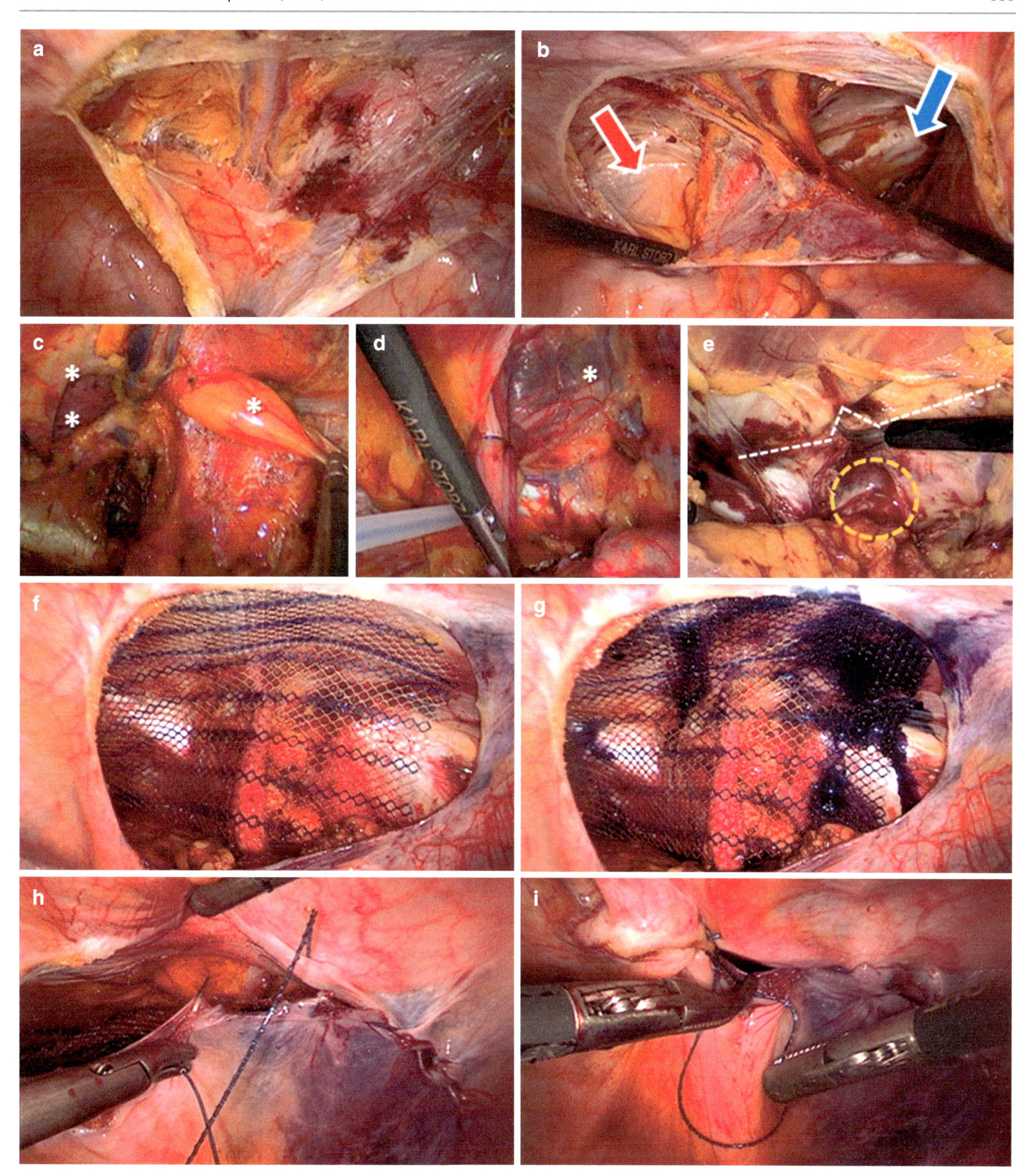

Abb. 46.4 a–i Operationsschritte der TAPP. (**a**) Inzision des Peritoneums von lateral (Einstieg in Höhe der Spina iliaca anterior superior) nach medial, unter Beachtung des Verlaufs des epigastrischen Gefäße. (**b**) Bevor die Präparation an der Bruchlücke beginnt, werden die Dissektionsgrenzen medial (*blauer Pfeil* = Symphyse) und lateral (*roter Pfeil* = Ebene des N. cutaneos femoris lateralis) eindeutig identifiziert. (**c**) Bergung des präperitonealen Fettprolapses aus dem Leistenkanal (*) rechts; mediale Leistenhernie (**) mit Defekt im Bereich des Hesselbach-Dreiecks. (**d**) Raffung der Fascia transversalis auf der rechten Seite mit der Röder-Schlinge, unter Berücksichtigung des Verlaufs des Ductus deferens (*). (**e**) Inzision des Leistenbandes (*weiße gestrichelte Linie*) zur Erweiterung der Schenkelpforte (*gelber Kreis*) bei inkarzerierter Schenkelhernie rechts (F2). (**f**) Das 10 × 15 cm große leichtgewichtige großporige Netz ist positioniert und wird (**g**) mit Fibrinkleber (mit Toluidinblau-markiert) fixiert. (**h**) Naht des Peritoneums in Rückstichtechnik (von unten nach oben und von lateral nach medial) mit V-Lock-Faden. (**i**) Der Fadenstumpf muss zum Schluss extraperitonealisiert werden (Filser et al. 2015), um keine Darmverwachsungen zu verursachen

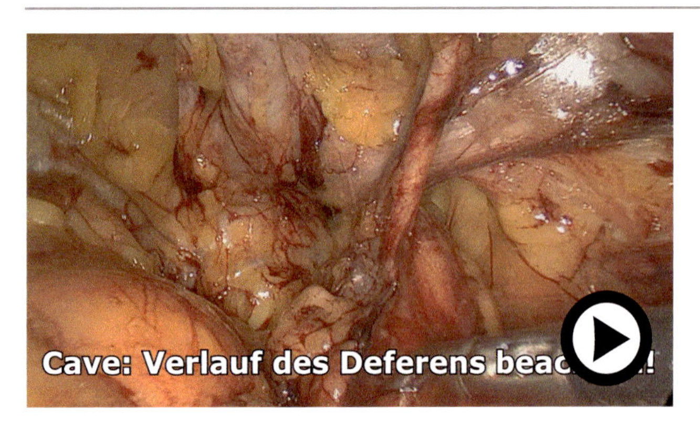

Abb. 46.5 Video 46.3: Raffung der Fascia transversalis mit der Röder-Schlinge und Einbringen des gerollten Netzes. Dabei ist besonders darauf zu achten, dass der Ductus deferens nicht im Leistenkanal tangential mitgefasst wird. Weiter zeigt die Sequenz das Einführen des gerollten Netzes zur optimalen Positionierung (© Video: Ulrich Dietz) (▶ https://doi.org/10.1007/000-bk9)

selben – mit primärem Rezidiv – im Rahmen eines Hustens bei der Extubation vermieden. Zu diesem Zeitpunkt erfolgt die Kontrolle der Operationsinstrumente und Hilfsmaterialien auf Vollständigkeit. Die Arbeitstrokare werden unter Sicht entfernt, gemäß IHS-Leitlinien werden 10-mm-Trokareinstichstellen mit Naht versorgt und die umbilikal vorgelegten Fäden geknüpft. Es erfolgt die Lokalinfiltration mit Lokalanästhetikum zur postoperativen Analgesie sowie die Naht der Hautschnitte in intrakutaner Nahttechnik. Der Eingriff darf erst als beendet gelten, wenn bei männlichen Patienten die Kontrolle der normalen Lage beider Hoden im Hodensack erfolgt ist.

46.9 Spezielle intraoperative Komplikationen und ihr Management

Am besten werden Komplikationen durch eine systematische standardisierte Präparations- und Vorgehensweise vermieden. Die gefährlichste Komplikation ist die Läsion der Iliakalgefäße beim Einbringen der Trokare, was auf jeden Fall vermieden werden muss. Blutungen, die während der subtilen Präparation der Samenstranggefäße auftreten, können sparsam und sorgfältig koaguliert werden, da diese Gefäße reichlich kollateralisiert sind. Lateral der Iliakalgefäße und unterhalb des Leistenbandes verlaufen die Nn. genitofemoralis und cutaneos femoris lateralis (Triangle of Pain). Hier ist die Netzfixation mit jeder Art von Tackern strengstens kontraindiziert (Cave: Schmerzen; Dietz et al. 2014). Nach der Naht des Peritoneums muss der V-Lock-Fadenstumpf extraperitonealisiert werden, um Darmverwachsungen zu vermeiden (Abb. 46.6; Filser et al. 2015).

Sehr wichtig ist die suffiziente Therapie des akuten postoperativen Schmerzes, um eine Schmerzchronifizierung zu vermeiden. Wir empfehlen die Schmerzmittelgabe je nach Schmerzintensität (gemessen an der Schmerzeinschätzung des Patienten auf der numerischen Ratingskala, NRS) zu dosieren (siehe Tab. 45.1 „Postoperative Analgesie").

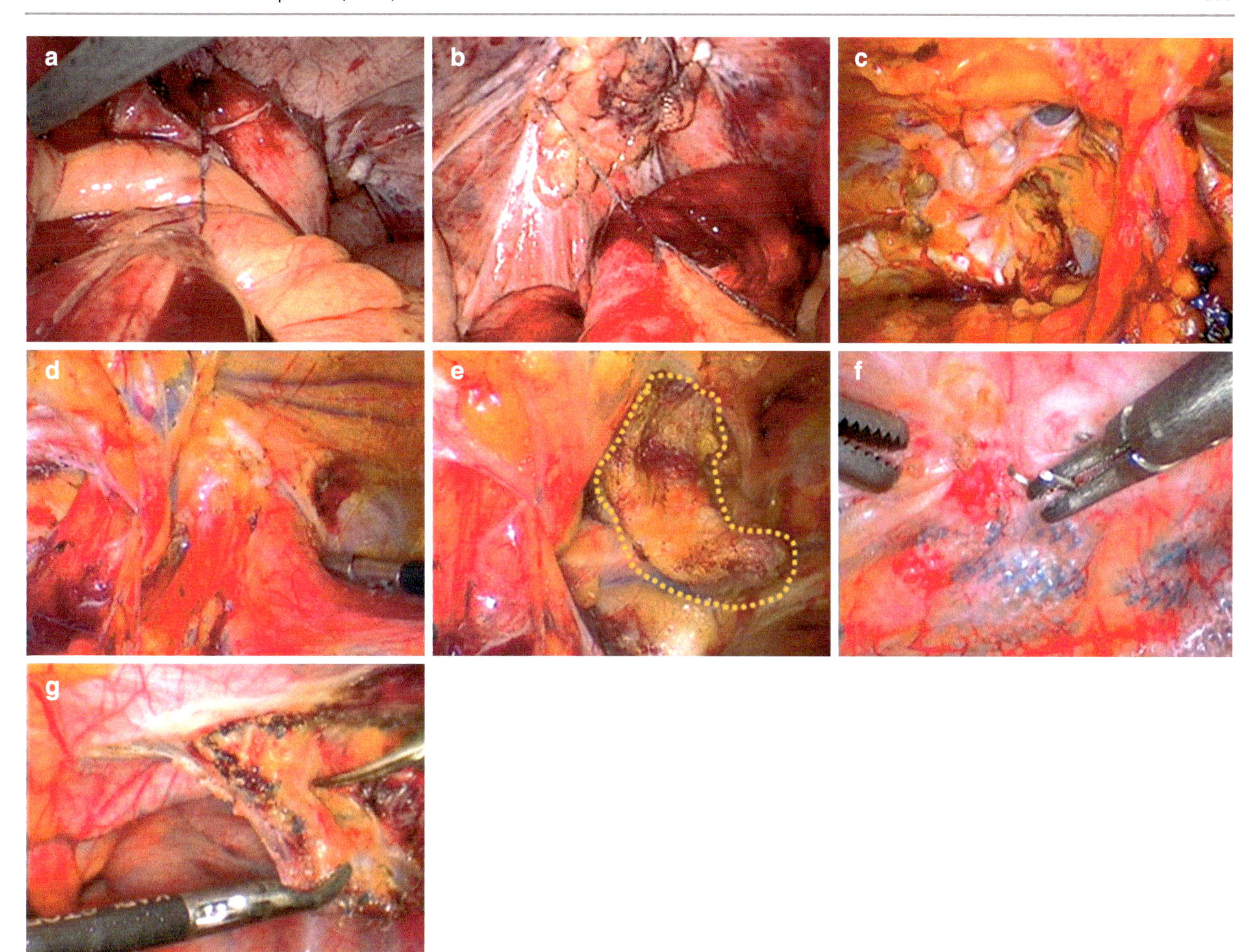

Abb. 46.6 **a–g** 3 Besonderheiten bei Reoperationen. (**a, b**) Relaparoskopie 7 Tage nach TAPP mit dem klinischen Bild des Ileus und dem intraoperativen Befund eines Dünndarmvolvolus, verursacht durch einen nicht versenkten V-Lock Fadenstumpf nach Peritonealnaht. (**c**) Innere Sicht der bereits parietalisierten Leistenregion (rechts) mit einem typischen medialen Rezidiv nach anteriorem Nahtverfahren. (**d, e**) Parietalisierung der Leistenregion bei medialem Rezidiv (M2) einer vorangegangenen Plugreparation auf der linken Seite mit deutlich erkennbarem insuffizienten Plug (*gelb gestrichelt und eingekreist*). (**f**) Laparoskopische Explantation von Metallklammern, die im Rahmen einer TAPP zum Verschluss des Peritoneums verwendet worden waren und zu chronischen Schmerzen führten (nach Explantation von 13 Klammern war die Patientin dauerhaft schmerzfrei). (**g**) Einstieg der Parietalisierung einer Re-TAPP rechts bei Rezidiv. Das Netz wird an der peritonealen Lefze belassen, die Präparation an den epigastrischen Gefäßen und am inneren Leistenring erfordert besondere Expertise

46.10 Evidenzbasierte Evaluation

Die Evidenzlage zur TAPP wird nachfolgend zur objektiveren Übersicht in tabellarischer Form dargestellt. Die einzelnen Themenbereiche sind in den beiden Tabellen teilweise anders geordnet als in der Leitlinie, um das thematische Verständnis zu verbessern. Dabei befasst sich Tab. 46.1 mit den Aspekten OP-Indikation, Operationsverfahren, Rezidiv nach anteriorem Verfahren, leichtgewichtige Netze, Netzfixation, Antibiotikaprophylaxe, Training des Operateurs und chronische Schmerzen und hat die europäischen Leitlinien zur Grundlage. Die HerniaSurge-Leitlinie empfiehlt laparoendoskopische Verfahren bei primärer bilateraler Leistenhernie (Low evidence, strong upgraded) und empfiehlt bei Patienten nach Prostata-Bestrahlung oder nach Operationen im kleinen Becken ein anteriores Verfahren (Low evidence, strong upgraded) (HerniaSurge Group, 2018). Eine prägnante Zusammenfassung der HerniaSurge-Leitlinien wurde von der Chirurgischen Arbeitsgemeinschaft Hernie (CAH/DGAV) und der Deutschen Herniengesellschaft (DHG) publiziert (Weyhe et al. 2018).

Tab. 46.2 bringt Auszüge der Evidenz zu den Aspekten perioperatives Management, OP-Technik TAPP, TAPP bei Rezidiv, TAPP vs. TEP, komplizierte Fälle, Netzgröße, Netzfixation und Schmerzmanagement, basierend auf den internationalen IEHS Leitlinien.

Tab. 46.1 Ausgewählte Aspekte der Leistenhernien-Leitlinie der HerniaSurge-Gruppe, strukturiert nach einzelnen Themen. (HerniaSurge Group 2018)

Thema	Spezielle Frage	Evidenzqualität (Grade)
OP-Indikation	Die meisten Männer mit gering-symptomatischen oder asymptomatischen Leistenhernien werden Symptome entwickeln und einer Operation bedürfen.	High
	Obwohl die meisten Patienten Symptome entwickeln und operiert werden müssen, ist Watchful-Waiting bei asymptomatischen Leistenhernien sicher; das Risiko der Inkarzeration ist sehr gering. Die Entscheidung, ob und wann operiert wird, muss gemeinsam zwischen Patient und Chirurg*in erfolgen.	High
Operationsverfahren	TAPP und TEP haben vergleichbare Operationszeiten, allgemeine Komplikationsraten, postoperative akute und chronische Schmerzen und Rezidiv-Raten.	Moderate
	Obwohl sehr selten, kommen Gefäßverletzungen häufiger bei der TEP vor.	Moderate
	Obwohl sehr selten, ist die Konversionsrate bei TEP höher als bei TAPP.	Moderate
	Die TEP hat eine längere Lernkurve als die TAPP.	Very low
	TAPP verursacht mehr Trokarhernien als TEP, obwohl die Inzidenz sehr gering ist.	Moderate
	Das Komplikationsrisiko bei der TEP ist in Händen des/der erfahrenen Chirurg*in vergleichbar mit dem Risiko bei offenen Verfahren.	Moderate
	Laparoendoskopische Verfahren führen zu weniger chronischen Schmerzen und einer schnelleren Erholung als der Lichtenstein.	Moderate
	Bei Patienten, die eine einseitige endoskopische Leistenhernienversorgung bekommen haben, steigt das Risiko der kontralateralen Hernie mit der Zeit; die genaue Inzidenz ist nicht bekannt.	Very low
	Vorhandene Expertise vorausgesetzt, sollten Frauen mit Hernien der Leistenregion mittels laparoendoskopischem Netz-Verfahren operiert werden (stark, upgraded).	Moderate
	Bei laparoendoskopischer Versorgung von Femoralhernien resultieren signifikant weniger Rezidive und weniger postoperative Schmerzen als nach anteriorem Verfahren.	Low
	Die Gefahr der Läsion des spermatischen Gefäße im Rahmen der Präparation des Funiculus spermaticus mit konsekutiver Ischämie des Hodens oder Orchitis besteht sowohl bei anterioren wie bei posterioren Verfahren.	Moderate
Rezidiv nach anteriorem Verfahren	Endoskopische Verfahren sind bei rezidivierten Leistenhernien nach anteriorem Zugang empfohlen. (strong, upgraded)	Moderate
Netze	Porengröße, effektive Porosität, Art des Polymers, Filamentstruktur und Webart sind bekannte Parameter, die Auswirkungen auf die Biokompatibilität der Netze haben. Netzgewicht als alleiniges Merkmal ist nicht akzeptabel.	Low
	Es gibt eine starke Evidenz, dass die Art des Netzes einen Einfluss auf das Ergebnis hat.	High
	Es gibt keinen Nachweis von immunologisch ausgelöster Abstoßung von Netzen mit den aktuellen synthetischen Fasern.	Moderate
Netzfixation	Bei TEP ist die traumatische Netzfixation in den allermeisten Fällen unnötig, unabhängig von der Art der Fixation	Moderate
	Netzfixation ist bei Patienten mit großen direkten Hernien (EHS-Klassifikation M3) empfohlen, um sowohl bei der TAPP wie auch bei der TEP die Rezidivrate zu reduzieren. Diese Empfehlung ist stark (upgraded).	Very low
Antibiotikaprophylaxe	Die Antibiotikaprophylaxe wird bei endoskopischen Verfahren, unabhängig vom Risikoprofil des Patienten, nicht empfohlen. Diese Empfehlung ist stark (upgraded).	Low
Postoperative Analgesie	NSAR oder selektive Cox-2-Hemmer verringern die postoperativen Schmerzen und haben in Kombination mit Paracetamol eine noch bessere Wirkung.	High
Postoperative Belastung	Einschränkung der körperlichen Aktivität ist nach unkomplizierter Leistenhernienreparation unnötig und hat keinen Einfluss auf die Entstehung eines Rezidivs. Patienten sollten ermutigt werden, so schnell wie möglich ihrem normalen Alltag nachzugehen.	Low
Chronische Schmerzen	Risikofaktoren für chronische postoperative inguinale Schmerzen (CPIP) sind: junges Alter, weibliches Geschlecht, starke präoperative Schmerzen, starke früh-postoperative Schmerzen, Rezidiv-Hernie und offenes Verfahren.	Moderate
	Insgesamt ist das Risiko klinisch signifikanter chronischer Schmerzen zwischen 10–12 % und nimmt mit der Zeit ab. Chronische Schmerzen, die im Alltag behindernd sind, kommen in 0,5–6 % vor.	High

Legende der Evidenzqualität nach dem „Grade" System. *High*: Wir sind sehr zuversichtlich, dass die Schätzung der Wirkung nahe an der tatsächlichen Wirkung dieses Ergebnisses liegt. *Moderate*: Wir sind mäßig zuversichtlich, dass die Schätzung des Effekts nahe am wahren Effekt dieses Ergebnisses liegt. *Low*: Wir haben begrenztes Vertrauen, dass die Schätzung des Effekts nahe am wahren Effekt dieses Ergebnisses liegt. *Very low*: Wir haben keine Evidenz, wir können keinen Effekt schätzen oder wir haben kein Vertrauen in die Schätzung des Effekts für dieses Ergebnis

Tab. 46.2 Ausgewählte Aspekte der Leistenhernien-Leitlinie der internationalen Endohernia Society (IEHS), strukturiert nach den einzelnen Themen. (Nach Bittner et al. 2011, 2015)

Thema	Evidenz	Evidenzgrad
Perioperatives Management	Keine Evidenz für Empfehlung einer Antibiotikaprophylaxe	5
	Keine Evidenz für routinemäßige Thromboseprophylaxe	5
OP-Technik TAPP	Rasieren oder Nichtrasieren der Haut hat keinen Einfluss auf das Entstehen einer SSI („surgical site infection")	1A
	Offenes Anlegen des Pneumoperitoneums ist den anderen Techniken gleichwertig	1A
	Kegeltrokare verursachen im Gegensatz zu schneidenden Trokaren weniger akute Verletzungen und weniger Trokarhernien	1B
	Die Anlage des Pneumoperitoneums ist ein potenzieller Risikofaktor für die Läsion parietaler Gefäße, intraabdomineller und retroperitonealer Organe	2C
	Inzidenz von Seromen bei direkten Hernien kann durch Raffung der Fascia transversalis verringert werden	2B
	TAPP ist bei der Inspektion der Gegenseite vorteilhaft	2C
	Präperitonealer Fettprolaps (Lipom) verursacht ähnliche Symptome wie ein Bruchsack	2C
	TAPP verursacht mehr Darmobstruktion als TEP	3
	Trokare mit Durchmesser 10 mm oder mehr begünstigen das Auftreten von Trokarhernien	3
	Verschiedene Manöver zur Überprüfung der Lage der Veres-Nadel sind unzuverlässig	4
	Operation wird durch eine gefüllte Harnblase erschwert	4
	Adhäsiolyse im Bereich des inguinalen Peritoneums ist nicht nötig und erhöht das Risiko der Darmläsion	5
TAPP bei Rezidiv	TAPP hat den Vorteil der optimalen anatomischen Präparation	1B
	Rerezidivrate ist geringer oder gleichwertig zu offenen Verfahren	1B
	Komplikationsrate ist geringer als nach Lichtenstein	1B
	Weniger akute und chronische Schmerzen als nach Lichtenstein	1B
	Vergleichbares Ergebnis wie nach primärer TAPP	3
	Re-TAPP ist möglich, hohe Lernkurve	3
	Resektion eines ehemaligen Netzes verursacht mehr Komplikationen	4
TAPP vs. TEP	Schwere Komplikationen sind sowohl bei TAPP wie auch TEP selten	2A
	Lernkurve ist für TAPP und TEP hoch	3
	Inspektion der Gegenseite ist bei der TAPP einfacher	5
Komplizierte Fälle	TAPP und TEP sind bei skrotalen Hernien möglich	3
	Operationszeit und Komplikationsrate sind höher als bei konventioneller Technik	3
	TEP und TAPP sind nach offener Prostatektomie mit höherer Komplikationsrate und längerer OP-Zeit verbunden	3
	Bei TAPP kann der Darm bei Inkarzeration inspiziert werden	3
	Die Rate der Darmresektion ist niedriger als bei offenen Verfahren	3
	Bei inkarzerierter Schenkelhernie muss das Leistenband eingekerbt werden	5
	Bei Peritonitis und Darmnekrose besteht ein höheres Risiko der Netzinfektion	5
	Höhere Rezidivrate bei verhältnismäßig kleineren Netzen	5
	TAPP ist nach offener Prostatektomie einfacher durchzuführen als TEP	5
Netzgröße	Ein zu kleines Netz kann zum Rezidiv prädisponieren	2A
	Nicht ausreichende Parietalisierung erschwert die Netzpositionierung	5
Netzfixation	Rezidivrate ist nach TAPP und TEP mit oder ohne Netzfixation ähnlich gering	1B
	Tacker-Fixation korreliert im Vergleich zu Nichtfixation mit mehr Schmerzen	1B
Schmerzmanagement	Risiko akuter und chronischer Schmerzen ist nach endoskopischem Verfahren geringer als nach offenen	1A
	Es besteht kein Unterschied akuter und chronischer Schmerzen zwischen TEP und TAPP	1B
	Präoperative Schmerzen sind ein Risikofaktor für chronische Schmerzen	1B
	Starke postoperative Schmerzen sind ein Risikofaktor für chronische Schmerzen	2B
	Ambulantes Operieren kann ein Risiko für akute postoperative Schmerzen sein	3B

Legende der Evidenz nach S. Sauerland. *1A*: Systematische Reviews von RCTs (mit konsistenten Ergebnissen aus einzelnen Studien). *1B*: RCTs (von guter Qualität). *2A*: Systematische Überprüfung von 2B Studien (mit konsistenten Ergebnissen aus Einzelstudien). *2B*: Prospektive vergleichende Studien (oder RCT von schlechterer Qualität). *2C*: Ergebnisstudien (Analysen großer Register, bevölkerungsbezogener Daten usw.). *3*: Retrospektive, vergleichende Studien, Fall-Kontroll-Studien. *4*: Fallserien (d. h. Studien ohne Kontrollgruppe). *5*: Expertenmeinungen, Tier- oder Laborexperimente

Literatur

Aasvang EK, Gmaehle E, Hansen JB, Gmaehle B, Forman JL, Schwarz J, Bittner R, Kehlet H (2010) Predictive risk factors for persistent postherniotomy pain. Anesthesiology 112:957–969

Berger D (2016) Evidenzbasierte Behandlung der Leistenhernie des Erwachsenen. Dtsch Arztebl 113:150–158

Bittner R, Leibl BJ, Jäger C, Kraft B, Ulrich M, Schwarz J (2006) TAPP – Stuttgart technique and result of a large single center series. J Minim Access Surg 2:155–159

Bittner R, Stylianidis R, Arregui ME, Bisgaard T, Dudai M, Ferzli GS, Fitzgibbons RJ, Fortelny RH, Klinge U, Kockerling F, Kuhry E, Kukleta J, Lomanto D, Misra MC, Montgomery A, Morales-Conde S, Reinpold W, Rosenberg J, Sauerland S, Schug-Pass C, Singh K, Timoney M, Weyhe D, Chowbey P (2011) Guidelines for laparoscopic (TAPP) and endoscopic (TEP) treatment of inguinal hernia [International Endohernia Society (IEHS)]. Surg Endosc 25: 2773–2843

Bittner R, Montgomery MA, Arregui E, Bansal V, Bingener J, Bisgaard T, Buhck H, Dudai M, Ferzli GS, Fitzgibbons RJ, Fortelny RH, Grimes KL, Klinge U, Köckerling F, Kumar S, Kukleta J, Lomanto D, Misra MC, Morales-Conde S, Reinpold W, Rosenberg J, Singh K, Timoney M, Weyhe D, Chowbey P, International Endohernia Society (2015) Update of guidelines on laparoscopic (TAPP) and endoscopic (TEP) treatment of inguinal hernia (International Endohernia Society). Surg Endosc 29:289–321

Bökeler U, Schwarz J, Bittner R, Zacheja S, Smaxwil C (2013) Teaching and training in laparoscopic inguinal hernia repair (TAPP): impact of the learning curve on patient outcome. Surg Endosc 27:2886–2893

Calisir A, Ece I, Yilmaz H, Alptekin H, Colak B, Yormaz S, Gul M, Sahin M (2020) Pain during sexual activity and ejaculation following hernia repair: a retrospective comparison of transabdominal preperitoneal versus Lichtenstein repair. Andrologia 53:e13947

Claus C, Furtado M, Malcher F, Cavazzola LT, Felix E (2020) Ten golden rules for a safe MIS inguinal hernia repair using a new anatomical concept as a guide. Surg Endosc 34:1458–1464

Dahlstrand U, Wollert S, Nordin P, Sandblom G, Gunnarsson U (2009) Emergency femoral hernia repair: a study based on a national register. Ann Surg 249:672–676

Dietz UA, Wiegering A, Germer CT (2014) Eingriffsspezifische Komplikationen der Hernienchirurgie. Chirurg 85:97–104

Filser J, Reibetanz J, Krajinovic K, Germer CT, Dietz UA, Seyfried F (2015) Small bowel volvulus after transabdominal preperitoneal hernia repair due to improper use of V-Loc™ barbed absorbable wire – do we always „read the instructions first"? Int J Surg Case Rep 8C:193–195

Fitzgibbons RJ Jr, Forse RA (2015) Clinical practice. Groin hernias in adults. N Engl J Med 372:756–763

Fitzgibbons RJ Jr, Ramanan B, Arya S, Turner SA, Li X, Gibbs JO, Reda DJ, Investigators of the Original Trial (2013) Long-term results of a randomized controlled trial of a nonoperative strategy (watchful waiting) for men with minimally symptomatic inguinal hernias. Ann Surg 258:508–515

Fruchaud H (1956) The surgical anatomy of the hernias of the groin. Translation by Robert Bendavid (Ed). Pandemonium Books, Toronto

Gupta S, Krishna A, Jain M, Goyal A, Kumar A, Chaturvedi P, Sagar R, Ramachandran R, Prakash O, Kumar S, Seenu V, Bansal V (2021) A three-arm randomized study to compare sexual functions and fertility indices following open mesh hernioplasty (OMH), laparoscopic totally extra peritoneal (TEP) and transabdominal preperitoneal (TAPP) repair of groin hernia. Surg Endosc 35(6):3077–3084

HerniaSurge Group (2018) International guidelines for groin hernia management. Hernia 22:1–165

INCA Trialists Collaboration (2011) Operation compared with watchful waiting in elderly male inguinal hernia patients: a review and data analysis. J Am Coll Surg 212:251–259

Miserez M, Peeters E, Aufenacker T, Bouillot JL, Campanelli G, Conze J, Fortelny R, Heikkinen T, Jorgensen LN, Kukleta J, Morales-Conde S, Nordin P, Schumpelick V, Smedberg S, Smietanski M, Weber G, Simons MP (2014) Update with level 1 studies of the European Hernia Society guidelines on the treatment of inguinal hernia in adult patients. Hernia 18(2):151–63

Muschalla F, Schwarz J, Bittner R (2016) Effectivity of laparoscopic inguinal hernia repair (TAPP) in daily clinical practice: early and long-term result. Surg Endosc 30(11):4985–4994

Öberg S, Jessen ML, Andresen K, Rosenberg J (2021) Technical details and findings during a second Lichtenstein repair or a second laparoscopic repair in the same groin: a study based on medical records. Hernia 25:149–157

Ramser M, Baur J, Keller N, Kukleta JF, Dörfer J, Wiegering A, Eisner L, Dietz UA (2021) Robotische Hernienchirurgie Teil I: Robotische Leistenhernienversorgung (r-TAPP). Videobeitrag und Ergebnisse einer Kohortenstudie an 302 operierten Hernien. Chirurg 92:707–720

Sheen AJ, Stephenson BM, Lloyd DM, Robinson P, Fevre D, Paajanen H, de Beaux A, Kingsnorth A, Gilmore OJ, Bennett D, Maclennan I, O'Dwyer P, Sanders D, Kurzer M (2014) Treatment of the sportsman's groin: British Hernia Society's 2014 position statement based on the Manchester Consensus Conference. Br J Sports Med 48:1079–1087

Simons MP, Aufenacker T, Bay-Nielsen M, Bouillot JL, Campanelli G, Conze J, de Lange D, Fortelny R, Heikkinen T, Kingsnorth A, Kukleta J, Morales-Conde S, Nordin P, Schumpelick V, Smedberg S, Smietanski M, Weber G, Miserez M (2009) European Hernia Society guidelines on the treatment of inguinal hernia in adult patients. Hernia 13(4):343–403

Stylianidis G, Haapamäki MM, Sund M, Nilsson E, Nordin P (2010) Management of the hernial sac in inguinal hernia repair. Br J Surg 97:415–419

Treadwell J, Tipton K, Oyesanmi O, Sun F, Schoelles K (2012) Surgical options for inguinal hernia: comparative effectiveness review [Internet]. Agency for Healthcare Research and Quality (US), Rockville; Report No.: 12-EHC091-EF

Wauschkuhn CA, Schwarz J, Boekeler U, Bittner R (2010) Laparoscopic inguinal hernia repair: gold standard in bilateral hernia repair? Results of more than 2800 patients in comparison to literature. Surg Endosc 24:3026–3030

Weyhe D, Conze J, Kuthe A, Köckerling F, Lammers BJ, Lorenz R, Niebuhr H, Reinpold W, Zarras W, Bittner R (2018) HerniaSurge: internationale Leitlinie zur Therapie der Leistenhernie des Erwachsenen. Kommentar der Chirurgischen Arbeitsgemeinschaft Hernie (CAH/DGAV) und der Deutschen Herniengesellschaft (DHG) zu den wichtigsten Empfehlungen. Chirurg 89:631–638

Yasukawa D, Aisu Y, Hori T. (2020) Crucial anatomy and technical cues for laparoscopic transabdominal preperitoneal repair: Advanced manipulation for groin hernias in adults. World J Gastrointest Surg 12(7):307–325

Laparoskopische Reparation von primär ventralen und inzisionalen Hernien (IPOM)

47

Ulrich A. Dietz, Christoph-Thomas Germer und Armin Wiegering

Inhaltsverzeichnis

Die laparoskopische Versorgung von Nabel- und Narbenhernien nimmt einen besonderen Stellenwert ein. Es ist nicht nur der zeitgemäße Trend von Seiten der Ärzte und Patienten, Minimalinvasivität zu fördern und zu fordern, für viele Patienten bedeutet der laparoskopische Eingriff eine entscheidende Reduzierung der Morbidität des Eingriffes. In diesem Kapitel nimmt daher neben der Darstellung der Operationstechnik auch die Patientenaufklärung bedeutenden Raum ein. Die abschließende Zusammenfassung der aktuellen Evidenz bietet dem Chirurgen einen Überblick über die wesentlichen Aspekte der laparoskopischen IPOM (intraperitoneale Onlay-Mesh)-Versorgung.

47.1 Einführung

Die laparoskopische Versorgung von Nabel- (Ventral-) und Narben- (Inzisional-)hernien ist wegen der geringen Morbidität bei vergleichbar niedrigen Rezidivraten gegenüber offenen Verfahren von Chirurgen als Operationsstrategie anerkannt. Diese Anerkennung gründet auf der vorhandenen Evidenzlage (Berger 2010; Helgstrand 2016; Awaiz et al. 2015). Aus historischer Sicht scheint die Lite-

U. A. Dietz (✉)
Klinik für Viszeral-, Gefäss- und Thoraxchirurgie, Kantonsspital Olten, Olten, Schweiz
e-mail: ulrich.dietz@spital.so.ch

C.-T. Germer · A. Wiegering
Klinik für Allgemein-, Viszeral-, Gefäß- und Kinderchirurgie, Universitätsklinikum Würzburg, Würzburg, Deutschland
e-mail: germer_c@ukw.de; wiegering_a@ukw.de

T. Keck, C.-T. Germer (Hrsg.), *Minimalinvasive Viszeralchirurgie*, https://doi.org/10.1007/978-3-662-67852-7_47

ratur zu zeigen, dass bei insgesamt geringerer Morbidität der tatsächliche Schweregrad einzelner Zwischenfälle bei laparoskopischen Verfahren allerdings gravierender ist (Awaiz et al. 2015). Hier ist die Lernkurve nicht zu unterschätzen. Vergleichbare Daten zur Morbidität für offene Rekonstruktionsverfahren der Bauchdecke (bezogen auf den Schweregrad) fehlen in der Literatur insgesamt. Trotz dieser negativ selektionierten Ausgangslage ist es in den vergangenen 20 Jahren gelungen, durch Standardisierung der Technik und Durchführung randomisiert-kontrollierter Studien zu zeigen, dass die tatsächliche Morbidität endoskopischer Verfahren signifikant unter derjenigen der offenen Verfahren liegt (Awaiz et al. 2015). Somit sind laparoskopische Verfahren bei Nabel- und Narbenhernien verifizierte und anerkannte Techniken, die einen durch Daten gestützten Platz im Therapiealgorithmus haben (Dietz et al. 2015, 2016).

Während das laparokopische IPOM lange als Standard endoskopischer Verfahren galt, sind in den vergangenen 5 Jahren mehrere neue Verfahren hinzugekommen, von denen besonders 4 Erwähnung verdienen: die laparoskopische intrakorporale Rektus-abdominus-Plastie (LIRA) für Inzisionalhernien (Gomez-Menchero et al. 2018), das endoskopische mini- oder less-open Sublay-Verfahren (eMILOS) für die Medianlinie (Reinpold et al. 2019a, b) und der erweiterte total extraperitoneale Zugang (eTEP), bereits vor über zehn Jahren beschrieben, aber erst jetzt bekannt geworden (Daes 2012). Die Königsdisziplin der Bauchdeckenrekonstruktion ist heute aber der Transversus-abdominis-Release (TAR), eine Technik, die laparoskopisch nur wenige beherrschen, die jedoch robotisch zunehmende Bedeutung erfährt (Dietz et al. 2021). Dieser Beitrag fokussiert auf dem IPOM-Verfahren. Die neueren Verfahren – die noch keinen etablierten Stellenwert in den Leitlinien haben – werden zum Schluss im Kontext kommentiert.

47.2 Indikation

Die Leitlinien der IEHS (International Endohernia Society) sehen die Indikation zur endoskopischen Versorgung von Nabel- (Ventral-) und Narben- (Inzisional-)hernien bei symptomatischen Patienten (Grad D), mit der Einschränkung auf Hernien mit einer Bruchlücke < 10 cm in der Breite (Grad D) jedoch ohne Alterseinschränkung (Bittner et al. 2019). Es ist bekannt, dass unterschiedliche Operateure bei Standardpatienten zu einer deutlichen Vielfalt an Operationsempfehlungen mit Übereinstimmung von lediglich 40 % kommen, ohne jedoch Rückschlüsse auf die Ergebnisse dieser Entscheidungen zu bieten (Kokotovic et al. 2017). Hier zeigt sich, dass die Verantwortung und Erfahrung des einzelnen Chirurgen ein wichtiger Faktor ist, aber auch, dass es Bedarf nach objektivierbaren Parametern und Algorithmen gibt. Bedingt durch die große Variabilität der klinischen Befunde resultieren mehrere potenzielle Therapieziele: Symptomtherapie (Schmerzen und/oder Passageprobleme), Verbesserung der Lebensqualität, langfristige Wiederherstellung der Morphologie und Funktion der Bauchdecke sowie Kosmetik.

Auch wenn endoskopische Verfahren eine geringere Invasivität auf Hautniveau haben als offene Verfahren, muss daran erinnert werden, dass z. B. Narbenhernienpatienten bereits Narben haben und diese ggf. einer konkomitanten Korrektur benötigen – welche nicht zum laparoskopischen Eingriff gehört. Wir besprechen die Therapieziele und Wünsche mit den Patienten und empfehlen das laparoskopische Verfahren bevorzugt Patienten mit höherem Morbiditätsrisiko (Abb. 47.1).

In den aktuellen Leitlinien wird des Watchful-Waiting-Konzept bei Nabel- und Narbenhernien empfohlen, um die Bedingungen für die Operation zu verbessern (Prähabilitation), nicht als langfristige Strategie (Bittner et al. 2019). Ermutigt durch die Erfahrung mit Leistenhernien – wo gezeigt werden konnte, dass das Inkarzerationsrisiko („hernia accident rate") gegenüber der üblichen Operationsmorbidität elektiver Eingriffe verschwindend gering ist – wird des Watchful-Waiting-Konzept auch auf die Nabel- und Narbenhernien hin untersucht. Zum Zeitpunkt der Fertigstellung dieses Kapitels war die DFG-geförderte AWARE-Studie bereits abgeschlossen, aber zum Zeitpunkt der Überarbeitung dieses Kapitels (März 2024) noch nicht veröffentlicht. Es scheint sich jedoch ein Trend gegen das Abwarten abzuzeichnen, welcher verschiedene Gründe hat, darunter zwei Hauptursachen: Operationswunsch (mit zahlreichen Cross-over-Patienten) und Beeinträchtigung der Lebensqualität durch die Hernie (Lauscher et al. 2016). Eigene Daten zeigen aber auch, dass das Komplikations- und Rezidivrisiko der Operation mit Zunahme der Größe der Bruchpforte deutlich steigt (Dietz et al. 2014b). Letzteres ist auch ein Argument gegen das Abwarten und für die Operation kleinerer Befunde, obwohl bei Befunden < 6 cm Durchmesser die Wahrscheinlichkeit einer Notfalloperation innerhalb von 5 Jahren lediglich bei 4 % zu liegen scheint (Kokotovic et al. 2016).

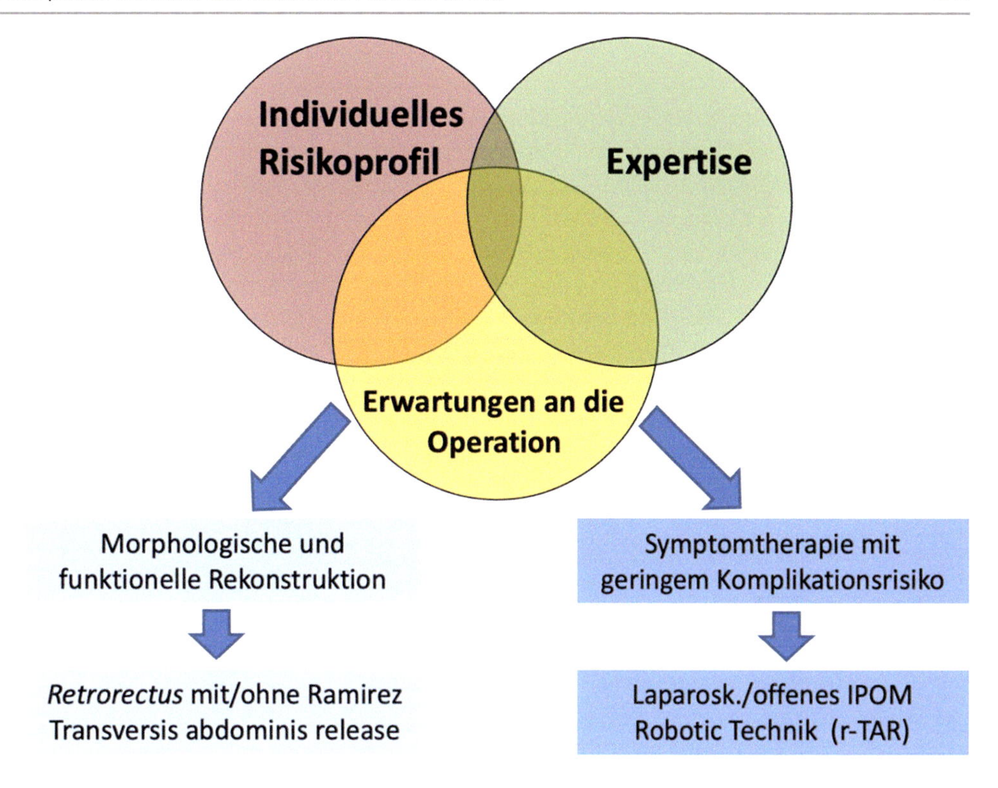

Abb. 47.1 Patientenindividueller Algorithmus. Die Indikation zum endoskopischen Verfahren muss immer in Betracht der potenziellen Vor- und Nachteile auch der offenen Verfahren gewertet werden. Gemeinsam mit den Erwartungen des Patienten und der Expertise des Operateurs fließt das Risikoprofil maßgeblich in die Therapieentscheidung mit ein. (Modifiziert nach Dietz et al. 2016)

Relative Kontraindikationen sind große Bruchpforten (> 15 cm), Aszites, Vorhandensein einer Hautmeshdeckung, monströse Hernien mit Loss-of-Domain oder Vorhandensein eines Nierentransplantates im Bruchsack. Hohes Patientenalter und Notfallsituation sind keine Kontraindikationen für das endoskopische Vorgehen. Bei jungen Patienten bevorzugen wir offene Netzverfahren, um die intraperitoneale Netzimplantation zu vermeiden. Die Rationale ist zweifach: 1) Im Laufe der Jahre treten zunehmende Netzkomplikationen auf und diese betreffen bei intraperitonealer Lage mit Wahrscheinlichkeit auch intraabdominelle Organe (z. B. Darm); Netzkomplikationen sind allerdings keine Exklusivität laparoskopischer Verfahren, sondern werden auch nach offener Netzimplantation beobachtet. 2) Einzelne Kohortenstudien schätzen, dass im Laufe von 2 Jahren nach Netzimplantation ca. 17 % der Patienten – meist aus anderen Gründen – eine abdominelle Reoperation bekommen, was gerade bei jüngeren Patienten mit intraperitonealer Netzlage ein zusätzliches Risiko sein kann (Patel et al. 2017). Nicht zuletzt aus diesem Grund raten wir bei entzündlichen Darmerkrankungen (insbesondere beim Morbus Crohn) von der endoskopischen Versorgung mit intraperitonealem Netz ab.

47.3 Spezielle präoperative Diagnostik

Die Diagnose einer Nabel- und Narbenhernie ist grundsätzlich eine klinische Angelegenheit. Der Patient wird abwechselnd im Stehen und Liegen unter Valsalva-Manöver untersucht. Hierbei wird die Hernie standardmäßig mittels einer Klassifikation erfasst. Wir empfehlen für die Operationsplanung die Würzburger-Klassifikation mit den Kriterien Wertigkeit (primär ventrale vs. Inzisionale bzw. rezidiviert-inzisionale Hernie), Morphologie (mediane oder laterale Bruchlücken), Größe (Länge × Breite) und Risikofaktoren – bis +++; Dietz et al. 2007). Intraoperativ wird die EHS-Klassifikation zur Befunderhebung empfohlen (Muysoms et al. 2009).

Auch wenn die Diagnose klinisch gestellt wird, ist bei gewissen Patienten (z. B. Adipositas) die CT-Darstellung der Bruchlückenmorphologie zur Operationsplanung von großer Hilfe; die ergänzende sagittale Rekonstruktion ist dabei unabdingbar. Im CT muss auch die Darstellung der Darmabschnitte im Bruchsack bzw. zur Bauchdecke evaluiert werden; fehlt die typische Fettschicht zwischen beiden, ist von Verwachsungen und der Notwendigkeit einer Adhäsiolyse auszugehen. Alternativ kann das MRT zur OP-Planung hilfreich sein.

47.4 Aufklärung

Im Aufklärungsgespräch konvergieren klinischer Befund, Patientenwunsch und Expertise des Chirurgen zu einem Therapiekonzept mit klaren Zielen. Bei der endoskopischen Reparation ist dieses Ziel meist die Verbesserung der Lebensqualität durch Symptomreduktion, nicht so sehr die morphologische und funktionelle Rekonstruktion der Bauchdecke (Abb. 47.1; Dietz et al. 2016). Wir informieren die Patienten, dass die Größe der Bruchpforte mit direkt proportional mehr postoperativen Komplikationen und späterem Rezidiv korreliert (Dietz et al. 2014b). Wir beraten sie auch über den aktuellen Stand der AWARE-Studie, die zeigt, dass die Crossover-Rate in den Operationsarm aus Gründen der Lebensqualität beträchtlich ist (Lauscher et al. 2016).

Es ist bekannt, dass Nabel- und Narbenhernien die Lebensqualität der Patienten negativ beeinflussen (Rogmark et al. 2016). Es gibt mittlerweile verlässliche Daten, die bestätigen, dass die Lebensqualität sowohl nach offenen wie nach laparoskopischen Reparationen signifikant zunimmt. Die Bauchdeckenbeschwerden verbessern sich 1 Jahr nach laparoskopischer Versorgung von 75 % auf nur 15 %, was einer signifikanten Reduktion der Beschwerden um 87 % im SF-36-Score entspricht ($p < 0{,}001$; Rogmark et al. 2016). Die Zufriedenheit nach laparoskopischer Operation ist bei Männern und bei BMI > 30 kg/m^2 besonders deutlich (Rogmark et al. 2016). Die Zufriedenheit ist bei Patienten, die sich operieren lassen, signifikant höher, als bei denen, die zunächst abwarten (SF-36 und AAS). Interessant sind auch Daten, die zeigen, dass optimistisch eingestellte Patienten nach der Operation signifikant zufriedener sind als pessimistisch eingestellte (Life Orientation Test – Revised; Langbach et al. 2016). Dies sollte im Rahmen der Patienteninformation bedacht werden.

Die wichtigsten Operationsrisiken betreffen zunächst die perioperative Morbidität, welche durch endoskopische Verfahren signifikant geringer ausfällt als bei offenen Verfahren (Awaiz et al. 2015; Dietz et al. 2014a). Die gefürchtetste Komplikation ist die unbemerkte Darmverletzung im Rahmen der Adhäsiolyse; hierüber muss mit dem Patienten offen gesprochen werden. Ein sehr häufiges Phänomen nach endoskopischer Reparation ist das Auftreten des Seroms, welches von einigen Autoren auch nicht mehr als Komplikation, sondern – wenn in den ersten 3 Monaten spontan rückläufig – als natürlicher Verlauf gewertet wird. Es folgt der Hinweis auf die Implantation eines intraperitonealen Netzes mit der Klarstellung, dass das Netz zwar auf dem Darm zu liegen kommt, jedoch durch eine Schutzschicht bedeckt ist. Hier können Verwachsungen in Zukunft nicht ausgeschlossen werden, selten sind diese jedoch im Sinne der Passageobstruktion symptomatisch.

Die postoperativen Schmerzen sind in den ersten 2–5 Tagen beträchtlich, Patienten müssen auf diesen Verlauf aufmerksam gemacht werden. Ebenso ist es mit der nur partiellen ästhetischen Korrektur durch endoskopische Eingriffe: Je höher der BMI, desto zufriedener die Patienten, da kleinere Unebenheiten und Bulging unbemerkt bleiben; schlanke Patienten müssen daher auf Bulging und die lokale „Schwäche" der Bauchdecke beim Tasten – gerade auch wenn die Bruchpforte nicht verschlossen wird – hingewiesen werden. Rezidive entstehen nicht wegen Materialfehler des Netzes, sondern sind Folge des progressiven Haltverlustes des Netzes im Bindegewebesubstrat des Patienten, was wiederum eine Folge des natürlichen Alterungsprozesses ist. Patienten sollten informiert werden, dass die kumulative Rezidivinzidenz je nach Größe der Bruchpforte bis zu > 20 % in 5 Jahren sein kann (Dietz et al. 2014b; Helgstrand et al. 2013).

Da bei endoskopischen Verfahren die monopolare Elektrokoagulation oft Verwendung findet, muss der Patient im Aufklärungsgespräch auf das eventuelle Vorhandensein eines Herzschrittmachers oder Defibrillators befragt werden.

47.5 Lagerung

Für das laparoskopische IPOM (intraperitoneale Onlay-mesh-Technik) wird der Patient in Rückenlage gelagert und beide Arme ausgelagert. Der Operationszugang von links lateral ermöglicht für den rechtshändigen Operateur die beste Bewegungsfreiheit der Instrumente im Abdomen (Abb. 47.2). Die Auslagerung des linken Armes ist bei diesem Zugang entscheidend, denn die posteriore Schicht der Bauchdecke ist Gegenstand der Operation und diese wird erreicht, wenn der Instrumentengriff unterhalb der Trokarebene (mittlere Axillarlinie) geführt wird. Operateur und erster Assistent stehen auf der linken Seite des Patienten und haben den Bildschirm idealerweise auf der gegenüberliegenden Seite positioniert. Die instrumentierende Schwester steht seitlich gegenüber dem Operateur, der Instrumententisch wird seitlich des Fußendes des OP-Tischs aufgestellt.

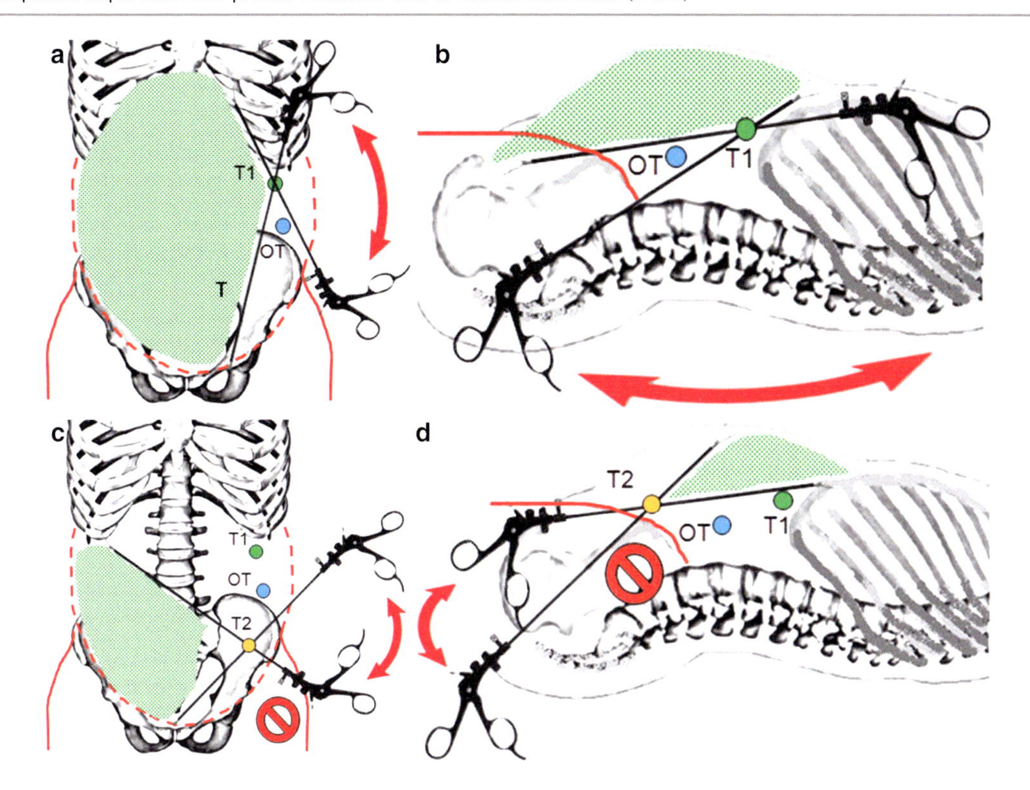

Abb. 47.2 a–d Bewegungsgrade je nach Trokarposition. **a** Aufsicht: Arbeiten mit OT und rechter Hand (*T1*). **b** Seitliche Ansicht: Arbeiten mit OT und rechter Hand (*T1*); **c** Aufsicht: Arbeiten mit OT und linker Hand (*T2*). **d** Seitliche Ansicht: Arbeiten mit OT und linker Hand (*T2*). Die Wahl der optimalen Trokarposition beim Arbeiten an der vorderen Bauchdecke muss individuell geplant werden. Das Arbeiten von der linken Patientenseite aus, ist für Rechtshänder zu empfehlen. Der Optiktrokar (*OT*) wird in Höhe der mittleren Axillarlinie auf halber Strecke zwischen Rippenbogenrand und Spina iliaca anterior superior positioniert. In den meisten Fällen reicht ein Arbeitstrokar (*T1*) im linken Oberbauch, denn durch die größere antero-posteriore Ausdehnung des Brustkorbs im Vergleich zum Becken ist aus der Position T1 die gesamte Bauchdecke zugänglich. Die Position T2 bietet wegen der darunterliegenden Hüfte einen viel geringeren Freiheitsgrad und ist nur selten erforderlich. *OT* Optiktrokar; *T1* erster Arbeitstrokar; *T2* zweiter Arbeitstrokar; grüne Fläche = zugänglicher Arbeitsbereich; rote Pfeile = Bewegungsfreihand der Hand am Arbeitstrokar

47.6 Technische Voraussetzungen

Es kommen 2–3 wiederverwendbare Trokare zum Einsatz, ein 10-mm-Optiktrokar für die links-laterale Position (OT; mit Konus zur Fixation des Trokars durch vorgelegte Fasziennähte), ein 5-mm-Trokar kranial des Optiktrokars (T1) und ggf. ein zusätzlicher 5-mm-Trokar kaudal des Optiktrokars (T2). Das endoskopische Grundsieb bedarf einer perfekt schneidenden Schere für die Adhäsiolyse der Bauchdecke, zwei stumpfer Fasszangen (z. B. eine Overholt-Klemme oder Clynch) und einer Stichfasszange für die transfaszialen Nähte. Neben dem endoskopischen Videoturm wird Elektrokoagulation verwendet. Die verfügbaren Videokamerasysteme der letzten Generation liefern hervorragende Bilder, aus unserer Sicht bringt dem erfahrenen Chirurgen ein 3D-System keinen zusätzlichen Vorteil. Großporige beschichtete Netze (z. B. Kollagen) sollten in den Größen 15 × 10 cm, 20 × 15 cm und 30 × 20 cm verfügbar sein. Es muss auch Instrumentarium für eine evtl. endoskopische Naht besorgt werden (besonderes Nahtmaterial beziehungsweise Nadelhalter). Tacker verschiedener Arten sind zur ergänzenden Netzfixation vorzuhalten.

47.7 Überlegungen zur Wahl des Operationsverfahrens

Es gibt keine universale Technik für die Versorgung von Nabel- und Narbenhernien. Für einen Überblick über die Vor- und Nachteile der verschiedenen Optionen verweisen wir auf eine aktuelle Publikation (Dietz et al. 2016). Die endoskopische IPOM-Versorgung hat eigene Indikationen und Kontraindikationen und ist als innovatives Verfahren eine Ergänzung zu den offenen Netzverfahren, keinesfalls die „moderne Ablösung" derselben. Die Indikationen und Kontraindikationen der endoskopischen Versorgung sind bereits in Abschn. 47.2 diskutiert worden.

47.8 Operationsablauf – How to do it

Vor dem Eingriff erfolgen die Kontrolle der Lagerung und der Elektrodenposition sowie das Team-time-out. Die vordere Bauchdecke wird weiträumig desinfiziert und abgedeckt. In unserer Klinik wird die perioperative Antibiotikagabe bei Implantation von Kunststoffnetzen praktiziert.

Die Installation des Pneumoperitoneums erfolgt über einen offenen Zugang in der linken Flanke auf Ebene der mittleren Axillarlinie, auf halber Distanz zwischen Rippenbogenrand und Spina iliaca anterior superior. Hier sind die drei einzelnen Muskelschichten der lateralen Bauchdecke zu spreizen, bis die Fascia transversalis inzidiert werden kann. Durch Einführen eines schmalen Langenbeck-Hakens lassen sich die Ränder mit der Deschamp-Nadel anschlingen und 2 Nähte vorlegen. Einführen des Hasson-Trokars und Insufflation von CO_2. Inspektion des Abdomens und Einführen eines 5-mm-Arbeitstrokars in rippenbogennaher Position unter direkter Sicht. Wenn dieser Bereich wegen Verwachsungen nicht einsehbar ist, positionieren wir ein Portsystem für mehrere Instrumente (z. B. X-Cone) und adhäsiolysieren die Bauchdecke des linken Oberbauches zur Insertion des resp. Arbeitstrokars unter Sicht. Oft folgt nun eine laparoskopische Adhäsiolyse. Ziel ist es, die gesamte vordere Bauchdecke als Vorbereitung zur späteren Netzimplantation zu parietalisieren. Hierzu gehört die Abtrennung des Ligamentum falciforme nach kranial und der infraumbilikalen Plicae nach kaudal (Abb. 47.3). Dadurch wird sichergestellt, dass bei der Umbilikalhernie keine konkomitante subklinische epigastrische Hernie übersehen wird (Abb. 47.3a, b) und eine fettfreie Fläche geschaffen, um anschließend das Netz zu implantieren (Abb. 47.3e). Im Rahmen der Parietalisierung muss sämtliches Fettgewebe auch aus der Bruchpforte geborgen werden, denn, wie aus Abb. 47.3c, d ersichtlich, oft verbirgt sich ein großer präperitonealer Fettprolaps hinter einer anscheinend unspektakulären Bruchlücke gerade im Bereich des Ligamentum falciforme (Bittner et al. 2019).

Auf diese Besonderheiten der Anatomie der Nabelregion hatte bereits Sir Astley Paston Cooper (1768–1841) in einer vorbildlichen Abbildung in seinem 1833 in deutscher Sprache erschienenen Buch *Anatomische Beschreibung und chirurgische Behandlung der Unterleibsbrüche* hingewiesen (Abb. 47.4).

Im infraumbilikal-suprapubischen Bereich muss die Parietalisierung je nach Ausdehnung der medianen Narbenhernie bis in das Spatium Retzii erfolgen, dabei wird in Analogie zur beidseitigen TAPP parietalisiert; in diesen Fällen kann der T2-Trokar von Hilfe sein. Dabei wird die Harnblase eindeutig aus der geplanten Fixationszone schonend gelöst und der Raum für die distale Netzeinlage mit optimaler retropubischer Unterfütterung vorbereitet werden. Das Peritoneum des Bruchsacks wird zur Vorbeugung einer Nachblutung belassen.

Die Datenlage deutet wahrscheinlich auf einen Vorteil der Naht gegenüber der Nichtnaht der Bruchpforte hin (Chelala et al. 2015); es gibt zwei gute Alternativen zur von Chelala beschriebenen Technik: a) die „Spiderweb-Naht", indem die Bruchlücke „zickzackähnlich" mit Nahtmaterial umstochen wird (was dann das Bulging des Netzes im Rahmen der Inkorporation verhindert); und b) das LIRA-Verfahren, bei dem die hintere Rektusscheide zur Adaptation der Linea alba verwendet wird und das in Abschn. 47.10 kommentiert wird. Das endoskopische IPOM mit Bruchlückenverschluss wird in der Literatur „IPOM-Plus-Technik" genannt. Zu empfehlen ist die Übersichtsarbeit von Suwa et al., welche die verschiedenen technischen Varianten anschaulich mit Ergebnissen aus der Literatur aufarbeitet (Suwa et al. 2016). Der

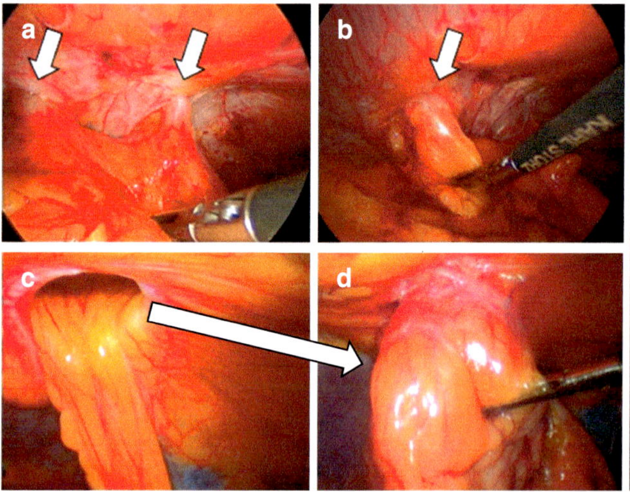

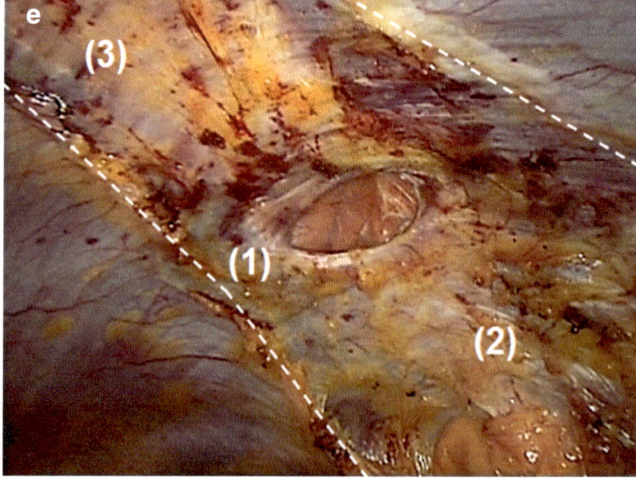

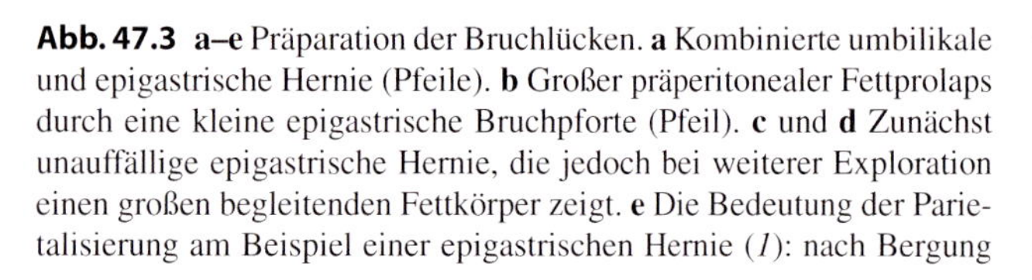
Abb. 47.3 **a–e** Präparation der Bruchlücken. **a** Kombinierte umbilikale und epigastrische Hernie (Pfeile). **b** Großer präperitonealer Fettprolaps durch eine kleine epigastrische Bruchpforte (Pfeil). **c** und **d** Zunächst unauffällige epigastrische Hernie, die jedoch bei weiterer Exploration einen großen begleitenden Fettkörper zeigt. **e** Die Bedeutung der Parietalisierung am Beispiel einer epigastrischen Hernie (*1*): nach Bergung des durch die Hernie prolabierenden präperitonealen Fettgewebes, muss das Fettgewebe des Ligamentum falciformes (supraumbilikal) (*2* und *3*) und ggf. der infraumbilikalen Plicae (nicht auf der Abbildung) von der vorderen Bauchdecke abgelöst werden, um eine optimale Netzinkorporation zu ermöglichen (Parietalisierung). Erst nach Beendigung dieses Schrittes darf das IPOM-geeignete Netz implantiert werden

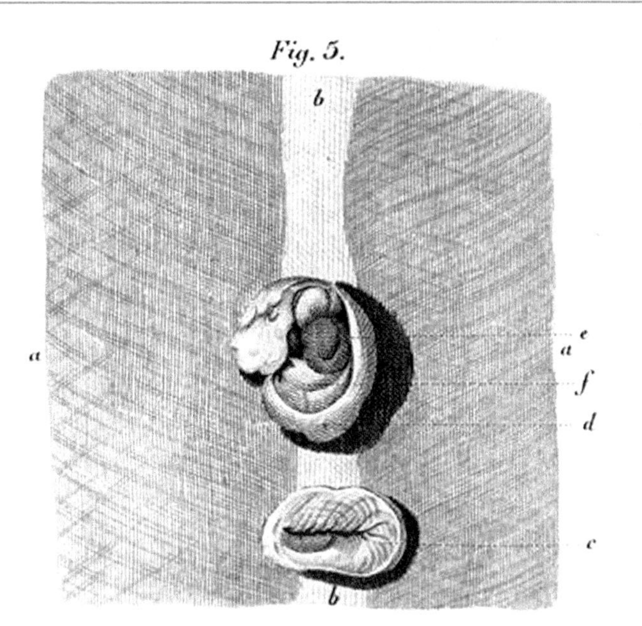

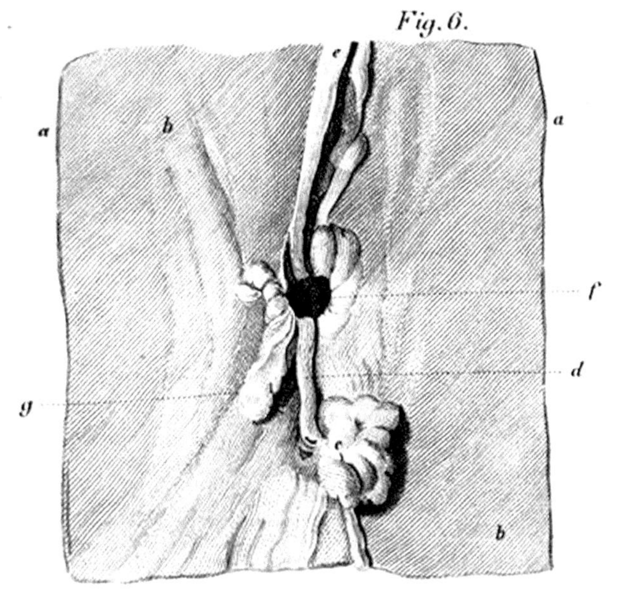

Abb. 47.4 Anatomie der Nabelregion. **Abb. 5** zeigt in anteroposteriorer Sicht eine konkomitante epigastrische Hernie kranial der Nabelhernie. **Abb. 6** zeigt in postero-anteriorer Sicht das Ligamentum falciforme (*e*) und die infraumbilikalen Plicae mit dem hier bekannten Fettgewebe (*c*). (Aus: Sir Astley Paston Cooper (1833) Anatomische Beschreibung und chirurgische Behandlung der Unterleibsbrüche. Weimar, Tafel XX, S. 243)

Vorteil von IPOM-Plus liegt in der geringeren Rate an Seromen sowie an der deutlichen Vermeidung von unerwünschtem Bulging des Netzes durch die Bruchpforte. Das Bulging wird von manchen Patienten als störend oder gar als Rezidiv empfunden und ist besonders bei größeren Bruchpforten ein wichtiges Problem, das womöglich durch Nähte komplett eliminiert werden kann (Suwa et al. 2016). Ob der Bruchlückenverschluss auch die Rezidivrate signifikant reduziert, ist nicht nachgewiesen; allerdings kann die Seromrate von fast 100 % auf ca. 12 % reduziert werden (Suwa et al. 2016; Zeichen et al. 2013; Tandon et al. 2016; Muysoms et al. 2013). Wir machen bei großen Nabelhernien alternativ zum radikalen Bruchlückenverschluss eine überbrückende Naht der Bruchränder (sog. Spiderweb-Naht; Abb. 47.5).

Die für die IPOM-Implantation zugelassenen Netze sind sehr unterschiedlich, haben aber alle den Anspruch, eine Art von Adhäsionsschutz auf der Kontaktfläche zum Darm zu haben. Wichtige Eigenschaften sind nebst der Adhäsionsprophylaxe eine gute Inkorporation in die Bauchdecke und die intraoperative Möglichkeit der Anpassung an die Hernienpatientenmorphologie durch Zuschneidung. Auf dem Markt werden Netze aus PTFE, Polypropylen, Polyester und PVDF in Kombination mit einer Antiadhäsionstechnologie angeboten. Wir verwenden seit 2005 ein dreidimensional geflochtenes Polyester-Netz mit Kollagenschutzfolie, welches diese Eigenschaften optimal kombiniert. Zur Prophylaxe der intraoperativen Netzkontamination benetzen wir es mit Gentamicin (80–160 mg, je nach Netzgröße; Wiegering et al. 2014) und führen das eingerollte Netz entweder über den Optiktrokar (10 mm) oder einen in T1-Position eingewechselten 12-mm-Trokar ins Abdomen.

Bevor das Netz nach intraperitoneal gebracht wird, planen wir die Punkte der Netzfixation auf der Hautoberfläche des Patienten mit dem Stift und übertragen diese auf das Netz. Es ist Konsens in der Literatur, dass die Netzüberlappung über den Bruchrand hinaus mindestens 5 cm betragen sollte, aber in Abhängigkeit der Größe der Bruchpforte evtl. noch weiter sein muss (Abb. 47.6; Tulloh und de Beaux 2016; LeBlanc 2016; Wassenaar et al. 2010). Nach heutiger Erkenntnis brauchen Bruchlücken, die verschlossen werden, proportional weniger Netzüberlappung, wie auch kleinere Bruchlücken proportional weniger Überlappung benötigen (Tulloh und de Beaux 2016). Wir verwenden eine Kombination von transfaszialen Nähten, die der optimalen Netzpositionierung dienen, und resorbierbaren Tackern, mit denen das Netz dann in Double-Crown-Technik fixiert wird (Muysoms et al. 2012; von Rahden et al. 2012). Den Trend der Literatur, resorbierbare Tacker als Risiko für Rezidiv anzusehen, können wir nicht bestätigen. In einer Registeranalyse aus Dänemark ist dieser Trend beschrieben worden, allerdings sind in dem Register keine Daten weder zur Netzart noch zur Tackerart enthalten; bei den vielfältigen kommerziellen Variablen empfinden wird diese Schlussfolgerung als nicht berechtigt (Christoffersen et al. 2015). Polyesternetze sind nach 2 Wochen bereits so fest integriert, dass sie keiner weiteren Fixation bedürfen. PTFE-Netze, die nicht inkorporiert werden, müssen dagegen ein Leben lang mit nichtresorbierbaren Tackern oder Nähten gesichert werden.

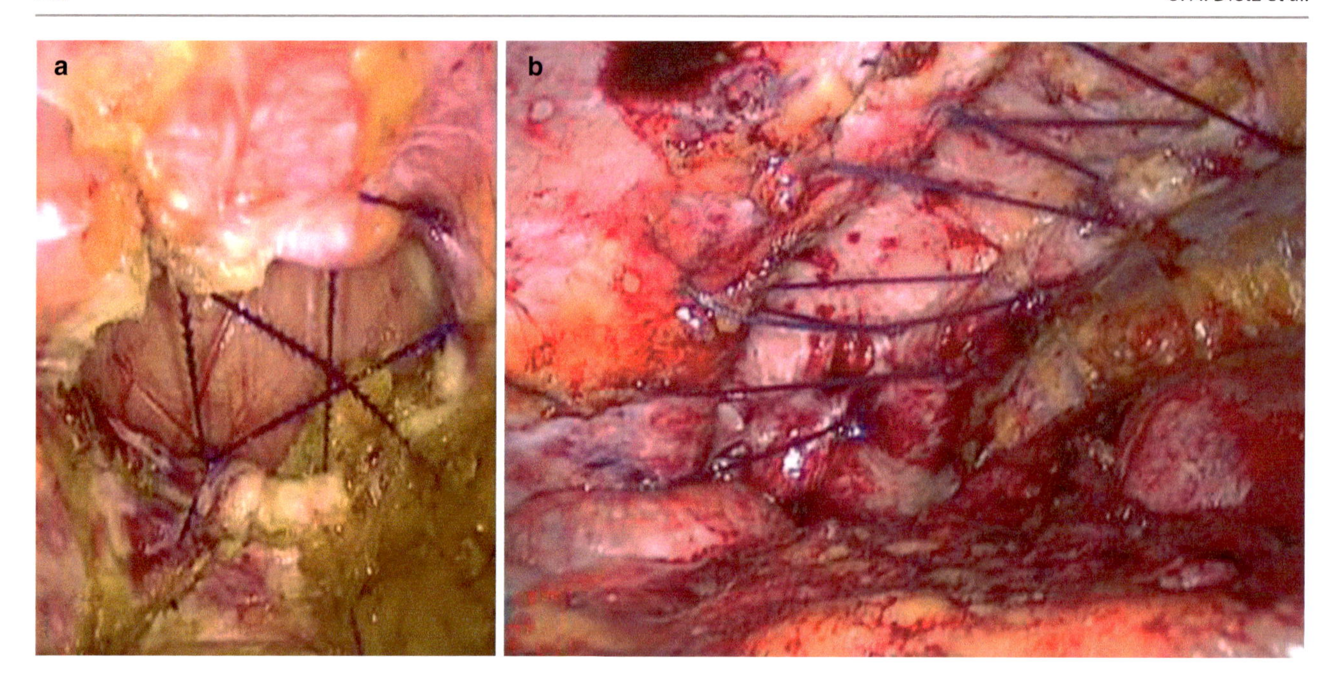

Abb. 47.5 **a, b** Techniken der Bruchlückenüberbrückungsnaht bzw. des Bruchlückenverschlusses. **a** Sog. Spiderweb-Naht, welche das Vorwölben des Netzes (Bulging) verhindert und gleichzeitig den Abfluss von Wundflüssigkeiten nach intraabdominell erlaubt. **b** Fortlaufende Naht der medianen Bruchlücke kurz vor dem Zuziehen (nach Verringerung des intraperitonealen Druckes)

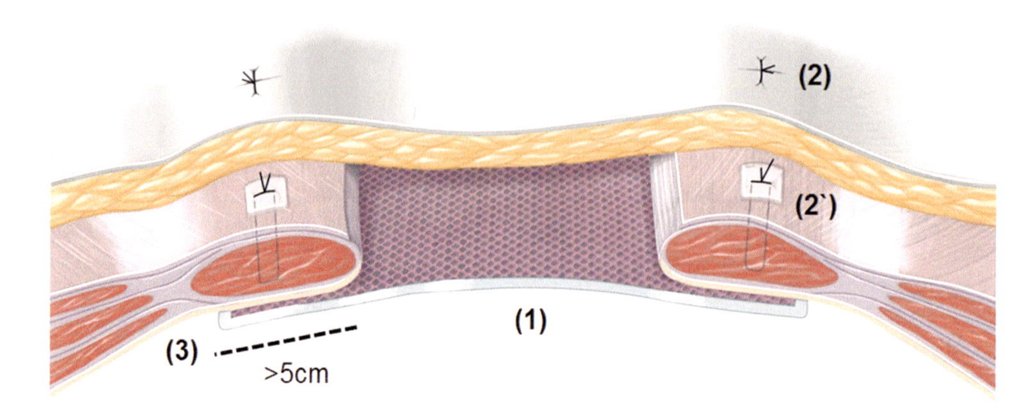

Abb. 47.6 Beim laparoskopischen IPOM überbrückt das Netz (*1*) die Bruchpforte. Hierzu wird ein beschichtetes Netz verwendet, welches eine Adhäsionsbarriere auf der dem Darm zugewandten Seite hat, während die zum Bauchdecke zugewandte Seite eine großporige Struktur hat. Das Netz wird transparietokutan bzw. transfaszial fixiert (*2*); in besonderen Fällen (dünne Bauchdecke, COPD, hoher intraabdomineller Druck usw.) kann ein nichtresorbierbares Nahtwiderlager zur Verhinderung des Ausreißens der Naht sinnvoll sein (*2'*). Die laterale Überlappung sollte proportional zur Größe der Bruchlücke sein, in der Regel jedoch mindestens 5 cm weit (*3*)

Bei großen Netzen verwenden wir am linken Rand des Netzes drei Nähte und auf der rechten Seite, kranial und kaudal jeweils eine Naht mit resorbierbarem monofilen Faden. Wir beginnen die Netzfixation bei niedrigem Pneumoperitoneum (ca. 8 mmHg) kaudal-suprapubisch, um von hier aus (mit ausreichender retrosymphysärer Überlappung) als nächstes kranial-subxiphoidal zu fixieren; dadurch lässt sich die Gefahr der ungewollten Falschpositionierung des Netzes nach rechts verhindern. Anschließend fixieren wir das kraniokaudal gespannte Netz auf der rechten und dann symmetrisch auf der linken Seite respektive. Dazwischen verwenden wir 7 mm lange resorbierbare Tacker mit Widerhaken im Sinne der Double-Crown-Fixation. Dabei beginnen wir am linken Netzrand und ergänzen die Fixation schrittweise. In seltenen Fällen müssen auf der rechten Seite zwei zusätzliche Trokare zur Netzfixation verwendet werden. Somit liegt das Netz meist faltenlos und spannungsfrei über der Bruchpforte. Der Eingriff wird mit Kontrolle der Blutstillung, Zählkontrolle der Instrumente und Operationsmaterialien sowie der Schlussrevision des Situs mit Entfernung der Trokare unter Sicht und Knüpfen der vorgelegten Fasziennähte beendet. Es wird empfohlen, dass Trokarzugänge > 10 mm mittels Naht verschlossen werden; insgesamt ist die Morbidität von Trokarzugängen sehr gering.

47.9 Spezielle intraoperative Komplikationen und ihr Management

Am besten werden Komplikationen durch eine systematische standardisierte Präparations- und Vorgehensweise vermieden. Die gefährlichste Komplikation beim laparoskopischen IPOM ist die unbemerkte Verletzung von Darm im Rahmen der Adhäsiolyse. Daher ist die Vermeidung dieser Komplikation von größter Bedeutung. Folgende Regeln sollten beachtet werden:

- Bei der Adhäsiolyse soll die Schere verwendet werden, auf elektrische Stromquellen oder Ultraschalldissektion muss verzichtet werden;
- die Adhäsiolyse wird nur zur Bauchdecke hin durchgeführt, jeder Versuch die Adhäsiolyse interenterisch fortzusetzen, erhöht enorm das Risiko der unbemerkten Läsion;
- dieser Teil des Eingriffes bedarf einer freien zeitlichen Verfügung und darf nicht aus organisatorischen Gründen beschleunigt werden;
- im Fall der Deserosierung wird die Adhäsiolyse unterbrochen und die Läsion oder Deserosierung mit Naht versorgt. Solange der Darm kulissenartig von der Bauchdecke herabhängt, gelingt die Übernähung in der Regel erstaunlich gut ohne größere Kontamination der Abdominalhöhle. Selten muss wegen Stuhlkontamination auf die Netzimplantation im gleichen Eingriff verzichtet werden (Dietz et al. 2014a).

Gelegentlich kommt es beim Stechen der transfaszialen Fixationsnähte oder beim Tackern zu Blutungen der Bauchdecke, die meistens durch Knüpfen der Fäden stoppen. Bei Verletzung der epigastrischen Gefäße sollte jedoch eine Umstechungsligatur durchgeführt werden, welche mit der Stichfasszange und einem geflochtenen resorbierbaren Faden in der Regel optimal gelingt (Dietz et al. 2014a).

Sehr wichtig ist die suffiziente Therapie des akuten postoperativen Schmerzes, um eine Schmerzchronifizierung zu vermeiden. Wir empfehlen die Schmerzmittelgabe je nach Schmerzintensität (gemessen an der Schmerzeinschätzung des Patienten auf der numerischen Ratingskala, NRS) zu dosieren (siehe Tab. 45.1 „Postoperative Analgesie").

47.10 LIRA

Das laparoskopische IPOM hat mehrere technische Limitationen, welche das Ergebnis negativ beeinflussen können. Wenn kein Bruchlückenverschluss erfolgt, ist die Seromrate erhöht, die Rezidive sind häufiger und das Bulging stört die Patienten. Der Bruchlückenverschluss nach Chelala et al. (2015) führt zu einer großen Spannung auf der Naht, was nicht nur mehr Rezidive, sondern auch mehr Schmerzen verursacht. Bei kleinen (< 6 cm) und großen (> 10 cm) Bruchlücken ist die OP-Planung mehr eindeutig. Was aber ist mit Hernien, die zwischen 6–10 cm breit sind? Laparoskopisches IPOM oder offenes Verfahren? Hier bietet die LIRA-Technik in den Händen versierter Laparoskopiker eine gute Alternative: das hintere Blatt der Rektusscheide wird beidseits lateral abgelöst, nach medial gekippt und so eine neue, etwas breitere Linea alba hergestellt; die resultierende freie Rektusfläche und die neue Linea alba werden mit einem konventionellen IPOM-Netz verstärkt. Die aktuellen Daten zeigen, dass dieses Konzept durchaus sinnvoll ist (Gómez-Menchero et al. 2018).

47.11 eMILOS

Ein weiteres minimalinvasives bzw. hybrides minimalinvasives Verfahren zur Reparation von Hernien der Mittellinie ist der eMILOS. Hierbei wird periumbilikal ein offener Zugang bis zur hinteren Rektusscheide geschaffen, dann ein Multiport-Trokar eingeführt und unter CO_2-Insufflation des retrorektalen Raumes die weitere Präparation mit endoskopischer Lichtquelle und laparoskopischen Instrumenten fortgeführt; mit diesem Zugang kann sowohl das Xiphoid wie auch der Retzius-Raum erreicht und die mediane (anteriore) Linea alba gerafft werden, bevor ein breitflächiges Netz positioniert wird. Vorteil ist vor allem die Extraperitonealisierung des Netzes. Die Ergebnisse zeigen eine sehr geringe Komplikations- und Rezidiv-Rate (Reinpold et al. 2019a, b). Mit der Robotik gelingt allerdings die Extraperitonealisierung der Netze auch in kleinerem präparatorischem Umfang (**siehe auch online-Video bei** Baur et al. 2021). Im Rahmen dieser Entwicklung wurden in den vergangenen Jahren auch die Bauchdeckenschichten für Netzimplantationen in der International Classification of Abdominal Planes (ICAP) neu definiert (Parker et al. 2020).

47.12 eTEP

Der extended-view totale extraperitoneale Zugang zur Bauchdecke wurde ursprünglich für komplexe Leistenhernien beschrieben; allerdings war früh schon klar, dass dieser retrorektale Zugang das Potenzial hat, die gesamte Mittellinie zu versorgen (Daes 2012). Die Idee wurde bereits 2002 von Marc Miseresz beschrieben, die Zeit war aber für dessen Vorteile noch nicht rezeptiv. Der eTEP-Zugang ist unter Umständen auch für den TAR (Transversus abdominis release) geeignet, insbesondere auch, wenn der TAR nur auf einer Seite gemacht werden muss, wie z. B. bei lateralen oder lumbalen Hernien. Eine aktuelle Meta-Analyse zeigt für den eTEP-Zugang bei Ventral- und Inzisionalhernien ähnlich gute Ergebnisse wie für das laparoskopische IPOM (Yeow et al. 2021).

47.13 TAR

Die Königsdisziplin der minimalinvasiven Bauchdeckenrekonstruktion ist heute der laparoskopische Transversus-abdominis-release (TAR). Es bedarf einer herausragenden Expertise, um diesen Eingriff konventionell-laparoskopisch durchzuführen. Das Prinzip ist die Schaffung eines weiten retromuskulären Raumes: a) zunächst wird in den Retrorektalraum eingegangen; b) dann nach lateral unter Schonung der neurovaskulären Bündel die mediale Insertion des M. transversus abdominis von der Rektusscheide abgelöst und die Fascia endoabdominalis bis weit nach lumbal, diaphragmal und ins Retzius erweitert; hintere und vordere Faszienblätter werden median vernäht und ein großes Netz eingelegt. Die Ergebnisse sind ermutigend, auch wenn die meisten dieser Eingriffe aktuell robotisch durchgeführt werden (**siehe auch online-Video bei** Dietz et al. 2021). (Siehe auch Kap. 49).

47.14 Evidenzbasierte Evaluation

Die Evidenzlage zum laparoskopischen IPOM wird zur objektiveren Übersicht in tabellarischer Form dargestellt. Die einzelnen Themenbereiche wurden in der Tab. 47.1 teilweise anders geordnet als in der Leitlinie, um das thematische Verständnis zu verbessern. Es wird dem Leser wärmstens empfohlen, die gesamte Leitlinie mitsamt den respektiven Diskussionsabschnitten sorgfältig durchzuarbeiten (Bittner et al. 2019). Als Beitrag zur Verbesserung der Qualität der Versorgung von Patienten mit Ventral- und Inzisionalhernien ist jeder Chirurg aufgerufen, seine Ergebnisse in ein wissenschaftlich ausgerichtetes Register einzupflegen.

Für die Behandlung von primär ventralen Hernien (umbilikal und epigastrisch) wurden kürzlich die sehr lesenswerten gemeinsamen Leitlinien der EHS und AHS publiziert (Henriksen et al. 2020). Es ist davon auszugehen, dass mit zunehmender Verbreitung der Robotik die aktuelle Tendenz der Extraperitonealisierung der Netze zunehmen und das laparoskopische IPOM einen eher sekundären Stellenwert im chirurgischen Repertoire einnehmen wird. Bereits jetzt ist der Anteil der laparoskopischen IPOM-Operationen deutlich von 33,8 % im Jahr 2013 auf 21,0 % ($p < 0{,}001$) im Jahr 2019 gesunken (Köckerling et al. 2021; Baur et al. 2021; Dietz et al. 2021). (Siehe auch Kap. 49)

Tab. 47.1 Ausgewählte Aspekte der Leitlinie der IEHS, strukturiert nach einzelnen Themen. (Nach Bittner et al. 2019)

Thema	Evidenz	Evidenzlevel
OP-Indikation	Eine elektive Operation verbessert die Lebensqualität und den funktionellen Status (Patienten mit niedrigem und mittlerem Risiko), während die Notfall-Operation eine höhere Morbidität und Mortalität hat	2
	Kleinere Herniendefekte führen häufiger zu Notfalleingriffen (Nabelhernie: 2–7 cm; Narbenhernie: bis zu 7 cm). Die Größe des Defekts ist ein unabhängiger prädiktiver Faktor für Rezidiv und postoperative Komplikationen	2
	Watchful-Waiting ist bei Narben- und Nabelhernien sicher, führt aber zu hohen Crossover-Raten (11–33 %) mit einer signifikant höheren Inzidenz von intraoperativen Perforationen, Fisteln und Mortalität bei Notoperationen	3
	Ältere Patienten mit Inzisionalhernien haben tendenziell schlechtere Operationsergebnisse als jüngere Patienten	3
CT/MRT-Diagnostik	Die CT-Untersuchung kann zur Einschätzung von Wundkomplikationen und zur Planung komplexer Bauchdeckenreparationen hilfreich sein.	4
	Die präoperative Bestimmung der Bauchwanddefekt-Verhältnisse und der Herniendefektfläche kann zur Einschätzung der Durchführbarkeit des Bauchwandverschlusses bei geplanter Komponentenseparation hilfreich sein.	4
Klassifikation	Die EHS-Klassifikation ist validiert (externe Validierung). Die EHS-Klassifikation ist nützlich zur Identifizierung von Patienten mit Risiko für Komplikationen. Die Klassifikation von Dietz et al. ist validiert (interne Validierung). Die Breite der Bruchpforte ist von prognostischer Bedeutung für postoperative Komplikationen (SSO). Die Länge der Bruchlücke ist von prognostischer Bedeutung hinsichtlich Rezidivrate. Ventrale und inzisionale Hernien sind unterschiedliche Entitäten mit unterschiedlichen Prognosen.	2b
	Unter Experten besteht Konsens darüber, dass es notwendig ist, ventrale und inzisionale Hernien sowie parastomale Hernien zu klassifizieren, um einen nützlichen Datensatz zu schaffen, das Verständnis der Krankheit zu verbessern, eine Vergleichbarkeit der Ergebnisse zu ermöglichen, die Patientenberatung zu untermauern und therapeutische Algorithmen zu optimieren.	5
	Die Akzeptanz und Anwendung der verfügbaren Klassifizierungen blieb im Zeitraum von 2013 bis 2018 gering.	5

Tab. 47.1 (Fortsetzung)

Thema	Evidenz	Evidenzlevel
Operationsverfahren	Netzverfahren haben weniger Rezidive als Nahtverfahren.	1A
	Die Rektusdiastase (Divarication recti) ist ein erheblicher Risikofaktor Rezidiv.	3
	Die laparoskopische ventrale und inzisionale Hernienversorgung ist mit weniger Wundinfektionen und Wundkomplikationen verbunden (stärkere Evidenz).	1A
	Die sicherste Stelle für das Einführen des ersten Trokars scheint im linken oberen Quadranten, subcostal (Palmer's point) für mediane Hernien zu sein	4
	Enterotomie im Rahmen der Adhäsiolyse ist die häufigste intraoperative Komplikation bei ventraler und inzisionaler Hernienversorgung; die Hälfte der Enterotomien entsteht während der Adhäsiolyse. Eine ausgedehnte Adhäsiolyse korreliert mit erhöhter Morbiditätsrate, Enterotomien, Infektion und Dauer des Krankenhausaufenthalts.	2C
Antibiotikaprophylaxe	Antibiotische Prophylaxe korreliert bei Ventral- und Inzisionalhernien mit weniger lokalen Infektionen (unverändert).	2B
Netzimplantation	Kombinierte Netz-Fixation mit Tackern und transfaszialen Nähten verursacht mehr Schmerzen im Vergleich zur Fixierung mit Double-Crown Tackern, in den ersten 3 Monaten. Es gibt keinen Unterschied bei den postoperativen Schmerzen zwischen resorbierbarer und nicht resorbierbarer Tack-Fixation.	1B
	Das Verhältnis von Netzfläche zu Defektfläche scheint für die Rezidiv-Vermeidung wichtiger zu sein, als die pauschale Überlappungsbreite von z. B. 5 cm.	3
	Der Verschluss des Herniendefekts kann die Serombildung verringern.	3
	Einige Studien zeigen, dass der Verschluss des Defekts (IPOMPlus) zu weniger Rezidiven, weniger Serombildung und weniger Bulging führt. Nach IPOM-Plus werden deutlich weniger unerwünschte Ereignisse registriert als nach konventionellem IPOM ohne Bruchlückenverschluss.	2C
Postoperative Schmerzen	Lokalanästhetika im Bereich der transfaszialen Nähte und als Block des M. transversus abdominis verringern die akuten postoperativen Schmerzen signifikant.	2B

Literatur

Awaiz A, Rahman F, Hossain MB, Yunus RM, Khan S, Memon B, Memon MA (2015) Meta-analysis and systematic review of laparoscopic versus open mesh repair for elective incisional hernia. Hernia 19:449–463

Baur J, Ramser M, Keller N, Muysoms F, Dörfer J, Wiegering A, Eisner L, Dietz UA (2021) Robotische Hernienchirurgie Teil II: Robotische primär ventrale und inzisionale Hernienversorgung (rv-TAPP und r-Rives bzw. r-TARUP). Videobeitrag und Ergebnisse der eigenen Kasuistik an 118 Patienten. Chirurg 92:809–821

Berger D (2010) Laparoskopische IPOM-Technik. Chirurg 81:211–215

Bittner R, Bakn K, Bansal VK et al (2019) Update of guidelines for laparoscopic treatment of ventral and incisional abdominal wall hernias (international endohernia society (IEHS)) part 1. Surg Endosc 33:3069–3139

Chelala E, Baraké H, Estievenart J et al (2015) Long-term outcomes of 1326 laparoscopic incisional and ventral hernia repair with the routine suturing concept: a single institution experience. Hernia 20(1):101–110

Christoffersen MW, Brandt E, Helgstrand F, Westen M, Rosenberg J, Kehlet H, Strandfelt P, Bisgaard T (2015) Recurrence rate after absorbable tack fixation of mesh in laparoscopic incisional hernia repair. Br J Surg 102:541–547

Daes J (2012) The enhanced view-totally extraperitoneal technique for repair of inguinal hernia. Surg Endosc 26:1187–1189

Dietz UA, Hamelmann W, Winkler MS et al (2007) An alternative classification of incisional hernias enlisting morphology, body type and risk factors in the assessment of prognosis and tailoring of surgical technique. J Plast Reconstr Aesthet Surg 60:383–388

Dietz UA, Wiegering A, Germer CT (2014a) Eingriffsspezifische Komplikationen der Hernienchrirugie. Chirurg 85:97–104

Dietz UA, Winkler MS, Härtel RW et al (2014b) Importance of recurrence rating, morphology, hernial gap size, and risk factors in ventral and incisional hernia classification. Hernia 18:19–30

Dietz UA, Wiegering A, Germer CT (2015) Indikationen zur laparoskopischen Versorgung großer Narbenhernien. Chirurg 86:338–345

Dietz UA, Muysoms FE, Germer CT, Wiegering A (2016) Technische Prinzipien der Narbenhernienchirurgie. Chirurg 87:355–365

Dietz UA, Kudsi OY, Garcia-Ureña M, Baur J, Ramser M, Keller N, Dörfer J, Eisner L, Wiegering A (2021) Robotische Hernienchirurgie Teil III: Robotische Inzisionalhernienversorgung mit Transversus Abdominis Release (r-TAR). Videobeitrag und Ergebnisse der eigenen Kasuistik. Chirurg 92:936–947

Gómez-Menchero J, Jurado JFG, Grau JMS, Luque JAB, Moreno JLG, Del Agua EA, Morales-Conde S (2018) Laparoscopic intracorporeal rectus aponeuroplasty (LIRA technique): a step forward in minimally invasive abdominal wall reconstruction for ventral hernia repair (LVHR). Surg Endosc 32:3502–3508

Helgstrand F (2016) National results after ventral hernia repair. Dan Med J 63:pii: B5258

Helgstrand F, Rosenberg J, Kehlet H, Jorgensen LN, Bisgaard T (2013) Nationwide prospective study of outcomes after elective incisional hernia repair. J Am Coll Surg 216:217–228

Henriksen NA, Montgomery A, Kaufmann R, Berrevoet F, East B, Fischer J, Hope W, Klassen D, Lorenz R, Renard Y, Garcia Urena MA, Simons MP, European and Americas Hernia Societies (EHS and AHS) (2020) Guidelines for treatment of umbilical and epigastric hernias from the European Hernia Society and Americas Hernia Society. Br J Surg 107:171–190

Köckerling F, Hoffmann H, Mayer F, Zarras K, Reinpold W, Fortelny R, Weyhe D, Lammers B, Adolf D, Schug-Pass C (2021) What are the trends in incisional hernia repair? Real-world data over 10 years from the Herniamed registry. Hernia 25:255–265

Kokotovic D, Sjølander H, Gögenur I, Helgstrand F (2016) Watchful waiting as a treatment strategy for patients with a ventral hernia appears to be safe. Hernia 20:281–287

Kokotovic D, Gögenur I, Helgstrand F (2017) Substantial variation among hernia experts in the decision for treatment of patients with incisional hernia: a descriptive study on agreement. Hernia 21:271–278

Langbach O, Bukholm I, Benth JŠ, Røkke O (2016) Long-term quality of life and functionality after ventral hernia mesh repair. Surg Endosc 30:5023–5033

Lauscher JC, Leonhardt M, Martus P, Zur Hausen G, Aschenbrenner K, Zurbuchen U, Thielemann H, Kohlert T, Schirren R, Simon T, Buhr HJ, Ritz JP, Kreis ME (2016) Beobachtung vs. Operation oligosymptomatischer Narbenhernien. Aktueller Stand der AWARE-Studie. Chirurg 87:47–55

LeBlanc K (2016) Proper mesh overlap is a key determinant in hernia recurrence following laparoscopic ventral and incisional hernia repair. Hernia 20:85–99

Muysoms F, Vander Mijnsbrugge G et al (2013) Randomized clinical trial of mesh fixation with „double crown" versus „sutures and tackers" in laparoscopic ventral hernia repair. Hernia 17:603–612

Muysoms FE, Miserez M, Berrevoet F et al (2009) Classification of primary and incisional abdominal wall hernias. Hernia 13:407–414

Muysoms FE, Novik B, Kyle-Leinhase I et al (2012) Mesh fixation alternatives in laparoscopic ventral hernia repair. Surg Technol Int 22:125–132

Parker SG, Halligan S, Liang MK, Muysoms FE, Adrales GL, Boutall A, de Beaux AC, Dietz UA, Divino CM, Hawn MT, Heniford TB, Hong JP, Ibrahim N, Itani KMF, Jorgensen LN, Montgomery A, Morales-Conde S, Renard Y, Sanders DL, Smart NJ, Torkington JJ, Windsor ACJ (2020) International classification of abdominal wall planes (ICAP) to describe mesh insertion for ventral hernia repair. Br J Surg 107:209–217

Patel PP, Love MW, Ewing JA, Warren JA, Cobb WS, Carbonell AM (2017) Risks of subsequent abdominal operations after laparoscopic ventral hernia repair. Surg Endosc 31:823–828

von Rahden BH, Spor L, Germer CT et al (2012) Three-component intraperitoneal mesh fixation for laparoscopic repair of anterior parasternal costodiaphragmatic hernias. J Am Coll Surg 214: e1–e6

Reinpold W, Schröder M, Berger C, Nehls J, Schröder A, Hukauf M, Köckerling F, Bittner R (2019a) Mini- or less-open sublay operation (MILOS): a new minimally invasive technique for the extraperitoneal mesh repair of incisional hernias. Ann Surg 269: 748–755

Reinpold W, Schröder M, Berger C, Stoltenberg W, Köckerling F (2019b) MILOS and EMILOS repair of primary umbilical and epigastric hernias. Hernia 23:935–944

Rogmark P, Petersson U, Bringman S, Ezra E, Österberg J, Montgomery A (2016) Quality of life and surgical outcome 1 year after open and laparoscopic incisional hernia repair: PROLOVE: a randomized controlled trial. Ann Surg 263:244–250

Suwa K, Okamoto T, Yanaga K (2016) Closure versus non-closure of fascial defects in laparoscopic ventral and incisional hernia repairs: a review of the literature. Surg Today 46:764–773

Tandon A, Pathak S, Lyons NJ, Nunes QM, Daniels IR, Smart NJ (2016) Meta-analysis of closure of the fascial defect during laparoscopic incisional and ventral hernia repair. Br J Surg 103:1598–1607

Tulloh B, de Beaux A (2016) Defects and donuts: the importance of the mesh:defect area ratio. Hernia 20:893–895

Wassenaar E, Schoenmaeckers E, Raymakers J et al (2010) Mesh-fixation method and pain and quality of life after laparoscopic ventral or incisional hernia repair: a randomized trial of three fixation techniques. Surg Endosc 24:1296–1302

Wiegering A, Sinha B, Spor L et al (2014) Gentamicin for prevention of intraoperative mesh contamination: demonstration of high bactericide effect (in vitro) and low systemic bioavailability (in vivo). Hernia 18:691–700

Yeow M, Wijerathne S, Lomanto D (2021) Intraperitoneal versus extraperitoneal mesh in minimally invasive ventral hernia repair: a systematic review and meta-analysis. Hernia. https://doi.org/10.1007/s10029-021-02530-5. (Online ahead of print)

Zeichen MS, Lujan HJ, Mata WN et al (2013) Closure versus non-closure of hernia defect during laparoscopic ventral hernia repair with mesh. Hernia 17:589–596

Laparoskopische parastomale Hernienoperation

48

Ulrich A. Dietz, Christoph-Thomas Germer
und Armin Wiegering

Inhaltsverzeichnis

Die Versorgung der parastomalen Hernie ist eine besondere Herausforderung mit spezifischen Risiken, die erst durch eine differenzierte Indikationsstellung und chirurgische Strategie zu verantworten ist. In diesem Kapitel werden die Besonderheiten der Pathophysiologie der parastomalen Hernie auf Ebene der Bauchdecke diskutiert und darauf aufbauend die chirurgische Versorgung dargestellt. Sicher ist, dass die prophylaktische Netzverstärkung bei primärer Stomaanlage die beste Therapie darstellt. Die aktuelle Datenlage favorisiert deutlich die Netzimplantation gegenüber Nahtverfahren über laparoskopischen Zugang. Die aktuelle Evidenzlage unterstützt die Netzversorgung z. B. als laparoskopischen Sugarbaker, nicht jedoch die Key-Hol-Technik.

U. A. Dietz (✉)
Klinik für Viszeral-, Gefäss- und Thoraxchirurgie, Kantonsspital Olten, Olten, Schweiz
e-mail: ulrich.dietz@spital.so.ch

C.-T. Germer · A. Wiegering
Klinik für Allgemein-, Viszeral-, Gefäß- und Kinderchirurgie, Universitätsklinikum Würzburg, Würzburg, Deutschland
e-mail: germer_c@ukw.de; wiegering_a@ukw.de

48.1 Einführung

Die chirurgische Versorgung der parastomalen Hernie gehört in die Domäne der laparoskopischen Chirurgie. Ein Stoma ist eine künstliche Öffnung an der Bauchdecke und ermöglicht den Austritt eines Darmabschnittes, der meistens mit kollabiertem Lumen in einem Gebiet mit typisch hohen Druckverhältnissen liegt. Die Wahl der Lokalisation der ursprünglichen Anlage des Stomas ist nicht standardisiert, sondern erfolgt in Abhängigkeit der muskulären Anatomie, der umgebenden Haut (mitsamt den Hautfalten und Gürtellinie) sowie der knöchernen Strukturen. Die parastomale Hernie ist weder eine ventrale noch eine inzisionale Hernie, denn sie beinhaltet eine Stomaöffnung der Bauchdecke, welche sowohl die „Bruchlücke" darstellt wie auch die gewollte Aus-

T. Keck, C.-T. Germer (Hrsg.), *Minimalinvasive Viszeralchirurgie*, https://doi.org/10.1007/978-3-662-67852-7_48

trittstelle des Darmes: Hier bedarf es einer subtilen Anpassung des Körpers um die Balance zwischen „gewollt und ungewollt" herzustellen (Abb. 48.2a–c). Parastomale Hernien treten sowohl nach endständigen wie nach doppelläufigen Stomata auf. In 50 % der permanenten Stomata kommt es zu einer Hernie (Hotouras et al. 2013). Die Datenlage favorisiert eindeutig die Versorgung mit einem Netz (Hansson et al. 2012). Die in diesem Kapitel beschriebenen Verfahren der endoskopischen Versorgung gelten für endständige Stomata des Dünndarms (terminalen Ileums), des Kolons und/oder Ileumkonduits.

48.2 Indikation

Klassischerweise wir die Indikation bei parastomaler Hernie erst dann gestellt, wenn die Hernie stark größenprogredient ist, wenn sie Schmerzen verursacht oder wenn Passageprobleme bzw. Probleme mit der Stomaversorgung (z. B. peristomale Dermatitis) auftreten. Eine weitere Indikation ist der Stomaprolaps. Die aktuellen Leitlinien zeigen, dass es keine Daten zum Watchful-Waiting-Konzept bei parastomalen Hernien gibt (Antoniou et al. 2018). In Analogie zu den Narbenhernien, wo es Daten gibt, die nachweisen, dass größere Hernien signifikant mehr postoperative Komplikationen haben, stellen wir die Indikation bei parastomalen Hernien großzügiger mit Ausnahme der chronisch-entzündlichen Darmerkrankungen. Der alte Lehrsatz „A well tolerated parastomal hernia is not an indication to repair, due to the high recurrence rate and complications risk" (dt. „Eine gut tolerierte parastomale Hernie ist aufgrund der hohen Rezidiv- und Komplikationsrate noch keine Indikation zur operativen Revision") muss somit aus heutiger Erkenntnis in Frage gestellt werden.

Relative Kontraindikationen für das endoskopische Verfahren sind große Bruchpforten (> 15 cm), Aszites, intraabdominelle Tumormassen, die keine ausreichende Parietalisierung erlauben, konkomitante Darmfisteln oder monströse Hernien mit Loss-of-Domain. Die Notfallsituation ist keine grundsätzliche Kontraindikation für das endoskopische Vorgehen. Da bei allen Netzimplantationen im Laufe der Jahre Netzkomplikationen an Inzidenz zunehmen, sehen wir bei M. Crohn von intraperitonealen Netzen ab, da diese Patienten bekanntermaßen weitere abdominelle Eingriffe zu erwarten haben. Allerdings sind Netzkomplikationen keine Exklusivität laparoskopischer Verfahren, sondern werden auch nach offener Netzimplantation beobachtet (Dietz et al. 2014).

48.3 Spezielle präoperative Diagnostik

Die Diagnose einer parastomalen Hernie ist grundsätzlich eine klinische Angelegenheit. Der Patient wird abwechselnd im Stehen und Liegen unter Valsalva-Manöver untersucht. Hierbei wird die Hernie standardmäßig mittels einer Klassifikation erfasst. Wir empfehlen zur Befunderhebung die EHS-Klassifikation der Typen I–IV mit den Kriterien: Größe (klein < 5 cm bzw. groß > 5 cm), primär oder rezidiviert und Konkomitanz einer Narbenhernie (Ja/Nein; Śmietański et al. 2014). Auch wenn die Diagnostik klinisch gestellt wird, ist bei gewissen Patienten (z. B. Adipositas) die CT-Darstellung der Bruchlückenmorphologie zur Operationsplanung von großer Hilfe (Jänes et al. 2011); die ergänzende sagittale Rekonstruktion ist dabei unabdingbar. Alternativ kann das MRT zur OP-Planung hilfreich sein.

48.4 Aufklärung

Im Aufklärungsgespräch konvergieren klinischer Befund, Patientenwunsch und Expertise des Chirurgen zu einem Therapiekonzept mit klaren Zielen.

Die Lebensqualität wird durch die Operation schon nach 19 Tagen signifikant verbessert. Das betrifft Schmerzen ($p < 0{,}001$), Ästhetik der Vorwölbung ($p < 0{,}001$), Probleme mit der Stomabeutelhaftung ($p < 0{,}001$) und soziale Integration ($p < 0{,}001$); lediglich Hautprobleme ($p = 0{,}180$) und Undichtigkeit des Stomabeutels ($p = 0{,}052$) verändern sich auch nach 6 Monaten nicht (Krogsgaard et al. 2017).

Die wichtigsten Operationsrisiken sind ähnlich wie bei Ventral- und Inzisionalhernien (siehe Abschn. 41.4). Wir weisen die Patienten auf die intraperitoneale Implantation des Netzes hin mit der Klarstellung, dass das Netz zwar auf dem Darm zu liegen kommt, jedoch durch eine Schutzschicht bedeckt ist. Hier können Verwachsungen in Zukunft nicht ausgeschlossen werden, selten sind diese jedoch im Sinne der Passageobstruktion symptomatisch. Eine aktuelle Auswertung des dänischen Hernienregisters zeigt eine Reoperationsrate von 13 % und Mortalitätsrate von 6 % in den ersten 30 Tagen nach Operation; allerdings war die notfallmäßige Operation ($n = 32$) ein unabhängiger Risikofaktor für Reoperation (OR 7,6; 96 % CI 2,7–21,5). Nach 3 Jahren war das kumulative Risiko einer Reoperation wegen Rezidivs 3,8 % für laparoskopische Eingriffe vs. 17,2 % bei offenen Reparationen (Helgstrand et al. 2013).

Patienten müssen informiert werden, dass der Körper sich immer gegen die Stomaöffnung wehren wird und eine kumulative Rezidivinzidenzrate bis zu über 20 % in 5 Jahren besteht (DeAsis et al. 2015). Da bei endoskopischen Verfahren die monopolare Elektrokoagulation oft Verwendung findet, muss der Patient im Aufklärungsgespräch auf das evtl. Vorhandensein eines Herzschrittmachers oder Defibrillators befragt werden.

48.5 Lagerung

Für parastomale Hernienoperation wird der Patient in Rückenlage positioniert und beide Arme ausgelagert. Die Lagerung erfolgt wie in Abschn. 41.5 beschrieben.

48.6 Technische Voraussetzungen

Das notwendige technische Instrumentarium wird in Abschn. 41.6 detailliert aufgeführt.

48.7 Überlegungen zur Wahl des Operationsverfahrens

Es gibt keine universale Technik für die Versorgung von parastomalen Hernien. Auch wenn die aktuelle Datenlage keine Zahlen zum Vorteil endoskopischer Verfahren erlaubt, sind wir der Überzeugung, dass dies nur eine Frage der Zeit ist. Endoskopische Verfahren ermöglichen eine komplette Adhäsiolyse der Bauchdecke und Mitversorgung von Narbenhernien; sie bieten eine optimale Präparationsfläche zur Implantation großer Netze und haben eine geringe Morbidität. Als Option für offene Verfahren steht seit kurzem ein Netz aus PTFE mit Trichterform zur Verfügung, welches sich im Bereich der Prophylaxe der parastomalen Hernie etabliert hat und auch bei der Therapie parastomaler Hernien sinnvoll ist (Cross et al. 2017; López-Cano et al. 2017). Grundsätzlich haben flache Netze eine zentrale Öffnung für den Darmdurchtritt (Key-Hole-Technik) oder sie haben keine Öffnung (Abb. 48.1). Verfahren mit Key-Hole-Netzen zeigen eine signifikant höhere Rezidivrate als das Sugarbaker-Verfahren (OR 2,3; 95 % CI 1,2–4,6; p = 0,016) bei insgesamt weniger als 3 % Infektionskomplikationen am Netz (Hansson et al. 2012, 2009). Unter den endoskopischen Netzverfahren stechen zwei hervor: die Technik modifiziert nach Sugarbaker (Sugarbaker 1985; Stelzner et al. 2004) und die Sandwich-Technik (Berger und Bientzle 2007). Während Sugarbaker in einem offenen Verfahren das Netz praktisch als „Inlay" eingenäht hat, entwickelte Stelzner das Prinzip weiter, indem er ein größeres Netz in IPOM-Position nutzte und einen formalen Tunnel erstellte (Stelzner et al. 2004). Auch das 3D-gestrickte, trichterförmige IPST-Netz wird endoskopisch implantiert und zeigt erstaunliche Ergebnisse: in einer Kohorte von 56 konsekutiven Patienten mit parastomaler Hernie, die ein IPST-Netz bekommen haben, war die Rezidivrate nach einem Follow-up von Median 38 Monaten 12,5 % (7/56) (Fischer et al. 2017). Die modifizierte Technik nach Sugarbaker zeigt auch in einer aktuellen Metaanalyse die niedrigere Rezidivrate im Vergleich zu Key-Hole: 10,2 % (95 % CI 3,9–19,0) gegen 27,9 % (95 % CI 12,3–46,9) resp. (DeAsis et al. 2016). Sowohl beim Sugarbaker wie auch bei der Sandwich-Technik wird – anders als bei reinen Key-Hole-Verfahren – der intraabdominelle Darm gestreckt (Vermeidung des Stomaprolapses) und die Stomaöffnung weitflächig mit Netz überdeckt und unterfüttert (Abb. 48.2). Mit zunehmender Kenntnis der Bauchdeckenschichten bzw. des Zugangs zu denselben ist in den vergangenen Jahren eine zusätzliche Operationstechnik hinzugekommen, welche zunächst als offenes Verfahren etabliert wurde und nun auch laparoskopisch (bzw. robotisch) durchgeführt wird: Es ist ein „interparietaler Sugarbaker", bei dem die Lateralisierung des Darmes in der retromuskulären Schicht verläuft und welche einen Transversus abdominis release als Grundlage hat, und bei dem das Netz extraperitonealisiert liegt (Pauli et al. 2016; Coratti et al. 2021).

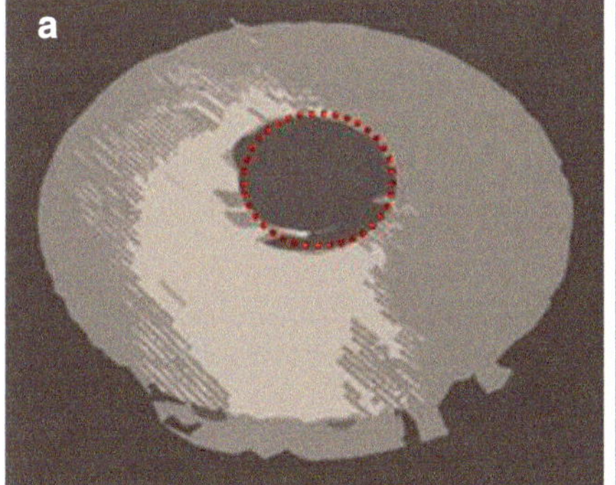

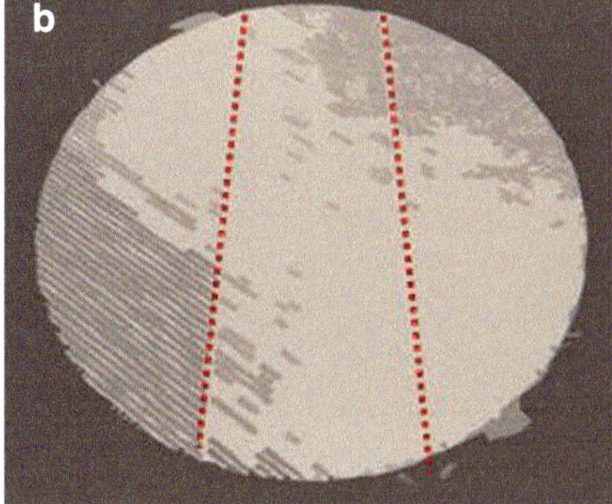

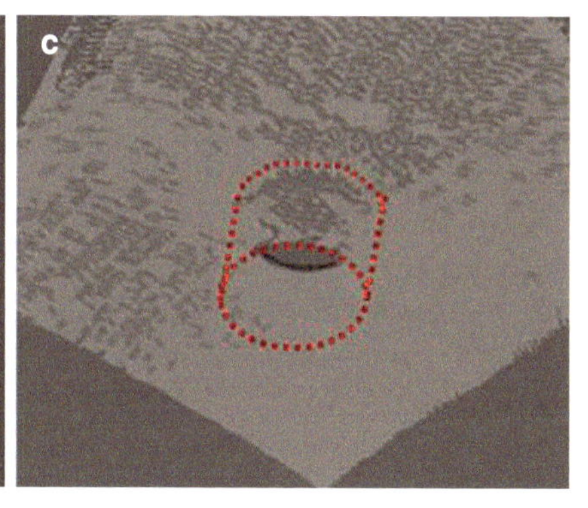

Abb. 48.1 **1a–c** Netztypen: (**a**) Flaches Netz aus Polyester mit zentraler Öffnung (*gestrichelter Kreis*, Key-Hole-Netz) und Kollagenschutzfolie, geeignet für intraperitoneale Implantation; (**b**) flaches Netz aus Polyester mit zentral doppelseitig mit Kollagen beschichteter Rinne (*zwischen den beiden gestrichelten Linien*) für die Akkommodation des Darmes bei Sugarbaker-Technik (intraperitoneale Netzlage); (**c**) 3D-Netz aus PVDF mit Trichterform

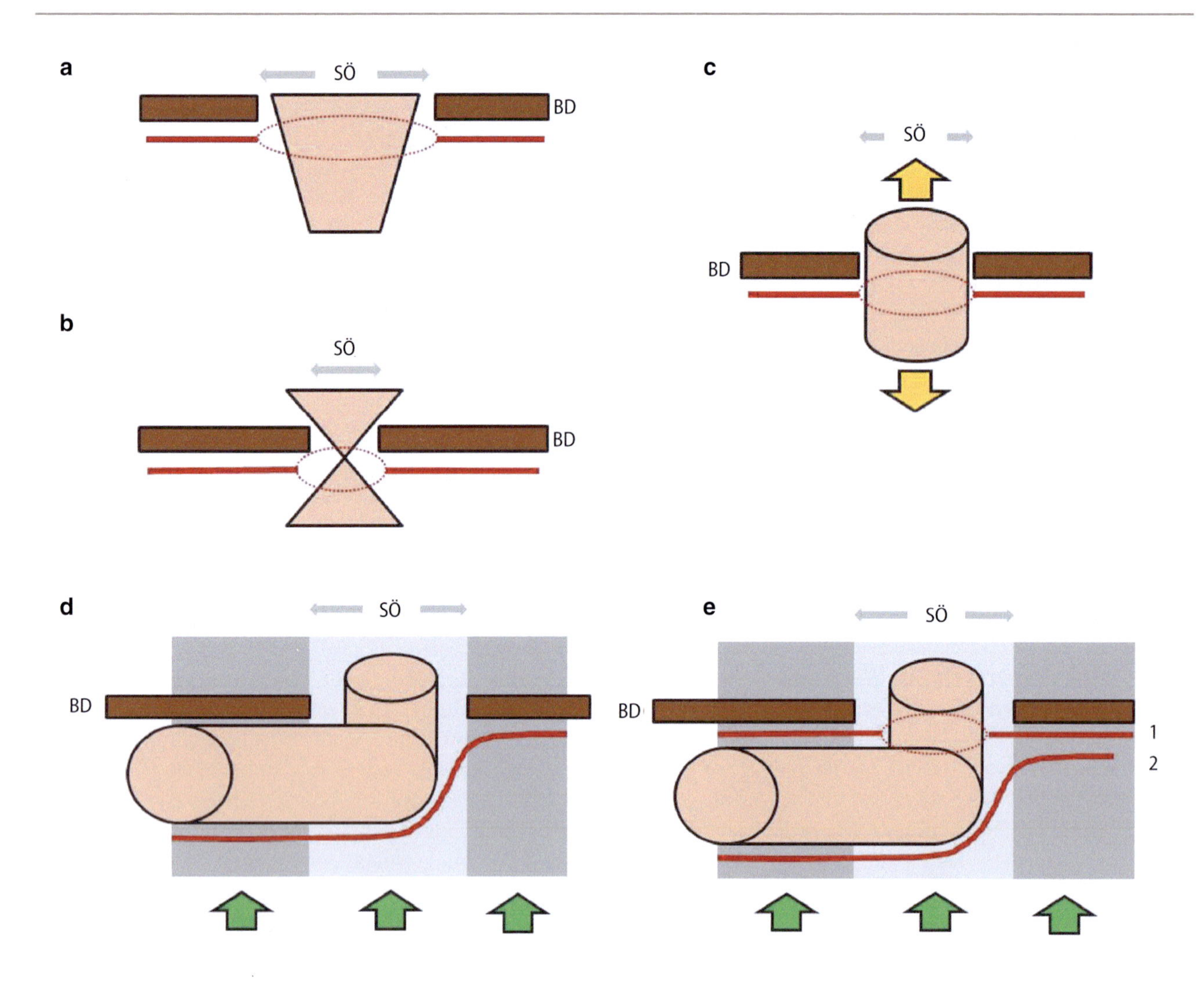

Abb. 48.2 a–e 2 Funktionsprinzipien inatraperitonealer Netze. *Rote Linien* Netzprojektion; *BD* Bauchdecke; *SÖ* Stomaöffnung. (**a**) Risiko des Rezidivs bei zu großer zentraler Netzöffnung eines Key-Hole-Netzes. (**b**) Risiko der Stenose bei zu enger zentraler Öffnung des Key-Hole-Netzes. (**c**) permanentes Risiko des Stomaprolapses bei perfekter zentraler Öffnung des Key-Kole-Netzes (*in Richtung der gelben Pfeile*; Hansson et al. 2013). (**d**) Endoskopische Sugarbaker-Netzlage: *Die grünen Pfeile* zeigen die intraabdominelle Druckverteilung auf das Netz und verdeutlichen, dass die SÖ sicher versorgt ist und die Tunnelbildung die Wahrscheinlichkeit eines Stomaprolapses verhindert (Stelzner et al. 2004). (**e**) Endoskopische Sandwich-Technik mit 2 Netzen: postuliert wird ein Vorteil durch Korrektur der SÖ und gleichzeitiger Tunnelbildung (Berger und Bientzle 2007). *1* Key-Hole-Netz, *2* Sugarbaker-Netz

48.8 Operationsablauf – How to do it

Es wird der Operationsablauf der **laparoskopischen Sugarbaker-Technik** beschrieben. Vor dem Eingriff erfolgen die Kontrolle der Lagerung und der Elektrodenposition sowie das Team-time-out. Die vordere Bauchdecke wird weiträumig desinfiziert und abgedeckt. In unserer Klinik wird die perioperative Antibiotikagabe bei Implantation von Kunststoffnetzen praktiziert, bei parastomaler Hernie die Kombination eines Cephalosporins der 2. Generation plus Metronidazol.

Die Installation des Pneumoperitoneums erfolgt über einen offenen Zugang in der kontralateral zur parastomalen Hernie gelegenen Flanke auf Ebene der mittleren Axillarlinie, auf halber Distanz zwischen Rippenbogenrand und Spina iliaca anterior superior. Hier sind die drei einzelnen Muskelschichten der lateralen Bauchdecke zu spreizen, bis die Fasia transversalis inzidiert werden kann. Durch Einführen eines schmalen Langenbeck-Hakens lassen sich die Ränder mit der Deschamp-Nadel anschlingen und 2 Nähte vorlegen. Der Hasson-Tokar wird eingeführt, CO_2 insuffliert, das Abdomen inspiziert und ein 5-mm-Arbeitstrokar in rippenbogennaher Position unter direkter Sicht eingeführt. Zunächst folgt nun meistens eine laparoskopische Adhäsiolyse (Abb. 48.3a, b). Ziel ist es, die gesamte vordere Bauch-

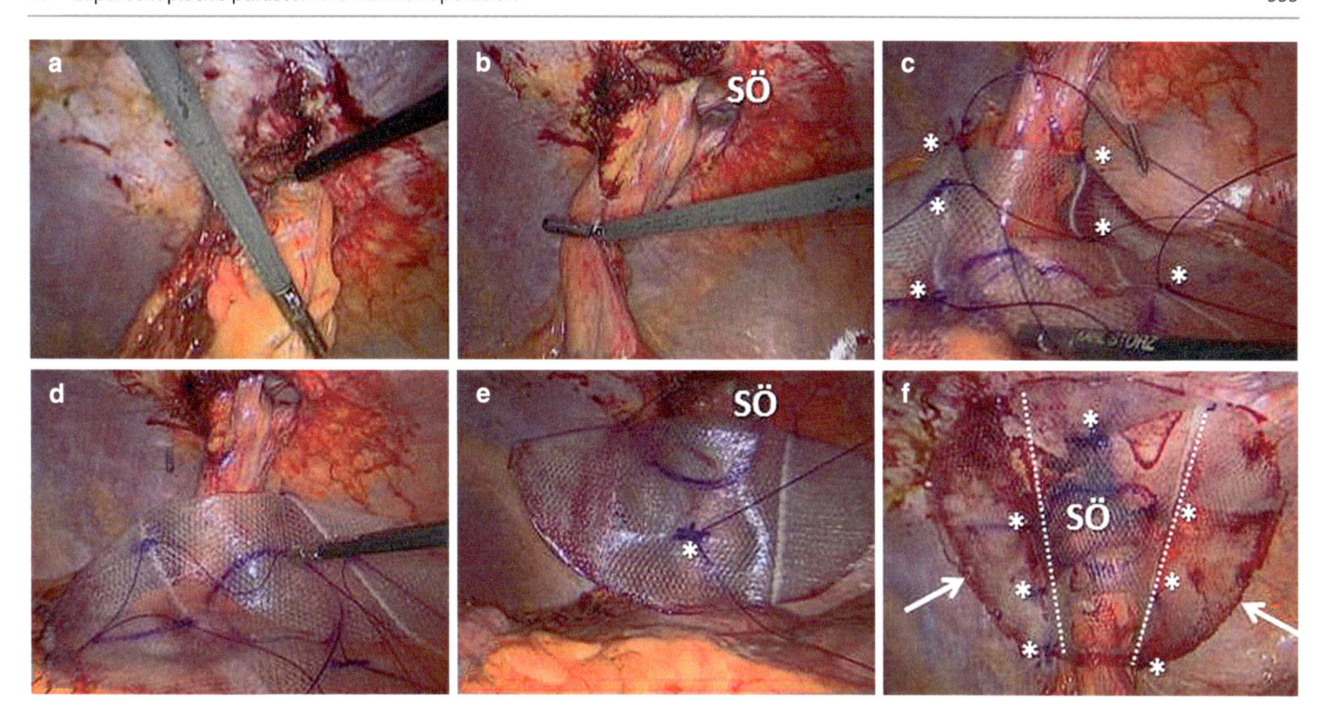

Abb. 48.3 **a–f** Endoskopische Versorgung der parastomalen Hernie eines terminalen Kolostomas mit einem nichtgelochten Netz in der modifizierten Sugarbaker-Technik (Stelzner et al. 2004). (**a**) Adhäsiolyse im subkutanen Bruchsack mit Mobilisierung des Omentum majus. (**b**) Demonstration der spannungsfreien Lateralisierbarkeit des Kolons. *SÖ* Stomaöffnung. (**c**) Zunächst werden die vorgelegten Fixationsfäden (*) transfaszial durchgezogen, um die korrekte Zentrierung des Netzes in Bezug zur Stomadurchtrittstelle zu ermöglichen und gleichzeitig einen optimalen Tunnel für den Darmdurchtritt zu erzielen. (**d**) Die beiden ersten transfaszialen Nähte sind am Eingang des Tunneltrichters bereits vorgelegt. (**e**) Alle 6 transfaszialen Nähte für den Tunnel sind durchgestochen, nun wird am Oberrand der Projektion des SÖ eine letzte transfasziale Naht ausgeleitet. (**f**) Nach Knüpfen der transfaszialen Nähte wird das Netz ergänzend mit resorbierbaren Tackern (*Pfeile* sind exemplarisch) in Double-Crown-Technik fixiert. *SÖ* Projektion der Stomaöffnung, welche radiär symmetrisch durch Netz überlappt wird; * Projektion der transfaszialen Nähte; *gestrichelte Linie* Projektion des Tunnels

decke und die Stomaöffnung zu parietalisieren; dadurch können auch mediane Narbenhernien durch ein entsprechendes zusätzliches Netz gleichzeitig versorgt werden (siehe auch Hinweise zur Parietalisierung in Abschn. 47.8).

Je nach Verlauf der Parietalisierung und der bauchdeckennahen Adhäsiolyse oder auch um die Adhäsiolyse von Darm und Omentum im Bruchsack zu erleichtern, kann ein zweiter Arbeitstrokar (im Unterbauch) hilfreich sein.

In seltenen Fällen gelingt die laparoskopische Adhäsiolyse nicht: Dann wenden wir ein Hybridverfahren an und adhäsiolysieren den subkutanen Bruchsack der parastomalen Hernie über einen offenen peristomalen halbkreisförmigen Hautschnitt. Nach Ende der Adhäsiolyse und dem Hautverschluss kann die Netzimplantation weiter laparoskopisch erfolgen.

Es gibt keine Daten, ab welchem Durchmesser der Bruchpforte bzw. der Stomaöffnung eine Nahteinengung nötig ist. Wir verzichten bei Durchmesser < 5 cm auf die Naht, da das kleinste verfügbare Sugarbaker-Netz einen Durchmesser von 15 cm hat und somit eine radiäre Unterfütterung von 5 cm gegeben ist. Bei Bruchpforten mit einem Durchmesser > 6 cm bestehen zwei Optionen: a) Nahteinengung (mit der transfaszialen Stich-Naht-Zange und nichtresorbierbarer Naht; Abb. 48.4a) oder b) Verwendung eines zweiten Netzes in Form eines Key-Holes, um der großen Bruchlücke Rechnung zu tragen. Die Entscheidung im Individualfall muss empirisch, je nach Erfahrung des Operateurs erfolgen, solange die Datenlage keine Klarheit schafft.

Die für die Sugarbaker-Technik zugelassenen Netze sind sehr unterschiedlich voneinander. Sie haben aber alle den Anspruch, eine Art von Adhäsionsschutz auf der Kontaktfläche zum Darm zu haben. Wichtige Eigenschaften sind nebst der Adhäsionsprophylaxe eine gute Inkorporation in die Bauchdecke. Auf dem Markt werden Netze aus PTFE (Hansson et al. 2012), Polypropylen, Polyester (Suwa et al. 2016) und PVDF (Berger und Bientzle 2008) in Kombination mit einer Antiadhäsionstechnologie angeboten. Da es interessanterweise immer weniger für die parastomale Hernie zugelassene Netze gibt, wurden aus Japan auch vom Operateur selbst gefertigte Netze beschrieben (Suwa et al. 2021). Wir verwenden seit 8 Jahren ein dreidimensional geflochtenes Polyesternetz mit Kollagenschutzfolie, welches im mittleren Streifen im Bereich der Tunnelbildung doppelseitig mit Kollagen beschichtet ist und in den Durchmessern 15 cm oder 20 cm erhältlich ist. Zur Prophylaxe der intraoperativen Netzkontamination benetzen wir es mit Gentamicin (80–160 mg, je nach Netzgröße; Wiegering et al. 2014) und führen das eingerollte Netz entweder über den Optik-

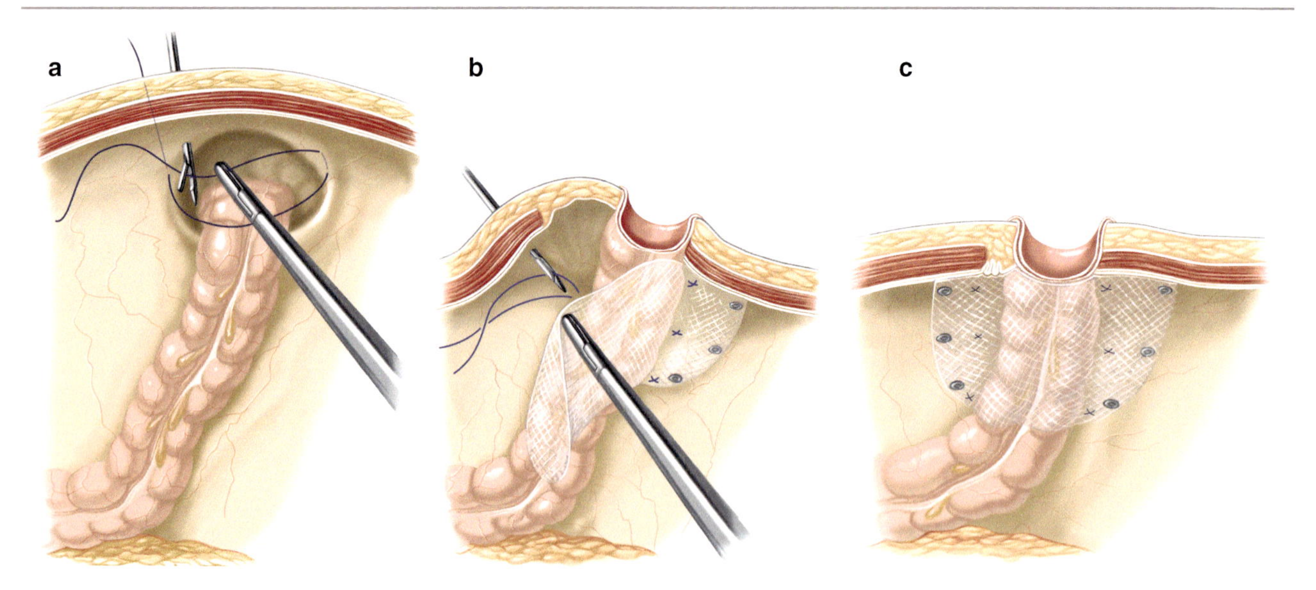

Abb. 48.4 a–c Endoskopische Versorgung der parastomalen Hernie mit einem nichtgelochten Netz in der modifizierten Sugarbaker-Technik (Stelzner et al. 2004). (**a**) Bei Bruchlücken > 5 cm Durchmesser kann im Einzelfall die Einengung der Bruchlücke sinnvoll sein. (**b**) Im Bereich des geplanten Tunnels für die Akkomodation des Darmes werden 4–6 Fäden zur Fixation vorgelegt und einzeln – von posterior (Trichtereingang) nach anterior (Bruchpforte) transfaszial (tansparietokutan) ausgeleitet. (**c**) Ergänzend wird das Netz am Rand mit mehreren resorbierbaren Tackern in Double-Crown-Technik fixiert

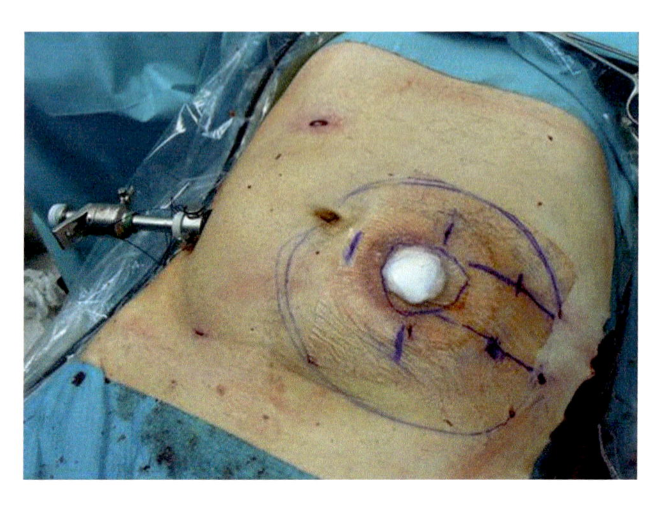

Abb. 48.5 Operationssitus nach Beendigung der endoskopischen Versorgung einer para(kolo)stomalen Hernie nach Sugarbaker: Zu sehen sind die auf die Patientenhaut projizierte runde Netzform mit Andeutung des Tunnelbereiches mit den 6 transfaszialen Nähten und der medianseitigen transfaszialen Naht (bei 9 Uhr) sowie die Projektion der Stomaöffnung, welche radiär symmetrisch von Netz unterfüttert ist

trokar (10 mm) oder einen eingewechselten 12-mm-Trokar ins Abdomen.

Bevor das Netz nach intraperitoneal gebracht wird, planen wir die Punkte der Netzfixation auf der Hautoberfläche des Patienten mit dem Stift und übertragen diese auf das Netz (Abb. 48.5). Wir verwenden eine Kombination von transfaszialen Nähten, die zur Tunnelbildung und optimalen Netzpositionierung dienen, und resorbierbaren Tackern, mit denen das Netz dann in Double-Crown Technik fixiert wird (Muysoms et al. 2013; Abb. 48.4b, c).

Polyesternetze sind nach 2 Wochen bereits so fest integriert, dass sie keiner weiteren Fixation bedürfen. PTFE-Netze, die nicht inkorporiert werden, müssen hingegen mit nichtresorbierbaren Tackern oder Nähten gesichert werden, damit sie ein Leben lang halten. Hier muss differenziert vorgegangen werden.

Wir beginnen die Netzfixation bei niedrigem Pneumoperitoneum (ca. 8 mmHg) und ziehen zunächst die beiden Fäden am Trichtereingang der Tunnels, rechts und links des Darmes (Abb. 48.3c, d), um anschließend die weiteren „Tunnelnähte" zentripetal bis ins Zentrum des Netzes zu fixieren (Abb. 48.3e). Dazwischen verwenden wir resorbierbare Tacker im Sinne der Double-Crown-Fixation, im Abstand von 3 cm zueinander (Abb. 48.3f). Der Eingriff wird mit der Kontrolle der Blutstillung, Zählkontrolle der Instrumente und Operationsmaterialien sowie der Schlussrevision des Situs mit Entfernung der Trokare unter Sicht und Knüpfen der vorgelegten Fasziennähte beendet (Abb. 48.5). Es wird empfohlen, dass Trokarzugänge > 10 mm mittels Naht verschlossen werden. Insgesamt ist die Morbidität von Trokarzugängen sehr gering (Cristaudi et al. 2014).

48.9 Spezielle intraoperative Komplikationen und ihr Management

Am besten werden Komplikationen durch eine systematische standardisierte Präparations- und Vorgehensweise vermieden. Die gefährlichste Komplikation ist die unbemerkte Verletzung von Darm im Rahmen der Adhäsiolyse, auch gerade im manchmal schwer zugänglichen peristomalen Bruchsack. Daher ist die Vermeidung dieser Komplikation von größter Bedeutung. Folgende Regeln sollte beachtet werden: a) bei der Adhäsiolyse soll die Schere verwendet werden, auf elektrische Stromquellen oder Ultraschalldissektion muss verzichtet werden; b) die Adhäsiolyse wird nur zur Bauchdecke hin durchgeführt, jeder Versuch, die Adhäsiolyse interenterisch fortzusetzen, erhöht enorm das Risiko der unbemerkten Läsion; c) Im Fall der Deserosierung wird die Adhäsiolyse unterbrochen und die Nahtversorgung der Darmläsion oder Deserosierung mit Naht versorgt. Solange der Darm kulissenartig von der Bauchdecke herabhängt, gelingt die Übernähung in der Regel gut ohne größere Kontamination der Abdominalhöhle. Selten muss wegen Stuhlkontamination auf die Netzimplantation im gleichen Eingriff verzichtet werden (Dietz et al. 2014; LeBlanc 2004).

Gelegentlich kommt es beim Stechen der transfaszialen Fixationsnähte oder beim Tackern zu Blutungen der Bauchdecke, die meistens durch Knüpfen der Fäden gestoppt werden können. Bei Verletzung der epigastrischen Gefäße sollte jedoch eine Umstechungsligatur durchgeführt werden, welche mit der Stichfasszange und einem geflochtenen resorbierbaren Faden in der Regel optimal gelingt (Dietz et al. 2014).

Sehr wichtig ist die suffiziente postoperative Therapie des akuten Schmerzes, um eine Schmerzchronifizierung zu vermeiden. Wir empfehlen die Analgetika nach Schmerzintensität (gemessen an der Schmerzeinschätzung des Patienten auf der numerischen Ratingskala, NRS) zu dosieren, wie in Tab. 45.1 angegeben.

48.10 Das Management des Rezidivs

Nach dem, was wir in den vergangenen 20 Jahren bei aller Weiterentwicklung der Versorgung parastomaler Hernien gelernt haben, muss man einer neuen Technik nur ausreichend Zeit geben, damit auch bei dieser die ersten Rezidive auftreten. Auf die üblicherweise initiale Begeisterung über eine neue Technik folgt bereits einige Monate später durch das Auftreten von Rezidiven oder Komplikationen die Ernüchterung. Daher ist das Management des Rezidivs ein wichtiger Bestandteil schon bei der Patientenaufklärung und selbstverständlich auch im Rahmen der langfristigen Nachsorge. Solange keine Daten zur idealen „ersten" Stomaanlage bestehen, bleibt auch die Relokation des Stomas bei Hernie eine nur letzte Option. Die Erfahrung zeigt, dass die laparoskopische Revision nach laparoskopischer Voroperation wegen geringen oder meist nur am Netz lokalisierten Verwachsungen durchaus machbar und sinnvoll ist. Bei Rezidiven bestehen mehrere Optionen: a) Sollte das initiale Sugarbaker-Netz zu klein gewesen sein, kann das Netz durch ein Netz-Patch unter Belassung des initialen Netzes vergrößert werden; b) ist es ein Rezidiv nach Key-Hole-Netz, kann ein modifizierter Sugarbaker ergänzt oder ein IPST-Netz implantiert werden; c) handelt es sich um ein komplexes, „nicht-korrigierbares" Rezidiv nach modifiziertem Sugarbaker, kann zum Beispiel eine robotische retromuskuläre Neuanlage des Sugarbakers als Pauli-Operation sinnvoll sein (Pauli et al. 2016; Bloemendaal 2021). Es gibt bei der unüberschaubaren Vielfalt der Rezidivmorphologie und der oft improvisierten Voroperationen kein Patentrezept. Rezidiv-Patienten sollten großzügig an ein Zentrum weitergeleitet werden.

48.11 Evidenzbasierte Evaluation

Die Evidenzlage zur Versorgung parastomaler Hernien und im Speziellen zu endoskopischen Verfahren wird zur objektiveren Übersicht in tabellarischer Form dargestellt. Die einzelnen Themenbereiche wurden in der Tab. 48.1. teilweise anders geordnet als in der Leitlinie, um das thematische Verständnis zu verbessern. Es wird dem Leser wärmstens empfohlen, die gesamte Leitlinie mitsamt den resp. Diskussionsabschnitten sorgfältig durchzuarbeiten (Antoniou et al. 2018). Es ist offensichtlich, dass die Versorgung parastomaler Hernien insgesamt auf geringer Evidenz beruht. Als Beitrag zur Verbesserung der Qualität der Versorgung von Patienten mit parastomalen Hernien ist der/die Chirurg*in aufgerufen, die persönlichen Ergebnisse in ein wissenschaftlich ausgerichtetes Register einzupflegen (z. B. Herniamed oder EHS Register unter https://ehs-hernia-registry.com).

Tab. 48.1 Ausgewählte Aspekte der aktuellen Leitlinie der EHS (European Hernia Society), strukturiert nach einzelnen Themen. (Antoniou et al. 2018)

Thema	Evidenz	Empfehlung[a]
Bildgebende Diagnostik	Klinische Untersuchung im Liegen und Stehen sowie unter Valsalva-Manöver ist für die Diagnostik nötig; CT und Ultraschall können bei diagnostischer Unsicherheit helfen (Qualität der Evidenz: very low)	Weak
Klassifikation	Es gibt keine ausreichende Evidenz zu Gunsten der einen oder anderen Klassifikation. Zur Vereinheitlichung der Datendarstellung wird empfohlen, die Klassifikation der EHS zu verwenden (Qualität der Evidenz: very low)	Weak
Watchful Waiting	Bei Patienten mit parastomaler Hernie kann keine Empfehlung zum Watchful-Waiting-Konzept ausgesprochen werden (Qualität der Evidenz: very low)	No recommendation
Prophylaxe	Zur Reduzierung der Rate parastomaler Hernien wird empfohlen, bei Anlage eines endständigen Kolostomas ein nichtresorbierbares prophylaktisches Netz zu implantieren (Qualität der Evidenz: very high)	Strong
Endoskopisches Verfahren	Es kann keine Empfehlung zur Überlegenheit endoskopischer oder offener Verfahren in gegenseitiger Abwägung bei der Versorgung parastomaler Hernien ausgesprochen werden (Qualität der Evidenz: very low)	No recommendation
	Bei der endoskopischen Versorgung parastomaler Hernien ist ein Netz ohne Öffnung (Nicht-Key-Hole) wahrscheinlich dem Netz mit Öffnung (Key-Hole) überlegen (Qualität der Evidenz: very low)	Weak
Netzart	Es kann keine Empfehlung zu Gunsten eines spezifischen Netzes bei der Versorgung parastomaler Hernien ausgesprochen werden (Qualität der Evidenz: very low)	No recommendation

[a]Um die Klarheit der Aussagen zur Evidenz nicht zu trüben, wird bei der Nennung der Qualität der Evidenz und der resp. Empfehlung die englische Terminologie beibehalten

Literatur

Antoniou SA, Agresta F, Alamino FG et al (2018) European hernia society guidelines on prevention and treatment of parastomal hernias. Hernia 22:183–198

Berger D, Bientzle M (2007) Laparoscopic repair of parastomal hernias: a single surgeon's experience in 66 patients. Dis Colon Rectum 50:1668–1673

Berger D, Bientzle M (2008) Polyvinylidene fluoride: a suitable mesh material for laparoscopic incisional and parastomal hernia repair! A prospective, observational study with 344 patients. Hernia 13:167–172

Bloemendaal ALA (2021) Recurrent parastomal hernia after laparoscopic (modified) Sugarbaker: what to do? Robotic retromuscular mesh (Pauli) repair – a video vignette. Color Dis 23:3042

Coratti F, Tucci R, Agostini C, Barbato G, Manetti A, Cianchi F (2021) Laparoscopic component separation and transversus abdominis release for parastomal hernia-a video vignette. Color Dis 23:1022

Cristaudi A, Matthey-Gié ML, Demartines N, Christoforidis D (2014) Prospective assessment of trocar-specific morbidity in laparoscopy. World J Surg 38:3089–3096

Cross AJ, Buchwald PL, Frizelle FA, Eglinton TW (2017) Meta-analysis of prophylactic mesh to prevent parastomal hernia. Br J Surg 104:179–186

DeAsis FJ, Lapin B, Gitelis ME, Ujiki MB (2015) Current state of laparoscopic parastomal hernia repair: a meta-analysis. World J Gastroenterol 28:8670–8677

DeAsis FJ, Linn JG, Lapin B, Denham W, Carbray JM, Ujiki MB (2016) Modified laparoscopic Sugarbaker repair decreases recurrence rates of parastomal hernia. Surgery 158:954–959

Dietz UA, Wiegering A, Germer CT (2014) Eingriffsspezifische Komplikationen der Hernienchirurgie. Chirurg 85:97–104

Fischer I, Wundsam H, Mitteregger M, Köhler G (2017) Parastomal hernia repair with a 3D funnel intraperitoneal mesh device and same-sided stoma relocation: results of 56 cases. World J Surg 41:3212–3217

Hansson BM, Bleichrodt RP, de Hingh ICH (2009) Laparoscopic parastomal hernia repair using a keyhole technique results in a high recurrence rate. Surg Endosc 23:1456–1459

Hansson BM, Slater NJ, van der Velden AS, Groenewoud HM, Buyne OR, de Hingh IH, Bleichrodt RP (2012) Surgical techniques for parastomal hernia repair: a systematic review of the literature. Ann Surg 255:685–695

Hansson BM, Morales-Conde S, Mussack T, Valdes J, Muysoms FE, Bleichrodt RP (2013) The laparoscopic modified Sugarbaker technique is safe and has a low recurrence rate: a multicenter cohort study. Surg Endosc 27:494–500

Helgstrand F, Rosenberg J, Kehlet H, Jorgensen LN, Wara P, Bisgaard T (2013) Risk of morbidity, mortality, and recurrence after parastomal hernia repair: a nationwide study. Dis Colon Rectum 56:1265–1272

Hotouras A, Murphy J, Thaha M, Chan CL (2013) The persistent challenge of parastomal herniation: a review of the literature and future developments. Color Dis 15:e202–e214

Jänes A, Weisby L, Israelsson LA (2011) Parastomal hernia: clinical and radiological definitions. Hernia 15:189–192

Krogsgaard M, Pilsgaard B, Borglit TB, Bentzen J, Balleby L, Krarup PM (2017) Symptom load and individual symptoms before and after repair of parastomal hernia: a prospective single centre study. Color Dis 19:200–207

LeBlanc KA (2004) Laparoscopic incisional and ventral hernia repair: complications-how to avoid and handle. Hernia 8:323–331

López-Cano M, Brandsma HT, Bury K, Hansson B, Kyle-Leinhase I, Alamino JG, Muysoms F (2017) Prophylactic mesh to prevent parastomal hernia after end colostomy: a meta-analysis and trial sequential analysis. Hernia 21:177–189

Muysoms F, Vander Mijnsbrugge G et al (2013) Randomized clinical trial of mesh fixation with „double crown" versus „sutures and tackers" in laparoscopic ventral hernia repair. Hernia 17:603–612

Pauli EM, Juza RM, Winder JS (2016) How I do it: novel parastomal herniorrhaphy utilizing transversus abdominis release. Hernia 20:547–552

Śmietański M, Szczepkowski M, Alexandre JA, Berger D, Bury K, Conze J, Hansson B, Janes A, Miserez M, Mandala V, Montgomery A, Morales Conde S, Muysoms F (2014) European Hernia Society classification of parastomal hernias. Hernia 18:1–6

Stelzner S, Hellmich G, Ludwig K (2004) Repair of paracolostomy hernias with a prosthetic mesh in the intraperitoneal onlay position: modified Sugarbaker technique. Dis Colon Rectum 47:185–191

Sugarbaker PH (1985) Peritoneal approach to prosthetic mesh repair of paraostomy hernias. Ann Surg 201:344–346

Suwa K, Nakajima S, Uno Y, Suzuki T, Sasaki S, Ushigome T, Eto K, Okamoto T, Yanaga K (2016) Laparoscopic modified Sugarbaker parastomal hernia repair with 2-point anchoring and zigzag tacking of Parietex™ Parastomal Mesh technique. Surg Endosc 30:5628–5634

Suwa K, Ushigome T, Enomoto H, Tsukazaki Y, Takeuchi N, Okamoto T, Eto K (2021) Feasibility of using a tailored mesh in laparoscopic Sugarbaker parastomal hernia repair. Asian J Endosc Surg. https://doi.org/10.1111/ases.13023. (Online ahead of print)

Wiegering A, Sinha B, Spor L et al (2014) Gentamicin for prevention of intraoperative mesh contamination: demonstration of high bactericide effect (in vitro) and low systemic bioavailability (in vivo). Hernia 18:691–700

Robotische Hernienchirurgie

49

Omar Thaher, Dirk Bausch und Torben Glatz

Inhaltsverzeichnis

Ergänzende Information Die elektronische Version dieses Kapitels enthält Zusatzmaterial, auf das über folgenden Link zugegriffen werden kann [https://doi.org/10.1007/978-3-662-67852-7_49]. Die Videos lassen sich durch Anklicken des DOI-Links in der Legende einer entsprechenden Abbildung abspielen, oder indem Sie diesen Link mit der SN More Media App scannen.

O. Thaher · T. Glatz · D. Bausch (✉)
Klinik für Allgemein- und Viszeralchirurgie, Marien Hospital Herne, Universitätsklinikum der Ruhr-Universität Bochum, Herne, Deutschland
e-mail: omar.thaher@elisabethgruppe.de; torben.glatz@elisabethgruppe.de; dirk.bausch@elisabethgruppe.de

Trailer In der Hernienchirurgie ergänzt die robotische Chirurgie das Portfolio der bereits verfügbaren minimalinvasiven Techniken. Vor allem bei der Behandlung komplexer Hernien verdrängt sie international zunehmend sowohl die herkömmliche minimalinvasive als auch die konventionelle Chirurgie. In Deutschland bleibt der Einsatz des Robotersystems bei der Behandlung von Hernien durch dessen bisher lückenhafte Verbreitung, die verlängerten Operationszeiten, die deutlich höheren Kosten und die mangelnde Erfahrung der Operateure mit den Operationsverfahren begrenzt.

Der Einsatz roboterassistierter Verfahren bietet theoretisch Vorteile, da die Möglichkeit einer minimalinvasiven anatomischen Rekonstruktion der Bauchdecke mit extraperitonealer Netzplatzierung

T. Keck, C.-T. Germer (Hrsg.), *Minimalinvasive Viszeralchirurgie*, https://doi.org/10.1007/978-3-662-67852-7_49

besteht. Aktuell fehlen jedoch belastbare Studien, die eine Verbesserung der Behandlungsergebnisse durch den Einsatz der Robotik zeigen. Daher sollte die Anwendung der Technik individuell abgewogen werden und bleibt derzeit im Wesentlichen auf die Versorgung von komplexen Bauchwandhernien beschränkt.

49.1 Einführung

Im Vergleich zur offenen Hernienchirurgie weist die minimalinvasive Chirurgie Vorteile in Bezug auf die Komplikationsrate, die Reoperationsrate, die Krankenhausverweildauer und die postoperative Rekonvaleszenz der betroffenen Patienten auf (LeBlanc et al. 2021). Trotz dieser Vorteile zeigt die konventionelle minimalinvasive Chirurgie Einschränkungen bei der Behandlung komplexer Bauchwandhernien. Als Weiterentwicklung der minimalinvasiven Chirurgie wird die roboterassistierte Chirurgie in den letzten Jahren weltweit zunehmend bei der Behandlung von Bauchwandhernien eingesetzt (Sheetz et al. 2020). Dank flexibler Instrumente, der hochauflösenden Visualisierung der Anatomie und der ergonomischen Entlastung des Operateurs bietet die Roboterchirurgie Vorteile gegenüber der herkömmlichen Laparoskopie und der offenen Chirurgie, die sich potenziell positiv auf die Behandlungsqualität und -ergebnisse auswirkt (Franasiak et al. 2014). Der Einsatz der Robotertechnik insbesondere bei ventralen Bauchwandhernien ermöglicht eine anatomische Rekonstruktion der Bauchwand mit extraperitonealer Netzlage und somit potenzielle Vorteile gegenüber der konventionellen Laparoskopie mit intraperitonealer Netzlage. Dem gegenüber stehen erhöhte Behandlungskosten durch den Einsatz des Robotersystems und teilweise verlängerte Operationszeiten, sodass die robotergestützte Chirurgie aktuell in Deutschland am ehesten bei komplexen Bauchwandhernien zum Einsatz kommt (Malcher et al. 2021; Schmitz et al. 2019). Daher konzentriert sich dieses Kapitel auf die roboterassistierten Verfahren zur Versorgung (komplexer) ventraler Bauchwandhernien.

49.2 Studien und aktuellen Leitlinien

- Ein Großteil der aktuellen Studienlage beschäftigt sich mit der historischen Entwicklung der robotergestützten Hernienchirurgie, spezifischen Vor- und Nachteilen der Operationsmethoden (Donkor et al. 2017; Charles et al. 2018) und dem perioperativen Management (LaPinska et al. 2021; Bou-Ayash et al. 2021). Aktuell gibt es nur wenige belastbare Studien, die die robotische Technik mit der konventionellen Laparoskopie oder offenen Operationsverfahren vergleichen.
- Bei der robotergestützten Bauchwandhernienchirurgie wurden in den letzten Jahren diverse Techniken neu entwickelt und modifiziert. Die Studienlage zeigt dabei Vorteile der robotergestützten Operationstechniken bei ventralen Bauchwandhernien gegenüber den herkömmlichen Verfahren (Nguyen et al. 2012). Dazu zählen unter anderem ein kürzerer Krankenhausaufenthalt und eine geringere Komplikationsrate (Carbonell et al. 2018).
- Die zunehmende Verbreitung der robotischen Technik demonstriert eine Single-Center-Studie von Muysoms et al. (Muysoms et al. 2021), die eine Reduktion der offenen Hernienchirurgie von 17 % auf 6 %, nach Etablierung der Roboterchirurgie zeigt. Insbesondere bei der Behandlung von Narbenhernien konnte ein signifikanter Rückgang der offenen Operationen von 48 % auf 11 % gezeigt werden.
- Hinsichtlich der robotergestützten Hernienchirurgie bei der Versorgung der Leistenhernie, ist die Studienlage kontrovers. Während Podolsky et al. (Podolsky und Novitsky 2020) deutliche Vorteile der robotergestützten Leistenherniotomie, v. a. bei der Behandlung von doppelseitigen Hernien, nachwies, zeigten andere Studie keine Vorteile der Technik im Vergleich zu den herkömmlichen klassischen minimalinvasiven Verfahren (Pirolla et al. 2018; Prabhu et al. 2020).
- Die Vorteile der roboterassistierten Technik bleiben nach aktueller Datenlage vor allem bei einfach konventionell minimalinvasiv zu versorgenden Hernien umstritten (Prabhu et al. 2020).

▶ **Praxistipp** Generell spielt bei der Hernienchirurgie die Erfahrung des Chirurgen mit einer speziellen Technik eine größere Rolle für die Ergebnisqualität als die Technik selbst. Daher empfehlen die Leitlinien der Europäischen Herniengesellschaft (EHS), dass das Verfahren und die Technik angewendet werden sollten, in der der operierende Chirurg die meiste Expertise besitzt (Simons et al. 2019).

49.3 Indikation und Patientenselektion:

- Die Indikation zur Versorgung der Hernie sollte unabhängig vom verwendeten Verfahren gestellt werden.
- Gemäß den Leitlinien für die Hernienversorgung wird die Netzimplantation ab einer Bruchlückengröße von über 1 cm empfohlen.
- Die Indikation zum Einsatz eines minimalinvasiven Operationsverfahrens ist in Zusammenschau der Hernie und des behandelnden Patienten zu stellen. Hier sind insbesondere die Größe des Bruchs, kardiopulmonale Vorerkrankungen und abdominelle Voroperationen zu berücksichtigen.

- Bei Entscheidung für ein minimalinvasives Verfahren, gibt es keine klaren Kriterien für den Einsatz des Robotersystems, Vorteile in Bezug auf Wundinfektionen und Krankenhausaufenthalt konnten bisher nur vereinzeltet gezeigt werden (Waite et al. 2016).
- Die Wahl zwischen den verschiedenen robotischen Verfahren hängt von der Größe, der Lage und der Morphologie der Hernie ab. Beispielsweise sollte bei seitlichen großen Bauchwandhernien oder Bauchwandhernien mit einem Durchmesser von mehr als 8 cm die ein- oder beidseitige TAR bevorzugt werden. Bei Primärhernien > 4 cm und Narbenhernien mit einem Durchmesser von weniger als 7 cm wird der Einsatz von r-TARUP empfohlen (Baur et al. 2021).
- Bei Etablierung der robotergestützten Hernienchirurgie empfiehlt es sich zu Beginn einfachere Operationsverfahren anzuwenden, wie z. B. die robotergestützte TAPP bei Leistenhernien oder die robotergestützte intraperitonealen Onlay-Mesh-Technik (r-IPOM) (Ephraim et al. 2022). Nach Abschluss der Lernkurve kann die Komplexität der Eingriffe gesteigert werden und das Spektrum um die robotergestützte transabdominelle retromuskuläre umbilikale Patchplastik (r-TARUP) und die robotergestützte Transversus-abdominis-Release (r-TAR) erweitert werden.
- Eine sorgfältige Patientenselektion ist für die Erfolgsaussichten des Eingriffs entscheidend. Der höhere Kosten- und Zeitaufwand beim Einsatz eines robotischen Verfahrens erfordert unseres Erachtens nach eine strenge Patientenselektion. Hierbei sind insbesondere auch auf die Compliance des Patienten und Begleiterkrankungen, die das Risiko für postoperative Wundheilungsstörungen erhöhen, zu achten.

49.4 Spezielle präoperative Diagnostik:

- Zur Diagnose einer Bauchwand- oder Leistenhernie ist in der Regel die körperliche Untersuchung, ggf. ergänzt um eine Sonografie, ausreichend.
- Der Einsatz roboterassistierter Verfahren erfordert keine weiteren speziellen apparativen Untersuchungen, allerdings kann eine abdominelle Schnittbildgebung (CT oder MRT) bei stark adipösen Patienten zur präoperativen Bestimmung des Operationsausmaßes und bei unklaren abdominellen Verhältnissen (Voroperationen oder maligne Grunderkrankung) sinnvoll sein.
- Aufgrund der häufig verlängerten Operationsdauer beim Einsatz roboterassistierter Verfahren, sollte bei kardiopulmonal vorerkrankten Patienten eine kritische Evaluation gemeinsam mit der Anästhesiologie und ggf. weiterführende kardiopulmonale Diagnostik erfolgen.

49.5 Aufklärung und präoperative Vorbereitung:

- Das Aufklärungsgespräch umfasst eine Erläuterung des geplanten chirurgischen Verfahrens, der verfügbaren alternativen Verfahren und der Unterschiede der einzelnen Operationsmethoden in Bezug auf die Komplikations- und Rezidivrate.
- Aufklärungspflichtige Komplikationen umfassen akute postoperative und chronische Schmerzen, intra- und postoperative Blutungen, Serom- und Abszessbildung, Nervenverletzung mit Taubheitsgefühl im Operationsgebiet, Verletzungen von intraabdominalen Organen und Hautnekrosen im Hernienbereich (Ward et al. 2021). Auch kosmetische Aspekte sollten mit dem Patienten besprochen werden. Darüber hinaus sollten die Patienten über die möglichen Infektionen, wie Netz- und Wundinfekte und deren Folgen, informiert werden.
- Über das (geringe) Risiko von Trokarhernien sollte beim Einsatz des Roboters informiert werden.
- Speziell bei der robotergestützten Chirurgie sollten die Patienten über die eingesetzte Technik und deren Funktionsweise aufgeklärt werden. Darüber hinaus sollte über die im Vergleich zu klassischen Methoden verlängerte Operationszeit informiert werden.

49.6 Roboterassistierte transabdominelle präperitoneale Patchplastik (rTAPP) bei Leistenhernien

Die Durchführung der roboterassistierten transabdominellen präperitonealen Patchplastik (rTAPP) unterscheidet sich in den wesentlichen Schritten nicht von der konventionell laparokopischen TAPP. Eine Besonderheit liegt in der Platzierung der Trokare bei der rTAPP. Hierbei sollte auf den entsprechenden Abstand geachtet werden, wie weiter unten bei der beschrieben (Abschn. 49.8.2). Ebenso sollte der Abstand zwischen den Trokaren und der Zielanatomie (der Leiste) zwischen 15 und 20 cm betragen. Die weiteren Operationsschritte entsprechen denen des klassischen minimalinvasiven Verfahrens (Video zur robotorassistierten Leistenhernienoperation r-TAPP siehe Abb. 49.1).

Der Vorteil der roboterassistierten Herniotomie bei Leistenhernie wird in verschiedenen wissenschaftlichen Arbeiten infrage gestellt. Viele Studien haben gezeigt, dass trotz der Anwendung des Roboters keine Vorteile gegenüber der konventionell laparoskopischen TAPP bestehen. Darüber hinaus führt der Einsatz der rTAPP durch ein ungeschultes Team zu einer deutlichen Verlängerung der Operationszeit, was sich negativ auf das wirtschaftliche und medizinische Ergebnis auswirkt (Edelman 2020; Hassan et al. 2010).

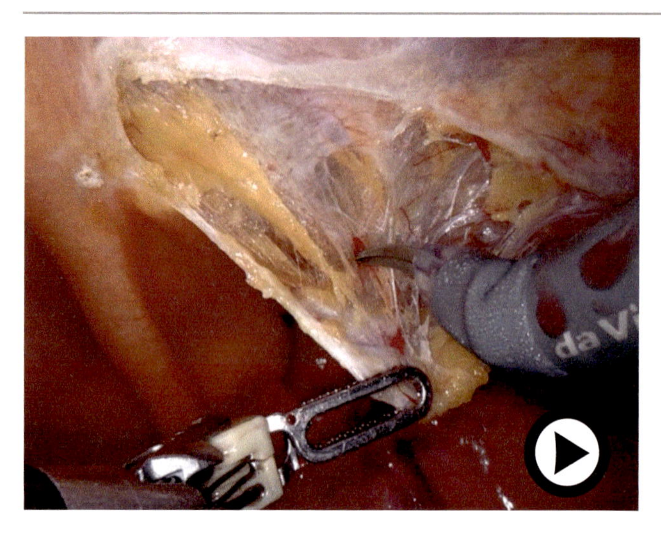

Abb. 49.1 Video 49.1: Roboterassistierte Leistenhernienoperation r-TAPP (© Video: Omar Thaher, Dirk Bausch, Torben Glatz) (▶ https://doi.org/10.1007/000-bka)

Betrachtet man jedoch die internationale Entwicklung auf diesem Gebiet, so gehört die roboterassistierter TAPP in vielen Ländern mittlerweile zu den Standardverfahren. Mit einer besseren Vergütung der Prozedur und der Qualifizierung des ärztlichen und pflegerischen Teams in der Roboterchirurgie erscheint der routinehaften Einsatz der Roboterchirurgie auch bei einfachen Prozeduren in anderen Industrienationen attraktiv. Ob sich Deutschland dieser Entwicklung anschließen wird, bleibt abzuwarten.

49.7 Roboterassistierte Verfahren bei ventralen Bauchwandhernien

- Bauchwandhernien werden in primäre ventrale Hernien und Narbenhernien unterteilt. Beide Arten von Hernien ähneln sich in Erscheinungsformen und Symptomen, sind jedoch grundlegend verschieden in ihrer Ätiologie, die bei der Indikationsstellung und Wahl des Operationsverfahrens zu berücksichtigen ist.
- Bis vor Kurzem wurden die meisten Narbenhernien und großen primären Bauchwandhernien konventionell operiert, was jedoch mit einer relevanten postoperativen Morbidität vergesellschaftet war und in vielen Fällen zu einer verzögerten Genesung der betroffenen Patienten führte, die mit einem verlängerten Krankenhausaufenthalt und letztlich erhöhten Krankenhauskosten verbunden war (Froylich et al. 2016).
- Aus diesem Grund wurden in den vergangenen Jahren zahlreiche minimalinvasive Verfahren entwickelt. Patienten in höherem Alter und mit Vorerkrankungen, wie Diabetes mellitus, kardiovaskulären Erkrankungen und Adipositas permagna, profitieren im Vergleich zu offenen Verfahren am meisten von minimalinvasiven Eingriffen (Williams et al. 2020; Köckerling et al. 2021).
- Bei herkömmlichen minimalinvasiven Verfahren, wie z. B. dem laparoskopischen intraperitonealen Onlay-Mesh (IPOM) wurden jedoch schwerwiegende Komplikationen beschrieben, die eine Revisionsoperation und die Konversion auf andere chirurgische Verfahren erfordern (Kudsi et al. 2022).
- Durch den Einsatz der Roboterchirurgie ist es möglich, konventionelle chirurgische Verfahren, wie die retromuskuläre Netzaugmentation (Sublay), weiter zu modifizieren und nun in minimalinvasiver Art durchzuführen. Zu den Methoden zählen die robotergestützte ventrale transabdominelle präperitoneale Patchplastik (rv-TAPP), die robotergestützte transabdominelle retromuskuläre umbilikale Patchplastik (r-TARUP) und der robotergestützte Transversus-Abdominis-Release (r-TAR). Die Wahl des Verfahrens hängt von der Morphologie und Größe der Hernie sowie der Erfahrung des Chirurgen ab. Einen Vorteil der Robotik stellt die Vermeidung der intraabdominellen Netzlage dar, sodass Adhäsionen des Darms mit dem Netz und eine Netzmigration vermieden werden.
- Im Rahmen des Eingriffs sollte darauf geachtet werden, dass die Bruchlücke von jeder Seite 5–7 cm mit dem Netz bedeckt ist. Hierfür ist z. B. die r-TARUP als sichere Methode geeignet. Bei einem großen Defekt wird die Netzabdeckung jedoch durch den Abstand zum seitlichen Rand des Musculus rectus abdominis begrenzt. In diesem Falle sollten andere Verfahren, wie z. B. die Transversus-abdominis-Release (r-TAR), in Erwägung gezogen werden. Des Weiteren sollte das Netz faltenfrei platziert werden.
- Die Verwendung von anderen Methoden, wie z. B. rTAPP oder rIPOM, kann bei kleinen Hernien in Erwägung gezogen werden.

▶ **Praxistipp** Manchmal kann ein intraoperativer Wechsel des OP-Verfahrens sinnvoll sein, beispielsweise Wechsel von rTAPP auf r-TARUP bei unerwartet großer Defektgröße oder Konversion zum laparoskopischen oder robotischem IPOM bei insuffizienter Bauchdecke.

49.8 Robotergestützte transabdominelle retromuskuläre umbilikale Patchplastik (r-TARUP) – How we do it:

Die roboterassistierte transabdominelle retromuskuläre Umbilikalplastik (r-TARUP) ist für die Versorgung kleiner oder mittelgroßer Hernien in der Medianlinie geeignet werden. Während des Eingriffs erfolgt der primäre Verschluss des Herniendefekts und die Verstärkung des Defekts mittels retromuskulär platziertem Netz.

Praxistipp

- Die richtige Lagerung des Patienten und Platzierung der Trokare ist entscheidend die unkomplizierte Durchführung des Eingriffs.
- Die Inzision der Rektusscheide sollte unter Berücksichtigung des Verlaufs der epigastrischen Gefäße und neurovaskulären Bündel vorgenommen werden.
- Eine Schonung der Linia alba ist entscheidend. Eine Verletzung führt zu einer schwerwiegenden Beeinträchtigung der Bauchwandstabilität und prädisponiert für die Entwicklung von Rezidivhernien.

49.8.1 Lagerung des Patienten und technische Voraussetzung:

- Lagerung des Patienten in Rückenlage.
- Um den Abstand zwischen den Rippenbögen und der Spina iliaca anterior superior zu vergrößern, empfiehlt es sich, den Operationstisch um 15° aufzuklappen (**Cave** bei Patienten mit chronischen Rückenschmerzen oder Wirbelsäulenerkrankungen).
- In der Regel Anlagerung beider Arme, allerdings kann bei Patienten mit einem kleineren Abdomen der Arm auf der Seite, auf der die Trokare positioniert werden, ausgelagert werden, um eine ausreichende seitliche Platzierung der Trokare zu ermöglichen.
- Platzierung des Roboters auf der kontralateralen Seite der platzierten Trokare. In der Regel setzen wir die Trokare links und platzieren den Roboter auf der rechten Seite.
- Bei Einsatz des Da Vinci Xi Systems (Firma Intuitive) sollte das Robotersystem in einem schrägen Winkel zu den Knien des Patienten platziert werden, da hier die Positionierung der Roboterarme vorprogrammiert ist.
- Kontralateral zum Roboter sitzen der Assistent und die instrumentierende Person.

49.8.2 Trokarplatzierung

- Bei der Trokarplatzierung sollte zwischen den Trokaren ein Abstand von 6–8 cm eingehalten werden, um Kollisionen zwischen den Roboterarmen zu vermeiden. Ein Abstand von mindestens 2 cm zur Spina iliaca anterior superior und dem unteren Rippenbogen sollte eingehalten werden.
- Bei kleinen Patienten ist das Einhalten der Trokarabstände bei ausreichender lateraler Platzierung häufig erschwert. In diesem Fall empfiehlt es sich, vor Setzen der Trokare das Pneumoperitoneum mit einer Veres-Nadel aufzubauen. Durch dieses Manöver dehnt sich die Bauchdecke aus, wodurch der Abstand zwischen den Trokaren sichergestellt werden kann (Abb. 49.2, 49.3 und 49.4).
- Nach Erreichen des erwünschten intraabdominellen Drucks wird der erste Trokar eingezeichnet. Hier sollte der Abstand von der lateralen Netzkante mindestens 6 cm betragen, damit die spätere Inzision der hinteren Rektusscheide problemlos erfolgen kann. Hiernach Ausmessen der Abstände für die weiteren Arbeitstrokare (Abb. 49.2).

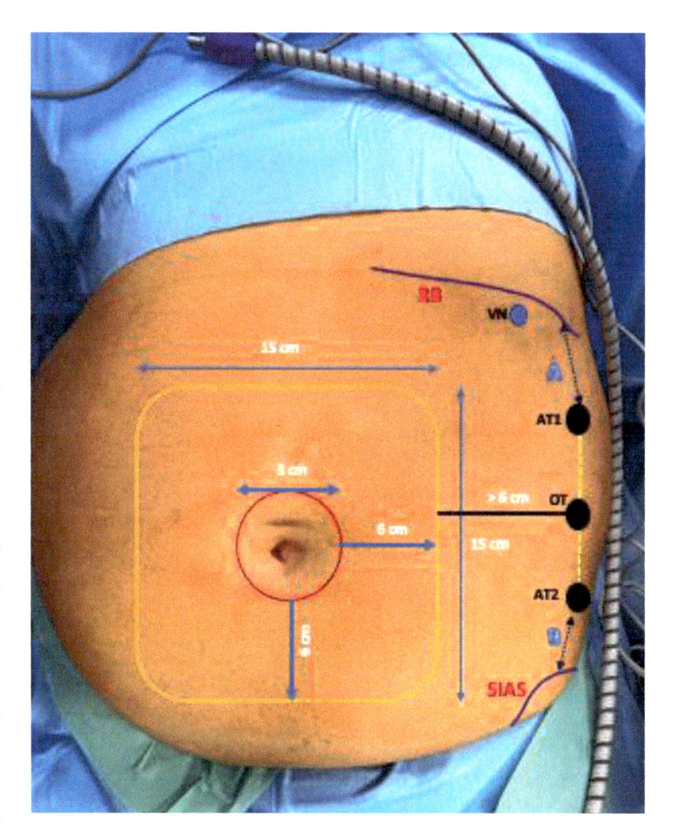

Abb. 49.2 Ausmessen der Trokarabstände und des Netzes im Rahmen einer rTURAP. *VN* = Veres-Nadel, *RB* = Rippenbogen, *SIAS* = Spina iliaca anterior superior , *AT* = Arbeitstrokar (8 mm), *OT* = Optiktrokar (8 mm), *A* = die Linie zwischen dem unteren Rippenbogen und dem oberen Arbeitstrokar (*AT1*). Diese Linie sollte mindestens 2 cm lang sein, um eine Beeinträchtigung der Rippen durch die Roboterarme zu vermeiden. *B* = die Linie zwischen Spina iliaca anterior superior und dem unteren Arbeitstrokar (*AT2*). Diese Linie sollte mindestens 2 cm lang sein, um eine Beeinträchtigung der Rippen durch die Roboterarme zu vermeiden. (**Tipp**: Um den Abstand zwischen dem Rippenbogen und SIAS zu vergrößern, empfiehlt es sich, den Operationstisch um 15° aufzuklappen)

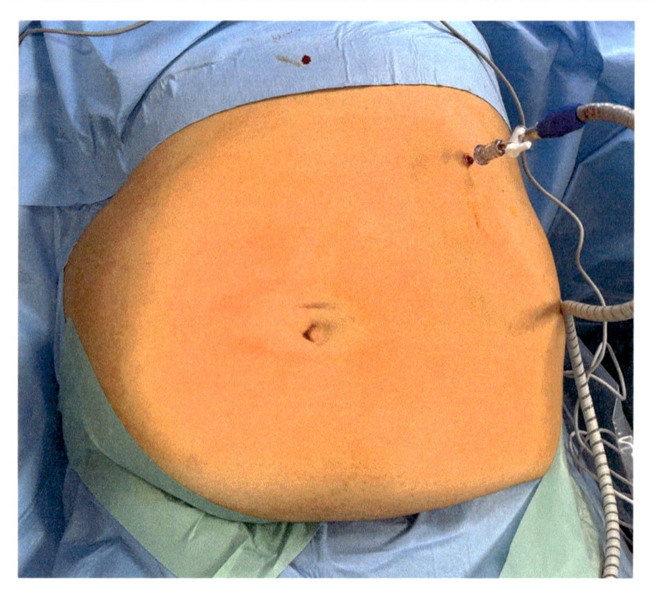

Abb. 49.3 Aufbauen des Pneumoperitoneums mit Veres-Nadel. Durchführung einer kleinen Hautinzision von 1 mm direkt unterhalb des Rippenbogens links, sorgfältiges Einführen der Veres-Nadel ins Abdomen und Aufbauen des Pneumoperitoneums auf 14 mmHg

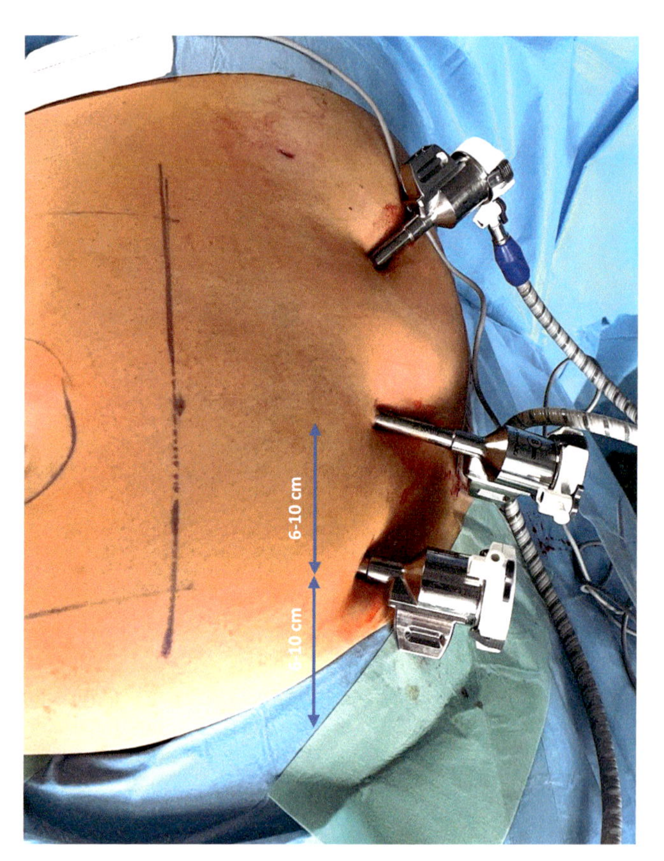

Abb. 49.4 Trokarplatzierung im Rahmen einer r-TARUP

49.8.3 Einsatz des Roboters

- Nach Platzierung der Trokare wird das Robotersystem angedockt und die Hernie als Target-Anatomie ausgewählt (nur beim Da Vinci Xi Systems, Firma Intuitive, möglich).
- In der Regel werden nur 3 Arme des Robotersystems verwendet, sodass ein Kameraarm plus 2 Instrumentearme zur Verfügung stehen.
- Das notwendige Instrumentarium umfasst in jedem Fall die monopolare Schere und einen Nadelhalter. Da vor allem fortlaufend genäht wird ist der Einsatz des Suture-Cut-Nadelhalter optional. Als zweites Instrument für die Präparation eignet sich die bipolare Fasszange, manche Operateure bevorzugen die Maryland-Fasszange.

49.8.4 Retromuskuläre Präparation

▶ **Praxistipp** Bei der Präparation an der ventralen Bauchwand empfiehlt sich der Einsatz einer 30° Optik mit Spiegelung des Horizonts, um eine bessere Sicht auf das Operationsfeld zu erreichen.

- Nach der Adhäsiolyse und Reposition des Bruchinhalts beginnt die Präparation mit der Inzision des Peritoneums und hinteren Rektusscheide links lateral. Um diesen Schritt zu vereinfachen, kann die Verwendung einer transkutanen Nadel im Bereich des vordefinierten lateralen Netzrands hilfreich sein (Abb. 49.5).
- Die hintere Rektusscheide wird mit dem Peritoneum retrahiert und bis zum kaudalen Rand des vordefinierten Netzes inzidiert (Abb. 49.6).
- Bei Präparation in der richtigen Schicht kommen die epigastrischen Gefäße und Muskelfasern des Rectus abdominis zur Darstellung. Hiernach wird die Dissektion retromuskulär medial bis zum hinteren Ansatz der Rektusscheide in der Linea alba weitergeführt und die Dissektion auf die Höhe des vordefinierten Netzes kaudal und kranial erweitert (Abb. 49.7 und 49.8).
- Anschließend wird die ipsilaterale hintere Rektusscheide medial an der Einmündung in die Linea alba inzidiert. Hier sollte die Inzision 3–5 mm kaudal der Verbindung beider Rektusscheiden erfolgen, um die Linea alba nicht zu beschädigen.
- Nach Darstellung des präperitonealen Fetts, wird eine vorsichtige Präparation durchgeführt, sodass die Linea alba nicht geschädigt wird und erhalten bleibt.

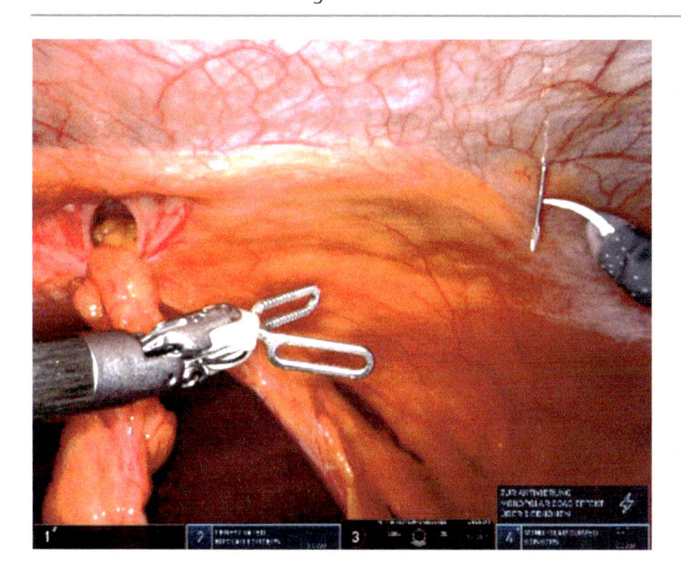

Abb. 49.5 Markierung des Inzisionsbeginns links lateral mit Hilfe einer transkutanen Nadel

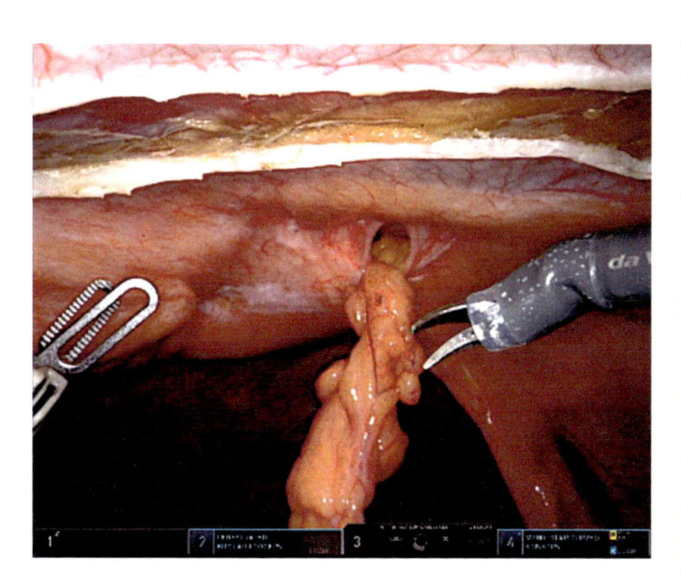

Abb. 49.6 Inzision der hinteren Rektusscheide von kranial bis kaudal und Ablösen der Adhäsionen und des Bruchsackinhalts

- Die Hernie und der Bruchsack werden bei diesem Schritt sichtbar. Hier ist meistens eine Adhäsiolyse des Bruchsacks notwendig, um die Dissektion weiterführen zu können. Diese sollte sparsam erfolgen, um kutane Nekrosen und Schäden zu vermeiden. Eventuell kann der Bruchsack eingeschnitten werden.
- Nach Abschluss der Bruchsackreposition erfolgt die Inzision auf der kontralateralen Seite. Diese erfolgt genauso wie bei der ipsilateralen Seite im Bereich der hinteren Rektusscheide, um weitere Schäden der Linea alba zu vermeiden.
- Als Grenze der Dissektion auf der kontralateralen Seite dienen die epigastrischen Gefäße und neurovaskuläre Bündel. Nach Komplettierung der Dissektion wird der

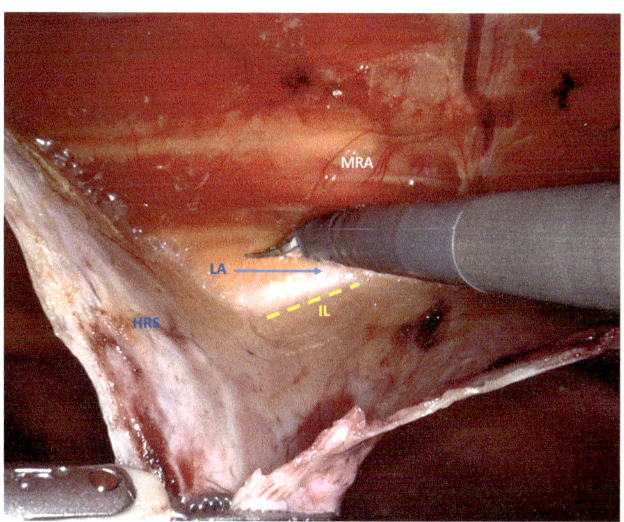

Abb. 49.7 Inzision der hinteren Rektusscheide vor dem Verschmelzen der beiden Schichten in der Linia alba. Inzision der hinteren Rektusscheide durchzuführen, knapp 5 mm unter der Linia alba, um eine Schädigung der Linea alba vermeiden zu vermeiden. *MRA*: M. rectus abdominis. *HRS:* hintere Rektusscheide. *LA:* Linea alba. *IL:* Inzisionslinie

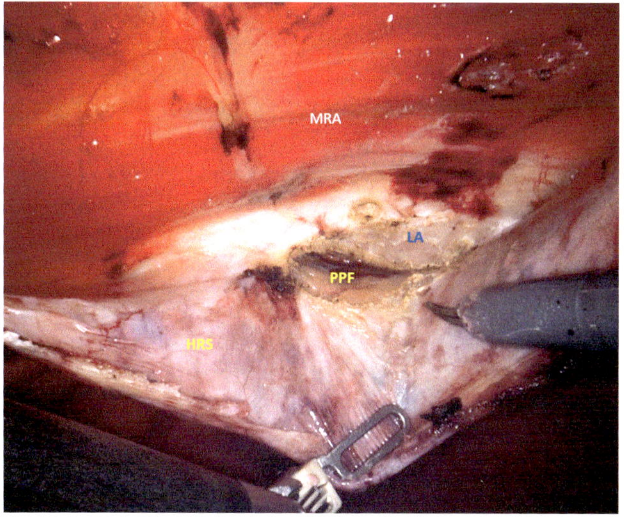

Abb. 49.8 Inzision der hinteren Rektusscheide unter Schonung der Linea alba. *MRA:* M. rectus abdominis. *HRS:* hintere Rektusscheide. *LA:* Linea alba. *PPF:* präperitoneales Fett

Herniendefekt mit einer stabilen resorbierbaren Naht verschlossen, mindestens in der Stärke 2-0. Es empfiehlt sich der Einsatz von selbstsichernden Nahtsystemen für eine einfachere Adaptation (Abb. 49.9).

- Bei größeren Bruchlücken können 2 Fäden verwendet werden, um eine Spannung im Bereich der Naht zu vermeiden. Weiterhin empfiehlt sich bei kleinen Herniendefekten der transversale Verschluss des Defekts, um eine Verschmälerung der Linea alba zu verhindern.

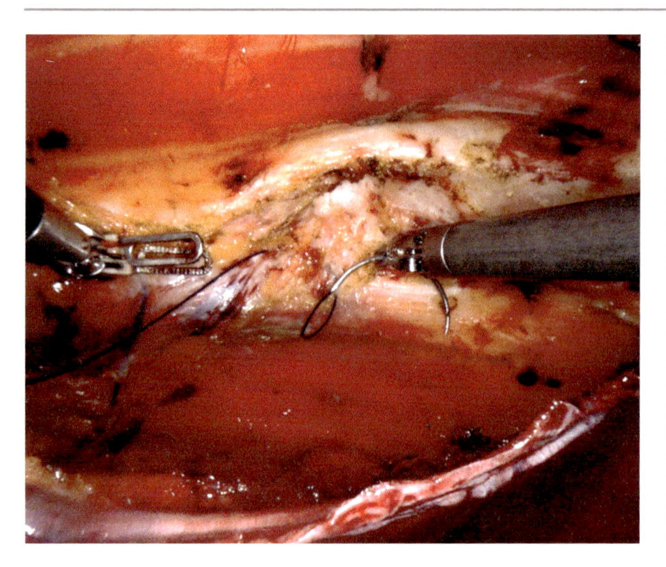

Abb. 49.9 Transversaler Verschluss der Bruchlücke mit selbstsichernder Naht

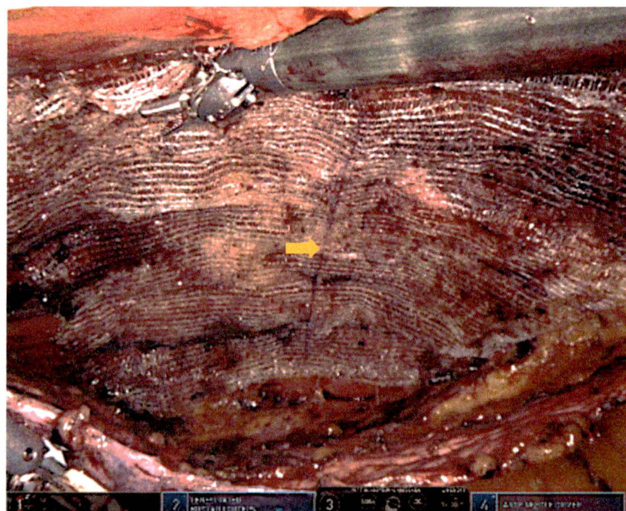

Abb. 49.10 Platzierung des Netzes auf dem M. rectus abdominis. Die blaue Linie (*Pfeil*) zeigt die Mitte des Netzes, sodass das Netz zentral auf der Bruchlücke liegt

49.8.5 Netzplatzierung

- Als nächstes wird die Dissektionsfläche mit einem Lineal ausgemessen, um die richtige Netzgröße zu wählen. Im Anschluss wird das Netz zusammengerollt über den 8 mm Trokar eigeführt. Es empfehlt sich, die Mitte des Netzes mit einem Stift zu markieren, damit das Zentrum des Netzes genau im Bereich der Hernie liegt.
- Danach wird das Netz ausgerollt und faltenfrei auf dem M. rectus abdominis platziert. Bei der Verwendung von nichtselbsthaftenden Netzen sollte eine Fixierung mit Naht oder Kleber erfolgen (Abb. 49.10).
- Nach Ausschluss von Blutungen und adäquater Platzierung des Netzes wird die hintere Rektusscheide mit einer fortlaufenden resorbierbaren Naht verschlossen. Auch hier empfiehlt sich wieder der Einsatz von selbstsichernden Nahtsystemen, mindestens der Stärke 3-0 (Abb. 49.11).
- Weitere Defekte im Peritoneum oder der Rektusscheide sollten auf jeden Fall verschlossen werden, um einen direkten Kontakt zwischen dem Netz und der intraabdominellen Organe zu vermeiden.
- Eine intraabdominelle Drainage ist im Rahmen des Eingriffs normalerweise nicht erforderlich.

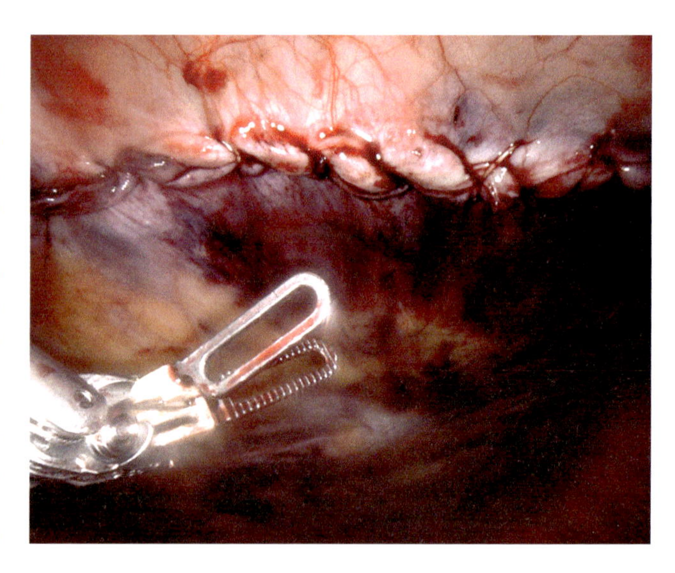

Abb. 49.11 Verschluss der hinteren Rektusscheide und Peritoneum mit selbstsichernder Naht

Literatur

Baur J, Ramser M, Keller N, Muysoms F, Dörfer J, Wiegering A, Eisner L, Dietz UA (2021) Robotische Hernienchirurgie: Teil II: Robotische primär ventrale und inzisionale Hernienversorgung (rv-TAPP und r-Rives/r-TARUP). Videobeitrag und Ergebnisse einer Kohortenstudie an 118 Patienten [Robotic hernia repair : Part II: Robotic primary ventral and incisional hernia repair (rv-TAPP and r-Rives or r-TARUP). Video report and results of a series of 118 patients]. Chirurg 92(9):809–821. German. Epub 2021 Jul 13. Erratum in: Chirurg. 2022 Jan 17;: PMID: 34255114; PMCID: PMC8384833. https://doi.org/10.1007/s00104-021-01450-5

Bou-Ayash N, Gokcal F, Kudsi OY (2021) Robotic inguinal hernia repair for incarcerated hernias. J Laparoendosc Adv Surg Tech A 31(8): 926–930. https://doi.org/10.1089/lap.2020.0607. Epub 2020 Oct 5

Carbonell AM et al (2018) Reducing length of stay using a robotic-assisted approach for retromuscular ventral hernia repair. Ann Surg 267(2):210–217

Charles EJ, Mehaffey JH, Tache-Leon CA, Hallowell PT, Sawyer RG, Yang Z (2018) Inguinal hernia repair: is there a benefit to using the robot? Surg Endosc 32(4):2131–2136. https://doi.org/10.1007/s00464-017-5911-4. Epub 2017 Oct 24

Donkor C, Gonzalez A, Gallas MR, Helbig M, Weinstein C, Rodriguez J (2017) Current perspectives in robotic hernia repair. Robot Surg 5(4):57–67. https://doi.org/10.2147/RSRR.S101809. PMID: 30697564; PMCID: PMC6193421

Edelman DS (2020) Robotic inguinal hernia repair. Surg Technol Int 36:99–104

Ephraim K, Haggai B, Mohammad A, Dan A, Yehonatan N, Lior S, Dina O, David H (2022) Learning curve of robotic inguinal hernia repair in the hands of an experienced laparoscopic surgeon: a comparative study. J Robot Surg. https://doi.org/10.1007/s11701-021-01362-w. (Epub ahead of print)

Franasiak J, Craven R, Mosaly P, Gehrig PA (2014) Feasibility and acceptance of a robotic surgery ergonomic training program. JSLS 18(4):e2014.00166. https://doi.org/10.4293/JSLS.2014.00166. PMID: 25489213; PMCID: PMC4254477

Froylich D, Segal M, Weinstein A, Hatib K, Shiloni E, Hazzan D (2016) Laparoscopic versus open ventral hernia repair in obese patients: a long-term follow-up. Surg Endosc 30(2):670–675. https://doi.org/10.1007/s00464-015-4258-y. Epub 2015 Jun 20

Hassan M, Tuckman HP, Patrick RH, Kountz DS, Kohn JL (2010) Hospital length of stay and probability of acquiring infection. Int J Pharm Healthc Mark 4(4):324–338. https://doi.org/10.1108/17506121011095182

Köckerling F, Lammers B, Weyhe D, Reinpold W, Zarras K, Adolf D, Riediger H, Krüger CM (2021) What is the outcome of the open IPOM versus sublay technique in the treatment of larger incisional hernias?: A propensity score-matched comparison of 9091 patients from the Herniamed Registry. Hernia 25(1):23–31. https://doi.org/10.1007/s10029-020-02143-4. Epub 2020 Feb 25. PMID: 32100213; PMCID: PMC7867529

Kudsi OY, Gokcal F, Bou-Ayash N, Crawford AS, Chang K, Chudner A, La Grange S (2022) Robotic ventral hernia repair: lessons learned from a 7-year experience. Ann Surg 275(1):9–16. https://doi.org/10.1097/SLA.0000000000004964

LaPinska M, Kleppe K, Webb L, Stewart TG, Olson M (2021) Robotic-assisted and laparoscopic hernia repair: real-world evidence from the Americas Hernia Society Quality Collaborative (AHSQC). Surg Endosc 35(3):1331–1341. https://doi.org/10.1007/s00464-020-07511-w. Epub 2020 Mar 31

LeBlanc KA, Gonzalez A, Dickens E, Olsofka J, Ortiz-Ortiz C, Verdeja JC, Pierce R, Prospective Hernia Study Group (2021) Robotic-assisted, laparoscopic, and open incisional hernia repair: early outcomes from the Prospective Hernia Study. Hernia 25(4):1071–1082. https://doi.org/10.1007/s10029-021-02381-0. Epub 2021 May 24

Malcher F, Lima DL, Lima RNCL, Sreeramoju P (2021) Robotic-assisted approach for complex inguinal hernias. Mini-invasive Surg 5:31. https://doi.org/10.20517/2574-1225.2021.48

Muysoms F, Nachtergaele F, Pletinckx P, Dewulf M (2021) ROBotic utility for surgical treatment of hernias (ROBUST hernia project). Cir Esp (Engl Ed) 99(9):629–634. https://doi.org/10.1016/j.cireng.2021.10.002

Nguyen NT, Smith BR, Reavis KM, Nguyen XM, Nguyen B, Stamos MJ (2012) Strategic laparoscopic surgery for improved cosmesis in general and bariatric surgery: analysis of initial 127 cases. J Laparoendosc Adv Surg Tech A 22(4):355–361. https://doi.org/10.1089/lap.2011.0370. Epub 2012 Mar 6

Pirolla EH, Patriota GP, Pirolla FJC, Ribeiro FPG, Rodrigues MG, Ismail LR, Ruano RM (2018) Inguinal repair via robotic assisted technique: literature review. Arq Bras Cir Dig 31(4):e1408. https://doi.org/10.1590/0102-672020180001e1408. PMID: 30539983; PMCID: PMC6284374

Podolsky D, Novitsky Y (2020) Robotic inguinal hernia repair. Surg Clin North Am 100(2):409–415. https://doi.org/10.1016/j.suc.2019.12.010. Epub 2020 Feb 1

Prabhu AS, Carbonell A, Hope W, Warren J, Higgins R, Jacob B, Blatnik J, Haskins I, Alkhatib H, Tastaldi L, Fafaj A, Tu C, Rosen MJ (2020) Robotic inguinal vs transabdominal laparoscopic inguinal hernia repair: the RIVAL randomized clinical trial. JAMA Surg 155(5):380–387. https://doi.org/10.1001/Jamasurg.2020.0034. PMID: 32186683; PMCID: PMC7081145

Schmitz R, Willeke F, Barr J, Scheidt M, Saelzer H, Darwich I, Zani S, Stephan D (2019) Robotic inguinal hernia repair (TAPP) first experience with the new senhance robotic system. Surg Technol Int 15(34):243–249

Sheetz KH, Claflin J, Dimick JB (2020) Trends in the adoption of robotic surgery for common surgical procedures. JAMA Netw Open 3(1): e1918911. https://doi.org/10.1001/jamanetworkopen.2019.18911. PMID: 31922557; PMCID: PMC6991252

Simons MP, Smietanski M, Bonjer HJ, Bittner R, Miserez M, Aufenacker TJ, Fitzgibbons RJ, Chowbey PK, Tran HM, Sani R, Berrevoet F, Bingener J, Bisgaard T, Bury K, Campanelli G, Chen DC, Conze J, Cuccurullo D, de Beaux AC, Eker HH, Fortelny RH, Gillion JF, van den Heuvel BJ, Hope WW, Jorgensen LN, Klinge U, Köckerling F, Kukleta JF, Konate I, Liem AL, Lomanto D, Loos MJA, Lopez-Cano M, Misra MC, Montgomery A, Morales-Conde S, Muysoms FE, Niebuhr H, Nordin P, Pawlak M, van Ramshorst GH, Reinpold WMJ, Sanders DL, Schouten N, Smedberg S, Simmermacher RKJ, Tumtavitikul S, van Veenendaal N, Weyhe D, Wijsmuller AR. INTERNATIONALEN LEITLINIEN ZUR THERAPIE VON LEISTENHERNIEN. 2019. https://www.europeanherniasociety.eu

Waite KE, Herman MA, Doyle PJ (2016) Comparison of robotic versus laparoscopic transabdominal preperitoneal (TAPP) inguinal hernia repair. J Robot Surg 10(3):239–244. https://doi.org/10.1007/s11701-016-0580-1. Epub 2016 Apr 25

Ward MA, Hasan SS, Sanchez CE, Whitfield EP, Ogola GO, Leeds SG (2021) Complications following robotic hiatal hernia repair are higher compared to laparoscopy. J Gastrointest Surg 25(12):3049–3055. https://doi.org/10.1007/s11605-021-05005-1. Epub 2021 Apr 14

Williams KN, Hussain L, Fellner AN, Meister KM (2020) Updated outcomes of laparoscopic versus open umbilical hernia repair in patients with obesity based on a National Surgical Quality Improvement Program review. Surg Endosc 34(8):3584–3589. https://doi.org/10.1007/s00464-019-07129-7. Epub 2019 Oct 1

Stichwortverzeichnis

T. Keck, C.-T. Germer (Hrsg.), *Minimalinvasive Viszeralchirurgie*, https://doi.org/10.1007/978-3-662-67852-7

B

C

D

O

P

R

S

T

Printed in the United States
by Baker & Taylor Publisher Services